牙髓病最佳临床操作指导

Best Practices in Endodontics

A Desk Reference

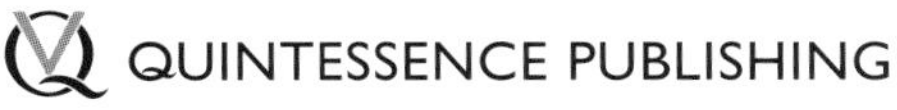

Beijing, Chicago, Berlin, Tokyo, London, Paris, Milan, Barcelona, Istanbul, Moscow, New Delhi, Prague, São Paulo, Seoul, and Warsaw

牙髓病最佳临床操作指导

Best Practices in ENDODONTICS

A Desk Reference

（美）理查德·施瓦兹
（Richard S. Schwartz）
（新西兰）维坎特·坎拿卡帕里
（Venkat Canakapalli）
主编

黄晓晶　吕红兵　主译

（美）安东尼·霍恩莱克
（Anthony L. Horalek）
插图

北方联合出版传媒（集团）股份有限公司
辽宁科学技术出版社
沈　阳

图文编辑

许 诺 杨 茜 于 旸 尹 伟 左恩俊 高 阳 李 霞 浦光瑞 权慧欣 吴大雷 郑童娇
田冬梅 左 民 温 超 段 辉 吴 涛 邱 焱 蔡晓岚 阎 妮 李海英 郭世斌

This is translation of Best Practices in Endodontics: A Desk Reference
Edited by Richard S. Schwartz, Venkat Canakapalli
Original English edition published by Quintessence Publishing Co. Inc

图书在版编目（CIP）数据

牙髓病最佳临床操作指导 /（美）理查德・施瓦兹（Richard S.Schwartz），（新西兰）维坎特・坎拿卡帕里（Venkat Canakapalli）主编；黄晓晶，吕红兵主译. — 沈阳：辽宁科学技术出版社，2018.9

书名原文: Best Practices in Endodontics：A Desk Reference
ISBN 978-7-5591-0770-1

Ⅰ. ①牙… Ⅱ. ①理… ②维… ③黄… ④吕… Ⅲ. ①牙髓病—诊疗 Ⅳ. ①R781.3

中国版本图书馆CIP数据核字（2018）第130517号

出版发行：辽宁科学技术出版社
（地址：沈阳市和平区十一纬路25号 邮编：110003）
印 刷 者：北京利丰雅高长城印刷有限公司
经 销 者：各地新华书店
幅面尺寸：210mm×285mm
印　　张：22.5
插　　页：4
字　　数：400千字
出版时间：2018 年 9 月第 1 版
印刷时间：2018 年 9 月第 1 次印刷
策划编辑：陈 刚
责任编辑：苏 阳 殷 欣
版式设计：袁 舒
责任校对：李 霞

书　　号：ISBN 978-7-5591-0770-1
定　　价：398.00 元

投稿热线：024-23280336
邮购热线：024-23280336
E-mail:cyclonechen@126.com
http://www.lnkj.com.cn

编者名单Contributors

Steven Baerg, DMD
Private Practice Limited to Endodontics
Gig Harbor, Washington

Marc Balson, DDS
Private Practice Limited to Endodontics
Livingston, New Jersey

Scott K. Bentkover, DDS
Clinical Assistant Professor
Director of Microscopic Endodontics
College of Dentistry
University of Illinois at Chicago
Chicago, Illinois

Private Practice Limited to Endodontics
Evanston, Illinois

Jared Buck, DDS
Private Practice Limited to Endodontics
Carson City, Nevada

Venkat Canakapalli, MDS
Private Practice Limited to Endodontics
Tauranga, New Zealand

Gary B. Carr, DDS
Private Practice Limited to Endodontics
San Diego, California

Mary M. Chien, BDS, MS
Clinical Assistant Professor
Graduate Endodontic Department
Ostrow School of Dentistry
University of Southern California
Los Angeles, California

Private Practice Limited to Microendodontics
Hacienda Heights, California

Robert Corr, DDS, MS
Private Practice Limited to Endodontics
Colorado Springs, Colorado

Mitchell H. Davich, DMD
Private Practice Limited to Endodontics
Morristown, New Jersey

Ron Fransman, DDS
Private Practice Limited to Endodontics
Amsterdam, The Netherlands

Mike Gordon, BDS, MDS (Endo), MRACDS (Endo)
Private Practice Limited to Endodontics
Hamilton, New Zealand

Eric Herbranson, DDS, MS
Private Practice Limited to Endodontics
San Leandro, California

Jason C. Joe, DDS
Private Practice Limited to Endodontics
Honolulu, Hawaii

Keith G. Kanter, DDS
Private Practice Limited to Endodontics
Orlando, Florida

Rahim Karmali, DDS
Private Practice Limited to Endodontics
Denver, Colorado

John Khademi, DDS, MS
Private Practice Limited to Endodontics
Durango, Colorado

John E. Levin, DDS, MS
Adjunct Clinical Professor
Department of Endodontics
Saint Louis University Center for Advanced Dental Education
St Louis, Missouri

Private Practice Limited to Endodontics
Lafayette, Louisiana

Scott A. Martin, DDS
Private Practice Limited to Microendodontics
Duvall, Washington

Sashi Nallapati, BDS
Private Practice Limited to Endodontics
Kingston, Jamaica

Pushpak Narayana, MDS
Private Practice Limited to Endodontics
Lady Lake, Florida

Jeffrey B. Pafford, DMD, MS
Private Practice Limited to Endodontics
Decatur, Georgia

Rajiv G. Patel, BDS, DDS
Private Practice Limited to Endodontics
Carrollton, Texas

Marga Ree, DDS, MSc
Private Practice Limited to Endodontics
Purmerend, The Netherlands

Richard Schwartz, DDS
Private Practice Limited to Endodontics
San Antonio, Texas

Robert H. Sharp, DDS
Private Practice Limited to Endodontics
Sacramento, California

Andrew L. Shur, DMD
Private Practice Limited to Endodontics
Portland, Maine

Michael Trudeau, DDS
Private Practice Limited to Endodontics
Suffolk, Virginia

Fred S. Tsutsui, DMD
Private Practice Limited to Endodontics
Torrance, California

Mithuna Vasudevan, MDS
Private Practice Limited to Orthodontics
Tauranga, New Zealand

Ivan N. Vyuchnov, DDS, MSc
Private Practice Limited to Endodontics
Moscow, Russia

Scott T. Weed, DDS
Private Practice Limited to Endodontics
Reno, Nevada

主译简介 Introduction of Chief Translators

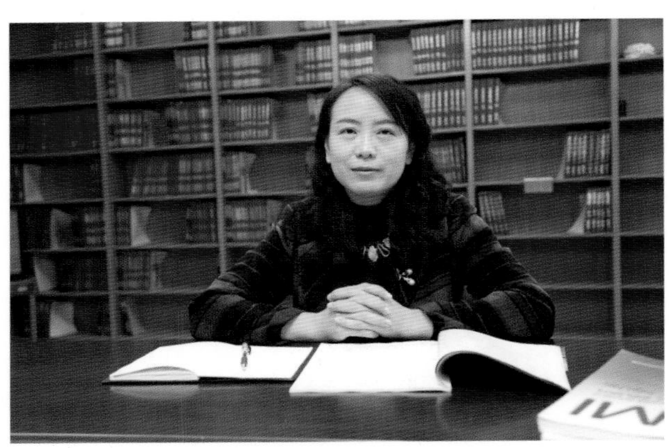

黄晓晶，博士、教授、主任医生、博士生导师。现任福建医科大学附属口腔医院党委副书记、纪委书记。1994年毕业于华西医科大学口腔医学院获学士学位，1997年获华西医科大学口腔临床医学硕士学位，2000年获华西医科大学口腔临床医学博士学位。2003—2004年获国家留学基金资助在英国伦敦大学国王学院任访问学者，现为“福建省卫生系统学术技术带头人后备人选”“福建医科大学学科带头人”，福建医科大学附属口腔医院牙体牙髓病学、激光口腔医学、老年口腔医学的学科带头人。获“福建省优秀留学人才”“国际牙医师学院中国区院士”等称号。兼任中华口腔医学会老年口腔医学专业委员会常务委员、中华口腔医学会口腔激光医学专业委员会常务委员、福建省口腔医学会常务理事、福建省口腔医学会老年口腔医学专业委员会主任委员；曾任中华口腔医学会牙体牙髓病学专业委员会委员、福建省口腔医学会牙体牙髓病学专业委员会副主任委员；担任《中华口腔医学杂志》等杂志的特约审稿专家，《口腔医学研究》《口腔疾病防治》《福建医科大学学报（社科版）》编委，国家自然科学基金委员会生命科学部项目评议专家、教育部留学回国人员科研启动基金项目评审专家、学位与研究生教育中心学位论文评审、学科建设和评估咨询专家。目前已主持完成国家自然科学基金、省部级重点等课题10余项，发表论文近百篇，其中SCI收录通讯作者文章10余篇。参编教育部、国家卫计委全国高等学校五年制本科口腔医学专业“十二五”“十三五”规划国家级纸数融合教材《牙体牙髓病学》，合译《牙髓病CBCT临床应用》，参译《实用根管治疗学》，获第九届、第十届福建省自然科学优秀学术论文二等奖、三等奖各1项等。

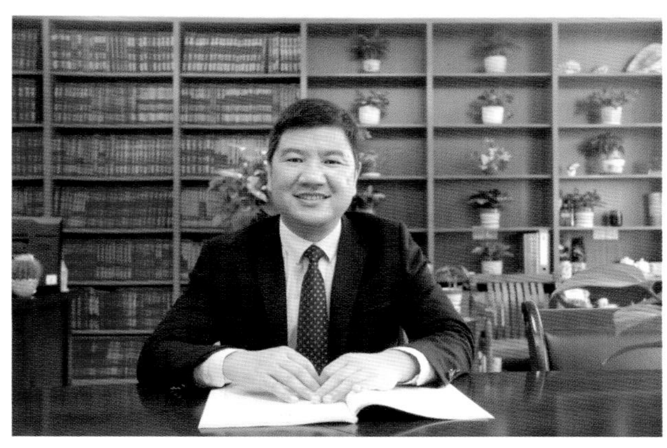

吕红兵，博士、副教授、主任医生、硕士生导师。现任福建医科大学附属口腔医院牙体牙髓科主任，口腔解剖生理和组织病理学教研室主任。1996年毕业于第四军医大学口腔医学院获学士学位，1999年和2002年获第四军医大学口腔医学院硕士和博士学位。2011年获国家留学基金资助在美国加州大学旧金山分校任访问学者。兼任中华口腔医学会口腔病理学专委会常务委员、福建省口腔医学会老年口腔医学专委会副主任委员、福建省口腔医学会牙体牙髓病学专委会常委。担任《口腔疾病防治》编委。共发表第一作者和通讯作者研究论文30余篇，其中SCI收录5篇，主译《牙髓病CBCT临床应用》和《实用根管治疗学》。

译者名单Translators

主　译：

黄晓晶（福建医科大学附属口腔医院/福建省口腔医院/福建医科大学口腔医学院）

吕红兵（福建医科大学附属口腔医院/福建省口腔医院/福建医科大学口腔医学院）

译　者（以姓氏拼音排序）：

陈　帅（福建医科大学附属口腔医院/福建省口腔医院/福建医科大学口腔医学院）

陈跃敏（福建医科大学附属口腔医院/福建省口腔医院/福建医科大学口腔医学院）

邓　婕（福建医科大学附属口腔医院/福建省口腔医院/福建医科大学口腔医学院）

葛　欢（福建医科大学附属口腔医院/福建省口腔医院/福建医科大学口腔医学院）

胡　佳（福建医科大学附属口腔医院/福建省口腔医院/福建医科大学口腔医学院）

胡雪刚（福建医科大学附属口腔医院/福建省口腔医院/福建医科大学口腔医学院）

黄晓晶（福建医科大学附属口腔医院/福建省口腔医院/福建医科大学口腔医学院）

蓝春华（福建医科大学附属口腔医院/福建省口腔医院/福建医科大学口腔医学院）

雷丽珊（福建医科大学附属口腔医院/福建省口腔医院/福建医科大学口腔医学院）

梁　雪（福建医科大学附属口腔医院/福建省口腔医院/福建医科大学口腔医学院）

卢冰铃（福建医科大学附属口腔医院/福建省口腔医院/福建医科大学口腔医学院）

卢国英（福建医科大学附属口腔医院/福建省口腔医院/福建医科大学口腔医学院）

吕红兵（福建医科大学附属口腔医院/福建省口腔医院/福建医科大学口腔医学院）

孙观文（福建医科大学附属口腔医院/福建省口腔医院/福建医科大学口腔医学院）

汪育敏（福建医科大学附属口腔医院/福建省口腔医院/福建医科大学口腔医学院）

王燕煌（福建医科大学附属口腔医院/福建省口腔医院/福建医科大学口腔医学院）

吴丽璇（福建医科大学附属口腔医院/福建省口腔医院/福建医科大学口腔医学院）

张金秀（福建医科大学附属口腔医院/福建省口腔医院/福建医科大学口腔医学院）

张　明（福建医科大学附属口腔医院/福建省口腔医院/福建医科大学口腔医学院）

张思慧（福建医科大学附属口腔医院/福建省口腔医院/福建医科大学口腔医学院）

周荣汇（福建医科大学附属口腔医院/福建省口腔医院/福建医科大学口腔医学院）

前言 Preface

优秀的临床医生大多将其成功归结于导师。本书所有作者也均受益于各自的导师，而同时他们也以导师的身份指导他人。在过去的15年里，这些作者与来自世界各地的专家们一起进行线上讨论。在讨论中，学者们互相分享病例、学习研究进展、共同解决疑难病例，从成败中总结经验。在此期间，有人提出将我们所学的知识进行归纳总结，以造福更多的读者，这正是编写本书的初衷。

本书以“显微镜”为核心，每位学者在治疗过程中均运用了显微镜。本书中所提及的步骤如能在显微镜下操作，则效果最佳，但其中有些操作只能在显微镜下完成。尽管牙髓病的治疗并非必须使用显微镜，但显微镜可以提高医生的诊疗水平。本书前5个章节介绍了有关显微镜的基本知识，包括诊室布局、图片和影像资料的记录，以及医生与助手之间的配合如何才能做到高效，并符合人体工程学原理。本书对于正在进行诊室设计或者改造以及想要记录临床工作的医生来说有很大帮助。此外，无论是初学者，还是富有经验的高年资临床医生，尤其是住院医生，都会从中受益。

同时本书也以“CBCT”为核心。CBCT（锥形束CT）是作者们日常诊疗中必不可少的一部分。本书有两个章节涉及了CBCT在牙髓治疗中的应用，在临床操作的章节也讲述了相关内容。更多有关CBCT的知识，受篇幅所限，计划另著书详述。在此书中将通过大量的文献资料，对CBCT进行分门别类的系统介绍，并分析了使用过程中的常见错误，以便临床医生能够更好地认识它，充分了解其优缺点。

本书强调随访的重要性，若无长期随访，我们对治疗的远期效果将一无所知。在现有牙髓病治疗的相关文献中，随访时间超过2~3年的病例较少见，然而只有随访时间达到5~10年才有临床意义。随着种植时代的到来，当前我们对牙髓病治疗的随访时间也延长到15~20年，通过长期的随访来评价治疗的成败。本书中许多章节均涉及牙体修复的相关内容，这是因为治疗前后牙体的修复状态对于牙齿的寿命而言是最重要的因素，所以本书对牙体修复内容进行了较为详细的阐述。

本书可作为临床医生的技术实践指南，但并不能代替标准的牙髓病学教科书。尽管书中有些章节参阅了大量的参考文献，但并非为了进行学术探讨，也非建立在循证医学的基础之上。许多章节只介绍某种单一的操作技术或者其操作过程。书中也介绍了一些特定的仪器设备和操作步骤，并用具体病例来说明如何进行操作。有些章节讲述了日常诊疗中所遇到的各种疑难病症，旨在为不太熟悉此类治疗技术以及想要另辟蹊径的医生提供技术指导。本书来源于临床医生，又服务于临床医生，定位于专科医生级别，但同样也适用于任何一位想要提供高治疗水平的牙髓病医生。

Richard S. Schwartz, DDS

Venkat Canakapalli, MDS

引言 Introduction

虽然编写本书的专家们知识背景不同、所处国家不同、从事专业不同，但他们都从特定的角度分享了自己的观点，即牙髓病学专业在当今所代表的是什么，更具体点说，牙髓病学专家能做什么。在尽力为牙髓病学设定高水平的临床标准时，我们呼吁所有牙髓病医生都加入其中，重新认识我们的核心原则，并为60多年前开启这一专业时的初衷再次付出努力。

重新认识这些原则所遇到的第一个问题就是："什么是牙髓病学？"美国牙髓病医师协会是这样回答的：

"牙髓病学是牙科学的分支，涉及牙髓和根尖周组织的形态学、生理学和病理学。其研究和实践内容包含了基础和临床科学，如正常牙髓生物学、病因学、诊断学、牙髓疾病和损伤的预防与治疗，以及相关的根尖周组织情况[1]。"

这个回答也代表了临床医生和研究学者的传统观点，即牙髓治疗的主要目的是预防或者消除根尖周的炎症，所用方法包括清理、成形、消毒和充填根管系统[2]。这种以疾病为中心的观念占据主流位置，并引导着科学研究以及学术期刊的发展。在临床操作评估以及很多教科书中推荐的操作步骤中，这种观点无处不在[3-15]。上述回答也说明牙髓病学的"三部曲"（根管的预备消毒和充填）是治疗成功的基础，也是我们专业的基石[12,14-16]。

笔者另辟蹊径，从另外一个角度来审视牙髓病治疗的目的和终极目标，将牙髓病治疗视为牙齿修复学的一个分支，主要目的是保存患者的天然牙列。事实上，这种理念上的差异不只限于单纯的科学研究，它还几乎影响了牙髓病学研究的每一个方面。具体来说，它可以影响我们如何做出临床决策，如何解释和评估疗效，同时也影响临床治疗目标及治疗方法的制订。我们通常认为，保存牙齿和根治疾病（占据主流观点）的目标相一致，然而这两种目标常常相悖。牙髓病治疗的终极目标是彻底消灭残余的牙髓和细菌[3]。但这样往往是以牺牲牙齿的完整性为代价，而牙齿完整性（包括牙齿结构以及后期修复）对牙齿的长期保存是至关重要的。

要讨论这个内容，首先要回答"什么是成功的治疗？"根管治疗的疗效评价通常是以疾病为中心，而疾病的定义依据组织学标准[17-19]。由于我们一般无法通过组织学进行疗效评价，因此主要依靠影像学结果来判断根尖周炎是否存在[9,17]，影像学结果被认为是评价治疗"成功"的主要观察指标[20]。Strindberg[21]在1956年首次提出了成功的定义，标准非常严格，其中包括影像学上的牙周膜重建。随着CBCT的发展，目前又出现了一种基于CBCT新的根尖指数（Periapical Index，PAI）[22]，但仍然存在争议[23-26]。由观察指标所带来的疗效评价问题并没有因为使用CBCT-PAI而得到改善。CBCT使临床医生可以识别更多的"病变"和"异常"，即使这些牙齿几十年来没有任何临床体征和症状。这些疗效评价方面所存在的问题主要是由于大多数牙髓病的疗效分析将牙齿丧失（比如拔除患牙）归类为预后良好。影像学结果在临床医生的头脑里根深蒂固，以至于研究时违背了基本研究报告规范的情况非常普遍，而医生却几乎没有意识到这个问题。因此不仅疗效评价方法错误，研究方法也错误。

基于上述及其他一些原因，我们将疗效评价分为3种：以治疗过程为中心的疗效评价，以医生/疾病为中心的疗效评价和以患者为中心的疗效评价。

- 以治疗过程为中心的疗效评价主要依靠临床医生的操作步骤。这些因素包括清创、成形、根充的完成指标和最终结果，以及治疗后的影像学表现等。在许多情况下，以治疗过程为中心的疗效评价与以疾病和患者为中心的疗效评价结果不相关，但在实验研究中却占绝大多数。
- 以医生/疾病为中心的疗效评价是把临床医生测量或者观察到的体征作为评价治疗效果的主要证据。其中的首要指标是影像学上根尖周病变的消失（通常被不恰当地描述为“病变愈合”）。这种结果与以治疗过程或者以患者为中心的疗效评价不一定相关。
- 以患者为中心的疗效评价反映了患者关心的问题，例如牙齿能否保留、能否正常行使功能、疼痛或者肿胀症状是否消失，或者与健康相关的生活质量问题[27]。可以询问患者以下问题：“是不是只需要改善这一种症状?患者愿意接受治疗的风险、费用或者所带来的不便吗？”

以治疗过程为中心和以医生/疾病为中心的疗效评价很重要，最终目的是帮助我们改进和预测以患者为中心的疗效评价[28]。

本书强调以患者为中心的疗效评价。以往的治疗主要强调以治疗过程为中心和以医生/疾病为中心，使大家误入歧途，只进行不合时宜的短期疗效研究。造成这种问题的原因在于我们如何去定义牙髓病学和牙髓疾病。

读这本书的时候，请牢记牙髓治疗的主要目标是长期保存牙列，而不是为了消除根尖周炎的各种诊断依据。影像学显示根尖周炎的愈合通常被误认为疾病完全消失。显然我们都希望尽可能地完全治愈疾病，然而在一些慢性疾病状态下却几乎不可能。试图通过过度的冠方和根尖预备来达到这个目的会导致牙齿强度降低，在某些情况下甚至会丧失牙齿，而且没有证据表明会给患者带来更好的治疗结果。因此我们需要纵览全局，使诊断及治疗过程能够达到长期保存牙列的最终目的。

Gary B. Carr, DDS

John A. Khademi, DDS, MS

Richard S. Schwartz, DDS

参考文献References

[1] American Association of Endodontists. Specialty of Endodontics. http://www.aae.org/about-aae/specialty-of-endodontics.aspx. Accessed 28 January 2015.

[2] American Association of Endodontists. Myths about Root Canals and Root Canal Pain. http://www.aae.org/patients/treatments-and-procedures/root-canals/myths-about-root-canals-and-root-canal-pain.aspx. Accessed 29 January 2015.

[3] Paredes-Vieyra J, Enriquez F. Success rate of single- versus two-visit root canal treatment of teeth with apical periodontitis: A randomized controlled trial. J Endod 2012;38:1164–1169.

[4] Sedgley C, Nagel A, Hall D, Applegate B. Influence of irrigant needle depth in removing bioluminescent bacteria inoculated into instrumented root canals using real-time imaging in vitro. Int Endod J 2005;38:97–104.

[5] Silva LA, Novaes AB Jr, de Oliveira RR, Nelson-Filho P, Santamaria M Jr, Silva RA. Antimicrobial photodynamic therapy for the treatment of teeth with apical periodontitis: A histopathological evaluation. J Endod 2012;38:360–366.

[6] West J. Endodontic predictability: "What matters?" Dent Today 2013;32:108,110–113.

[7] Siqueira JF Jr, Rôças IN. Clinical implications and microbiology of bacterial persistence after treatment procedures. J Endod 2008;34:1291–1301.

[8] Fleming C, Litaker MS, Alley LW, Eleazer PD. Comparison of classic endodontic techniques versus contemporary techniques on endodontic treatment success. J Endod 2012;36:414–418.

[9] Molander A, Warfvinge J, Reit C, Kvist T. Clinical and radiographic evaluation of one- and two-visit endodontic treatment of asymptomatic necrotic teeth with apical periodontitis: A randomized clinical trial. J Endod 2007;33:1145–1148.

[10] Trope M, Bergenholtz G. Microbiological basis for endodontic treatment: Can a maximal outcome be achieved in one visit? Endod Topics 2002;1(1):40–53.

[11] McGurkin-Smith R, Trope M, Caplan D, Sigurdsson A. Reduction of intracanal bacteria using GT rotary instrumentation, 5.25% NaOCl, EDTA, and $Ca(OH)_2$. J Endod 2005;31:359–363.

[12] American Association of Endodontists. Access Opening and Canal Location. Colleagues for Excellence, Spring 2010.

[13] American Association of Endodontists. Root Canal Irrigants and Disinfectants. Colleagues for Excellence, Winter 2011.

[14] Castellucci A. Endodontics, vol 1. Florence: Il Tridente, 2009.

[15] Ingle JI, Bakland LK. Endodontics, ed 5. Hamilton, ON: BC Decker, 2002.

[16] Cohen S, Hargreaves K. Pathways of the Pulp, ed 9. St Louis: Mosby, 2006.

[17] Nair P, Sjögren U, Figdor D, Sudqvist G. Persistent periapical radiolucencies of root-filled human teeth, failed endodontic treatments, and periapical scars. Oral Surg Oral Med Oral Pathol Oral Radiol Endod 1999;87:617–627.

[18] Nair PN. On the causes of persistent apical periodontitis: A review. Int Endod J 2006;39:249–281.

[19] Paula-Silva FW, Wu MK, Leonardo MR, da Silva LA, Wesselink PR. Accuracy of periapical radiography and cone-beam computed tomography scans in diagnosing apical periodontitis using histopathological findings as a gold standard. J Endod 2009;35:1009–1012.

[20] Saini H, Tewari S, Sangwan P, Duhan J, Gupta A. Effect of different apical preparation sizes on outcome of primary endodontic treatment: A randomized controlled trial. J Endod 2012;38:1309–1315.

[21] Strindberg L. The dependence of the results of pulp therapy on certain factors. Acta Odontol Scand 1956;14(suppl 21): 1–175.

[22] Estrela C, Bueno MR, Azevedo BC, Azevedo JR, Pécora JD. A new periapical index based on cone beam computed tomography. J Endod 2008;34:1325–1331.

[23] Peters C, Peters O. Cone beam computed tomography and other imaging techniques in the determination of periapical healing. Endod Topics 2012;26:57–75.

[24] Wu M, Wesselink P, Shemesh H. New terms for categorizing the outcome of root canal treatment. Int Endod J 2011;44:1079–1080.

[25] Patel S, Mannocci F, Shemesh H, Wu MK, Wesselink L, Lambrechts P. Radiographs and CBCT—Time for a reassessment? Int Endod J 2011;44:887–888.

[26] Liang Y, Li G, Wesselink PR, Wu MK. Endodontic outcome predictors identified with periapical radiographs and cone-beam computed tomography scans. J Endod 2011;37:326–331.

[27] PCORI Methodology Committee. The PCORI Methodology Report November 2013. http://www.pcori.org/assets/2013/11/PCORI-Methodology-Report.pdf. Accessed 29 January 2015.

[28] Guyatt G, Rennie D, Meade MO, Cook DJ. Users' Guides to the Medical Literature: A Manual for Evidence-Based Clinical Practice, ed 2. New York:McGraw-Hill Professional, 2008.

致谢Dedication

感谢我的父亲Arine和母亲Carol Schwartz，一直支持和鼓励我。感谢我的妻子Jeannette，这些年一直陪伴在我身边。感谢我的女儿，让我的生活丰富多彩。

——RS

感谢我的父母、老师和朋友，感谢TDO论坛里优秀的临床医生，是他们一直鼓励我去写这本书。感谢我的妻子Mithuna，一直鼓励和支持我实现自己的梦想。

——VC

感谢Nebraskans Wilma和Robert Fulk，没有他们，我不可能成为开业医生。感谢Wade Jensen，我最爱的侄子，一直给予我信任。感谢Gary Carr，太平洋牙髓病研究基金会（Pacific Endodontic Research Foundation，PERF）和数字化办公室（The Digital Office，TDO）的创始人，为数以百计梦想成为杰出牙髓病学专家的医生创造了环境。

——TH

目录 Contents

目录Contents

第一部分 牙科手术显微镜

The Dental Operating Microscope

CHAPTER

1

显微牙髓治疗的诊室布局和人体工程学

Gary B. Carr, DDS

Operatory Design and Ergonomics for Microscopic Endodontics

显微镜在现代牙髓病治疗中的作用

在考虑人体工程学和诊室设计前，应先明确要达到的最终目标。简而言之，符合人体工程学的理想布局应该是所有操作步骤都在显微镜下完成，即使有些步骤可能无须显微镜，例如口腔癌患者的检查、麻醉或者咬合关系的确定，这些一般不需要在显微镜下完成。问题的关键不在于操作过程是否必须使用显微镜，而是使用与否对工作效率有没有影响？答案几乎都是肯定的，有影响。

如果在诊室中不停地移动显微镜，带来极低的工作效率，同时也容易分散医生、护士和患者的注意力。这种工作方式使医生无法专注于患者和临床操作，并且还要经常使用Ⅲ类、Ⅳ类、Ⅴ类运动（后述），这会显著损害医生的健康，降低工作效率。基于这些，我们意识到如果医生能够结合人体工程学，使所有操作都在显微镜下完成——无论是否需要，那么医生的工作效率、专注力、胜任力、团队合作技能以及工作满意度都会得到显著提高。

盒状表 1-1	应用人体工程学技术进行临床操作的优势
•减轻压力 •减少重复性肌肉劳损 •坐姿健康 •消除倦怠 •临床水平提高 •保持最佳的精神状态 •操作高效	•健康的操作文化 •消除残疾 •诊室空间高效利用 •安全 •临床操作流畅 •留住人才 •减轻疲劳

人体工程学的基本原理

人体工程学是将工作效率和健康状况最大化的一门科学，主要研究人类的工作能力及健康问题。理想的人体工程学设计对于减少组织的重复性肌肉劳损和其他的肌骨失常必不可少，否则随着时间的推移，这些损伤将会造成终生残疾。如盒状表1-1总结了在临床操作中使用人体工程学的优点。

人体工程学的运动分类

人体工程学对完成某一项特定任务的运动方式进行了分类。一般来说，完成同一项任务，一种运动方式比多种运动方式效率更高。例如传递口镜时只使用Ⅰ类运动比联合使用Ⅱ类、Ⅲ类、Ⅳ类、Ⅴ类运动，效率要高得多。表1-1对运动方式进行了分类，YouTube网站也有一些视频，展示了在牙髓治疗中人体工程学如何影响工作的效率和操作过程[1]。

在牙髓治疗中，正确的人体工程学设计原则应尽量减小Ⅲ类、Ⅳ类、Ⅴ类运动，建立Ⅰ类、Ⅱ类运动占主导地位、对健康无害的工作环境。通过适当的培训、制度建设以及团队合作，所有操作都尽量在显微镜下用Ⅰ类、Ⅱ类运动来完成，仅在调整咬合时用到Ⅲ类运动。掌握了这项技能后，将会释放医生的生产力，提高工作效率，减小压力，达到体位平衡，增强团队协作精神。

通过反复训练可以熟练高效地运用人体工程学，并养成一种习惯。坏习惯一旦养成很难纠正，而好习惯和正确的技术通过短期学习，能够培养成一种常规操作。通过努力练习和环境诱导，医生或者助手均能掌握这一套新技能。

人体工程学设计中的重要指标

诊室布局和人体工程学技术的运用需同步进行。尽管医护人员临床经验丰富，熟知人体工程学的使用技巧，但如果诊室设计中没有体现出人体工程学原理，那么几乎不可能进行正确的人体工程学操作。

触及圈是诊室及前台设计的重要原则，原则规定仪器设备的使用（比如医疗仪器、记录设备、图像显示器）不能采用Ⅲ类以上运动（图1-1）。在诊室和前台设计时要运用这一原则来安放设备。另外在设计时应将显示器、键盘和辅助设备置于医生的可视范围内，避免扭头操作。

良好的人体工程学操作设计包含9个要素（表1-2）。下面将对每个要素进行详细阐述，并讨论其在人体工程学中的作用。

显微镜参数

为了能在显微镜下完成所有操作，最低放大倍数不应超过2.2×。如果倍数太高（比如3.5×

表1-1	动作分类
Ⅰ类	手指运动
Ⅱ类	手腕运动
Ⅲ类	肘部运动
Ⅳ类	肩部运动
Ⅴ类	腰部运动

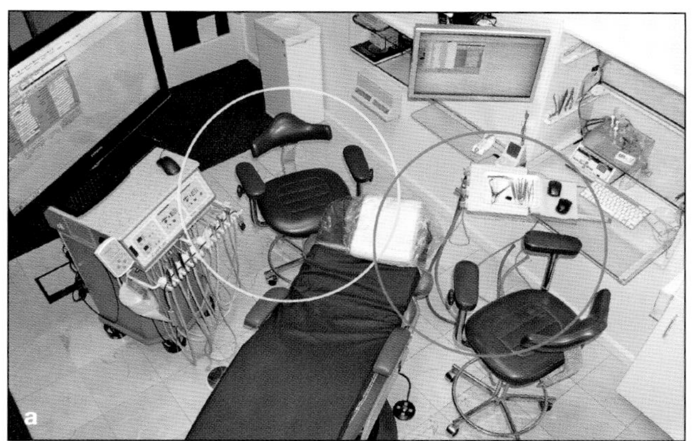

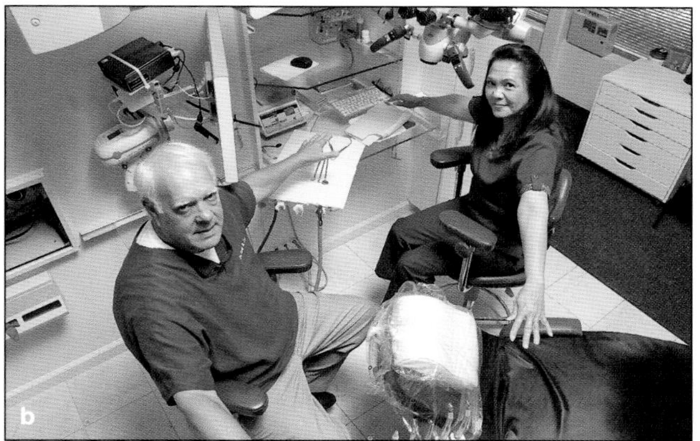

图1-1　（a）俯视图中的圆圈显示触及圈设计原则。医生（黄圈）和助手（红圈）的触及范围。（b）医生和助手各自的触及圈原则要求所需仪器设备都能触手可及。

表1-2　诊所布局符合人体工程学原则的9个要素

要素	要求
显微镜参数	6挡或者无级变焦，放大倍数不低于2.2×
患者的椅位和头枕	能自由移动（转动）、没有头枕
医生椅和助手椅	双重（高度和角度）可调扶手、可调腰枕
显微镜的放置	墙壁、天花板和地板
助手/共同观察镜	可调双筒（非单筒）助手镜，目镜可倾斜
医生推车及传递系统	自带供水系统和压缩机、可自由移动
背墙设计	独立的助手台、储物柜及吸唾装置
助手显示器	助手位可直接看到
医生显示器	医生位和助手位均可直接看到

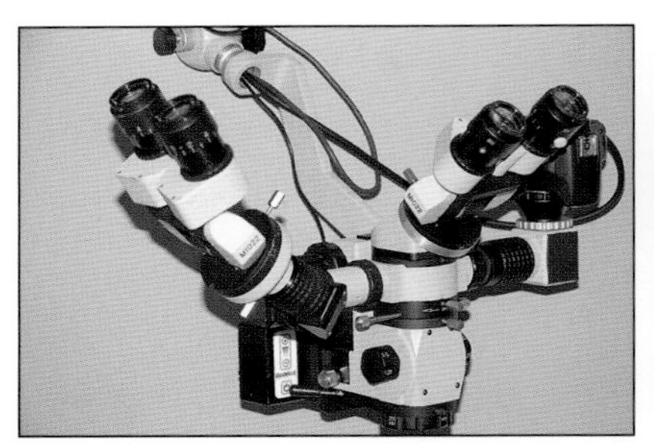

图1-2　6挡显微镜配有分光镜、助手镜和相机。

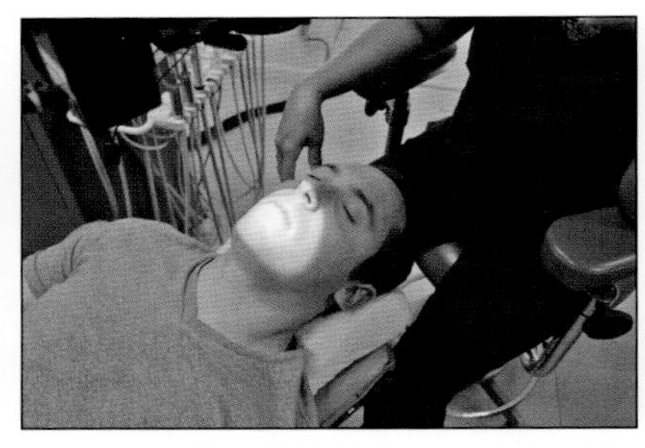

图1-3　6挡显微镜的光圈显示所观察的范围。

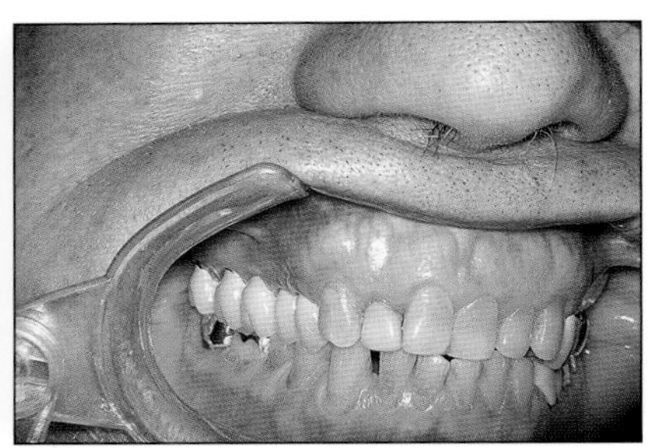

图1-4　6挡显微镜（Global）2.2×下的观察区域。

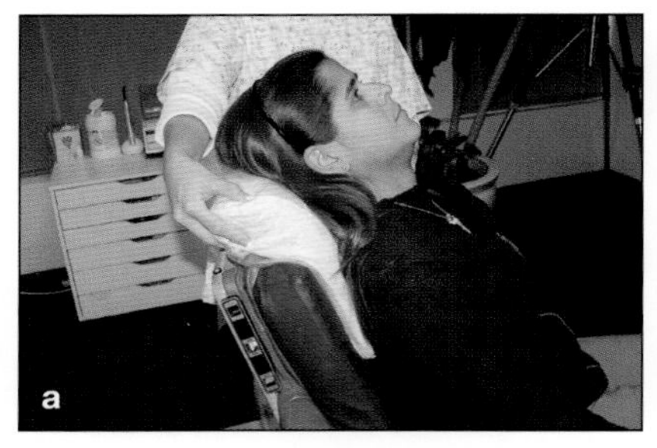

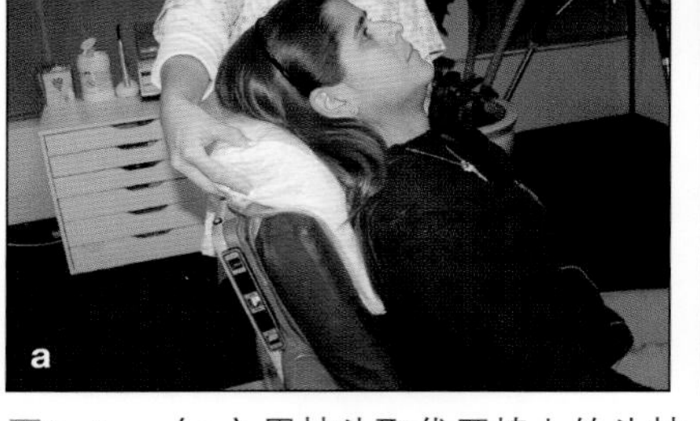

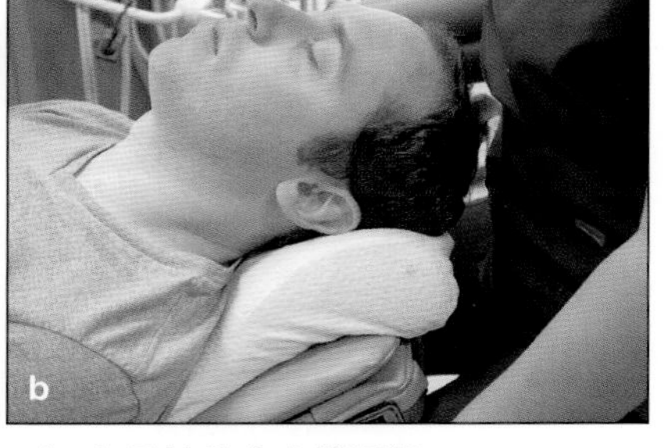

图1-5　（a）用枕头取代牙椅上的头枕。（b）用枕头来支撑颈部。

或者2.7×），很难完成麻醉、放置带环、备牙、口腔癌检查以及其他一些操作。在治疗时如果不断移动显微镜来完成各种操作，医生位置也不断地随之变动，显微镜的使用效果会大打折扣、不尽如人意，采用低倍数2.2×能够避免这种状况。

理想的操作模式是将显微镜固定摆放在患者的就诊位置，该位置始终保持不变直到操作完成[2]。我们推荐使用拥有2.2×的放大倍数的6挡显微镜或者无级变焦显微镜（图1-2）。在此倍数下，医生能够看到大部分患者的鼻翼至颏底的范围，能完成口内检查、口腔癌筛选以及咬合检查，并且能轻松地调整牙椅。图1-3和图1-4显示的是2.2×倍数下的光线范围和视野。临床医生在使用3挡、4挡或者5挡显微镜操作时相对困难，尤其是从某一特定步骤返回治疗模式时，这样会降低工作效率。

患者的椅位和头枕

笔者在20年间观察了数百个牙髓病学专家，发现影响人体工程学技术应用的最大障碍包括患者的体位错误以及牙椅的设计。

提高工作效率的诀窍之一在于通过移动患者的椅位，而不是移动显微镜来达到最佳视野。几乎所有的操作过程都可在患者的特伦德伦伯卧位下完成，即为患者的脚比头高15°～30°的仰卧位。在这种体位下，无论是上颌或者下颌的操作，几乎都无须变换患者体位，医生需要做的只是通过膝盖或者腿来侧向移动椅位。这种调整方式要求牙椅能够自由移动。医生在操作中无须移动显微镜，只需调整放大倍数或者微调焦距。

容易被医生忽视的另一种情形是几乎所有的牙髓治疗都需要一个自然流畅的过程，有时即使操作过程只中断数分钟，都可能产生不利影响。消除这种影响的方法是移动椅位，而不是移动显微镜，这样医生的精力能够持续地关注于操作本身，而不是用于调整显微镜。

与牙椅相关的第二个因素是头枕的大小和位置。阻碍医生在显微镜下完成操作的另一个重要

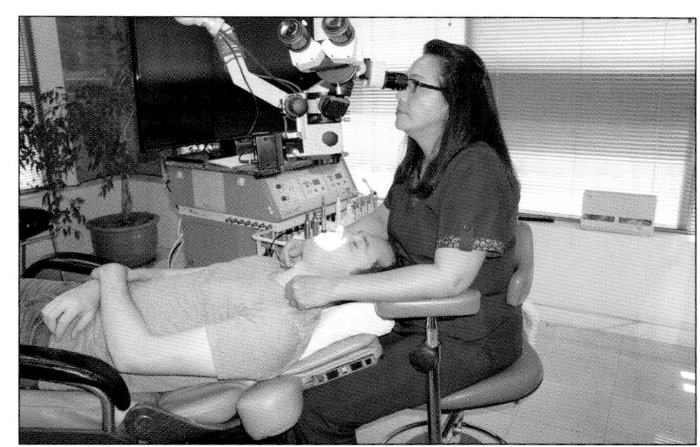

图1-6　患者头部可以在医生或者助手的腿部附近。

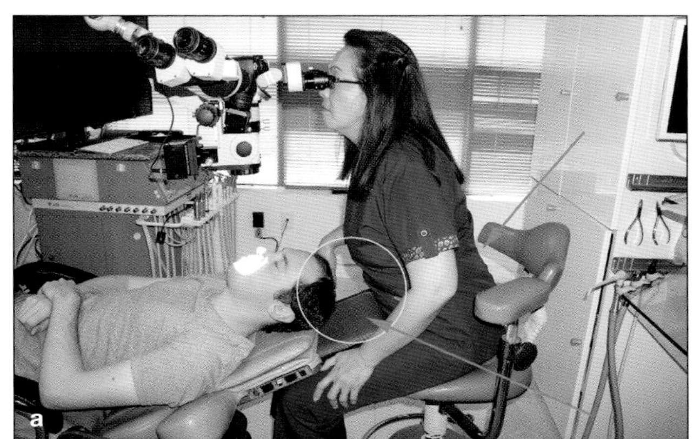

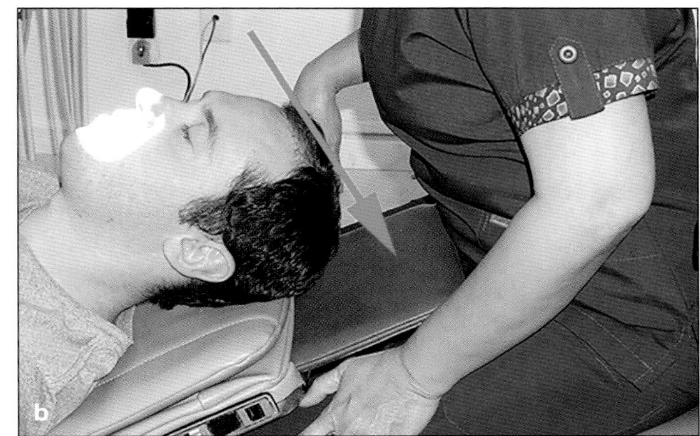

图1-7　（a，b）头枕会妨碍患者的正确体位，医生需要弯腰才能工作。

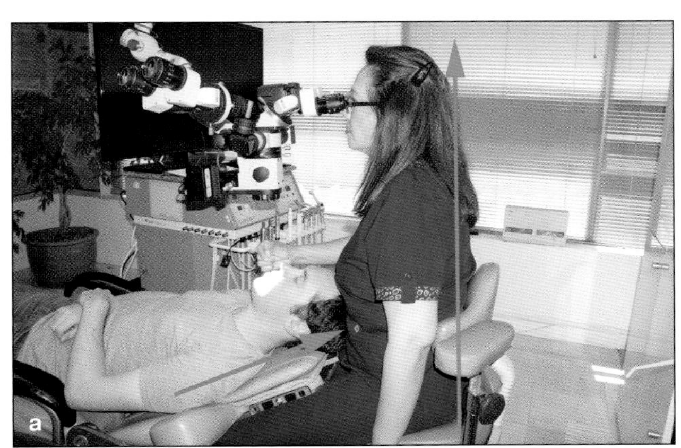

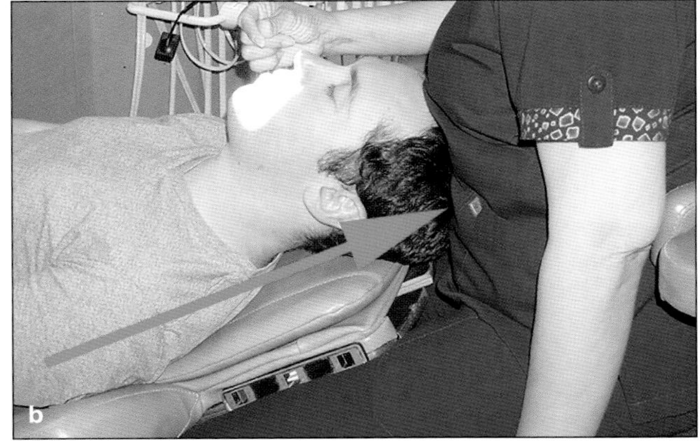

图1-8　（a）卸掉头枕。注意医生处于直立坐姿。（b）卸掉头枕后的放大图，医生处于直立坐姿。

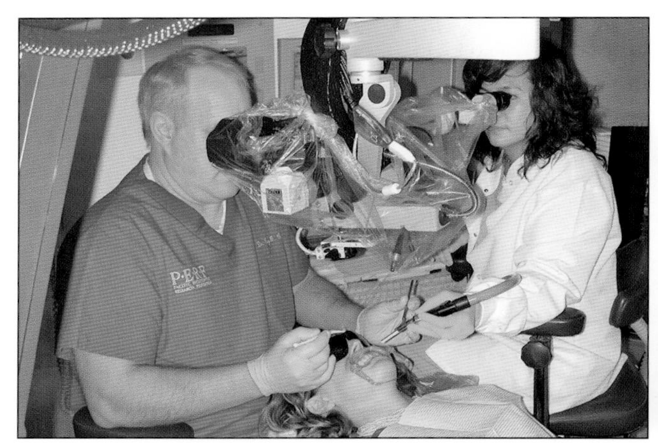

图1-9　医生和助手处于符合人体工程学的健康体位。

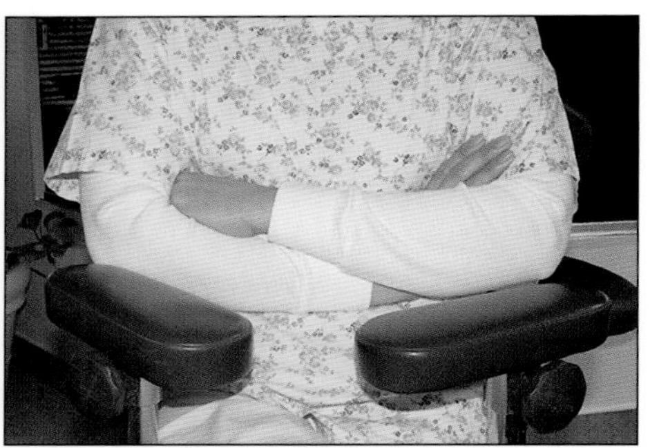

图1-10　助手扶手的正确设计。

原因是头枕。绝大多数头枕会妨碍患者头部靠近医生的腿部，医生被迫弯腰操作（Ⅴ类运动），对背、颈、肩产生压力。在牙椅上配置可移动头枕，或者在患者头肩部下垫一个泰普尔记忆枕，会使患者的头颈部更加舒适（图1-5），同时头部也恰好处于医生的腿部位置（图1-6）。图1-7和图1-8对比了使用标准头枕和可移动头枕时患者头部位置的变化。

医生和助手椅位

医生和助手发生残疾的比率之高令人惊讶。一项荷兰的研究报道指出[3]，约50%的牙医可能会面临残疾，这种残疾会阻碍他们满负荷工作。同时在职业生涯中约90%牙医的背部、颈部、肩部、胳膊或者手腕等部位受损，显著影响临床操作。因此在显微牙髓治疗中正确的体位和坐姿尤为重要。重复性的运动损伤非常常见，工作超过10年的牙髓病专家或者助手几乎都有颈部、背部、肩部和腕部等部位的健康问题。所有这些损伤都会影响工作表现、工作满足感或者成就感，工作压力增加，显著影响收入。虽然重复性劳损的来源复杂，但有益于健康的人体工程学都需要正确的体位和坐姿，因此工作时必须注意。

正确的扶手位置

显微镜下正确的体位和坐姿，会让肌肉处于放松和休息的状态（图1-9）。两个（右和左）可调节的扶手对医生和助手都非常重要，正确使用扶手能完全消除由斜方肌和胸锁乳突肌劳损所导致的肩颈痛。医生与助手要进行四手操作，扶手位置正确也尤为关键（图1-10）。大部分助手椅的标准半圆形扶手设计不合理，使助手距离医生和助手镜太远，无法保持直立姿势，需使用V类运动（弯腰）才能完成配合操作（图1-11）。

吸唾时的体位和姿势

精准吸唾是辅助配合的基本要求，助手能在直立无肌肉压力状态下完成这些操作极为重要。如图1-12显示助手使用左手时，将肘部放置于扶手上，吸引头放在准确位置。注意握持吸引器时，应避免手腕内翻。弯曲和扭转是使助手受伤的重要原因之一，也极有可能造成助手身体

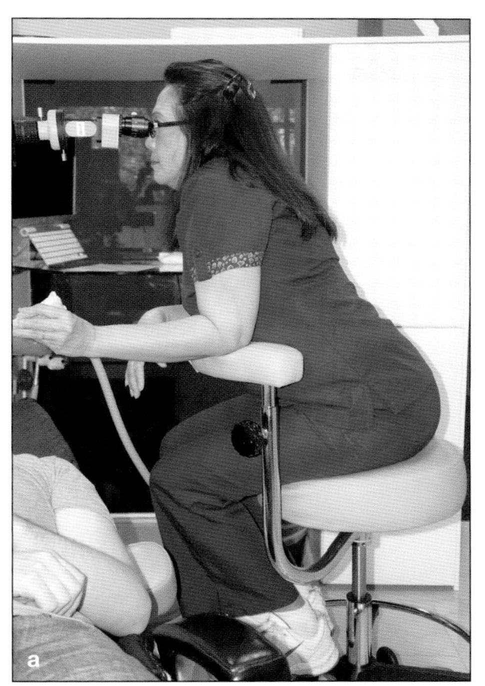

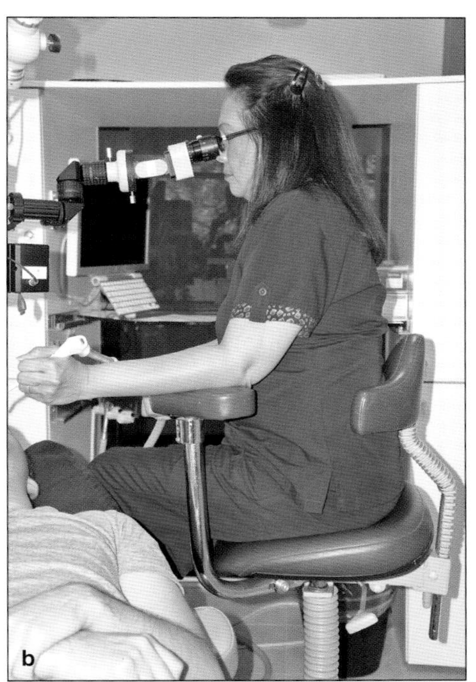

图1-11 （a）助手椅不合适，助手被迫弯腰。（b）助手处于健康的直立坐姿和放松体位。

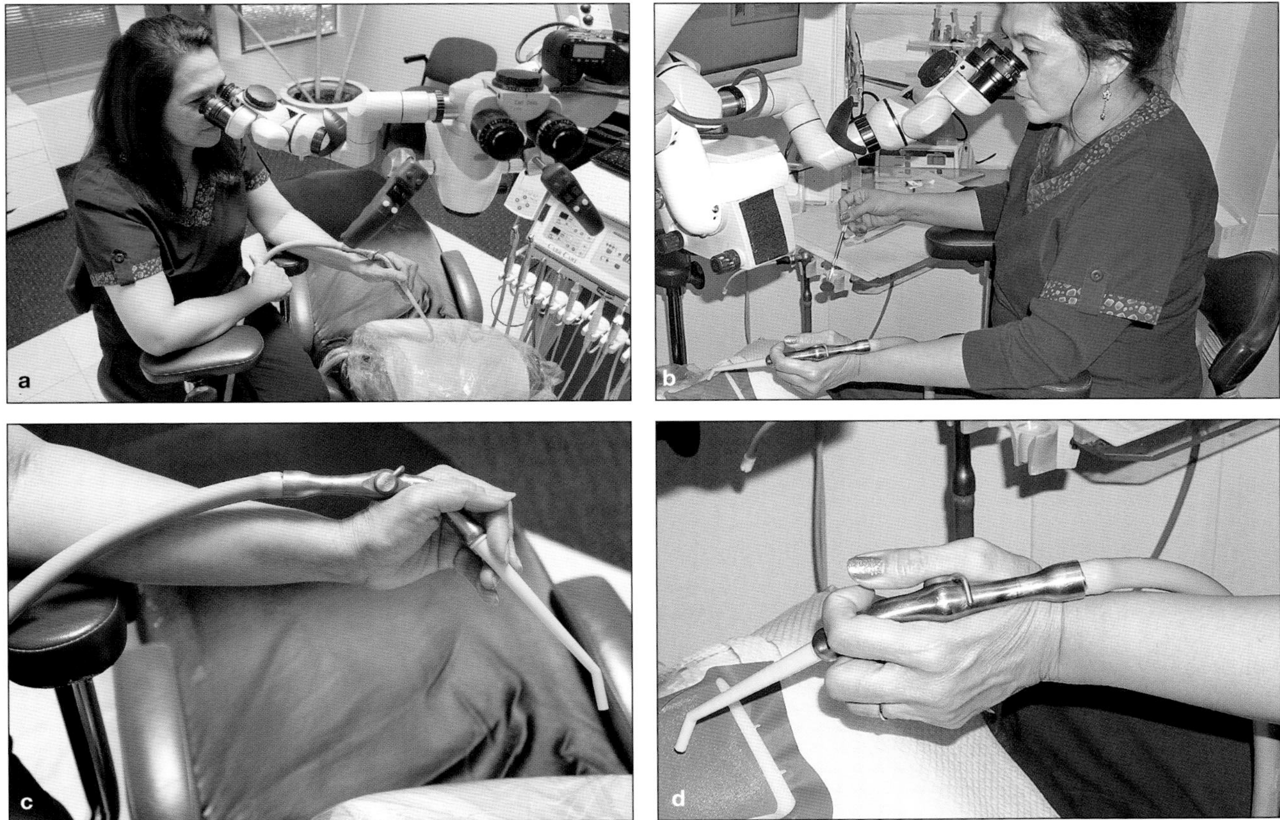

图1-12 （a，b）从两个角度显示助手用左手进行吸唾。（c，d）助手手部处于正确位置，可消除疲劳。

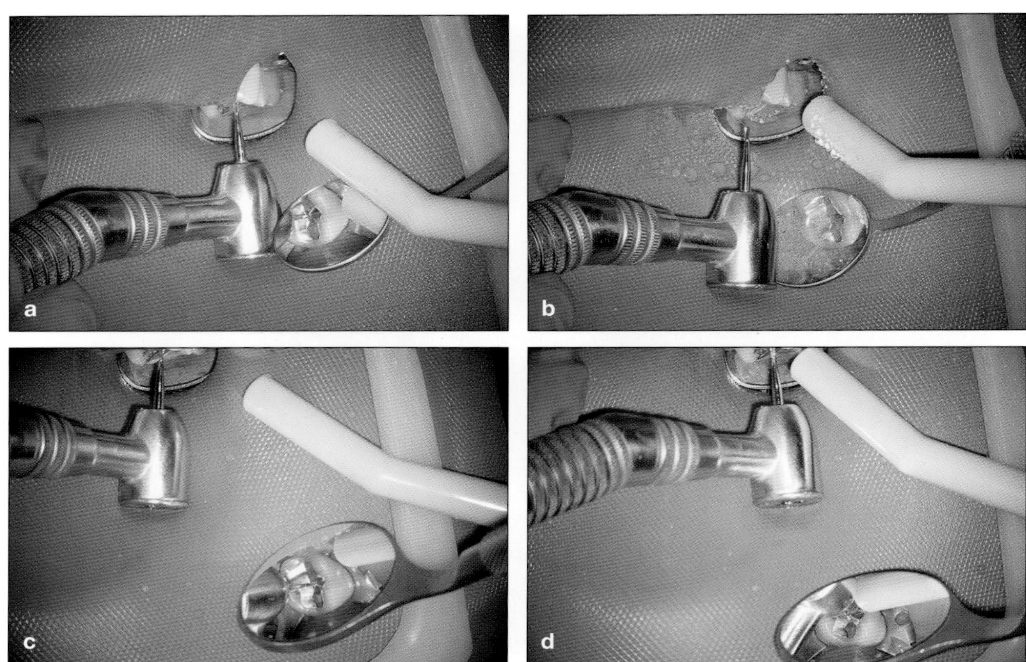

图1–13 （a，b）吸唾器和口镜位置错误会导致镜面飞溅。（c，d）口镜和吸唾器放置正确可最大限度地减少镜面飞溅。注意口镜与术区之间的距离以及吸唾器的位置。

疲劳。助手每天的弯腰和扭腰动作会引起肌肉劳损，下班后常感身心俱疲，这势必会影响员工对工作的满意度和诊所对人才的吸引力。

正确放置吸唾管

在整个牙髓治疗阶段中（包括常规再治疗、根管外科手术），视野不能受到任何影响，精准放置吸唾管对去除口镜上的雾气和避免手机的水雾喷溅非常重要（图1–13）。精准放置吸唾管看似简单，但能显著提高工作效率，临床医生常常认识不到这一点。有时1～2mm的偏差就会造成口镜上沾满碎屑和水渍。

显微镜的安放

牙科诊室空间有限，需要精心设计以符合人体工程学原则。显微镜的各个臂梁处于最大伸展位置时无法达到最佳工作状态，应精心调整设计，以确保显微镜能自由移动。患者身高体形不同，安放错误会让患者处于操作范围之外，引起患者不适，同时医生也会操作困难。

显微镜可以安装在地板、墙壁和天花板上。安装在地板上的主要问题是患者进出牙椅不便、牙椅横向移动受限。如果诊室打算重装，可考虑安装在天花板上，这样医生在使用显微镜时不需要Ⅳ类以上运动（图1–14）。

安装在天花板上时，建议安放在位于患者的背部，而非左侧或者右侧髋部。因为安装在髋部会阻碍患者进出牙椅，所存在的潜在危险是，如果患者站起来太快，可能会撞上显微镜，安装在背部则没有这个问题。

安装过程中应该考虑显微镜在垂直向和水平向移动的距离，注意不要使臂梁处于最大伸展位置。笔者喜欢安装在背墙或者背部天花板上，这样方便进出手术区域（图1–15～图1–17）。

助手镜/共同观察镜

助手镜/共同观察管（或者镜）是平行光路显微镜最大的优势之一。助手镜连接到显微镜的分

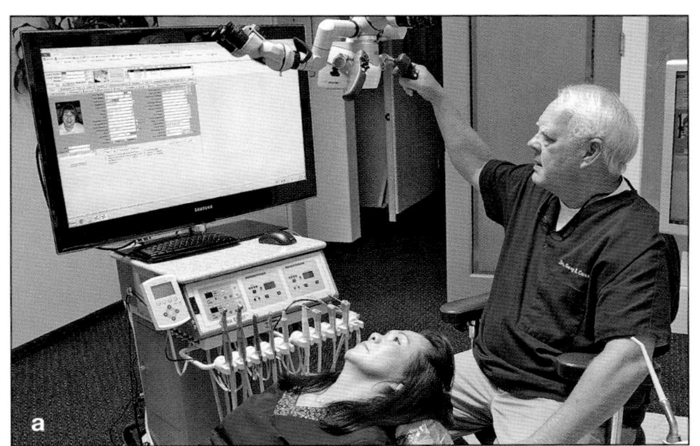

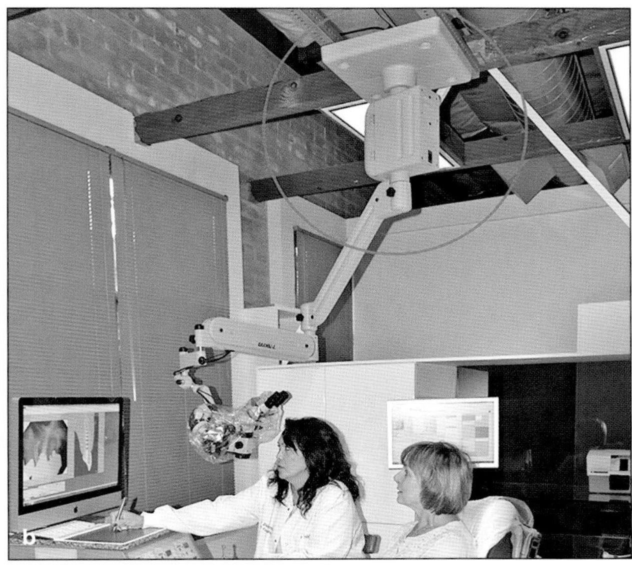

图1-14　(a)只需IV类运动操作即可将显微镜移动到工作位置。(b)安装在天花板上。

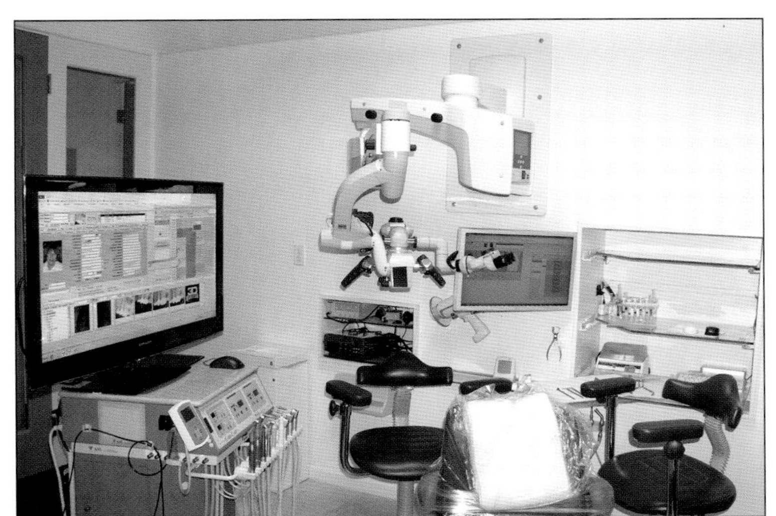

图1-15　安装在背墙。

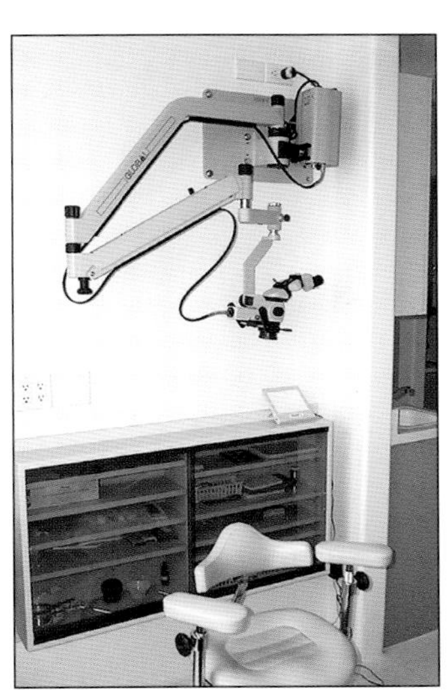

图1-16　安装在侧墙。

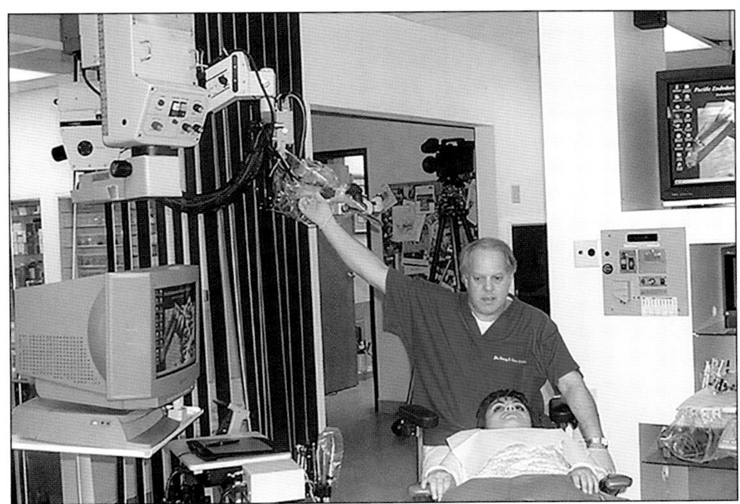

图1-17　安装在天花板上。用IV类运动操作。

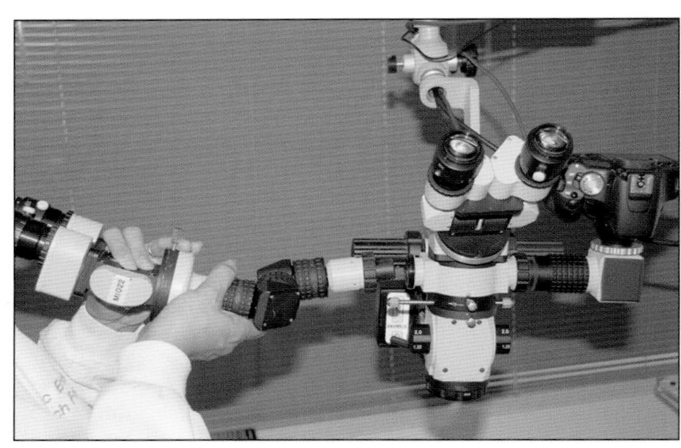

图1-18　双筒助手镜。

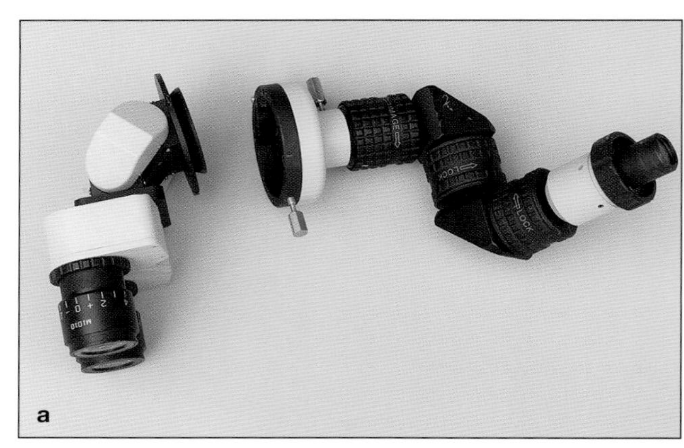

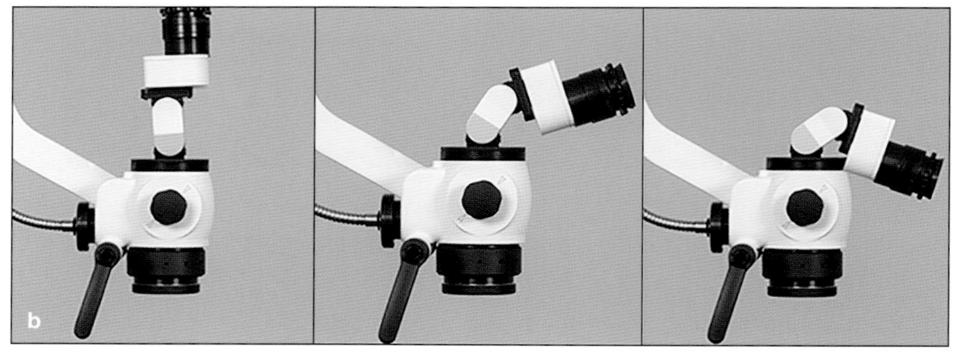

图1-19　（a）助手镜上的可倾斜式双筒镜。（b）可倾斜范围。

光镜上，助手镜可以使助手处于直立坐姿，在进行牙髓治疗包括显微手术时肌肉放松。医生应充分认识助手镜的这种优点。一般情况下，用过带有助手镜的显微镜后，医生就会对其产生依赖。

助手镜的配置也很重要。显微镜必须是双筒（而非单筒），利用两个独立的轴从两个角度来观察（图1-18）。双筒镜必须具有可倾斜目镜（图1-19）。如果助手镜不符合要求，助手在操作中就无法达到理想的人体工程学坐姿。单筒助手镜和不可倾斜式目镜会损害助手的人体工程学姿势，影响其工作能力，应避免使用。

许多临床医生并没有充分理解助手镜在牙

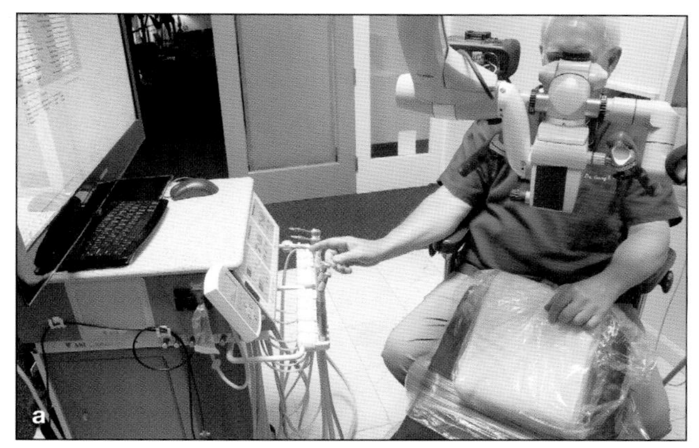

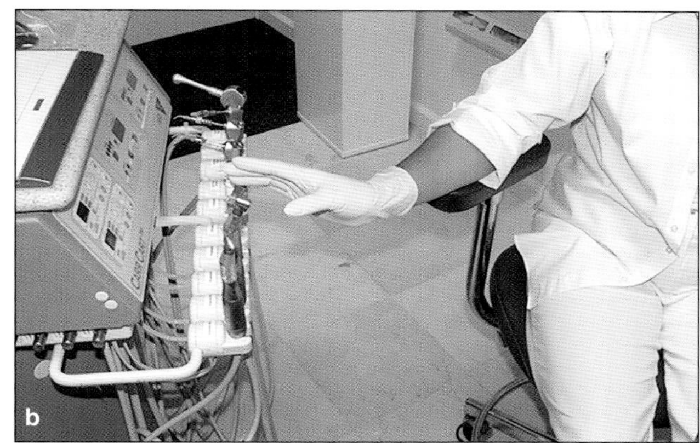

图1-20 （a）用Ⅲ类运动即可移动的医生推车。（b）Ⅲ类运动操作。

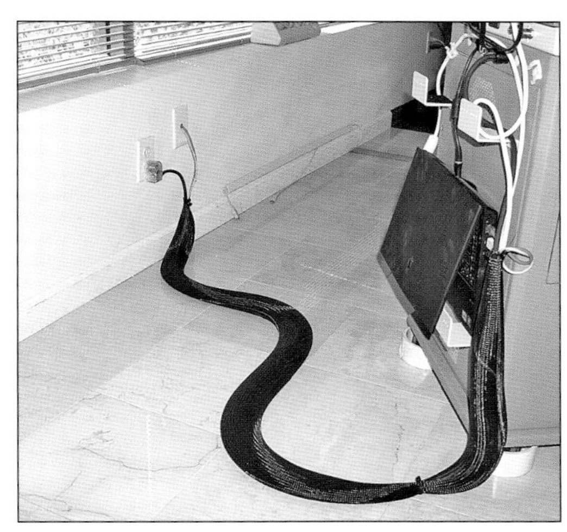

图1-21 医生推车的连接线。

髓治疗中的优势，它可以做到：①加强团队的合作精神，提高医生操作的专注力；②提高临床能力；③提高工作效率；④留住优秀助手；⑤助手操作时的预见性更强；⑥保护助手的人体工程学健康；⑦助手完成动作时更加精准；⑧提升以临床卓越为中心的诊所文化。

医生推车及传递系统

对于显微操作的牙髓病医生而言，传递方法也有人体工程学方面的要求。最常见的传递方法是从患者的后方或者上方传递，但这种方法其实并不可取。根据触及圈原则和尽量减小Ⅲ类、Ⅳ类、Ⅴ类运动的人体工程学原理，医生前方必须有一个拿放物品的可移动推车。在操作中医生不能用任何肩部运动或者抬高肘部、离开扶手的动作来拿取手机、超声设备或者Stropko冲洗器（SybronEndo）。推车放置的位置应使医生仅用Ⅲ类运动就能够拿到任何器械（图1-20）。自带供水系统和压缩机更利于推车的移动，同时减少了连接线（图1-21）。

背墙设计和助手台

背墙和助手台的人体工程学设计也非常重要，多花点时间设计背墙和助手工作区会使日后的工作受益。背墙设计应该遵守触及圈原则，使助手在配合过程中以最小的动作幅度就能拿到器

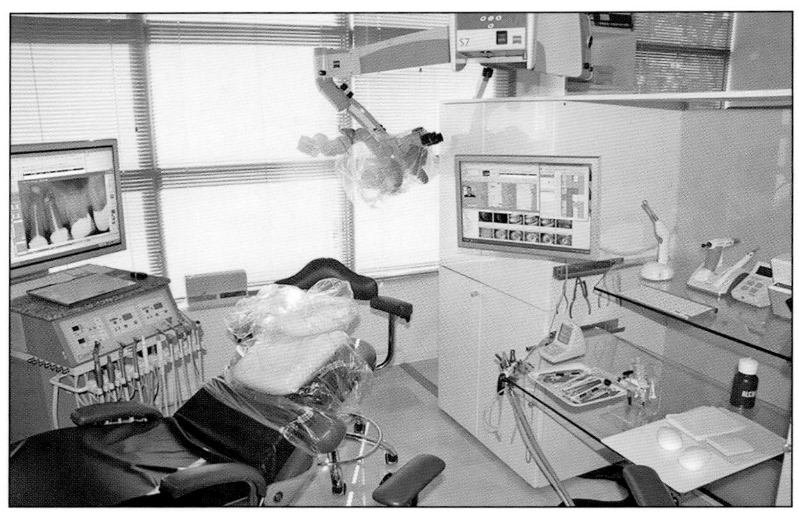

图1-22　医生推车、显微镜、背墙和助手工作区的空间位置关系。

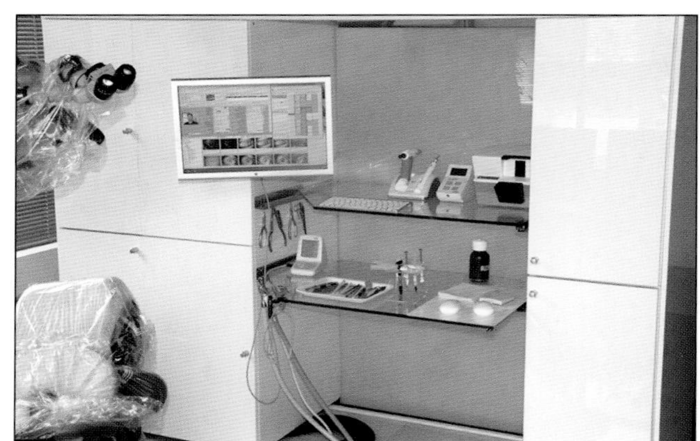

图1-23　背墙设计与助手显示器。

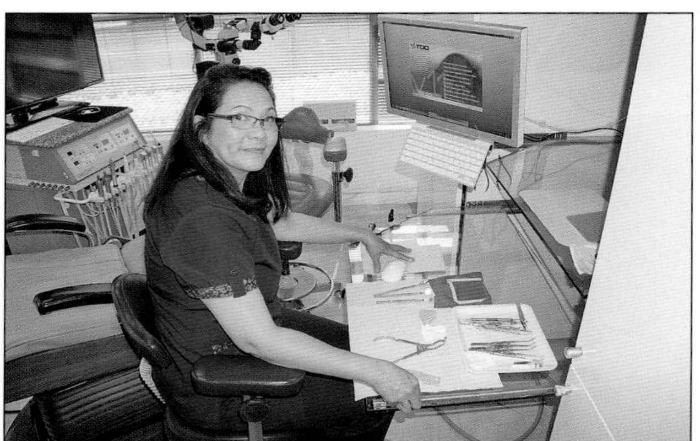

图1-24　助手工作台。

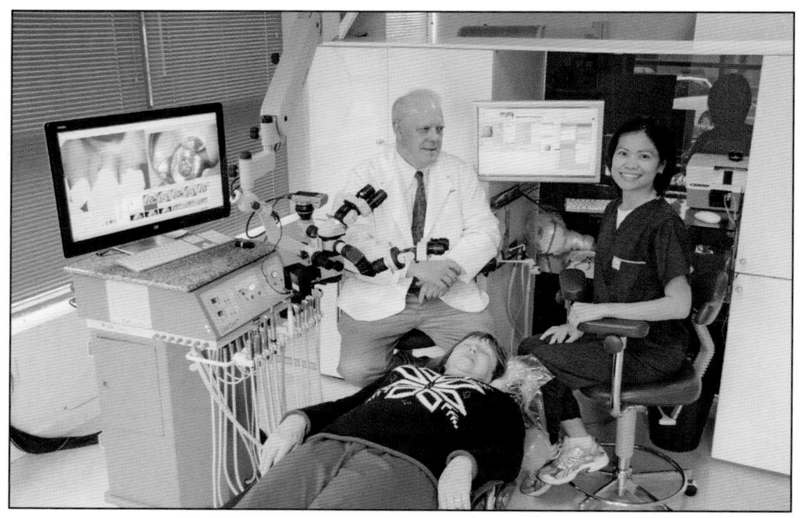

图1-25　标准的助手位和背墙设计。

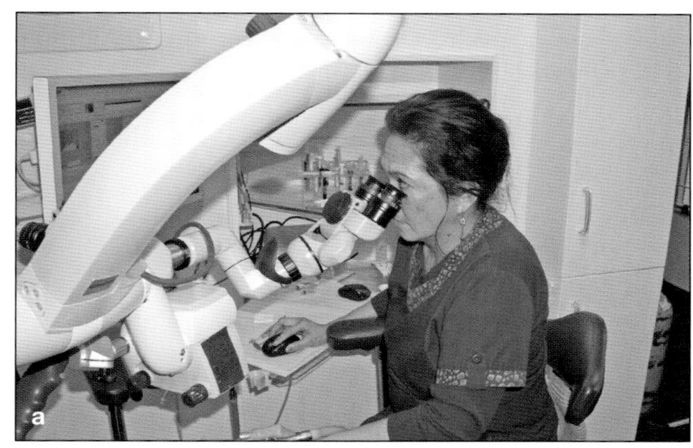
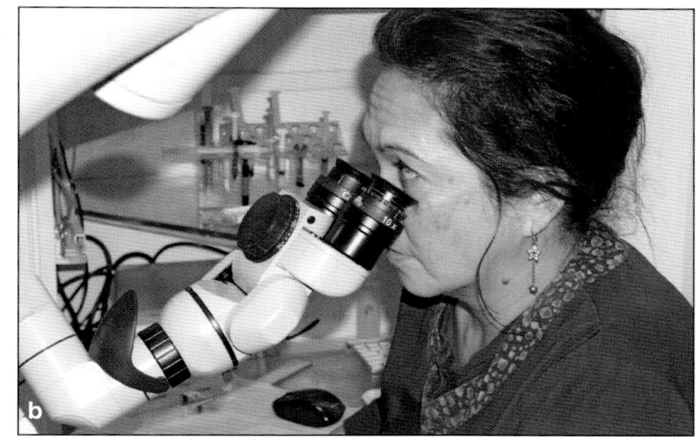

图1–26　（a，b）助手显示器的正确放置可以让助手在操作配合的同时记录数据。

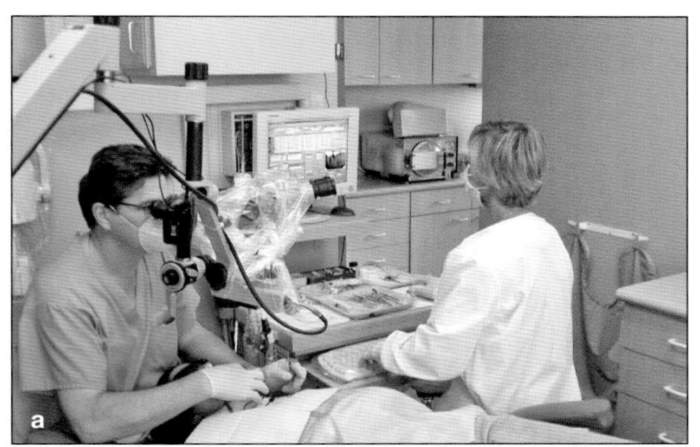
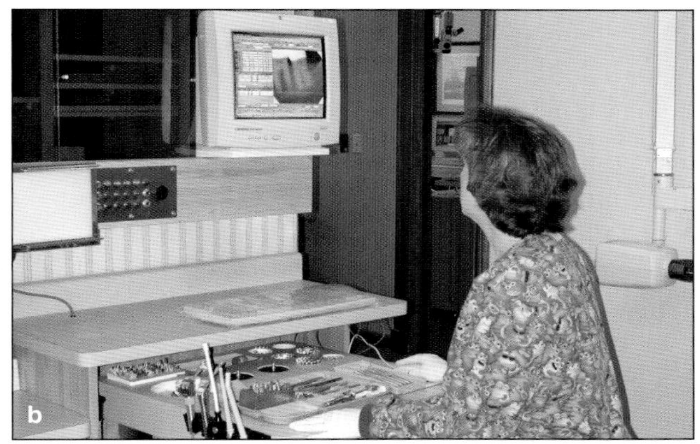

图1–27　（a，b）显示器放置错误。助手必须离开助手镜才能进行记录数据。

械，同时能触及鼠标、键盘和显示器。设立助手台和背墙的优点是能够在紧凑的空间里仅用Ⅲ类运动就能触及器械和装置。助手在直立坐位的放松状态下应能触及托盘和台面。助手显示器应位于助手前方，与眼睛水平，使助手在使用显微镜时也能看到显示器。图1–22～图1–25显示背墙、助手台的正确位置。

助手显示器

如前所述，助手显示器的位置非常重要，在诊室布局中也最容易出错。理想的位置是助手在配合过程中也能记录数据。如图1–26所示，助手观看显示器时只需要移开眼睛无须扭头。这种人体工程学设计的缺点是医生没有助手就无法完成操作，优点是流畅的操作过程不会因为助手短暂的身体不适或者分神而中断。

相反，显示器位置不合理会损害助手的健康，并使临床操作连续中断，导致医生和助手都很沮丧。图1–27中显示器放置位置不合理。然而，在商业化的牙科诊室中常常可见这种设计。

医生显示器

医生显示器同样也要放在无须转头就能看到的地方。医生在操作过程中经常需要查阅X线片，因此显示器应该够大，位置合理且能够直接看到，无须医生转头。笔者认为将显示器放在医生推车上的效果最好（图1–28）。

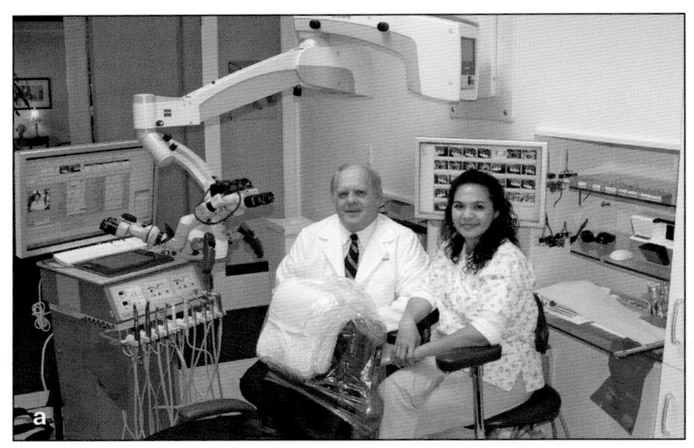

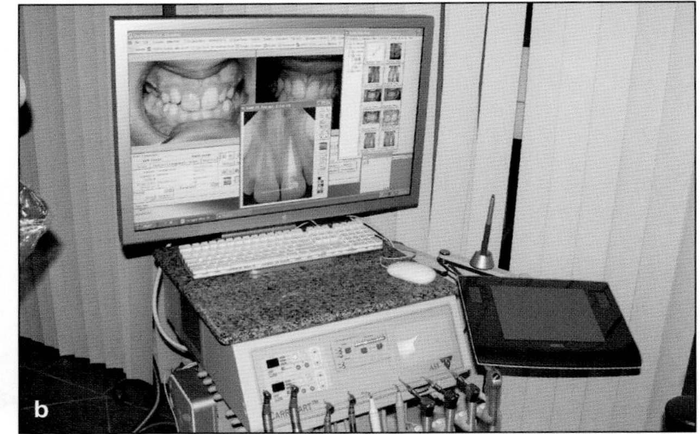

图1-28 （a，b）显示器放在医生推车上，医生可直视看到。

表1-3 常见问题和人体工程学的解决方案

问题	原因	解决方案
需频繁移动显微镜进出术区	•放大倍数不够低	•购买6挡显微镜或者最低倍率为2.2×的显微镜
需移动显微镜才能操作	•患者牙椅不能移动	•购买可移动牙椅
操作过程效率低	•Ⅲ类、Ⅳ类和Ⅴ类动作过多 •医生椅和助手椅上没有扶手 •没有助手镜	•加强仅有Ⅰ类和Ⅱ类运动的操作训练 •配备助手镜
显微镜下助手体位不良	•没有双筒助手镜 •助手椅不合适 •医生和患者体位不正确	•配备合适的助手镜 •更换助手椅 •纠正医生和患者体位
颈部/或者背部疼痛	•头枕的存在迫使医生和助手需要扭腰才能操作 •没有医生和助手扶手 •患者体位不良	•移除头枕 •配备可调扶手 •将患者置于特伦德伦伯体位

总结

以显微镜为中心的人体工程学是一个系统工程，临床医生只有在日常操作的实践中才能逐步体会到人体工程学的重要性。表1-3总结了一些常见问题和人体工程学的解决方案。

参考文献

[1] "Ergonomics: 1-2 Instrument Passing Technique" YouTube video, posted by TDO Software, January 1, 2012, https://www.youtube.com/watch?v=MHBIrhIJaOM. Accessed 7 July 2014.

[2] "Ergonomics: The Healthy Way to Work" YouTube video, posted by TDO Software, January, 22, 2011, https://www.youtube.com/watch?v=6VM64zpoxtY. Accessed 7 July 2014.

[3] Hoevenaars JG. Dentist and disability: A matter of occupational disease? [in Dutch]. Ned Tijdschr Tandheelkd 2002;109:207–211.

CHAPTER

2

牙科手术显微镜的摄影设置

Scott K. Bentkover, DDS

Setting Up Your Dental Operating Microscope for Photography

在显微镜下拍摄高质量的数码影像具有重要意义，本书笔者总结了数码摄影的作用，主要如下：

- 便于准确诊断及制订更有效的治疗计划
- 牙科/法律文件
- 法院文书
- 保险证明
- 患者/转诊教育和宣教工具
- 便于与实验室、牙科合作团队以及同事之间的交流[1-3]

本章目的是阐述显微摄影的一些基本原则，以及临床医生要如何利用已有设备熟练地使用显微摄影技术。

摄影基础

在讨论显微摄影之前，笔者先按顺序介绍有关摄影的一些基本概念。表2-1列出的概念，如分辨率、光圈、景深、可变光圈、放大倍数、物镜焦距、感光度、快门速度/

表2-1 摄影的基本概念

摄影的概念	基本定义	基本原则
分辨率	•图像的清晰度。 •成像系统对拍摄物体细节的分辨能力[4-6]。	•通常以像素为测量单位，是图像或者显示设备中的最小单元[7-8]。像素通常以兆表示。 •兆像素是像素的列×行/100万。 •增加像素数可更准确地还原物体（图2-1）。
光圈	•光线穿过光学系统孔径的大小[9]。	•与进入光学系统的光量和图像的景深直接相关。
景深	•拍摄物体能够清晰成像的前后距离范围（图2-2）。	•景深是手术显微镜最重要的特征之一，其大小决定了能否在一定的距离范围内将物体对焦[10]。 •显微根管治疗需要最大景深以便观察和解读更多的细节。
可变光圈	•一种可调式光圈，用于控制进入镜头或者光学系统的光量（根据Webster's词典）。	•添加在光学系统或者镜头中，通过调整光圈孔径（直径大小不同），增大或者减小景深[10]。闭合光圈会缩小光圈的孔径，但会增加景深。 •缩小光圈的结果之一是减少进入相机的光量。因此通过缩小光圈来增大景深，但须使用其他办法补偿损失的光线。
放大倍数	•光学图像对物体的原始尺寸放大的程度（根据American Heritage词典）。	•放大倍数增加，景深减小。通过对比低倍镜与高倍镜下的同一物体，很容易证实。 •例如同一物体在低倍镜下景深可能为45~50mm，而在高倍镜下景深可能只有2~3mm。
物镜焦距	•对焦时，从镜头镜面到图像焦点的距离（图2-3）。（注意勿与后述相机镜头焦距混淆）	•增加物镜的焦距会增加景深。 •300mm物镜比200mm物镜的聚焦范围更广、景深更大，因此增加物镜焦距会加大景深。 •物镜焦距增加，透镜的放大倍率下降，转为大景深和低放大倍数。
感光度（ISO）	•衡量对光线灵敏度的标准化工业指标，与数码相机感光器的灵敏度有关。	•以数值表示，数值越小（如ISO 100）表示对光线越不敏感，数值越大（如ISO 6400）表示对光线越敏感[11]。 •随着敏感度增加（即数值更大），相机可以在没有闪光灯的弱光环境下拍摄图像；但会增加图像中的颗粒度或者"噪点"（图2-4），噪点太多会降低图像质量[12]。
快门速度/曝光时间	•拍摄时相机快门打开的时长（以秒来计）[13]。 •图像感光器拍摄场景的时长[14]。	•曝光时间越长，快门时间越长，感光器可以捕捉到更多的光线。 •快门速度越长，相机所捕获到的抖动就越多，抖动太多会导致图像模糊。 •实际的快门速度取决于医生控制显微镜抖动的能力和可接受的照片质量。 •一般来说，快门速度应设置在1/125秒或者更快，才能使显微镜抖动对图像质量的影响最小。
白平衡	•去除不真实颜色的过程，使白色物体在照片中也呈现为白色[15]。	•通过调节白平衡使图像中的颜色尽可能准确[16]。 •通过手动调节所拍摄的真正白色物体来设置白平衡，或者通过相机内置参数自动调整白平衡。 •大多数用于牙科显微镜的数码相机可自动检测白平衡。

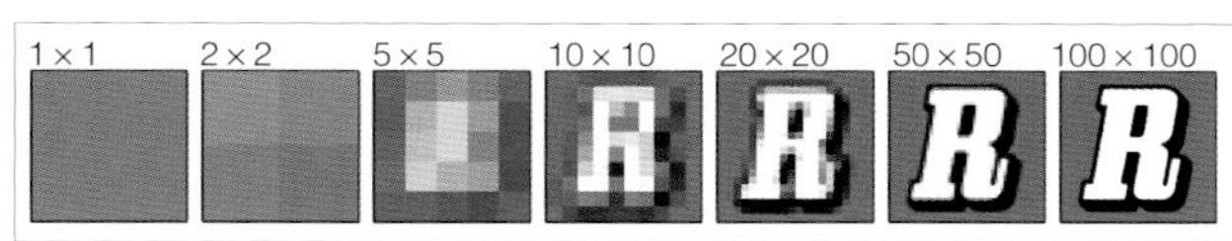

图2-1　分辨率例图。图片的像素越高，分辨率越高。

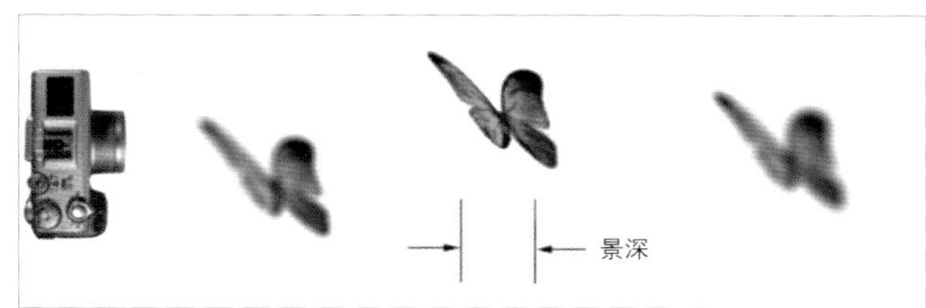

图2-2　景深例图（Courtesy of Jared C. Benedict）。

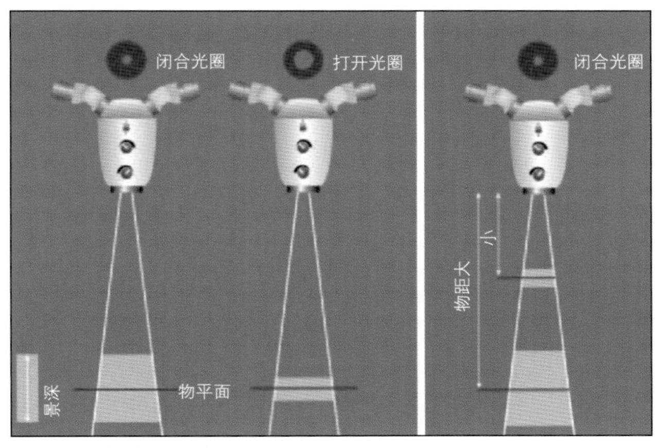

图2-3　物镜焦距例图（Courtesy of Carl Zeiss）。

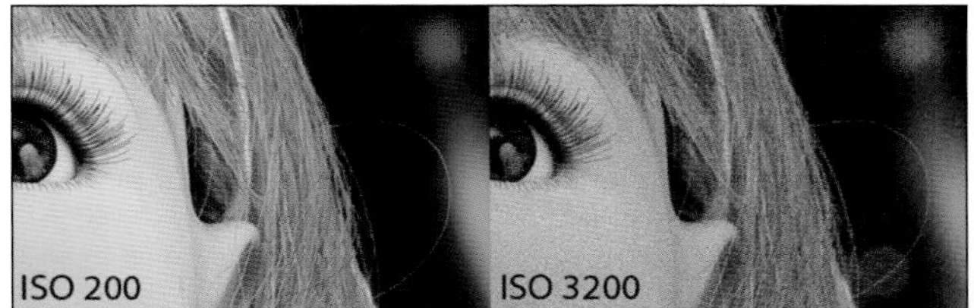

图2-4　感光度数值例图。注意右边图像噪点增加是由于高感光度造成的（Courtesy of Nasim Mansurov）。

盒状表2-1　显微摄影所需的附件

- 助手镜
- 双可变光圈
- 分光镜（通常推荐使用50/50分光镜；其他设置也可）
- 10×目镜
- 数码单反相机接口
- 主目镜中的十字线
- 光源
- 环闪*
- 数码单反相机机身

*注意：闪光灯为非强制性，主要取决于显微镜制造商、光源强度和数码单反相机。

曝光时间以及白平衡，都会在本章提到，这些概念是临床摄影技术的重要基础。

显微镜附件对口腔摄影的重要性

本章讲述的内容基于医生对显微镜的基本结构已经有了大致理解（比如物镜、放大倍数变换器、双筒镜以及目镜）。使用手术显微镜进行拍摄时，需要正确配备一些重要的附件，如：助手镜、双可变光圈、分光镜、相机接口、10×目镜、十字线、光源、环形闪光灯（环闪）、数码单反相机机身以及辅助环闪（盒状表2-1和图2-5）。下面逐一讲解每个附件。

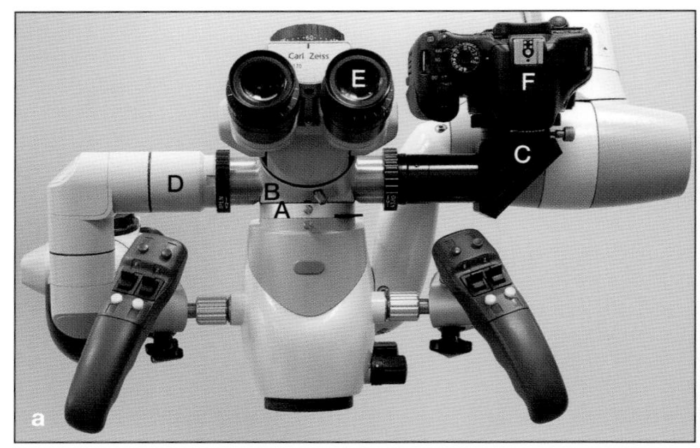

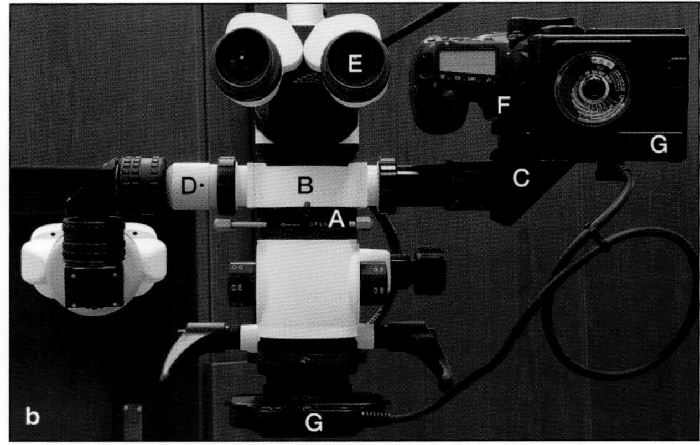

图2-5 （a，b）显微摄影必备附件：双可变光圈（A）；分光镜（B）；相机接口（C）；助手镜（D）；十字线（照片中看不到十字线）（E）；数码单反相机机身（F）；环闪（G）。

助手镜

助手镜在所有附件中价格最贵（图2-5），但它可以让助手观察到术区的三维结构所提供的是实时、完整的全光学清晰度和景深图像，任何相机和目前市场中的其他设备所记录的图像均无法与之相比。助手在显微操作时虽视野受限，但不应局限于配合、传递器械或者根管锉，除了在非常精确的方位上给医生递收器械，还可以辅助临床诊断和牙髓测试等操作；在邻近区域直接吸唾，同时不阻挡医生的视野；通过不停地变换口镜位置以保持良好的视野；吹净手术区碎屑和/或医生的口镜以保持良好的视野；辅助局麻。

助手镜在显微操作记录中也有重要作用。比如拍照时更换干净的口镜、在邻近位置吸唾防止雾气、遥控快门、设置相机，此外，标注和整理图片也非常方便。

双可变光圈

如前所述（表2-1），缩小和增大光圈可以增加和降低光学系统的景深（图2-6）。手术显微镜有两个光路（每眼一个），每个光路需要一个光圈，这就是双可变光圈的定义。手术显微镜本身的景深较小，尤其是高倍镜。增加双可变光圈可以让医生手动减小光圈，增加景深。双可变光圈并不昂贵，所增加的景深能使视野以及摄影时的清晰度和细节更佳，然而需要记住，缩小双可变光圈虽然增加了景深，但同时也降低了进光量，因此医生必须调整光强或者通过其他附件增加进光量，达到最佳拍摄效果。

在安装手术显微镜时，医生可将双可变光圈直接安装在分光镜下面（后述）（图2-5）。操作双可变光圈时，可将滑杆向左右推移（Global Surgical型号）或者转动锯齿盘（Carl Zeiss及类似型号）（图2-7），这两种方式都可开关光圈。然而截止本书截稿时，只有Zeiss公司的转动盘能在所需位置精确地限位锁紧，且重复性好，无须肉眼观察仅凭手感即可完成光圈转换。

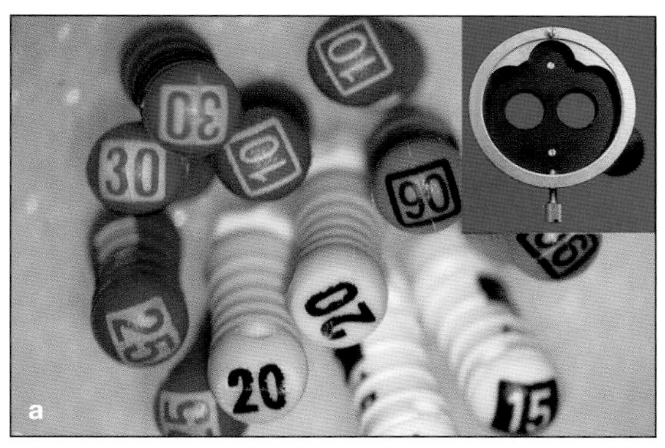

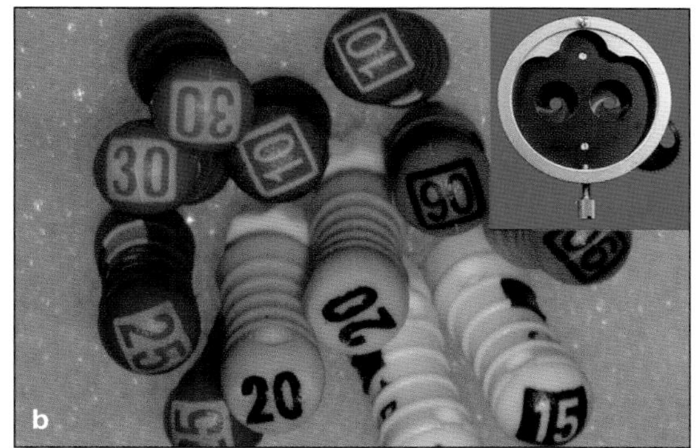

图2-6 （a）完全打开双可变光圈后景深变小，光线变强（ISO 400）。（b）缩小光圈后景深加大，光线变弱（ISO 8000）。缩小光圈可看清细节，但拍摄时需补偿光线，调高感光度或者两者同时调整。

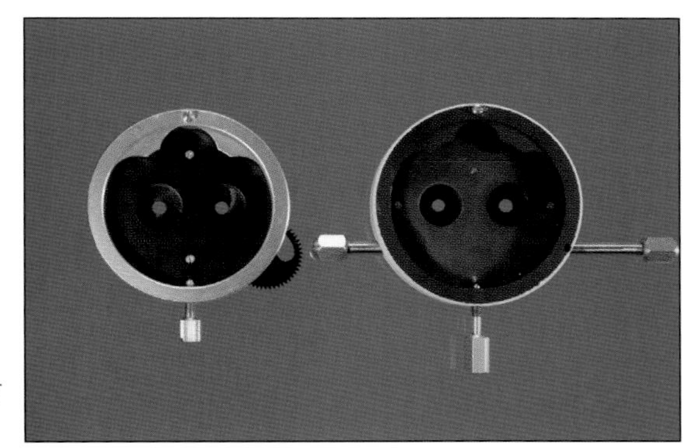

图2-7 Carl Zeiss（左图）与Global Surgical（右图）的双可变光圈。

分光镜

分光镜分出来的光线一部分进入目镜，一部分进入单个或者两个侧方接口。数码单反相机、摄像机或者助手镜等外设附件均可接入这些接口。分光镜通常有两个接口，但大部分用户通常只需一个，因此大多数厂商一般也只配备一个接口。具有两个接口的分光镜中包含两个立体棱镜（每条光路各一个），分出的光线一部分进入接口，剩余的进入目镜。最常用的分光镜是50/50分光镜，其中50%的光线直接进入目镜，50%进入侧方接口中（图2-8）。此外，有的分光镜是将光线按不同比例分入目镜或/和接口。如Zeiss的20分光镜（Carl Zeiss）中80%的光线到目镜，20%到接口，而虚拟分光器（Global Surgical）则是96.5%到目镜，仅3.5%到接口（图2-9）。较少的光线进入接口，较多的光线进入目镜可让术中图像更明亮，对焦更准确。分光镜原本是为摄像机设计的，因摄像机对光线的要求高，这样可以使更多的光线进入摄像机中。而数码单反相机则不同，所需光线较少。由于显微镜中的光线极为珍贵、数量有限，因此光量是影响拍摄质量的最重要因素[3]。

随着相机感光器灵敏度的增加，相机的性能也越来越佳，所需光线也越来越少。例如出现了用虚拟分光镜来取代均分分光镜。虚拟分光镜只需视野中心一个小的完全反射盘来反射3.5%的可见光（图2-9）。这个小直径的反射面也同时减小了光圈，增加了景深。这种分光器会导致照片较暗，但景深较佳。虚拟分光镜配合高感光度的

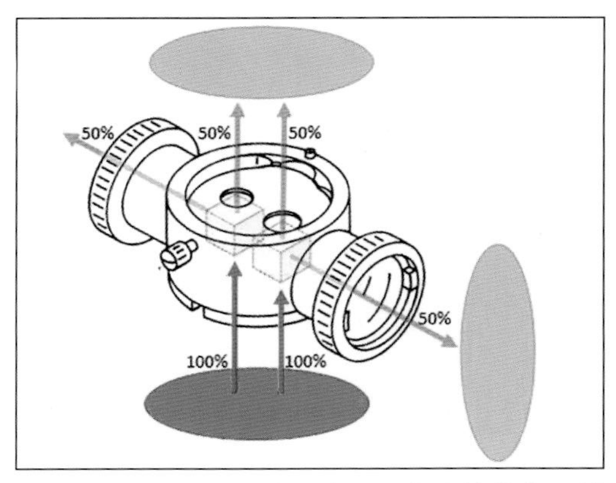

图2-8　50/50分光镜示意图。每个棱镜将入射光分成两部分，50%光线继续进入目镜，50%进入侧方接口。

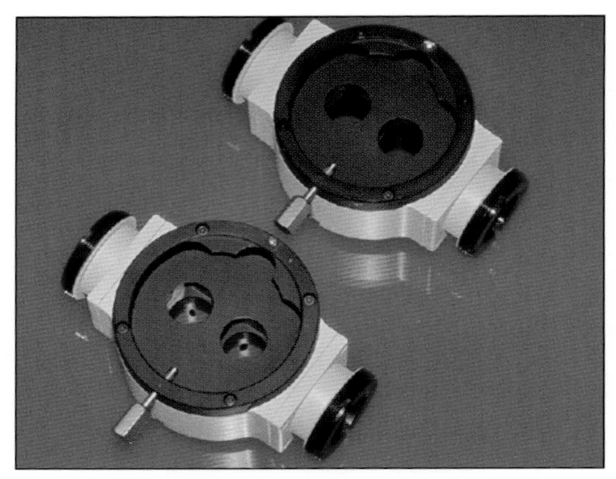

图2-9　虚拟分光器（Global Surgical）（左下角）与50/50分光器（右上角）。

相机也能拍出大景深的图像而无须双可变光圈。因此即使没有双可变光圈，新型的数码单反相机也可以通过改变相机的感光度来调整光线。

最后要牢记无论使用何种分光镜，快门速度都不能低于1/125秒。

10×目镜

手术显微镜中的目镜主要用来观察和放大图像，还可调节屈光度（光焦度由近焦至远焦变换）以适应每个人的近视程度，使镜下图像能在同一平面聚焦（见后述有关焦距调整的章节）。目前的目镜都具有大视野和高眼点的特点。大视野指所提供的视野范围更广，高眼点指眼睛距离目镜更远时仍能看到图像，这对戴眼镜的操作者比较便利，允许其眼睛离开目镜一小段距离，避免频繁碰到或者移动显微镜。

目镜的放大倍数各不相同，最常用的是10×和12.5×；但由于人体工程学的需要，牙科中最合适的是10×，12.5×比10×目镜的放大倍数多了25%，看到的图像也会更清晰。若临床医生的所有工作都在显微镜下完成，如诊断、局麻、咬合检查、橡皮障放置、种植手术、颞下颌关节检查以及各象限的摄影，使用倍数较低的10×目镜更方便。此外，目镜放大倍数也会影响助手的视野，助手目镜只需10×，甚至低于8×，过高的放大倍数会使助手的视野变小、景深降低，严重影响工作。

目镜的放大倍数影响到整个光学系统的放大倍数，这样又进一步影响了相机接口的选择。10×目镜在低倍数下所提供的视野对于摄影来说比较理想，因为此时相机中的图像和显微镜下的图像大小一致或者接近，需要的是焦距F=220mm的低倍接口。反之如果用12.5×的目镜，就需要使用高倍接口，以保证相机拍摄的图像和医生在镜下看到的图像大小接近而不被放大。

数码单反相机接口

数码单反相机接口连接相机和显微镜，为带有镜头与镜面（棱镜）的柱状透镜。它可将光线传入相机，在相机感光板上直接聚焦成像，并将整个图像铺满感光板[4]。接口起到相机镜头的作用。接口附件虽小，但却纷繁复杂，因为性能良好的接口有很多标准，例如焦距、光线透射能力、镜头质量、图像质量、结构、中心定位能力、重量以及与相机之间的易连性。虽然这些都很重要，但由于篇幅所限，在此只讨论焦距。

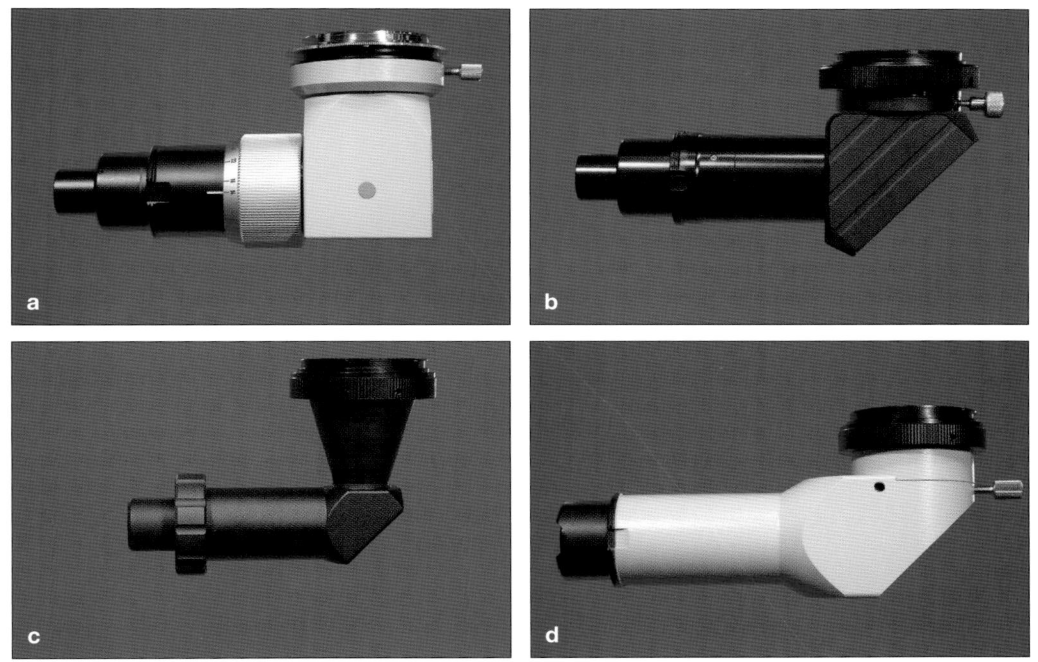

图2-10 相机接口：（a）*F*=220（Carl Zeiss）；（b）DCA-220（EIE2）；（c）DSLR XMount（Global Surgical）；（d）*F*=340（Carl Zeiss）。

相机镜头的焦距是指对焦后镜头与图像感光板之间的距离，通常用毫米（mm）表示[17]。在摄影中，长焦距比短焦距的放大倍数更大。市面上常见接口的焦距是170mm（低倍）至340mm（高倍），放大倍数相差高达2倍。放大倍数过低，拍出的图像不能铺满整个感光板，导致出现晕影效应，即在图像四周较暗，形成黑圈。而高倍下图像会铺满感光板，但是随着放大倍数的增加，景深减小，会导致图像的景深小于显微镜下的景深，我们称之为图像失焦；医生在显微镜下可以看到准焦图像，但由于焦距位于相机接口的景深之外，在相机里看到的是失焦图像。

使用高倍接口时，还有其他一些需要关注的问题，例如当显微镜下的图像边界比相机的图像边界大，想要准确完整地拍摄下来就不太容易。此外，光学原理的一个基本原则是放大倍数增加，光强降低，这意味着长焦镜头拍出的图像比短焦镜头更暗，而且长焦镜头所用的镜头更多，造成机身远离镜头，容易引发光线丢失，又进一步加剧了图像变暗。基于上述原因，综合考虑现在的数码单反相机（APS-C型感光板）和显微镜系统，推荐使用200~250mm焦距的接口（图2-10）。

十字线

显微图像中的另一个小附件是十字线。十字线类似枪准星中的瞄准线或者小红点，位于一侧的医生目镜中。这个不可或缺却往往被忽视的小附件有利于医生对图像中心和边界的定位。如果没有十字线，医生会觉得对准图像的中心很困难。而有了十字线，就不会出现中线偏离的情况。使用时确定操作者的主眼非常重要，因为需要将十字线放在主眼目镜上。虽然助手镜也很重要，但无须放置十字线。

光源

最常使用的显微镜光源有4类：卤素、金属卤素灯、发光二极管（LED）和氙气。各种品牌、光纤质量（光纤断裂会严重影响镜下光线的输出）以及灯的使用寿命造成光源质量各不相同。初始强度最高的光源是氙气（达到200kLux），然后是LED（65~85kLux）、金属卤素（50kLux）以及卤素（50~65kLux）。氙气灯的色温最好（5400~5500K），与日光最接近。LED灯的色温变化范围较大，难以一概而论。有的金属卤素灯、LED灯（5500~6000K）与氙气灯的色温相近，而有的则要高很多（8000K）。卤素灯（3500K）偏向于光谱中的红色光谱，因此不能将其作为拍摄时的唯一光源。尽管氙气灯的色温和光强最佳，但价格较高，选购时需要在寿命、强度以及色温等方面与LED灯进行比较。因此，在选择光源时需综合考虑各种因素，谨慎选择。

环闪

当使用双可变光圈来获取最大景深时，显微镜自带的卤素灯、金属卤素灯甚至是LED光源，都无法为高质量数码图像的拍摄提供足够的光线。光线不足时，最好增加一个ISO100，闪光指数（强度）至少为43英寸（1英寸=2.54cm）的大环闪，例如Marco Speed-light SB-21B（Nikon）和Macro Ring Lite MR-14EX（Canon）。即使使用最强的氙气灯以及高端显微镜，额外增加一个环闪也很有必要，至少会有帮助。但随着相机感光板质量的不断提升，高ISO条件下的噪点也比较少，环闪就越来越不重要[3]。

数码单反相机机身

有时候，医生过于关注相机机身，常误认为只有最先进、高端又昂贵的专业机身才能获得高质量的数码图像。实际上恰恰相反，用早期的简单相机也能获得良好的显微图像。

适用于显微镜的数码单反相机大多为半画幅[或者高级图像系统C型号（APS-C）的传感器]，而不是全画幅（或者35mm画幅大小的传感器）[18]，了解这一点非常重要。尽管全画幅或者更大画幅相机的传感器在高感光度下（价格更高）能获得更多细节，但在常规感光范围内的半画幅相机就足以完成显微摄影，获得相同质量的照片。另外，由于半画幅相机传感器更小，通过相机镜头传送到传感器时仅拍摄或者裁剪照片的中心位置，因此比相同镜头的全画幅相机放大倍数更大。换言之，大画幅相机的放大倍数更低，若要获得与半画幅相机相同放大倍数的照片，需要的相机接口焦距更大（300~340mm），这就限制了其优势的发挥。

有趣的是，与老式相机和其他相机相比，目前市场上的高端半画幅相机机身可以检测照片的边缘质量，因此在购买显微相机机身时需比较选择。最后，技术的发展大大降低了APS-C画幅和全画幅相机的尺寸与重量，也提高了助手使用助手镜拍摄时显微镜的稳定性。

显微镜的设置

挑选完合适的摄影附件，按盒状表2-1和图2-5所述进行组装。在组装过程中，注意要调节显微镜的臂梁以使其可以承受附件的额外重量。然后在相机中输入基本参数设置，可使用盒状表2-2中所列的推荐设置。尽管这些设置参数可满足大多数使用者的需求，但仍可根据实际需要进行更改。

在使用显微镜摄影时，需要一个良好的操作模式使拍摄变得简单，并具有可重复性。另外，摄影设备和参数应该设定好，以保证每个患者都能拍出高质量的照片。图像处理、数字图像编辑

盒状表2-2 数码单反相机的设置

- 手动
- 关闭闪光灯
- TV（快门优先）1/125秒
- ISO 200（有闪光灯）或者ISO 400～600（无闪光灯）*‡
- 曝光补偿：无
- 图像画质：高画质，中等画质，低画质†
- 白平衡：自动
- 测光模式：中心点测光
- 驱动模式：单张拍摄
- 照片风格：标准

*感光度随显微镜制造商和光源的不同而不同。
‡当感光度较高时，部分相机可通过开启“高感光度噪点抑制”功能来改善图质。
†取决于对图片大小的偏好（选择小、中、大），但通常将文件压缩设置为画质“好”。

盒状表2-3 齐焦的两种方法*

方法1

1. 打开显微镜电源。
2. 如果戴眼镜，折叠（Global Surgical型号）或者旋降（Carl Zeiss型号）眼罩以靠近目镜。
3. 显微镜下放一张带点的白纸。
4. 将两边目镜屈光度调为0。
5. 将微调调至中值。
6. 调整瞳距至两眼看到同一个圈。
7. 最高倍镜下使用微调调整图像至最清晰图像。
8. 注意不要晃动显微镜，切换到最低倍镜，转动屈光盘，一只眼对焦，一只眼闭上，直至图像清晰，锁定位置。
9. 另一只眼以同样方式对焦，并锁定位置。
10. 调整至最高放大倍数，每只眼继续对焦，必要时予以调整。
11. 显微镜稳定后，助手可以在助手镜范围内按照相同的顺序设置屈光度。
12. 重复几次以确认设置参数。
13. 记录设置参数备用。
14. 每隔数月重新检查一次，以适应视力的变化。

方法2

1. 将双镜筒连同目镜一起卸下。
2. 将目镜设置为高：+（+8）。
3. 通过观察远处来放松眼睛。
4. 每次只用一只眼睛。
5. 通过双镜筒观察极远处物体。
6. 转动目镜直到图像清晰。
7. 重复几次，直到熟悉设置。
8. 记录设置参数备用。
9. 每隔几个月重复该步骤，以适应视力的变化。

*由PERF原始文件，Zeiss说明书和Eric Herbranson医生的TDO图表组合编辑而成。

或者GNU图像处理软件等后期修改照片非常费时，应尽量避免。只有少数人出于演讲和出版的需要可对参数进行少量修改。参数设置好之后，通常无须再变动感光度、光强度和双可变光圈。

齐焦调整

齐焦调整（也简称为齐焦）可保证显微镜的各部分都聚焦于同一平面，特别在使用相机（摄像机或者数码单反相机）或者助手镜时，显微镜的齐焦调整非常重要。若齐焦调整不准确，当医生在对焦准确、图像清晰情况下，因相机和助手镜未齐焦而致拍摄失败，这也是图片模糊不清最常见的原因。盒状表2-3介绍了齐焦调整的两种方法。首先在第一周需每天完成数次的练习直到

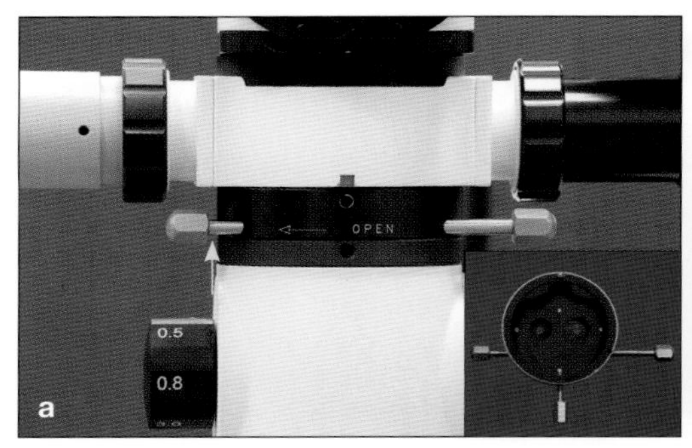

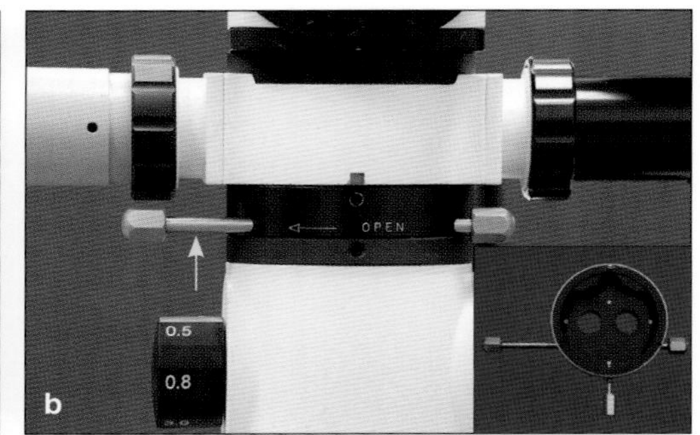

图2-11 （a）闭合双可变光圈（Global Surgical）可获得最大景深。（b）完全打开双可变光圈后光线最强。

达到一致，以后每隔数月还需要进行调整来适应医生视力的变化（比如眼镜或者隐形眼镜度数的改变），最后，还应注意每台显微镜目镜的屈光度也有所不同。

相机照片导入计算机

用USB延长线将相机连到计算机，可导入图像，防止数据丢失，并能节省大量时间。相机远程操控软件如DSLR Remote Pro（Breeze Systems）、EOS数码方案（Canon）以及Capture NX2（Nikon USA）不仅能安全导入，还能取代无线遥控，笔者强烈推荐远程遥控来操作快门，因为手动按下和松开相机快门按钮会导致显微镜的轻微移动，影响照片的清晰度。

其他必需设备和软件

购买相机的AC电源适配器可避免因电池故障而引起的操作中断。另外Zirc和EIE2生产的高反射口镜，比传统口镜能反射更多的光线。EIE2口镜因颈部可弯曲，人体工程学优势明显，同时因具有更高的平整度，与其他口镜相比，图像失真较小。最后强烈推荐使用办公软件（如The Digital Office）来裁剪和管理照片。

为了缩短摄影学习曲线，下面介绍两种常见的摄影场景及步骤：拍摄时显微镜下光线充足；拍摄时显微镜下光线不足。若无法确定选择何种特定的场景类型，可先选第一种方案；若拍摄的照片较暗，再选择第二种方案。

常见的显微摄影场景

摄影时显微镜下光线充足

如前所述，双可变光圈是拍摄高质量照片的重要附件，当光圈最小时，景深最大，进光量受限。一个比较好的方法是，先在预设的双可变光圈下尝试摄影，这样因光线环境在预设条件下相对一致，在不同场景之间转换时只需微调光圈。Global Surgical双可变光圈设置的预设位置为暴露滑动杆左侧1cm（图2-11），因为此位置没有限位，所以刚开始使用时，可在此位置用铅笔进行标记以帮助识别，熟悉以后，下意识看一眼就可以知道滑动杆的位置。Zeiss双可变光圈的预设位置是将光圈置于最小位置，或者只拉开1～2个锁扣。通过不断尝试，拍摄出一整套图片，摸索合适的感光度，以保证此光圈位置有足够的光线，拍出满意的图像。该步骤的目的是摸索出一整套相机参数，这样拍摄时只需微调光圈就能获得理想的图像（盒状表2-2）；如果需要增加光强，为了不影响景深，最好通过增加感光度而不是增大光圈。如果双可变光圈处于正确位置，而相机感光度已达最高（取决于相机本身及制造商），拍到的照片仍然很暗，很可能是由于这款显微镜分给相机的光线不足，可采用后述方法（摄影时显微镜下光线不充足）来拍摄。临床医生应仔细检查在高感光度条件下，照片是否出现了影响画质的颗粒感，具体见后述讨论。一般来说，配备氙气光源或者新一代LED光源的显微镜可以提供足够的光线，拍出高质量的照片。注意光纤的质量和灯的使用时长也会影响光线输出。

在ISO允许范围之内时，可选以下任意一种方法拍摄：

1. 医生操作环境为中低光强，双可变光圈打开。拍摄时可缩小双可变光圈，并将光强调到最大。使用该方法时，必须确定适当的感光度以拍摄高质量的照片。如果光线轻微不足，需要稍微增大双可变光圈或者增加感光度。
2. 医生操作环境为最高光强，双可变光圈闭合。拍摄时如果需要更多光线，可轻微增大双可变光圈或者增加感光度。
3. 医生操作环境为最高光强，双可变光圈打开。拍摄时可缩小双可变光圈；如果需要更多光线，可调整双可变光圈或者稍微调整感光度。

摄影时显微镜下光线不足

如果使用卤素、金属卤素或者部分老旧的LED光源，即使目前最好的相机也无法拍摄高质量的照片。如果再配合使用双可变光圈，将进一步限制进光量。这种情况下强烈推荐增加微距环闪。使用环闪后，整个操作过程可以始终保持双可变光圈完全打开，只在拍摄时关闭。由于操作过程中缩小双可变光圈会导致看到的图像太暗，因此很有必要使用环闪，然后再设定感光度以获得合适的光线。环闪可以使医生在工作时无须考虑光强，因为拍摄时环闪可补偿光线。

总结

每一位医生都应熟练掌握临床摄影技巧。本章讲述的是如何利用已有知识和设备拍摄高质量的显微照片。医生和助手将会发现高质量的照片及相应的沟通交流终将获得丰厚回报。

参考文献

[1] Ahmad I. Digital and Conventional Dental Photography: A Practical Clinical Manual. Chicago: Quintessence, 2004.
[2] Terry DA, Snow SR, McLaren EA. Communicating digitally with the laboratory: Design, impressions, shade, and the digital laboratory slip. Inside Dent 2009;5:62–67.
[3] van As GA. Digital documentation and the dental operating microscope: What you see is what you get. Int J Microdentistry 2009;1:30–41.
[4] Camera & Imaging Products Association. CIPA DCG-001-Translation-2005. Guideline for Noting Digital Camera SpecificationsinCatalogs.http://www.cipa.jp/std/documents/e/DCG-001_E.pdf. Accessed 11 August 2014.
[5] International Imaging Industry Association. ANSI/I3A IT10.7000-2004. Photography - Digital Still Cameras - Guidelines for Reporting Pixel-Related Specifications. International Imaging Industry Association, 2004.
[6] Ratcliff S, Bush DE, Fondriest JF. Digital Dental Photography: A Clinician's Guide. Key Biscayne, FL: LD Pankey Dental Foundation, 2004.
[7] Foley JD, Van Dam A. Fundamentals of Interactive Computer Graphics. Reading, MA: Addison-Wesley, 1982.
[8] Graf RF. Modern Dictionary of Electronics. Oxford: Newnes, 1999:569.
[9] Terry DA, Snow SR, McLaren EA. Contemporary dental photography: Selection and application. Funct Esthet Restor Dent 2007;1:37–46.
[10] Carl Zeiss. Depth of field OPMI application tip #2. Informed 2006;2:14–17.
[11] Callow R (ed). What does ISO stand for in photography and why do I need to know? Bright Hub 2013. http://www.brighthub.com/multimedia/photography/articles/72927.aspx. Accessed 21 July 2013.
[12] Mansurov N. Understanding ISO—A beginner's guide.

Photography Life 2009. http://photographylife.com/what-is-iso-in-photography. Accessed 21 July 2013.

[13] Ray SF. Camera features. In: Jacobson RE (ed). Manual of Photography: A Textbook of Photographic and Digital Imaging, ed 9. Burlington, MA: Focal Press, 2000:131–132.

[14] Rowse D. Introduction to shutter speed in digital photography. Digital Photography School. http://digital-photography-school.com/shutter-speed. Accessed 21 July 2013.

[15] McHugh S. Tutorials: White balance. Understanding White Balance. Cambridge in Colour 2013. http://www.cambridgeincolour.com/tutorials/white-balance.htm. Accessed 21 July 2013.

[16] Rowse D. Introduction to white balance. Digital Photography School. http://digital-photography-school.com/introduction-to-white-balance/. Accessed 21 July 2013.

[17] Nikon. Digital SLR camera basics. http://imaging.nikon.com/history/basics/. Accessed 27 July 2013.

[18] Harmer J. The difference between full-frame and crop sensor DSLR cameras. Improve Photography 2011. http://improve-photography. com/699/the-difference-between-full-frame-and-crop-sensor-dslr-cameras/. Accessed 28 July 2013.

CHAPTER

3

牙科手术显微镜的摄像设置

Scott K. Bentkover, DDS

Setting Up Your Dental Operating Microscope for Videography

越来越多的牙医和其他医疗专业的临床医生开始精通显微摄像。静态摄影的缺点是仅能记录静止的画面，而简短的剪辑视频和直播视频却能传递更多的信息[1]。应该认识到，学习摄像需要充分的准备和巨大的耐心，还要投入大量的资金、耗费大量时间进行后期的剪辑。本章阐述了使用牙科手术显微镜摄像所需的设备，并帮助临床医生掌握显微摄像技术。

摄像基础

许多基本的摄影概念（如光圈、景深、快门速度/曝光时间、白平衡）在第2章已有叙述，这对理解摄像技术很有帮助。本章将讲述一些新的概念。表3-1列出了一些概念，如分辨率、模拟视频、数字视频、高清晰度、屏幕长宽比、逐行/隔行扫描、帧率以及增益。这些概念是初学者快速掌握临床摄像技术的重要基础。

表3-1 摄像的基本概念

摄像的概念	基本定义	基本原则
分辨率	•分辨率，或者称图像清晰度，可延伸为视频分辨率，与模拟和数字格式相关，这些格式是显微镜拍摄的视频格式。	•视频为一定时间内显示的多个帧（静止图像）的叠加。分辨率随着帧数的增加而增加。
模拟视频	•模拟视频是通过模拟编码方式传输的视频信号。模拟彩色视频信号包含模拟电视图像的亮度，明度（Y）和色度（C）。复合视频将所有视频信息组合成一个信号。分量视频信号改善了视频信号，使得S视频（Y/C）、RGB和YP_BP_R等格式不再相互干扰。	•每帧由水平线组成，也称为电视线，由电视行业的模拟视频衍生而来[2-3]。 •在北美和日本，典型的模拟视频分辨率使用国家电视系统委员会（NTSC）标准的480行分辨率，而在欧洲、大部分亚洲和非洲国家，则使用相位交替线（PAL）标准，具有576行分辨率[2]。 •较高的模拟信号分辨率范围在800～1000行之间。
数字视频	•数字视频由一系列的正交位图数字图像或者帧组成，通过数字信号以恒定速率连续显示。	•每帧由水平线组成，每行都经过数字采样或者将连续信号分割成离散的图片元素，从而在每一行中创建一些像素点。 •每帧的线数越多，图像分辨率就越高。每行的像素越多，每行的分辨率就越高。
高清晰度（HD）	•高分辨率数字视频[现在通常称为高清晰度（HD）格式]，高级电视系统委员会（ATSC）定义为每帧720行或者1080行[3]。	•高清视频的像素分辨率为720行，每行1280像素（1280 x 720），更高的1080行视频每行有1440像素或者1920像素（1440 x 1080或者1920 x 1080）。 •在本书截稿时，4K（也称为超高清）分辨率为3840像素×2160行，尚未进入显微摄像机市场，但将来肯定会应用。
屏幕长宽比	•图像宽度与高度之比[4]。	•目前在显微摄像中常见的两种长宽比为4：3和16：9。 •标清（SD）采用4：3的长宽比，指图像4英寸宽、3英寸高（屏幕的宽度比高度大33%）。 •高清（HD）采用16：9的长宽比，指图像16英寸宽、9英寸高（屏幕的宽度比高度大78%）[4]（图3-1）。 •现在高清视频的长宽比均为16：9。
逐行/隔行扫描	•逐行（480p、720p或者1080p）扫描视频源，在电视上显示视频帧的所有偶数线和奇数线[5-6]。 •隔行（480i、720i、1080i）扫描视频源在短时间内分别扫描图像的奇数线和偶数线[5-6]。	•分别用“p”或者“i”表示，位于水平分辨率数值的后面。 •隔行扫描时首先在屏幕上扫出偶数线，1/60秒后在第一张图像上扫出奇数线。一组偶数和奇数扫描线组成一帧图像。 •逐行扫描视频包含的数据比隔行扫描视频要多，视频图像更清晰，在观看快速移动画面时没有运动伪影，因为整个图像同时出现在屏幕上[5]。以后的摄像机将会越来越贵，因为需要将更多的数据传输到显示器或者记录设备上。
帧率	•每秒显示的帧数（fps）。	•逐行视频帧率可以从60fps至120fps不等; 任何小于24fps帧率的画面都会出现“跳跃”或者不真实的情况。

表3-1（续） 摄像的基本概念

摄像的概念	基本定义	基本原则
增益	•通过在图像上增加更多的电压[例如电荷耦合元件（CCD）或者互补的金属氧化物半导体（CMOS）]，导致视频信号放大，信号增强，图像更加明亮[7]。	•视频也有国际标准化（ISO）；随着增益增加，视频的亮度和粒度也增加。 •与相机相比，摄像机对光的敏感性更高，在弱光显微环境下，摄像机拍摄的效果也很好。因此，许多用来提高数码单镜头反光相机（DSLR）光强的方法对于摄像机来说不需要。

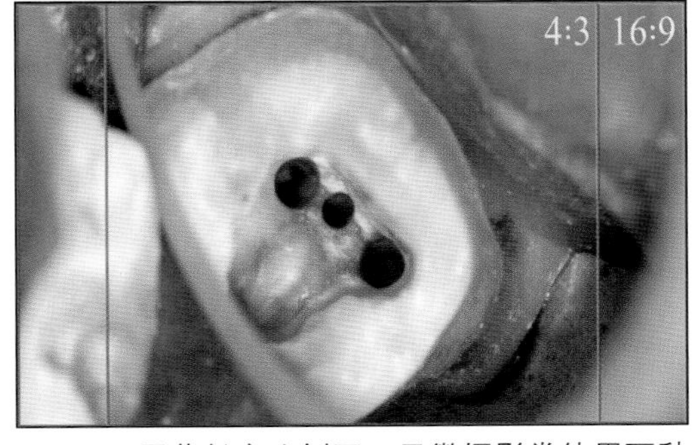

图3-1 屏幕长宽比例图。显微摄影常使用两种长宽比，4：3和16：9。16：9的长宽比是电影界的产物，可包含更多信息[4]。

盒状表3-1 牙科手术显微镜摄像所需的附件

•分光镜	•视频线
•摄像机接口	•视频显示器/监控器
•摄像机接口光圈（可选）	•摄像机
•十字线	•记录设备（可选）

显微镜配置对摄像的重要性

显微摄像需要配置一些重要的附件：如分光器、摄像机接口、摄像机接口光圈、十字线、视频线、视频显示器/监控器、摄像机以及某些情况下使用的记录设备（盒状表3-1）[8]。与摄影一样，在摄像过程中（或者视频链）每个附件均须相匹配，视频质量常常与这些不起眼的附件直接相关。比如要拍摄高清视频，那么从摄像机到连接线再到记录设备，以及显示器等每个附件，都必须能支持录制高清视频[8]。与摄影相比，摄像所需的附件更多，这也使得每台显微镜的配置均不相同。

分光镜

所有的显微摄像系统都需要分光镜。如第2章所述，分光镜将显微镜的每条光路分开，将数码单反相机、摄像机或者助手镜连接在显微镜上。表3-2列出了摄像时各种分光镜的用途和各自的主要特征。最常见的变化为双端口50/50分光镜，能将光路均分到目镜和接口中。其他类型的分光镜集成在摄像镜头或者/和相机内，其人体工程学

表 3-2 分光镜的类型和组合视频组件的特征

商品名称（制造商）	分光百分比		视频镜头焦距	内置	集成摄像机			
	侧方借口或者摄像机	目镜			SD	HD	1CCD	3CCD
50/50分光镜（Global Surgical）	50	50	N/A	否	N/A	N/A	N/A	N/A
虚拟分光镜（Global Surgical）	3.5	96.5	N/A	否	N/A	N/A	N/A	N/A
50.50分光镜（Leica Microsystems）	50	50	N/A	否	N/A	N/A	N/A	N/A
高清集成相机（Leica Microsystems）	25	75	*F*= 80 mm	是*		√	√	N/A
50.50分光镜（Seiler Instrument）	50	50	N/A	否	N/A	N/A	N/A	N/A
双端口分光镜[50/50-左（L）端口与20/80右（R）端口]（Seiler Instrument）	50-L 20-R	50-L 80-R	N/A	否	N/A	N/A	N/A	N/A
Zeiss 20分光镜（Carl Zeiss）	20	80	N/A	否	N/A	N/A	N/A	N/A
Zeiss 50分光镜（Carl Zeiss）	50	50	N/A	否	N/A	N/A	N/A	N/A
Zeiss 70分光镜（Carl Zeiss）	70	30	N/A	否	N/A	N/A	N/A	N/A
MediLive紧凑型摄像机（Carl Zeiss）	20	90	*F* = 60 mm	是*	√		√	
MORA钟摆式接口（Carl Zeiss）	30	70	N/A	是	N/A	N/A	N/A	N/A
Pico高清集成摄像机（Carl Zeiss）	20	80	*F* = 50 mm	是	N/A	√	√	N/A
PROErgo集成摄像机（Carl Zeiss）	20	80	*F*= 48 mm	是	√	N/A	√	N/A
TRIO 610高清晰度摄像机系统（Carl Zeiss）	N/A	N/A	*F*= 50 mm	是*	N/A	√		√
VOL-mount 相机（Carl Zeiss）	20	80	*F* = 80 mm	是*	√		√	
50/50分光镜（Zumax Medical）	50	50	N/A	否	N/A	N/A	N/A	N/A

CCD，电荷耦合元件。
*内置于单个模块，用户可以方便地从显微镜中移除模块。

性能以及小巧、低成本的特性提高了显微镜的摄像能力。然而需要特别注意的是，一些制造商的集成摄像系统不易升级。随着技术的发展，对于一些喜欢升级的用户来说，这些并非最佳选择。

摄像机接口

摄像机接口（也称为摄像机镜头，视频接口，或者视频转接头）（图3-2）。和相机接口一样，摄像机接口包含圆柱透镜，能将聚焦的图像直接传输到感光器上（摄像术语中的芯片）。然而柱形体在设计中并不一定包含镜面（棱镜），因为目前的摄像机接口通常比相机更小，无须光补偿。此外，因为摄像机中的芯片更小，所以焦距也比相机接口小。如第2章所述，芯片

图3-2　摄像机接口和相机接口的对比。相机接口明显比摄像机大，因为数码单反相机需要的景深更大（从左到右）F=45mm摄像机接口（Global Surgical）、F=60mm（Carl Zeiss）以及F=340mm相机接口（Carl Zeiss）。

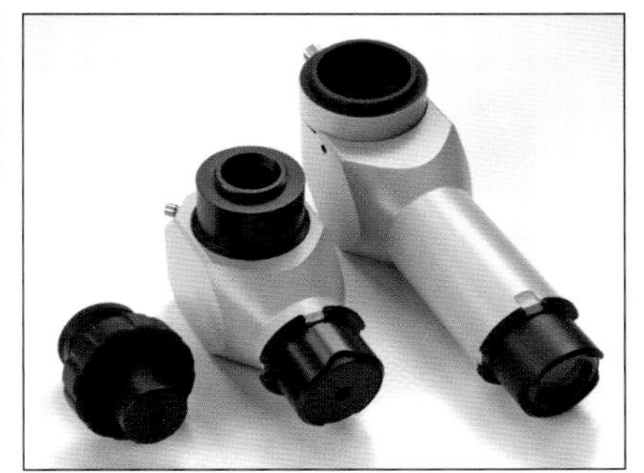

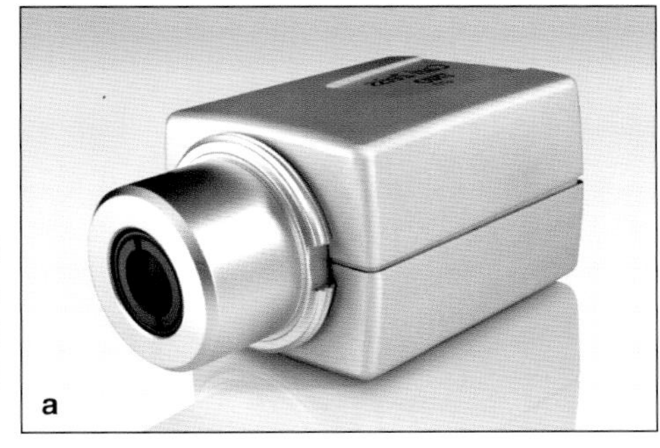

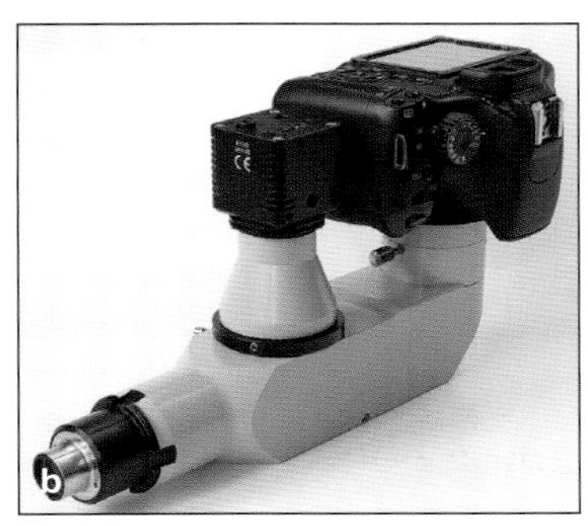

图3-3　（a）TRIO 610（Carl Zeiss）将3CCD 1080p HD相机和F=50mm摄像机镜头合为一体。（b）F=60/340mm摄像/相机接口（Carl Zeiss）可连接数码单反相机（Canon）或者HD摄像机（Sentech）。

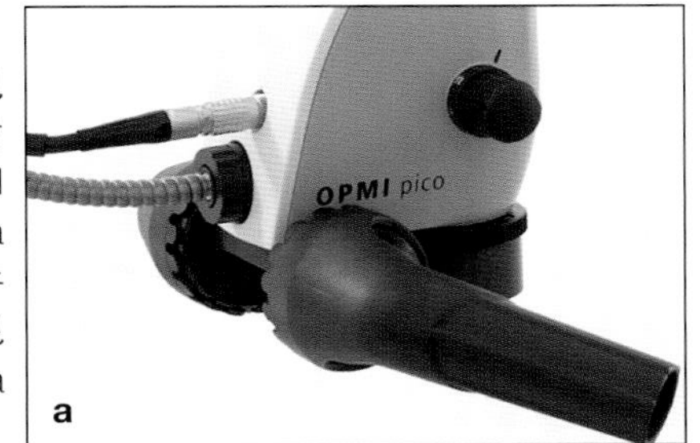

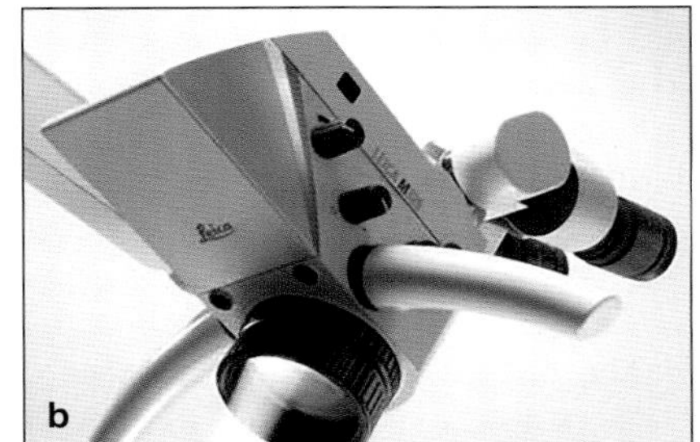

图3-4　（a）Zeiss pico集成摄像机（Carl Zeiss），摄像机的大多数附件内置于显微镜内（Courtesy of Carl Zeiss）。（b）莱卡M320（Leica Microsystems）集成摄像机的附件完全内置，看不到（比如看不到视频线及相机）（Courtesy of Leica Microsystems）。

越小，放大倍数越高，因此摄像机接口处的放大倍数无须很大。另外，摄像机芯片多种多样，用户需要注意不同厂家的规格，以便选择焦距和大小均合适的芯片，否则与目镜看到的图像相比，视频图像的放大倍数会偏高或者偏低。显微摄像最常使用的芯片是1/3～1/2英寸，分别与焦距范围在45～60mm和60～85mm的摄像机接口相匹配。

为了让显微摄影设备更为紧凑，一些制造商通过集成配置，将摄像机内置在显微镜内或者将摄像机和相机的双接口整合在一起（图3-3和图3-4）。

摄像机接口光圈

第2章中提到，缩小或者增大光圈时，会相应地增加或者减少景深，同时改变进入相机的光量。当显微镜和摄像机连接后，可以使用双可变光圈或者摄像机光圈，也可以不用光圈。虽然数码单反相机摄影中必须使用双可变光圈，但摄像时却不一定使用摄像机光圈，因为在大多数的显微摄像机中，小尺寸的芯片本身就可以达到缩小光圈、增加景深的目的。因此摄像机光圈只是一个可选部件。如果没有配备，却须使用双可变光圈，在许多视频接口中已包含简单的固定嵌入式

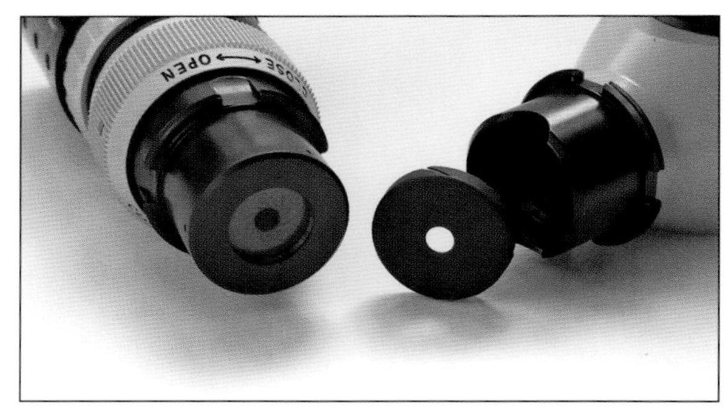

图3-5 ACCU-BEAM摄像机接口（TTI Medical）（左）自带可变光圈，Zeiss F=60mm的摄像机接口（右）为可卸式光圈。

或者可卸式集成光圈（图3-5）。

摄像机

显微摄像机的质量主要由所含芯片的大小和数量来评价。芯片有多种尺寸，最常见的是1/2英寸、1/3英寸和2/3英寸直径大小。与数码单反相机感光器一样，芯片越大，噪点越小。大芯片还可以改善摄像机在低光时的表现，达到更高的动态范围，但同时摄像机接口的尺寸和放大倍数也要更大。小芯片的优点在于景深大，机身小巧。因此制造商尽量增加景深，同时减小机身的尺寸和重量。目前最好的摄像机都采用1/3英寸芯片。

芯片的数量也影响摄像机的质量。显微摄像机中通常使用1个芯片（1CCD）或者3个芯片（3CCD），CCD指的是电荷耦合元件。1CCD使用单个芯片来处理相机捕获的所有颜色，而较昂贵的3CCD相机则分开独立处理每种重要的颜色（比如红绿蓝）[9]，颜色还原好，动态范围、分辨率、光敏感性更高，噪点更少。因此3CCD相机的价格是1CCD的3~5倍。虽然使用1CCD相机即可产生较好的摄像质量，但配有1/3英尺芯片的3CCD相机所拍摄的视频质量更佳（图3-6）。

十字线

十字线为医生主眼目镜中的点状圈，以保证医生视野位置居中，非常重要。在显微操作中，虽然镜下物体仍位于医生的视野中，但经常偏离中心位置，如果没有使用十字线，观看实时视频时，常会看到医生的操作中心偏离显示器中心。十字线可及时提醒操作者保持中心位置，避免影响观看效果。

视频线

视频线可将信号传输至显示器和记录设备中，视频线的质量会严重影响最终的视频质量。视频线用来处理视频的三维分辨率、线帧同步、颜色（即亮度、色度、色相和饱和度），甚至声音等信号，因此要求较高。简单、低成本的复合视频线仅通过一条或者两条线路来传递信号，容易对颜色深度和分辨率造成影响。相比之下，高质量数字视频接口（Digital Visual Interface，DVI）或者高清多媒体接口（High-Definition Multimedia Interface，HDMI）通过多条线路组成的大带宽来传递未压缩的信号，对于颜色深度和分辨率不会产生影响。表3-3列出了可选的视频线、连接器和信号质量[8]。

摄像机的信号输出格式有好几种（图3-7），价格低廉的标清（Standard Definition，SD）视频线只能用于特定系统，而DVI视频线则可用于高分辨率和高清格式（High Definition，HD）的输出。

图3-6 （a）OPMI Vario 显微镜（Carl Zeiss）包含Microcast HDXS 1/3英寸3CCD 1080p HD摄像机（Optronics）和Quintus摄像机接口（Optronics）（Courtesy of Optronics）。（b）OPMI PROErgo显微镜（Carl Zeiss）包含TRIO 610 1/3英寸3CCD HD摄像机（Carl Zeiss）。

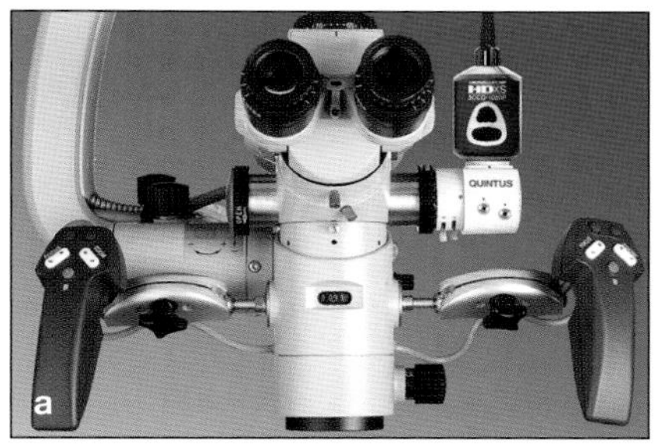

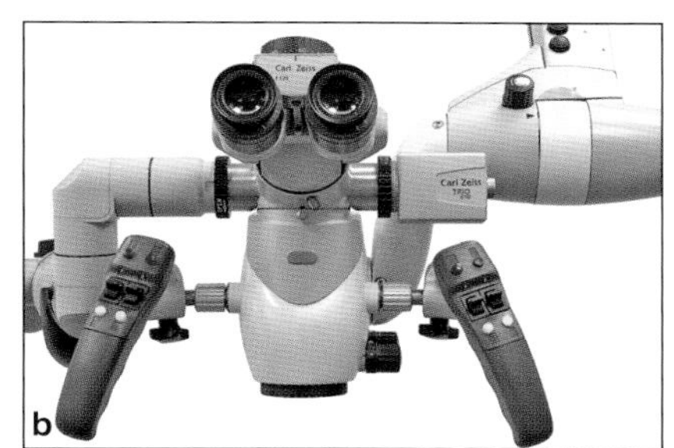

表 3-3 配置摄像机的各种视频线、连接器和信号质量

视频线	技术	连接器类型	连接器机械质量	最大长度	视频信号质量	视频信号支持格式	推荐用于
复合	模拟	BND (1x) 或 FBAS或VBS	好	100m	最差	PAL / NTSC隔行扫描	SD
S视频	模拟	4针迷你 DIN 或BNC（2x）	不好	10m或20m	差	PAL / NTSC隔行扫描	SD
组件 YP_bP_r	模拟	BNC（3x）或 RCA	好	100m或10m	好	SD / HD：隔行或者逐行扫描	SD或HD
组件 RGB	模拟	BNC (4x)	好	100m	很好	SD / HD：隔行或者逐行扫描	SD或HD
RGB-HV, VGA	模拟	BNC （5x 或HD-15 connector［“VGA”］）	好	100m或10m	很好	SD / HD：隔行或者逐行扫描	SD或HD
i.Link	数字化	FireWire DV或 IEEE 1384	好	4.5m	很好	SD/ HD：隔行或者逐行扫描	SD（仅在HDV/FireWire时具有HD）
DVI-D / HDMI	数字化	DVI-D或 HDMI	好	5~30m	最好	SD / HD：隔行或者逐行扫描	HD：视频线短，但质量最佳，与显示器兼容
SDI（比如，mSDI，3G-SDI）	数字化	BNC (1x)	好	100m	最好	SD / HD：隔行或者逐行扫描	HD：所有格式的质量都最好，成本低，视频线长

HDMI：高清多媒体接口; SD：标清；HD：高清; PAL：相位交替线；NTSC：国家电视系统委员会。

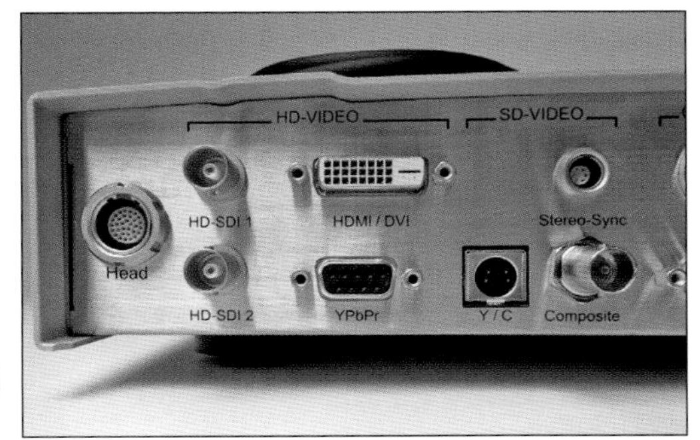

图3-7 TRIO 610 HD摄像机背面有连接显微镜的各种接口。

视频显示器

视频显示器（通常称为显示器）是视频链中最易识别的附件，变化也最多。 新的显示器层出不穷，本书的信息在出版前可能就已经过时了。然而简要介绍一些注意事项，仍有助于读者合理地选择显示器。

首要原则是选择与所用摄像机分辨率相当或者更高以及刷新速度更快的高质量显示器。目前高清显示器占据市场的主导地位，许多人可能不会购买高清摄像机，但会考虑购买具有HD和SD输入的显示器。

250～350cd/m^{2}亮度等级的显示器一般就能满足日常使用，但是为了效果更佳，可选择更高的亮度等级，如500cd/m^2，不过选择亮度等级时也要依据室内的照明环境而定。

显示器的尺寸是从左下角到右上角的对角线距离，下面详细讨论有关显示器的专业术语。

静态对比度

静态对比度是图像在相同背光水平的显示器上最暗和最亮部分的差别，是所有图像质量中最重要的因素。10对比度低，图像泛白，缺乏立体感。对比度高，图像更具层次感，效果更为逼真。10通常对比度为1000：1的显示器即可满足使用，主流的显示器对比度为2000：1[11]。

响应时间

响应时间是指显示器中的像素从黑色转为白色并再转回黑色所需要的时间。响应时间应较短，以便影像有足够的时间进行实时投射（比如视频流），延迟时间应尽可能小。若响应时间太长，则运动图像模糊，或者在屏幕上出现彗星状拖尾。通常响应时间小于10毫秒可接受[8,11]。

亮度

在光线充足的室内工作时，拥有一个亮度足够的显示器也非常重要。亮度指每平方米坎德拉（物理单位）或者cd/m^2。数值越大，显示器质量越好。

显示器输出差异

在诊室内对比观看视频图像时，显示器的输出差异也会显著影响观看效果。如果使用多个显示器，各项参数应尽可能一致，否则应使用校准设备或者软件进行调整。

记录设备

记录设备（独立的存储设备）是视频链中的可选附件，不常用。记录设备可以让医生获取、存储和后期剪辑视频。视频录制过程必须融入临床工作中，可由助手遥控或者医生手动启动录制。许多摄像机也可以拍照，但即使是最新的HD摄像机，所拍摄的图像质量也无法与数码单反相机相媲美。与其他附件一样，必须注意确保购买的记录设备可支持图像的最高可用格式，所记录的质量至少与相机相当。高端摄像机对动态和静态图像均可采集与记录。

由于后期需要花费大量的时间进行编辑，因此显微摄像中应用最广泛的是视频流媒体技术，记录和编辑功能反而用得最少。

不同配置的组装

购置显微镜附件时需考虑多方面的需求，主要有以下方面：

- 视频质量
- 相机大小

图3-8 （a）Wild显微镜直连HD摄像系统（TTI Medical）（Leica Microsystems）。（b）G6显微镜（Global Surgical）*F*=45mm摄像机接口以及Sentech HD摄像机（Sensor Technologies）。

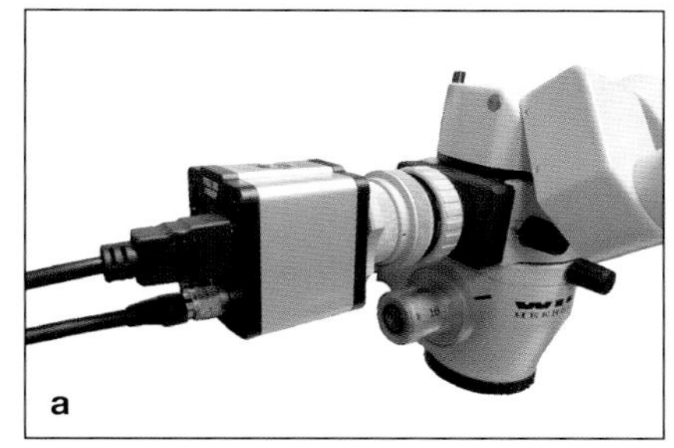

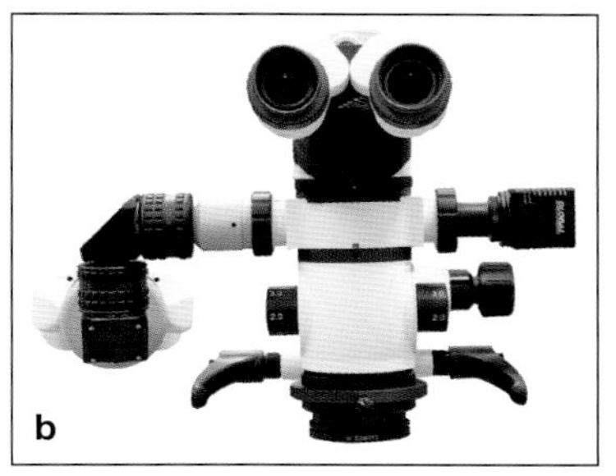

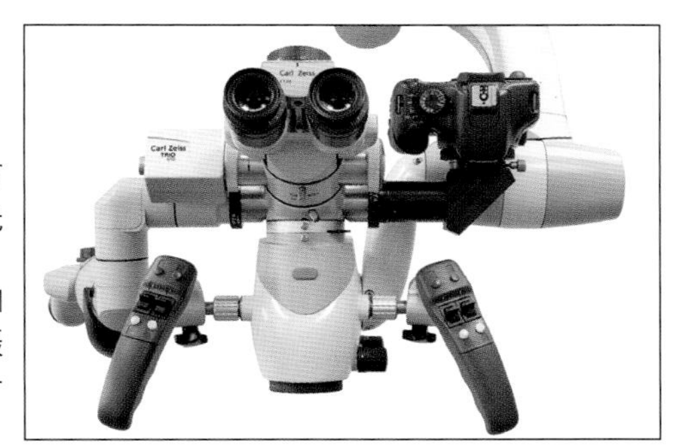

图3-9 OPMI PROErgo显微镜具有双可变光圈、成角光学双端口Zeiss 50分光器（Carl Zeiss）、助手镜、相机接口、数码单反相机、Zeiss 20分光器镜（Carl Zeiss）、TRIO 610 1/3英寸3CCD HD摄像机（Carl Zeiss）以及主眼目镜中的十字线。

- 人体工程学
- 助手镜
- 数码单反相机摄影和摄像功能
- 显微镜承重能力
- 输出时长
- 视频流或者视频录制的需求
- 预算

上述因素会影响用户的选择。

以下简要介绍显微摄像的常规配置，这些配置可根据摄像技术的发展而调整。

传统的50/50分光镜和外置摄像机

增加摄像功能最常用的方法是添加双端口50/50分光镜（图3-6和图3-8）。通过为基本配置的显微镜添加各种附件来增强其使用的灵活性，如添加助手镜、摄像机或者数码单反相机。如果用户决定更换附件，或者可选附件有更新，或者摄像机发生故障，都可通过更换附件来解决，非常方便。当使用此配置时，需要配套摄像机接口、摄像机、视频线和显示器（可能还需记录设备）。此外，根据摄像机接口的不同，光圈可选择插入式光圈、摄像机接口可变光圈或者双可变光圈（光圈须置于分光镜下方）。

所有用于显微镜的摄像机都可使用50/50分光镜，50/50分光镜为摄像机提供的光线最多，录制的视频质量较高，而且对操作时没有限制。另外，有些显微镜允许50/50分光镜与特定的分光镜-视频镜头一起使用（表3-2）。此外，并非所有的显微镜都能承受助手镜、数码单反相机、两个分光镜和摄像机的重量（图3-9）。

低光分光镜和外置显微摄像机

大多数分光镜所提供的光线比50/50分光镜少（图3-10）。这些分光镜允许更多的光线进入目镜中，但摄像机仍能有效工作，原因在于其配备了高灵敏度芯片。虽然在某些情况下，进入摄像机的光线减少会稍微降低视频质量，但进入目镜

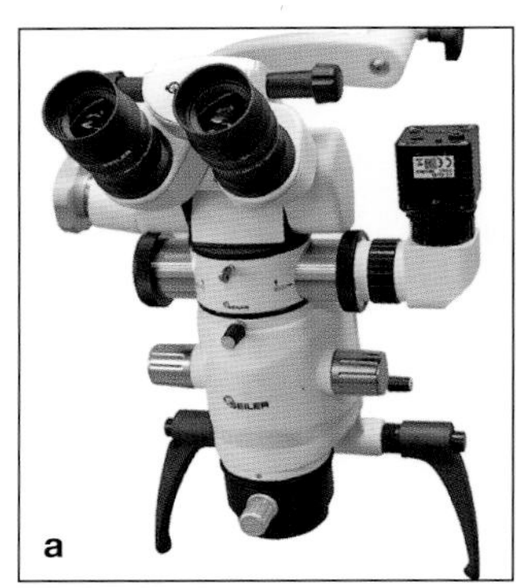
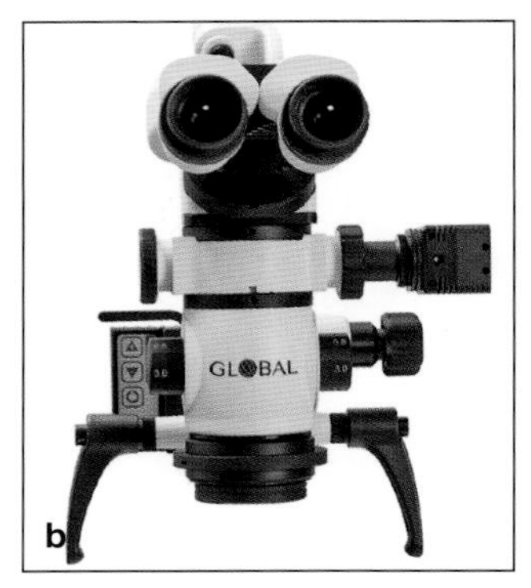
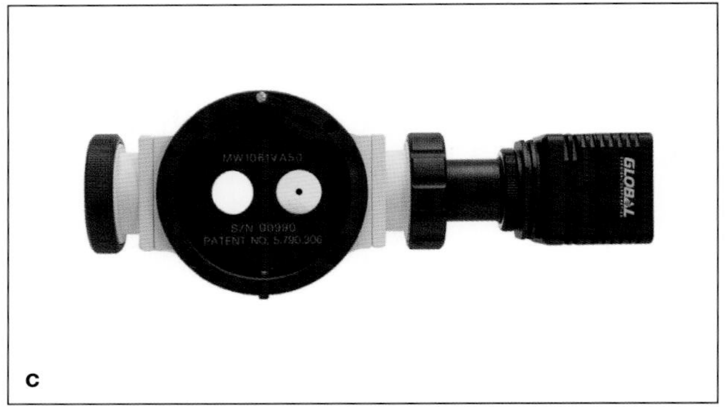

图3-10 （a）配有50/50-80/20分光镜的Seiler显微镜（Seiler Instrument），其中F = 60mm视频接口和Sentech1/3英寸CCD HD摄像机（Sensor Technologies）安装在80/20侧方端口 （Courtesy of Seiler Instrument）。（b）配有虚拟分光镜的G6显微镜，其中F = 45mm视频接口和Sentech1/3英寸CCD HD摄像机（Sensor Technologies）安装在虚拟侧方端口上（Courtesy of Global Surgical）。（c）虚拟分光镜的顶视图，上方的小镜点反射3.5%的光线，96.5%光线到达目镜。

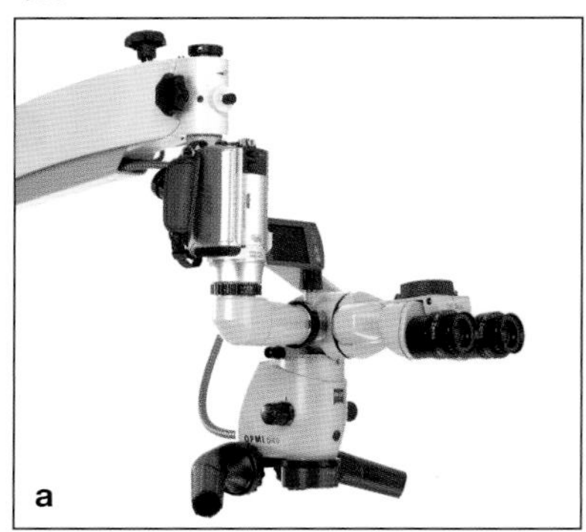
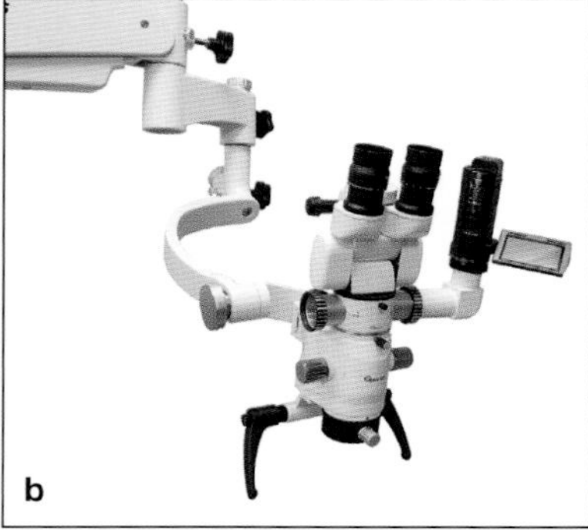

图3-11 （a）FlexioMotion显微镜（Carl Zeiss）-Sony Handycam摄像机组合安装在具有MORA接口（Carl Zeiss）的Zeiss pico显微镜的文档端口上（Courtesy of Carl Zeiss）。（b）Seiler Sony手持式摄像机接口安装在50/50-20/80分光镜上（Courtesy of Seiler Intrument）。

光线更多的这个优势弥补了其不足。

当使用低光分光镜时，需要配套视频接口、摄像机、视频光圈（依系统和/或者接口类型而定）、视频电缆和视频显示器（以及可能的记录设备）。一些虚拟分光镜（Global Surgical）或者Seiler 50/50-20/80（Seiler Instrument）也适用于50/50接口，但对其他的如Zeiss 20分光镜（Carl Zeiss）来说，却并非最佳，因为它提供给助手的光线不足，影响操作。

集成摄像机

集成摄像机结构简单，符合人体工程学要求，通常只有少量线缆甚至没有线，因此，在外观上是最简洁的视频系统（图3-4）。该系统既牢固又可靠，无须组装。此外，视频组件与显微镜的光学系统完美匹配，医生则可以立即使用，无须调校。除了显示器和记录设备外，该视频链不需要添加光圈或者其他任何附件。

集成摄像机虽然优点很多，但缺点也很明显。首先，截止编写本书为止，集成摄像机几乎无法升级。其次，集成摄像机都只有1CCD（而不是3CCD）。再次，集成摄像机的价格相差较大，用户在购买之前应该详细了解和比较。虽然显微镜上也可以添加其他附件，但必须注意不能超过系统的承重能力。

摄像机

使用手持式摄像机是获得视频流和输出录像的一种简单而又经济的方法（图3-11）。中高档家用摄像机可直接连接到特定的显微镜视频接口[例如，Global XMount (Global Surgical), FlexioMotion (Carl Zeiss)或者Seiler Handycam接

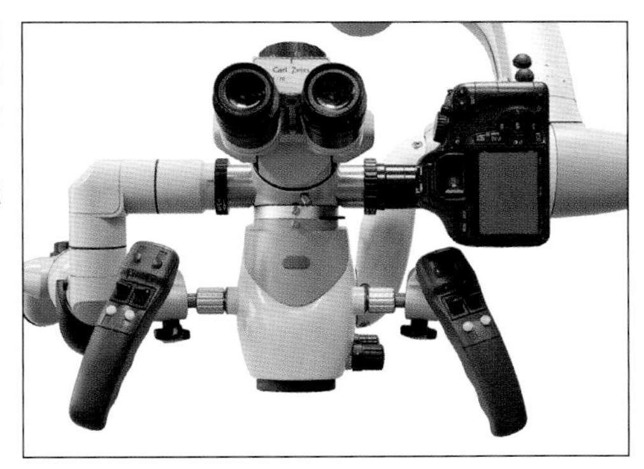

图3-12 配备了单反相机的OPMI PROErgo显微镜可拍摄数码照片和1080p视频。附件包括双光圈、成角光学双端口Zeiss50分光镜、助手镜、照相接口、数码单反相机以及主目镜中的十字线。

口(Seiler Intrument)]，简化了视频链，但不同的显微镜和相机配置也不尽相同。

手持式摄像机可提供高质量的视频录像，通常也可抓拍静止图像；但仍无法达到高端显微镜（内置摄像机）的水平，而且会略微降低光敏感性和颜色分辨能力。此外，机身须连接到分光镜的一侧，存在人体工程学以及显微镜额外承重方面的问题。此外，要配置完整的视频链，还需要加装一个50/50或者专用的分光镜、摄像机接口、摄像机和外部显示器。由于摄像机的内置镜头系统已经包含光圈，因此无须额外添加。

可拍摄高清视频的数码单反相机

最新发布的数码单反相机可拍摄1080p的高清视频，大多数数码单反相机系统都可以拍摄高清视频，最新的甚至拥有4k（超高清）录制功能，所拍摄的短视频或者一定量的视频流，可以满足大多数用户的需求。

虽然数码单反相机的视频拍摄功能可与昂贵的专业摄影机相媲美，但录制时间受限，很难超过30分钟。数码单反相机拍摄视频的最长时间为29分59秒（或者最多4GB，以先到者为准），之后相机将停止录制。由于存储介质FAT32分区的限制，大于4GB的文件无法储存。消费类相机（相对于专业数码单反相机而言）在录制时间上也有限制，只有“摄影录像机”型的相机才支持更长的录制时间。此外，使用数码单反相机的输出功能，将视频投影到显示器时，相机内部的产热和递增的热噪可能导致传感器在使用50分钟左右后自动关闭（取决于相机制造商、使用条件、相机型号和环境室温）。在本书截稿时，只有Sony NEX和Alpha相机可录制超过1小时的视频。此外，与传统摄像机相比，数码单反相机的视频输出显示器比较杂乱，但用来显示治疗操作过程还是可以接受的。

采用数码单反相机录制高清视频所需的附件，与第2章基本相同。附件包括双可变光圈、50/50分光镜、照相接口、助手镜、10x目镜、十字线、具有HDMI输出的数码单反相机、视频线和显示器，它们组成了整个视频链。然而，录制高清视频一个重要的方面是相机的方向：要上下左右调整相机接口和数码单反相机，使其显示的方向与医生操作的方向一致（图3-12）。

数码单反相机的设置与第2章（盒状表2-2）中相同，增加了实时显示功能。实时显示是指在相机上的显示器可即时显示所拍视频。如果用视频线连接外接显示器上观看，会更加方便。

总结

随着显微镜的使用越来越普遍，临床医生必须知道是想拍摄静止图像，还是视频？还是两者都要拍摄。本章介绍了一些视频录制时的参数，方便用户根据自身需求选择最佳配置。多数医生可能认为，显微镜本身或者添加数码单反相机和助手镜后便足够临床使用，但是对于需要进行教学、演讲或者想拥有一台具有视频录制功能的用户来说，视频录像就非常重要。随着科技的发展，视频录像肯定会在显微操作的记录中占有一席之地。希望在不久的将来，视频技术能更简单，后期处理时间也能缩短，还有包括价格在内的一些问题都能得到解决。

参考文献

[1] Kaschke O. Digital video solutions: Insight into the conscious use of modern visualization technologies. Informed 2006; 2:24–27. Carl Zeiss Meditec publication.

[2] Axis Communications. Resolutions. http://www.axis.com/products/video/about_networkvideo/resolution. Accessed 30 December 2013.

[3] Apple. Final Cut Pro 7 User Manual 2010. http://documentation.apple.com/en/finalcutpro/usermanual/index.html. Accessed 30 December 2013.

[4] Steve's Digicams. The Difference Between a 16:9 Aspect Ratio and 4:3 Aspect Ratio. http://www.steves-digicams.com/knowledge-center/how-tos/digital-camera-operation/the-difference-between-a-169-aspect-ratio-and-43-aspect-ratio.html. Accessed 18 January 2014.

[5] Briere D, Hurley P. Home Theater for Dummies, ed 3. Hoboken, NJ: Wiley, 2009.

[6] Monahan S. Video Editing Terms Explained—Part 2: Progressive (p) vs Interlaced (i) Recordings. Serif Blog. 31 August 2012. http://www.serif.com/blog/video-editing-terms-explained-part-2-progressive-p-vs-interlaced-i-recordings/. Accessed 19 January 2014.

[7] DeMaio J. The Truth about Video Gain and How To Use It Properly. Production Apprentice. 31 August 2010. http://www.productionapprentice.com/featured/the-truth-about-video-gain-and-how-to-use-it-properly/. Accessed 19 January 2014.

[8] Carl Zeiss Meditec. Video Basics. Compendium 2010;1.2:1–121.

[9] Grabowicz P, Seidler E, Kaneshiro V, Reynolds P. Sony Pd 150/170 Video Cameras. KDMC Berkeley. 16 June 2011. http://multimedia.journalism.berkeley.edu/tutorials/vidcams/. Accessed 30 March 2014.

[10] Morrison G. LED LCD vs. OLED vs. Plasma. CNET. 18 November 2013.http://www.cnet.com/news/led-lcd-vs-oled-vs-plasma/. Accessed 7 April 2014.

[11] Murphy K. Things to Consider When Buying a Monitor. *The New York Times*. 22 August 2012. http://www.nytimes.com/2012/08/23/technology/personaltech/things-to-consider-when-buying-a-monitor.html?pagewanted=all&_r=0. Accessed 8 April 2014.

CHAPTER

4

Jeffrey B. Pafford, DMD, MS
Keith G. Kanter, DDS

牙髓病图像资料

Photo-documentation for Endodontics

为什么需要拍照?

通过口腔手术显微镜真实地记录整个治疗过程，可以让治疗充满乐趣。更重要的是，它可以帮助医生向患者解释治疗计划，有利于获取知情同意，可以与其他牙医进行交流，还能在医疗纠纷中作为有力的证据保护自己。

术前照片能帮助医生与患者交流治疗的复杂性及预后，有助于向患者讲解治疗计划（图4-1）。患者能从照片中直观地看出问题所在，在交流和决策中更放心。患者对病情充分知情后，会根据自己的需求做出判断。拍照有助于医患双方建立互惠的信任关系。

数码照片还有助于与其他医生的沟通交流，建立更紧密的双向转诊关系，最终为患者制订更佳的治疗计划，达到更好的治疗效果。清晰的照片还能在医疗纠纷中作为重要的法律文件，特别是在患者已有某种病史的情况下。

应该在什么时候拍照?

对显微镜和相机的各项参数进行正确设置后（见第2章），就能在治疗中记录病例。助手可以点击鼠标启动相机，连续地拍摄治疗过程。

笔者（JBP）针对所有病例建立了一套标准系列照片（见下文）。有的病例仅需少

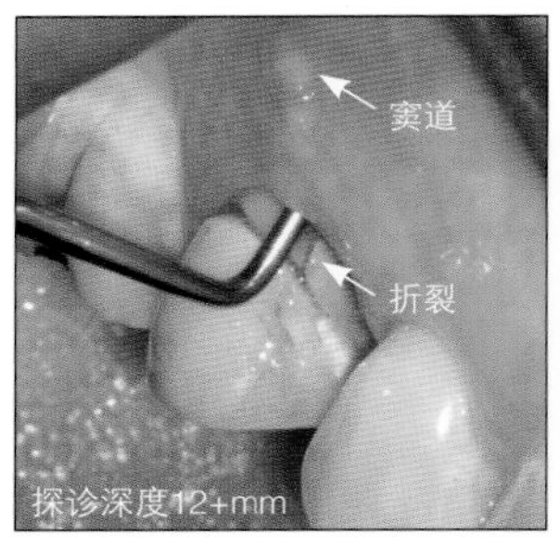

图4-1　初次检查拍摄的咨询照片。

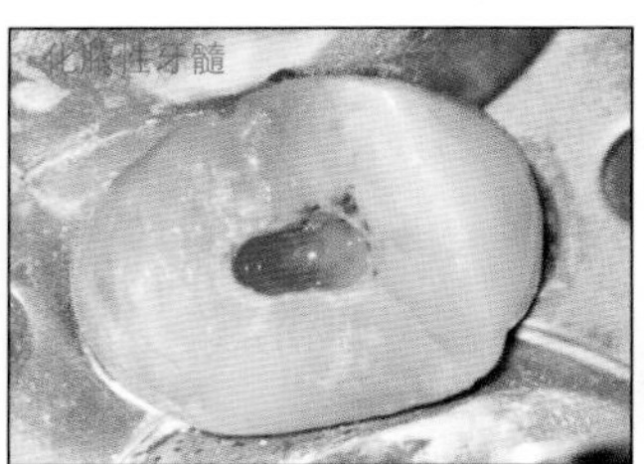
图4-2　进入髓室/根管口时的牙髓状态照片。

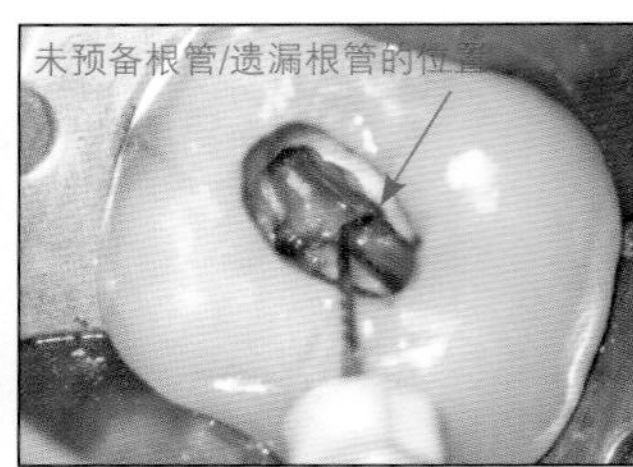

图4-3　未预备根管/遗漏根管的照片。MB2，近颊第二根管。

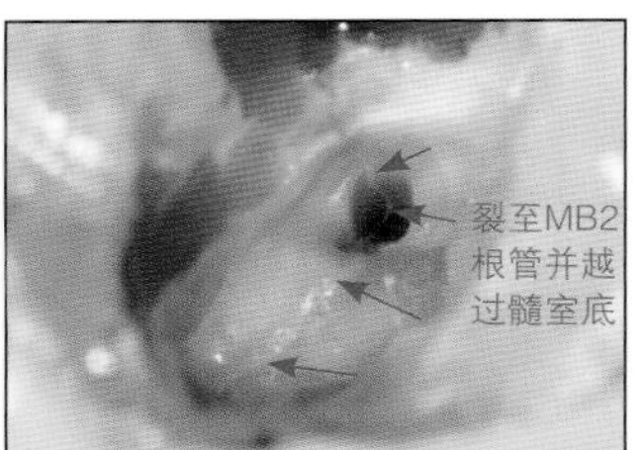

图4-4　裂纹/折裂的照片。

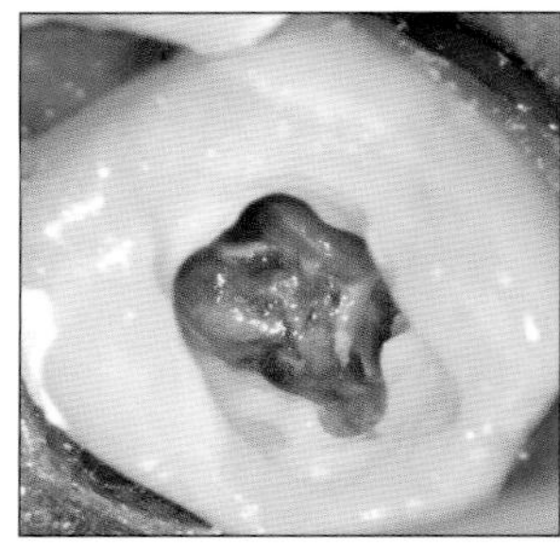
图4-5　侵袭性颈部吸收。

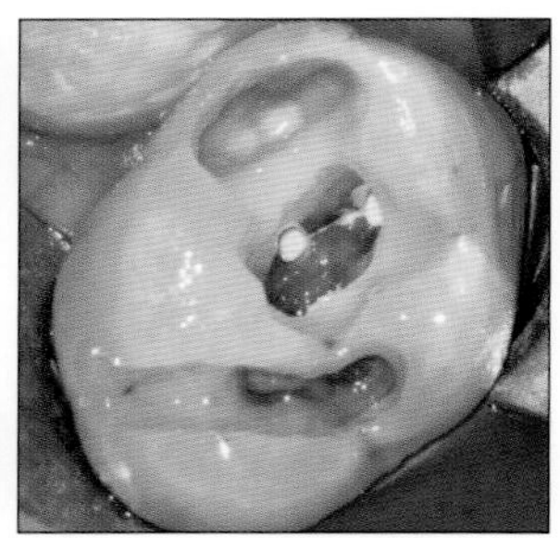
图4-6　根管充填后。

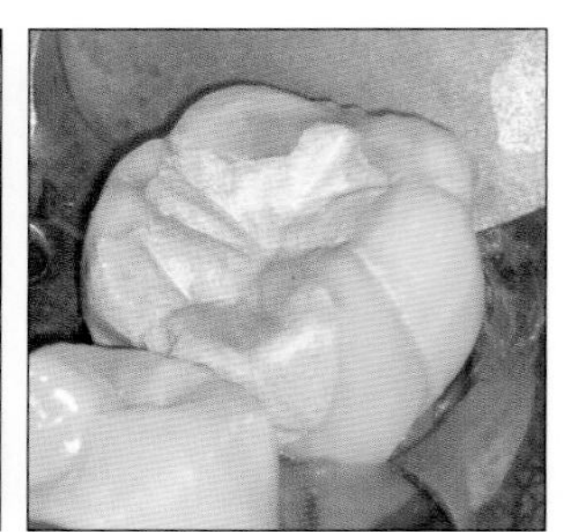
图4-7　最终修复后。

数几张照片，而有的则需要更多；所需的照片数量以及使用的拍照技术由病例的实际情况决定。如果医生身旁的计算机能与相机连接，那么医生就能及时地对所拍的照片进行查看和取舍。

牙髓病非手术治疗的标准系列图片

每个病例常规推荐拍摄以下照片：

- 咨询照片包括窦道、修复体缺陷、咬合干扰，牙齿变色以及牙周探诊深度（图4-1）。
- 橡皮障就位后拍术前照（例如如果术前的冠修复体已有崩瓷，术前照就很重要）。
- 进入髓室/根管口时的牙髓状态照片(图4-2)。
- 特殊情况的照片：
  - —根管再治疗中未行预备根管/遗漏根管（图4-3）。
  - —器械分离。
  - —穿孔。
  - —特殊的牙体解剖形态。
  - —牙冠或者牙根中的裂纹或者折裂（图4-4）。
  - —吸收（图4-5）。
- 根管清理成形后的照片。
- 根管充填后（图4-6）。
- 最终恢复后（图4-7）。
- 其他感兴趣的照片。

拍摄高质量的照片需要清晰的面反射口镜，例如Excellence in Endodontics[2]公司或者Zirc公司出售的显微口镜。

病例报告

患牙术前X线片的解剖形态看似简单，但进入根管系统后却大不相同，如图4-8所示。左上

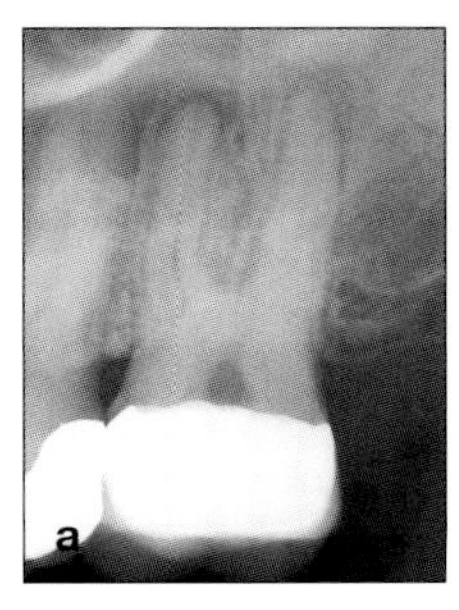

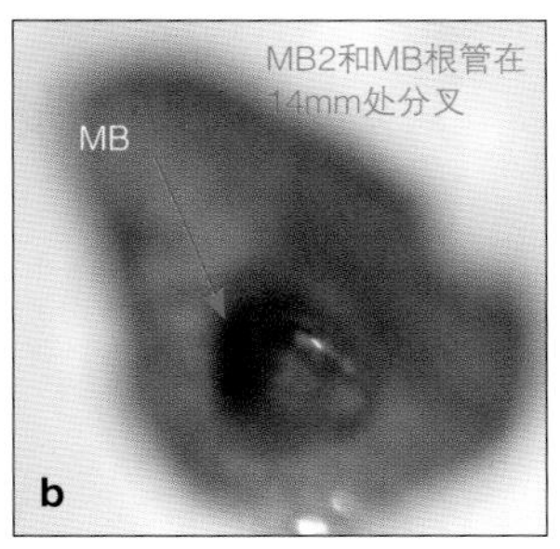

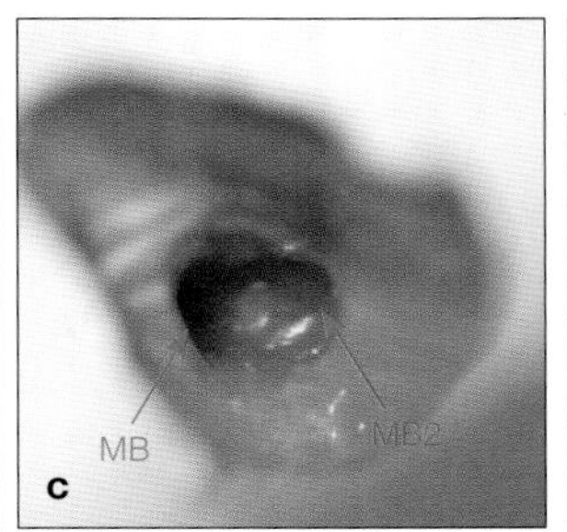

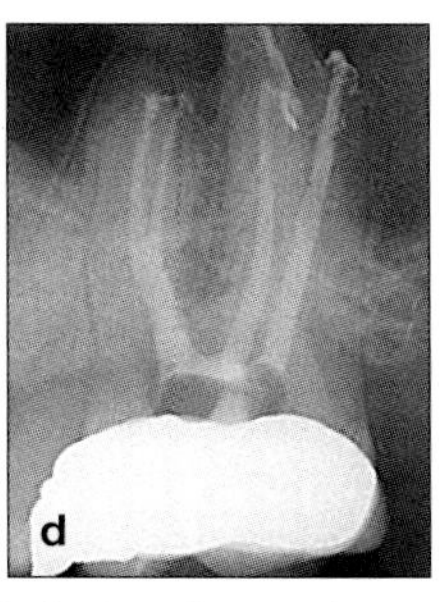

图4-8　（a）左上颌第二磨牙看似只需常规的非手术治疗即可。（b）进入髓腔后只发现一个MB根管口。数码照片有助于下次复诊时快速定位可能的根管口位置。（c）二诊时，找到MB2根管。（d）术后 X线片。

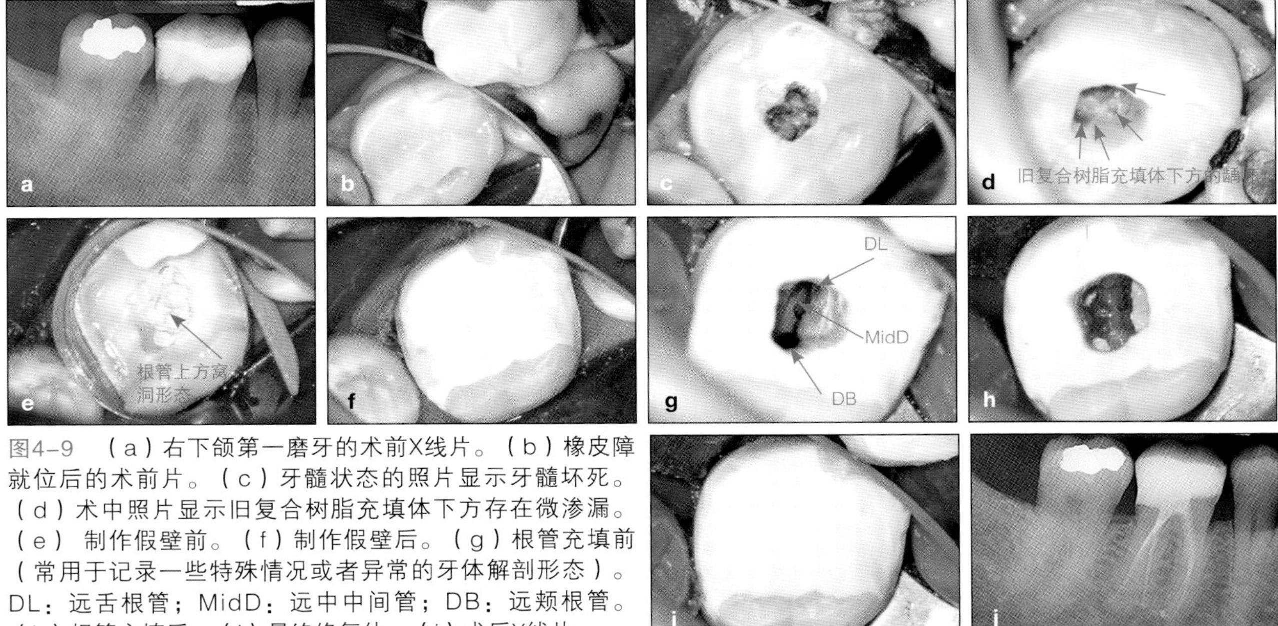

图4-9　（a）右下颌第一磨牙的术前X线片。（b）橡皮障就位后的术前片。（c）牙髓状态的照片显示牙髓坏死。（d）术中照片显示旧复合树脂充填体下方存在微渗漏。（e） 制作假壁前。（f）制作假壁后。（g）根管充填前（常用于记录一些特殊情况或者异常的牙体解剖形态）。DL：远舌根管；MidD：远中中间管；DB：远颊根管。（h）根管充填后。（i）最终修复体。（j）术后X线片。

颌第二磨牙看似只需常规的非手术治疗即可（图4-8a）。但当进入根管系统后，仅发现一个近颊（MB）根管口。采用预弯好的手用根管锉在MB根管腭侧进行探查具有“黏滞”感的位置。用超声工作尖打开MB根管上段，在近中舌侧的位置能直观地看到发育纹，但是无法顺利找到根管口。在第一次治疗结束时，拍摄数码照片，为第二次复诊提供帮助（图4-8b）。在照片上添加标注，患者1个月后复诊时，提示医生在此处进一步探查。最终顺利找到并进入另一个MB根管（MB2）（图4-8c）。这个MB2根管与MB管完全分离（图4-8d）。

另一病例是有关右下颌第一磨牙的根管治疗过程（图4-9a），这个病例也很典型，需要多花一点精力。如前所述，需要根据患者的不同情况来决定拍摄的照片。在治疗中，照片能为患者和转介医生提供治疗中的正常、异常情况或者所感兴趣的内容。图4-9b～j记录了右下颌第一磨牙的根管治疗过程。

图4-10是提供给转介医生的最终报告，包括

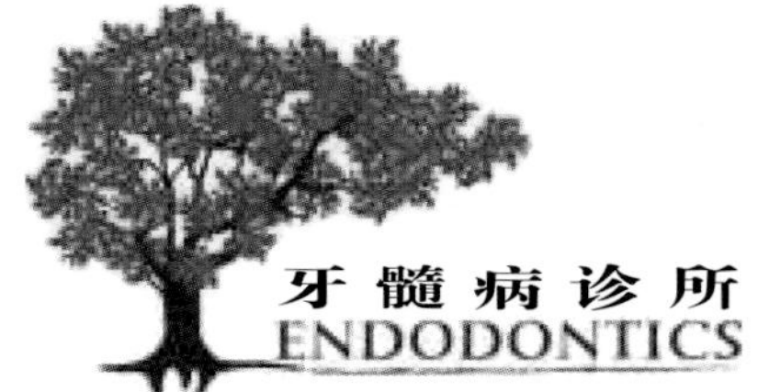

Jeffrey B. Pafford, D.M.D., M.S.
牙髓病医生
商业道755号， 916室
美国迪凯特，GA 30030
（404）377–9395
www.paffordendo.com

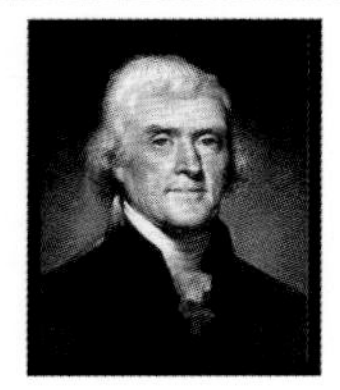

2012年7月31日

转诊牙科诊所
桃树街123号
亚特兰大，佐治亚州

尊敬的转介医生：

2012年7月31日，患者托马斯·杰斐逊的**30号**牙已完成根管治疗。杰斐逊将回到您的诊室进行后续治疗。如果您想探讨这个病例，请给我打电话。

牙髓诊断：牙髓坏死　　根尖周诊断：根尖周炎
预后：良好　　修复建议：冠修复

术前

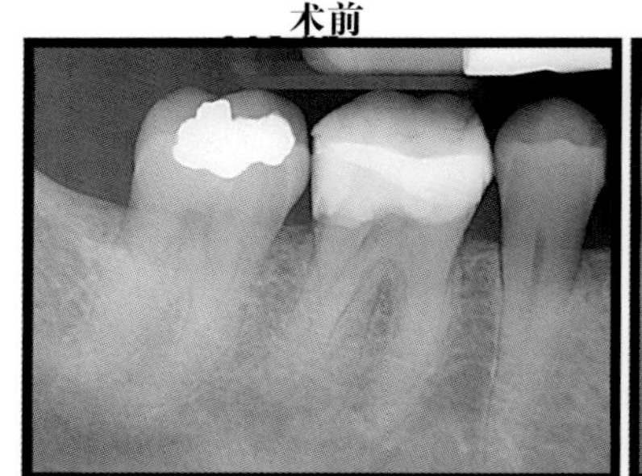

术后1

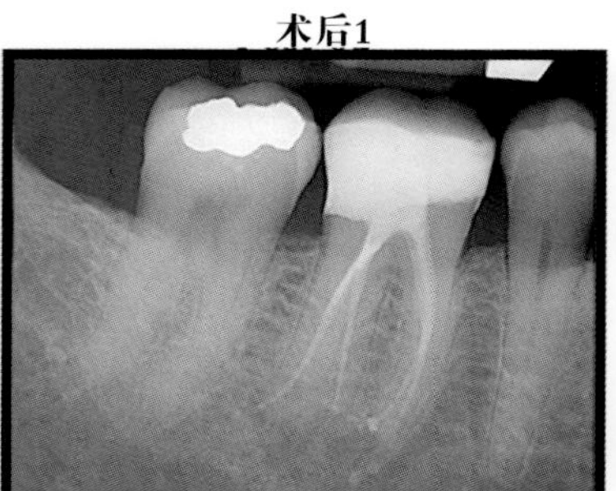

术后2

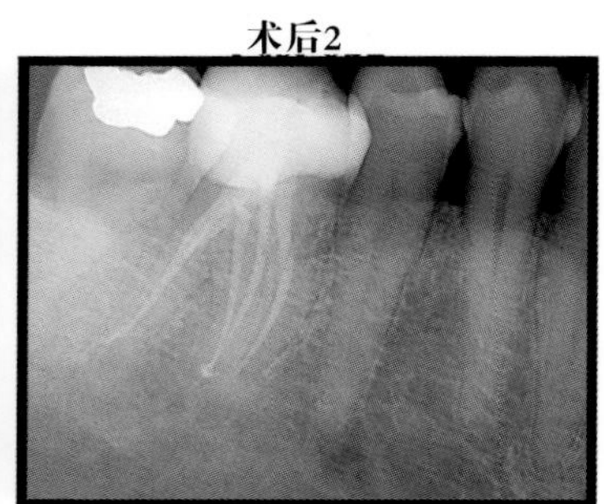

临床照片1

旧复合树脂充填体下方的龋坏

临床照片2

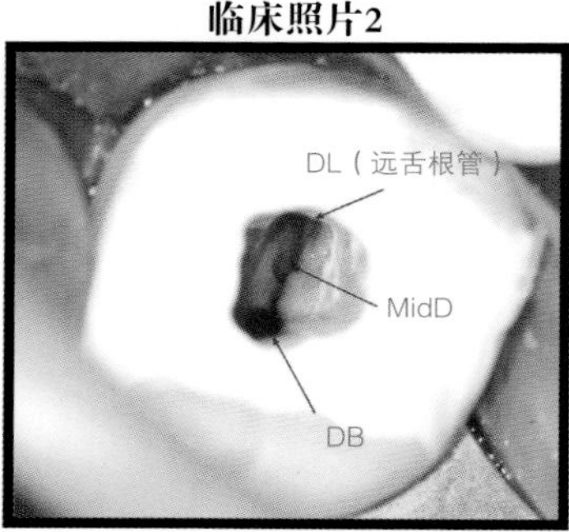

临床照片3

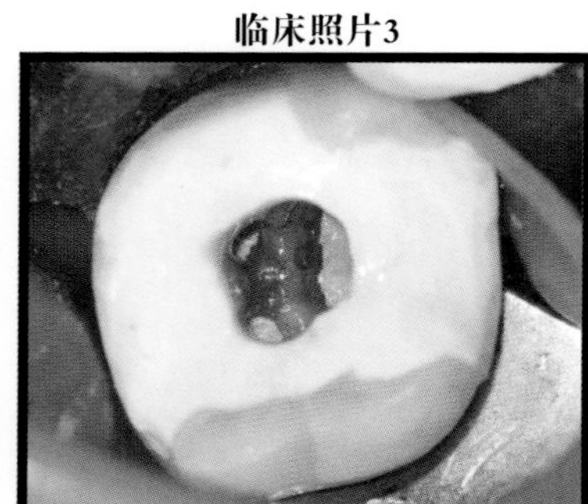

您可以登录www.paffordendo.com网站，获取有关治疗状态、所用药物、下一步的复诊情况、临床照片和X线片。请联系我的诊所以获取登录信息。

感谢您给我们转诊患者以及给予我们的信任，并让我们有幸加入您的治疗团队。如果我们为该患者或者您的其他患者提供更多帮助，请告知我们。

您真诚的

Jeffrey B. Pafford， D.M.D.， M.S.

图4–10　为转介医生出具的最终报告。

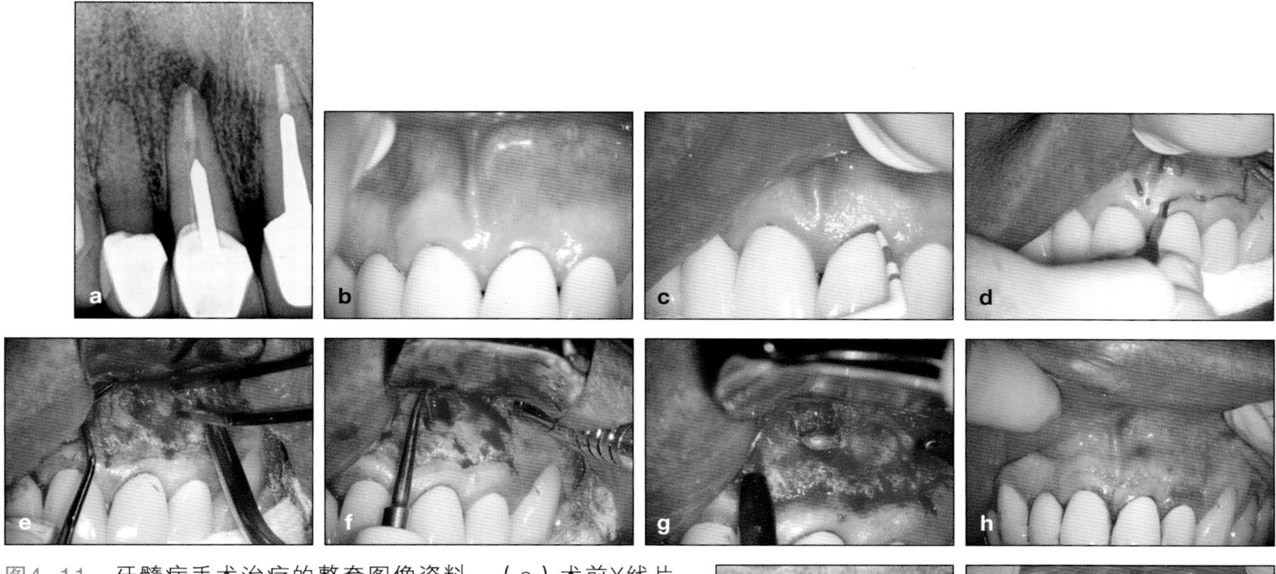

图4-11 牙髓病手术治疗的整套图像资料。(a)术前X线片。(b)术前临床照片。(c)龈沟深度测量。(d)初始切口。(e)翻瓣。(f)根尖切除和根尖倒预备。(g)根尖倒充填。(h)瓣的复位和缝合。(i)术后X线片。(j)拆线。

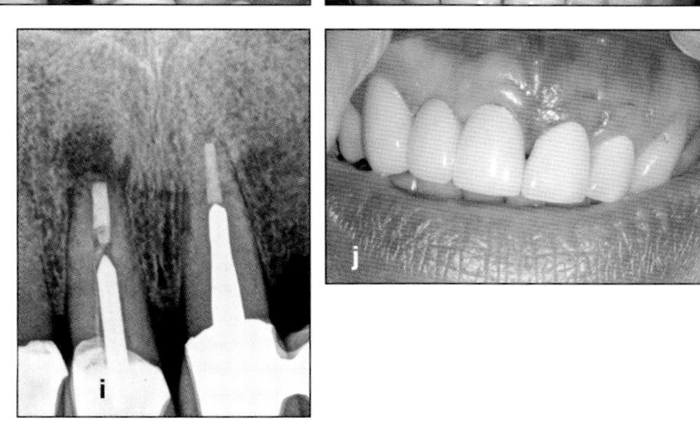

书面文档、放射学影像资料和临床照片。

牙髓病手术治疗的标准图像

近年来，随着再治疗结果的可预料性以及种植术的发展，需要进行根管外科手术治疗的病例越来越少。但是有部分病例仍需手术治疗。笔者（KGK）认为至少需要记录8个手术步骤：

1. 术前的术区范围，至少包括3颗牙齿及其周围的牙龈组织（图4-11a、b）。
2. 牙周探诊（图4-11c）。
3. 切口（图4-11d）。
4. 翻瓣（图4-11e）。
5. 根尖切除和根尖倒预备（图4-11f）。
6. 根尖倒充填（图4-11g）。
7. 缝合（图4-11h、i）。
8. 拆线（图4-11j）。

需要记录的其他资料包括裂纹、窦道情况、神经血管束等。

总结

一名成功的医生应有足够的能力来获得患者的信任，照片是建立良好医患关系的有效手段。因为绝大多数人都是通过视觉学习，而照片能简化医患的交流过程，让患者能更直观地理解医生的语言，从而更好地沟通交流。这对医生获取患者的信任相当重要。最后，照片让医生看起来更有“科技范”，让大多数医患沟通更有效、更能互相理解，从而更好地完成整个治疗过程。

CHAPTER

5

口腔手术显微镜的助手培训

Training an Assistant to Work Under an Operating Microscope

Michael Trudeau, DDS

培养高素质的团队是治疗成功的重要内容。显微操作时，训练有素的助手能够高效、熟练地配合医生的每个操作步骤，所发挥的作用无可替代（图5-1）。如今的牙髓治疗以及转诊病例的完成都对技术和操作提出了很高的要求，这需要团队合作才能更好地完成。目标一致、理念相同、技术精湛的团队，也备受患者、医生和转介医生的认可。这种技能和理念，需要整个团队在该领域长期合作，不断提升。

正如大家熟知的“木桶效应”，团队中最弱的成员决定了团队的最高水平。在本章节笔者介绍了对助手进行深入培训的多种方法。严格按照这些方法操作，一个富有进取心的助手能在3个月内完成培训，并让诊所受益数年。适当地投入时间和精力提升技能，将是职业生涯中最有价值的投资。

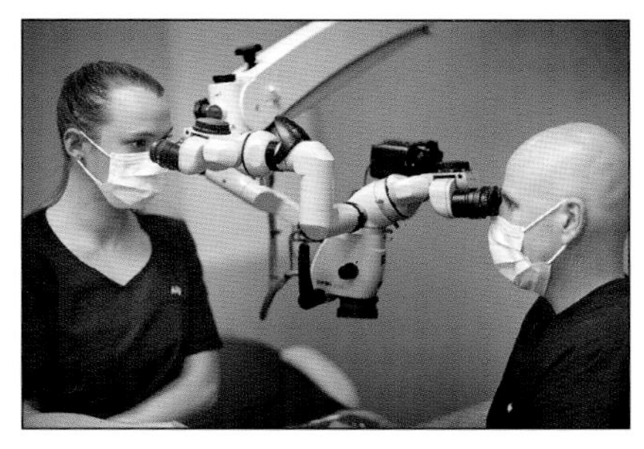

图5-1　椅旁的助手通过助手镜观察术区，主动参与治疗过程。

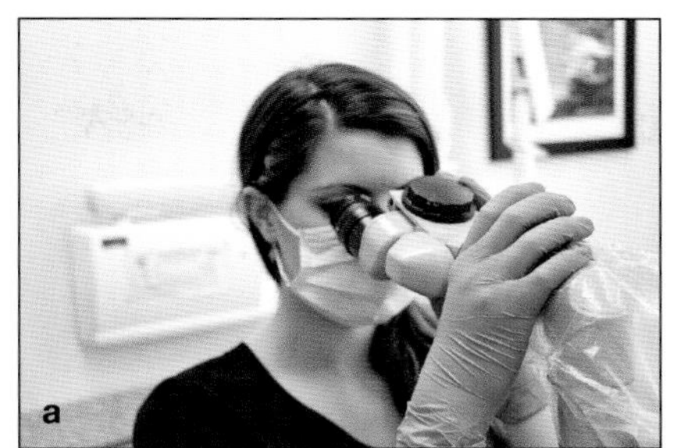

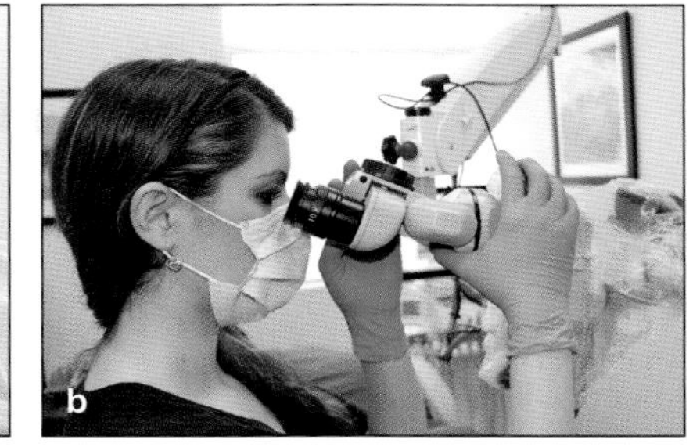

图5-2　（a）助手松开旋钮调节助手镜。（b）助手通过3个臂梁调整助手镜获得舒适的操作体位。

培训流程概述

任何培训都必须达到以下3个目标才会有效：

1. 设定明确的总体培训目标，不能模棱两可。
2. 设定目标的具体内容和实现方法。
3. 设定切合实际的时间表和阶段目标以及评价体系。

首要问题是助手应熟知一个显微牙髓治疗团队要如何才能高效运作。充分了解目标后只需掌握些细节即可。很多临床医生无法对助手提出明确的目标，没有具体目标，助手就不知道究竟要掌握哪些操作细节。

另一个常见问题是，很多诊所在平常紧张忙碌的临床工作中进行培训，缺乏系统的训练过程。因此笔者对定义、构成以及规范化的培训流程进行明确说明。培训过程主要依赖临床技能训练的不断重复、肌肉记忆训练以及条件反射和习惯养成中的不断强化。助手和医生要抽出专门时间，在患者不在场的情况下一对一训练。形成肌肉记忆需要时间积累，重复操作，不断改进和强化，而且这个练习过程绝不能在患者身上进行。习惯的养成是一个重复过程，需要不断地训练手眼，形成无意识行为。

临床医生和助手要安排在没有患者的时间内进行练习，可选在上班前或者下班后、午餐时间或者在患者取消预约的时间段内。练习的目标是在显微操作时，整个过程能像舞蹈编排那样流畅和秩序分明。包括材料、器械和显微镜的放置位置，患者、医生和助手的体位以及符合人体工程学的舒适操作体位（即主要工作只能使用Ⅰ类和Ⅱ类运动）。

基本技能训练

培训助手最有效的方式是像培养钢琴初学者一样（如不断重复练习，完成一首曲后才能开始下一首等）。在每期培训开始时，医生和助手必须要先复习上一期学到的技能，完全按培训内容操作。如果未在规定期限内掌握培训内容，那么在新一轮开始之前，需再花时间不断巩固。

牙髓治疗专科助手的基本训练技能包括：调节手术显微镜、读懂手势、交换口镜、交换锉、传递麻药、预弯根管锉、传递旋转锉和冲洗液。下面将详细介绍这些基本技能。培训的最终目标是形成肌肉记忆，使助手在操作时形成无意识动作。

调节手术显微镜

在临床操作开始之前，患者躺下后调节椅位、综合治疗台和显微镜。理想的情况是，显微镜一旦调节好，便不再移动（见第1章）；另外可

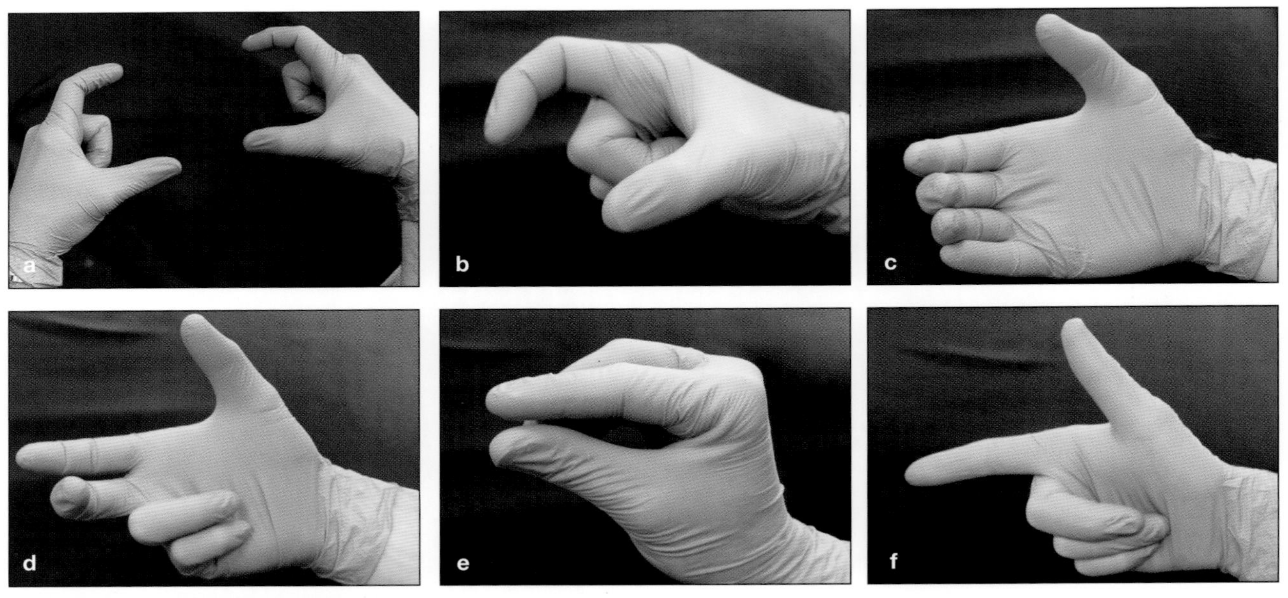

图5-3 手势。（a）患者的护目镜。（b）咬合垫。（c）橡皮障。（d）麻药。（e）根管锉。（f）冲洗液。（g）口镜。

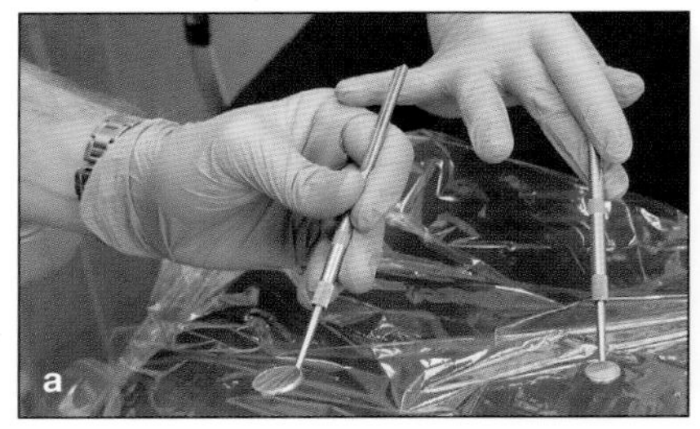

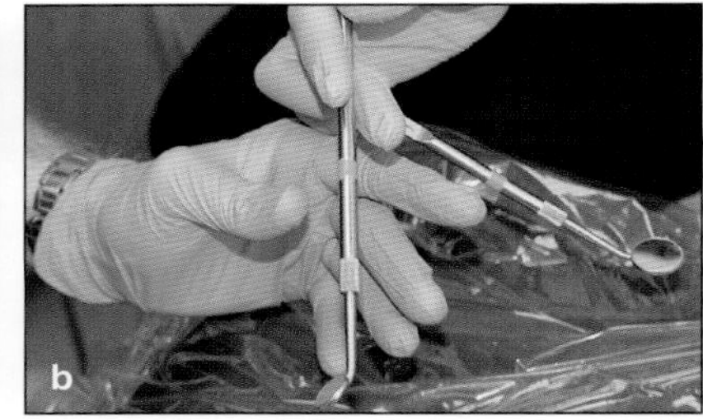

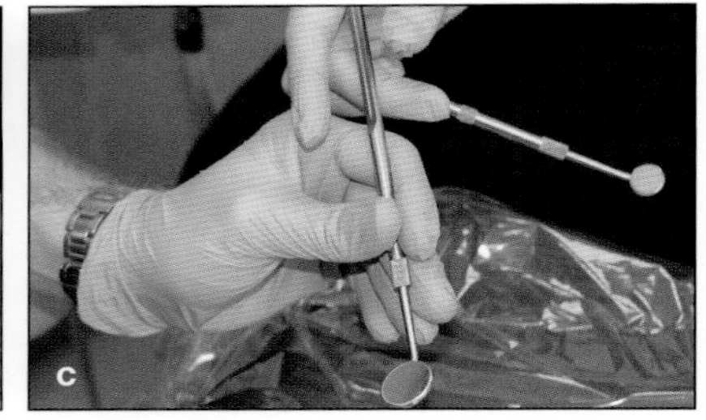

图5-4 交换口镜。（a）当助手认为需要更换干净口镜时，会轻拍医生的手，示意要替换新口镜。（b）助手用小指拿走污染口镜，替换干净口镜。（c）口镜交换完成，在原来的位置重新放置干净口镜。

以通过调节患者的体位来达到治疗的最佳位置。接着医生指导助手调整助手镜，做到视野清晰、体位舒适。助手松开助手镜上的臂梁旋钮，调整显微镜关节与术区之间的垂直距离以及瞳距，这个过程需要在培训时反复训练（图5-2）。

读懂手势

每个技能的训练都从手势开始。采用什么样的手势本身并不重要，只要医生和助手都用同一种手势进行交流即可。手势基本技能包括患者的护目镜、咬合垫、橡皮障、传递麻药和冲洗液以及交换根管锉和口镜（图5-3）。在培训前，要保证助手能通过手势进行基本的临床操作。当助手逐渐熟悉操作程序后，无须进行语言说明。

交换口镜

治疗的全过程都需要在口腔手术显微镜下完成，因此利用干净的口镜来反射清晰影像很有必

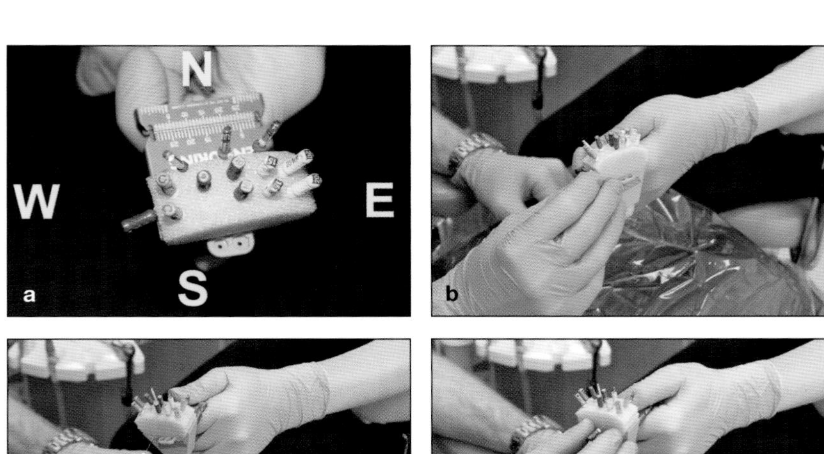

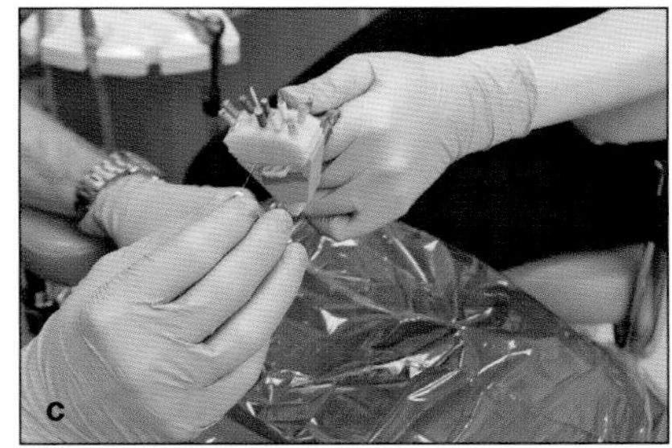

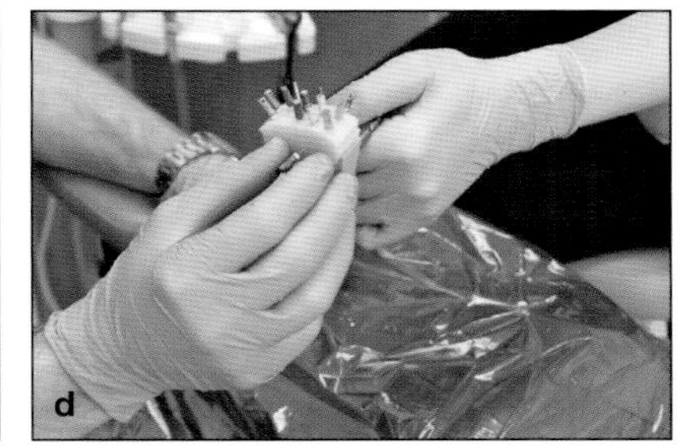

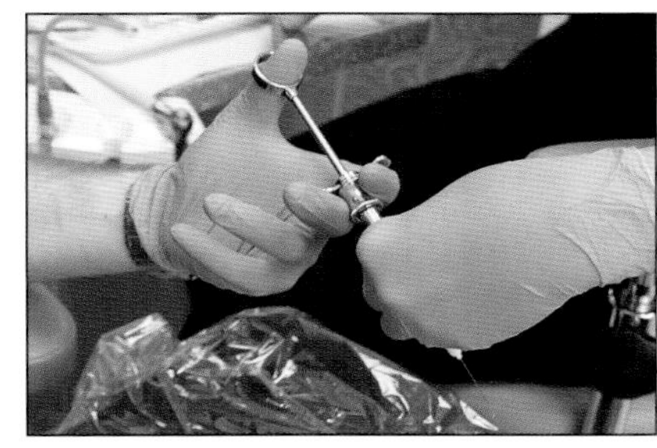

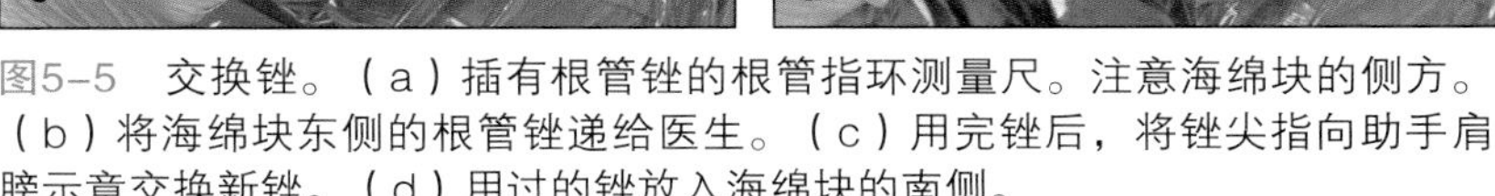
图5-5　交换锉。（a）插有根管锉的根管指环测量尺。注意海绵块的侧方。（b）将海绵块东侧的根管锉递给医生。（c）用完锉后，将锉尖指向助手肩膀示意交换新锉。（d）用过的锉放入海绵块的南侧。

图5-6　传递麻药。将麻药注射器递给医生。

要。助手需要在保证操作不中断的情况下，用干净口镜替换污染口镜。例如，医生在用手机磨切牙体时，通过助手交换口镜，就不会使得治疗中断。用1小时的时间与助手在上颌位和下颌位进行300～400次口镜的交换是一种很好的训练方法。医生还需要告诉助手口镜所放的位置（图5-4）。

交换锉

为了提高效率，助手应先将根管锉预弯，并测量好长度。助手带着根管指环测量尺同时整理根管锉，医生可将用过的锉丢进医生推车的塑料杯里。助手先将新锉放在指环海绵块的东侧（图5-5a），递给医生（图5-5b），再把下一步所需的新锉补充到这个位置。当医生准备更换新锉时，将锉尖指向助手的左肩进行示意（图5-5c）。助手会把海绵块的南侧转向医生来回收旧锉（图5-5d），然后再逆时针旋转90°，将东侧的新锉朝向医生。助手和医生可以用系列根管锉（例如8～20号）来练习交换，几个小时内就可让医生和助手很快形成肌肉记忆。

传递麻药

在显微镜下传递麻药，不仅高效、符合人体工程学，也会让患者更为舒适。传递麻药的训练可以从带针帽的注射器开始，这样助手可以熟悉针尖的方向以及医生手指握持的位置。操作动作不能拖泥带水，要保证动作准确无误，而且保持无菌。学习完成之后，助手可以开始训练无针帽注射器的传递过程（图5-6）。助手最终需要熟练掌握麻药的传递过程以及单手带针帽的安全操作技术。

预弯根管锉

根据医生的预弯要求，助手要反复多次训练，并熟悉各种预弯工具，如棉花镊、角质剪、根管锉预弯器（Buchanan Endo-Bender，SybronEndo）等（图5-7）。医生应在显微镜下检查预弯情况，并为每种预弯类型命名。在预弯

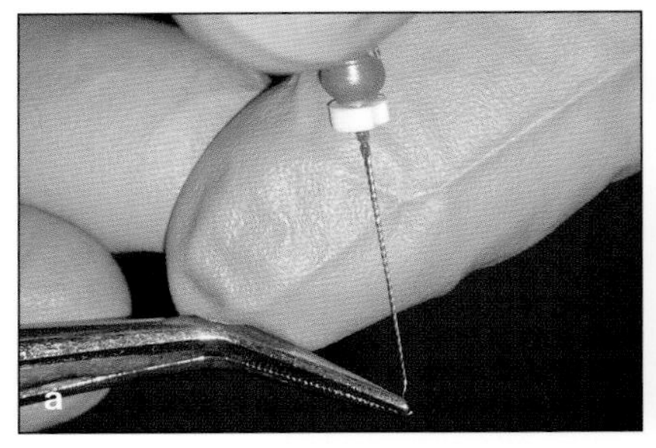
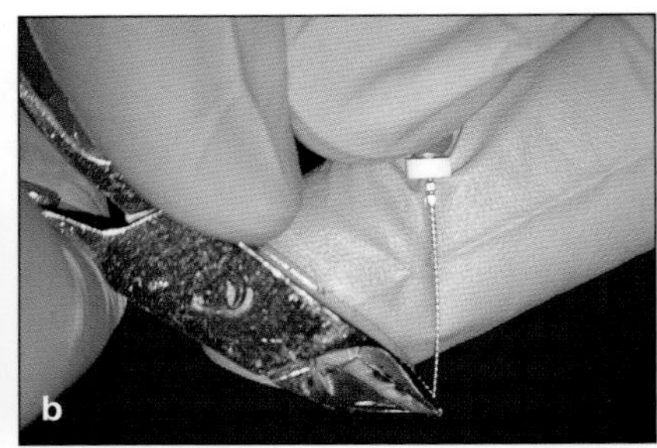
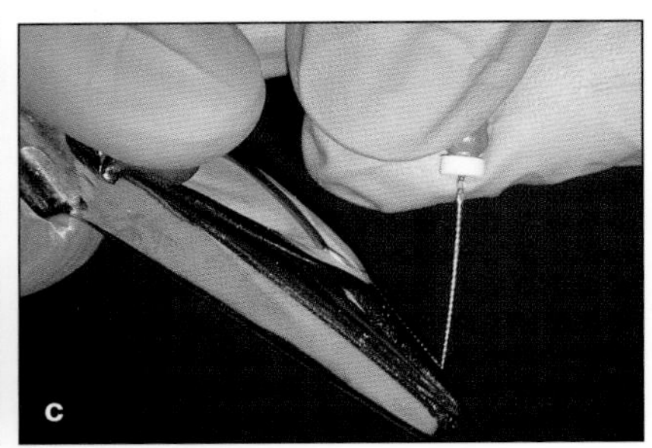

图5-7 预弯根管锉。可通过棉花镊（a）、角质剪（b）、Buchanan 根管锉预弯器（c）等工具进行弯制。

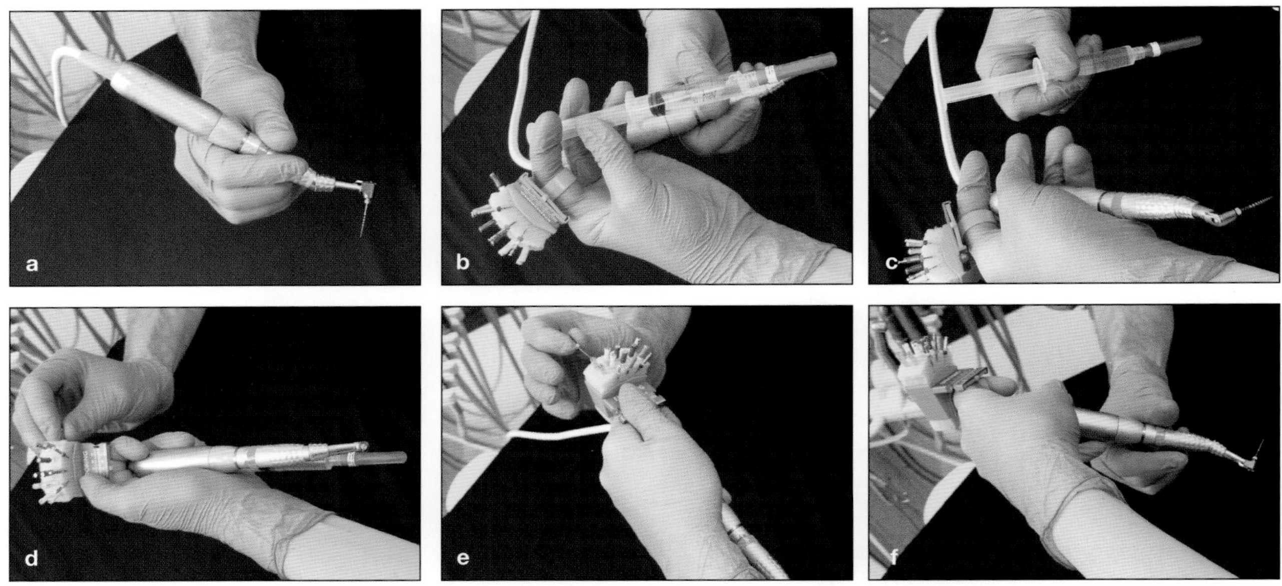

图5-8 传递旋转锉。（a）医生操作旋转手柄。（b）助手递上次氯酸钠注射器换下旋转手柄。（c）医生进行根管冲洗。（d）助手递上手用锉换下次氯酸钠注射器。当医生使用手用锉进行操作时，助手更换手柄上的旋转锉针。（e）助手递上旋转手柄换下手用锉。（f）医生再次操作旋转手柄。

60～100个K锉后（笔者常用8号和10号锉），助手应能熟练进行常规预弯并且递给医生。医生要在显微镜下对预弯进行评价，并给予指导。经过培训，助手掌握了第一种预弯方法后，可进行其他预弯类型和方法的训练。

传递旋转锉和冲洗液

如何利用人体工程学的方法传递和交换旋转锉和冲洗液，需要根据诊室布局。旋转器械主要放在两个位置：

1. 旋转器械放在医生推车上。
2. 旋转器械放在背墙操作台（无绳手柄放置方式一样）。

助手应学会如何将旋转手柄（或者无绳手柄）更换为冲洗液，然后吸唾，用直角形吸唾器效果比较好操作。这样做的好处是当助手拿走旋转锉并测量长度时，医生可以使用手用锉（图5-8）。

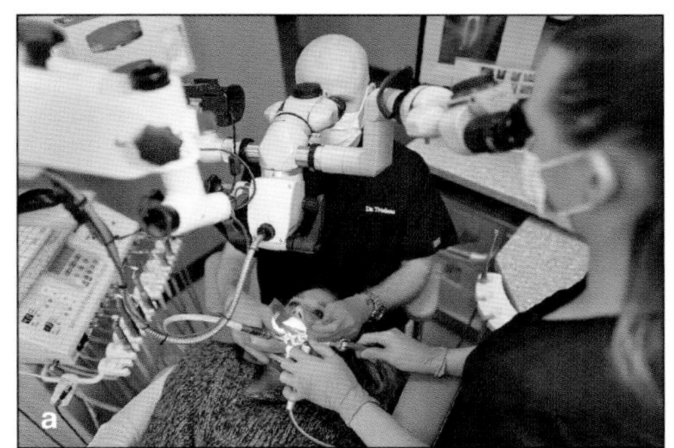

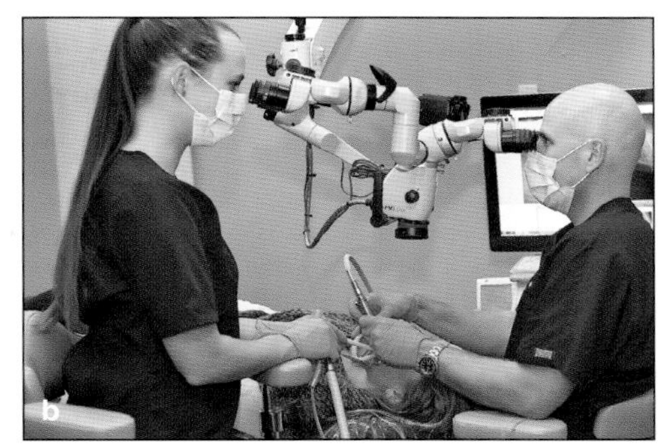

图5-9 Stropko 冲洗器。(a，b)助手通过助手镜同步观察术区，及时清理牙齿上的碎屑，清洁口镜，并提前预计医生的下一步操作。

高级技能训练

要想熟练掌握一整套更高级的技术，需要进行更多的训练。最后助手应该能够使用Stropko冲洗器清洁口镜并且清理碎屑（图5-9），此项技术要求助手能将口镜移出显微镜视野之外进行清洁。高级技能需要耗费许多时间来学习，就像学习高难度的舞蹈一样，需要格外的耐心和毅力。使用Stropko冲洗器这门技术也适用于其他操作，比如在去除根管障碍物或者在根尖手术时，进行吸引以保持术区干净。

在治疗中，助手还要用计算机记录牙髓状态、工作长度以及治疗要点等，这些都很有必要，只有聪慧、条理性强的助手才能安排得井井有条。

在助手的帮助下，医生可以在显微镜下进行高难度的操作而且效率更高，比如去除根管的障碍物、修补穿孔、牙体修复。特别是患牙隔离困难的情况下，助手可以帮助医生在显微镜下放置橡皮障。

临床实践的过渡

学习如何在显微镜下操作需要一段时间。在掌握了基本技能后，要在离体牙上不断训练，这样实际操作时就不会慌乱。离体牙上的训练也会让助手更加熟悉各种器械，保证术区清洁。

助手训练完成后就可以在患者身上进行操作。预约时应安排足够的时间或者单独另外预约，以免第一次操作时手忙脚乱。记住，第一次总有很多意外和错误，但要鼓励助手慢慢改进。如果对每件事都吹毛求疵，将不利于助手的培训和技能的提升。

总结

显微操作以及高效使用助手镜对助手来说并非易事，也不是训练几次就能做好。医生和助手都要有一定的耐心和毅力，并要进行有针对性的训练。训练目标需要逐步实现，不断提高。培训将会给医生和助手带来巨大回报，最终使患者受益。本章节并非是助手的专门培训课程，只是一些基本训练。掌握基本训练后，专门的培训课程也将变得更容易。没有两个医生/助手团队的操作模式完全一样，因此本章讨论的许多细节仍有待商榷。

锥形束CT和牙髓病学

Cone Beam Computed Tomography and Endodontics

第二部分

CHAPTER

6

CBCT与牙髓病学的融合

Incorporating CBCT Imaging into Endodontics

Gary B. Carr, DDS
John Khademi, DDS, MS
Richard Schwartz, DDS

锥形束计算机断层扫描（CBCT）成像技术一经面世就在牙髓病学领域迅速获得推广和应用。与其他新技术的出现一样，早期使用人员通常会夸大其优点，强调其有效性，将其“神话”，这常使临床医生感到困惑，如果没有CBCT还能否进行牙髓病的诊治？因此应理性客观评价CBCT在牙髓病学中的作用。

由于牙髓病医生擅长解读二维（2D）的放射影像学信息，这会为CBCT三维影像的解读有些帮助，但要完全正确地解读也并非易事。牙髓病学医生有时由于过分自信，在2D影像方面的解读优势反而成了一种劣势，特别是影像结果无法有效求证时。最大限度地利用CBCT所涉及的感性、理性以及决策方面的问题，需要认真研究和思考。实际上大多数问题并不仅仅是在三维（3D）影像中才存在，在2D影像中也存在。这些问题在《A CBCT Primer》一书中有详细阐述[1]。

CT影像的医学模式

在这种高级影像模式中，如CT中，护士从不直接参与图像的拍摄和解读。通常护士安排拍摄时间，技术员负责拍摄，最后放射科医生负责解读[2-4]。由于技术设备和专业人员的成本较高，CT或者磁共振（MRI）等多层扫描影像检查几乎都在医院或者影像检查中心完成。而影像资料几乎完全由放射科医生进行最终解读，这些放射科医生医学院毕业后至少再培训4年，因此非常熟悉CT亚专科，且所出具的影像学结果通常以可作为“呈堂证据”的报告形式送给临床医生[2,4]。

该模式下，拍片技师和读片医生以及患者之间通常并无直接关系。放射科医生可能只了解与患者相关的临床病情、症状、病史、初步诊断或者其他检查结果。因此这种医疗模式属于碎片化模式，整个过程被割裂，需要多个步骤、多人参与，且诊疗工作中互相依赖。接诊的护士希望能从医生那里得到放射报告以了解病情，但因无权参与学习和读片而只能接触到整个诊疗过程中的一小部分内容。虽然这种各司其职、各负其责的模式在医学界已经成熟运行了30多年，大多数患者也得到了高水准的服务。然而面对如何进一步提高医疗价值，这种模式的弊端也逐渐显现[2,4-6]。

与传统的医学模式不同，在牙髓病诊疗过程中，牙髓病医生既是放射医生，同时也是护士或者外科医生，相互之间没有明确的分界；所有操作都要由牙髓病医生完成。这种模式对私人诊所和学术机构中的临床医生都有影响。针对私人诊所和公立专科医院，特别是在教学医院，我们都应该仔细考虑这些影响。本章阐述了为什么现有的影像医学模式不适用于牙髓病专科的诊疗。

CBCT影像的牙髓病学模式

牙髓病诊疗中所用的CBCT与临床医学所用的CT有所不同。首先，CBCT的放射剂量大大减少，特别是小视野和聚焦视野（FOV）的CBCT。另外，基于ALARA的原则（辐射剂量应尽可能小），与医学CT影像相比，牙髓病中所用的CBCT降低了风险收益比。其次，CBCT价格的骤降使其可以应用于诊所内，而无须转诊到相关大型影像中心。再次，由于该技术还比较新，目前还缺乏专业训练且精通牙髓病知识的口腔放射医生。而接受正规培训的口腔放射医生也不太可能谙熟牙髓病专业知识，因为证据表明，没有实践反馈，学习效果会大打折扣[7-9]。这意味着目前临床医学专业或者口腔放射专业的医生无法通过转介的患者来进行影像学研究和学习，最终不得不由接受过放射培训的牙髓病学医生来填补这一空白。

所以拍摄牙髓病的CBCT不应在医院或者影像中心，而应在私人诊所或者在基层医疗服务中心进行。同时牙髓治疗CBCT拍摄模式也不同于种植或者牙周模式，后两者是以影像学为中心的“开单-拍摄-报告”模式。而在牙髓病的CBCT拍摄中，放射技术人员可能拍不到牙髓病医生需要的影像特征。另外，牙髓病医生不能也不应依赖放射科医生，而应自行解读影像结果和出具报告，除非怀疑有非牙髓性的病变或者需要解读所有的影像信息。虽然牙髓病模式似乎比医学模式要好一些，但有一些问题仍需进一步探讨。

Miracle和Mukherji[10-11]的两篇综述研究指出，随着CBCT在口腔颌面部的广泛应用，CBCT在使用合理性、使用后果以及临床医生缺乏培训等方面问题令人担忧。虽然CBCT已被大量应用于诊室中，但还是受到使用者经验欠缺和文献报道相对较少的限制。目前一些诊所的CBCT影像还主要由未经放射培训认证或者无放射执照医生解读。

尽管这种新型的CBCT影像模式存在风险，但也有许多优点。整个拍摄诊疗过程连续，没有碎片化（相比于临床医学模式），成本也更低。在大多数情况下，影像资料一经牙髓医生解读，患者便能获取检查结果。笔者预计这种牙髓病学模式在未来将持续下去；随着对CBCT进一步地认可和使用，以及患者受到放射剂量的减少，临床医生会发现诊室内拥有CBCT的主要优点之一就是能在诊间拍摄CBCT并进行解读。图6-1～图6-4显示诊间拍摄CBCT的优点。在诊所内拍摄CBCT的另一个优势是目前牙髓治疗正朝向微创

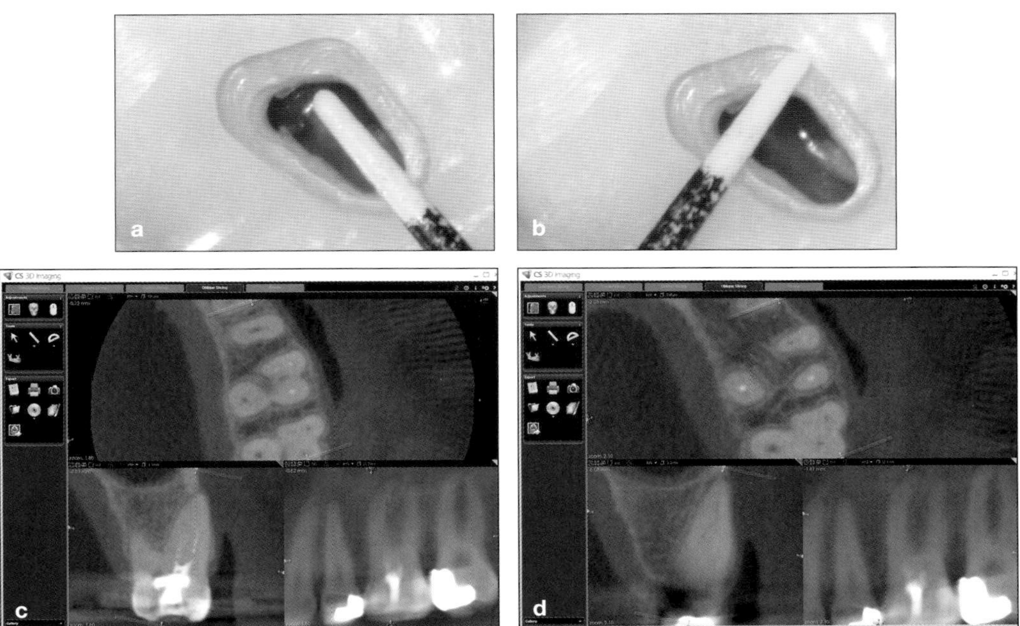

图6-1　（a，b）在全瓷冠上逐步分层预备保守的开髓口。近颊根有两个根管口。术中CBCT影像显示，近颊根管内的氢氧化钙均匀分布且对称，提示没有其他额外的根管。值得注意的是，从根管上1/3（c）到中1/3（d），保龄球样的牙根结构在近远向上显著减小。由于存在带状穿孔风险，近中第二颊管仅预备到17/0.04大小，最大直径0.65mm。

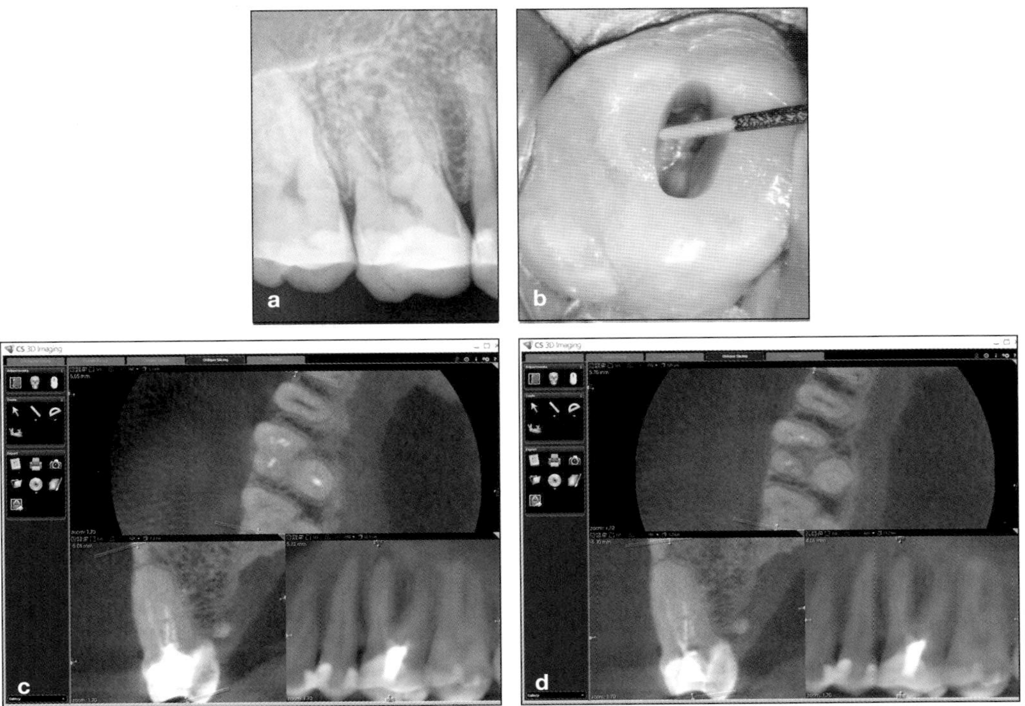

图6-2　（a~c）与图6-1类似的病例，开髓口保守，保龄球样牙根结构的近颊根有3个根管口。（d）氢氧化钙充填影像显示近颊第二根管（MB2）从近颊第一根管（MB1）口上段分出，然后和近颊第三根管（MB3）融合。即使是小锥度预备（17/0.04），轴状面也显示出MB2/MB3根分叉区的侧壁较薄。

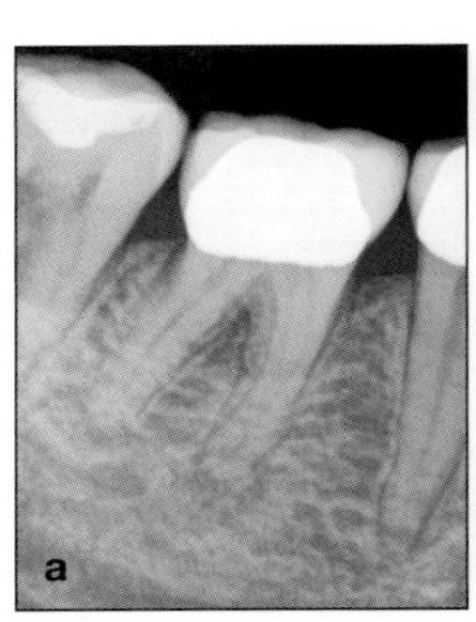
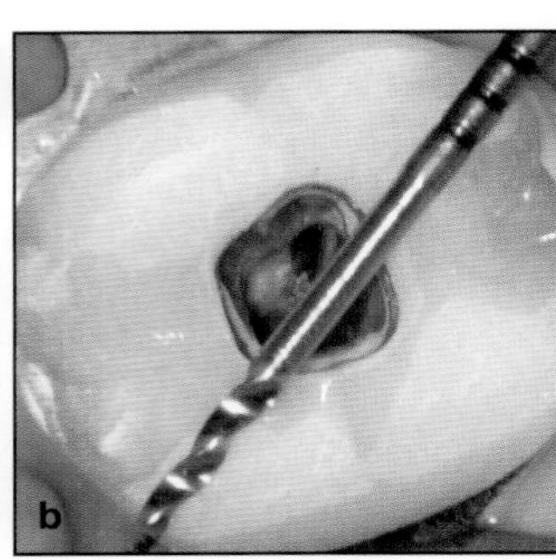
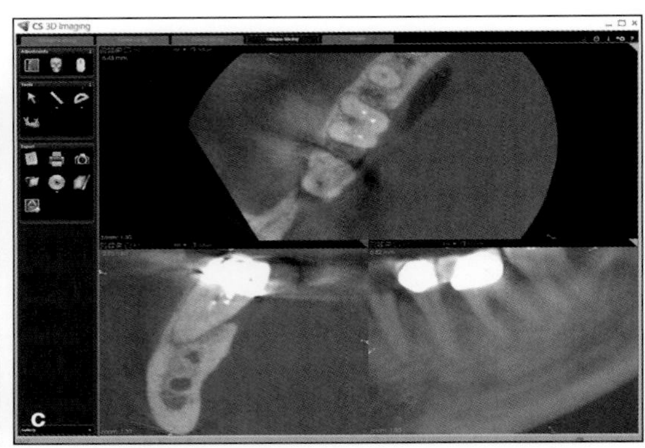

图6-3　（a）根尖片提示下颌磨牙具有两个近中根管。微创开髓后，探查到有一个远中和两个近中根管口。（b）一诊时进行小锥度预备（17/0.04），并放置氢氧化钙。（c）然而术中CBCT显示，阻射影明显偏向舌侧，且提示近颊和远颊根管遗漏。二诊时轻松定位这两个遗漏根管。MM（近中中央）根管一开始被误认为近颊根管，最初进行的小锥度预备纯属偶然，避免了带状穿孔。

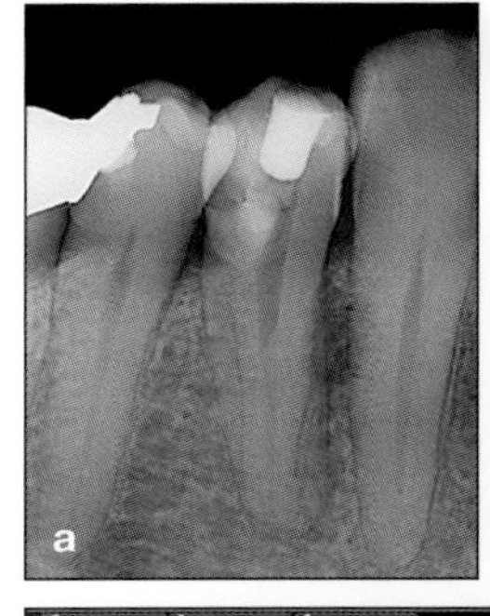
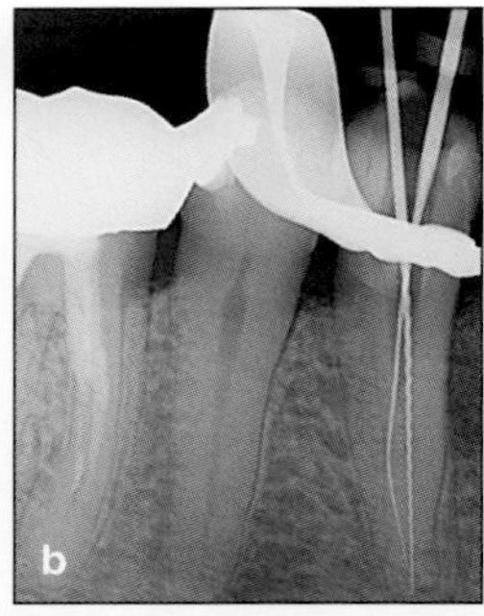
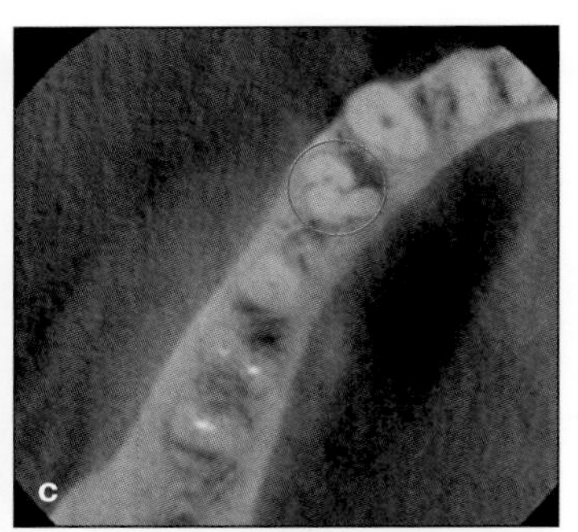
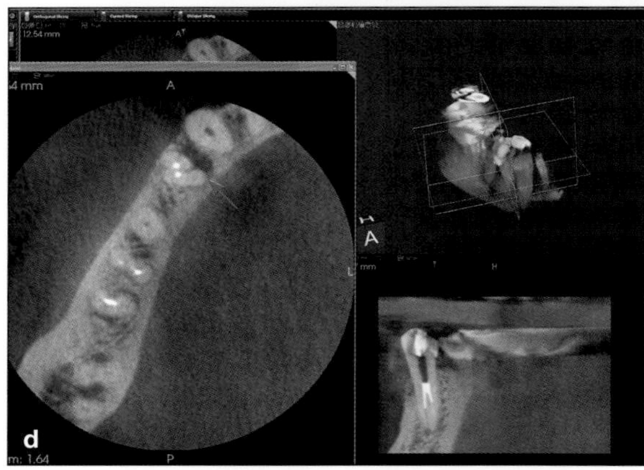
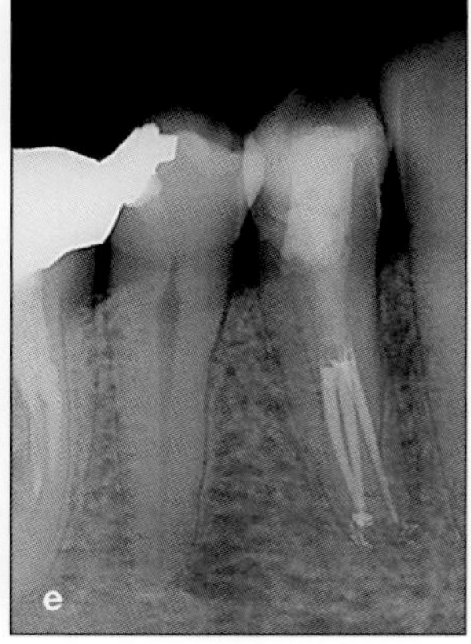

图6-4　（a~c）下颌第一前磨牙的初步预备似乎表明已经找到舌侧管根和远颊根管（圆圈）。（d）根管内放置氢氧化钙后的术中CBCT显示近舌根管遗漏（箭头），位于已知根管的近中和舌侧。（e）CBCT影像能让医生在尽可能少地去除牙本质的情况下，找到所有根管。

方向发展，而CBCT正是精准治疗的核心（图6-5）。

CBCT导航治疗有助于临床医生将颈周牙本质的破坏降到最小，同时帮助确认疏通根管的关键部位，以免遗漏根管。这些微创治疗方法离不开显微镜和CBCT。治疗的核心是在开始治疗时开髓口的形态要小，不过度扩展。随后将具有阻射作用的氢氧化钙暂时放置在特定的解剖位置，并拍摄CBCT确认。在《A CBCT Primer》一书中介绍了放置氢氧化钙和可视化根管的具体技术[1]。

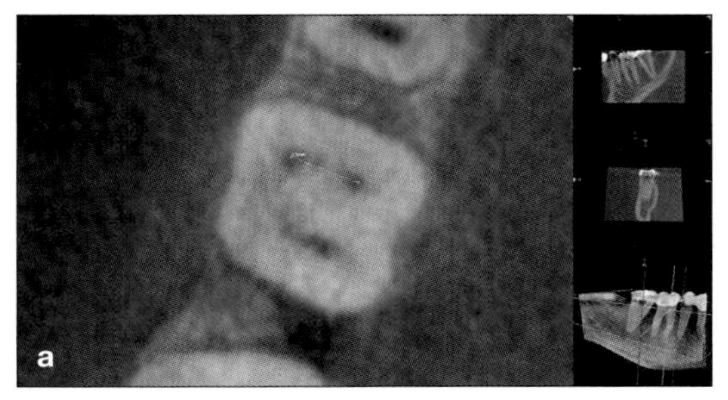
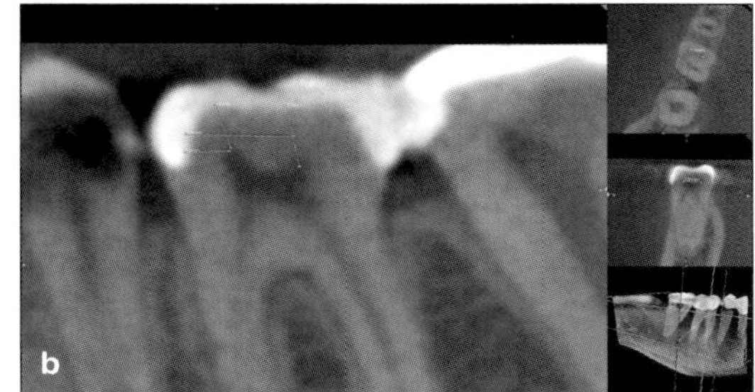
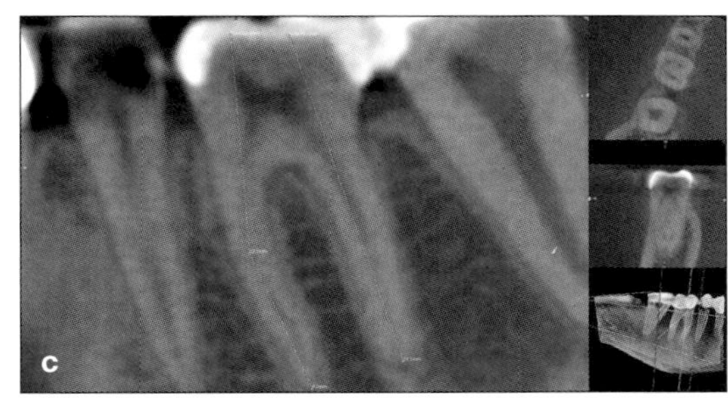
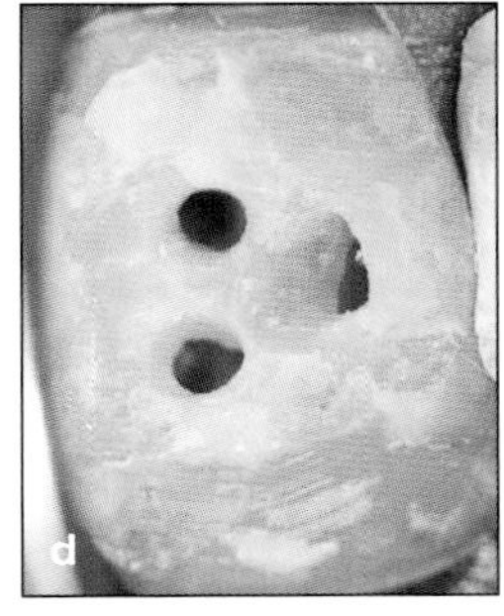
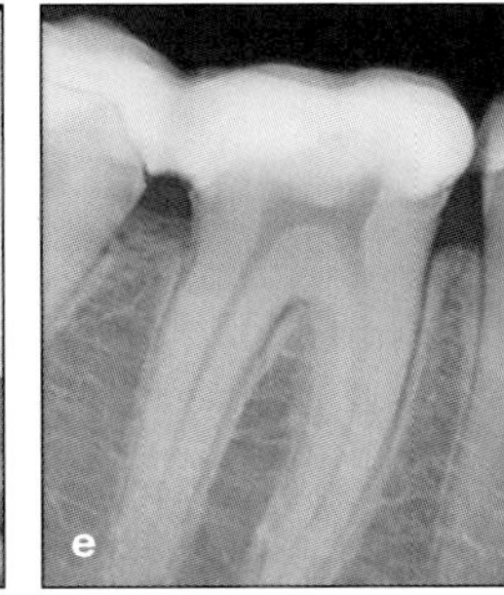
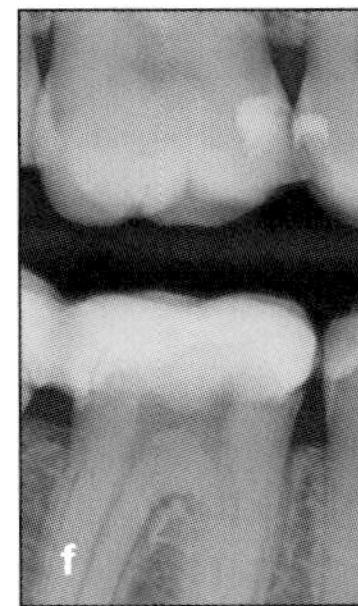
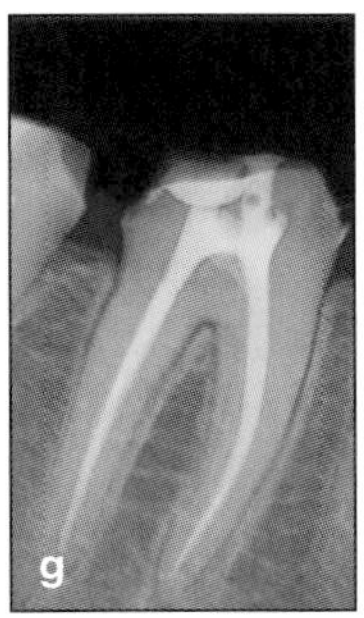

图6-5 如第7章所述，CBCT有助于预备进入根管口的直线通道。例如CBCT（a~c）测量工具可指导临床医生在尽可能少地去除牙本质的情况下，微创开髓，精确地寻找根管（d~g）（Courtesy of Dr Charles Maupin，Lubbock，Texas）。

空间布局

仪器要求

如果从零开始规划，CBCT的空间要求不高，但需要精细设计。美国联邦、州和当地的法律都有规定，使用放射性装置应设置必要的屏蔽和隔离。此外，也可能有法律规定哪些人能够读片，哪些人能够复核。在许多国家，放射规定非常严格，会成为私人诊所购置和使用方面的难题。部分州还会要求提交CBCT的需求证书或者其他购买文件。因此，在正式设计、提交和行动前，每个临床医生、建筑承包商和空间设计师应提前熟悉所有的放射相关规定。建议临床医生仔细阅读国家有关屏蔽的规定和当地安装施工的法律，因为不同州之间的规定可能不尽相同[12-15]。强烈建议在CBCT设备安装前制订一套详细的计划，并邀请国家认可熟悉CBCT的认证员现场指导。

所有CBCT的安装需要对墙体、电气、网络、照明、出入口通道以及间距进行周密的设计，甚至需要铅墙。CBCT对墙体和地板的振动非常敏感，因此必须有正确的结构支撑。除此之外，CBCT还需要一个稳定可控的电源来精确地将电压和电流控制在恒定范围内，电压和电流的变化或者功率的波动容易损坏敏感的电路板。

在规划物理空间时，影像资料的获取和初步解读应临近临床诊疗区域。出于同样考虑，不推荐设备与其他专业共享——通常推荐的多学科实践模式。将CBCT放置在不同的楼层或者远离

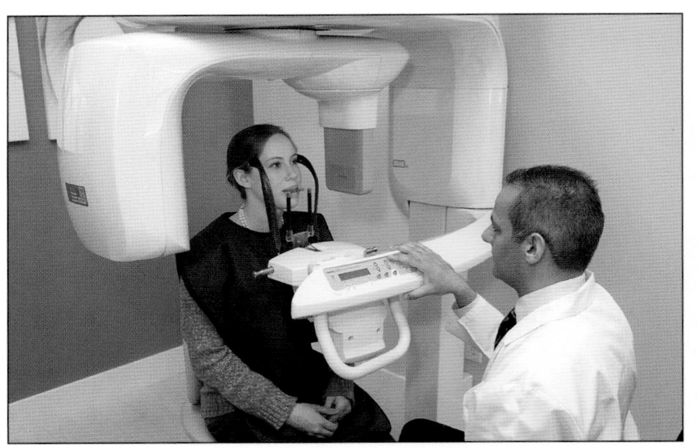

图6-6　患者坐在CBCT座椅上，医生调整Carestream 9000位置（Carestream Dental）（Courtesy of Dr Rahim Karmali，Denver，Colorado）。

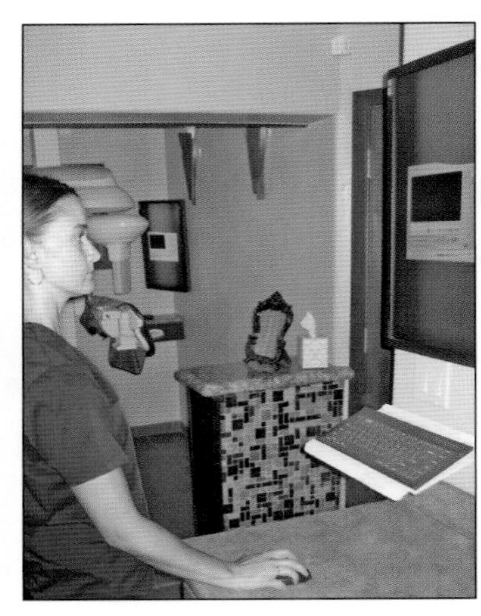

图6-7　镜像双面板。初始设置可由技术员在前台的主面板上操作，也可以在背面的镜像面板上操作。

诊室的地方，不符合以操作为基础的牙髓病影像模式。尽管在团队工作中将CBCT在各专业之间共享看起来似乎更经济，也更有吸引力，但实践结果告诉我们，采用这种模式的临床医生几乎都后悔了。在牙髓病治疗中，拍摄CBCT往往都是临时起意，没有提前预约，并且需要立即拍照。例如在治疗过程中根管无法定位时通常需立即借助CBCT来获得牙齿的解剖信息，或者在复杂病例中，要确定预备的深度和方向时，需即刻拍摄CBCT。如果由于其他临床医生的预约，无法及时使用CBCT，则可能会对医生造成很大的挫败感。因此CBCT室应尽量靠诊疗室。

虽然许多CBCT拍摄时允许患者采取站位，但很多临床医生发现，患者取坐位拍摄时的重建效果更好。在CBCT图像采集过程中，患者有些许移动就可能影响图像的采集。但让患者坐位时，将CBCT移动至正确的拍摄位置，所需空间比站位拍摄小。所以在安装CBCT时，应该留出足够的空间。如图6-6所示，技术人员需要足够空间来调整位置，设置参数。使用CBCT配套的镜像双面板可方便地调整技术参数（图6-7）。初始设置可由技术专家在主面板或者镜像面板上操作。

改造其他小空间，让技术人员对坐位患者进行位置调整时，可用墙壁支撑（图6-8a）。附近的小台面可用于放置患者首饰、助听器、发夹、眼镜、活动义齿或者其他金属物，以及手套盒和第二只鼠标，以供技术员使用。第二个鼠标指在技术员的触及圈内，用于调整扫描范围、机架高度、旋转中心和其他技术参数，并能同时观察对扫描射线的影响（图6-8b）。

阅片室

CBCT拍摄后可当场对CBCT图像进行查看、解读，这是其优势之一。为了及时向患者介绍病情，可以初步读片以确认阳性特征，或者在治疗过程中及时向患者说明情况[5]。阅片室应为最终的阅片场所，需时较长，需要理想的阅片条件。有关最佳阅读条件的研究表明，解读时出错的频率受阅读环境的影响[16]。因此需要控制室内灯光，因为光线不仅影响感知，还会显著降低对低对比度物体的检测。笔者建议在不超过50~80lx（照度单位）的中等暗度环境下读片[17]。

尽管可以在椅旁初步阅片，但是大多数牙髓病医生认为，在专门的阅片室进行初步及最终阅片并出具报告更为适合。阅片室私密性更好，照明条件也控制得更好，观看时显示器更大、角

图6-8 （a）空间较小时，技术员可利用墙壁来支撑，为坐位患者调整CBCT。前方的台面内陷，可以存放患者的首饰、助听器、发夹、眼镜、活动义齿或者其他金属物体。技术员右臂后面的工作台面有手套盒以及第二个鼠标，供技术人员使用。（b）第二个鼠标（箭头）在技术员的触及圈内，可根据扫描射线来调整扫描范围、机架高度、旋转中心以及其他技术参数。

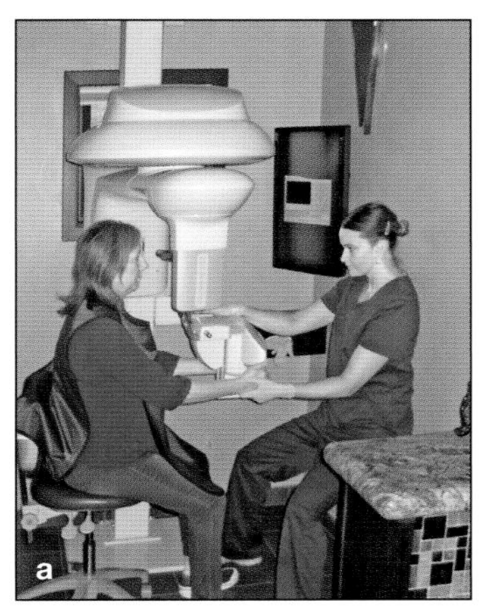

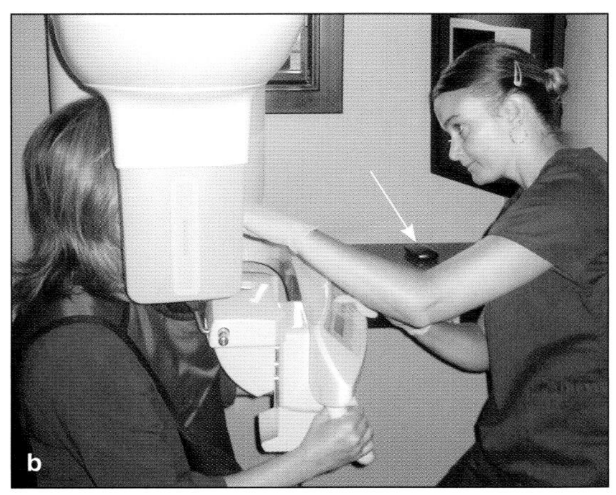

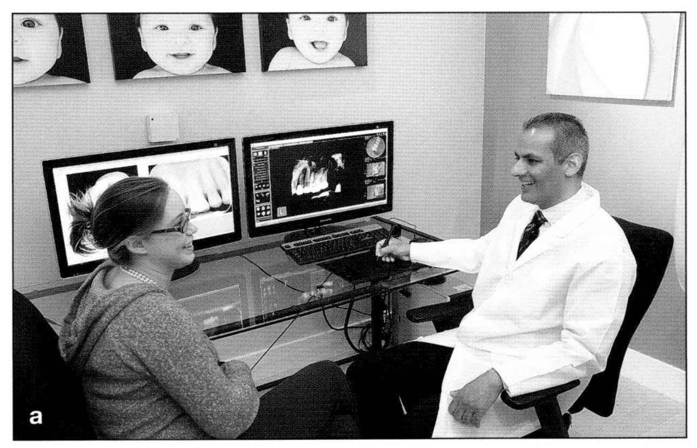

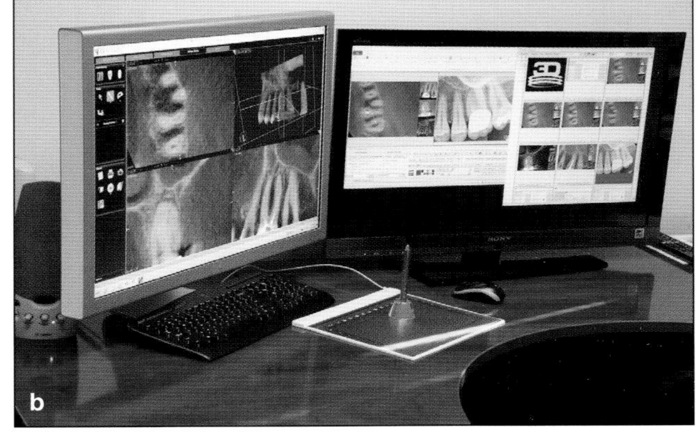

图6-9 （a，b）两个不同诊所内显示器和舒适座椅按人体工程学摆放的位置。一台用于常规数字影像，一台用于CBCT重建。

度更多。此外，观看图像的专用计算机也具有比普通计算机更好的成像和处理能力，减少渲染时间。阅片室的设计要有足够的空间，让感兴趣的配偶或者家属成员也可以就座，并对病情有所了解。如果在椅旁向患者介绍病情，也很难达到人体工程学方面的要求。

笔者推荐的私人诊所的影像模式意味着患者无须等待放射专科医生出具报告，拍摄后医生可以立刻向患者交代病情。即时反馈可以让医患双方均受益。与患者一起看片后，医生交代病情会更彻底，同时有助于向患者解释治疗方案的选择依据，也可以更好地解释言语难以表述的复杂情况。此外，患者参与这一过程后，也可以更清楚地表达自己的问题，理解本身疾病的特殊性，缓解潜在的医患误解。双显示器可同时显示CBCT重建图像以及传统的根尖片或者临床照片，从而高效地展示病例资料（图6-9）。

计算机和信息技术

明亮、高分辨率的大型显示器应按人体工程学的要求放置，因为图像的解读需要大量的时间和精力，故应提供舒适的体位。研究表明，CBCT的正确解读取决于临床医生的视力、认知和阅读姿势，这些因素虽难以评估，但可以显著影响医生的判断，因此不容忽视[17-19]。建议将两个高分辨率大屏显示器与眼睛平齐。目前并不需要专业级高分辨率的显示器，消费级显示器即可，但随着价格的不断下降，高清显示器在牙髓

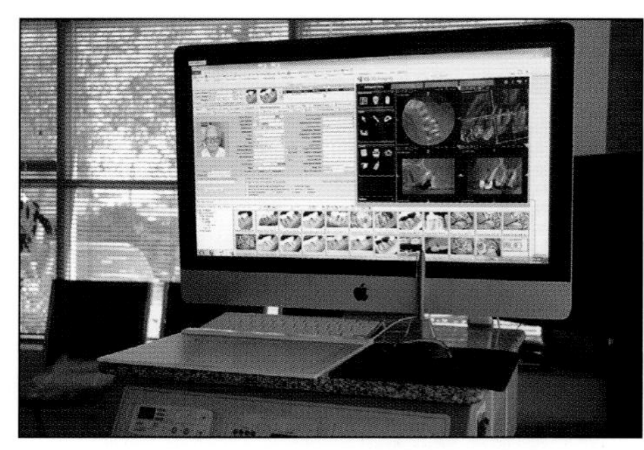

图6–10　在诊室内放置27寸苹果 iMac计算机用于CBCT阅片。在诊室内阅片，尽管可行，但效率低下，与专门观看和研究病例的阅片室相比，不符合人体工程学要求。

病治疗中的使用将更加普遍。消费级显示器及适配器通常无法显示超过256色的模拟灰度（8位），而真彩医用显示器可以显示4096（12位）色调，呈现更多细节。然而Barten[20]研究表明，人类视觉系统在任何给定的水平上都无法辨认出超过1000种灰度的色彩。此外，观看两个高亮度的显示器，更多的色彩也并非总是好事[17,21]。然而在消费级显示器中选择时，仍应选择可用的最高亮度和对比度。另外需要考虑的是，显示器的尺寸，因为可能需要同时观察评估疗效或者查看潜在的细微变化。笔者发现，27英寸的屏幕已够大够用。截至本文截稿时，苹果iMacs的屏幕大而明亮、分辨率高、外观时尚，可考虑购买（图6–10）。

CBCT影像解读

正如《A CBCT Primer》一书中所讲[1]，目前普遍缺乏有关牙髓病CBCT方面的专业解读。在拥有这方面的专业知识之前，牙髓病医生必须依靠扫描策略才能知道图像存在的异常。解读CBCT所用的时间比国际上公认的要慢得多，且更易出错。多项研究都已得出定论，真正的专家依靠其专业知识，在几秒内就可以掌握图像要点，比依靠扫描策略用时要少得多[1,9,16,22–26]。

本节假设读者都不具备该领域的专业知识，都需要使用扫描策略来进行解读，脑海里没有大量的牙齿正常及异常形态的CBCT学知识。因此本节介绍了如何解读CBCT，能学到什么样的医学知识，并在此基础上为读者提供了解读方法[16]。更详细的论述见《A CBCT Primer》一书[1]。

牙髓病医生解读CBCT时所面临的第一个困难是需要阅读大量的断层图像。Carestream 9000学习包含了695×695×478个总像素，进一步衍生约2亿个正交重建片段。如果增加了潜在的曲线和斜形层面，重建层面的数量可达到无限。牙髓病医生通常观察最多18张图像，因此一开始必然会被这么多的图像所震惊，或者仅局限于观察图像中的牙齿。没有清晰明确的结构化读片步骤，必然会浪费大量的时间和精力，而且很容易出错。

笔者认为，3D渲染几乎没什么作用，经常会误导医生。3D渲染在向患者解释三维立体图像以及拍摄角度时会有帮助，但在简要介绍后，最好关闭3D渲染。使用3D渲染图像进行诊断极易出现严重的解读错误。Carestream建议不要将3D渲染用于最终诊断[27]。

搜索满意度（SoS）误差在CBCT读片中比较常见，做事谨慎的临床医生常会采取措施避免犯这种错误。Tuddenham[28]在1962年首先提出了搜索满意度的现象，1967年Smith[29]首次提出该术语。搜索满意度误差经常被人们误解为，当发现第一个异常现象以后，人们就不再搜索其他异常现象。而真正的搜索满意度主要与期望值以及寻求解释相关。一旦找到合理的解释，临床医生就不太可能去寻求其他解释。因此，笔者认为一开始最好不要将焦点集中于异常体征上，而应对

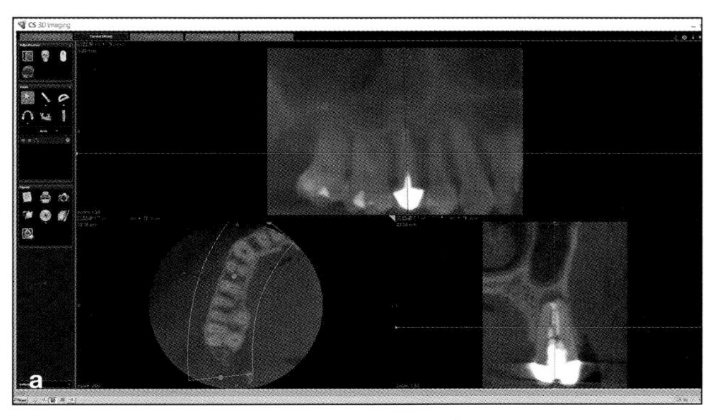

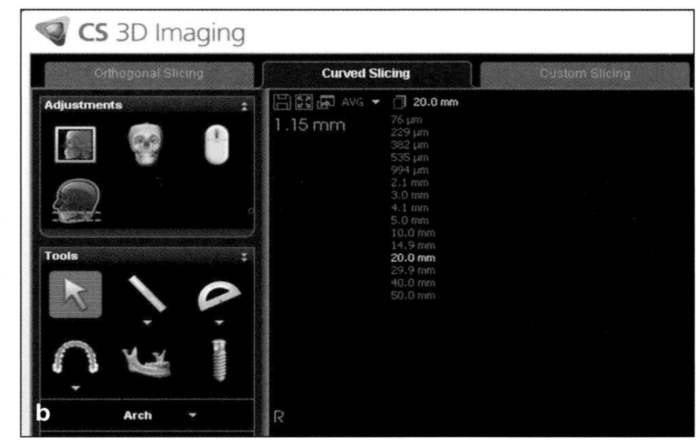

图6-11　临床医生经常倾向于先检查有问题的患牙。然而由于可能增加搜索满意度（SoS）误差，应尽量避免这种做法。（a）黄色轴状线表示轴状面中的大致中心位置，用于构建曲线层面的初步导向。（b）在轴状面中画出需最少点的曲线，并将矢状面厚度改为约20mm。 然后进行假想根尖周（图a上图的中心）区域的影像重建。黄色轴状重建平面指示线从下至上方向移动，以确保目标区域位于白线中。

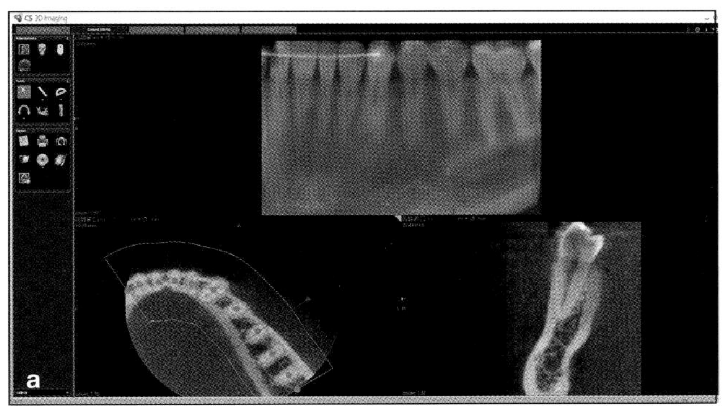

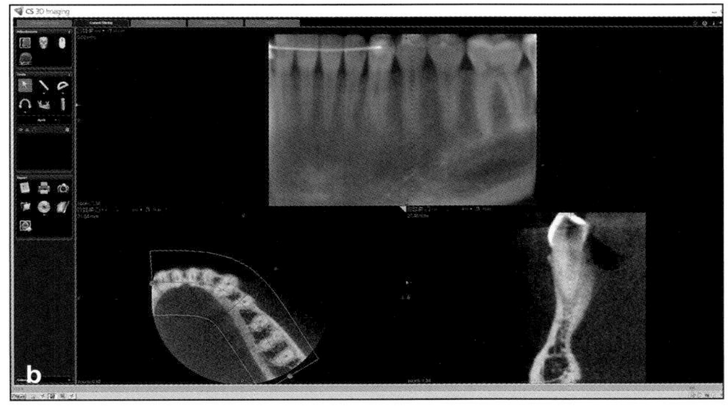

图6-12　（a）虽然画得不错，但过多的点可能会导致重建图像的扭曲和解剖信息的偏差。注意两个下颌切牙在近远中宽度上的偏差似乎较大，前磨牙的偏差较小。（b）修改后只用4点就可以匹配下颌切牙和磨牙近远中宽度。在下颌后牙区段，通常只要2点就够了。

整体的影像有一个全局观。正如Berbaum写道：“现象是真实的：当观察者搜索到想要的结果时，通常不会再注意其他的意外发现[30]。”

因此读片时应该先筛选。在拍摄CBCT和调取资料完成以后，患者应坐在医生旁边一起看片。看片是一个结构化的过程，需要实践并熟悉软件的功能，以及靠时间积累表现出来的自信。笔者认为有必要向患者介绍基本的搜索满意度（SoS）误差，因为这在CBCT影像很常见。为了避免这种误差，应最后再看感兴趣的领域。向患者简要介绍时，可介绍3D影像的原理、CBCT的各个平面以及如何在不同的平面调整和观察图像。

使用曲线平面[27]来重建一个假想的平面或者假想的根尖周视图有助于熟悉软件，并定位方向。最好的方法是通过物体中心建立一个曲线重建平面，然后开始在矢状面、曲向矢状面[1]和轴状面上进行筛查。这种图像可以让医生只观察所构建区域的重建图像（图6-11a）。将观察切面的厚度增加至可覆盖牙槽骨的厚度（约20mm）（图6-11b），排列对齐后（图6-12），临床医

[1]当使用曲线重建平面时，常常从一个传统的重建平面弯至另一个平面，在描述上可能容易混淆。例如在前牙区，从尖牙到尖牙的弯曲平面在上颌中切牙区靠近冠状面，在尖牙区则靠近矢状面。如果包括磨牙，则重建的范围更大，重建平面在磨牙区是矢状面。曲线矢状面总是垂直于弯曲平面。

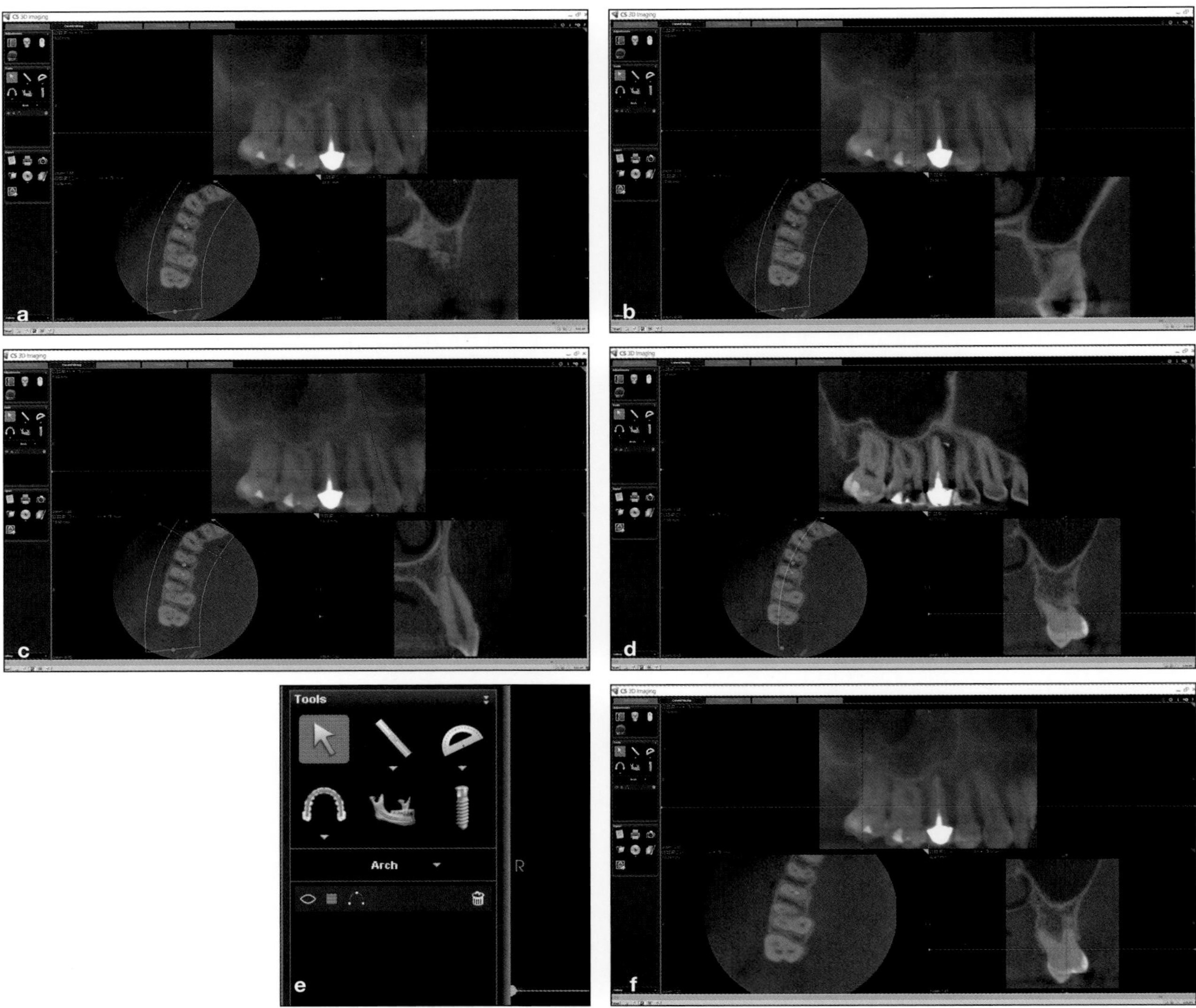

图6-13　CBCT筛查步骤。（a）首先进行筛查。曲线矢状面（右下）重建上颌第二磨牙。蓝色切面（左下）向前移动时刻观察上颌骨。（b）向前移动蓝色切面进行筛查。首先跳过患牙，筛查完成后再对其进行观察。（c）跳过患牙后继续筛查。调整重建平面角度以适应局部解剖结构。（d）然后筛查矢状面，将层厚减小到最薄，沿红色平面指示线从近远中方向检查。可发现矢状和轴状面上颌第二磨牙远中明显吸收。（e，f）轴状面观察。关闭曲线重建平面指示线（e）。轴状面可看到上颌第二磨牙远中出现吸收缺损（f）。

生就可以利用多年来在根尖片中积累的专业知识发现图像中的所有问题，并进一步仔细研读，而不是直接观察感兴趣的目标区域。筛查是为了确保找到明确并令人信服的证据，而不会因为搜索满意度（SoS）误差而错过。如果观察到有非牙髓性病变，且临床医生无法判断严重性，则建议将研究图像转给更专业的放射科医生，进一步解读。

在筛查整体视图（图6-13a～c）后，就需要对3个平面（图6-13d～f）进行逐一观察解读。根据假想平面或者假想根尖周视图来观察曲线矢状面图像。观察轴状面时最好是从牙冠到根尖，解读视野内的每颗牙齿。轴状面最好垂直于牙体长轴。冠状面或者矢状面的观察方式也类似。医生的诊断能力与大脑对各种解剖结构记忆存储的数量和类型有关。因为牙髓科医生对这种技术比较陌生，缺乏立即识别异常结构的能力。因此在具有“一看便知”的诊断能力之前，还要依靠扫描策略来发现检查中的真正异常或者是假象干扰。但获得这种能力需要时间，期间也容易受到误差的影响——这两种都是假阴性和假阳性错误。为了便于理解，建议阅读《A CBCT Primer》[1]中的感知和认知章节以及《医学图像感知与技术手册》[16]。

在完成图像筛查、确定感兴趣区域后，可使用个性化或者斜线切面功能。笔者认为，避免错误或者遗漏的最佳方法是先观察轴状面。调整轴状面，由冠及根观察所有牙齿，注意观察视野中的所有牙齿，通常需要4~6次，并使用最小层厚。确定感兴趣的目标区域后，调整冠状面和矢状面至最佳观察角度，通常垂直于牙体长轴。

在观察过程中，临床医生应知悉所有伪影结构，特别是视野以外物体引起的伪影。通过正交重建有利于识别这种伪影。初学者对CBCT影像结果不太熟悉，无法识别正常和异常影像; 因此对于出现的任何异常结果（与根尖片比较）都应该保持审慎怀疑。许多刚开始使用CBCT的临床医生经常识别出各种“异常结构”，但最终发现都是正常结构。如果要更好地了解这个问题，感兴趣的读者可参阅《A CBCT Primer》一书中有关Ⅰ类和Ⅱ类异常的章节。

这本书能让临床医生较快地学习与实践与CBCT有关的各项技术，并尽量减少误读和SoS误差。在人类长期记忆中，快速发现正常或者异常结构没有什么捷径，需要多年的时间积累，所以最好以结构化的过程开始，并随着时间的推移来完善这种技能。根据医学放射学的研究结果[9,23-26]，牙髓病医生在放射知识方面存在的主要障碍是阅片的数量与所得到反馈两方面都比较少。有研究证明，缺乏反馈，仅有单纯感知并不能学到知识[31]。牙髓病医生除了在手术中偶尔能得到反馈证实以外，来自其他方面的反馈很少。Wood在关于反馈的论文中写道[7]：“反馈在预期、求证、理解的模式下最有效。没有建设性的反馈制度，缺乏足够的自查自纠来规范行为和决定，使我们有可能成为含糊其词或者过度自信的医生。因此，牙髓病医生应该抓住一切机会去检查拍摄CBCT后又被拔出的患牙，这些患牙可以反馈证实所解读的CBCT影像是否正确。

解读报告和出具报告

报告语言

由于可能对解读过程以及随后的治疗决策产生潜在影响，故应慎重选择报告的语言。北美放射学会发表了RadLex（网址：www.radlex.org），这是一个由68000个词汇统一的语言词典，用于描述特征、组织分类和检索图像以及出具报告。使用正确、清楚、统一和前后一致的语言在放射报告非常重要。放射检查结果也只是光子衰减的记录，故应谨慎使用与健康和疾病相关的语言来描述这些结果，虽然有些错误已经沿用了数十年。

因此当提到CBCT结果时，临床医生不应说：“发现左上颌第一磨牙根尖病变”或者“左上颌第一磨牙的近中颊根具有明显的病理表现”。更准确一点的表达方式为用语言描述所见，所用的语言能反映不确定性的程度，避免使用描述疾病状态的暗示性词语，这些词语我们在牙髓病学文献、书籍和汇报中常常用到[2]。最好这样描述：“左上颌第一磨牙根尖区的透射影像提示根尖区病变”。适当使用一些怀疑性的语言，容许改变诊断结果，仅做一些有关疾病状态

[2]最好用词语的变化来表述所见影像。推荐读者参考《医学图像感知与技术手册》[16]。

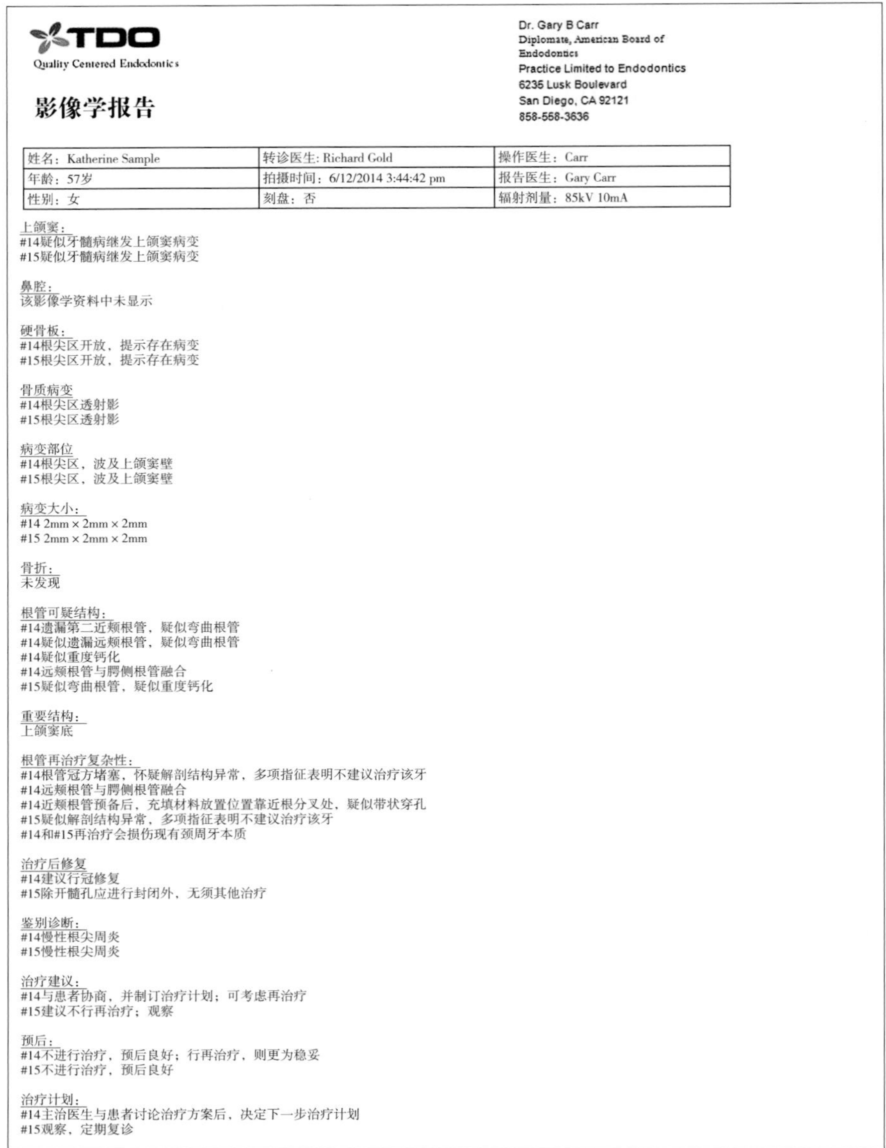

TDO
Quality Centered Endodontics

Dr. Gary B Carr
Diplomate, American Board of Endodontics
Practice Limited to Endodontics
6235 Lusk Boulevard
San Diego, CA 92121
858-558-3636

影像学报告

姓名：Katherine Sample	转诊医生: Richard Gold	操作医生：Carr
年龄：57岁	拍摄时间：6/12/2014 3:44:42 pm	报告医生：Gary Carr
性别：女	刻盘：否	辐射剂量：85kV 10mA

上颌窦：
#14疑似牙髓病继发上颌窦病变
#15疑似牙髓病继发上颌窦病变

鼻腔：
该影像学资料中未显示

硬骨板：
#14根尖区开放，提示存在病变
#15根尖区开放，提示存在病变

骨质病变
#14根尖区透射影
#15根尖区透射影

病变部位
#14根尖区，波及上颌窦壁
#15根尖区，波及上颌窦壁

病变大小：
#14 2mm × 2mm × 2mm
#15 2mm × 2mm × 2mm

骨折：
未发现

根管可疑结构：
#14遗漏第二近颊根管，疑似弯曲根管
#14疑似遗漏远颊根管，疑似弯曲根管
#14疑似重度钙化
#14远颊根管与腭侧根管融合
#15疑似弯曲根管，疑似重度钙化

重要结构：
上颌窦底

根管再治疗复杂性：
#14根管冠方堵塞，怀疑解剖结构异常，多项指征表明不建议治疗该牙
#14远颊根管与腭侧根管融合
#14近颊根管预备后，充填材料放置位置靠近根分叉处，疑似带状穿孔
#15疑似解剖结构异常，多项指征表明不建议治疗该牙
#14和#15再治疗会损伤现有颈周牙本质

治疗后修复
#14建议行冠修复
#15除开髓孔应进行封闭外，无须其他治疗

鉴别诊断：
#14慢性根尖周炎
#15慢性根尖周炎

治疗建议：
#14与患者协商，并制订治疗计划；可考虑再治疗
#15建议不行再治疗；观察

预后：
#14不进行治疗，预后良好；行再治疗，则更为稳妥
#15不进行治疗，预后良好

治疗计划：
#14主治医生与患者讨论治疗方案后，决定下一步治疗计划
#15观察，定期复诊

a

图6–14a　TDO CBCT报告的文字部分。

的提示。因此更准确的语言是去描述了实际观察到的内容，并将其观察结果和所得推论分开。下述词语在用于描述影像结果及可信度方面存在一些差别：

- 不一致
- 可能
- 并非不一致
- 一致
- 提示
- 特点
- 典型
- 特征性

在分析图像时，正确区分影像学上的发现和特征也非常重要。所谓发现是指医生观察到的可支持临床初步诊断的一些证据。对于图像来说，是指医生对影像结果所得出的各种解释。采用逻辑归纳思维，从观察结果来推测可能的原因。所谓影像学特征是指已知病变典型的影像表现，同

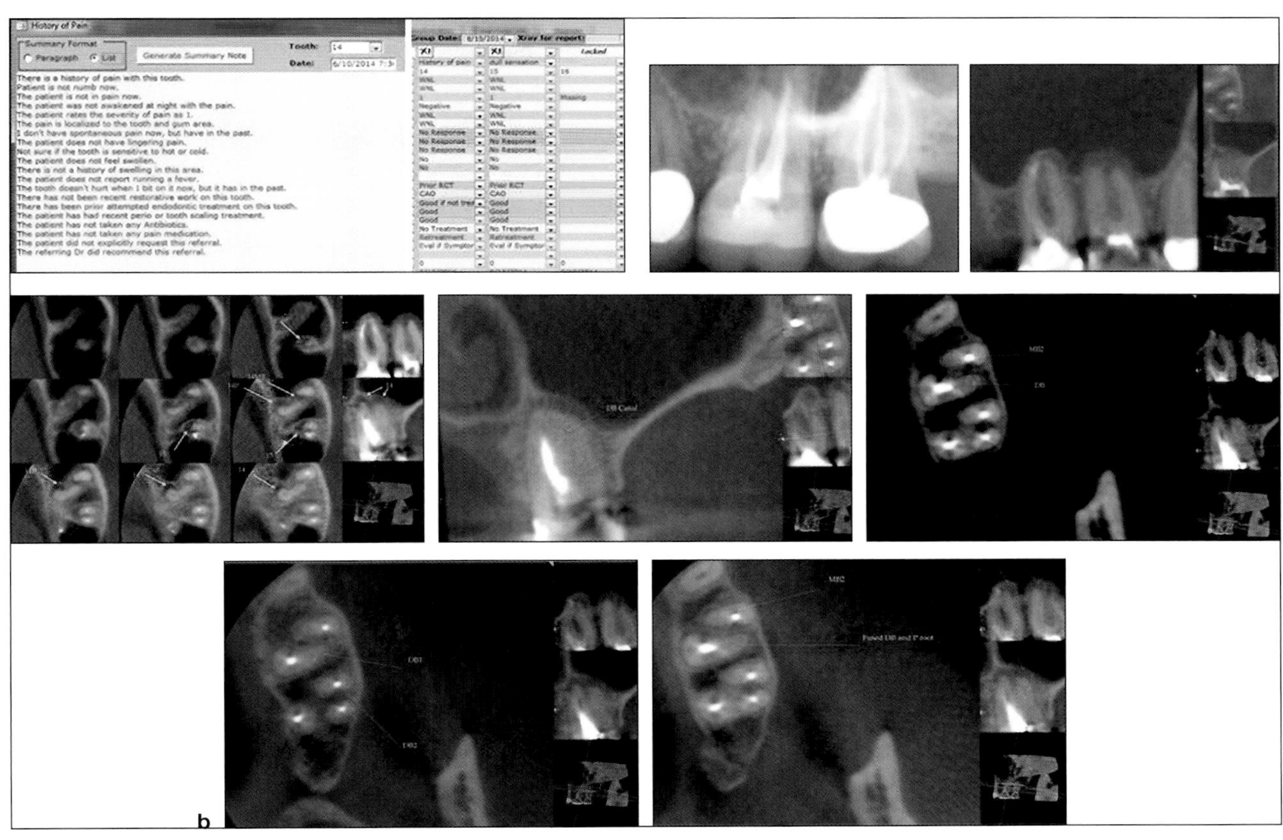

图6-14b　TDO CBCT报告的图像部分，可发送给其他经治医生。

样采用逻辑归纳思维，从已知疾病推测可能的影像异常。在影像解读中，应思考病变的生物学变化过程，例如将牙髓病变的组织病理学变化和放射影像中的图像特征结合起来考虑。

最终报告和报告软件

在上述牙髓病学影像模式中，牙髓病医生充当医学高级影像模式中报告申请医生、放射医生和外科医生的角色。然而对于一些重要发现或者阴性体征，仍然需要出具内部报告。结构化的影像报告具有诸多优点，已成为美国放射影像学院3.0计划的核心内容[2]。

研究表明，使用检查表可提高医疗质量[32–34]。现已证实，使用检查表能有效降低航空和军事领域的意外事故，医学放射学也采用类似的方法[35–36]。虽然使用检查表与提高诊断准确性或者减少错误之间并无直接联系[37]，但研究表明，其可降低遗漏错误的概率，有助于报告的一致性，并建立一套最好的报告标准[38]。

任何牙髓病软件都应能将CBCT报告结构化，便于使用，简化输入，并且易于截图保存。TDO（The Digital Office，TDO）软件可直接生成一张牙髓病学检查单，简化输入过程，减少打字。此外，语音识别软件也可加快输入速度。图6–14显示了TDO CBCT报告。可在短时间内操作并修改完成，出具影像检查报告。如果临床医生需要等数小时才能完成报告，过程就会太繁琐耗时。技术的关键在于要连续完成拍摄、解读、记录和报告这一系列过程，养成一个良好的习惯。临床医生要保证所有程序都全部完成，没有最终的报告，程序就没有最终完成。

日常生活中常见的电离辐射剂量		
活动或者事件	有效剂量（mSv）	相当于单日基础辐射的剂量
机场安检	0.02	0.003
柯达CBCT拍摄前牙区	4.7	0.71
日常饮食暴露	0.8	0.8
单日海平面位置的基础辐射	6.5	1
柯达9000曲面断层X线机	7	1.07
柯达CBCT拍摄后牙区	18.8	2.8
4张咬合翼片	38	5.8
从纽瓦克到温哥华的航班	40	6
玻利维亚拉巴斯的单日基础辐射	11.9	1.9
从纽瓦克到中国香港的航班	63	9.5
一次胸片、全景片和侧位片	170	25
飞行途中的太阳耀斑	600	92
一张乳腺X线片	700	107
年均基础辐射	2400	364
航天飞机旅行	5300	815
玻利维亚拉巴斯的年均辐射	4330	364
医用CT（腹部螺旋CT）	10000	1538
美国每年职业安全上限（成人）	50000	7692

图 6-15　剂量换算图可用于告知患者电离辐射的暴露程度。

CBCT检查的患者准备

患者常常对不必要的检查持怀疑态度，或者看过滥用牙科影像检查的新闻。患者自然而然会关心拍摄中的电离辐射，特别是没必要拍摄或者对诊断没有意义时。若无纳入或者排除标准，或者这些标准没有及时调整，拍摄CBCT就缺乏合理性[39]。

另一个原因是拍摄CBCT需要额外的费用，这会引起患者怀疑拍摄的目的。因此笔者强烈建议牙髓病医生将CBCT检查费整合入诊断费用，作为标准流程。临床医生对患者的介绍资料及其知情同意书应体现该规定，如："如果需要额外的影像检查以明确诊断，则无须额外费用"，就可缓解患者对拍摄动机的担忧。此外临床医生应以合理的方式告知电离辐射的风险、风险水平，并与其他类型的放射风险比较。当患者有疑虑时，通过图6-15帮助患者比较暴露水平，并控制在适当的程度。

在介绍病情时，如果能够巧妙地运用一些技巧，患者对拍摄的接受度通常都比较高，特别是一开始就说明情况时或者将医患双方置于集中注意力的诱导环境下。接受度低的情况对医生是一个预警，说明医患交流的沟通技巧有待提高。

将CBCT用于牙髓病诊疗的经济考量

将CBCT引入诊疗过程需要考虑经济状况。CBCT和相关的计算机设备虽会贬值，但是值得使用。和大规模投资一样，引入CBCT需要计算投资回报。还需要考虑培训和继续教育投入的成本，这些成本并非小数目。还应考虑学习CBCT技术、解读影像、与患者共同看片、出具和记录报告等所占用的临床时间。在计算真正的投资回报率时，临床医生经常忽略了投资的真实成本。最后还应考虑需要CBCT的服务合约费用、税收和投资税收抵扣等问题。

CBCT预期使用寿命为7～10年。理想情况下，CBCT应在该段时间内产生足够的营收，除了抵消设备原始成本外，还应能偿付仪器维护更新成本。本书笔者的经验表明，CBCT的成本控制很容易实现，前2～3年所产生的影像收入足够抵消设备各项成本，之后即可成为收入来源。

无形变量

将CBCT技术纳入牙髓病临床诊疗常常遭到质疑。即使解决了成本及投资回报方面的问题，决策时还必须面对很多难以量化的无形变量。和显微镜在牙髓治疗中的应用、应用的范围以及所带来的价值一样，CBCT对临床的影响也随时间逐步变化。随着医生在使用和读片方面的经验越来越丰富，CBCT在诊断和治疗领域的作用日趋突显。尽管有人声称CBCT可让医生“发现早期病变”，但实际效果却是让医生的诊断更加趋于保守，并且更加复杂，因为早期病变“无处不在”。有了CBCT后，关于根管治疗、再治疗及手术决策有了全新的视角。在牙髓病诊断步骤中，迄今仍未知的牙髓病分期将会成为临床决策和评估的核心，这些将对依据传统放射影像所做的治疗决策产生重大影响。

与牙科显微镜一样，拥有和如何使用CBCT设备是两个完全不同的概念。CBCT影像的学习曲线不断扩展，临床医生不应期望在短时间内成为CBCT专家。目前牙髓病医生对CBCT这种影像模式的专业知识仍较欠缺，在掌握CBCT基本技能之前，需要对数千个病例进行解读学习。基于这个原因，医生常无法得知需要多长时间才能掌握，刚开始时不可避免的失误也对声誉造成损害，所以推迟使用CBCT的后果会更严重。因此笔者建议尽早学习使用该技术。新毕业生一定要学习CBCT技术，特别是如果在研究生阶段已经接触过CBCT。业内资深医生如果不及时学习，也可能因此失去行业地位。

笔者认为，任何能提高医生诊疗水平的技术都应认真对待。关注科技的发展，提高诊疗水平，会给医生带来发自内心的愉悦感受。提高与患者和转介诊所的沟通能力需要长期磨炼，可帮助临床医生获得同行的尊重。

参考文献

[1] Khademi J, Carr GB, Schwartz R. A CBCT Primer: Reconstruction, Perception, Cognition, and Decision-Making in Endodontics. Chicago: Quintessence (in press).

[2] Imaging 3.0 Toolkit [software]. Reston, VA: American College of Radiology, 2014.

[3] American Academy of Family Physicians Position Paper. Family Physician Interpretation of Outpatient Radiographs. 2014. http://www.aafp.org/about/policies/all/radiology.html. Accessed 12 September 2014.

[4] Bolan C. Technology Trends—Imaging 3.0: A blueprint for better care. Appl Radiol 2014;43:38–43.

[5] ACR Practice Parameter for Communication of Diagnostic Imaging Findings. Reston, VA: American College of Radiology, 2014.

[6] Kahn CE Jr, Langlotz CP, Burnside ES, et al. Toward best practices in radiology reporting. Radiology 2009;252: 852–856.

[7] Wood BP. Feedback: A key feature of medical training. Radiology 2000;215:17–19.

[8] Sowden PT, Pauli R, Roling P, Davis IRL, Hammond SM. Improvement in screening performance: The importance of appropriate feedback in screening mammography. Proc SPIE 1996;180. doi:10.1117/12.236856.

[9] Rawashdeh MA, Lee WB, Bourne RM, et al. Markers of good performance in mammography depend on number of annual readings. Radiology 2013;269:61–67.

[10] Miracle AC, Mukherji SK. Conebeam CT of the head and neck, part 1: Physical principles. Am J Neuroradiol 2009;30: 1088–1095.

[11] Miracle AC, Mukherji SK. Conebeam CT of the head and neck, part 2: Clinical applications. Am J Neuroradiol 2009; 30:1285–1292.

[12] Colorado Department of Public Health and Environment. Dental Cone Beam CT Training and Inspection Requirements. Procedural Guidance from the Hazardous Materials and Waste Management Division. March 5, 2007. http://www.colorado.gov. Accessed 15 September 2014.

[13] Michigan Department of Community Health. Michigan's Certificate of Need Program 2014. http://www.michigan.gov/documents/mdch/2013_Brochure_409310_7.pdf. Accessed 15 September 2014.

[14] Michigan Department of Community Health. Certificate of Need Advisory. April 1, 2014. http://www.michigan.gov/documents/mdch/CON_e-Serve_Roles_for_External_Users_452776_7.pdf. Accessed 15 September 2014.

[15] Massachusetts Executive Office of Health and Human Services. Radiation Control Program. http://www.mass.gov/eohhs/

gov/departments/dph/programs/environmental-health/exposure-topics/radiation/. Accessed 15 September 2014.
[16] Samei E, Krupinski E. The Handbook of Medical Image Perception and Techniques. Cambridge: Cambridge University Press, 2010.
[17] Pollard BJ, Chawla AS, Delong DM, Hashimoto N, Samei E. Object detectability at increased ambient lighting conditions. Med Phys 2008;35:2204–2213.
[18] Krupinski EA, Jiang Y. Anniversary paper: Evaluation of medical imaging systems. Med Phys 2008;35:645–659.
[19] Krupinski EA. Current perspectives in medical image perception. Atten Percept Psychophys 2010;72:1205–1217.
[20] Barten PGJ. Physical model for the contrast sensitivity of the human eye. Proc SPIE 1992;57. doi:10.1117/12.135956.
[21] Kimpe T, Tuytschaever T. Increasing the number of gray shades in medical display systems—How much is enough? J Digit Imaging 2007;20:422–432.
[22] Kundel HL, Nodine CF, Conant EF, Weinstein SP. Holistic component of image perception in mammogram interpretation: Gaze-tracking study. Radiology 2007;242:396–402.
[23] Nodine CF, Kundel HL, Mello-Thoms C, et al. How experience and training influence mammography expertise. Acad Radiol 1999;6:575–585.
[24] Kundel HL, Nodine CF. Interpreting chest radiographs without visual search. Radiology 1975;116:527–532.
[25] Nodine CF, Kundel HL, Lauver SC, Toto LC. Nature of expertise in searching mammograms for breast masses. Acad Radiol 1996;3:1000–1006.
[26] Drew T, Evans K, Vo ML, Jacobson FL, Wolfe JM. Informatics in radiology: What can you see in a single glance and how might this guide visual search in medical images? Radiographics 2013;33:263–274.
[27] Carestream Health. CS 3D Imaging User Guide. http://www.hudsonvilledental.com/CS%203D%20Imaging%20Manual12-11.pdf. Accessed 15 September 2014.
[28] Tuddenham WJ. Visual search, image organization, and reader error in roentgen diagnosis. Studies of the psycho-physiology of roentgen image perception. Radiology 1962;78:694–704.
[29] Smith MJ. Error and Variation in Diagnostic Radiology. Springfield, IL: Thomas, 1967.
[30] Berbaum KS, Franken EA Jr, Dorfman DD, et al. Satisfaction of search in diagnostic radiology. Invest Radiol 1990;25:133–140.
[31] Pauli R, Sowden PT. Role of feedback in learning of screening mammography. Proc SPIE 1997;205. doi:10.1117/12.271294.
[32] Gawande A. The Checklist Manifesto: How to Get Things Right. New York: Picador, 2011.
[33] Lingard L, Regehr G, Orser B, et al. Evaluation of a preoperative checklist and team briefing among surgeons, nurses, and anesthesiologists to reduce failures in communication. Arch Surg 2008;143:12–18.
[34] Haynes AB, Weiser TG, Berry WR. A surgical safety checklist to reduce morbidity and mortality in a global population. N Engl J Med 2009;360:491–499.
[35] Degani A, Wiener EL. Human Factors of Flight-Deck Checklists: The Normal Checklist [NASA Contractor Report 177549]. Moffett Field, CA: NASA Ames Research Center, 1990.
[36] National Transportation Safety Board. Safety Recommendations Regarding Checklists. Washington, DC: NTSB, 1988.
[37] Berbaum K, Franken EA Jr, Caldwell RT, Schartz KM. Can a checklist reduce SOS errors in chest radiography? Acad Radiol 2006;13:296–304.
[38] Weiss DL, Langlotz CP. Structured reporting: Patient care enhancement or productivity nightmare? Radiology 2008;249:739–747.
[39] Chang PJ. Bayesian analysis revisited: A radiologist's survival guide. AJR Am J Roentgenol 1989;152:721–727.

CHAPTER

7

CBCT在牙髓病治疗中的临床应用

Clinical Applications of CBCT Imaging in Endodontics

Sashi Nallapati, BDS

锥形束计算机断层扫描（CBCT）是牙科放射诊断学的最新技术。在过去几年中，已成为牙髓病诊断、计划制订和治疗中重要的辅助检查手段[1]。探讨CBCT在牙髓病学中的临床应用之前，需注意CBCT和其他检查方法一样都具有敏感性（即当疾病存在时检测出疾病的能力）和特异性（即当疾病不存在时排除疾病的能力）。为了更好地利用CBCT，必须清楚地认识到其可能存在的假阳性和假阴性结果。散射、光束硬化、金属材料和软件重建等原因造成的伪影会影响CBCT的诊断价值，甚至可能会完全误导初学者。

搜索满意度（SoS）是有效使用CBCT的另一个主要障碍。当医生浏览读片时常常忽略感兴趣区域之外的CBCT影像信息，此时容易发生SoS[2]。为避免这种情况，查看整体图像时应先刻意跳过感兴趣的区域，排除其他的阳性结果之后，再仔细检查感兴趣区域。需注意的是，对整个影像区域的解读至关重要，必须由有临床经验的医生或者其他有资质的相关人员进行研读（详细信息请参阅第6章）。

目前的研究表明，CBCT扫描区域的辐射吸收剂量相对较低，与传统放射剂量相当[3-4]。尽管如此，仍必须遵循ALARA（放射剂量应尽可能低）原则，使患者的累积辐射剂量最小[5-6]。

虽然CBCT有局限性，但仍然是牙髓病诊断治疗的重要工具。本章讲述CBCT在目前临床牙髓病治疗中的应用。

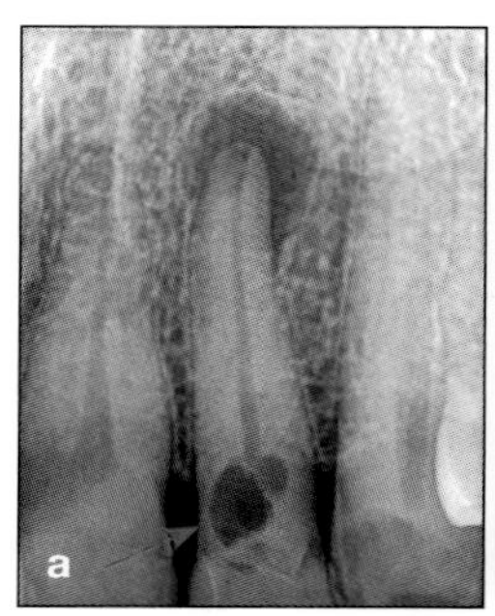

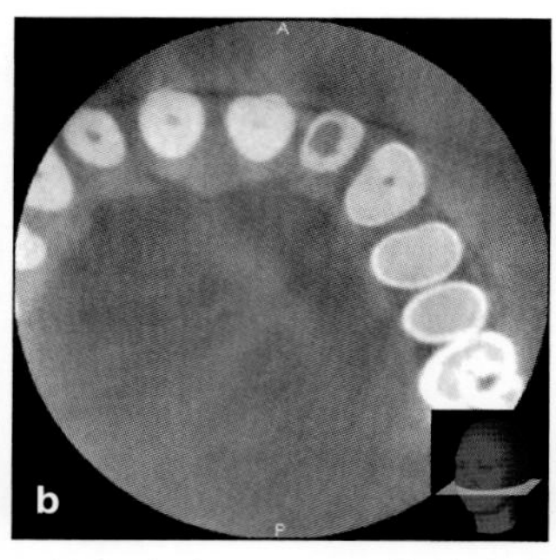

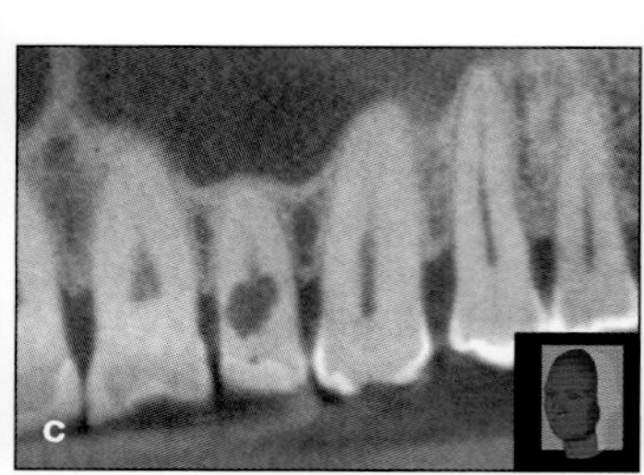

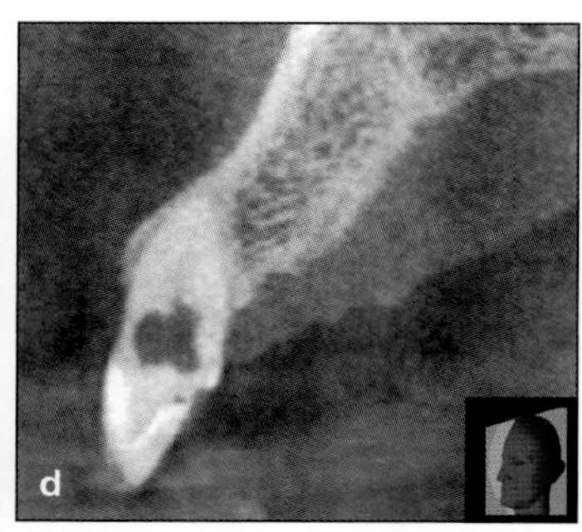

图7-1 （a）上颌侧切牙的根尖片显示再吸收性病变（红色箭头）。（b~d）CBCT证实根管未穿孔，诊断为牙根内吸收（Courtesy of Dr Richard Schwartz，San Antonio，Texas）。

CBCT临床应用指南

美国牙髓病学会联合口腔颌面放射学会共同发布了牙髓病学CBCT的应用指南[7]。根据指南，是否需要CBCT检查必须基于患者的病史和临床检查。需对患者，尤其是少年和儿童的个人利益做出评估。放射检查的收益必须大于潜在的风险，而且常规X线或者其他方法无法明确诊断时，才可考虑拍摄CBCT。通常，使用CBCT应局限于复杂牙髓病的评估和治疗。欧洲牙髓病学会发表过类似的声明[8]。

CBCT影像诊断

CBCT有助于医生明确下述几种情况的诊断。

非牙髓性疾病

患者通常存在一些提示有牙髓性病变的临床症状或者体征，如疼痛、肿胀或者窦道。仔细的病史询问和临床检查可初步查明病因。若根尖片无法明确诊断，CBCT可提供额外信息，协助医生做出正确的诊断（见病例7-1，79页）。

吸收

根尖片为二维图像，具有一定的局限性。解剖结构的影像叠加导致难以识别有无牙根吸收，特别是早期吸收，而CBCT可发挥重要作用[9]（见病例7-2，79页）。最好是检查CBCT图像中每颗的牙齿形态是否存在吸收，牙根吸收常因SoS而漏诊。一旦在根尖片上发现吸收，可用CBCT确定其精确的位置和大小，以区别内吸收还是外吸收（图7-1），并明确是否有穿孔[10]。

CBCT还可用于识别牙根的早期炎症性吸收，并直观地观察其病变进展（图7-2）。特别在观察第三磨牙区域的阻生牙是否导致了第二磨牙的牙根外吸收和穿孔方面具有重要作用（图7-3）。

穿孔

根管过度预备、暴力疏通根管或者预备时角度错误都有可能发生穿孔。如果穿孔位于颊舌侧，或者虽位于根分叉但冠部完整时，CBCT可显示在根尖片可能无法看到的穿孔影像（图7-4）。然而必须注意，如果冠部修复体含有金属，假阳性或者假阴性会比较高。如果根管内有金属桩或者牙胶尖等阻射性材料（图7-5），也难

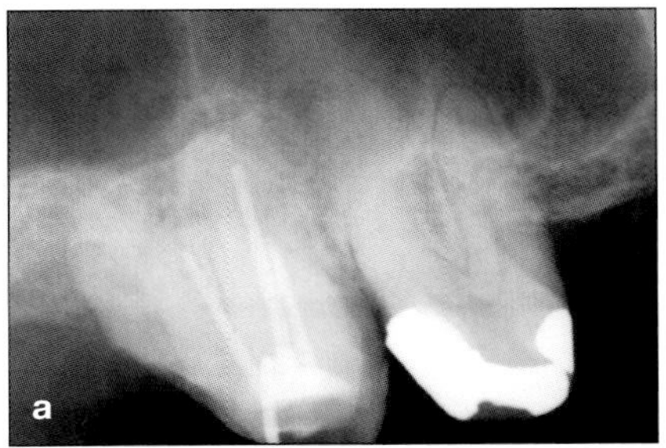

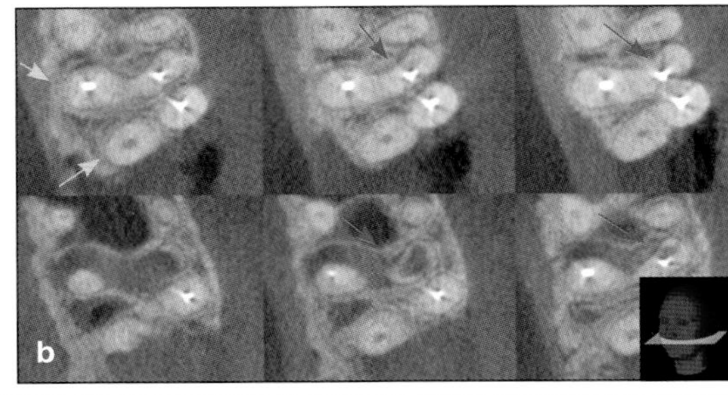

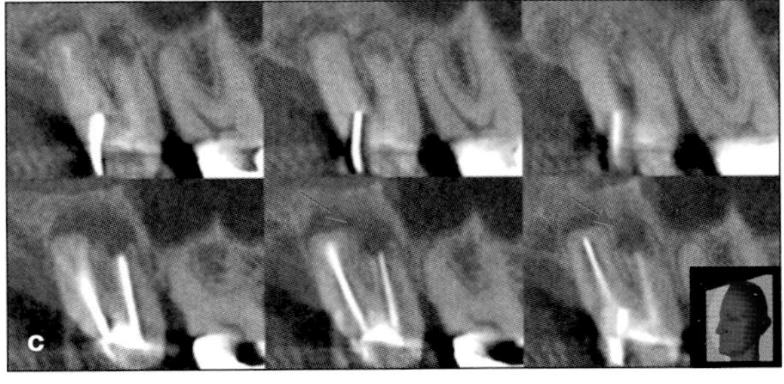

图7-2 （a）上颌第二磨牙根尖片有牙髓治疗史。（b，c）CBCT轴状面和矢状面。轴状面显示两个腭根（黄色箭头），红色箭头指近颊根尖的炎症性吸收，这种吸收在根尖片上难以发现。

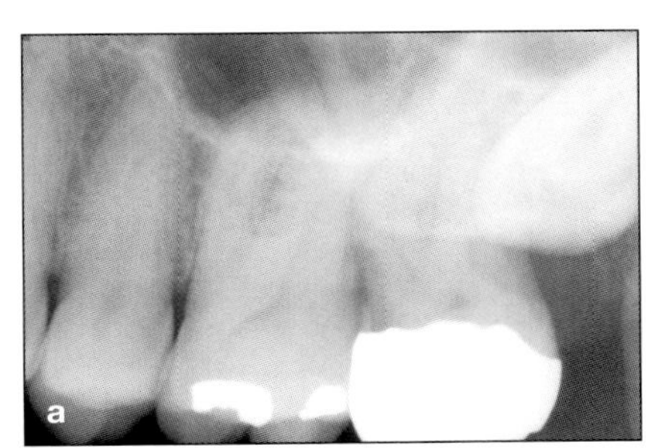

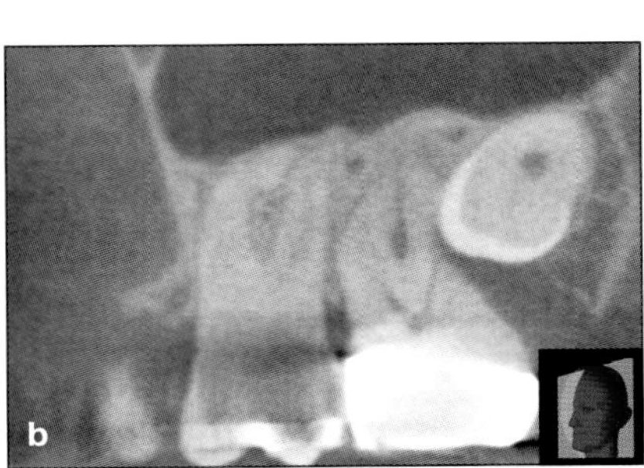

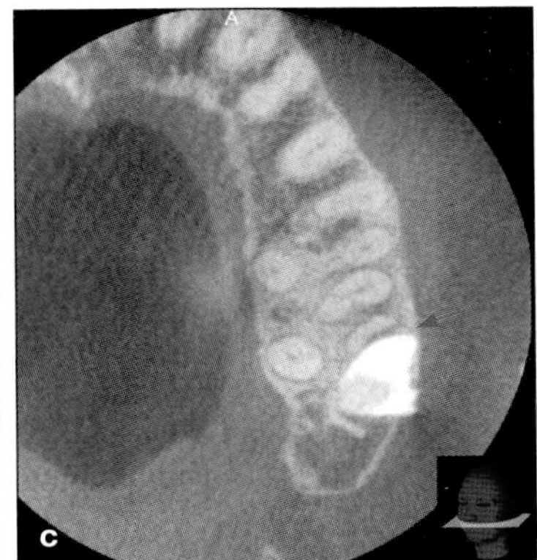

图7-3 （a）左上颌根尖片显示紧邻第二磨牙的阻生牙。（b）CBCT矢状面显示第三磨牙靠近第二磨牙远中颊根。（c）轴状面显示牙根吸收的程度（红色箭头）（Courtesy of Dr Richard Schwartz，San Antonio，Texas）。

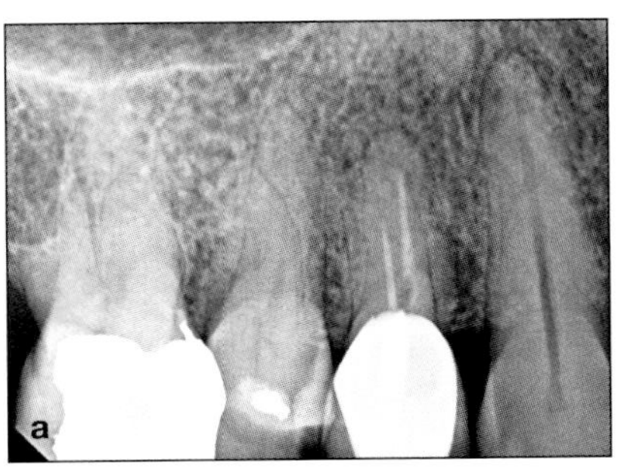

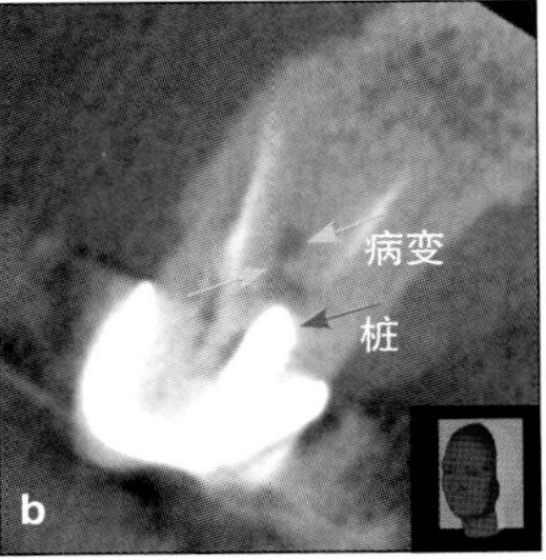

图7-4 （a）根尖片示上颌第一前磨牙有根管治疗史。（b）CBCT显示桩导致的根分叉穿孔（红色箭头）及周围骨丧失（黄色箭头）。

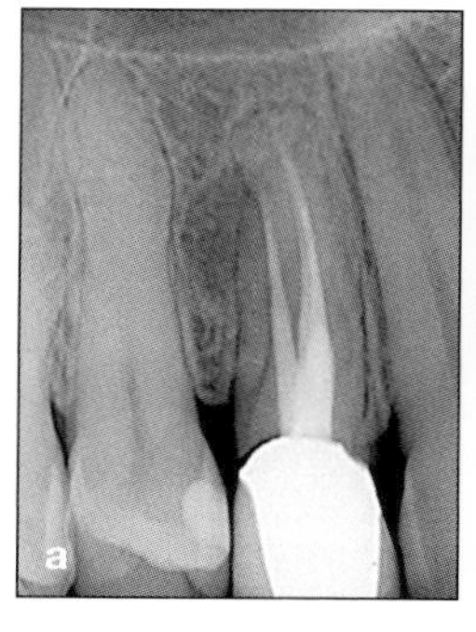
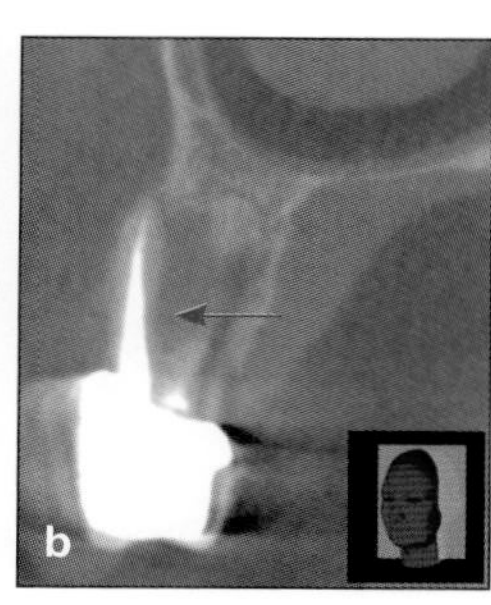
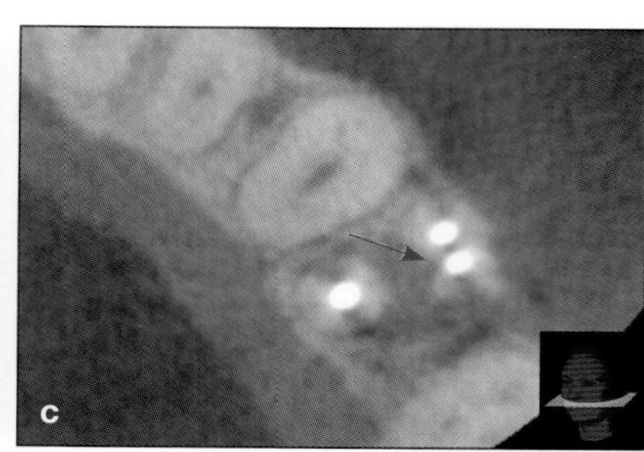

图7-5 （a）上颌第一前磨牙有根管治疗史，根尖片示根尖大范围的透射影。（b，c）冠状面和轴状面CBCT显示远颊根的根分叉处疑似带状穿孔，但由于有重建伪影，难以证实。

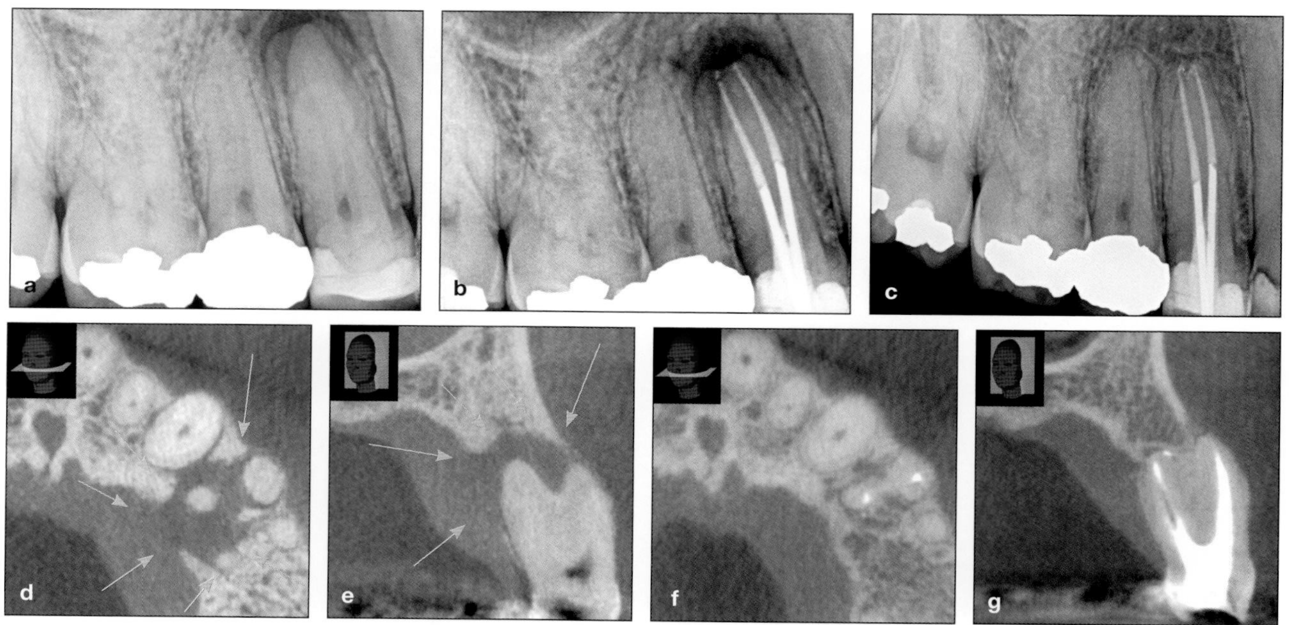

图7-6 右上颌第一前磨牙的根尖片，术前（a）和术后（b）1年后复查图像（c），显示愈合良好。（d，e）CBCT显示穿通性骨缺损。（f，g）1年后复查CBCT显示骨缺损修复。

以检出带状穿孔。

根尖周病变

颧弓、上颌窦或者其他骨组织结构的叠加，影响根尖片在早期根尖周病变中的诊断。据报道，CBCT检测根尖周病和根尖周稀疏现象的效果优于根尖片和全景片[11-12]（见病例7-3，79页）。CBCT在确定根尖病变的位置、大小和范围方便也有重要作用，可用于跟踪愈合情况[13]（图7-6）。然而临床医生必须注意、不可过度解读CBCT图像。例如从根尖部至附着龈的窦道在CBCT可能表现为邻近牙根尖周围的稀疏影像（见病例7-4，80页）。

通常根尖透射影的存在并不一定意味着治疗的失败。事实上，目前尚不清楚根尖周病治疗成功的CBCT影像表现。根管治疗后无症状、功能正常的大部分患牙，在CBCT图像上仍有可能在根尖片看到不太明显的病变透射影。那么这些病例的治疗是获得成功还是失败呢？如果按照灵敏度较高的CBCT检测结果，可能需要重新定义成功的影像学标准。

外伤

CBCT有时可以为牙槽外伤提供一些有用的

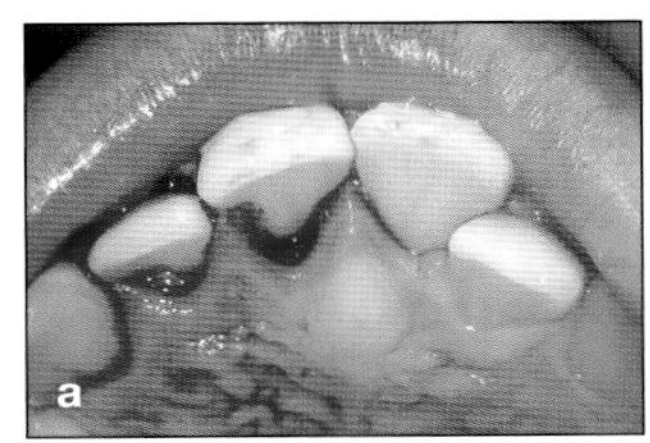
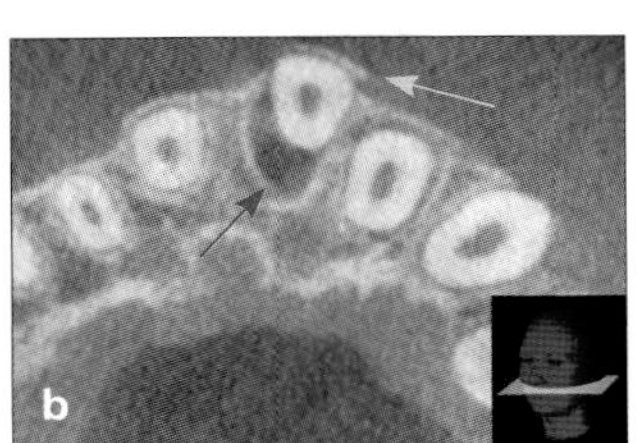
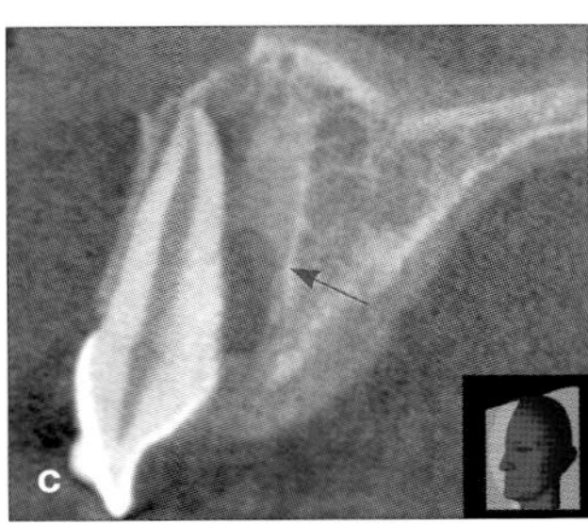
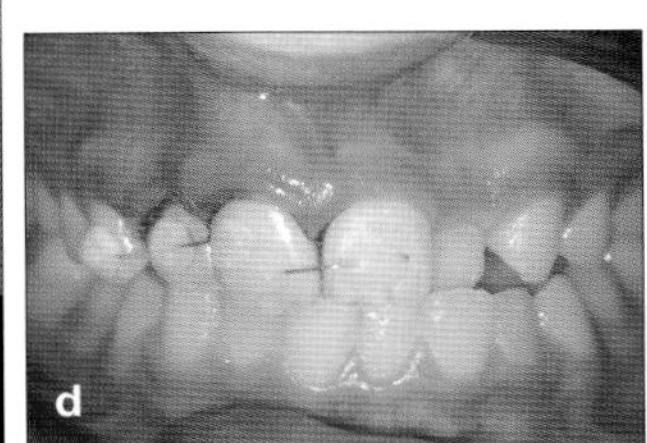

图7-7 （a）右上颌中切牙、侧切牙外伤后脱位。（b，c）CBCT示患牙的移位程度（红色箭头）和颊侧骨板骨折（黄色箭头）。（d）两颗患牙均采用外科手术复位和夹板固定（Courtesy of Dr Marga Ree，Purmerend，The Netherlands）。

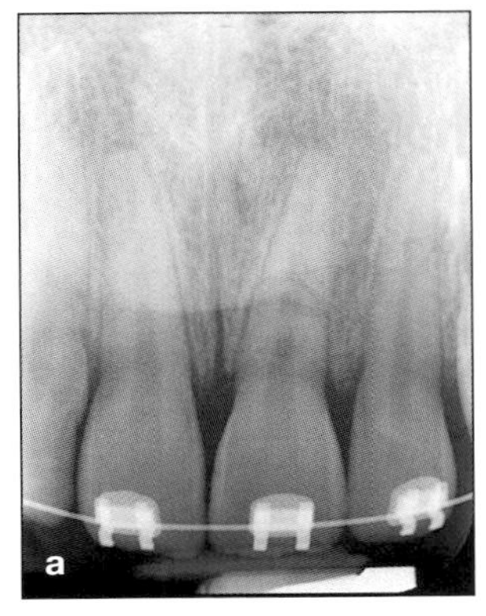
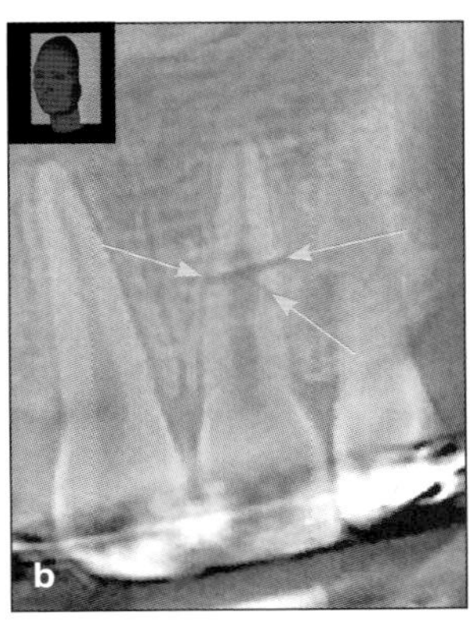
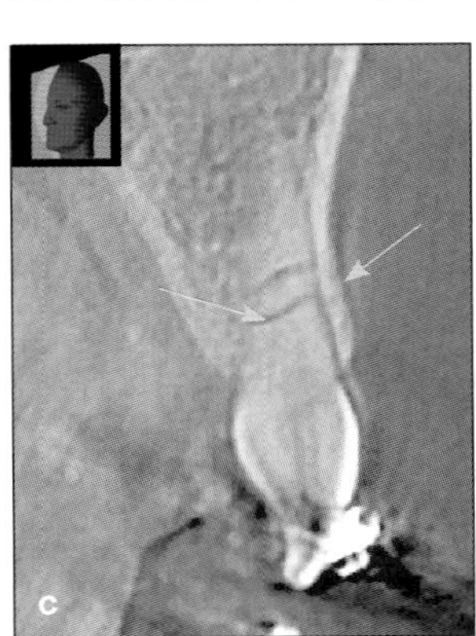

图7-8 （a）外伤后上颌左侧中切牙根尖片的诊断不明确。（b，c）CBCT显示水平根折（Courtesy of Dr Andrew Shur，Portland，Marine）。

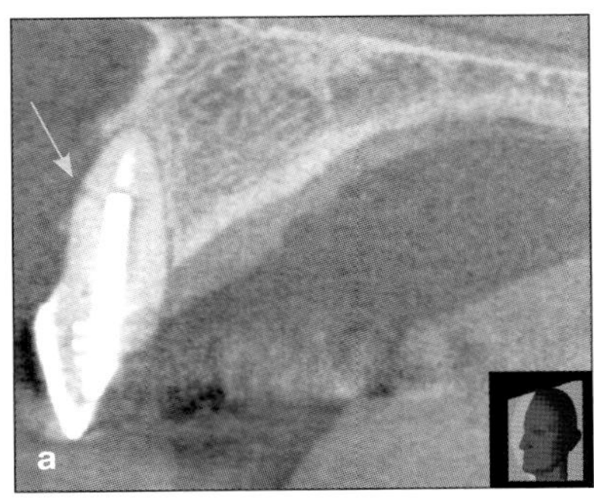
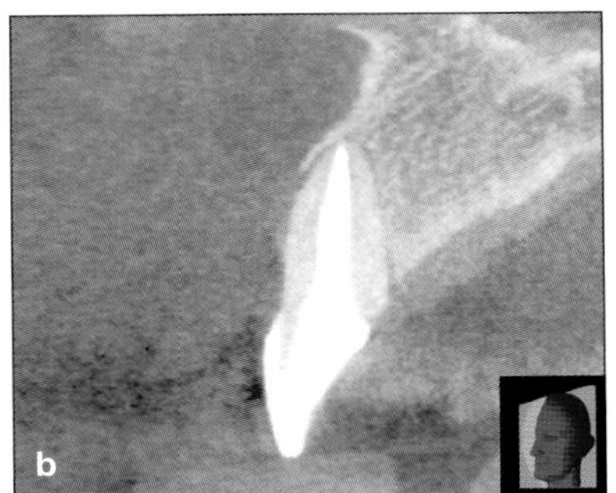

图7-9 （a）CBCT矢状面显示金属桩底部的伪影类似牙根纵裂（黄色箭头）。（b）再治疗后去除金属桩，术后CBCT显示可疑裂纹消失（Courtesy of Dr Marga Ree，Pumerend， The Netherlands）。

信息，可帮助判断牙齿的移位程度、是否有牙槽骨骨折（图7-7）或者水平根折（图7-8），也可确定脱位牙是否正确复位。如前所述，还可用于炎症性外吸收的早期检测。

根裂

许多牙髓病学相关文献均报道了CBCT在根充后患牙根裂中的诊断作用[14-15]。在CBCT影像中，高原子序列数的图像重建（也称为重建伪影）、射线硬化和散射所产生的各种伪影，以及大部分折裂线小于CBCT检测下限等方面的原因，导致CBCT在检测根裂中的作用非常有限（图7-9）。然而CBCT仍可用于观察可疑根裂区的骨缺损情况（图7-10）。常见的影像学表现有颊侧或者舌侧皮质骨缺失，牙根中段的骨吸收（但牙根上段和下段骨质完整），以及牙根和皮质骨之间的空隙等[16]（图7-11）。再次强调，由于可能存在假阳性，碰到此类骨缺损时需非常谨慎，在拔牙前需再次确认临床检查和诊断结果（见病例7-5，80页）。

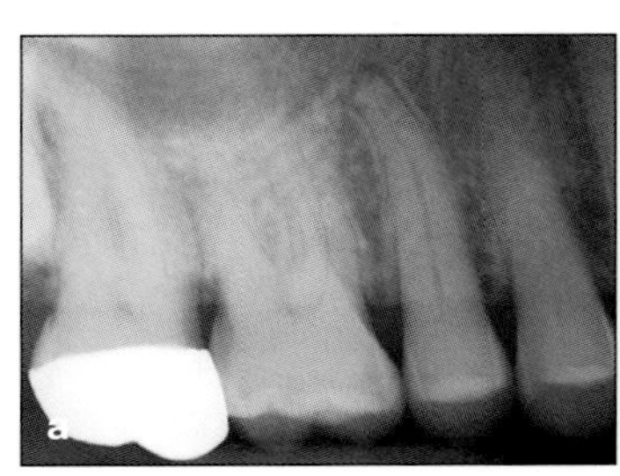
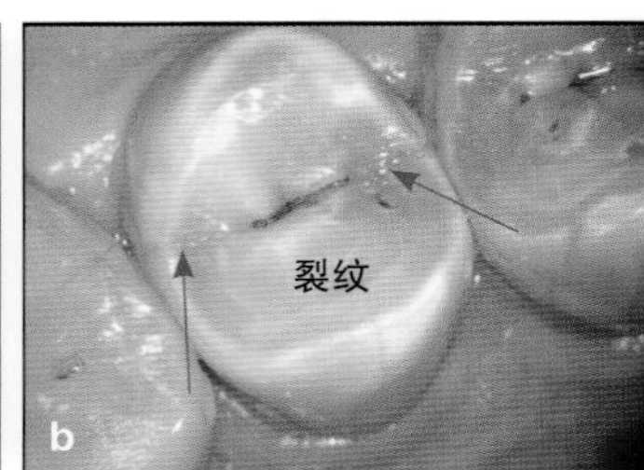

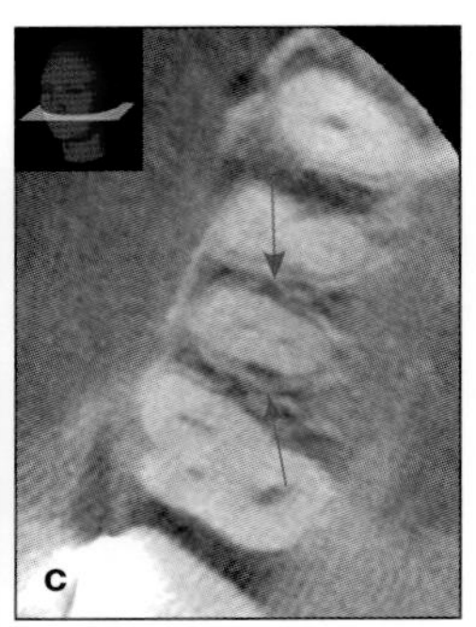

图7-10 （a，b）累及上颌第二前磨牙边缘嵴的裂纹（红色箭头）。（c）CBCT轴状面未见裂纹，但存在的骨缺损高度提示可能存在牙根裂纹（红色箭头）（Courtesy of Dr Rahim Karmali，Denver，Colorado）。

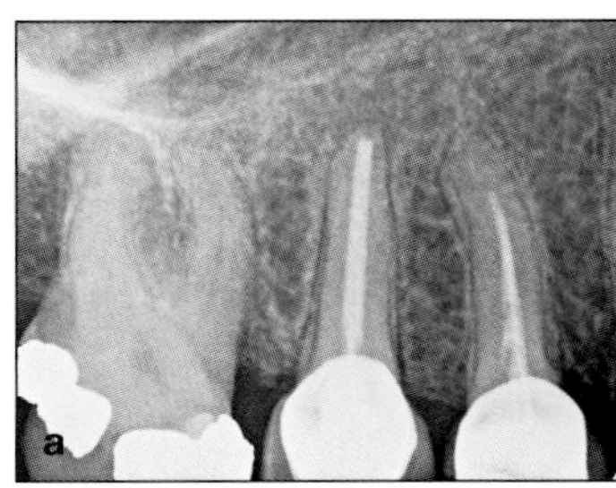
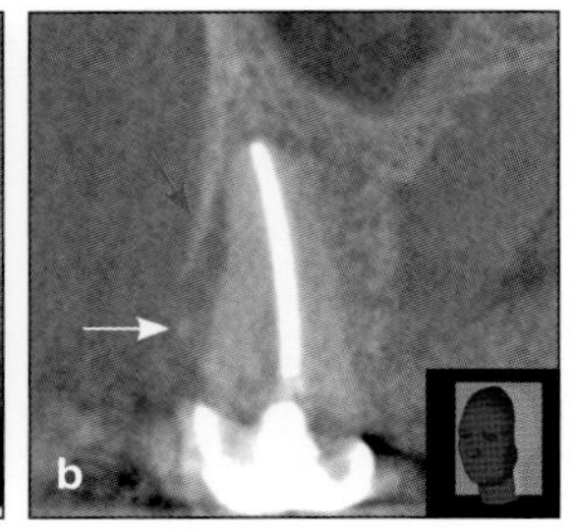

图7-11 （a）上颌第二前磨牙有一从颊侧延伸至牙根的裂纹（术后拔牙确认）。（b）CBCT冠状面示颊侧骨组织的上段有部分骨缺损，颊侧皮质骨板和根尖（红色箭头）之间有间隙。

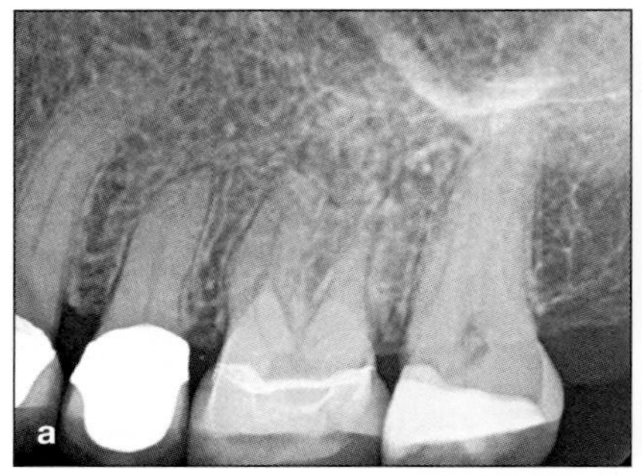
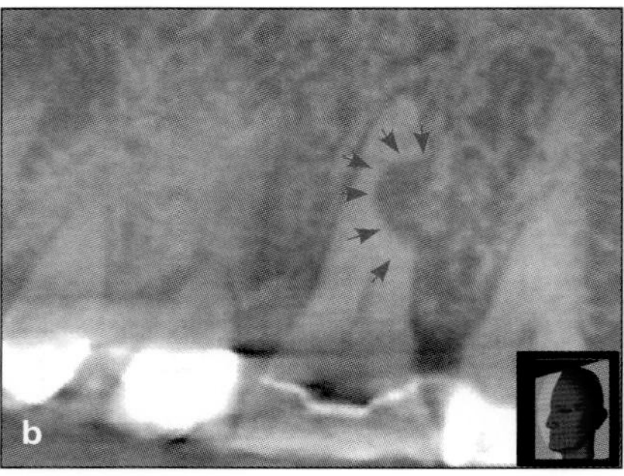
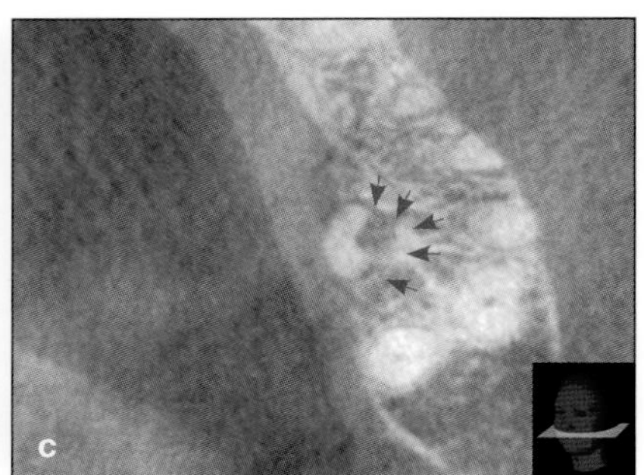

图7-12 （a）上颌第一磨牙根尖片未见明显异常。（b，c）但治疗前CBCT检查发现腭根吸收（红色箭头），使治疗方案更加复杂（Courtesy of Dr Alana Keough, Vero Beach, Florida）。

其他情况

对于咽反射敏感、骨隆突较大而多动的舌体，以及张口受限而难以拍摄根尖片的患者，CBCT的优势也很明显。

CBCT影像具有各向同性的特点，因此可使用软件进行精确测量，可测量初始工作长度，确认最终工作长度，或者测量牙尖至通畅根管口之间的距离。

其他未知情况

CBCT对于一些未知情况的诊断作用值得一提。有些病例从根尖片看上去只需要进行常规根管治疗即可解决问题，但治疗过程中可能会有潜在的并发症，例如根尖区阴影、牙根吸收、穿孔、根管钙化、牙根形态异常、根管形态复杂或者根尖弯曲等。CBCT影像对于制订治疗计划以及与患者的口腔健康教育、知情同意都是非常有帮助的。虽然受ALARA限制，难以用于每位患者的常规筛查，但有些意外发现确实可以完全改变治疗方案（图7-12）。

图7-13 （a）上颌第一磨牙的根尖片。（b）CBCT证实该磨牙为复杂的C形根管。术前CBCT影像为制订治疗方案提供重要信息（Courtesy of Dr Rick Davis，San Antonio，Texas）。

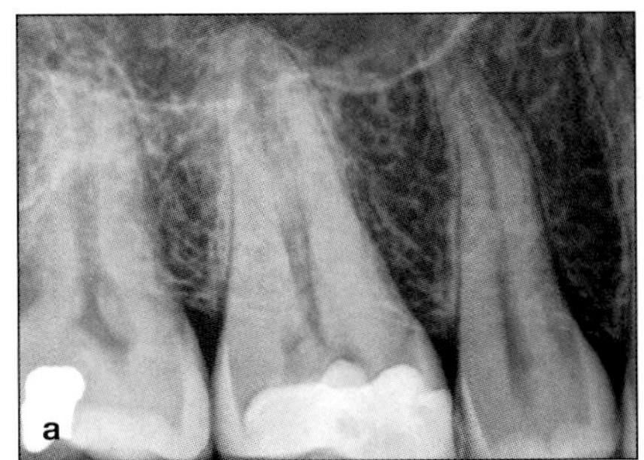

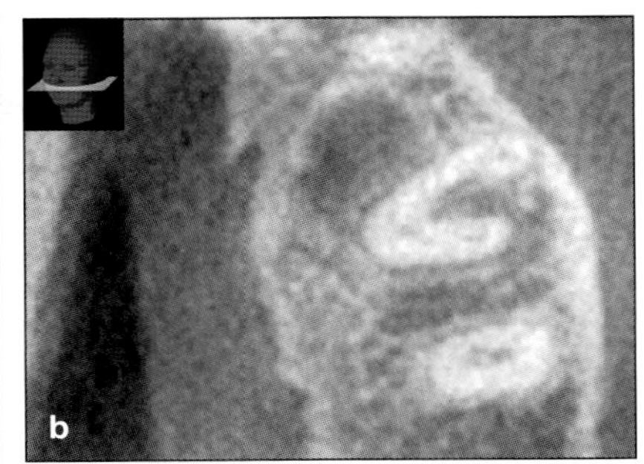

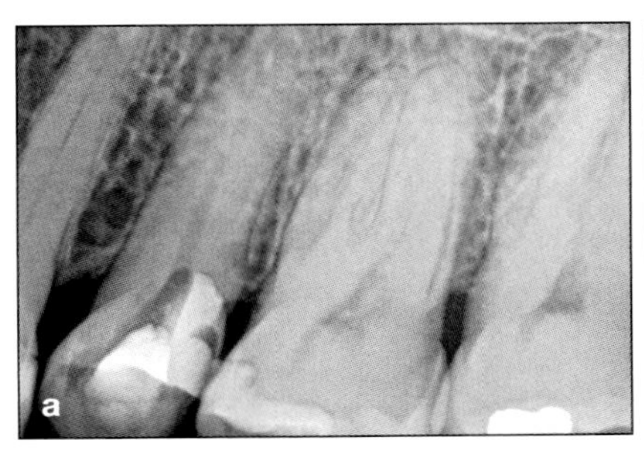

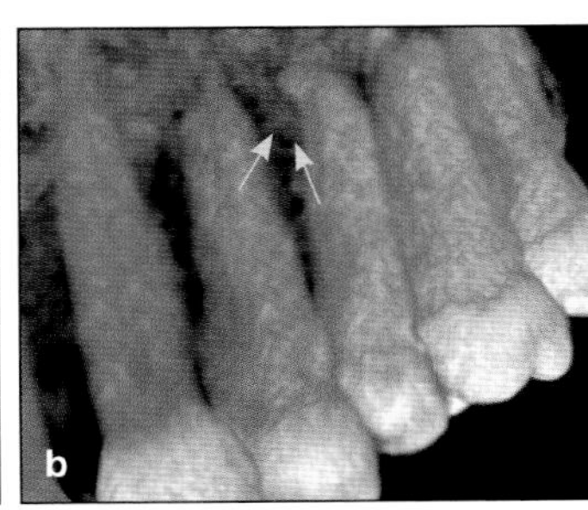

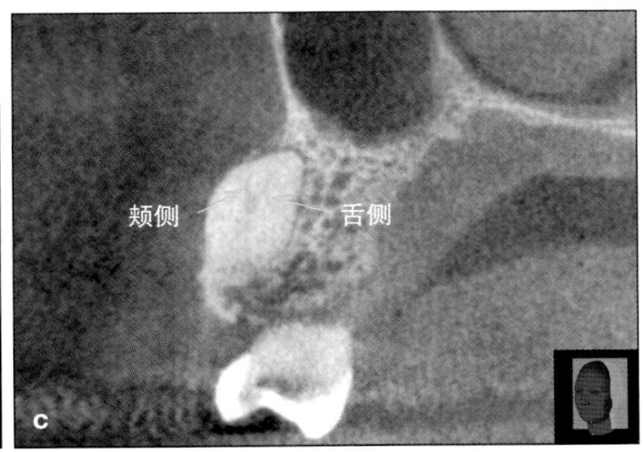

图7-14 （a）上颌第二前磨牙根尖片示牙根形态无明显异常。（b，c）CBCT显示腭根弯曲（b）且有颊舌向的根尖分叉（c）。

CBCT在治疗计划中的作用

CBCT有助于制订牙髓病的非手术和手术治疗计划，可以提供一些重要信息，特别是根管再治疗（见病例7-6，81页）。

复杂解剖

CBCT有助于发现可影响根管预备的特殊根管形态。小而细、弯曲的根管或者表面凹陷的牙根形态，决定了根管预备的大小和锥度，而牙根重度弯曲或者多重弯曲可能影响根管的预备方法。 此外，CBCT图像还可识别复杂的牙根形态，例如前磨牙三根管、融合根、C形根管和牙内陷[17-18]（见病例7-7，81页）。 例如利用CBCT判断评估磨牙C形根管的根中部凹陷，有利于准确把握根管预备的宽度或者锥度（图7-13）。

受分辨率的限制，CBCT无法识别出所有未预备的根管。但对于大部分病例，CBCT轴状面能较好地识别出遗漏根管，特别是上颌第一磨牙的遗漏根管。CBCT可能无法判定是否有独立的根管存在，但可根据根管在牙根中的不对称性，提示是否存在MB2根管（见病例7-8，81页；病例7-9，82页）。

根管中段和根尖处有2个甚至3个分叉，增加了根管治疗的难度，而CBCT有助于发现该特殊解剖结构。能否成功辨别取决于根管的大小（根管越小越难识别）、CBCT分辨率（越高越好）、扫描层厚（越薄越好）以及医生的解读能力（见病例7-10，82页）。此外，CBCT还可以显示根管的弯曲率以及牙根与颊舌侧骨板的距离（图7-14）。

钙化根管

CBCT在钙化根管的治疗中发挥重要作用。有关钙化根管治疗的论述参阅第11章。

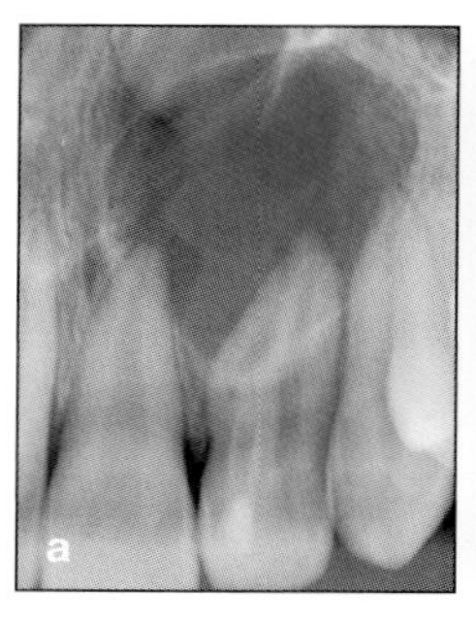
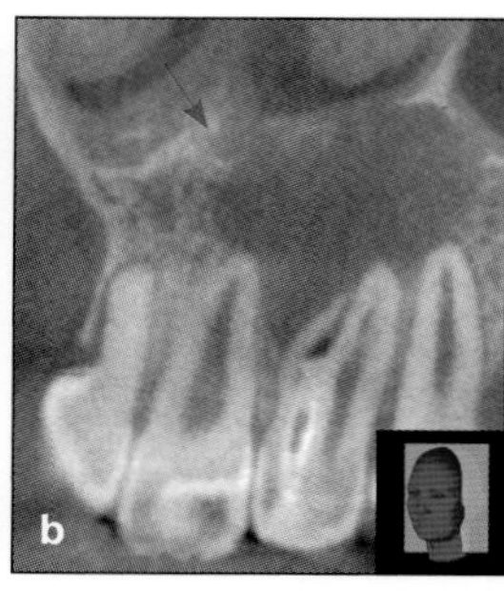
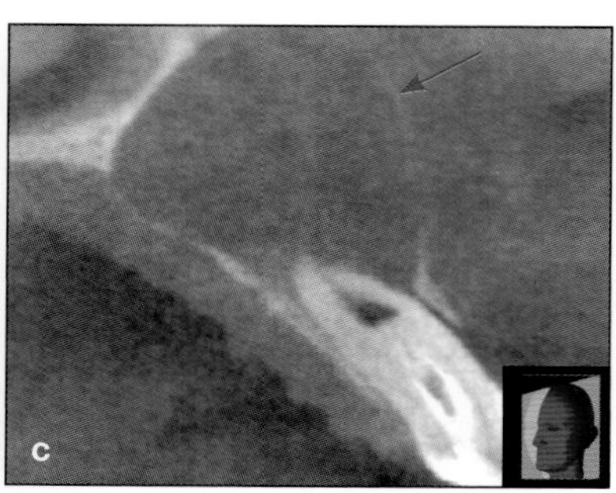

图7-15 （a）大面积阴影与上颌侧切牙的牙内陷有关。（b）CBCT示透射影扩展至鼻腔（红色箭头）。（c）颊侧明显膨隆（红色箭头），病变区的颊、腭侧只剩少量骨组织（Courtesy of Dr Richard Schwartz，San Antonio，Texas）。

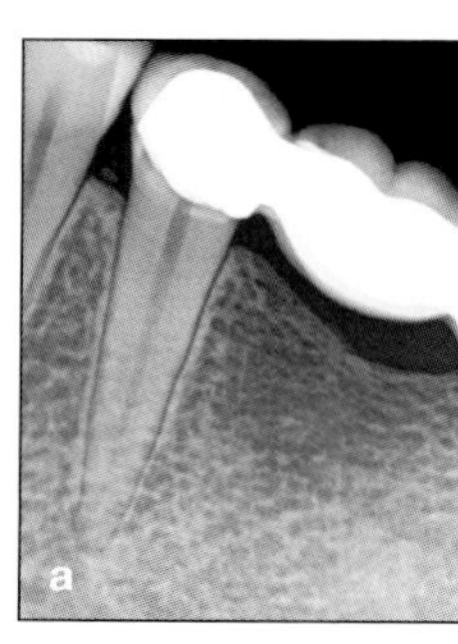
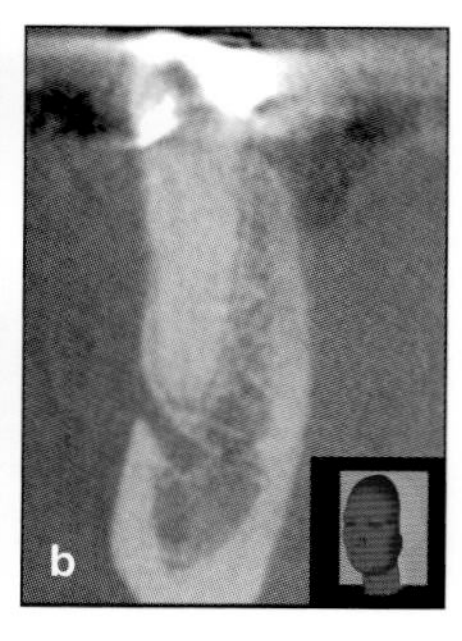

图7-16 （a）下颌前磨牙根尖片。（b）CBCT示下颌前磨牙与颏孔距离很近。

牙齿与重要解剖位置的关系

CBCT有助于明确患牙与下牙槽神经、颏孔、腭大动脉、鼻腔和上颌窦等重要解剖结构的位置关系[19]（图7-15）。如部分下颌磨牙牙根可能靠近下颌神经管，下颌前磨牙临近颏孔等（图7-16）。明确重要解剖结构的位置后，在根管预备和冲洗时应特别小心，防止损伤重要的解剖结构以及将根管内药物或者充填物推出根尖。

根管再治疗

术前CBCT检查有助于根管再治疗。CBCT三维图像可以提示根管治疗失败的可能原因，如根管遗漏或者穿孔，从而为医生制订治疗方案提供参考，让医生决定是再治疗、手术、两者联合治疗或者是直接拔除（见病例7-11，82页）。

根管外科手术

CBCT可帮助设计根管外科手术方案。如前所述，CBCT可用来预估根尖周透射影的大小、位置和程度，还能测量皮质骨的厚度，并判断是否有穿通性骨缺损。CBCT图像还有助于明确牙根与周围的重要解剖结构和骨缺损区域的相互关系、多根牙中各个牙根之间的相互关系，以及与邻牙牙根的关系（见病例7-12，83页），还可以显示是否存在融合根。这些信息对手术至关重要。

CBCT在治疗中的作用

在牙髓治疗中遇到问题时，CBCT影像也很有帮助，可用于以下情况：

- 定位牙根形态异常的根管（见病例7-13，84页）。
- 评估根管形态，定位沿牙根长轴进行预备的方向，疏通钙化根管。
- 测量增宽的影像上可视舌根管的实际深度（见病例7-14，84页）。
- 显示根充糊剂三维方向上的位置（见病例7-15，85页）。
- 确认传统X线片中提示的可能弯曲（图7-14）。

病例7-1

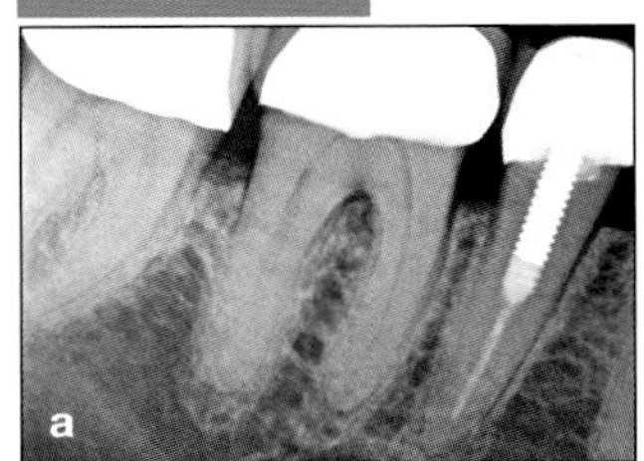
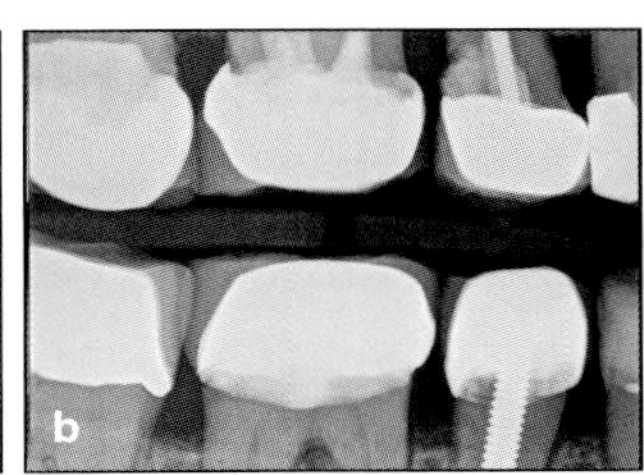
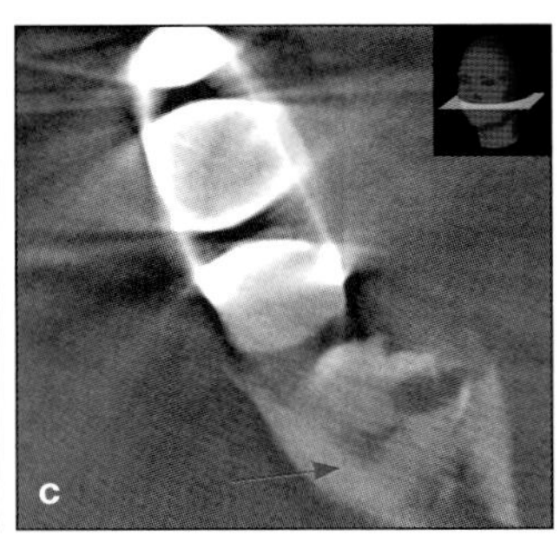
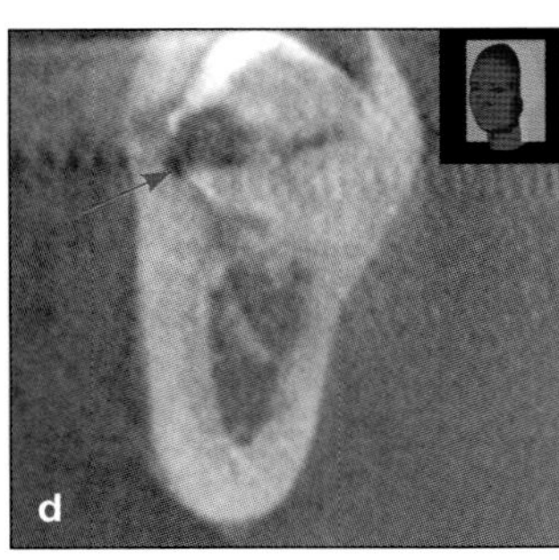

图7-17 患者自觉右侧下颌第一磨牙疼痛不适，根尖片（a）和咬翼片（b）示无明显异常，临床检查也正常。CBCT轴状位（c）和冠状位（d）示第三磨牙完全阻生，且患有龋齿（红色箭头）。拔除第三磨牙后症状消失。

病例7-2

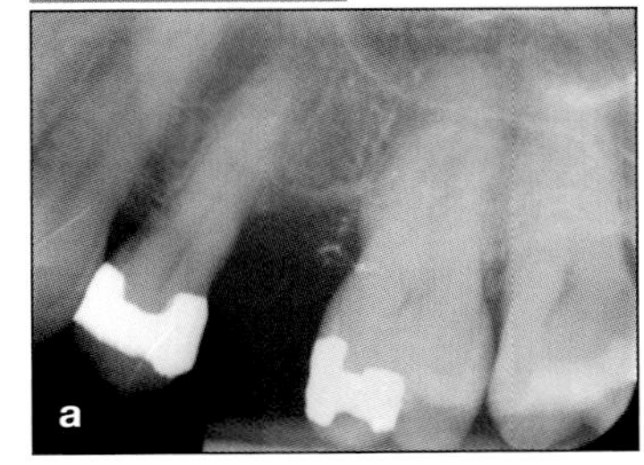
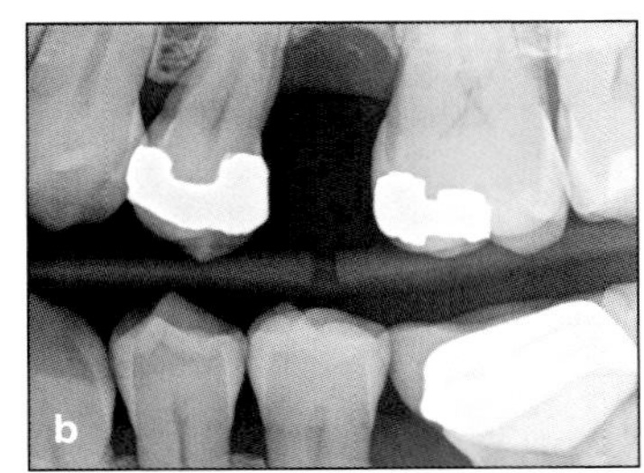
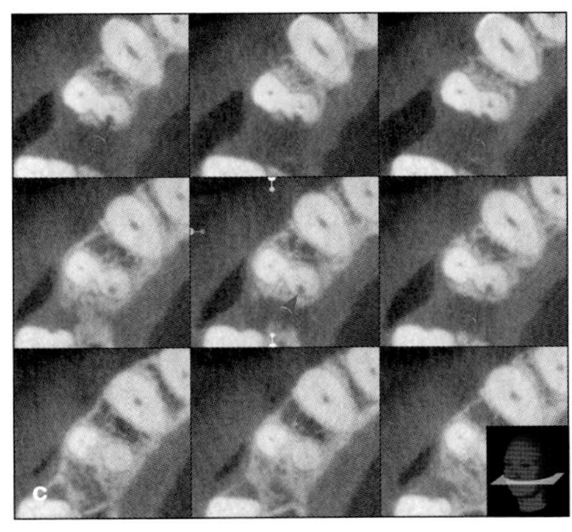

图7-18 患者因左侧上颌区疼痛转诊。诉上颌第一前磨牙对冷诊敏感，余未见明显异常。根尖片（a）和咬翼片（b）未见明显病变。CBCT轴状面（c）示远中舌侧靠近牙髓（红色箭头）处有侵袭性颈部吸收（ICR）。完善的牙髓治疗后行手术修补颈部外吸收。

病例7-3

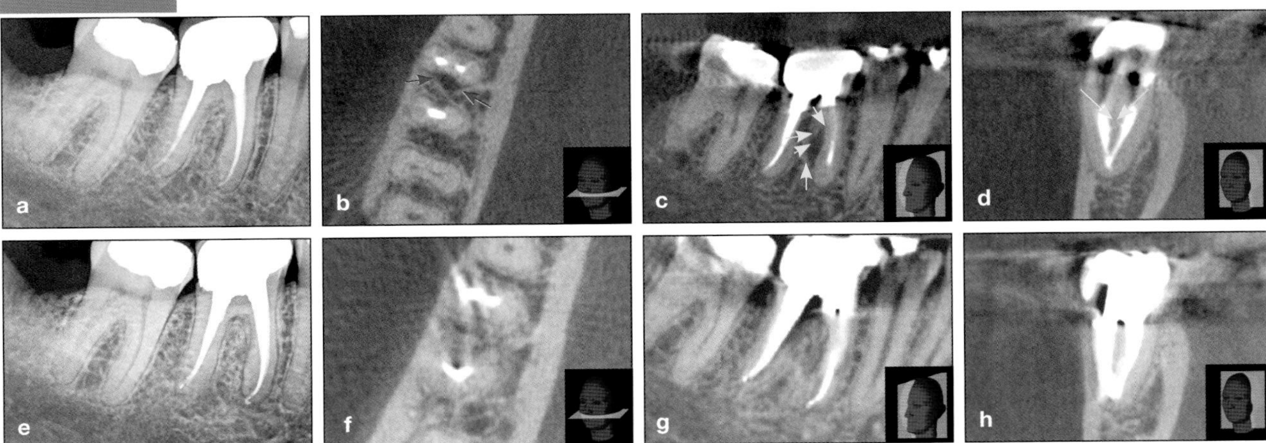

图7-19 （a）下颌第一磨牙已经完成根管治疗，根尖片未见明显异常，但患牙有症状。CBCT示根分叉区存在透射影。轴状面（红色箭头）（b）和矢状面（黄色箭头）（c）示透射影。冠状面（d）提示近颊根和近舌根之间的峡部可能未充填。（e）再治疗完成后6个月复查，CBCT轴状面（f）和矢状面（g）示骨修复。冠状面（h）示峡部已充填。

病例7-4

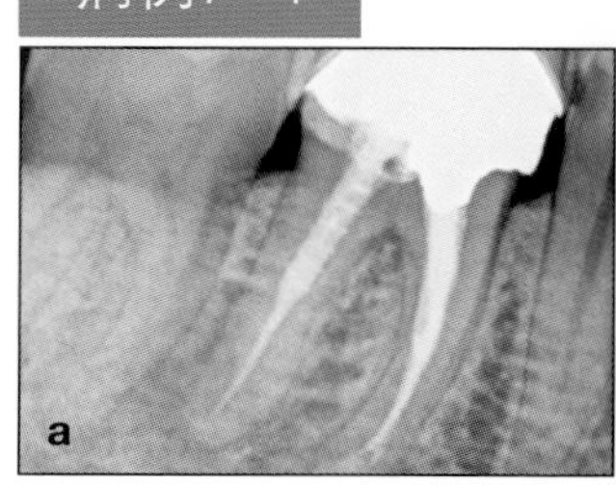
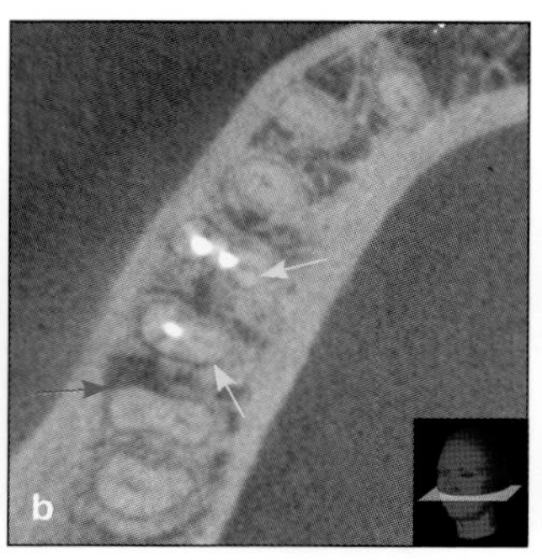
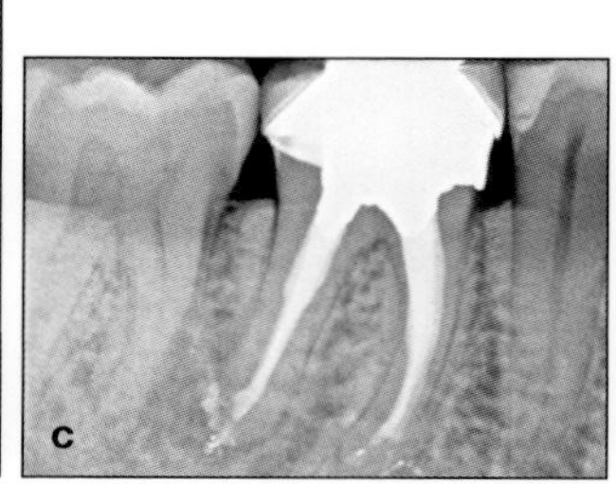
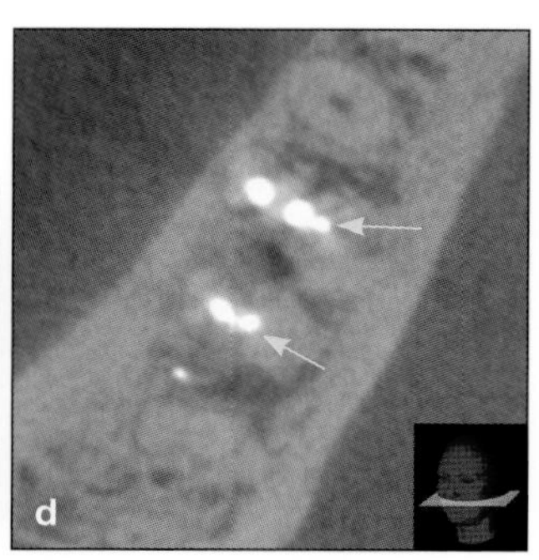

图7-20 转诊患者的右下颌第一磨牙有症状，需要根管再治疗（a）。患牙远颊侧有窦道。CBCT评估根管形态并寻找遗漏根管。（b）轴状面示近中和远中根尖区的根管形态不对称，提示近舌和远舌根管遗漏（黄色箭头）。红色箭头指示窦道。（c）再治疗完成。（d）1年后复查，CBCT显示根管充填良好，窦道消失。

病例7-5

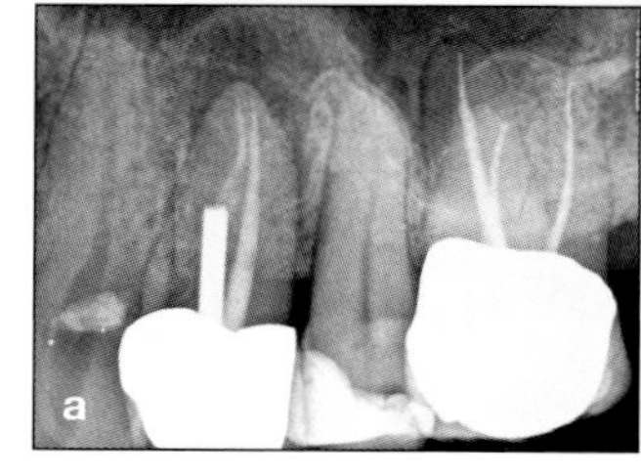
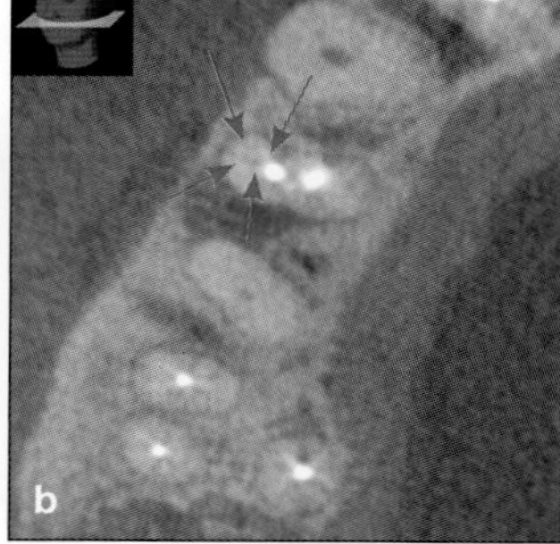
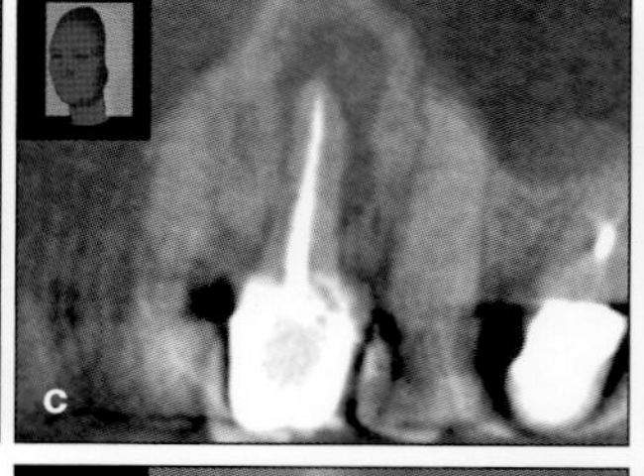
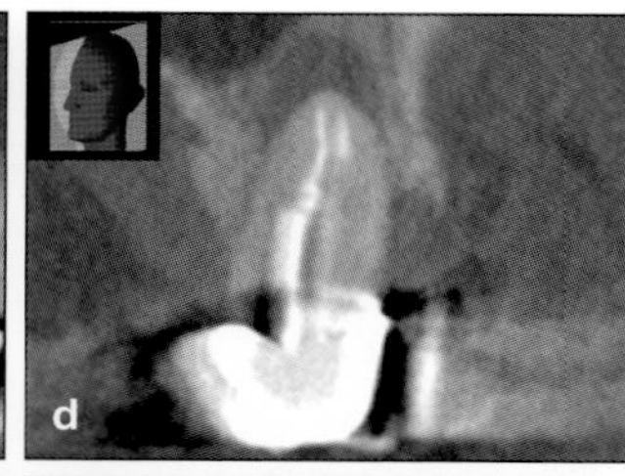
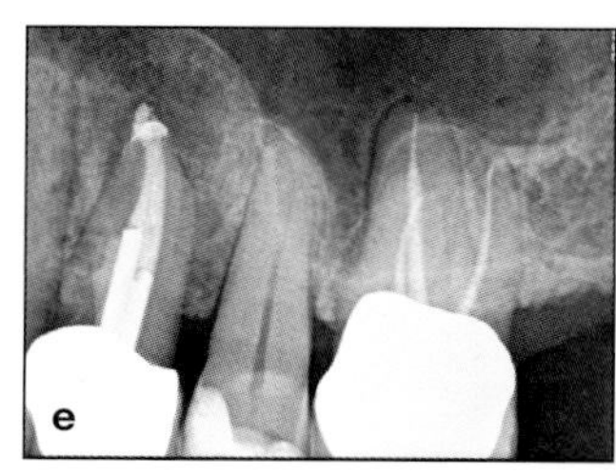
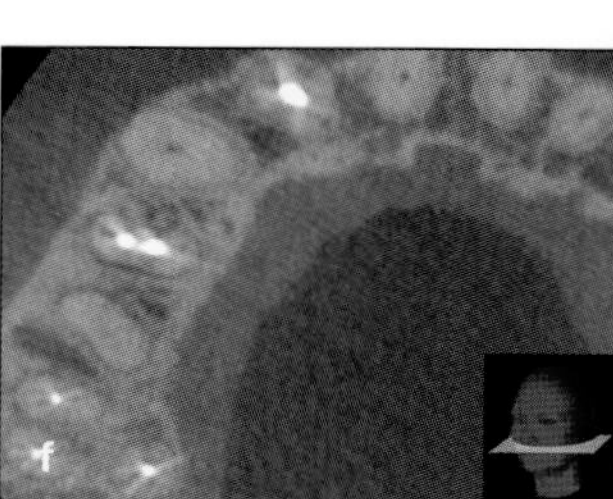
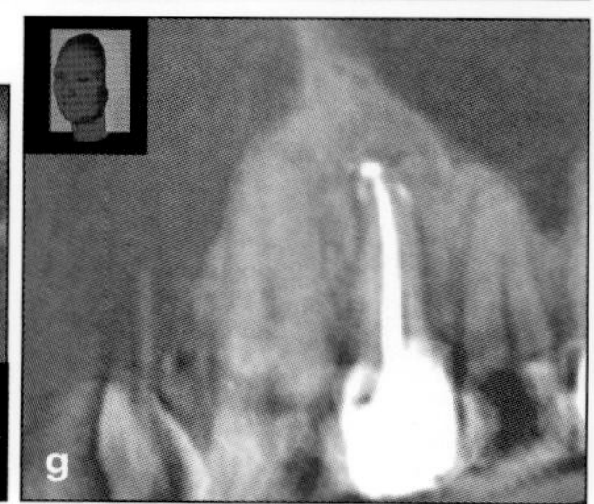
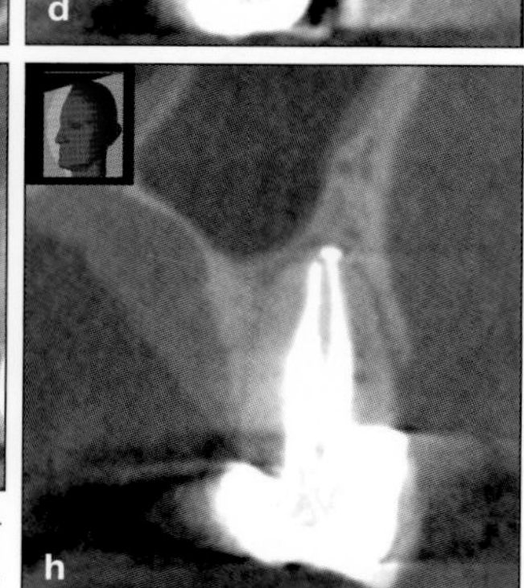

图7-21 根尖片（a）示左上颌第一前磨牙已行根管治疗，但根尖周有透射影。远颊侧有10mm的深袋，颊侧有窦道。（b）透射影（红色箭头）提示可能有牙根纵裂，但也有可能是伪影。（c，d）CBCT冠状面和矢状面可见大面积透射影。根管再治疗后，没有发现牙根纵裂。（e）根管治疗完成。（f～h）20个月后复查时CBCT显示病变在各个方向上都愈合良好。

病例7-6

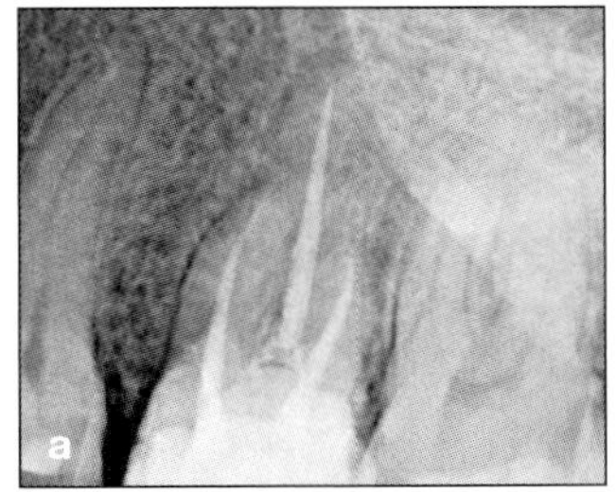
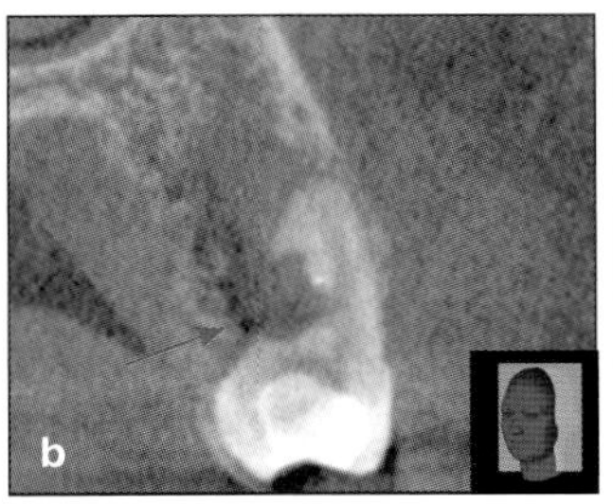
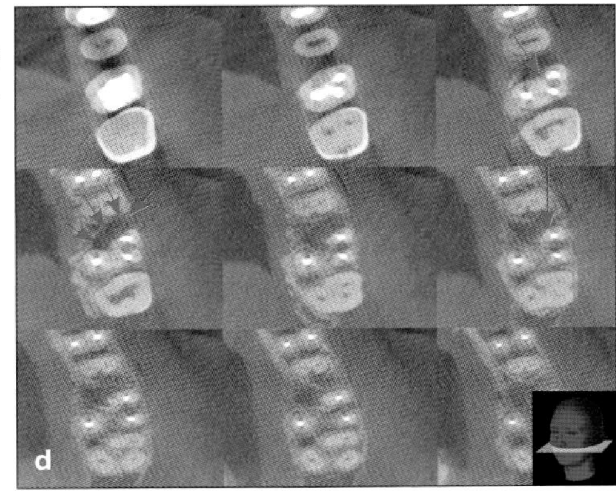

图7-22　左上颌第一磨牙的根尖片（a）显示没有外吸收，但在冠状面（b）、矢状面（c）和轴状面（d）上可以看到广泛的牙根吸收。CBCT影像结构有助于医生制订治疗计划，是考虑拔除还是再治疗后截除近颊根。

病例7-7

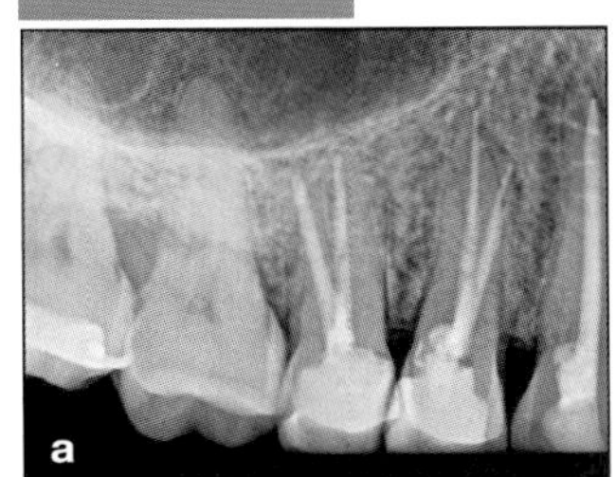
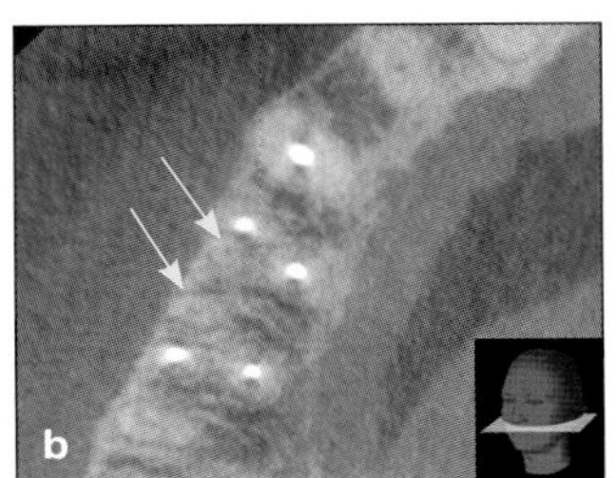
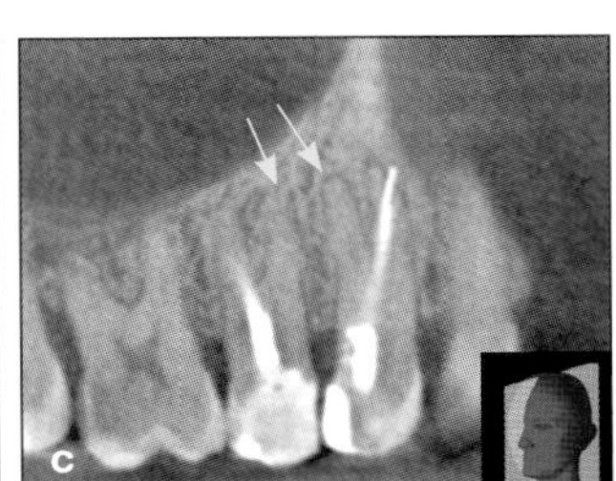
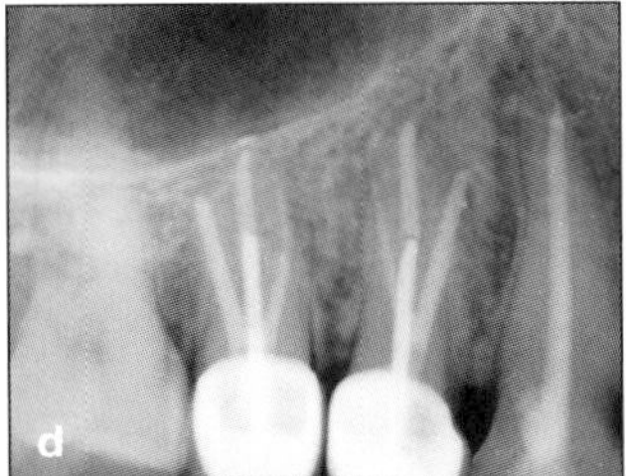

图7-23　上颌第一前磨牙和第二前磨牙已行根管治疗，但有症状。根尖片（a）、轴状面（b）和矢状面（c）CBCT显示第一前磨牙远颊根管遗漏，第二前磨牙近颊根管遗漏（黄色箭头）。再治疗完成后1年复诊，2颗患牙均无明显症状，功能正常（d）。

病例7-8

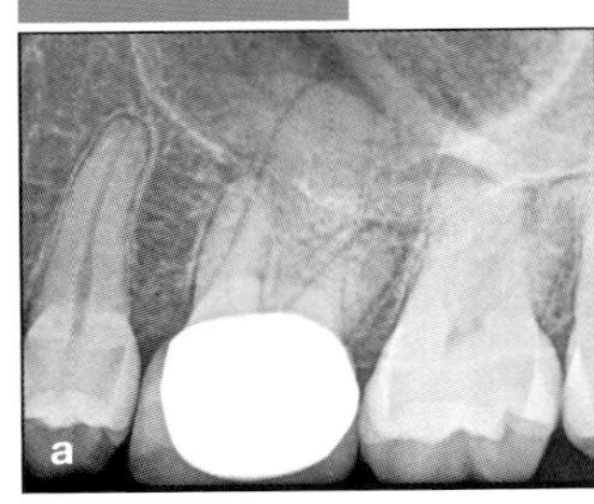
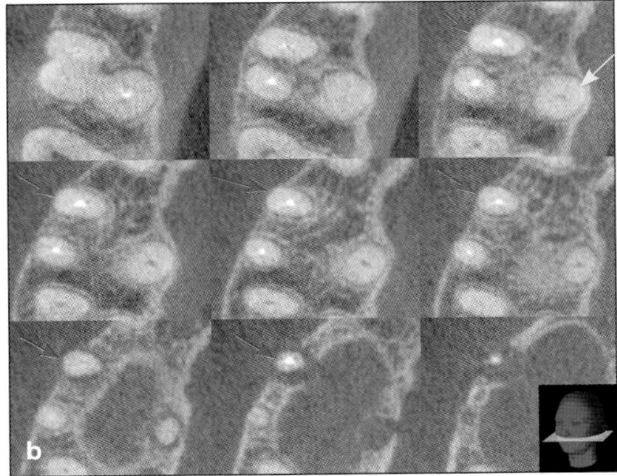
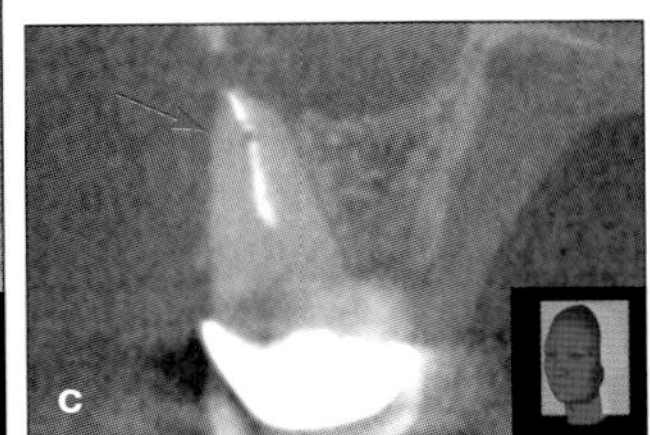

图7-24　上颌第一磨牙治疗前的根尖片（a）。治疗过程中只发现1个近颊管。将氢氧化钙放置于根管内并拍摄CBCT来显示近颊根的形状和对称性。（b）红色箭头指向近颊管，黄色箭头指向腭管。在轴状面（b）和冠状面（c）CBCT中可见在预备完成的近颊管内，阻射的氢氧化钙位于根管中心，提示不存在MB2根管。

病例7-9

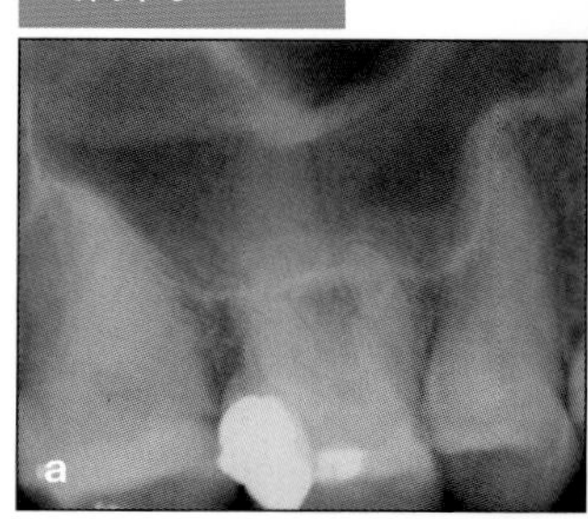

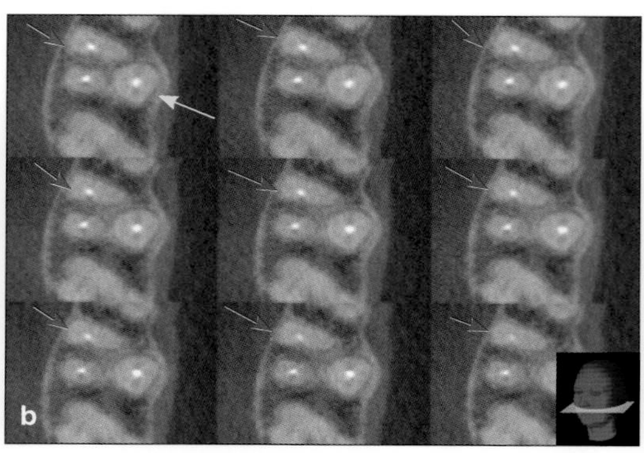

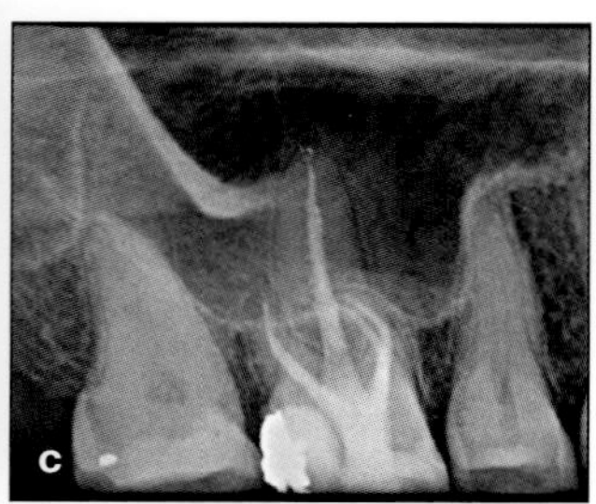

图7-25　上颌第一磨牙术前根尖片（a）。在髓室底无法定位近颊第二根管口。根管内封氢氧化钙，拍摄CBCT来显示近颊根管的形状和对称性。（b）红色箭头指向近颊管，黄色箭头指向腭管。尽管无法清晰见到根管管腔，但根管呈现不对称性，高度提示根管遗漏（b）。术后X线片（c）示，经过进一步探查，成功找到MB2根管。

病例7-10

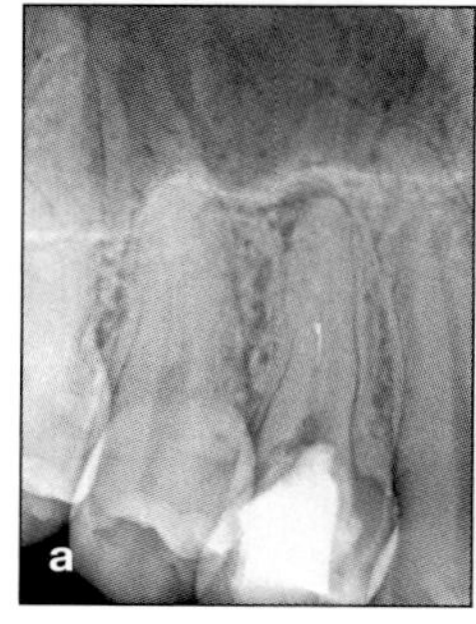

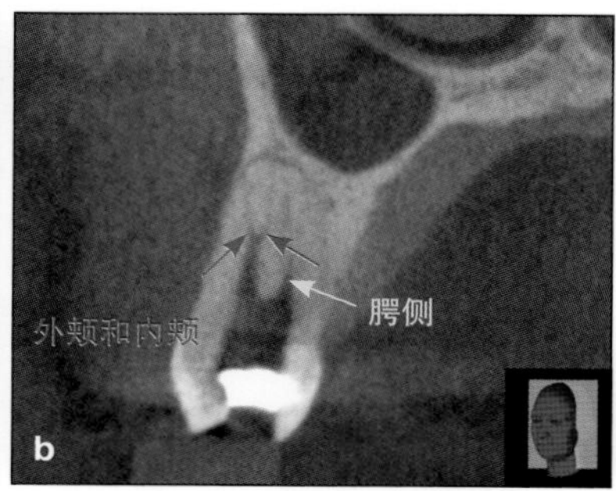

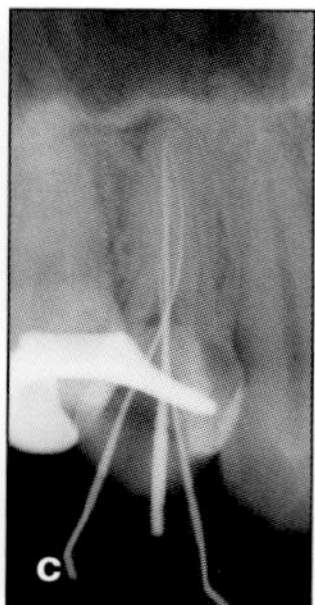

图7-26　转诊患者颊侧根管无法疏通（a），需要重新治疗上颌第一前磨牙。开髓后怀疑根管中段分叉。然而分叉似乎没有位于常见的近远中向上。拍摄CBCT观察整个颊管形态。（b）冠状面显示颊管在颊舌向上分叉（红色标记）。黄色箭头指向腭根。（c）插针拍片确认3个根管都成功疏通。

病例7-11

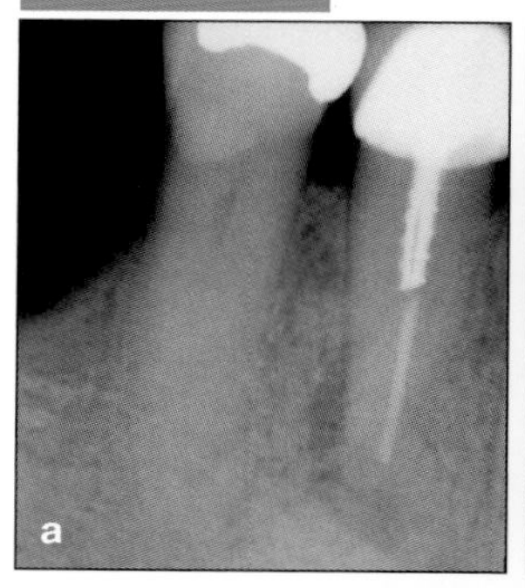

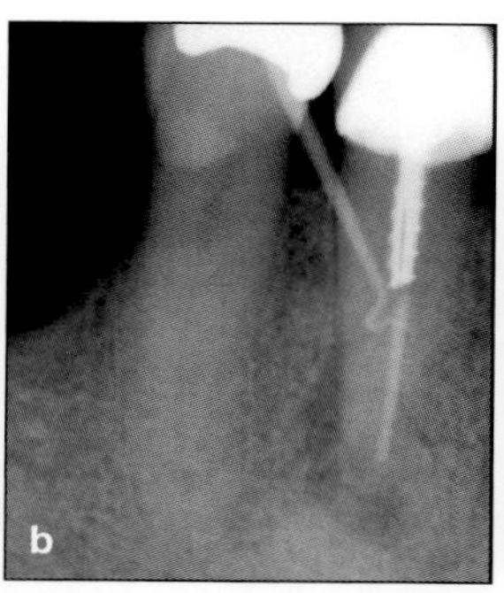

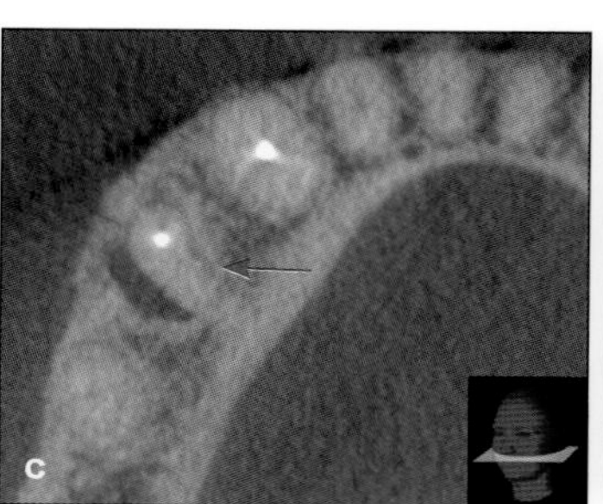

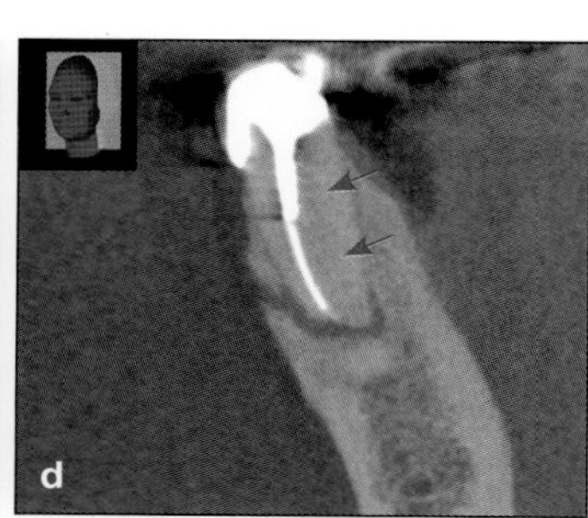

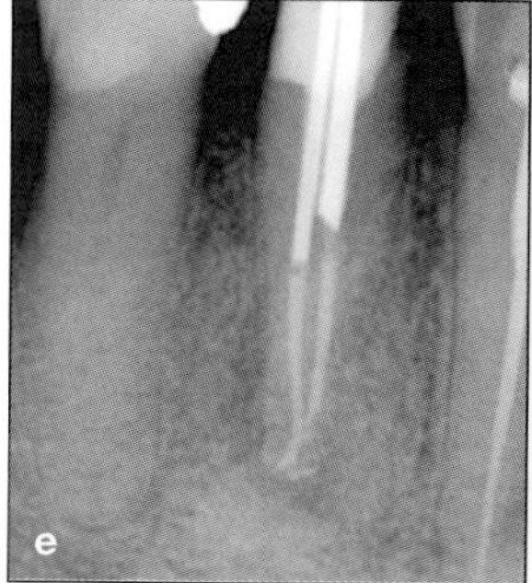

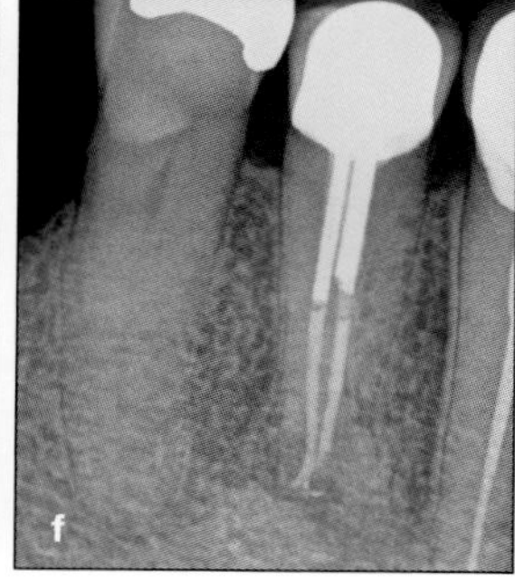

图7-27　转诊患者需要治疗下颌第一前磨牙。（a）在根管桩水平处发现窦道（b）。（c，d）轴状面和冠状面CBCT高度提示存在舌侧根管（红色箭头）。再治疗完成后（e），1年后复查显示愈合良好（f）。

病例7-12

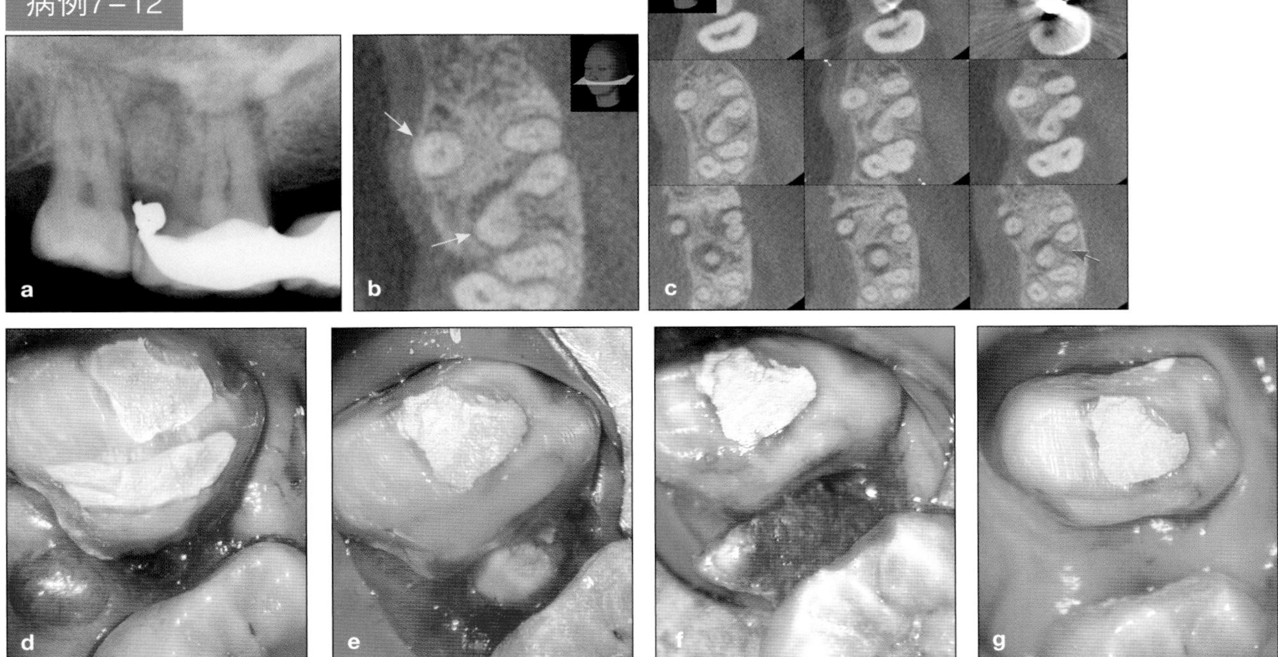

图7-28　转诊患者上颌第二磨牙远中龋坏和慢性根尖周炎，需要治疗（a）。（b）轴状面显示存在2个腭管（黄色箭头）。（c）轴状面示远中颊管和远中腭管之间的位置关系，两者在根管上段融合，在距离牙槽骨嵴顶约6mm处分叉（红色箭头）。拆除固定桥（d），去净龋坏（e）。然而因位置受限，远中腭管治疗比较困难，预后效果不明确。（f）根管治疗后行远中腭根截除。（g）术后1个月，软组织愈合良好。（h）术后X线片示磨牙形态正常，可以作为部分义齿的远端基牙。CBCT有助于截根术方案的制订和施行。

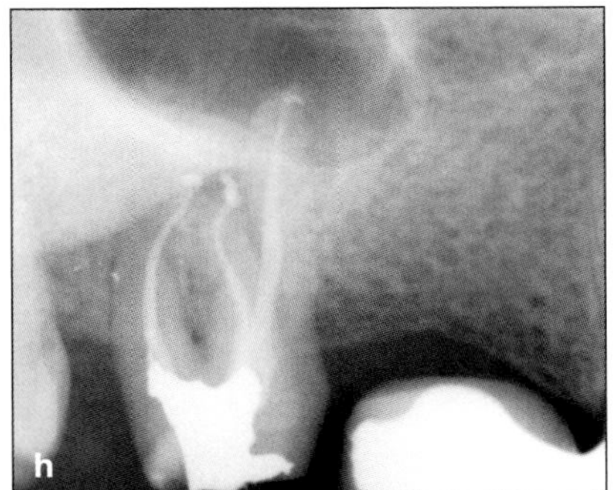

病例7-13

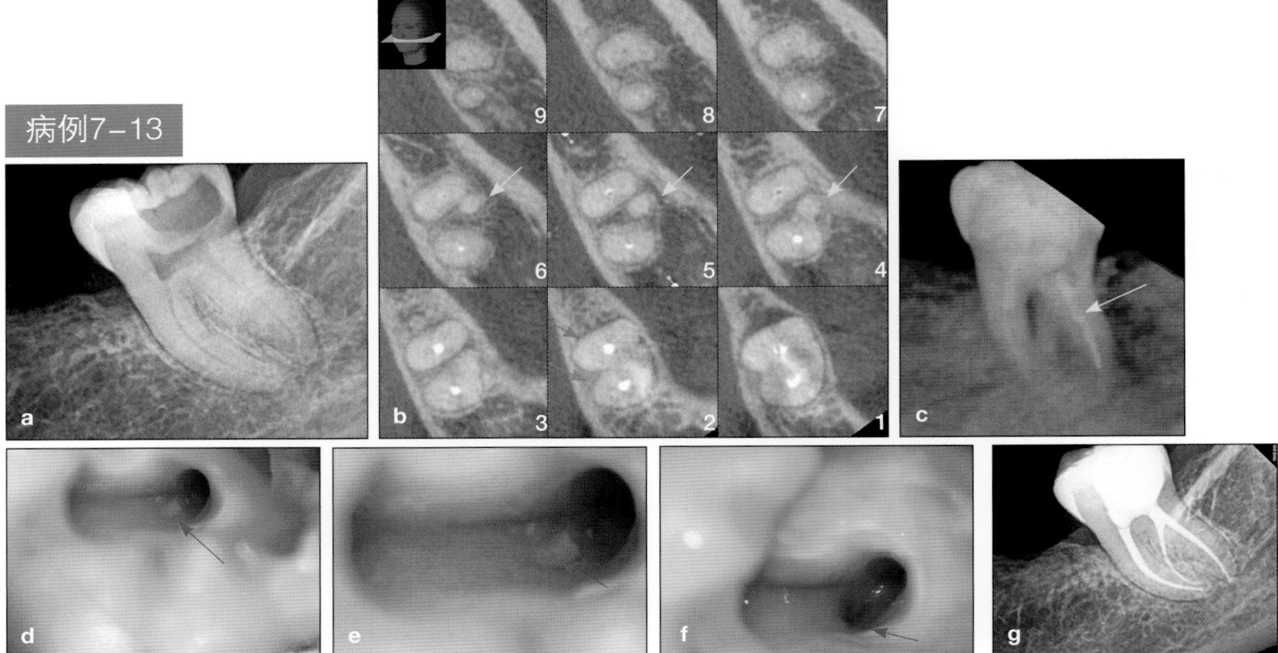

图7-29 （a）下颌第二磨牙有症状，术前X线片可见远中龋坏。行根管治疗，成功定位近远中各1个根管口。根管内封氢氧化钙，制备假壁，并拍摄CBCT来显示是否存在近中第二个根管。（b，c）轴状面1～9表明，2个根管均位于根管中心（蓝色箭头指向远中根管，绿色箭头指向近中根管）。CBCT还显示，有一个副根从远中根的颊侧分叉处分出，向近中走行，与近中根根尖融合（黄色箭头）。（d～f）根据CBCT提供的信息，在远中根管口处探查到副根的根管口（红色箭头）。（g）治疗完成。

病例7-14

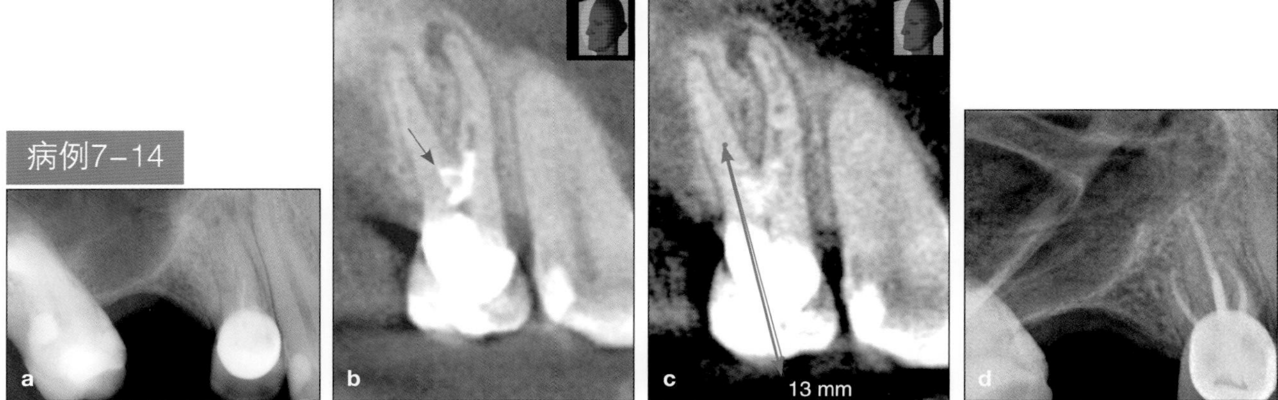

图7-30 转诊患者上颌第一前磨牙有症状且有3个根管，需要治疗（a）。其中远颊管遗漏，近中颊管和腭管欠充。疏通根管时，发现远颊根管重度钙化。用CBCT来查看根管预备初始进入的角度是否位于远颊根的中心位置，根管下段是否能通畅至根尖。矢状面（b）显示，根管预备偏离牙根中心，偏向近中（红色箭头）。通过CBCT内的软件测量得知，从殆面标记点至根管通畅位置的距离约13mm（蓝线）（c）。调整根管预备的方向，向远中偏移，疏通远颊根管。（d）术后片显示治疗成功。

病例7-15

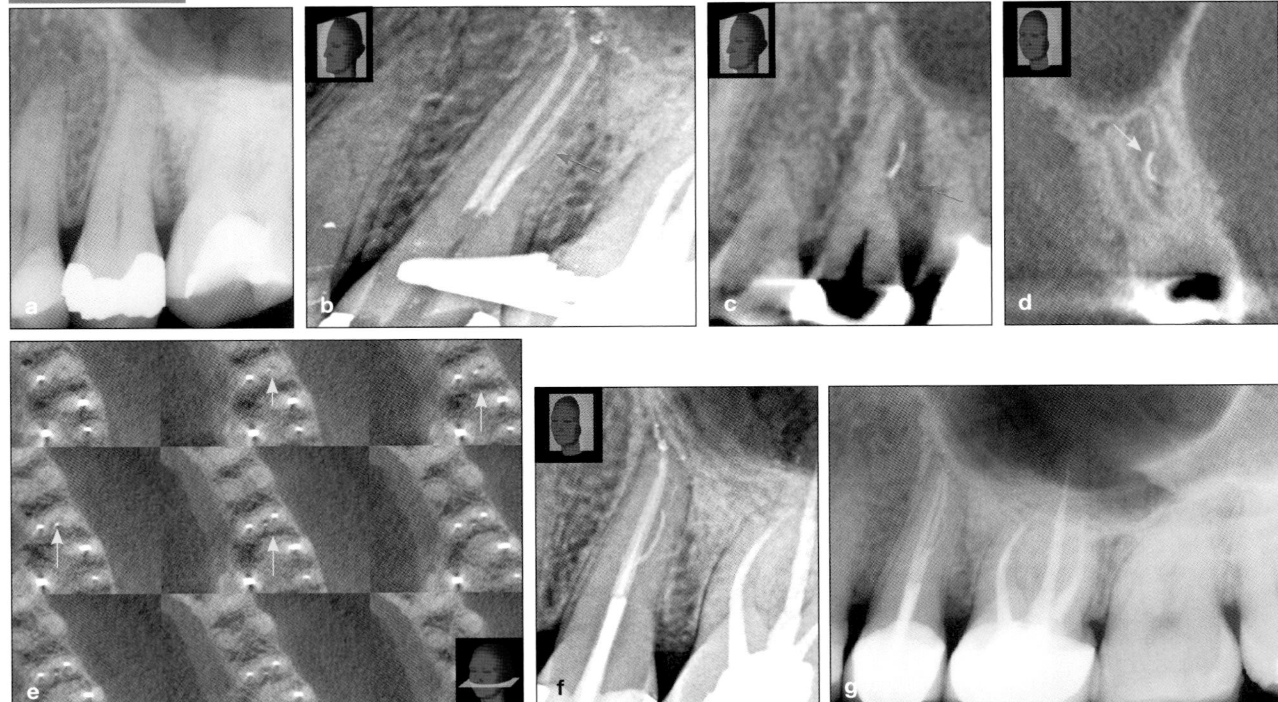

图7-31　转诊患者上颌第二前磨牙有症状，需要治疗（a）。治疗过程中的回填X线片（b）显示颊侧根管的封闭剂溢出（蓝色箭头），提示颊侧根管中段可能分叉。在寻找遗漏根管前，拍摄CBCT来观察封闭剂与颊侧根管的关系。（c）CBCT矢状面显示溢出的糊剂位于牙根内（红色箭头）。冠状面（d）和轴状面（e）CBCT进一步证实封闭剂位于根分叉区，表明根分叉处存在侧支根管（黄色箭头）。（f）治疗完成。（g）术后1年复诊，患牙无明显症状，功能正常。

- 显示根尖解剖结构和根尖止点的位置，尤其是根尖止点的长度短于根尖时。

临床病例

病例7-1～病例7-15（图7-17～图7-31）展示了CBCT在根管治疗中的作用。

总结

CBCT是牙髓病诊断、方案制订和决策的有力工具，但其应用受到技术因素、专业欠缺、管理问题、运营成本和患者放射损害等问题的限制，且临床医生也难以将2D影像方面的经验知识用于3D影像的解读。

学习如何使用CBCT软件和解读影像需要经过大量培训、经验积累和专家指导。临床医生要有效使用CBCT，必须掌握引起假阳性和假阴性的常见错误。随着CBCT技术的不断发展和成本的下降，总有一天CBCT影像会完全取代2D影像。

参考文献

[1] de Paula-Silva FW, Wu MK, Leonardo MR, da Silva LA, Wesselink PR. Accuracy of periapical radiography and cone-beam computed tomography scans in diagnosing apical periodontitis using histopathological findings as a gold standard. J Endod 2009;35:1009–1012.

[2] Berbaum KS, Franken EA Jr, Dorfman DD, et al. Satisfaction of search in diagnostic radiology. Invest Radiol 1990;25:133–140.

[3] Ludlow JB, Davies-Ludlow LE, Brooks SL. Dosimetry of two extraoral direct digital imaging devices: NewTom cone beam CT and Orthophos Plus DS panoramic unit. Dentomaxillofac Radiol 2003;32:229–234.

[4] Schulze D, Heiland M, Thurmann H, Adam G. Radiation exposure during midfacial imaging using 4- and 16-slice computed tomography, cone beam computed tomography systems and conventional radiography. Dentomaxillofac Radiol 2004;33:83–86.

[5] The 2007 recommendations of the International Commission on Radiological Protection. ICRP Publication 103. Ann ICRP 2007;37:1–332.

[6] Farman AG. ALARA still applies. Oral Surg Oral Med Oral Pathol Oral Radiol Endod 2005;100:395–397.

[7] The American Association of Endodontists and the American Academy of Oral and Maxillofacial Radiography. Joint Position Statement: Use of Cone-Beam-Computed Tomography in Endodontics. The American Association of Endodontists website. http://www.aae.org/uploadedfiles/publications_and_research/guidelines_and_position_statements/conebeamstatement. pdf. Accessed 11 September 2014.

[8] Patel S, Durack C, Abella F, et al. European Society of Endodontology position statement: The use of CBCT in endodontics. Int Endod J 2014;47:502–504.

[9] Durack C, Patel S, Davies J, Wilson R, Mannocci F. Diagnostic accuracy of small volume cone beam computed tomography and intraoral periapical radiography for the detection of simulated external inflammatory root resorption. Int Endod J 2011;44:136–147.

[10] Cohenca N, Simon JH, Mathur A, Malfaz JM. Clinical indications for digital imaging in dento-alveolar trauma. Part 2: Root resorption. Dent Traumatol 2007;23:105–113.

[11] Soğur E, Gröndahl HG, Baksi BG, Mert A. Does a combination of two radiographs increase accuracy in detecting acid-induced periapical lesions and does it approach the accuracy of cone-beam computed tomography scanning? J Endod 2012;38:131–136.

[12] Cotton TP, Geisler TM, Holden DT, Schwartz SA, Schindler WG. Endodontic applications of cone-beam volumetric tomography. J Endod 2007;33:1121–1132.

[13] Peters CI, Peters OA. Cone beam computed tomography and other imaging techniques in the determination of periapical healing. Endod Topics 2012;26:57–75.

[14] Edlund M, Nair MK, Nair UP. Detection of vertical root fractures by using cone-beam computed tomography: A clinical study. J Endod 2011;37:768–772.

[15] Hassan B, Metska ME, Ozok AR, van der Stelt P, Wesselink PR. Detection of vertical root fractures in endodontically treated teeth by a cone beam computed tomography scan. J Endod 2009;35:719–722.

[16] Fayad MI, Ashkenaz PJ, Johnson BR. Different representations of vertical root fractures detected by cone-beam volumetric tomography: A case series report. J Endod 2012;38: 1435–1442.

[17] Michetti J, Maret D, Mallet JP, Diemer F. Validation of cone beam computed tomography as a tool to explore root canal anatomy. J Endod 2010;36:1187–1190.

[18] Narayana P, Hartwell GR, Wallace R, Nair UP. Endodontic clinical management of a dens invaginatus case by using a unique treatment approach: A case report. J Endod 2012; 38:1145–1148.

[19] Velvart P, Hecker H, Tillinger G. Detection of the apical lesion and the mandibular canal in conventional radiography and computed tomography. Oral Surg Oral Med Oral Pathol Oral Radiol Endod 2001;92:682–688.

第三部分 非手术牙髓治疗

Nonsurgical Endodontic Procedures

CHAPTER

8

Pushpak Narayana, MDS

髓腔入路

Access Cavity Preparations

髓腔入路是根管治疗的首要步骤。美国牙髓病学会将髓腔入路定义为“为了根管清创、成形和充填，由牙冠外部进入根管系统的通路”[1]。历史上髓腔入路的预备受限于器械、材料和临床医生的特定需求。近几十年来，虽然技术、材料和设备不断发展，但是在牙学院和住院医生规范化培训的教学中以及多数医生的临床实践中，髓腔入路的设计变化不大。为了使牙髓治疗过程更容易、快速，风险更低，医生可能忽视了对牙体结构完整性的保存。

髓腔入路需要去除牙齿的内部结构以满足治疗需求，而修复过程则通常需要去除牙齿的外部结构。修复医生越来越意识到保存天然牙齿结构的必要性和重要性，以及颈部牙本质对于牙齿的可修复性和牙齿保留的重要作用[2-3]。因此预备髓腔入路时应尽量保存牙本质结构，这会延长影响牙齿的使用寿命。本章讨论髓腔入路的预备，旨在提供高质量牙髓治疗的同时保存牙齿结构的完整性。髓腔入路的主要目标见盒状表8-1。

需要强调的是，本章所讨论的内容都要求在牙科显微镜下，并由受过专业培训的助手配合完成。

盒状表 8-1	髓腔入路的主要目标

1. 定位根管系统
2. 便于无阻力进入根管系统
3. 根管预备
4. 根管充填
5. 为最终冠方修复提供平台

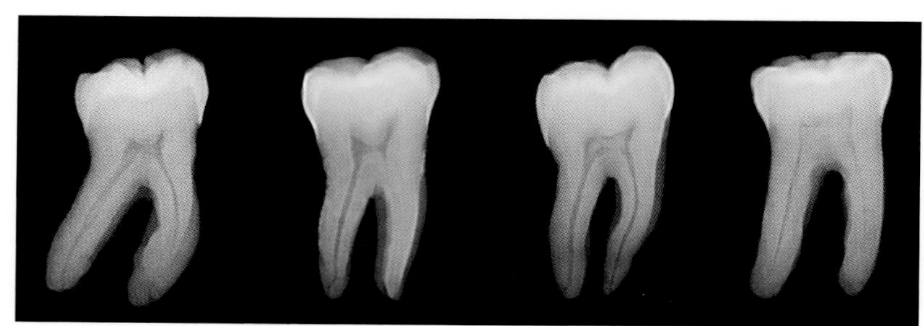

图8-1　髓腔形态的增龄性变化。

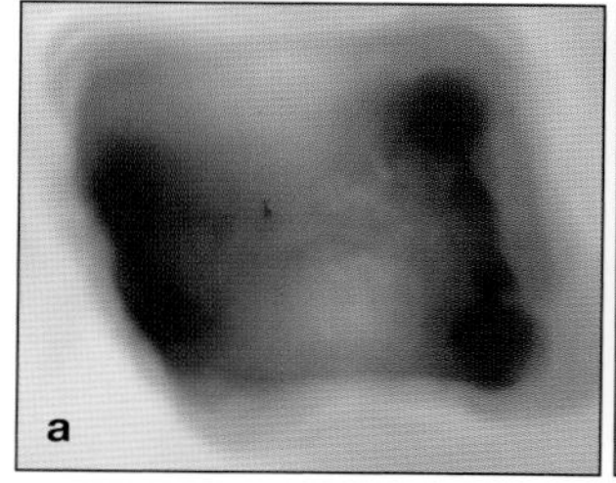

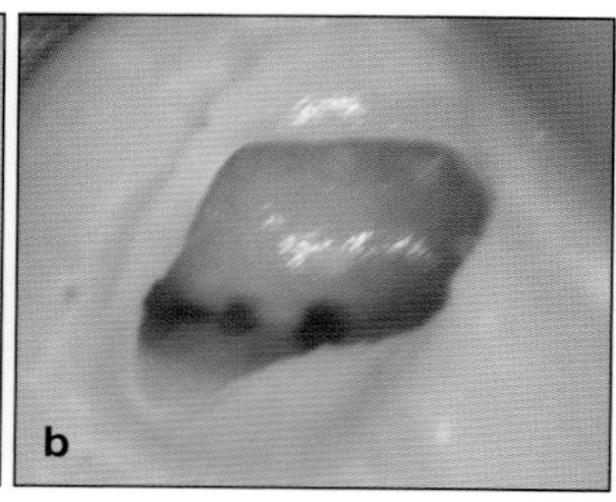

图8-2　找到并疏通下颌磨牙近中根（a）和上颌磨牙近颊根（b）的多个根管。

保存牙髓病学的原则

经典理论认为，临床医生应能从骀面直视所有根管口。然而，本章提到的髓腔预备标准与此不同，而是在达到上述目标的同时（盒状表8-1），尽量少去除牙体组织。本章中髓腔入路预备的设计基于根管方向，非常保守，同时仍能满足治疗的所有需求，保持最佳的临床操作性。

髓腔形态

髓腔形态的变异非常多（图8-1），然而，沿用了10多年的传统标准髓腔入路方法忽视了这种变异性。传统的髓腔预备是为髓腔宽大的年轻牙齿设计的，并假设人的一生中髓腔形态保持不变。然而髓腔的内部结构随着继发性和第三期牙本质的沉积而逐渐缩窄，与年龄、功能和牙体修复的时间相关[4]。由于大多数牙髓治疗的患者为成年人，髓腔形态呈生理性变化，所以临床医生必须重新思考牙髓治疗的方式。

根管系统

和髓腔一样，根管系统也发生增龄性变化。最近的微型CT研究显示，根管形态的变化差异极大。例如许多磨牙有超过4个根管，这就需要临床医生从根管系统、根管疏通的要点，以及髓腔进入的角度等方面考虑髓腔入路（图8-2）。

随着髓腔缩小，根管口位置趋向牙齿中心。目前的髓腔预备设计为了治疗便利，去除远离根分叉方向的根管口外周牙本质，以获得“直线通路”。然而不幸的是，过于追求根管口的直线通路不仅破坏了远离根分叉的根管外侧壁牙本质，同时也使靠近根分叉的根管内侧壁牙本质变薄（见本章后述讨论）。替代方法是根据根管口在牙冠表面的投影重新建立直线通路[5]。

理解关键牙本质的重要性

根管治疗和冠预备应保存尽可能多的牙本质结构（如颈部牙本质）。研究证实，颈部剩余牙

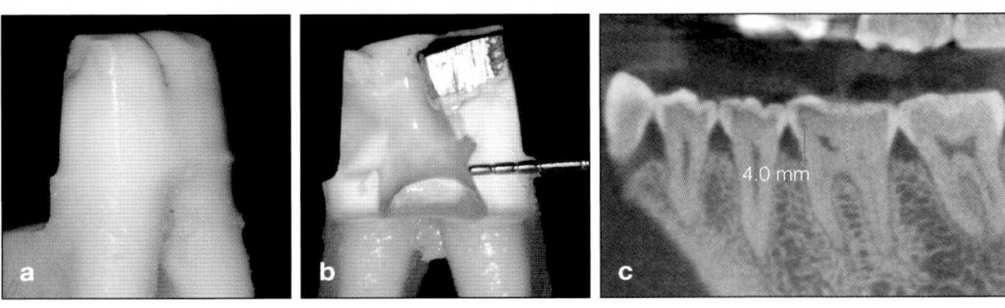

图8-3　颈周牙本质是牙齿寿命的关键，应最大限度地予以保存。

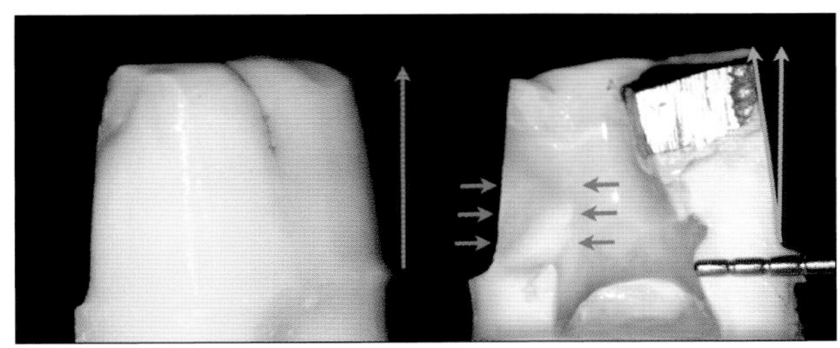

图8-4　牙本质肩领效应与颈周牙本质的高度、厚度和锥度相关，是牙科学的一条重要原则。红色箭头：高度；蓝色箭头：厚度；绿色箭头：锥度。

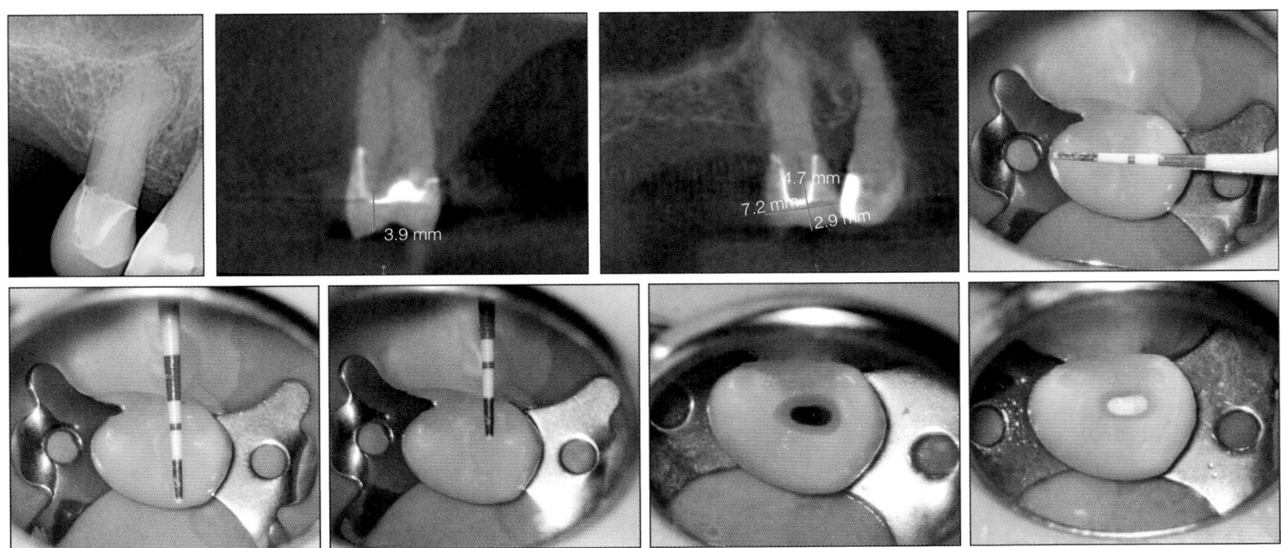

图8-5　CBCT有助于设计精确的髓腔入路。

本质的厚度与余留牙齿结构的强度直接相关[1,6]。这部分牙体结构称为颈部或者颈周牙本质，具体定义为牙槽骨上方4mm的牙本质（图8-3）[7]。除了强度，它还提供冠的抗力和固位。过度拉直根管口以获得直线通路会破坏颈部牙本质和牙齿结构的完整性。

牙本质肩领效应

牙本质肩领呈环状包绕着桩，目的是提高牙齿抗力，防止折裂。牙科学中的牙本质肩领效应是指箍紧、结合、封闭或者加强抗力。牙本质肩领的构成包括高度、厚度和锥度[7]。理想的肩领至少1.5mm高、1mm厚[8]（图8-4）。完整的三维肩领是比较理想的状况，但在多数临床病例中不常见。

技术的影响

新技术推动了保存牙髓治疗的发展，医生使用显微镜能进行更精确的操作，冶金术和根管锉的最新进展也使得牙髓治疗的操作风险降低。另外CBCT可了解根管的方向、角度和形态，为髓

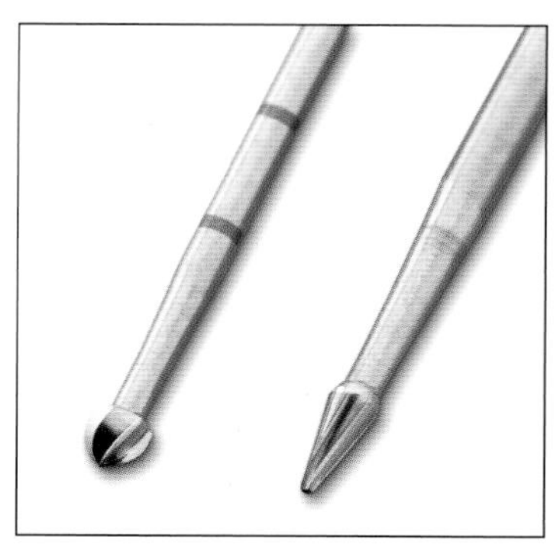
图8-6 2号Munce Discovery Burs（CJM公司）车针和EndoGuide（SS White）车针。

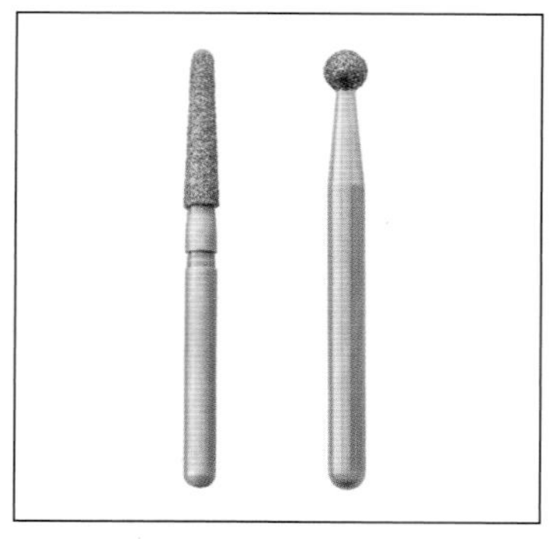
图8-7 可用于氧化锆冠的粗砂圆头金刚砂车针（Great White Z Burs，SS White）。

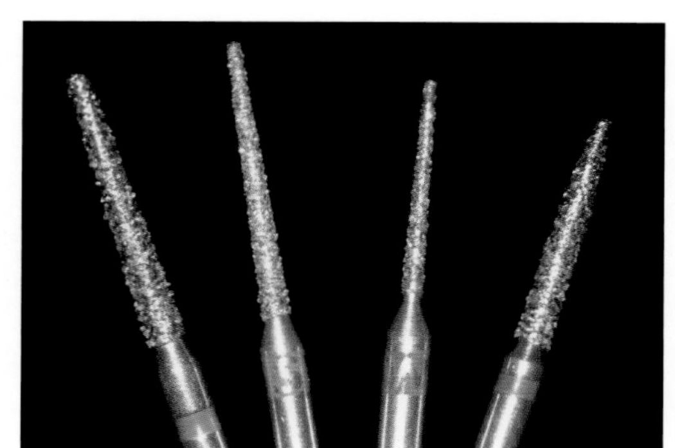
图8-8 不同形状和尺寸的长柄金刚砂车针，可用于精修髓腔入路。

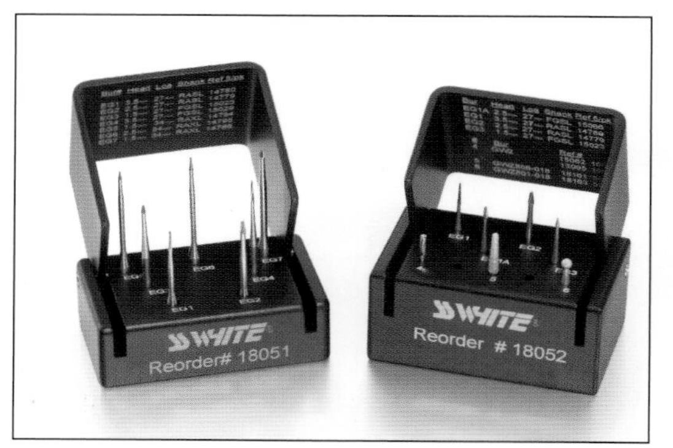

图8-9 全套EndoGuide车针。包含预备髓腔入路的各种高速车针和暴露髓室底、定位根管用的慢速车针。

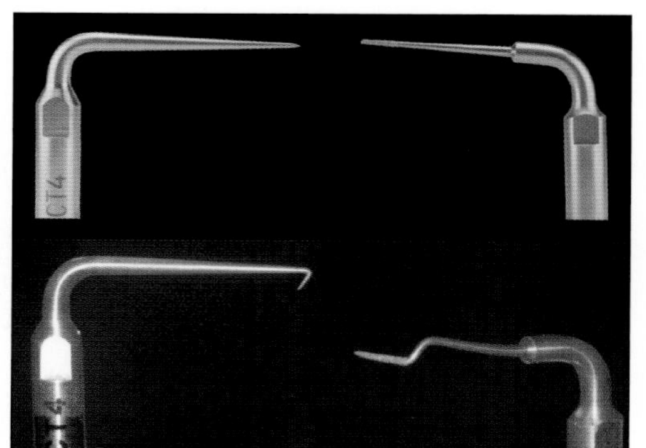

图8-10 标准（上方）和改良（下方）超声尖，可用于精修髓腔入路。

腔入路提供精确引导（图8-5）。

髓腔入路设备

精细准确的牙髓治疗需要精细准确的器械。当牙科手术显微镜面世时，许多新的治疗器械也同时发展，放大系统和照明条件改变了髓腔入路的预备，从最初凭手感操作到可以直视。这种改变带来一定挑战，第1章和第5章讨论了人体工程学、口镜使用技巧以及培训助手的重要性，以确保牙髓治疗过程的可预见性。

精修工具

小头手机配合长柄车针可以让医生在预备髓腔入路时视野不被遮挡。锥形细头长颈车针可用于保守预备（图8-6）。金刚砂车针用于全瓷或者氧化锆全冠的开髓（图8-7）。髓腔深部可以使用锥形圆头金刚砂车针（图8-8）。碳钢车针也有不同的形状，如尖端没有切削功能的Endo-Z车针（Dentsply）。长柄小球钻通常用于抛光牙本质表面，有助于识别髓室底地图和发育纹（图8-6）。Munce Discovery Burs（CJM公司）车针直径为0.25mm，在寻找深部解剖结构方面很有用。EndoGuide burs（SS White）是长柄碳钢车针，由Fissurotomy burs（SS White）演化而来；圆头锥形的设计有助于车针在开扩髓室底时保持在中心位置，刚性颈部可抛光侧壁，扩大根管口，形成光滑的漏斗形态（图8-9）。传统教科书里倡导使用圆形碳钢钻（大于6#）和平头裂钻（556），但这些器械在保守开髓中并不实

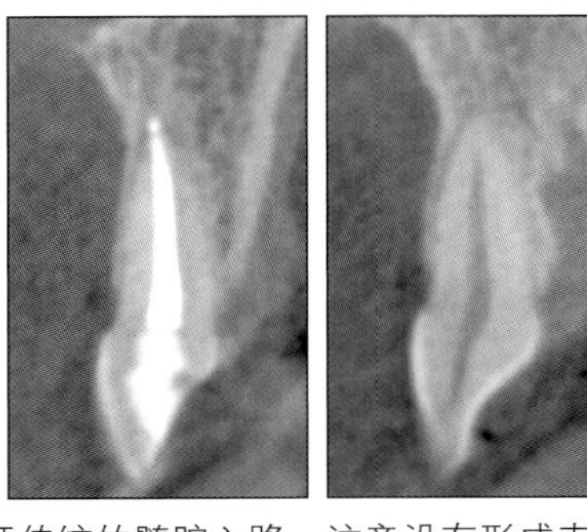

图8-11 上颌中切牙传统的髓腔入路。注意没有形成直线通路，颈周牙本质过多磨除。邻近未治疗的对照切牙。

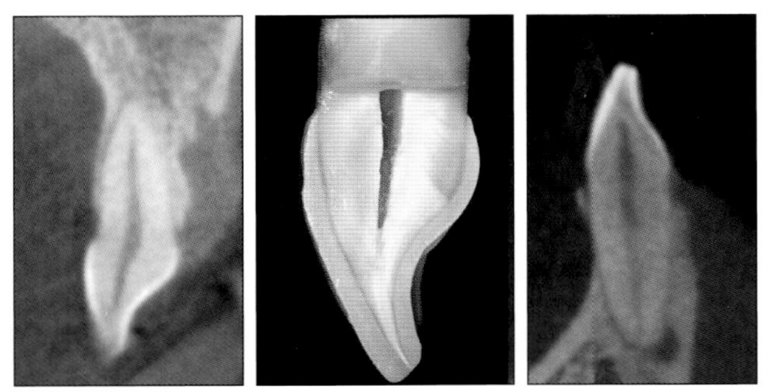

图8-12 通过切缘或者稍偏唇面的切牙直线开髓。

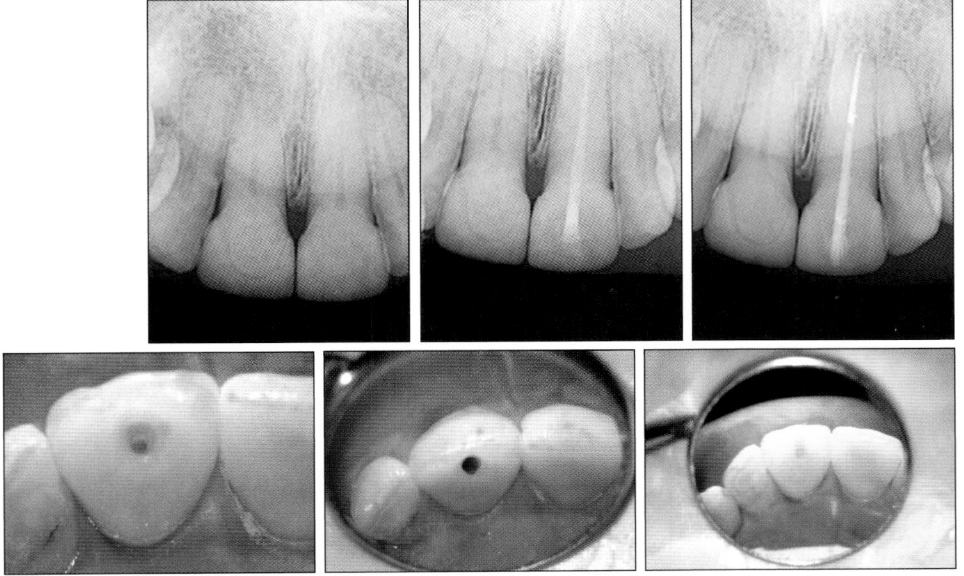

图8-13 全瓷冠修复的上颌中切牙髓腔入路。舌侧入口洞型稍偏切缘，出于美观考虑保存唇侧陶瓷。

用。在制备和修整开髓洞型时也可使用金刚砂超声尖。弯曲的超声尖可以进入车针难以到达的区域，例如髓角（图8-10）。

采用GG钻扩大根管口已经几十年了，然而GG钻360°切削，即使加力方向远离根分叉区，也会削弱根分叉侧的牙本质。因此应该减少或者限制GG钻的使用，其他类似的器械也是如此。

前牙髓腔入路

许多医生将前牙的开髓口定位在舌侧中1/3处。然而此开髓口会导致较多的牙体组织被磨除（如颈部牙本质）或者器械进入髓腔时弯曲（图8-11）。超过70%的上颌中切牙的根管投影位于切端或者唇侧[9]，超过50%的上颌侧切牙的根管投影位于唇侧[10]（图8-12）。如果术前评估为复杂根管，医生应将开髓口靠近切端，这样有利于直视（图8-13）。在这种情况下，CBCT可以辅助空间定位。

切牙和尖牙的治疗

尖牙的根管投影通常也靠近唇侧和切端。根据髓腔颊舌方向的宽度来修整洞型（图8-14）。下颌尖牙的内外形态与上颌尖牙相似。少数下颌

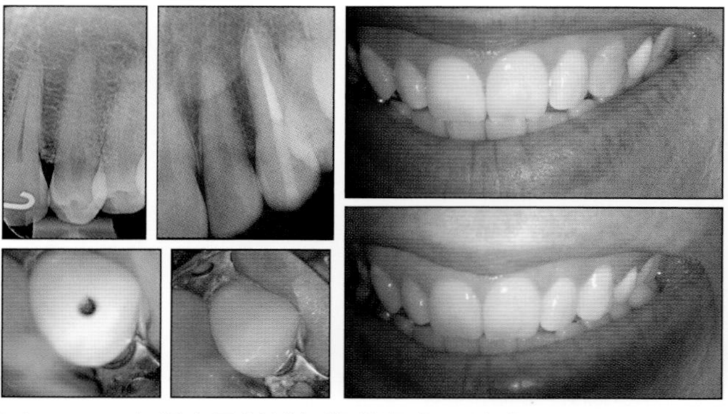

图8-14　上颌尖牙通过切缘的保守开髓（Courtesy of Dr Venkat Canakapalli，Auckland，New Zealand）。

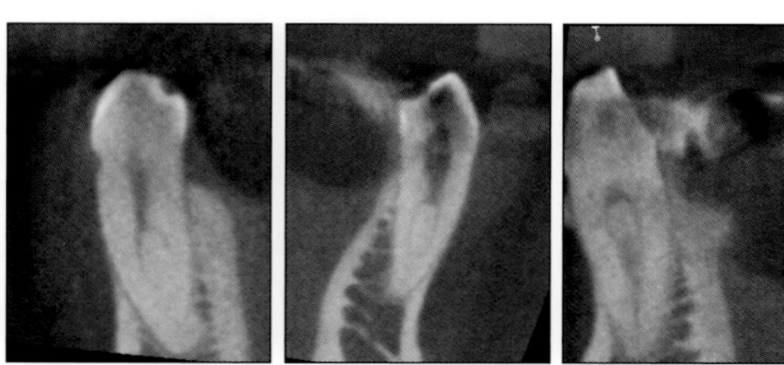

图8-15　CBCT示下颌尖牙和2颗前磨牙有多个根管。

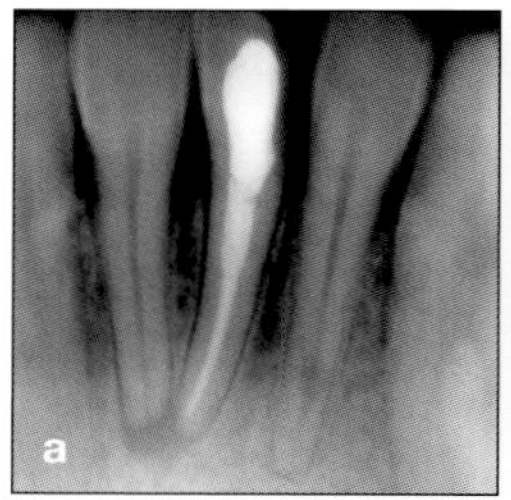
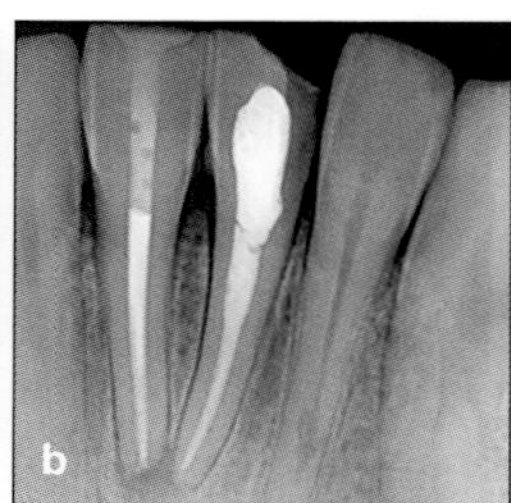
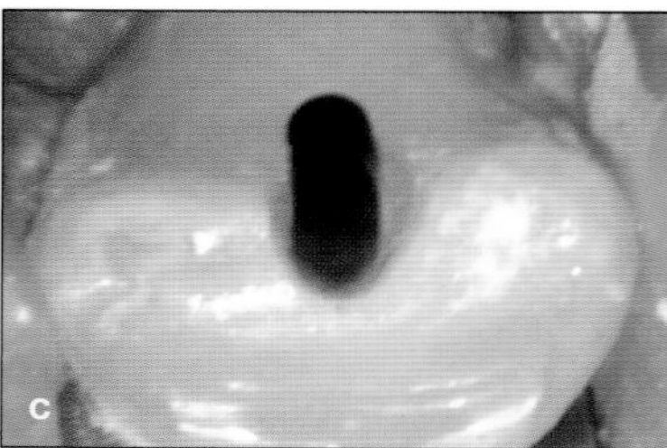
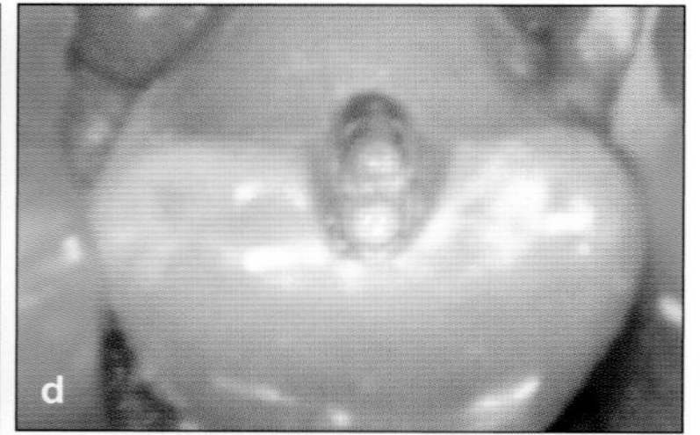

图8-16　（a～d）左侧中切牙的保守开髓和侧切牙的非保守开髓对比。注意中切牙的双根管，这种开髓口对牙齿结构的损伤最小（Courtesy of Dr John A. Khademi，Durango，Colorado）。

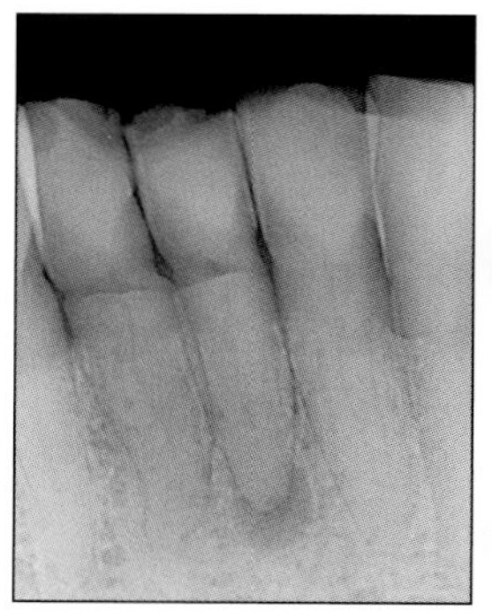
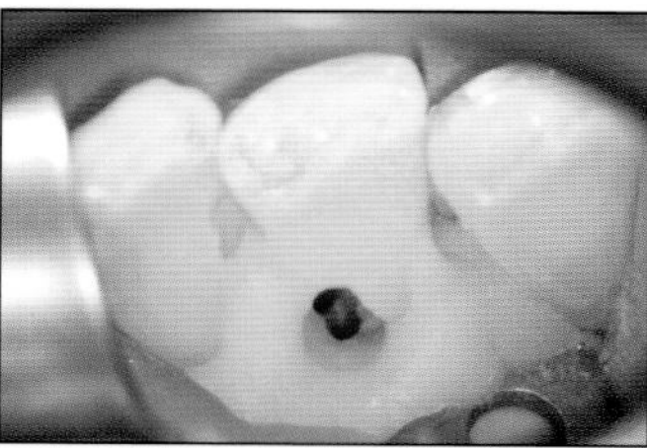
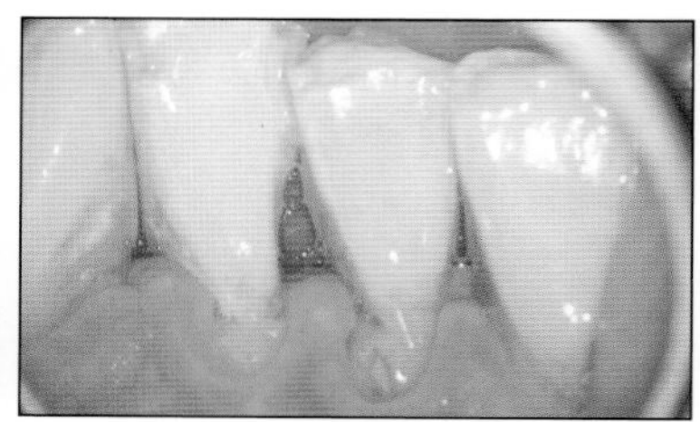
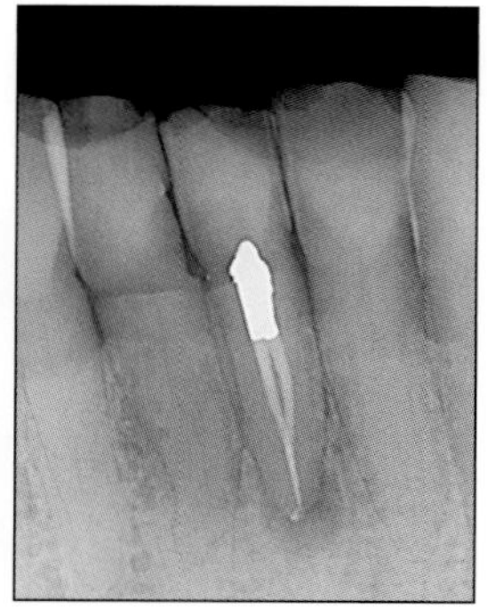

图8-17　非常规开髓有时也可以保存牙齿结构。通过颈部缺损开髓（解剖结构便利型开髓）（Courtesy of Dr Steve Baerg，Gig Harbor，Washington）。

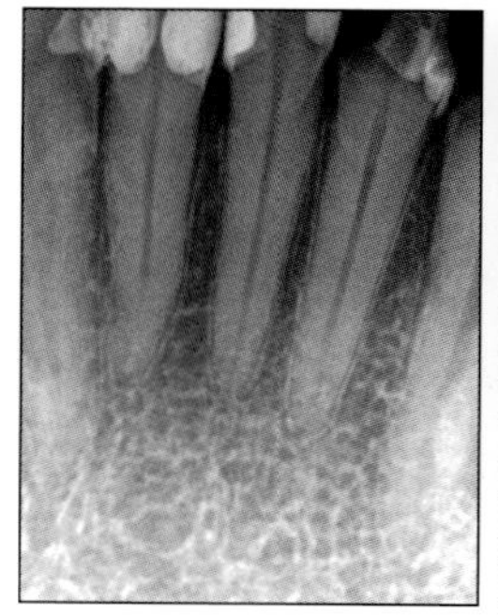
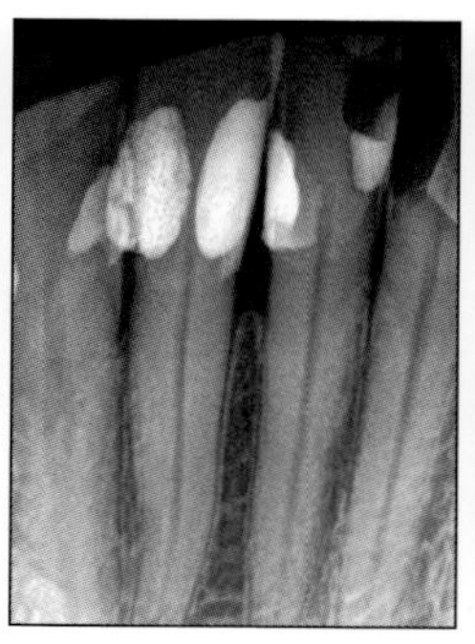
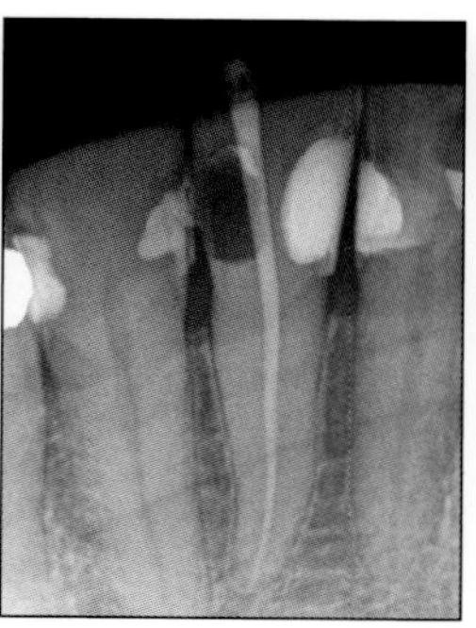
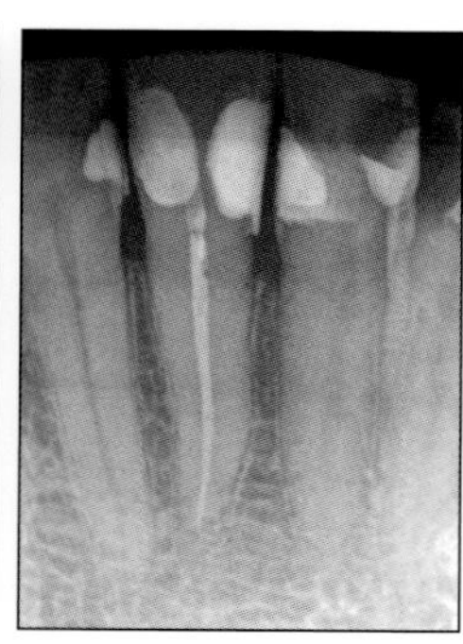

图8-18　非常规开髓。本病例中通过旧充填体部位开髓（修复体便利型开髓）（Courtesy of Dr Dale Jung，Victorville，California）。

盒状表8-2	前牙髓腔入路原则

1. 用锥形球钻从舌侧中1/3与切1/3的交界处开髓。车针方向与牙齿长轴一致。
2. 修整开髓洞型，在切缘的舌侧扩展以获得直线通路。其目的不仅是直线进入根管系统，同时也保存了舌隆突牙本质（图8-19）。
3. 传统开髓时车针朝向舌面中央。前牙根管的所有穿孔都位于唇侧，而保守预备中切缘完整，几乎不可能发生舌侧穿孔。传统开髓时即使唇侧没有穿孔，很多开髓洞型也太偏向唇侧，牙本质去除过多。
4. 根管预备和清创时，需完全去净髓腔和髓角处的组织，防止牙齿变色。保守的髓腔入路可能导致髓角处有残髓。许多器械，如探针，经改良后可清理髓角。超声激活次氯酸钠可帮助去除残髓，但严重变色时还需要用车针或者超声尖来彻底清理髓角。

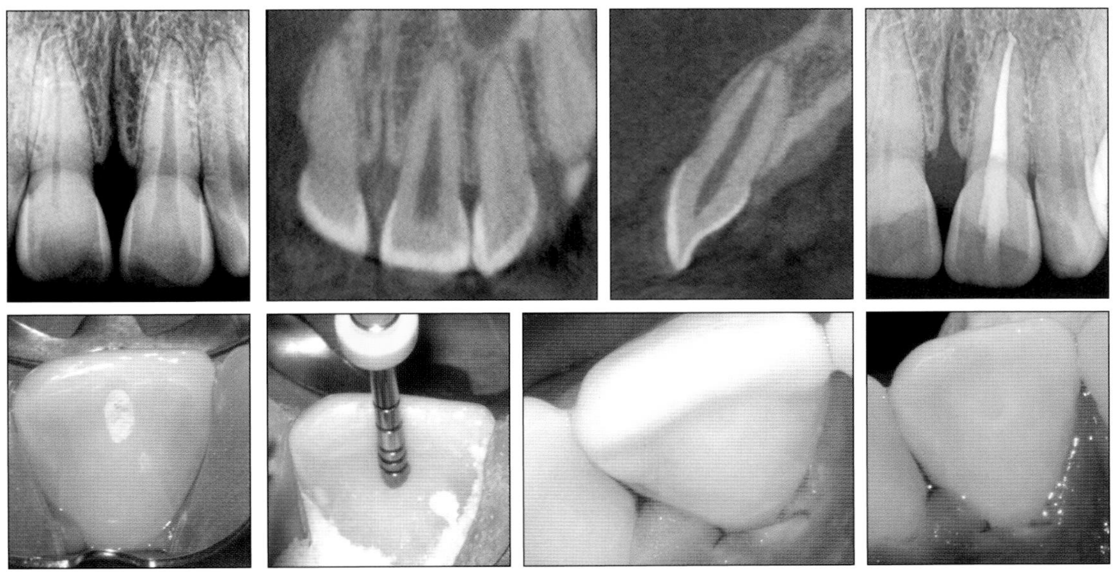

图8-19　上颌中切牙的保守开髓病例。注意近远中方向比根管窄（Courtesy of Dr Robert Corr，Colorado Springs，Colorado）。

尖牙有多根管，根据形态的变异方向向唇舌侧扩展[11]（图8-15）。

下颌切牙的开髓洞型在所有牙齿中最窄小，所允许的误差范围更小。下颌切牙的形态变异比上颌前牙更常见，双根管并不少见（图8-16）。同样，根管投影常位于切端或者唇侧[9]，开髓口要靠近切缘[7]（图8-16）。

少数情况下可使用其他方式进行开髓，如通过颈部缺损、拆除充填体或者通过龋坏进入根管系统（图8-17，图8-18，图8-41）。这种方法被称为龋/修复/解剖便利型开髓，同时最大限度地保留牙体组织。

盒状表8-2列出了前牙髓腔入路原则。

后牙髓腔入路

后牙的髓腔入路也应保存颈周牙本质。了解根管形态的动态变化特征有助于诊治形态复杂的牙齿（图8-20）。磨牙大多数有多个牙根，近远中向的根管口投影位于牙齿中央[12]。Krasner和Rankow[13]描述了髓室底形态，并指出髓腔颈部通常位于牙齿中央。牙冠在颈部的外部形态反映了其内部的解剖结构、根管复杂程度和牙体长轴方向（图8-21）。

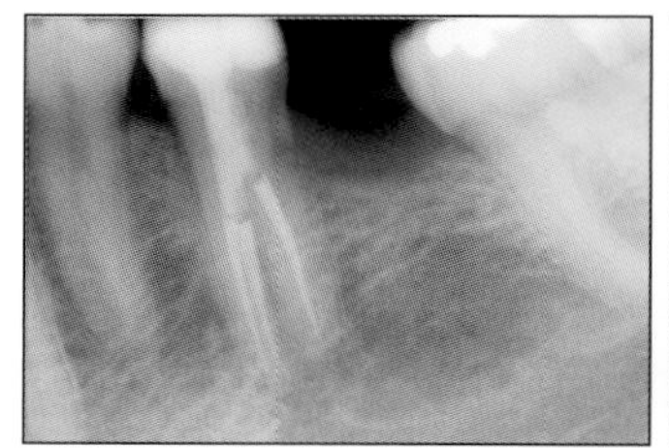
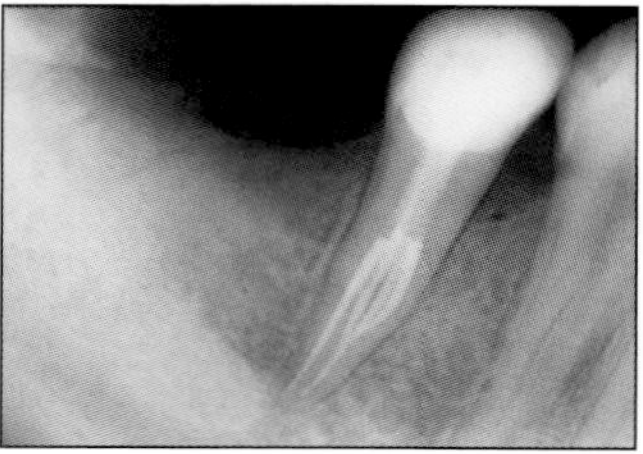
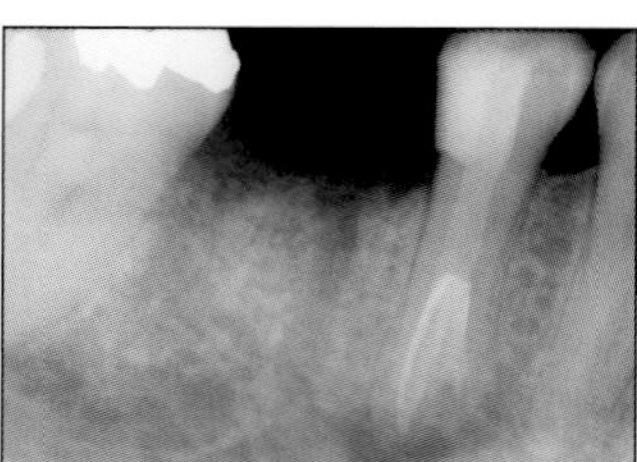

图8-20　下颌前磨牙多根管及解剖结构变异。多数可以在成功治疗的同时保存颈周牙本质。

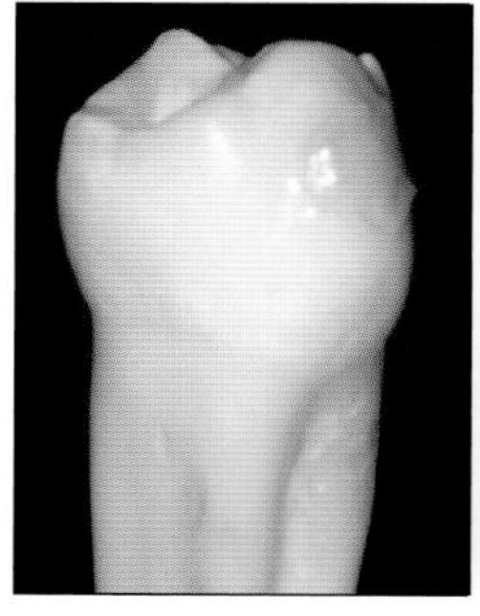
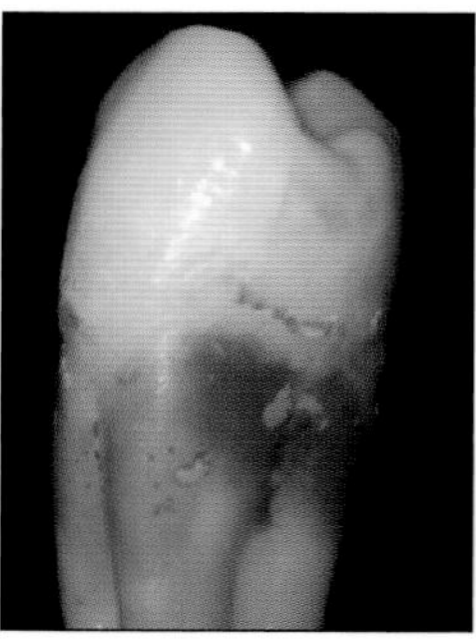
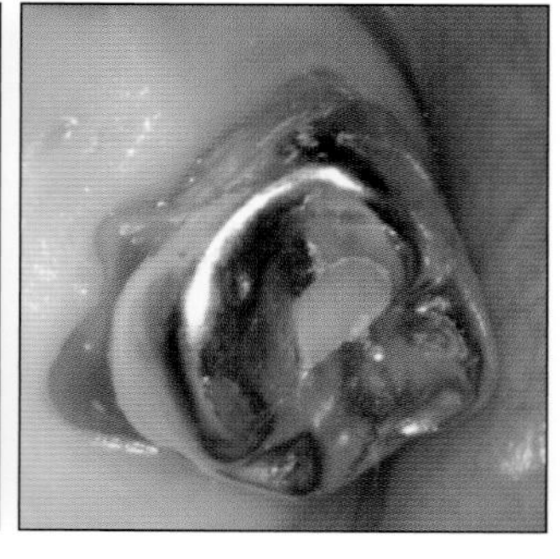

图8-21　下颌前磨牙颈部外形轮廓可提示存在额外的根管或者异常的内部解剖结构。其近远中方向通常比一般牙要宽，特殊的外形提示可能有融合根。

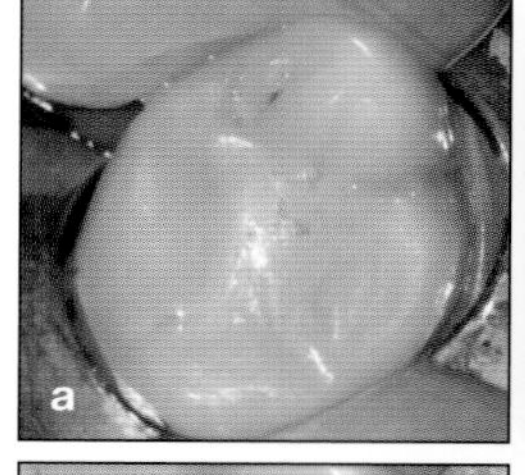
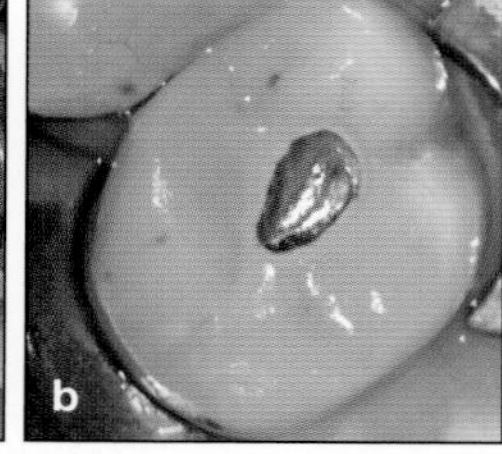
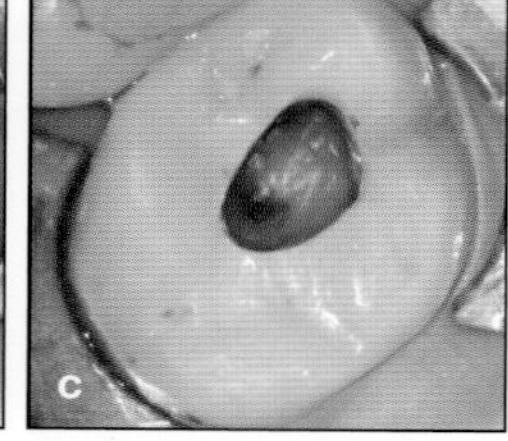
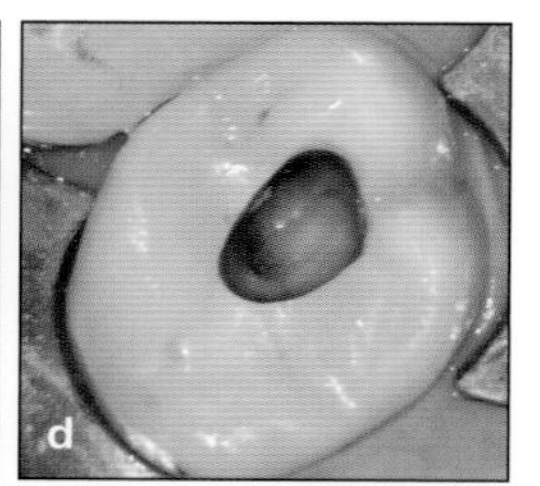
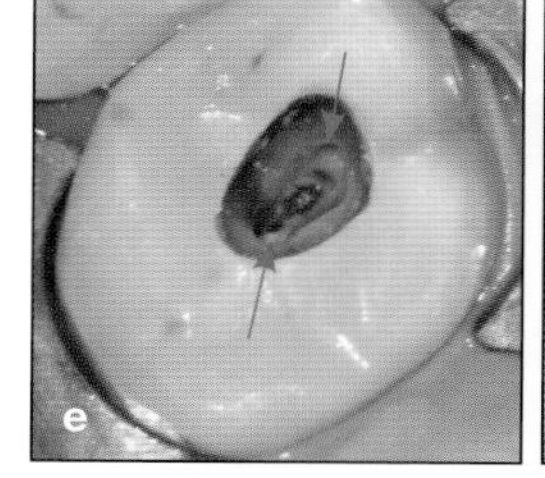
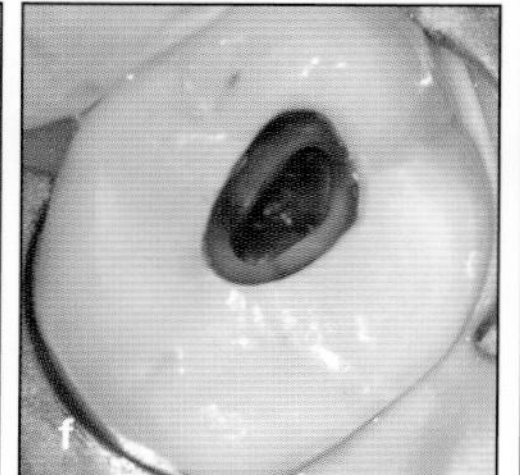
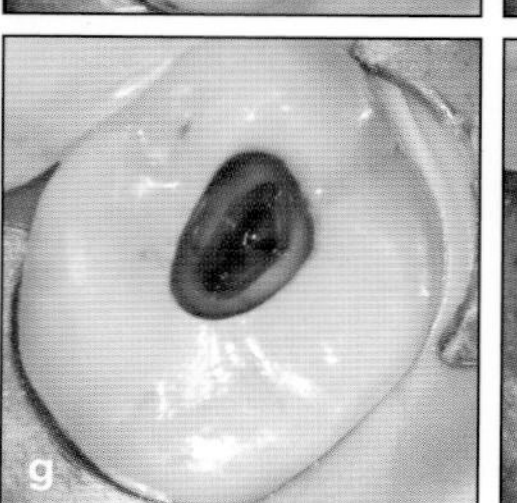
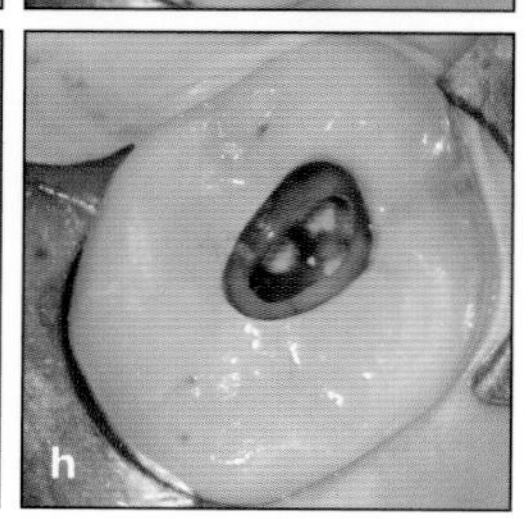

图8-22　（a~h）示上颌全冠修复磨牙的髓腔入路预备步骤。去除修复材料，穿通髓腔，仔细暴露髓室底，保存大部分颈周牙本质。

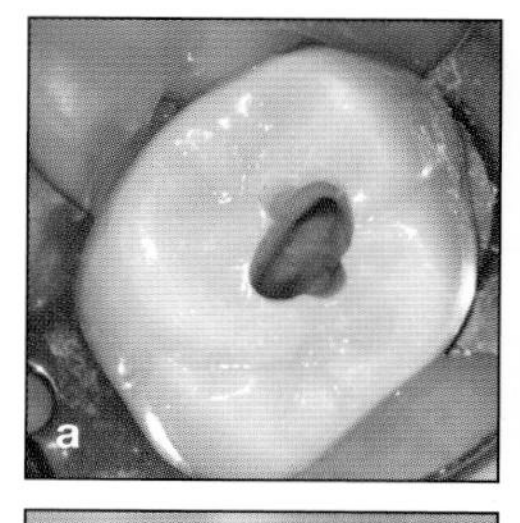
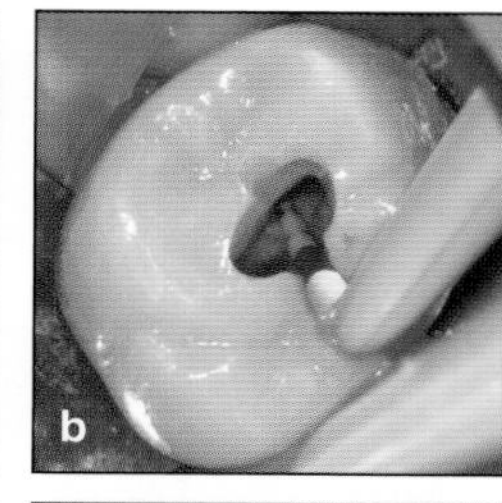
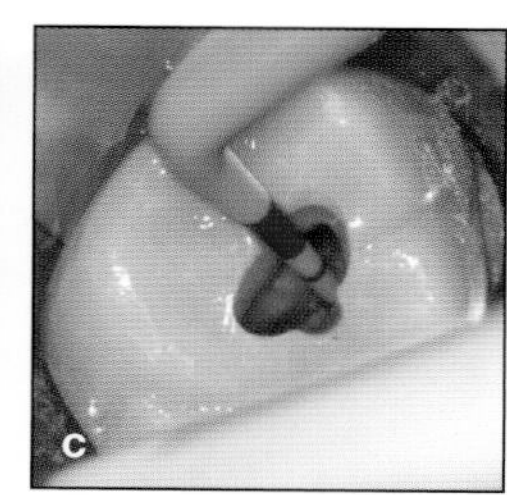
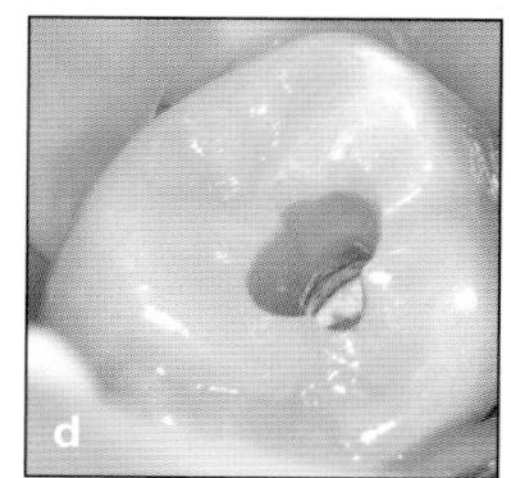
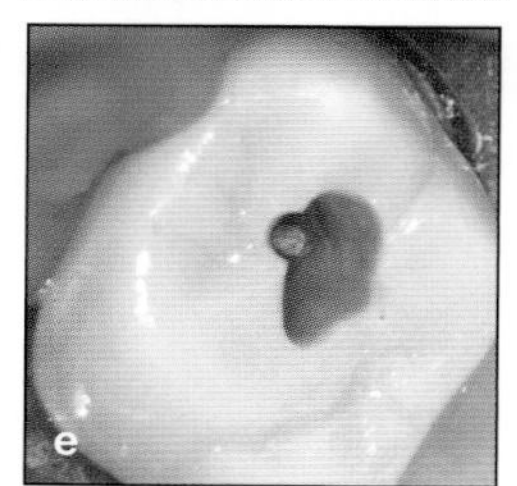
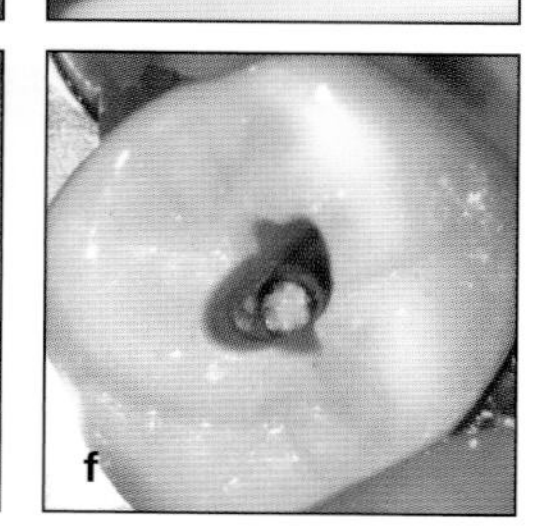

图8-23　（a~f）有时需要在洞缘制作“凹槽”来适应进入根管的角度。

盒状表8-3	后牙髓腔入路原则

1. 在修复体上磨出宽大的入口（或者完全去除）以最大限度暴露牙齿。钻磨陶瓷时使用圆头金刚砂车针同时喷水减少产热（图8-22a、b）。
2. 用金刚砂车针扩展入口洞型直到能看见髓腔轮廓（图8-22c、d）。
3. 用圆头金刚砂或者碳钢车针制备小而精准的髓腔入路，慢慢暴露直至看到整个髓室底，去除所有髓石。在显微镜下操作有助于识别残髓（图8-22e），而残髓指向根管口（图8-22f）。即使牙髓组织完全钙化，钙化牙髓的颜色也可以指引寻找根管（见第14章）。
4. 修整髓壁，寻找发育纹（图8-22g）。
5. 用小号手用锉疏通根管（图8-22g、h）。
6. 修整髓腔入路（图8-23a～f）。

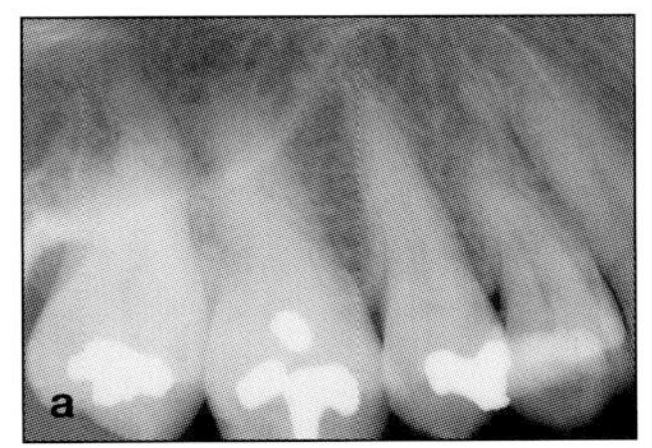
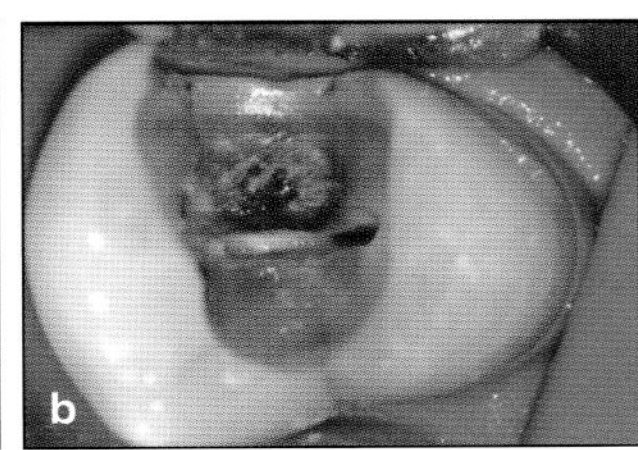
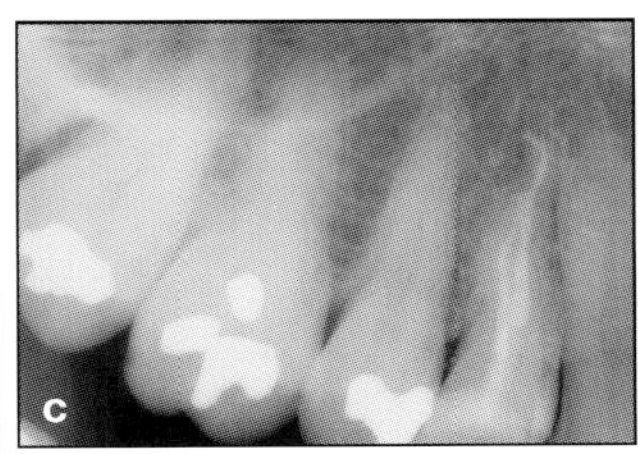
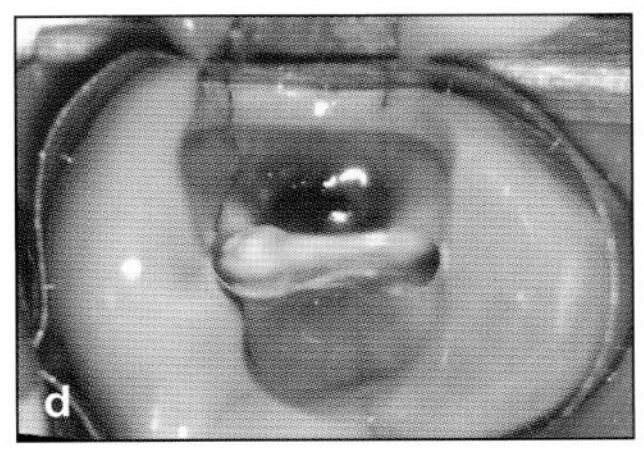

图8-24　（a～d）进入前磨牙根管系统之前去除充填体。去除充填体后颊尖下方的裂纹清晰可见。

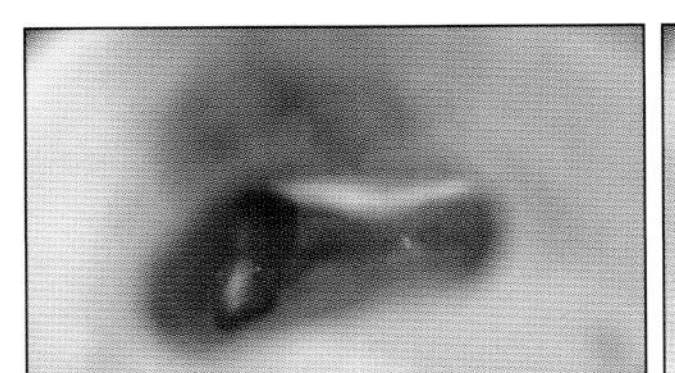
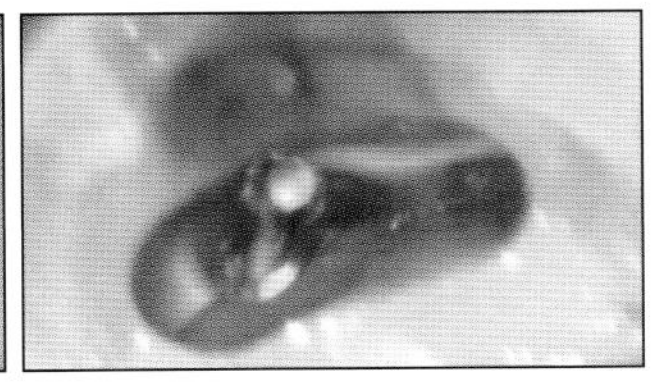

图8-25　上颌前磨牙颊侧双根管。

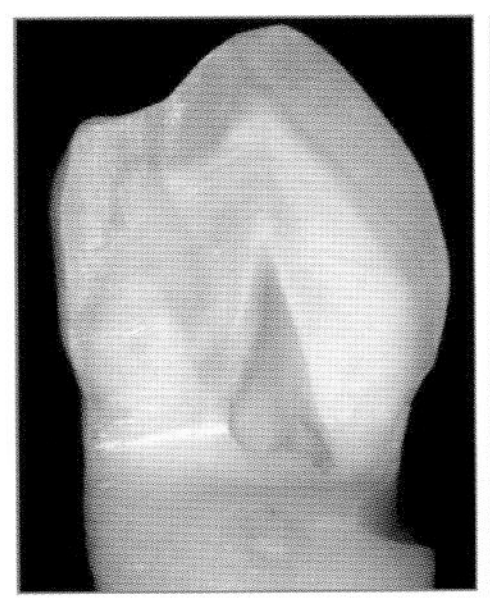
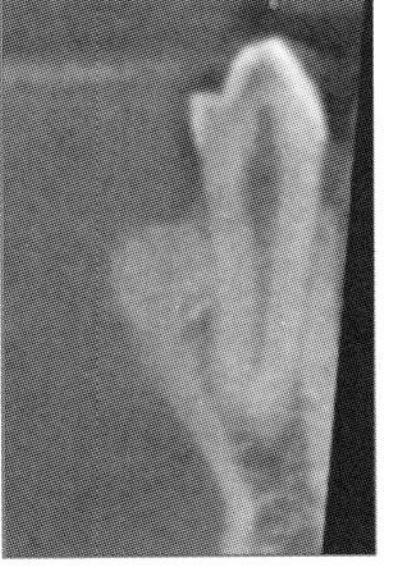

图8-26　下颌前磨牙髓腔剖面位置。牙冠舌倾，直线通路需通过牙尖。

需要根据根管形态的变异修整髓腔入路。冠方的开髓洞型可以敞开制备成马蹄形[7]（图8-22），有时也可以根据根管的投影在洞缘制备凹槽，利于器械顺利进入[4]（图8-23）。

盒状表8-3列出后牙髓腔入路原则。

前磨牙和磨牙的治疗

上颌前磨牙通常为多根管（颊腭根管），所以髓腔入路的颊舌向应大于近远中向（图8-24）。前磨牙为3个根管的情况并不少见（颊侧为2个根管）。这种情况下，髓腔入路的颊侧应向近远中扩展（图8-25）。颊侧颈部平坦或者有2个颊侧根管常预示解剖结构比较复杂。许多下颌前磨牙也有多根管[14]，这种牙齿通常有轻微的舌倾（图8-26），形态变异较多（图8-20）。

典型的上颌磨牙有3个根。近颊根通常在根管定位、复杂程度和预备方面存在一些困难。上颌磨牙大多至少有4个根管，根管在近远中向的投影

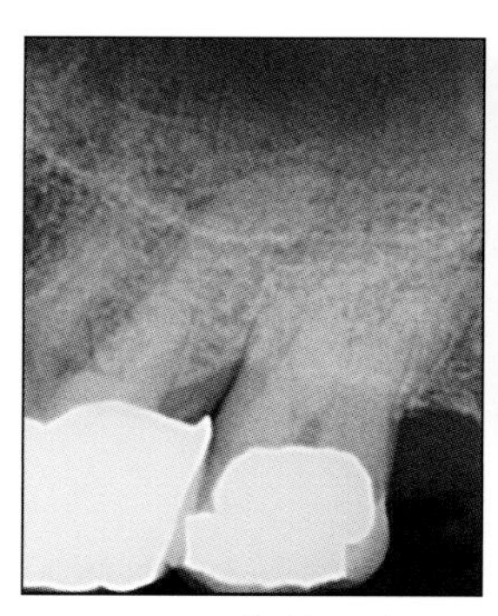
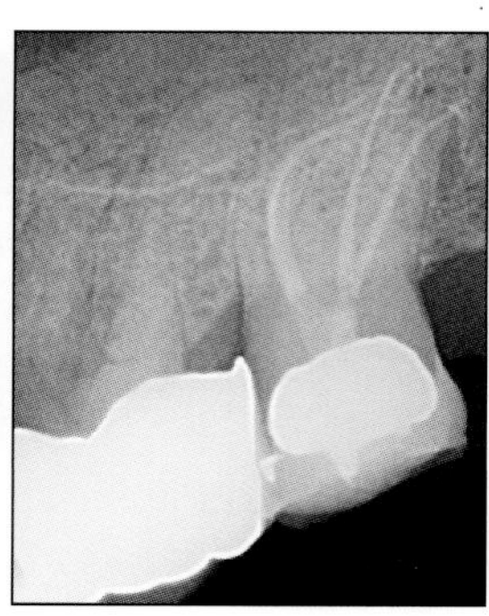
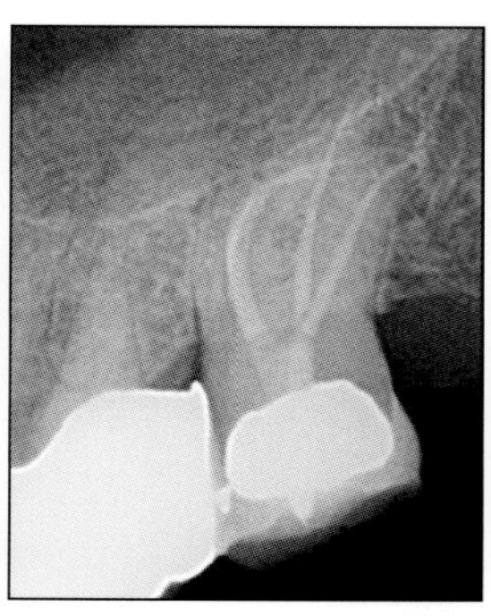
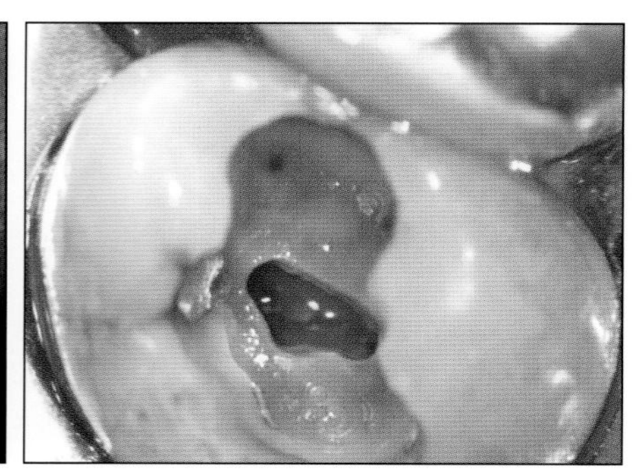

图8-27　上颌第二磨牙通常比第一磨牙小，尤其是近远中方向。在髓腔入路中应该体现这一点。

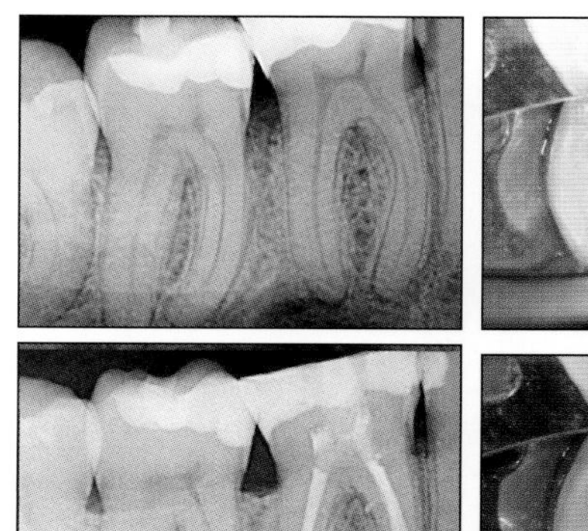
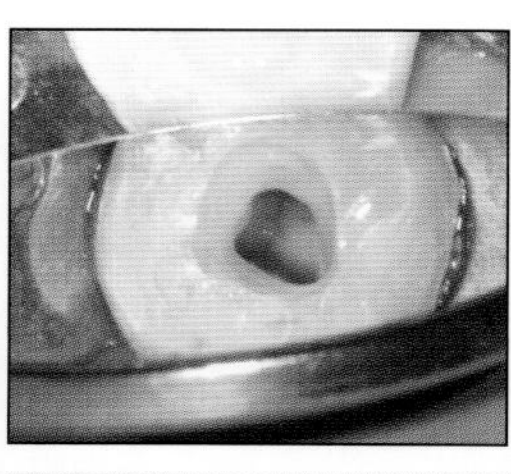
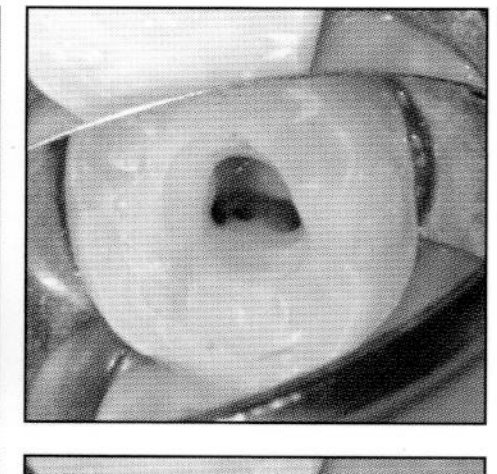
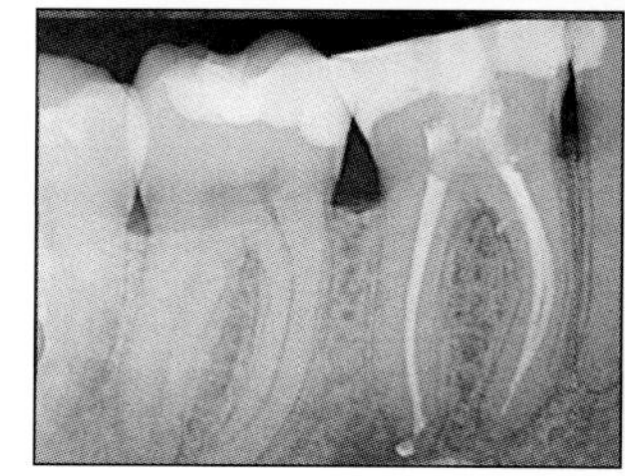
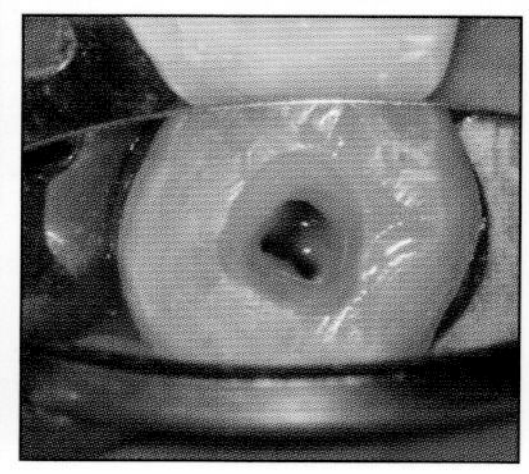
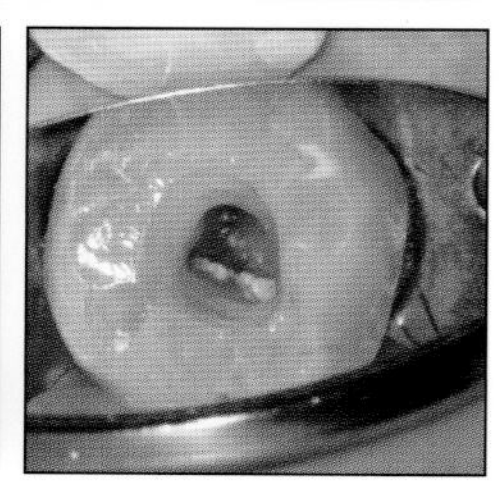
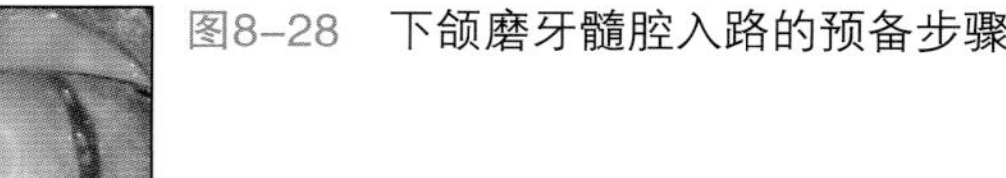

图8-28　下颌磨牙髓腔入路的预备步骤。

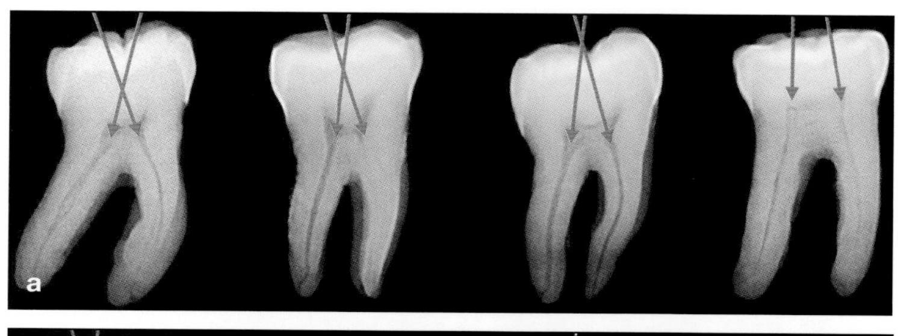

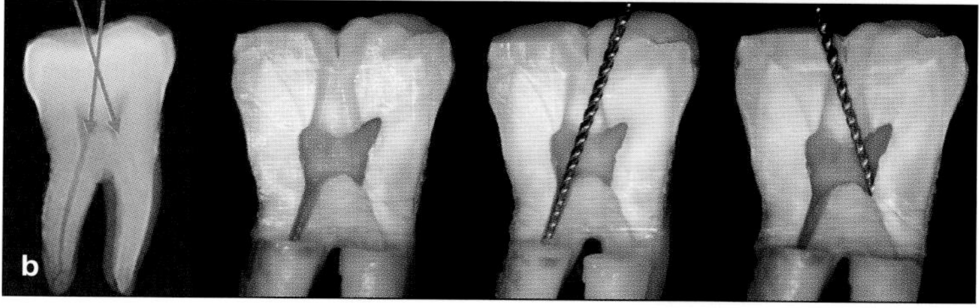

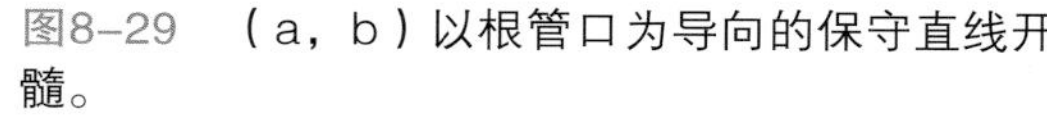

图8-29　（a，b）以根管口为导向的保守直线开髓。

位于牙齿中央。近颊、远颊和腭侧根管的投影分别位于远中腭侧、近中腭侧和颊侧。MB2根管通常隐藏于牙本质领下，与MB1根管相比，MB2根管口更偏向远中[15]。

上颌第二磨牙通常比第一磨牙小。髓腔入路一般小于第一磨牙，在形态变异的情况下会更狭窄，例如单根、双根或者融合根（图8-27）。下颌磨牙通常有双根，变异情况包括融合根或者额外的远舌根（见第9章）。

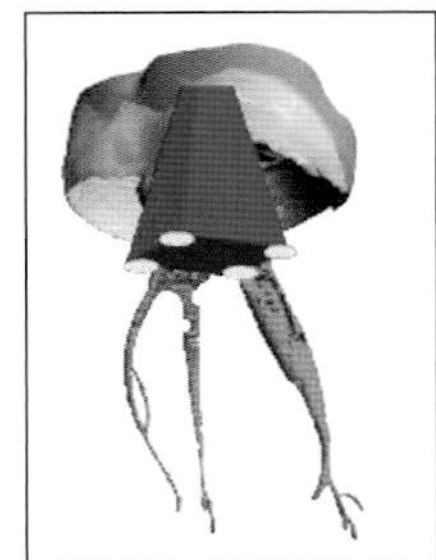

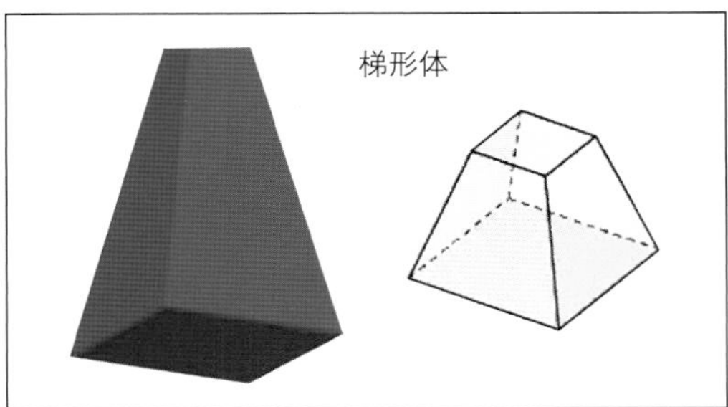

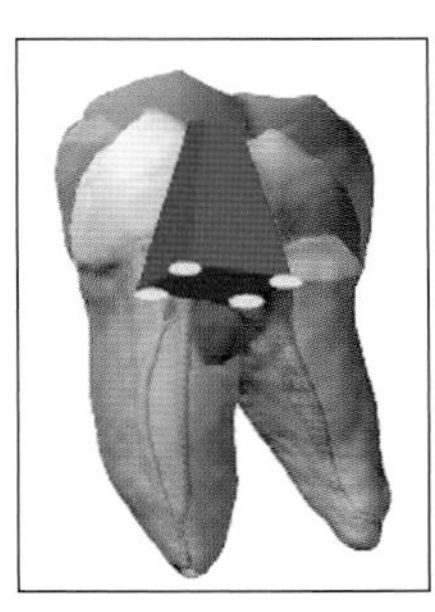

图8-30　梯形体（Courtesy of Dr Michael Trudeau，Suffolk，Virginia，and eHuman Tooth Atlas）。

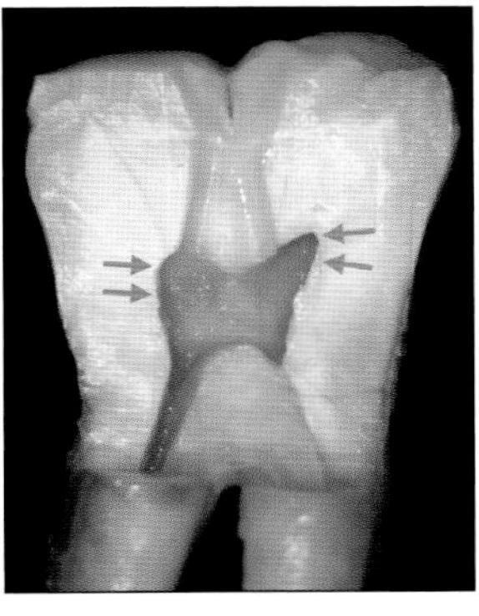

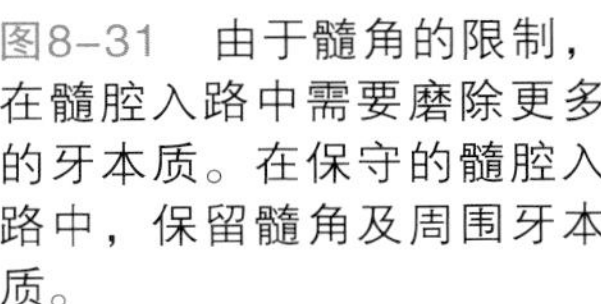

图8-31　由于髓角的限制，在髓腔入路中需要磨除更多的牙本质。在保守的髓腔入路中，保留髓角及周围牙本质。

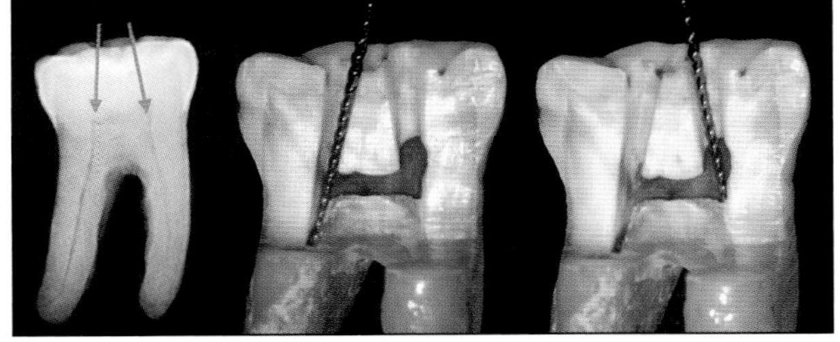

图8-32　在髓腔钙化的牙齿上预备2个开髓口，保留中间支架。图示可以无阻挡地进入各个根管。牙齿结构基本完整。

根管口，根管投影和入路

年轻患者的根管口呈漏斗形，其随着增龄性变化逐渐缩小。重建漏斗形态可使器械流畅地进入根管系统，可以通过超声尖或者锥形车针来预备这种形态。必须注意漏斗状不能过大，否则会破坏颈周牙本质和根分叉牙本质，所以根管口位置应作为保存这些牙本质的标志（图8-28和图8-29）。

下颌磨牙近中根通常有2个明显的根管口。远中根通常有1～2个明显的根管口。额外的中间根管在近远中牙根中也经常可以见到。根管在近远中方向上的投影位于牙齿中央，而额外的远舌根管通常投影到颊侧[12]。

每位患者的髓腔和根管口的投影都不同（图8-1）。髓腔形态为高、宽、深3个方向的三维结构。髓室底可以当作是牙齿的修复平台，因为它是牙髓治疗后牙齿最终修复的基础，对于牙体修复很重要。髓室底在设计保守的髓腔入路时也很重要（盒状表8-1）。平台的宽度是近中和远中根管系统之间的距离。平台的深度是颊侧和舌侧根管系统之间的距离。对于平台宽的牙齿，理想的情况是预备进入每个根管系统的独立髓腔入路（图8-29和图8-32）。对于平台窄的牙齿（图8-31），髓腔入路可预备为沙漏形或者梯形。以根管口为导向的开髓洞型在髓腔中的形态为3D梯形体（图8-30）。

根据根管的投影来预备保守的髓腔入路可以保留部分髓室顶。这部分牙体组织可以作为天然的倒凹[7]，为修复材料提供机械固位，同时还可增加牙齿的整体强度（图8-31）。在一些病例中，髓室顶的中间部分可保留并作为支架，这个支架可以提供抗拉伸和抗压应力。牙本质支架的价值尚不十分清楚，需要进一步研究，但目前的

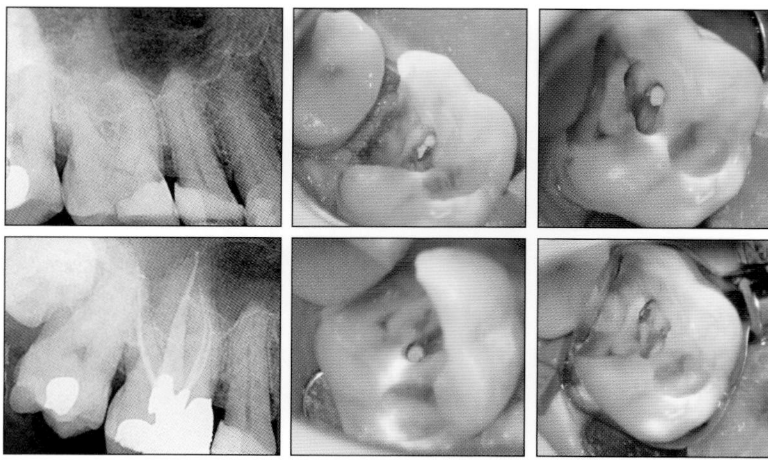

图8-33 去除旧充填体预备偏近中的髓腔入路。

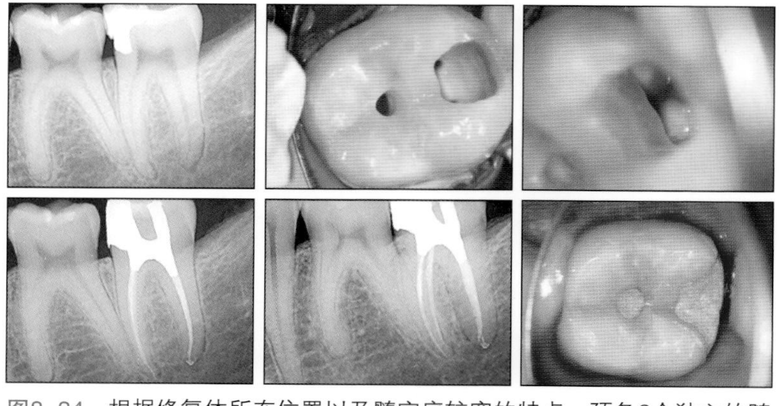

图8-34 根据修复体所在位置以及髓室底较宽的特点，预备2个独立的髓腔入路，保留连接颊舌侧壁的牙本质（Courtesy of Dr Steve Baerg，Gig Harbor，Washington）。

盒状表8-4	髓腔入路面临的问题

- 视野
- 隔离
- 保留的牙体结构
- 定位解剖结构
- 根管预备的相关风险
- 过于保守或者过度预备

观点是应该尽可能保留牙本质结构（图8-32）。有时也可以利用龋坏或者大的充填体来预备髓腔入路（图8-33和图8-34），称为修复体/龋便利型开髓[7]。

保守髓腔入路面临的问题

保守髓腔入路在操作上也面临着一些问题（盒状表8-4）。保守的髓腔入路必须在完全可视的环境中完成。传统的开髓方法主要依赖于手感，例如球钻进入髓腔的落空感，但许多牙齿没有髓室的落空感。手术显微镜解决了直视问题，让临床医生可以看清每个步骤，识别修复体-牙齿的边界和牙本质彩图。经过训练的助手可以通过助手镜来保持术野的清洁与干燥，使用橡皮障可以解决大多数患牙的隔离问题。第22章和第23章会完整地讨论隔离问题。

根据根管口投影来设计开髓洞型的首要目标是保存牙本质。如前所述，在髓腔预备的过程中可以保留髓角和部分髓室顶。笔者将锉装在EndoHandle（Venta）上并弯曲尖端来清除难以去除的残留组织（图8-35）。也可以通过次氯酸钠冲洗并配合超声器械，用化学预备来清除。

保存牙本质与准确进入根管系统之间必须保

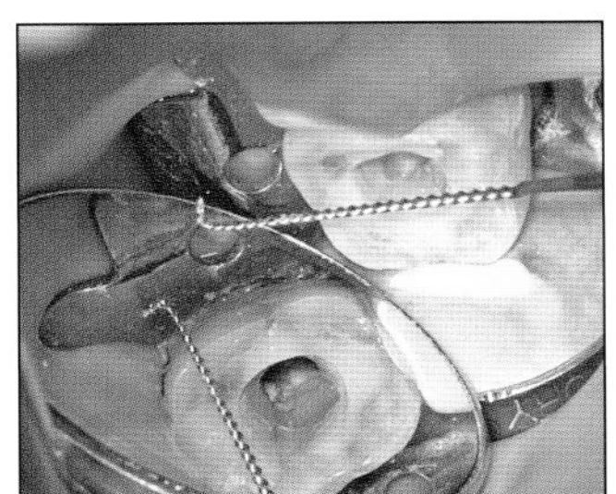
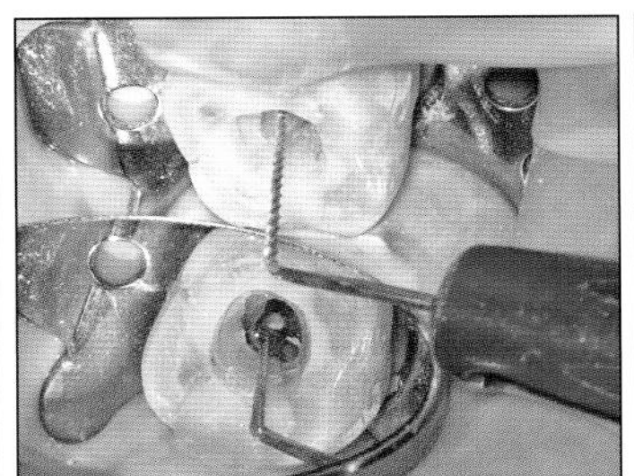
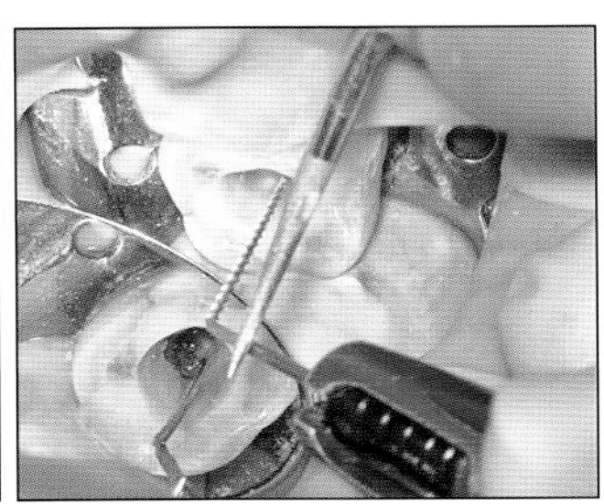

图8-35 EndoHandle的改良锉有效地去除髓角及髓室顶下方的牙髓，也可以利用超声来间接激活这些锉。

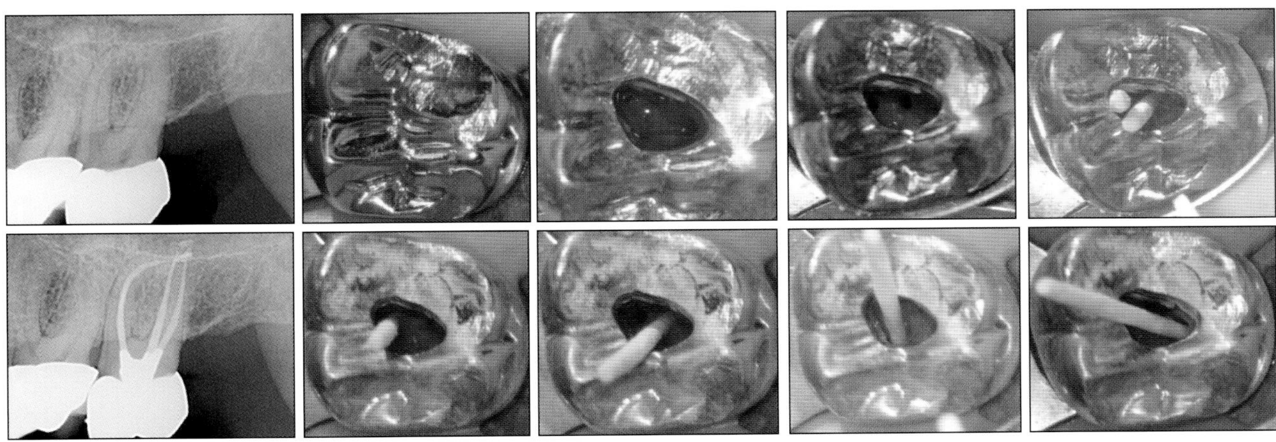

图8-36 上颌磨牙根管内可以用纸尖来反映以根管口为导向的髓腔入路是否可以无阻挡地进入所有根管。

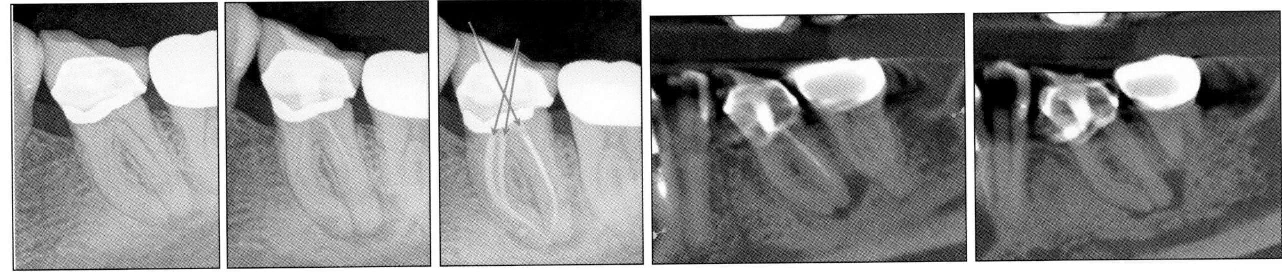

图8-37 全冠修复的下颌磨牙根管弯曲，预备髓腔入路有一定风险，需要仔细设计。CBCT影像可协助设计（Courtesy of Dr John A. Khademi，Durango，Colorado）。

持平衡。应注意保守的髓腔入路在预备时器械分离的风险会增加。实际上，正确设计的保守髓腔入路可以去除所有与器械循环疲劳断裂相关的锐角，使器械可以直接进入根管口（图8-36～图8-38）。另外，多数旋转器械在根管内的停留时间应只有几秒钟。小锥度、小直径的镍钛锉和控制记忆锉进一步减少了器械疲劳。

过度保存牙本质也可能引发意外和错误。图

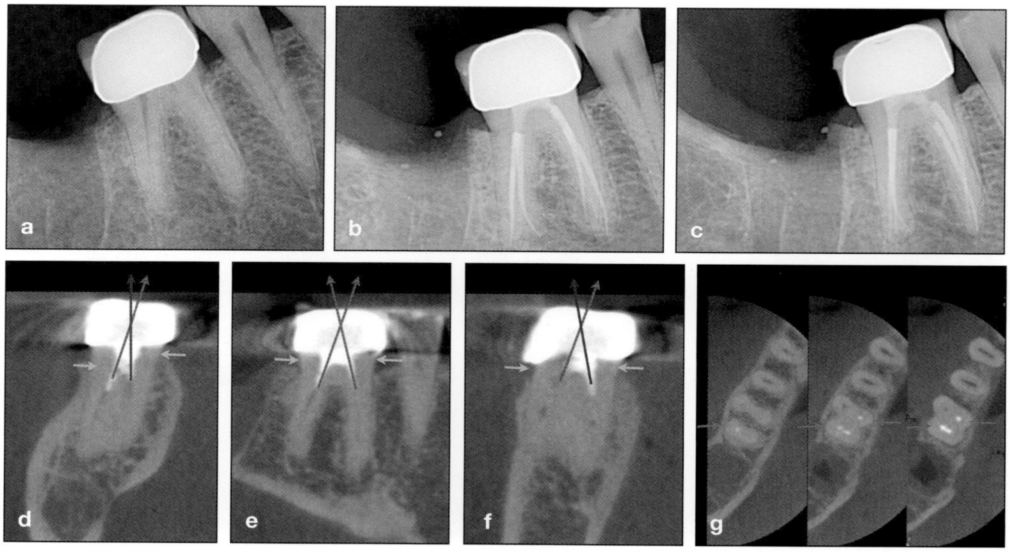

图8-38　（a~c）以根管口为导向的髓腔入路。（d~f）红色和蓝色箭头代表根管入路，粉色箭头指颈周牙本质厚度。（g）CBCT轴位片显示根管预备后氢氧化钙封药。绿色箭头显示根管位置居中，没有过多去除牙本质。

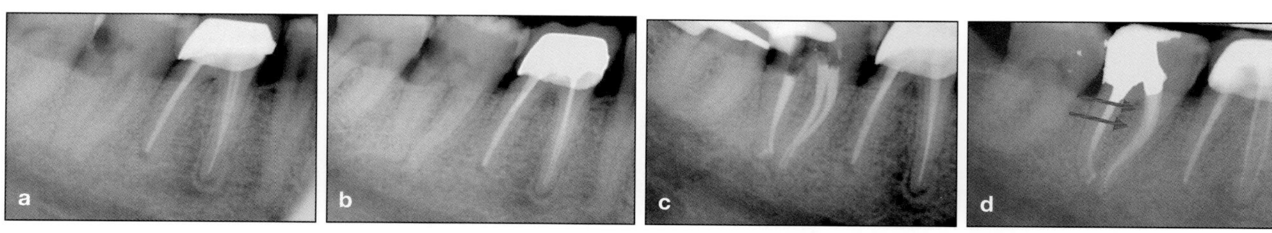

图8-39　（a~d）下颌磨牙的髓腔入路过于偏向远中以及过度成形，导致根分叉处的牙本质去除过多。

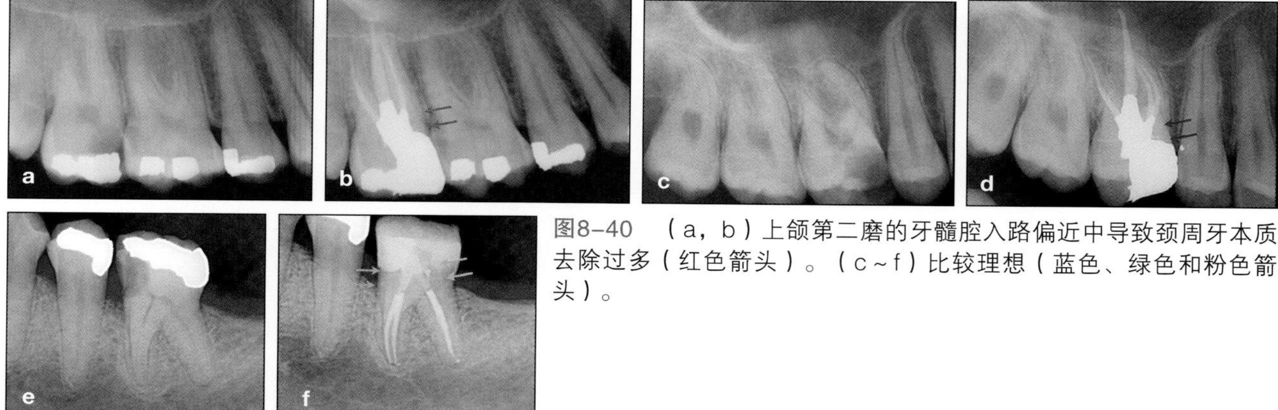

图8-40　（a，b）上颌第二磨的牙髓腔入路偏近中导致颈周牙本质去除过多（红色箭头）。（c~f）比较理想（蓝色、绿色和粉色箭头）。

8-39显示髓腔入路过于偏向远中，导致过度去除根分叉的牙本质。图8-40显示髓腔入路过于偏向近中则破坏了颈周牙本质。以根管口为导向的髓腔入路预备并不是指髓腔的入路必须非常小，入路过小同时忽视根管的变异可能导致器械分离以及牙根上1/3牙本质的过度去除。扩大髓腔入路或者在相应的冠部洞缘制备一些凹槽，会有效预防器械卡顿和牙本质的过度去除（图8-41和图8-23）。

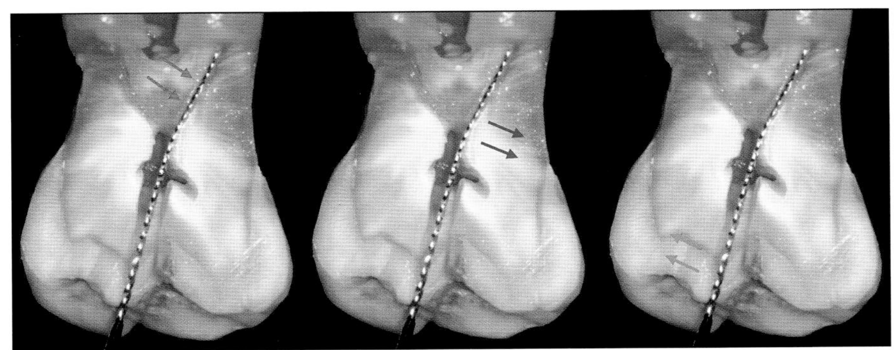

图8-41　牙齿剖面图显示旋转器械受到的阻力。红色箭头提示器械卡顿和分离的危险区域。蓝色箭头提示受限器械过度切削牙本质的区域。绿色箭头提示髓腔入路应在此处扩展以避免红色和蓝色箭头区域所遇到的问题。

总结

保守的牙髓治疗得到修复医生的广泛支持。虽然保守的髓腔预备对技术要求更高，操作更复杂，且更费时，但能保留更多的天然牙体组织，延长牙齿的使用寿命。保守的牙髓治疗由于保存了更多的牙体组织，成为牙髓治疗后的患牙寿命超过20年的普遍特点。

参考文献

[1] American Association of Endodontists website. Glossary of Endodontic Terms. http://www.nxtbook.com/nxtbooks/aae/endodonticglossary/index.php#/2. Accessed 24 July 2014.

[2] Ferrari M, Cagidiaco MC, Goracci C, et al. Long-term retrospective study of the clinical performance of fiber posts. Am J Dent 2007;20:287–291.

[3] Sorensen JA, Engelman MJ. Ferrule design and fracture resistance of endodontically treated teeth. J Prosthet Dent 1990;63:529–536.

[4] Johnson WT. Endodontic access. In: Color Atlas of Endodontics. St Louis: Saunders, 2002.

[5] Verma P, Love RM. A Micro CT study of the mesiobuccal root canal morphology of the maxillary first molar tooth. Int Endod J 2011;44:210–217.

[6] Rundquist BD, Versluis A. How does canal taper affect root stresses? Int Endod J 2006;39:226–237.

[7] Clark D, Khademi J. Modern molar endodontic access and directed dentin conservation. Dent Clin North Am 2010;54:249–273.

[8] Stankiewicz N, Wilson P. The ferrule effect. Dent Update 2008;35:222–224,227–228.

[9] LaTurno SA, Zillich RM. Straight-line endodontic access to anterior teeth. Oral Surg Oral Med Oral Pathol 1985;59:418–419.

[10] Zillich RM, Jerome JK. Endodontic access to maxillary lateral incisors. Oral Surg Oral Med Oral Pathol 1981;52:443–445.

[11] Ouellet R. Mandibular permanent cuspids with two roots [in French]. J Can Dent Assoc 1995;61:159–161.

[12] Wilcox LR, Walton RE, Case WB. Molar access: Shape and outline according to orifice locations. J Endod 1989;15:315–318.

[13] Krasner P, Rankow HJ. Anatomy of the pulp-chamber floor. J Endod 2004;30:5–16.

[14] Trope M, Elfenbein L, Tronstad L. Mandibular premolars with more than one root canal in different race groups. J Endod 1986;12:343–345.

[15] Acosta Vigouroux SA, Trugeda Bosaans SA. Anatomy of the pulp chamber floor of the permanent maxillary first molar. J Endod 1978;4:214–219.

CHAPTER

9

Mike Gordon, BDS,
MDS (Endo),
MRACDS (Endo)

工作长度
Working Length

工作长度的重要性

牙髓治疗成功的关键在于去除根管内感染/损伤的牙髓组织、坏死物质和微生物，只有精确测量根管的工作长度才能达到此目的。工作长度是根管预备和根管充填的范围。

从生物学角度看，工作长度的位置同时也是伤口产生和愈合的部位。所以临床医生区分活体组织和坏死/感染组织尤为重要。预备并去除坏死/感染组织至根尖孔是伤口最理想的愈合位置。在活髓病例中，根尖孔1mm内的伤口都可以良好愈合。

1930年，Grove提出“根管充填最佳止点是牙本质牙骨质界”“应该在这个交界处切断牙髓与牙周膜的连接”[1]。牙本质牙骨质界（Cementodentinal Junction，CDJ）是牙周膜（Periodontal Ligament，PDL）起始和牙髓终止的解剖学和组织学标志。因此，临床医生根管预备的目的是充分利用隔离根管内容物与根尖周组织这个潜在的天然屏障。然而许多临床医生面临的问题是如何运用这个解剖标志来准确判断和预备工作长度，而年龄和牙齿类型所引起的根尖孔解剖变异，使这一问题更加复杂。

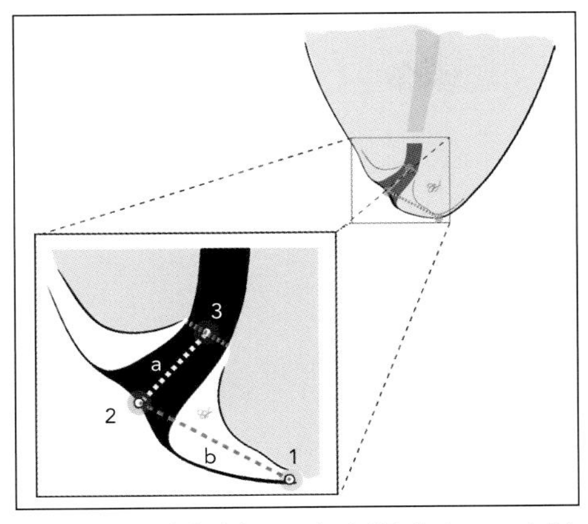

图9-1　根尖解剖：1. 解剖根尖点。2.大狭窄点（the Major Constriction）。3. 小狭窄点（the Minor Constriction）。 a. 大狭窄点与小狭窄点之间的距离；b. 大狭窄点与解剖根尖点之间的距离（Adapted from Kuttler[2] with permission）。

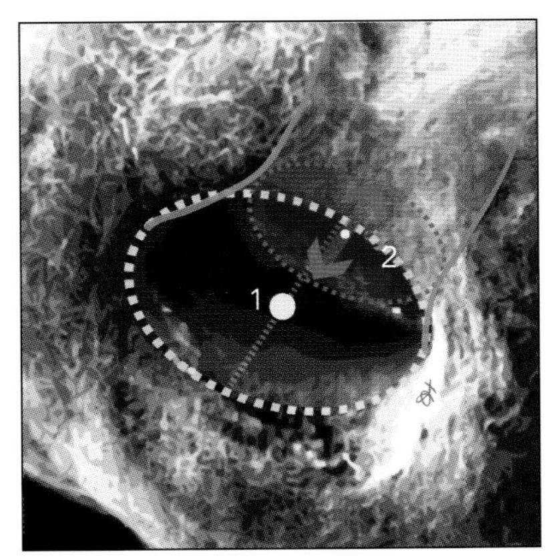

图9-2　大根尖孔（Major Foramen）（1）和小根尖孔（Minor Foramen）（2）的中心。红色箭头代表MAFD。

牙根的根尖解剖

为了充分理解工作长度的概念，需要了解牙根的根尖解剖结构（图9-1）。根尖孔（Apical Foramen）位于根尖或者根尖附近的开口。根尖孔内的根尖狭窄区（Apical Constriction）是根管内最狭窄的部分，血供在此处最小，所以预备至这个点创伤较小，愈后良好[3]。每颗牙齿根尖狭窄区的位置不尽相同，与CDJ之间的关系也不同。同时CDJ非常不规则，其在周围根管壁内位置的差距可达3mm[4]。因此在确定工作长度方面，根尖孔是一个更准确的指标。

最小根尖孔直径（Minimal Apical Foramen Diameter，MAFD）是根尖孔在根尖狭窄区最小处的横截面直径，可以通过初尖锉来确定[5]（图9-2）。在多数情况下，MAFD是指根管管腔内最近的两个点之间的距离，因而一个椭圆形或者不规则形状的根尖孔的真实直径可能比这个更宽。在极少数情况下，MAFD恰好位于解剖学和影像学的根尖位置，且根尖孔是标准的圆形，此时的MAFD即为根尖孔的直径。

确定工作长度的设备和技术

手感法

对于有经验的临床医生以及通畅的根管来说，虽然手感法有助于确定工作长度，但仍有许多局限性。牙齿大小的解剖变异、牙齿类型、患者年龄以及根尖狭窄区的位置都影响了手感法的可靠性。在有些病例中，根管钙化或者根尖限制区被炎性吸收破坏而无法测得。Seidberg等[6]发现，即使是最有经验的医生也只能确定60%的根尖限制区。

X线片

多年来医生一直采用术前X线片确定根管的解剖形态、弯曲根管的数目、是否存在炎症以及初步确定工作长度。影像学根尖是牙根的解剖根尖，而根尖孔是根管通往PDL的区域[7]。

当根尖孔开口于牙根侧面或者颊舌向，在X线片上很难看到。Olson等[8]发现锉在离体牙的根尖孔位置时，只有82%的X线片显示到位。致密的骨

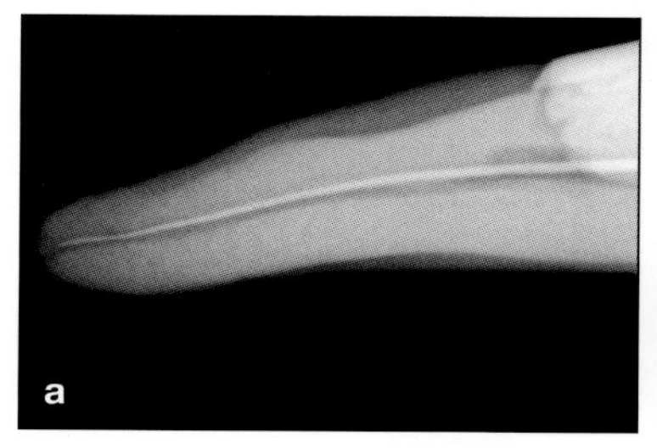
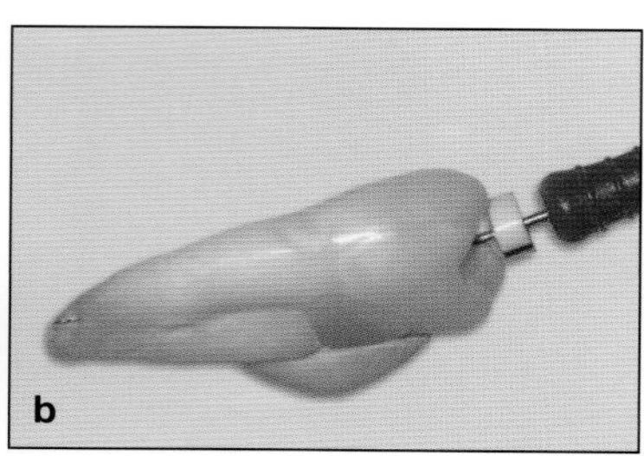

图9-3 （a，b）单纯依据X线片决定工作长度并不准确，只能用于估测，需要用其他方法测得准确的工作长度。

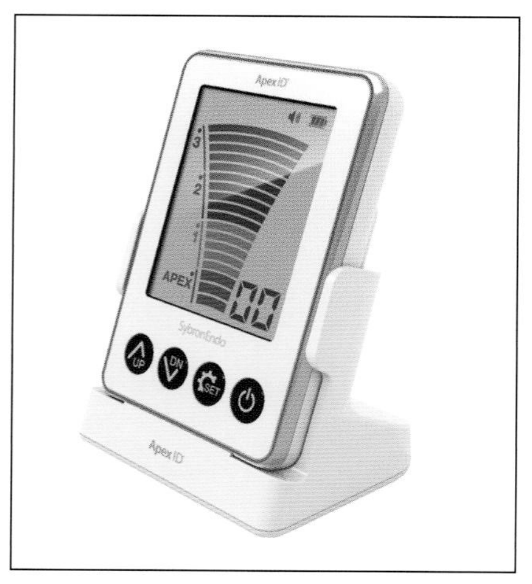

图9-4 商品化的EAL（Apex ID，SybronEndo）。

组织和解剖结构可能会使根尖影像模糊，看不见根管锉。颧弓的影像重叠也使得上颌后牙根尖孔模糊。继发性牙本质和牙骨质的沉积也可以改变根尖限制区而引起误差[9]。从解剖或者影像学根尖的平均值来判断根尖限制区可能导致根充不准确，X线片最多只能用来大致估计（图9-3）。

CBCT

CBCT有时可为临床医生提供有用信息。CBCT影像可以准确地测量不同平面和轴面的距离，可以更准确地反映根管的弯曲情况和牙根的整体结构[10]。

电子根测仪

电子根测仪（Electronic Apex Locator，EAL）结合影像片可以准确确定工作长度（图9-4）。EAL可以准确地反映根尖限制区与根尖周组织（例如PDL、骨、肉芽组织、囊肿）的准确界限[11]。现代EAL确定根尖止点的准确率为90%，据报道，在理想的条件下其准确率为100%[12]。但仍需要依靠经验来判断读数是否准确。当EAL提示到达根尖，通常意味着锉的尖端轻微超出根尖孔。

电子设备的局限性

多数现代EAL不受根管内冲洗液的影响，有些在次氯酸钠存在的情况下反而更精确[13-14]。炎症等生物现象也可能影响准确性[15]。残留活髓、炎性渗出物和血液可能导电，使读数不准确，应尽量避免[16]。其他引起短路的导电物，包括金属充填体、龋坏、唾液和器械，需引起注意。在同一根管里使用不锈钢和镍钛器械测量的结果基本相同[17]。

纸尖法

纸尖法可以非常准确地确定工作长度，也能提供根尖孔的三维解剖学位置和弯曲度信息[18]，为根充时选取匹配的主尖以及如何放置提供帮助。使用这种方法时，根管必须干燥和通畅，纸尖必须能自由出入根尖孔（图9-5）。如果退出时尖端弯折，则测量结果不准确。根尖周环境由PDL、肉芽组织、脓液、血、骨或者其他含水组织构成。将纸尖放置在干燥根管，如果小于工作长度，则退出时纸尖保持干燥（图9-6）。将纸

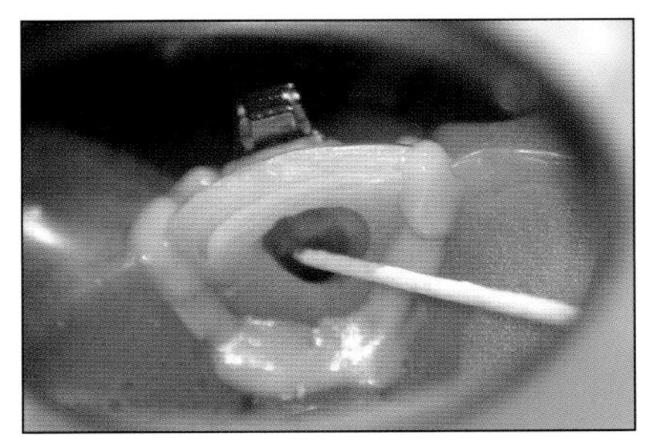

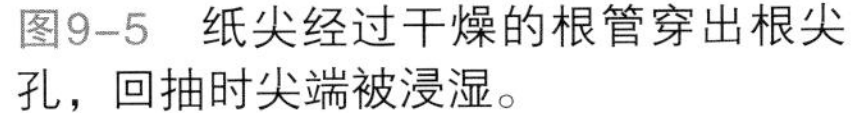
图9-5　纸尖经过干燥的根管穿出根尖孔，回抽时尖端被浸湿。

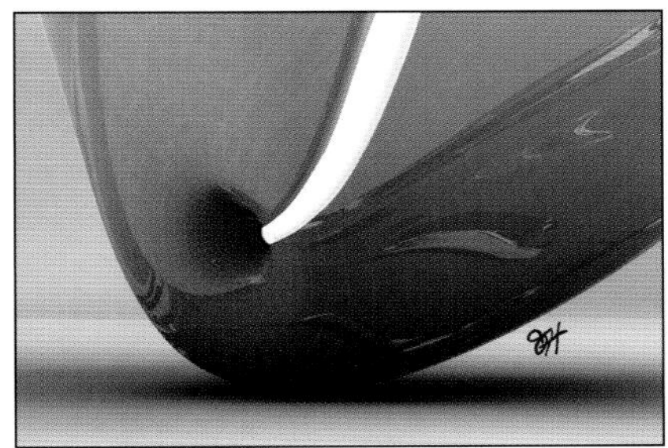
图9-6　表明纸尖略超出根尖。

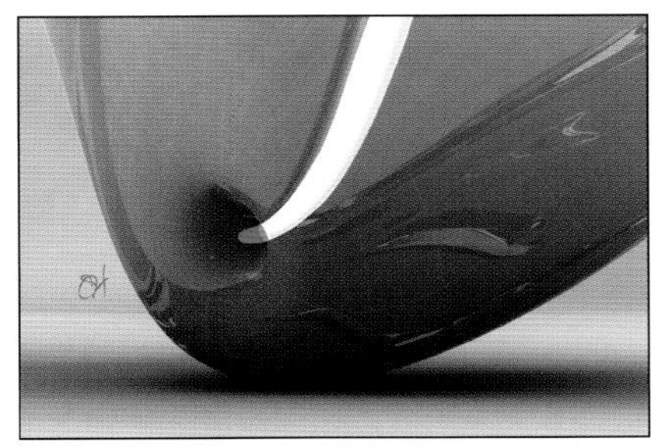
图9-7　纸尖保持干燥的最大长度是准确的工作长度。

盒状表9-1　确定工作长度的临床要点

- 最终预备的工作长度通常略短于初始长度，尤其是在弯曲根管。
- EAL测量应该具备重复性和稳定性，否则不可信。
- 有时在干燥根管和使用非导电介质如乙二胺四乙酸（EDTA）的情况下，EAL的读数更稳定。
- EAL测量时，将锉超出根尖孔，再回退记录数值，结果更准确。
- EAL测量时，使用大号的匹配锉比小号锉更准确。
- 纸尖法尤其适用于根尖直径小的根管。

尖放置在干燥根管并穿出根尖孔，超出洞缘的部分将被液体润湿（如血、脓、浆液或者黏液）。纸尖进入根管并保持干燥的最大长度即为工作长度（图9-7）。

确定工作长度

下面是确定工作长度的步骤和临床要点（盒状表9-1）。

1. 拍摄准确无误的术前X线片或者CBCT片，评估根管长度和弯曲度。
2. 初步开髓和冠部开敞后，将锉放到预估长度，EAL测量。
3. 建立和保持根管通畅，初步成形，干燥根管，将小号纸尖置于短于EAL工作长度0.5mm的位置。如果取出纸尖干燥，则进一步深入直到遇到液体，此为初始工作长度。
4. 根管预备至大致的最终形态和大小。
5. 纸尖再次确认工作长度，此为准确的终末工作长度。
6. 确定正确的工作长度后，就可以建立MAFD。将镍钛K锉放到纸尖的工作长度稍加压力而不旋转；如果锉大小合适，将会在纸尖工作长度或者略短于工作长度的位置到位。这个锉就代表MAFD。
7. 如果需要的话继续进行预备。
8. 根管充填（见第16章和第17章）。

总结

本章讨论准确测量工作长度和确定MAFD的方法。完成这一步，就可以在根尖的限制范围内预备与充填，成功完成牙髓治疗。

参考文献

[1] Grove C. Why canals should be filled to the dentinocemental junction. J Am Dent Assoc 1930;17:293–296.

[2] Kuttler Y. Microscopic investigation of root apexes. J Am Dent Assoc 1955;50:544–552.

[3] Ricucci D, Langeland K. Apical limit of root canal instrumentation and obturation, part 2. A histological study. Int Endod J 1998;31:394–409.

[4] Gutierrez JH, Aguayo P. Apical foraminal openings in human teeth. Number and location. Oral Surg Oral Med Oral Pathol Oral Radiol Endod 1995;79:769–777.

[5] Rosenberg DB. The paper point technique. Part 1. Dent Today 2003;22:80–86.

[6] Seidberg BH, Alibrandi BV, Fine H, Logue B. Clinical investigation of measuring working lengths of root canals with an electronic device and with digital-tactile sense. J Am Dent Assoc 1975;90:379–387.

[7] American Association of Endodontists, Subcommittee on Nomenclature. An Annotated Glossary of Terms Used in Endodontics, ed 4. Chicago: American Association of Endodontists, 1984:1–3.

[8] Olson AK, Goerig AC, Cavataio RE, Luciano J. The ability of the radiograph to determine the location of the apical foramen. Int Endod J 1991;24:28–35.

[9] Chong BS, Pitt Ford TR. Apex locators in endodontics: Which, when and how? Dent Update 1994;21:328–330.

[10] Jeger FB, Janner SF, Bornstein MM, Lussi A. Endodontic working length measurement with preexisting cone-beam computed tomography scanning: A prospective, controlled clinical study. J Endod 2012;38:884–888.

[11] Segura-Egea JJ, Jiménez-Pinzón A, Ríos-Santos JV. Endodontic therapy in a 3-rooted mandibular first molar: Importance of a thorough radiographic examination. J Can Dent Assoc 2002;68:541–544.

[12] Gordon MP, Chandler NP. Electronic apex locators. Int Endod J 2004;37:425–437.

[13] Jenkins JA, Walker WA III, Schindler WG, Flores CM. An in vitro evaluation of the accuracy of the root ZX in the presence of various irrigants. J Endod 2001;27:209–211.

[14] Meares WA, Steiman HR. The influence of sodium hypochlorite irrigation on the accuracy of the Root ZX electronic apex locator. J Endod 2002;28:595–598.

[15] Kovacevic M, Tamarut T. Influence of the concentration of ions and foramen diameter on the accuracy of electronic root canal length measurement—An experimental study. J Endod 1998;24:346–351.

[16] Trope M, Rabie G, Tronstad L. Accuracy of an electronic apex locator under controlled clinical conditions. Endod Dent Traumatol 1985;1:142–145.

[17] Thomas AS, Hartwell GR, Moon PC. The accuracy of the Root ZX electronic apex locator using stainless-steel and nickel-titanium files. J Endod 2003;29:662–663.

[18] Marcos-Arenal JL, Rivera EM, Caplan DJ, Trope M. Evaluating the paper point technique for locating the apical foramen after canal preparation. Oral Surg Oral Med Oral Pathol Oral Radiol Endod 2009;108:e101–e105.

CHAPTER

10

Steven Baerg, DMD
Eric Herbranson, DDS, MS

根管预备

Preparation of the Root Canal System

根管预备是非手术牙髓治疗的重点。传统的预备技术要求符合生物学的目标，同时利于根管充填。生物学的目标是机械和化学清创根管系统，预防和治疗根尖周炎。根管充填的目标是将预备后的根管三维充填与封闭。根管预备对这两方面的要求反映了生物医学的模型以及对材料的要求，对市场产生了重大影响。

可供医生选择的根管预备和充填技术多种多样。近年来，一定的机械预备目标、预备策略和相应的治疗结果均体现了我们在诊疗时想要达到的生物学目标。在这种框架下，医生关注的焦点是操作过程中的影像学表现，用影像学表现来替代真实疗效。达到特定的影像学表现以及对疾病的简单化处理模式可能导致两种后果：医生对于治疗结果的过度自信，并忽视了更为重要的牙齿长期疗效与寿命[1-2]。这种理念所缺的重要一点是没有考虑根管预备对于牙齿结构完整性的影响。后来人们逐步发现，需要对牙齿结构的完整性进行评估并尽量保存，并认识到了牙齿结构在长期保存中所起的重要作用，由此产生了更为保守的预备方法。

在选择治疗方法时，了解与疗效相关的3个基本概念非常重要。如果能理解并重视这些概念，将会提高治疗效果。

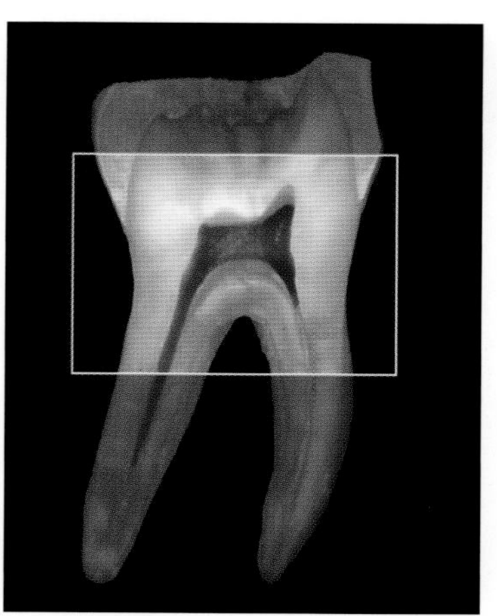

图10-1　颈周牙本质是影响牙齿强度的重要区域。保存这部分牙本质能提高远期修复成功率。

1. 以患者为中心的疗效评价反映了患者最关心的治疗结果，包括功能、舒适度及寿命。了解患者对疗效的看法，让患者知道牙髓治疗如何影响牙齿寿命，对于获得以患者为中心的满意疗效至关重要。
2. 以疾病表现为中心的疗效评价反映治疗对疾病的影响。牙髓治疗中需要治疗的症状包括肿胀消失、窦道愈合及骨再生。以疾病表现为中心的疗效评价倾向于生理治疗或者生物学治疗，所追求的结果不一定与以患者为中心的结果一致，也不一定是以患者为中心的疗效评价的良好预测指标。例如，在牙髓治疗中根尖周影像的表现通常不是患者最关心的问题，根尖片显示根尖周透射影不一定代表治疗失败，透射影消失也不一定代表成功。影像学表现通常被误认为可以取代以患者为中心的结果。
3. 以治疗过程为中心的疗效评价是指用治疗的终点来代替疗效。例如影像学表现就是以治疗过程为中心的一种体现。如果医生认为影像学上表现很好，就认为治疗已经成功。以治疗过程为中心常常导致医生过分自信，认为治疗过程的成功就会让疾病痊愈，患者满意。

我们经常尽力去达到文献中所要求的治疗终点和相应标准（例如根管内无细菌检出或者根尖预备到多大尺寸），却不知道这些是否能真正让疾病痊愈和患者满意。文献并没有回答哪种技术手段成功率最高；然而我们知道，在不考虑临床技术的情况下，过多地去除牙本质会削弱牙齿的结构，易发生折裂。笔者认为在牙髓治疗过程中，应该尽量少去除牙齿结构，最大限度地保证其完整性。保存牙齿结构的完整性与牙髓治疗的生物学目标同等重要。

牙齿寿命的模型

保存天然的牙齿结构可使牙齿更坚固，更好地行使负载功能，增强牙齿抗折力。对于牙髓治疗后的患牙，Clark和Khademi[3]分析了牙齿保持理想强度和抗折力所需要的条件，得出通过保存牙本质来维持牙齿结构的重要性。研究发现，颈周牙本质（牙槽骨上下约4mm牙本质）是牙齿抗压最重要的部位（图10-1）。第8章介绍了根据根管口设计髓腔入路以保存颈周牙本质。将保存牙本质的概念延伸到根管预备中，减少预备过程中牙本质的去除，保存天然牙齿结构的完整性，提高牙齿长期保存的可能性。此外，保守预备根

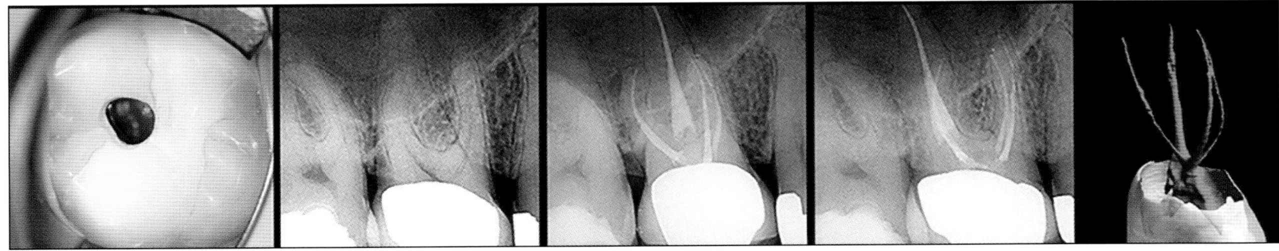

图10-2　保守治疗遵循牙根和根管的天然解剖形态。

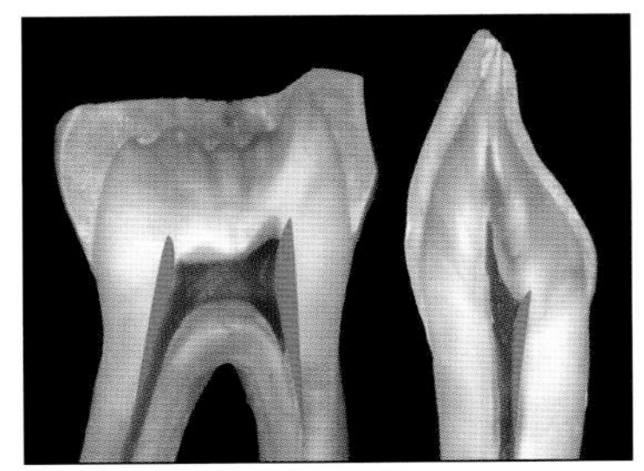

图10-3　传统开髓和根管预备包括去除牙根冠部的牙本质三角。

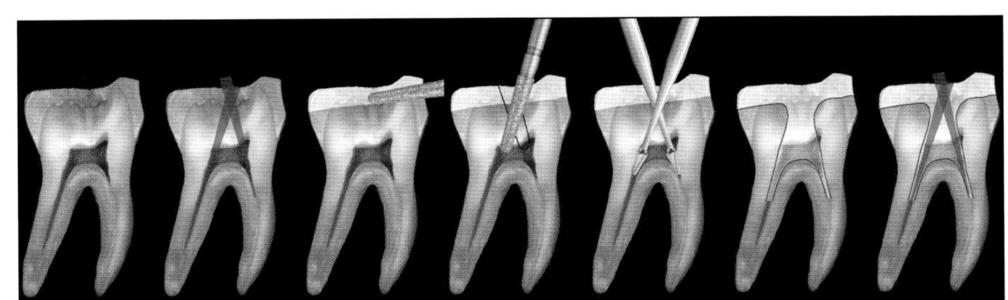

图10-4　根据根管口走向进行开髓和预备，保存了颈周牙本质三角，有助于保持牙齿结构的完整性。

管和预防及治疗根尖周炎并不矛盾。

根部牙本质的治疗原则

根部牙本质的治疗策略需要结合每个病例的特点而定。标准治疗方式可获得良好的影像学表现，但可能不利于保存牙本质，延长牙齿寿命。根管预备应该遵循天然根管的解剖结构和牙根形态，理想的影像学表现应该是尽可能保存治疗前天然牙根的锥度、弯曲度、根尖孔的大小和位置（图10-2）。为了达到这个目标，医生必须遵循以下核心原则：①减少冠部开敞，保存颈周牙本质；②仔细评估和遵循牙根形态；③保持根管系统的解剖结构。医生在设计治疗策略时必须同时考虑生物学目标和技术能力。

颈周牙本质的保存

一直以来，医生更重视牙髓治疗中的操作技术，而不注重保存牙根冠方牙本质的结构。许多传统技术中用中号到大号的GG钻来开敞冠方。牙本质三角在后牙区靠近根管口，在前牙区有时被认为是舌侧遮挡，故在治疗中倾向于被去除（图10-3）。磨除牙本质是为了获得直线通路，方便预备过程。去除牙本质三角更有助于直线操作，但因为这部分牙本质位于颈部区域，牙根形态的改变削弱了牙齿结构。现代技术中直线通路并非治疗的先决条件，与提高根尖周炎的疗效之间没有相关性。后牙区以根管口为导向的髓腔入路和前牙区的切端开髓减少了颈周牙本质的丧失，不需要去除牙本质三角（图10-4）。

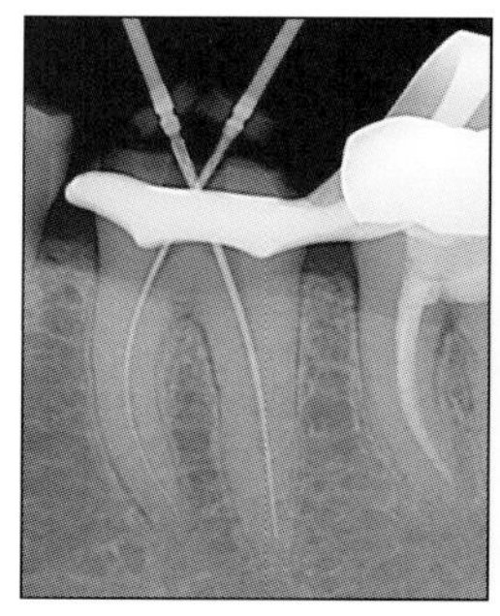
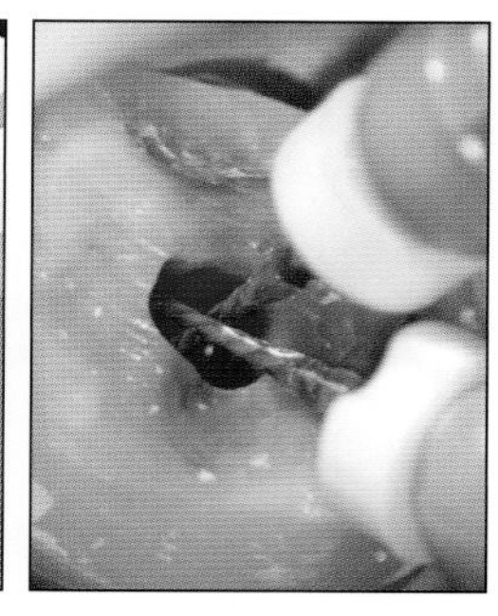

图10-5　保守预备时，疏通锉有助于判断冠方的弯曲度和根管在牙冠中的会聚形态。

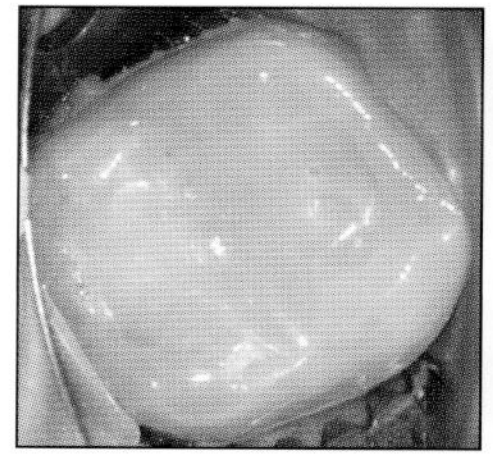
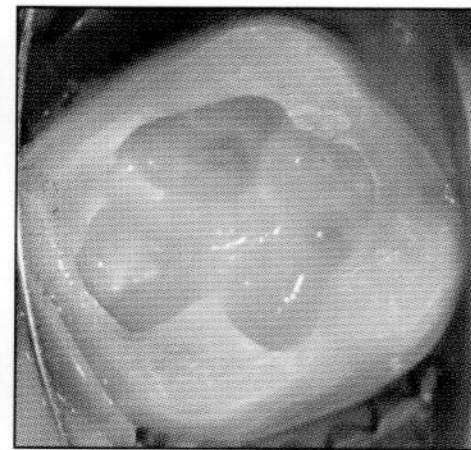
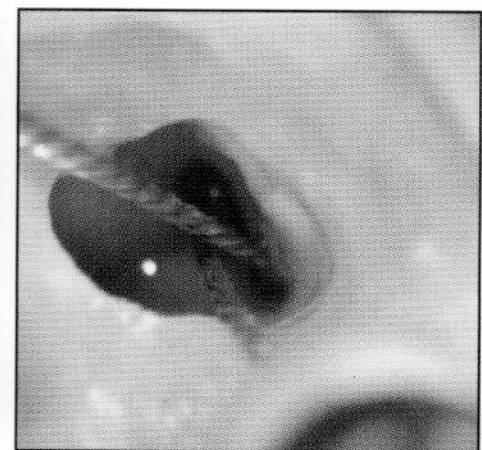
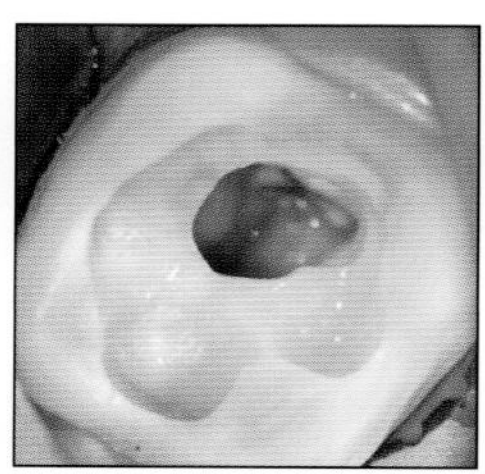

图10-6　根管的会聚形态决定了从冠方到颈周区域牙齿结构的磨除量。

用手用锉进行根管系统的初步探查，可以得知根管口的位置和走向（图10-5）。根据这个信息，医生可以保存牙根的冠部牙本质，去除颈周区域较不太重要的牙本质和修复材料。根管口投影一般位于咬合面的中央，髓腔入路也要尽量遵循这种天然的投影走向，尽量少去除根管口周围的牙本质（图10-6）。虽然在某些病例中，可以进行一些预先扩大，但需严格把控，谨慎去除牙本质，应根据根管口导向投影和牙根形态来决定，而不是根据标准的通用操作步骤。

遵循牙根形态的治疗

治疗方案如果涉及改变根部牙本质，必须遵循现有的牙根形态，这需要全面了解和关注牙根的形态与根管解剖的潜在变异。医生必须了解牙齿解剖，准确知晓其在根管预备、治疗风险和牙齿寿命中起到的作用。《牙齿解剖图谱》非常有用，它能使用高分辨率CBCT扫描人类牙齿来展示牙根的形态和根管解剖的巨大变异（图10-7）。这些重建研究可以帮助医生建立准确的体外模型。另外CBCT的出现使得医生可以详细、有针对性地观察根管解剖和牙根形态（图10-8）。大体牙齿解剖、牙齿解剖图谱和CBCT资料可为医生提供正确的临床思路和知识，由此可以得知牙齿所共有的一些解剖特点，包括：①根部牙本质通常较薄；②牙根凹陷比较常见，这显著降低了牙本质厚度；③磨牙通常在牙根上1/3弯曲；④牙根的中上1/3缩小，根管锥度也很小（图10-9）。有了这些知识，医生可以针对临床病例制订治疗方案（见本章后面部分）。

维持根管解剖结构

传统根管预备方案一般分为两种：一种是大锥度、小根尖预备；另一种是小锥度、大根尖预备[4-5]。就清创和/或充填需要而言，这些方案有一定优势，但二者都对根管的解剖结构造成一定损害。笔者提出另一种基于保存牙齿结构完整性的治疗方案。目标是：①小锥度预备，对牙根结

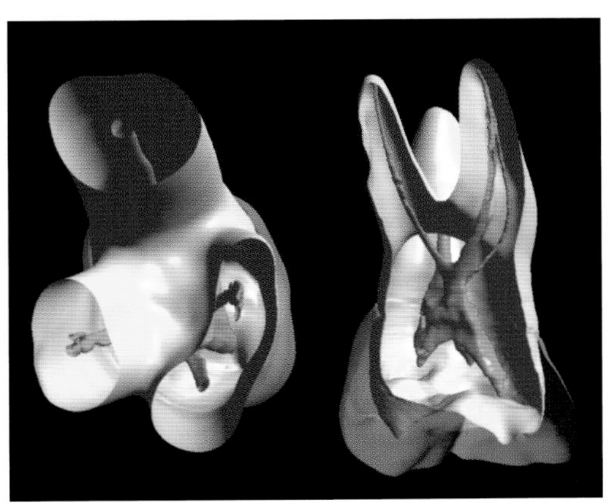

图10-7　高分辨率CBCT可观察牙根形态和根管解剖。

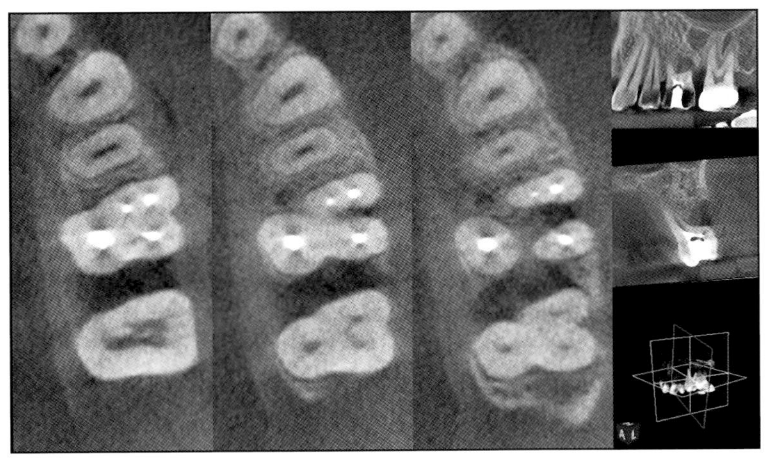

图10-8　上颌磨牙牙髓治疗后CBCT影像。

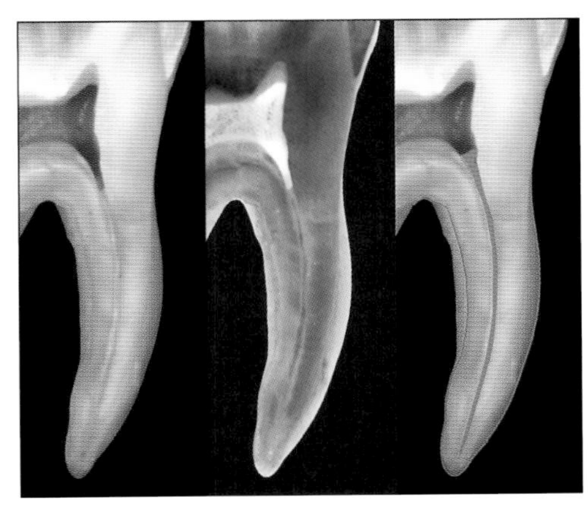

图10-9　典型的下颌磨牙根管中上1/3锥度最小。

构破坏最小；②成形更少，遵循根管弯曲度，维持根管的天然形态；③根尖部改变小，维持根尖孔大小和位置。这个方案同时满足了成功治疗所需的生物学要求和牙齿寿命延长的结构要求。

锥度

根管锥度是由根尖孔直径、根管口直径和根管长度决定的。天然的根管锥度非标准化，近乎平行。传统的根管预备锥度大小大部分来自于经验[6]。旋转镍钛器械有多种锥度可供选择，一定程度上促进了根管预备的发展，然而特定的锥度与提高根尖周炎疗效之间没有显著关联[1]。无论选择何种器械预备，保存牙本质都应当是首要考虑的问题之一。术前仔细评估可以让医生选用适合的方法控制锥度。除此之外，预备锥度受牙根形态和弯曲度的影响。天然的根管锥度与牙根形态相似，锥度都比较小。根管的宽度则与牙本质的厚度相反。从结构角度以及牙本质厚度所限可能造成根中部侧穿的风险来考虑，宽根管的牙根尤其不需要大锥度预备。虽然在窄根管中，牙本质壁厚度的增加能提供更多的锥度预备空间，然而不加选择和过度锥度预备也会影响牙根的强度。所以遵循保守锥度预备的原则，减少牙本质的过度预备是一种比较谨慎的治疗策略。

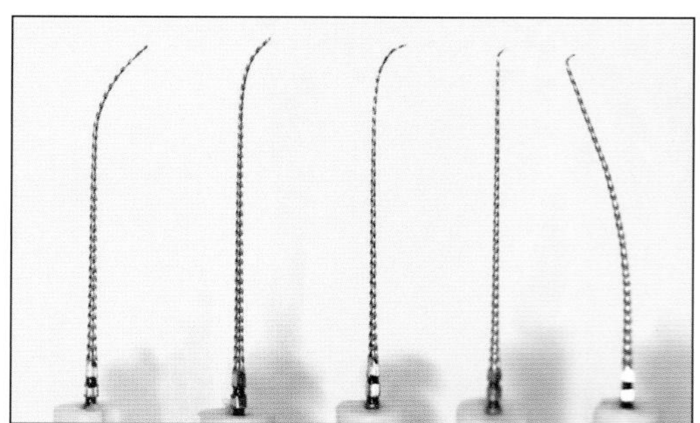

图10–10　器械改良后外形和程度各异。改良应该有针对性、目的性，能反映使用意图。

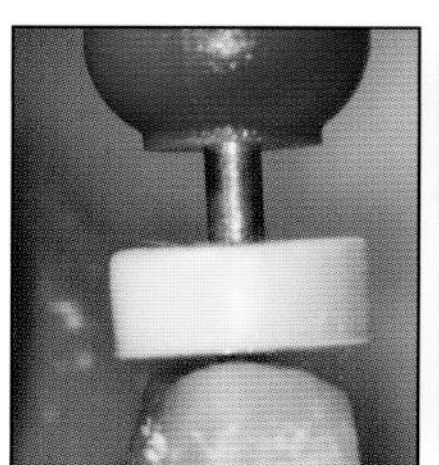
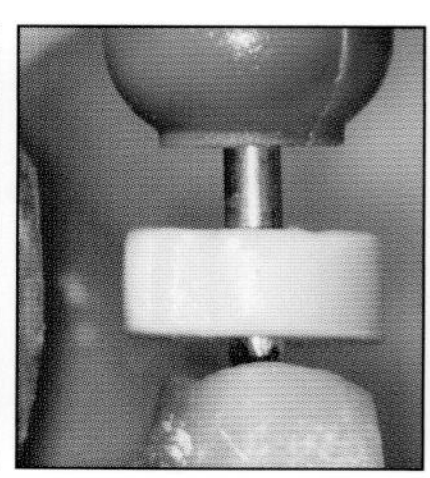
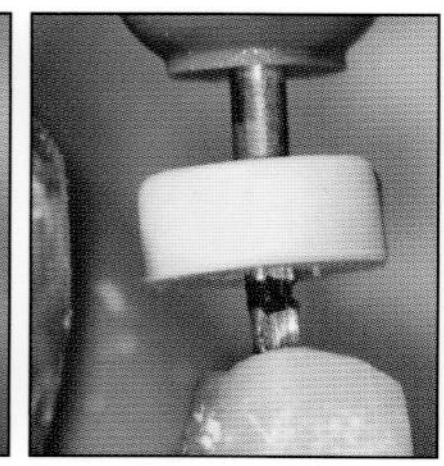
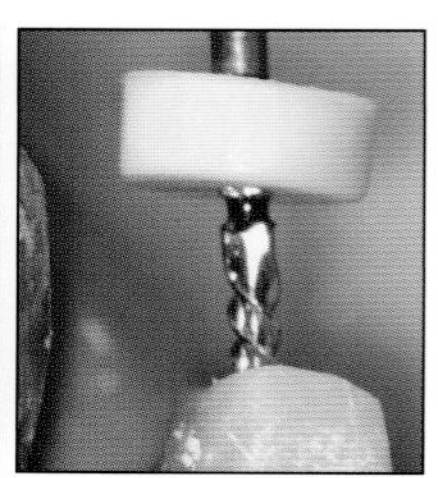

图10–11　通过0.02锥度手用锉被动“步退”法，可以知道根尖的形态和锥度。

弯曲度

根管弯曲度的不断变化极大地影响了根管预备技术手段的使用（见第12章）。Schilder用“流畅”来形容达到根管天然弯曲度的预备方式[7]。他强调预备过程中认识和遵循多角度弯曲的重要性，警惕过度预备造成的根管拉直和根管偏移。可以通过器械的改良来通畅弯曲根管的冠方和根方，探查根管天然的解剖结构、弯曲度和方向。器械的选择和改良应该基于术前的评估和治疗中的反馈。任何器械的改良都应该有针对性和目的性。器械改良的类型（弯曲）和程度（急弯或者平缓）应该体现出根管关键部位的大致轮廓、冠方的阻挡情况与根尖的解剖情况（图10–10）。获得根管的弯曲情况后，初始的冠方通畅锉需要不断地往复疏通，减少预备区域的解剖学偏移和医源性偏移。只有初始通畅后，才能进一步向根方预备。许多根中部的缓弯要用弹性良好的器械，以维持器械位于根管的中心位置，减少偏移。如果没能认识到器械的特定设计对弯曲度的重要性，可能导致特定部位不良形态的发生。

根尖解剖

传统的根尖预备设计反映了清创和/或充填的需要。然而增加根尖预备直径与提高疗效没有关联，反而增加了潜在的风险[8]。常见的风险包括天然根尖孔的偏移（穿孔）、根尖孔形态的改变（根尖拉开）和工作长度变短（台阶）。为了避免上述错误，不提倡扩大根尖预备，而应该保存天然的解剖结构，使根尖部的改变最小。在根管冠方通畅后，影响手感和向根尖推进的阻力被消除，根尖的预备就更容易把控。

初始冠方通畅后，为了减小预备过程对根尖解剖结构的改变，有必要对器械进行一定的改良。预备器械的改良通常依据病例的特点进行，仅限于锉尖3mm。一开始，弯曲预弯的程度依据经验、影像和使用小号器械的手感反馈。在明确根尖的天然解剖结构之后，器械的预弯应能准确反映这种解剖结构。有意识地将小号锉超出根尖孔，确保预备过程中根管通畅，有助于减少前面

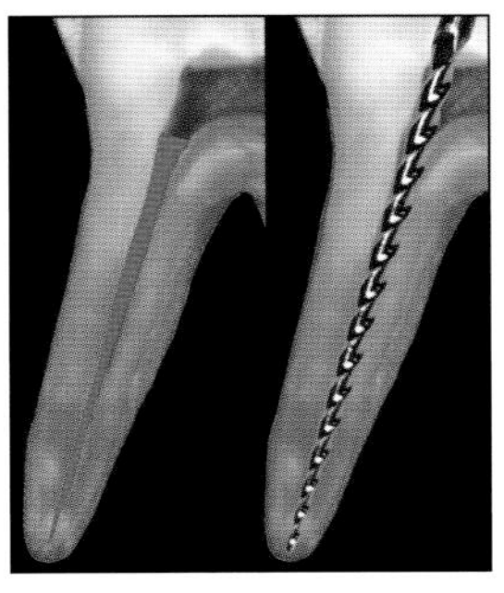

图10-12　牙根形态——使用直径合适且反映根管天然形态的变锥锉可以进行有效的根管预备。根尖锥度大、冠部锥度小、牙本质磨除少，增强了冠方锉的弹性，可减少成形过程中根管的偏移。

表10-1　推荐的最大直径（MFD）

牙齿	MFD (mm)
多数牙齿	0.9
上颌中切牙	1.1
下颌前牙	0.6
上颌磨牙	0.8 (MB1, DB, P); 0.6 (MB2)
下颌磨牙	0.8 (M, D); 0.6 (MM)

MB1：第一近颊根管；DB：远颊根管；P：腭根；MB2：第二近颊根管；M：近中根管；D：远中根管；MM：近中中间根管。

提到的错误。

另外，在预备过程中，应经常测量根尖孔直径，使医生能有效清除干净根尖碎屑，并获得根尖锥度和充填的手感。测量根尖孔时应将特定锥度的手用锉（0.02）被动地放入根管。预备过程中根尖孔直径的增加应该是由医生通过逐步准确测量得出，而不应是主动预备的结果。被动放置手用锉（0.02锥度），逐步增加号数直至有卡住感可以确定根尖的直径和最终的锥度。根尖的锥度可以反映出锉“步退”时的情况（图10-11）。

临床运用

选择恰当的器械需要医生全面了解器械的外形、直径以及对牙根结构的改变。另外，了解牙根解剖结构的常见变化并关注一些特殊区域，可以提高每一位患者治疗的可预见性。

锉的外形和直径

最有效的旋转器械是多锥度的，根尖锥度大，冠方锥度小。理想的锉根尖锥度为0.06，长度为3～4mm。冠方锥度为0～0.02，占器械总长的1/3～1/2。最大直径（Maximum Flute Diameter， MFD）应更保守，并遵循保存根管冠方1/3的牙本质宽度的理念。尖端直径小，相应的MFD锉也小，有利于治疗直径较小的牙根。锉的设计应结合最新的冶金技术，具有更好的弹性，降低根管冠部被拉直的潜在风险，减少根管偏移和侧穿的风险。更重要的是，锉的设计应能保存更多颈周牙本质，减少预备过程对牙根强度的影响（图10-12）。同时笔者认为预备策略应该基于对原则的深刻理解，而不是流于形式，不同牙根所推荐的MFD见表10-1。这些标准基于牙齿的平均大小、牙面的凹陷，以及任何牙根的牙本质去除量不应超过1/3的原则。这些建议属于上限操作，只用于一般指导原则，使用时应根据病例的特点做适当调整。

解剖区域的考虑

本段不是对牙齿解剖的综述，而是说明在保存开髓和根管预备时需要关注的特定区域。医生应该牢记牙齿的外部解剖和内部髓腔解剖之间的相关性。根管的内部解剖形态与外部解剖形态相似，因为牙本质在牙根发育过程中围绕牙齿形态持续沉积（图10-13）。因此根管内部的解剖形态可以让医生想象出根管的外部解剖形态。例如双根管牙根通常在外表面有凹陷，可以想象在这个区域牙本质量减少，而椭圆形单根管的牙根通常也为椭圆形，没有凹陷。

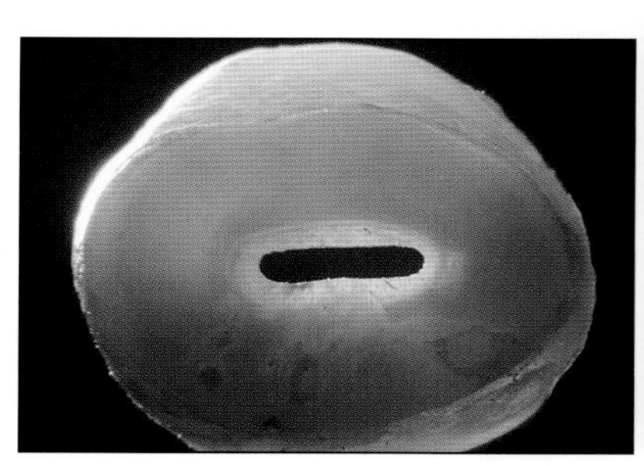
图10-13 牙根横截面的外形反映了根管的形态（Courtesy of Dr David Clark，Tacoma，Washington）。

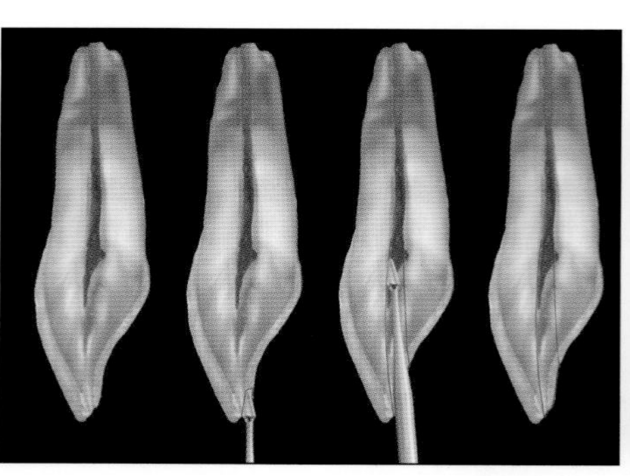
图10-14 上颌中切牙的切端偏腭侧开髓。这最大限度地保存了颈周牙本质。

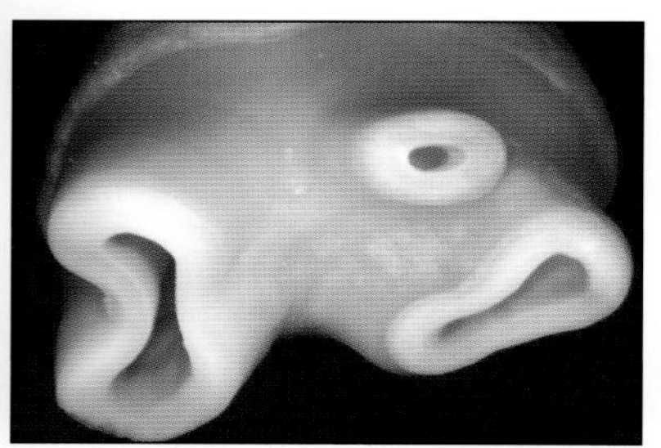
图10-15 上颌磨牙的横截面。腭根双根管及表面凹陷（Courtesy of Dr David Clark，Tacoma，Washington）。

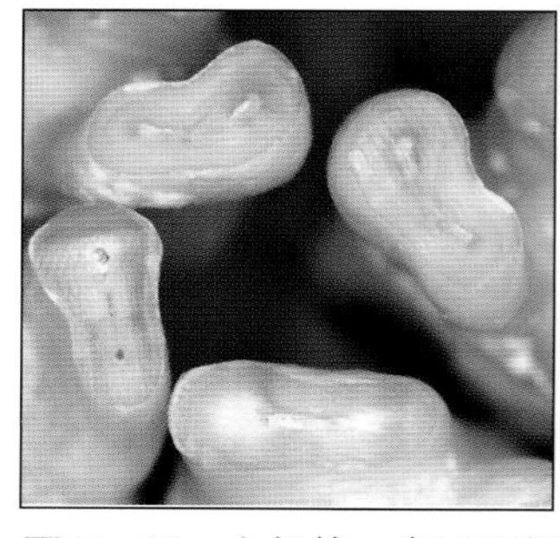
图10-16 上颌第一磨牙近颊根横截面显示牙根外形多种多样。近中凹陷较常见，1个根管。第二近颊根管的牙本质较薄，在预备中需考虑这一特性，防止侧穿和削弱牙齿结构。

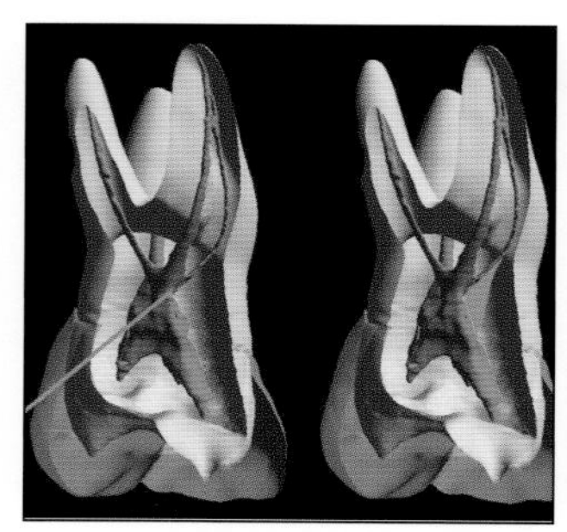
图10-17 上颌磨牙横截面的计算机模型显示MB2根管在颈1/3处的弯曲度极大。从MB2在牙冠表面的投影处直接进入不太可能，需要修整根管的冠部形态才能顺利进入。

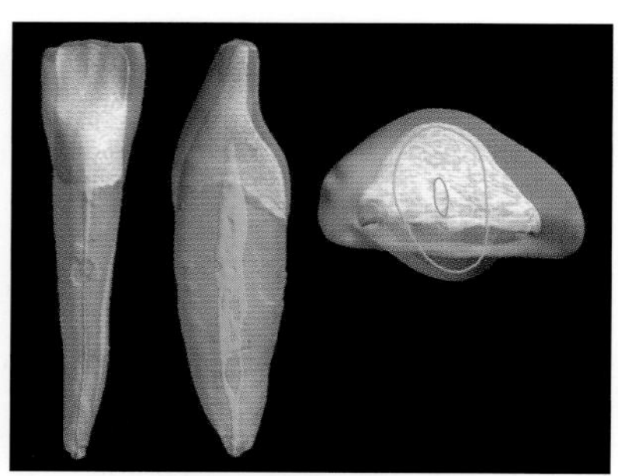
图10-18 下颌切牙近远中和颊舌向的宽度显著不同。牙体长轴线位于切缘的唇面。切缘磨耗时推荐从切缘开髓。

上颌前牙

上颌前牙在解剖学上变异最少，牙根横截面通常为卵圆形，表面没有凹陷，除了尖牙在近远中面有轻微凹陷。临床的重要性在于实际牙本质量比传统根尖片看起来要少。理想的根管直线通路通常可以通过切缘舌侧开髓获得。这可以使颈周牙本质损失最小，减少了对牙齿结构和强度的影响（图10-14）。

上颌前磨牙

上颌前磨牙的特点是牙根形态在近远中向窄、颊舌向宽，牙冠大、牙根小。典型的第一前磨牙为双根，牙根近中面较深的凹陷增加了带状穿孔的风险。第二前磨牙为单根或者双根，凹陷较少。二者的髓腔都趋向于窄带状，在开髓时需要注意并使用小直径车针。单根牙的髓腔通常非常窄，应用小号器械预备，冠方开敞应尽可能小。

上颌磨牙

上颌磨牙的牙根形态和根管解剖最复杂，典型的结构为3个根管和4个根管。腭管最粗大，通常较直，有时根尖可能存在传统根尖片无法识别的颊向急弯。腭管偶尔有双根管，在腭根的腭侧面有凹陷（图10-15），凹陷处牙本质量减少，存在这种形态时应该禁用桩。远

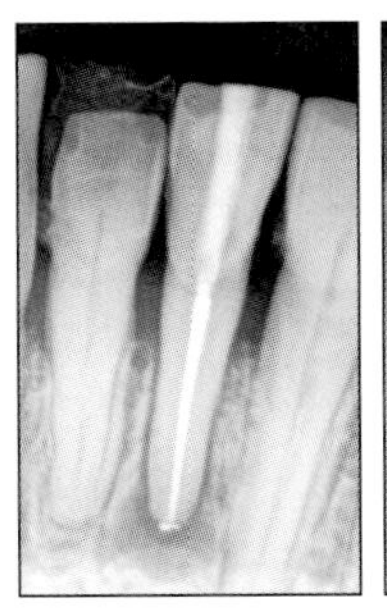
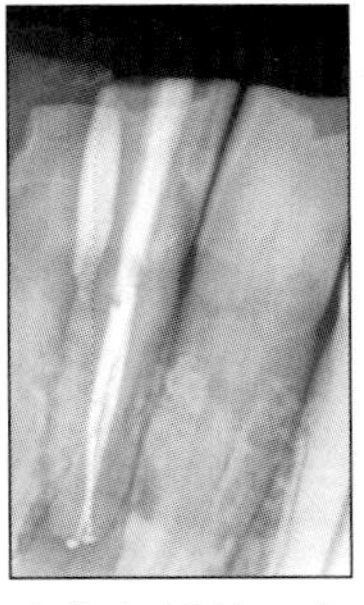

图10-19　切缘重度磨耗的下颌前牙，从切端开髓顺利进入根管。尽管预备方法保守，但仍能进入2个根管。

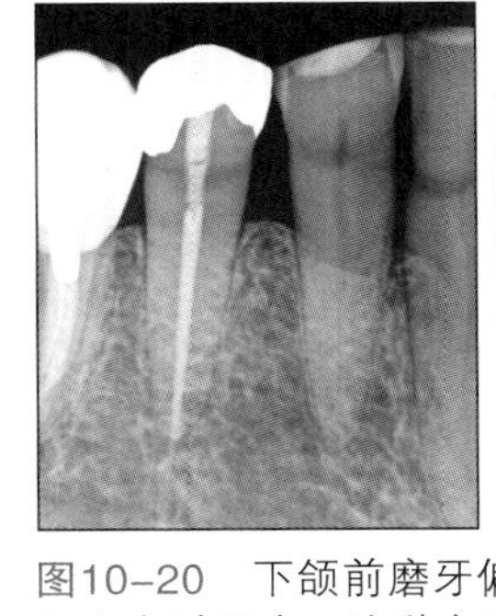
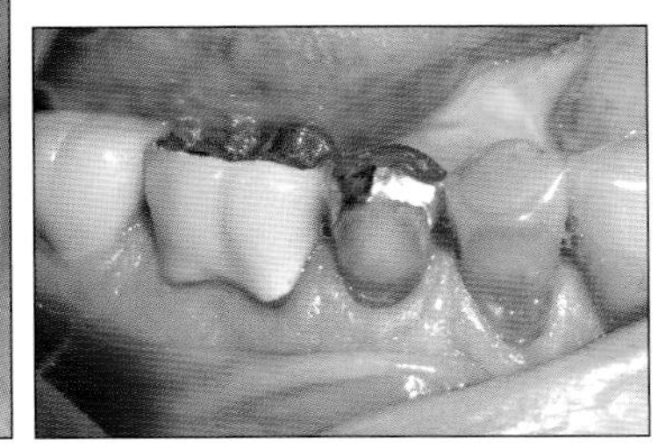

图10-20　下颌前磨牙偏颊侧开髓，因为牙齿的中轴线实际上穿过牙尖。这种方法遵循符合根管形态，适度预备，患者希望金冠能使用50年的愿望有可能实现。

颊根（Distobuccal，DB）通常较直但也存在变异。在DB根尖常见朝向远中的急弯。近颊根（Mesiobuccal，MB）是上颌磨牙中变异最多的牙根。横截面为典型的肾形，且通常在牙根的根分叉一侧有凹陷（图10-16），第二根管的报道率高达90%。因此探查时必须假设存在近中腭侧根管（或者第二近颊根管，MB2）。MB2根管通常位于MB根管和腭根连线的近中。具有一定程度的弯曲，需要选择性地磨除部分冠方修复体或者牙本质（逐步开髓）来扩大髓腔入路（图10-17）。MB2根管的牙本质较薄，宽度可能小于2mm，甚至在牙根冠方也如此。其根管细小弯曲，需要谨慎操作，使用小MFD锉。

下颌前牙

下颌前牙同上颌前磨牙一样，根管的近远中径较狭窄，需用小号车针和器械。开髓过程中，狭小的空间极易偏离髓腔位置。在解剖学上，双根管出现的概率有50%。牙齿的中线一般位于切端的唇面，因此理想的开髓方式是经过唇面（图10-18）。这种方式保存了关键的舌侧牙本质，可以改善视野来提高治疗的可预见性，而现代复合修复材料能够对开髓入口进行美学修复。若有明显的切端磨损，则应从切端磨损的中央开髓（图10-19）。

下颌前磨牙

下颌前磨牙通常为单根管，但有一小部分为复杂的多根管。如果是多根管，也会有凹陷和/或凹槽，可利用的牙本质量减少。在多根管牙齿中应尽量使用小号器械，避免桩修复。下颌前磨牙的中线通过颊尖的尖端。理想的开髓位于其舌侧，包括颊尖三角嵴而不越过中央沟（图10-20）。

下颌磨牙

下颌磨牙根管解剖更为复杂。在近中根靠根分叉侧凹陷明显，远中根凹陷不太明显（图10-21）。需要注意凹陷处牙本质量减少，应使用小号弹性锉，避免过度扩大根管导致根分叉处穿孔。过度使用大MFD的器械可导致带状穿孔并削弱牙根。当存在近中中间（MM）根管时，牙本质更薄，需要使用更小号的锉。当远中根为双根管时提示远中根靠根分叉侧有凹陷，治疗时应更加保守。这种形态下如果需要使用桩，应使用两根非常细的桩或者一根铸造桩。3个牙根下颌磨牙也有可能具有1个典型的近中根、2个远中根（略偏颊侧的远颊根，倾斜角度大、进入困难的远舌根）。大部分情况下，远舌根的根尖朝颊侧急弯，这种急弯在传统的X线片上不明显，需要仔细探查才能有效治疗（图10-22）。下颌磨牙C形

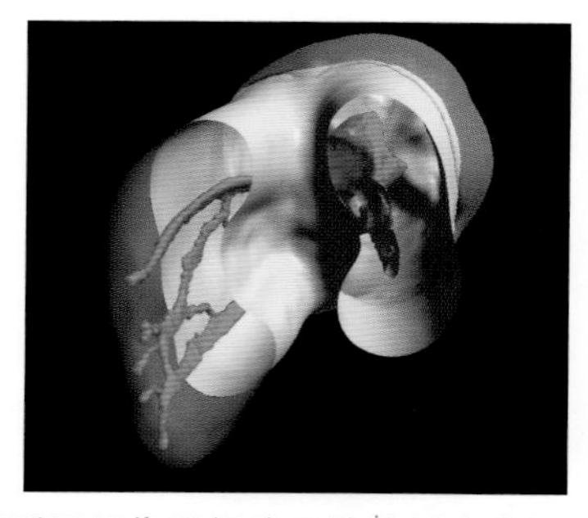

图10-21 计算机截面模型显示位于根分叉处的近中和远中凹陷很常见的这个区域牙根很薄，如果中间存在侧副根管，只能使用小器械预备，避免穿孔和过度切削牙齿。

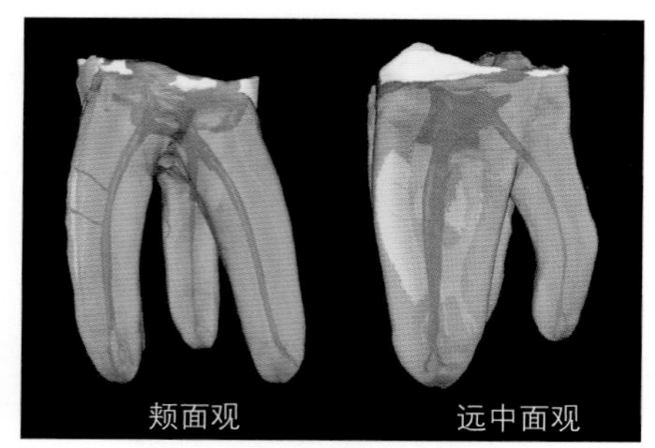

图10-22 远舌根向颊侧急弯，二维的根尖片上这种结构不明显。远舌根管口的定位也与常规位置不同，需要修整根管的冠部牙本质。其根管投影也偏向颊侧。

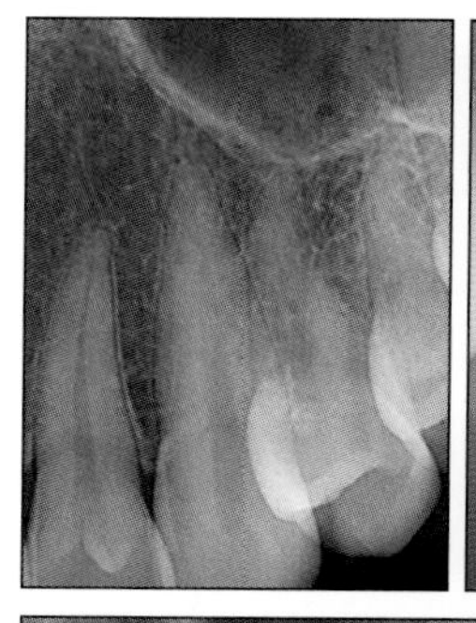
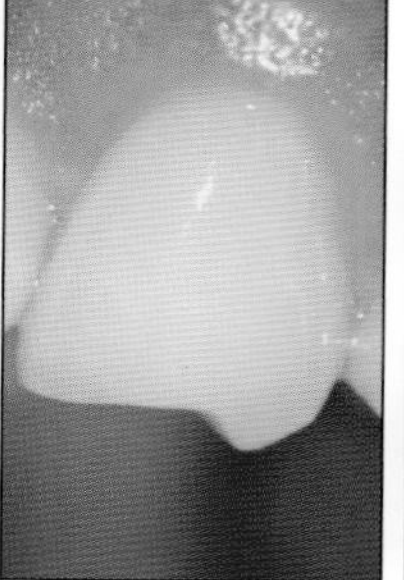
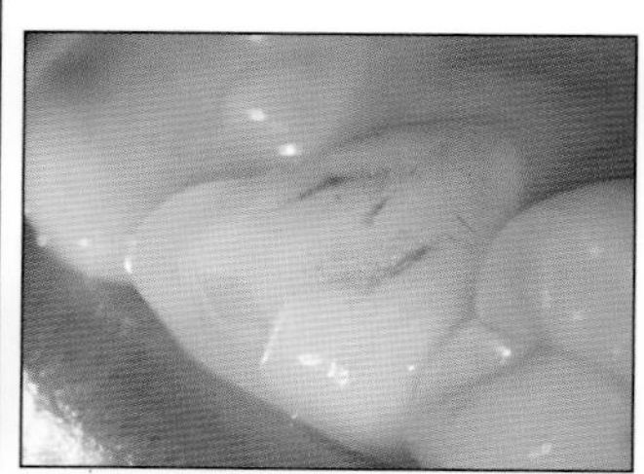
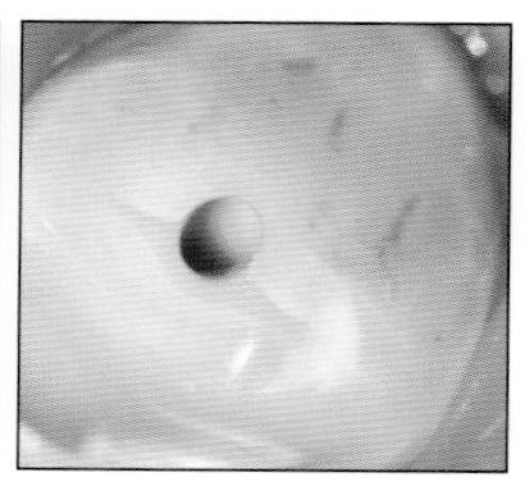
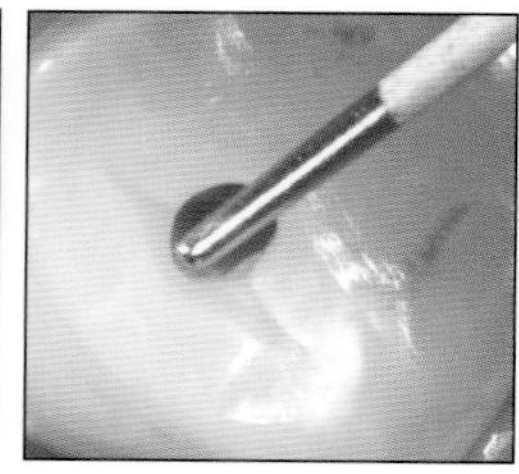
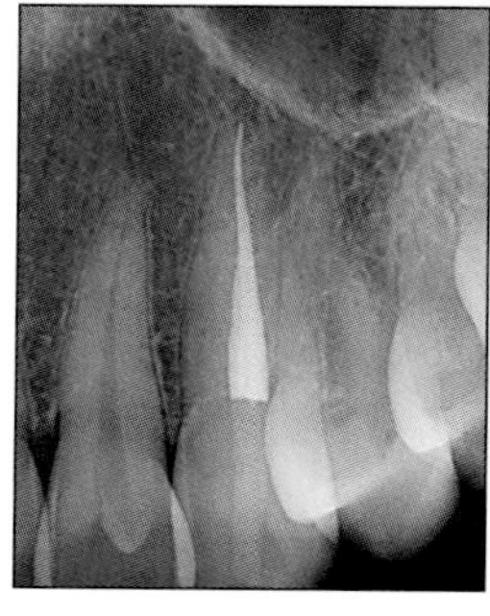
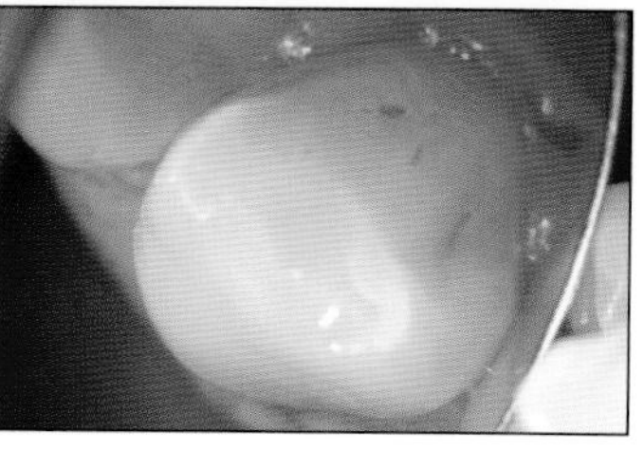

图10-23 治疗顺序：①切牙开髓。②0.08和0.10预弯手用锉初步探查。③10号、15号、20号手用锉通畅根管，测量根尖孔直径和工作长度。④20/06旋转器械预备（短于工作长度）。⑤序列被动地使用手用锉，直到遇到阻力，明确根尖形态和锥度。

根管非常复杂，应该尽可能转诊给专科医生。请参考第15章关于C形根的根管治疗。

代表病例

根管预备策略应遵循上述原则，注意形态学和解剖学上的细微差异能够提高以患者为中心的疗效。除了深刻理解和利用各种器械，也要利用现有技术进一步提高诊疗水平。例如熟练使用显微镜在提高牙髓治疗的可预见性方面就很重要，而且长期以来被认为是牙髓治疗中的标准方法。尽管具体病例的处理方法多种多样，但仍然可以总结出序列治疗原则。一般来说，这些指导方法遵循类似的原则：

1. 手用锉探查、发现和分析冠方根管解剖结构。
2. 根据探查反馈，用锥度旋转器械初步冠方预备，方便后续预备。
3. 确定根管长度和弯曲度。
4. 单独使用手用锉和旋转锉或者将两者联合

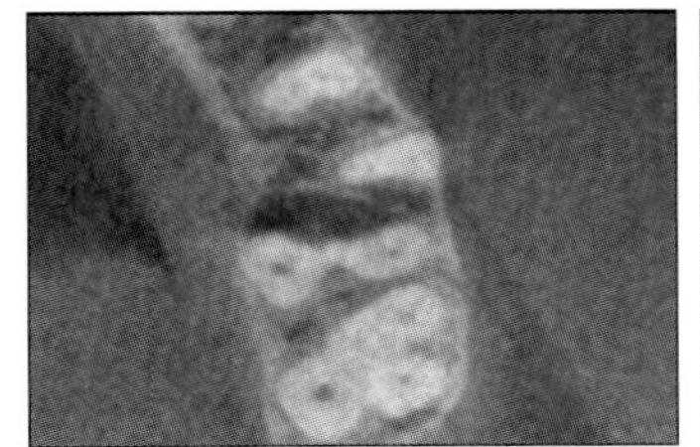
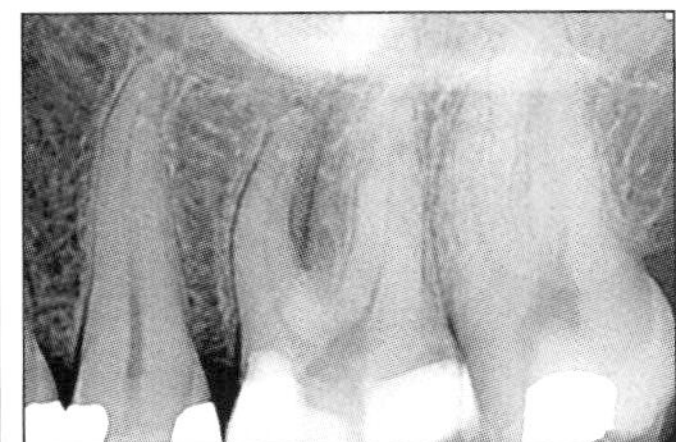
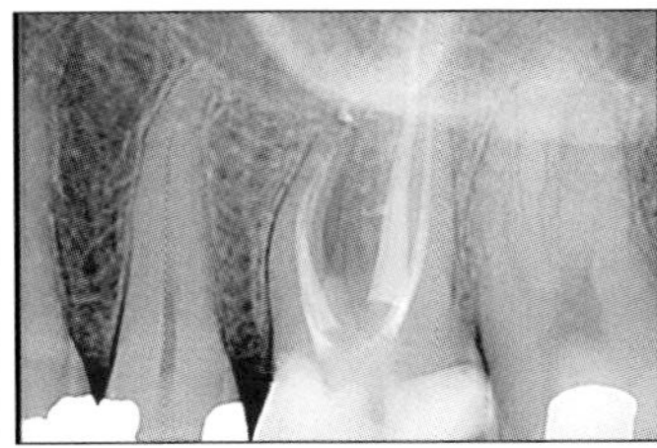

图10-24　治疗顺序：①去除修复体，以根管口为导向，逐步开髓。②0.08和0.10预弯手用锉进行初步探查，确定根管会聚形态。③根据根管形态用变锥旋转器械预备根管口。④8号、10号、15号手用锉通畅根管和测量长度。⑤20/06旋转器械预备（短于工作长度），腭根管预备时接近工作长度。⑥序列被动地使用手用锉，直到遇到阻力。明确根尖形态和锥度。

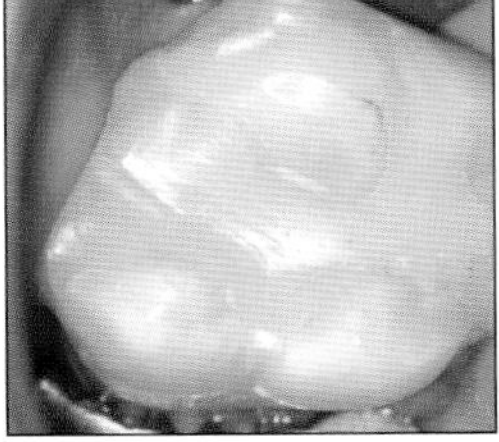
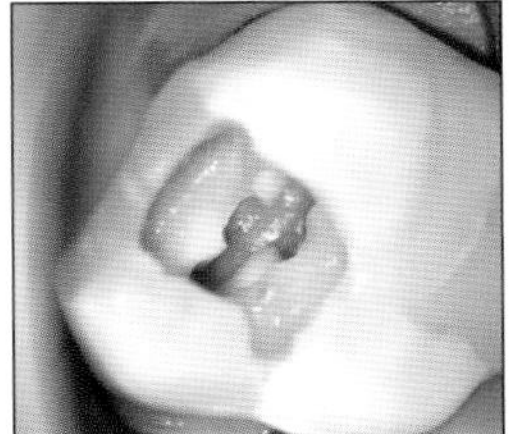
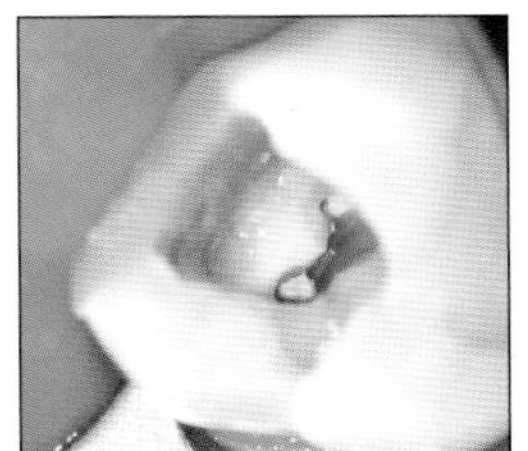

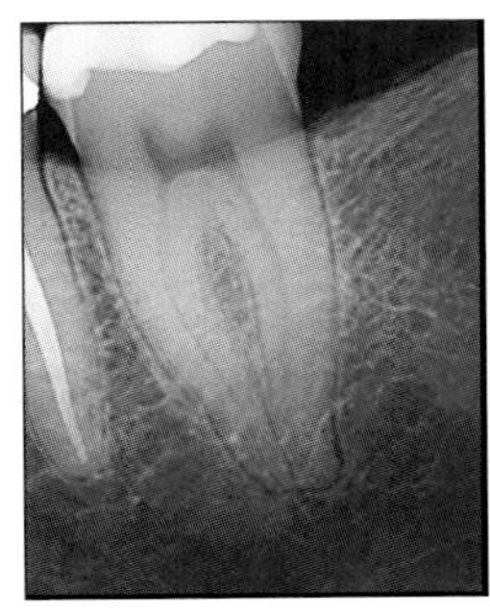
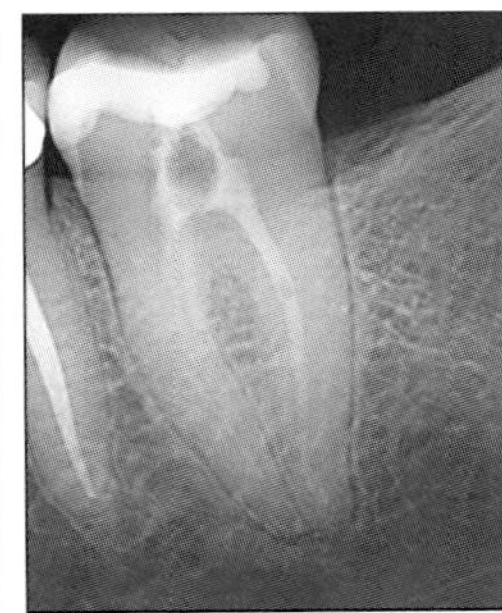
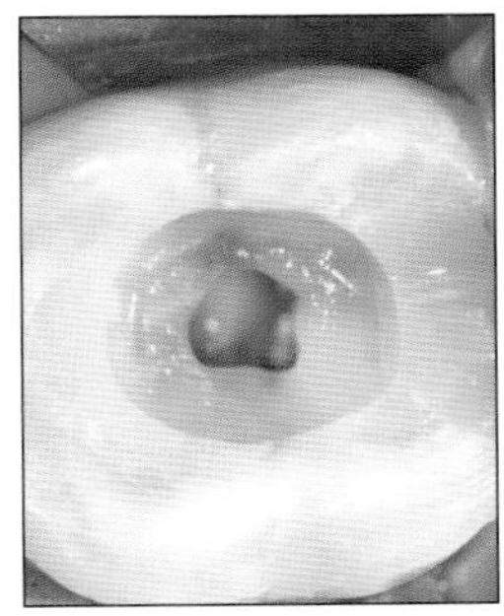
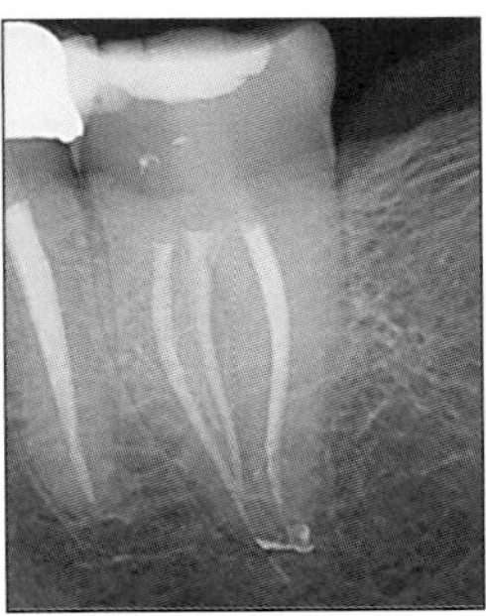

图10-25　治疗顺序：①去除修复体，以根管口为导向，逐步开髓。②0.08和0.10预弯手用锉进行初步探查，确定根管会聚形态。③根据根管形态用变锥旋转器械预备根管口。④8号、10号、15号手用锉通畅根管和测量长度。⑤20/06旋转器械预备（短于工作长度），腭根管预备时接近工作长度。⑥序列被动地使用手用锉，直到遇到阻力。明确根尖形态和锥度。

来被动预备根管。

5. 测量根尖孔大小，了解根尖形态。

这些常规的病例（图10-23～图10-25）遵循了根部牙本质预备的原则，并将解剖知识和技术相结合。关注牙齿寿命的治疗方式最终会使患者受益。

参考文献

[1] Ng YL, Mann V, Rahbaran S, Lewsey J, Gulabivala K. Outcome of primary root canal treatment: Systematic review of the literature—Part 2. Influence of clinical factors. Int Endod J 2008;41:6–31.

[2] Ng YL, Mann V, Gulabivala K. Tooth survival following non-surgical root canal treatment: A systematic review of the literature. Int Endod J 2010;43:171–189.

[3] Clark D, Khademi J. Modern molar endodontic access and directed dentin conservation. Dent Clin North Am 2010;54: 249–273.

[4] West JD, Roane JB, Goerig AC. Cleaning and shaping the root canal system. In: Cohen S, Burns RC (eds). Pathways of the Pulp, ed 6. Philadelphia: Mosby, 1994:179–218.

[5] Trope M, Debelian G. Endodontic Treatment of Apical Periodontitis. In: Ørstavik D, Pitt Ford T (eds). Essential Endodontology, ed 2. Oxford: Blackwell Munsksgaard, 2008:347–380.

[6] Peters O, Peters C. Cleaning and shaping the root canal system. In: Hargreaves KM, Cohen S, Berman LH (eds). Pathways of the Pulp, ed 10. Philadelphia: Mosby, 2011: 283–348.

[7] Schilder H. Cleaning and shaping the root canal. Dent Clin North Am 1974;18:269–296.

[8] Friedman S. Expected outcomes in the prevention and treatment of apical periodontitis. In: Ørstavik D, Pitt Ford T (eds).Essential Endodontology, ed 2. Oxford: Blackwell Munksgaard, 2008:408–469.

CHAPTER

11

Sashi Nallapati, BDS

钙化牙的临床诊治
Clinical Management of Calcified Teeth

钙化牙的临床诊治是当前根管治疗的重要组成部分。随着人均寿命的延长，许多人都希望能够保留自身天然的牙齿。多次的牙科修复史、深部修复体或者裂纹的慢性刺激、外伤以及活髓保存治疗都可能造成髓腔和根管系统的中重度钙化[1]。牙髓病医生常常会遇到髓石、硬化牙本质（通常发生在髓腔内）、根管内营养不良性钙化以及根管闭塞（髓腔与根管均可发生）等病例（图11–1）。

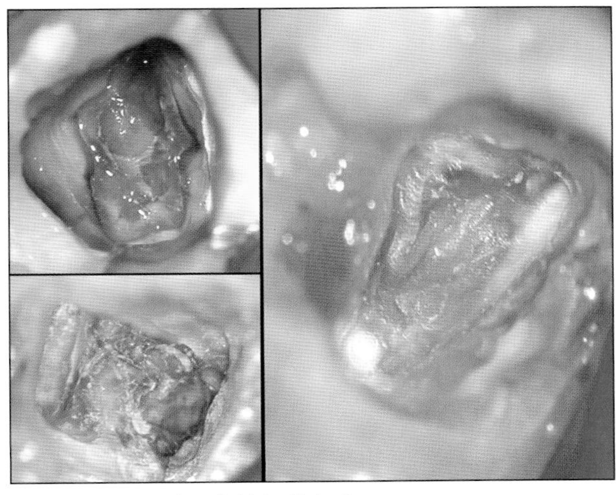

图11-1 钙化髓室底的各种表现。

盒状表11-1	定位钙化根管所需的基本设备

- CBCT（Kodak 9000 3D，Carestream Dental）
- 用来放大和照明的手术显微镜（Global Surgical）
- 用于透照的外部光源
- 小号口镜（1号、2号或者3号），在狭小髓腔内可获得良好视野。[Excellence in Endodontics 2（EIE2）]
- 高速和慢速长锥形裂钻（EndoGuide，SS White Dental）
- 长柄球钻（CJM Engineering）
- 圆头超声工作尖（EIE2）
- 微创去腐器械（Holt Dental Supply）
- 根管探查器械（DG 16，JW17，C K Dental Specialties）
- 根管锉夹（Logan handles，Pearson Dental）
- 高硬度锉（Path锉，C锉和C+锉）
- 乙二胺四乙酸（EDTA）
- 染色剂（亚甲蓝，荧光素钠，龋齿指示剂）
- 阻射剂（泛影酸钠）

钙化根管定位所需的设备与技术

成功识别钙化根管所需的仪器设备见盒状表11-1。定位和治疗钙化根管所需的设备和技术简要说明如下。

影像学

偏移投照

结合物体定位原理，如SLOB规律（不变的舌侧，相反的颊侧），偏移投照可定位钙化根管（病例11-1，124页）。因后牙咬合翼片影像无失真，可用来准确评估髓腔的深度。医生可据此来评估进入钙化髓腔的深度、方向以及是否会发生穿孔（图11-2）。

CBCT

Shannon-Nyquist定理认为，要在CBCT中看到扫描物体的影像，CBCT的分辨率需小于扫描物体大小的一半[2]。例如，想要看到仅容10号手用锉（尖端直径0.1mm）进入的钙化根管，CBCT的立体像素需达到0.05mm甚至更小，而目前市场上尚无立体像素小于0.076mm的CBCT。设备分辨率的局限性以及由散射、带状和重建伪影导致的三维影像中的“噪点”，都限制了CBCT在钙化根管定位中的应用。

然而CBCT在方案设计与治疗过程中仍发挥着重要作用。CBCT图像有助于评估牙根的形态以及与牙体长轴有关的预备方向，特别是颊舌方向（病例11-2，125页）。CBCT影像几乎无失真，因此还可用于测量进入根管的实际深度（病例11-3，126页）。

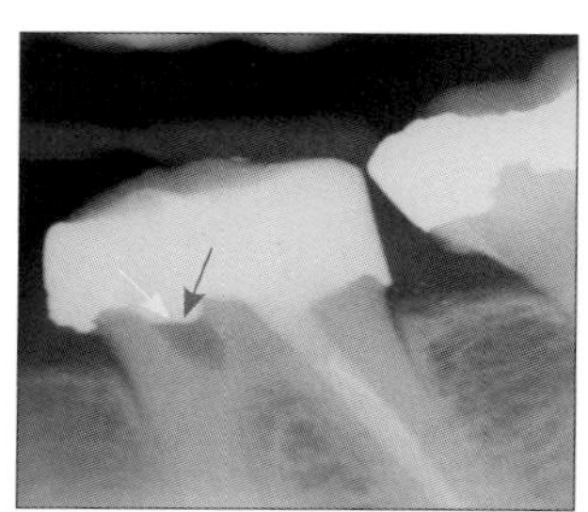

图11-2　咬合翼片可用来估计钙化物清除的方向和深度。图中根管治疗的方向偏向根分叉（黄色箭头），为了与牙根长轴保持一致，需调整方向（红色箭头）。

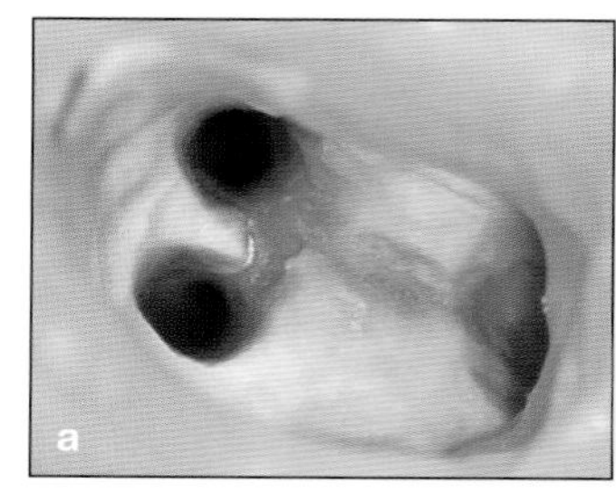

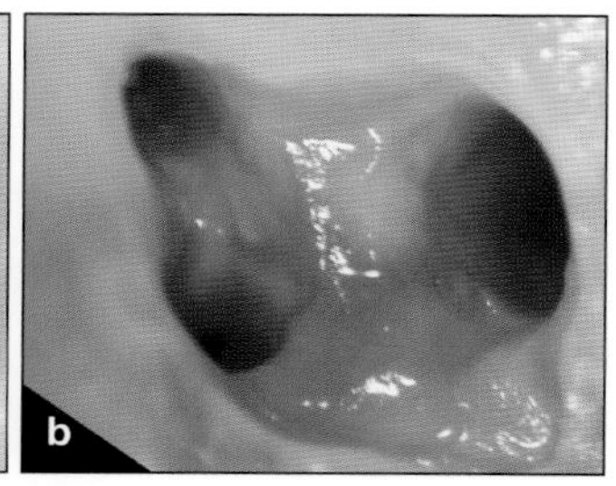

图11-3　在高倍镜下可见髓室底的颜色差别。轴壁牙本质颜色浅，髓室底牙本质颜色深。这种颜色变化在定位根管时可用来区分原发性和修复性牙本质。注意干（a）湿（b）两种状态下牙本质的外观有所不同，这对观察髓室底很有帮助。

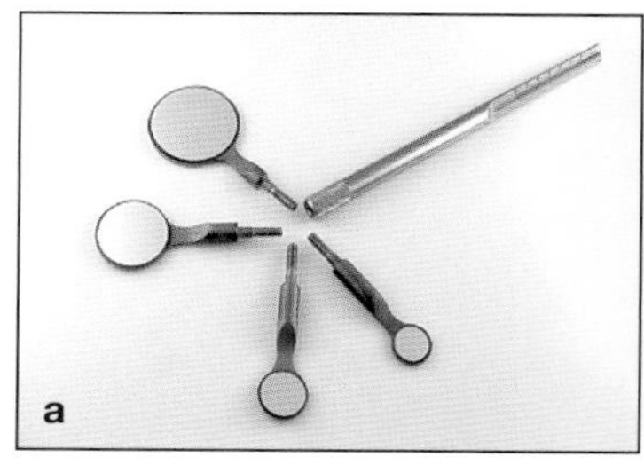

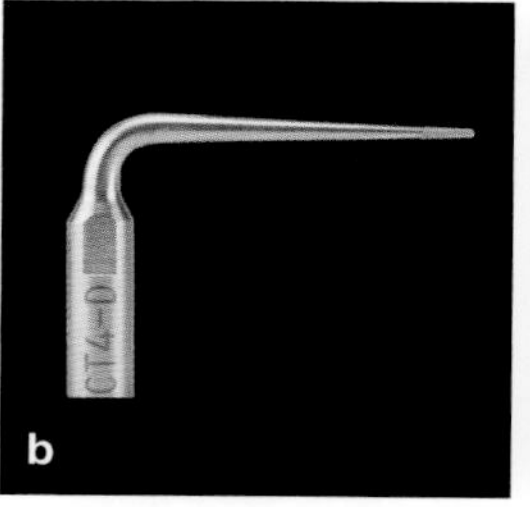

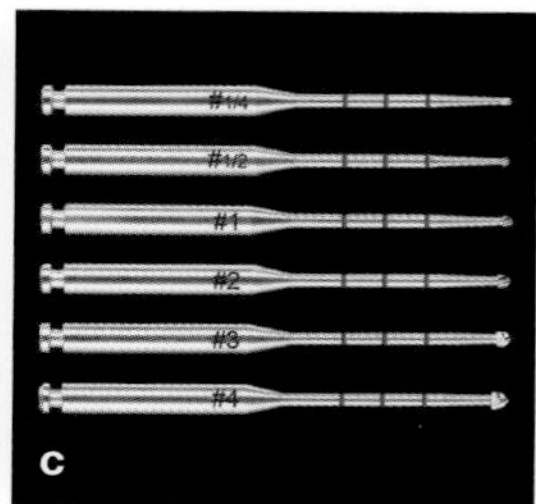

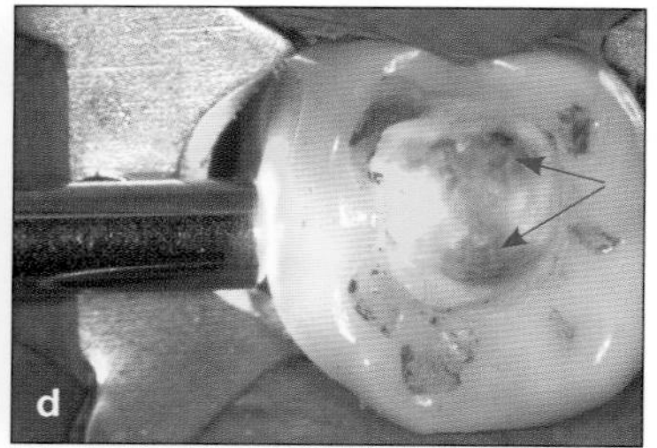

图11-4　小口镜（a）、锥形圆头金刚砂超声工作尖（EIE2）（b）和长柄球钻（c）有助于治疗钙化根管（d）。利用口外光源透照可显示钙化牙本质（红色箭头）。

牙科手术显微镜

牙科手术显微镜可提供清晰的髓室底图像，显示轴壁、髓室底的原发性牙本质与修复性牙本质（图11-3）之间在颜色上的细微差别（病例11-4，126页）。这种差别可以用来区分牙本质及根管内哪些需要去除，哪些需要保留，帮助医生在根管治疗过程中尽量少破坏牙齿结构（病例11-5，127页）。

用牙科手术显微镜定位环形钙化

牙本质小管在根管内呈放射状排列。单根管中的钙化牙本质呈圆形，色深，被浅色的原发性牙本质包围。显微镜下有时可见一深色的中心点，即为通畅或者钙化的根管[3]。在手术显微镜下可观察到这种钙化类型，又称环形钙化或者靶心样钙化。此外，利用外源性光线对牙齿进行透照也有助于定位钙化区域（图11-4d）。顺着钙化处深色牙本质的“靶心”向根方探查，可定位和疏通钙化根管（病例11-6，127页）。

除了上述特征（病例11-7，128页），定位髓腔高度钙化的后牙根管还可根据根管口之间的点隙裂沟。当患牙有多个根管时，沿着髓室底发育沟方向，有时可在深色牙本质的末端或者拐角处发现根管口。去除发育沟内钙化物时也能发现细小的根管。

髓腔内钙化物清除技术

良好的根管治疗是在仔细去除钙化物的同时，最大限度地保留健康的牙本质。在高倍放大和良好照明条件下，使用慢速不锈钢车针或者圆头超声工作尖仔细去除髓腔内的钙化牙本质（图11-4）。注意使用器械时应小心谨慎，采用轻轻拂刷的动作。保持髓腔内的干燥可让操作视野更佳，而间断喷水可冷却牙本质表面，让“髓室底形态”（牙本质地图）呈现出另外一种形态特

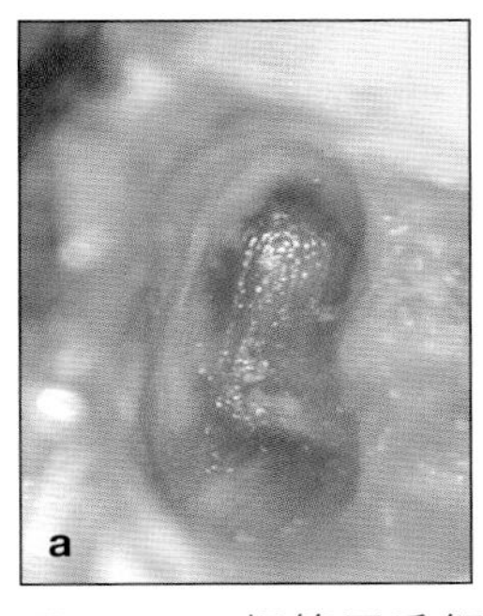
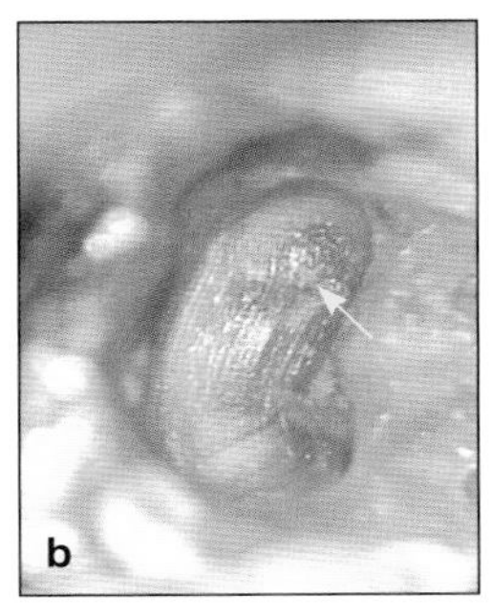
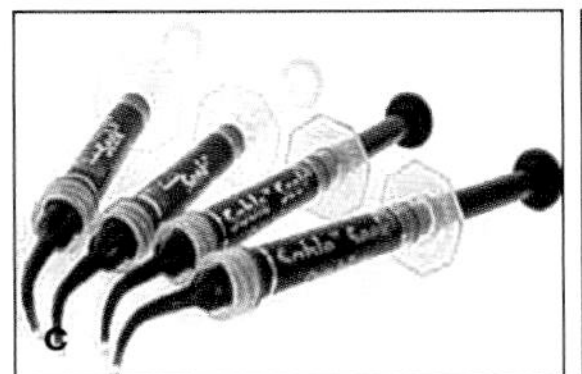
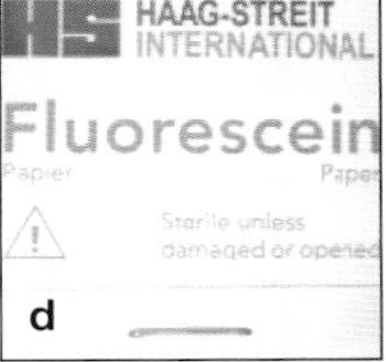

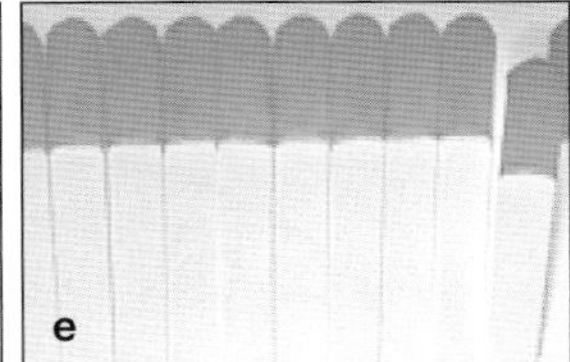

图11-5 根管严重钙化（a）龋齿染色剂可显示牙髓组织（b图中箭头）。（c）龋齿染色剂（Sable Seek，Ultradent）。（d，e）眼科染色剂（荧光素钠）。

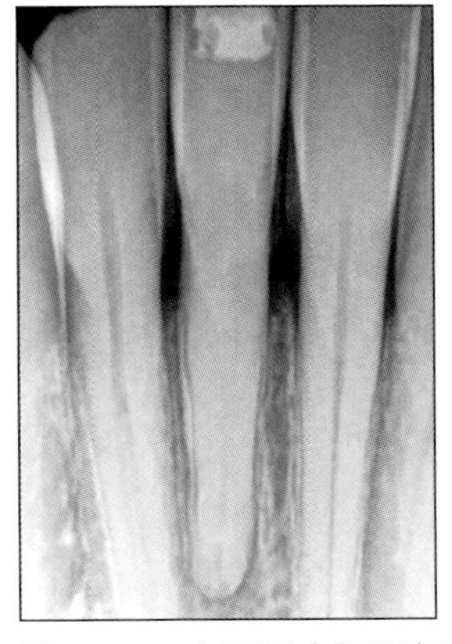

图11-6 右下颌中切牙根管闭塞。注意患牙仅根管冠部钙化，而根管下段影像仍然可见。

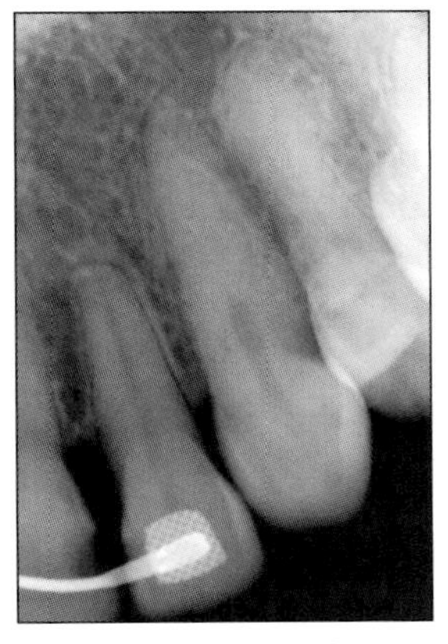

图11-7 左上颌尖牙因外伤钙化。根管上段未钙化，下段钙化。

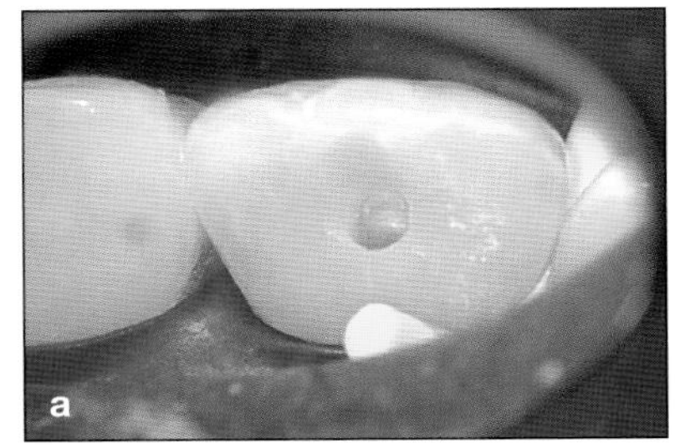
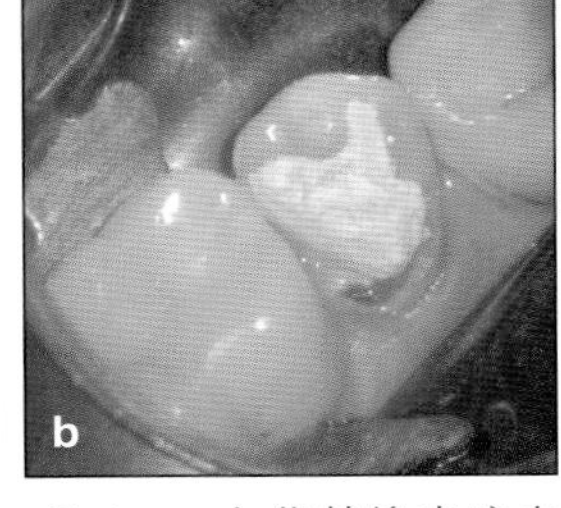

图11-8 （a）用固定带（Wedjets，Coltene）代替橡皮障夹进行隔离。（b）橡皮障夹放在远中邻牙上。

征。这种干湿交替下的清除，有助于观察原发性与修复性牙本质之间细微的颜色改变。在清除钙化物时，要非常有耐心（病例11-8，128页）。

染色剂

有报道称亚甲蓝、龋齿染色剂和眼科染色剂均有助于定位钙化根管[4]。染色剂可让营养不良性钙化中有活力或者坏死的牙髓组织着色，从而有助于定位钙化根管或者进入通道，对临床经验不足的医生很有帮助（图11-5）。然而根据笔者的经验，相比于其他方法，染色剂的作用有限。

临床诊治

即便对于经验丰富的临床医生来说，诊治有临床症状的钙化牙压力也不小。一些通用原则可帮助临床医生有效地诊治。

- 钙化部位通常始于冠部，向根尖进展（图11-6）。而有外伤史的钙化部位随机发生（图11-7）。
- 无论何时，应尽可能将钙化牙及其近远中的邻牙一起用橡皮障隔离，以便更好地观察牙齿冠部与根部形态，使裂钻沿牙体长轴定位时而不受橡皮障夹的干扰。此外，拍摄根尖片时，多牙隔离技术也可使影像不受橡皮障夹的干扰（图11-8）。
- 在多根牙中，当定位到第一个根管时，可拍摄根尖片进一步明确方向，同时也可以明确所定位的到底是哪个根管。

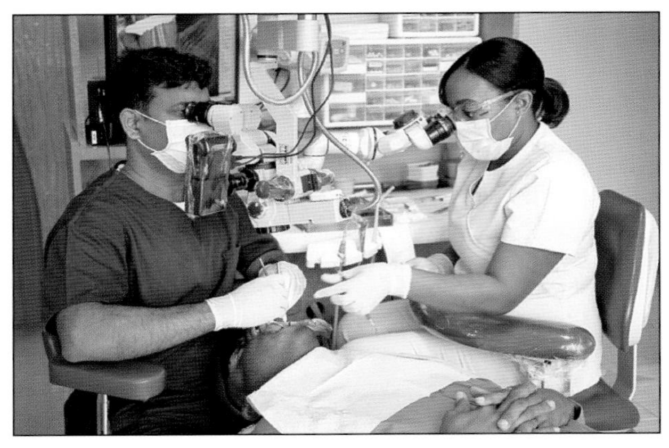

图11–9　医生、助手以及手术显微镜的人体工程学位置。助手使用助手镜时有合适的扶手。符合人体工程学的设计有助于营造轻松高效的治疗环境。

病例11–1

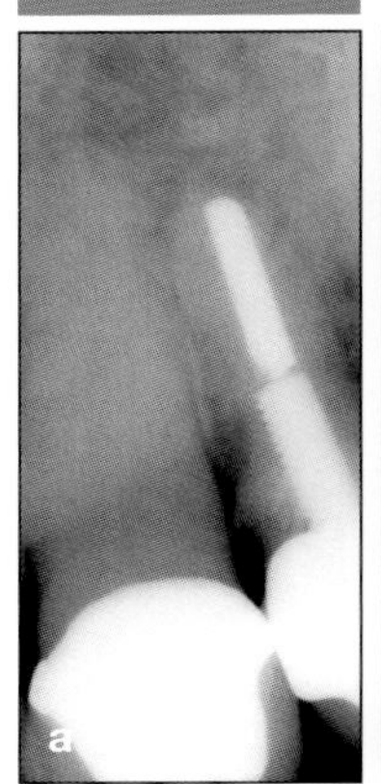
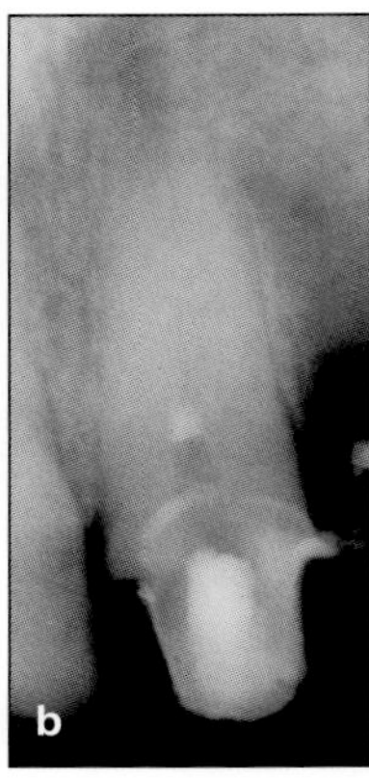
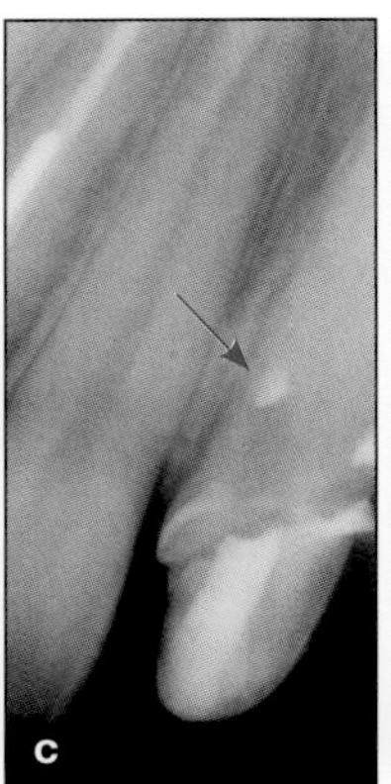
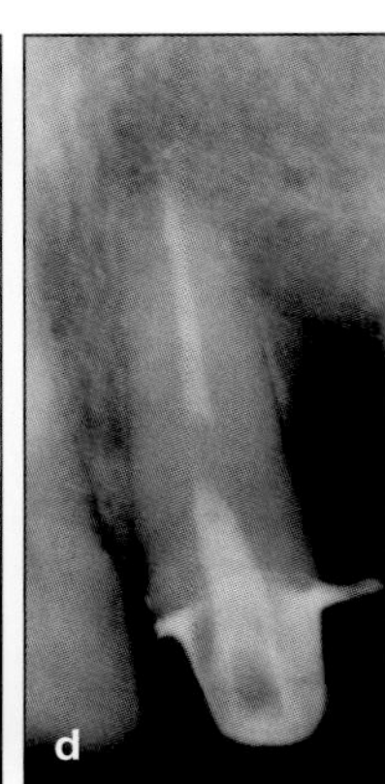
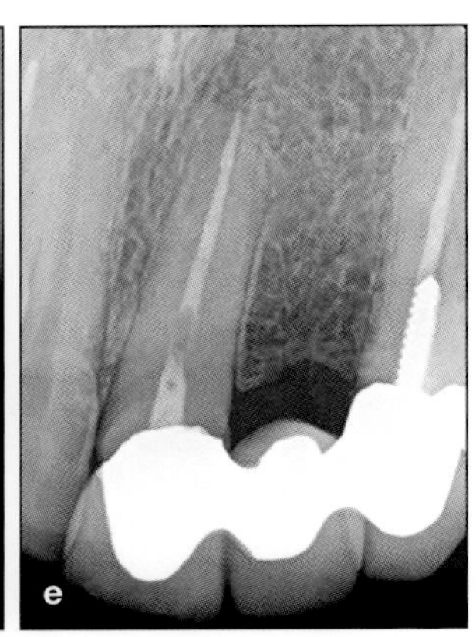

图11–10　（a）左上颌中切牙和侧切牙的根尖片。左侧中切牙钙化，需根管治疗。（b）正位根尖片示根管的预备方向在近远方向上居中。（c）20°偏移投照示舌侧预备过多，接近穿孔（红色箭头）。（d）往唇侧方向重新定位，预备根管。（e）术后9年复查，作为一个三单位固定桥的基牙，患牙无症状，功能良好。

- 在显微镜下进行操作，并配备一个训练有素、会用显微镜的助手（图11–9），可显著减少在钙化牙治疗中所面临的压力。
- 治疗过程切忌急躁，应保持耐心并留出足够的治疗时间。
- 为了保持牙体结构的完整性，懂得何时放弃根管探查非常重要。一位谨慎的临床医生应该努力维持牙本质的去除和保留之间的平衡，在实现根管治疗目标的同时尽可能地保存更多牙本质，延长患牙寿命（病例11–9，129页）。

临床病例

依据上述原则治疗下述病例。

病例11–1

应用偏移投照技术和SLOB规律进行钙化根管的定位和治疗。患者左上颌中切牙根管钙化需要治疗，左上颌侧切牙因折裂须拔除（图11–10a）。拆除原有烤瓷冠后，探查钙化根管。在预计的深度找不到根管，将少量阻射剂Cavit（3M ESPE）置于窝洞内，然后分别拍摄正位和近中20°偏角投照的根尖片。正位片（图

病例11-2

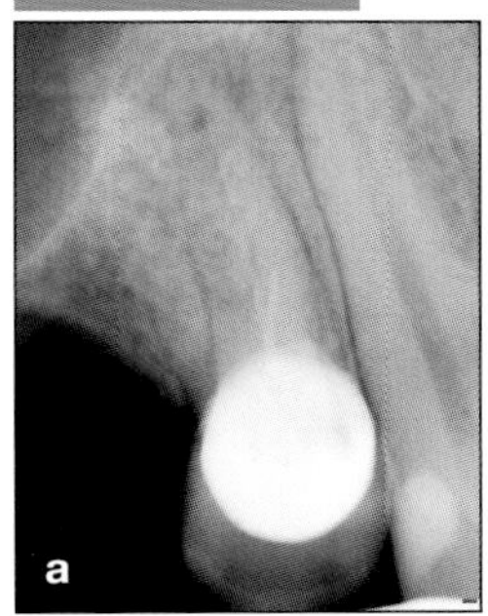

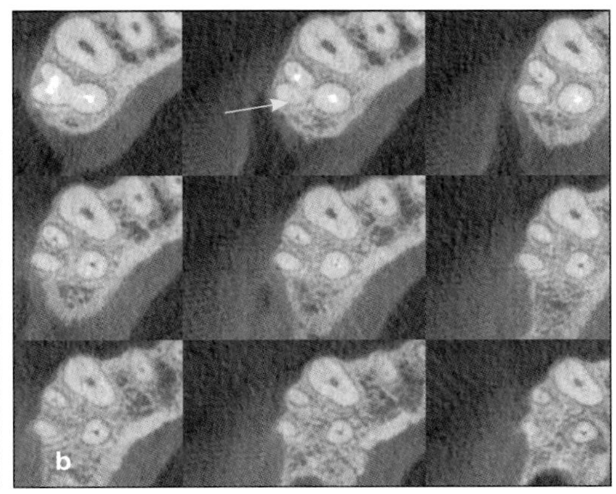

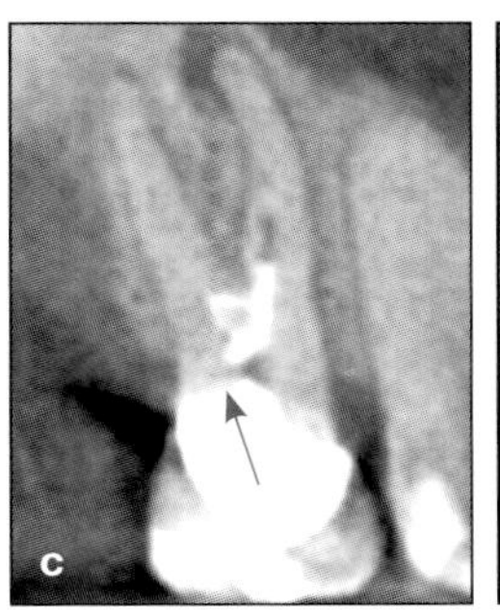

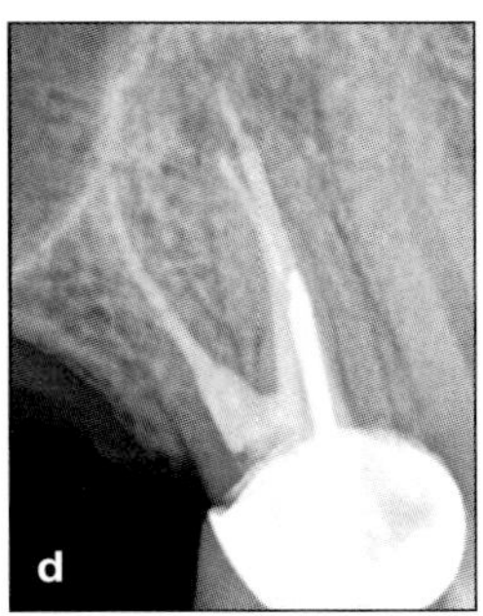

图11-11　（a）术前确定右上颌第一前磨牙有3个牙根。近颊管与腭管很容易就找到，但远颊管钙化较严重。（b）轴状面无远颊根管影像，但提示此根管的中心实际上更偏颊侧（黄色箭头）。（c）矢状面显示预备方向过于偏向近中（红色箭头）。CBCT影像测得牙尖到根管的距离为14mm。（d）改变方向，定位并疏通根管后，治疗顺利完成。

11-10b）示根管预备在近远中方向上居中，但近中偏移投照显示预备太偏舌侧接近穿孔（图11-10c）。根据这些影像信息，医生调整方向，向唇侧偏移，重新探查根管口（图11-10d）。治疗顺利完成后，纤维桩和复合树脂修复根管。术后9年回访，患牙作为三单位固定桥的基牙，无症状（图11-10e）。

病例11-2

应用CBCT影像定位和治疗钙化根管。在治疗前已确定右上颌第一前磨牙有3个根管（图11-11a）。其中近颊管与腭管很容易定位，但远颊管钙化较严重。经初步探查后，在根管内放入氢氧化钙糊剂（Ultracal，Ultradent），行CBCT扫描（Kodak 9000 3D，Carestream Dental），轴状面未见远颊根管影像，但提示其位置实际上更偏颊侧（图11-11b的黄色箭头）。矢状面显示预备的方向过于偏向近中（图11-11c中红色箭头）。通过CBCT影像测得牙尖到根管的距离为14mm。改变髓腔入路方向，重新定位并疏通该根管后，顺利完成治疗（图11-11d）。该病例表明，虽然CBCT并不一定能看清钙化根管的结构，但对于定位和疏通很有帮助。

病例11-3

CBCT在钙化牙治疗中的作用。患者右上颌中切牙曾尝试行根管治疗（图11-12a）。CBCT矢状面和轴状面可见患牙的预备方向过于偏唇侧（图11-12b、图11-12d中红色箭头）。CBCT矢状面和冠状面可测得根管距切端约13mm（图11-12b、图11-12c中绿色箭头）。根据这些信息成功定位并疏通钙化根管，顺利完成根管治疗（图11-12e）。

病例11-4

左下颌第一磨牙髓腔和根管均钙化（图11-13a）。笔者在转介医生曾经探查的部位未找到根管，然后将热牙胶注入近中探查区域，拍摄咬合翼片以确认预备的方向与近中根长轴的相对位置（图11-13b、c）。图11-13c中黄色箭头示根管探查方向，红色箭头示牙根长轴的实际方向。注意要在整个髓腔而不仅限于在原来区域进行根管探查。在显微镜下仔细观察髓腔，可发现原发性与修复性牙本质之间细微的颜色变化。图11-13d中红色箭头示近中根管的实际位置，随后完成治疗（图11-13f）。术后10年复查，患牙无

病例11-3

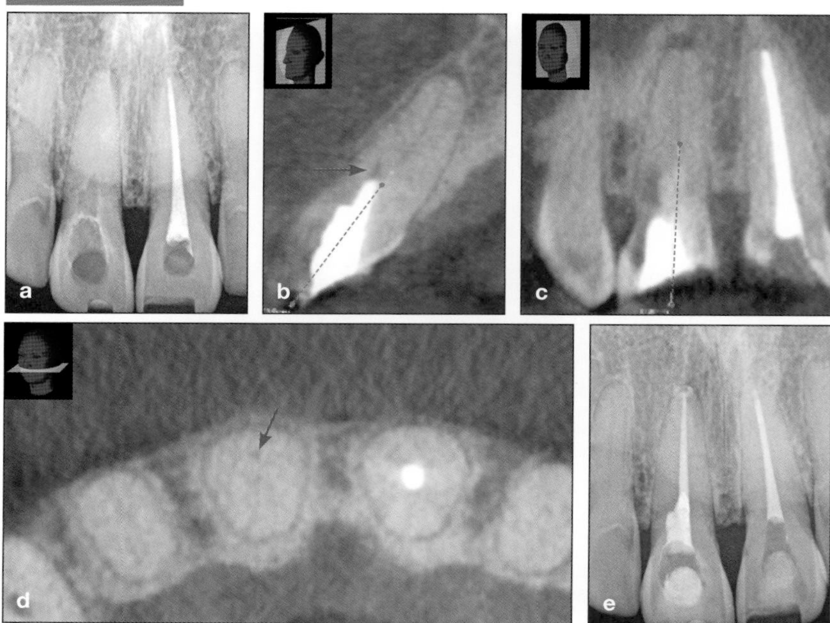

图11-12 （a）右上颌中切牙曾尝试行根管治疗。（b～d）患牙CBCT矢状面、冠状面和横截面影像。CBCT矢状面和轴状面可见患牙最初预备的方向过于偏唇侧（红色箭头）。从矢状面和冠状面可测得切端至根管口的距离约13mm（绿色虚线）。（e）成功定位并疏通钙化根管后，顺利完成根管治疗。

病例11-4

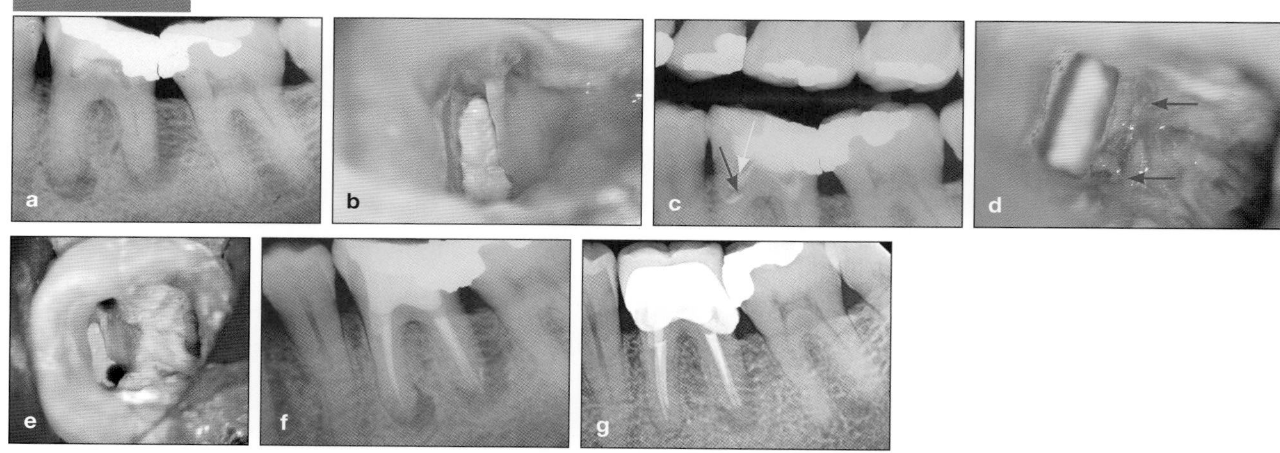

图11-13 （a，b）左下颌第一磨牙已行根管治疗，髓腔和根管均钙化。（c）未能找到近中根管，于是将热牙胶注入近中探查区域，拍摄咬合翼片确认预备方向与近中根长轴的相对位置。黄色箭头示根管探查方向，红色箭头示实际的牙根长轴方向。（d）显微镜下仔细检查，发现近中根管口（红色箭头）。（e）根管预备后。（f）根管治疗完成。（g）10年后复查，患牙无症状且功能完好。

病例11-5

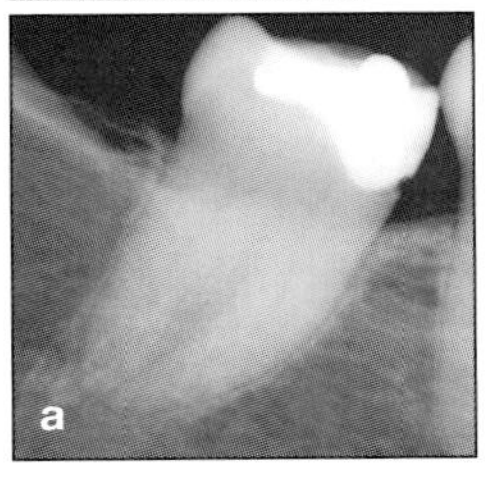
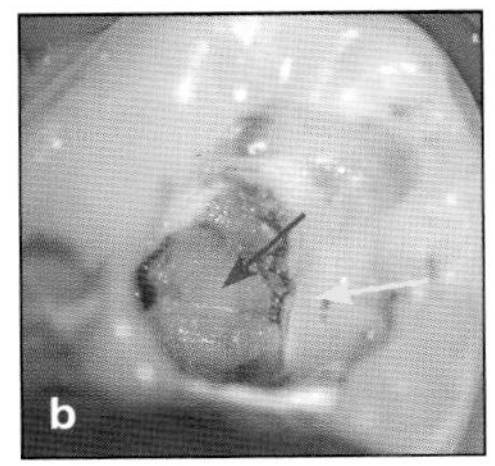
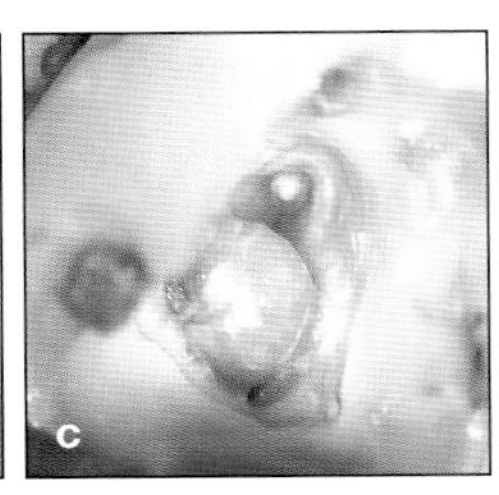
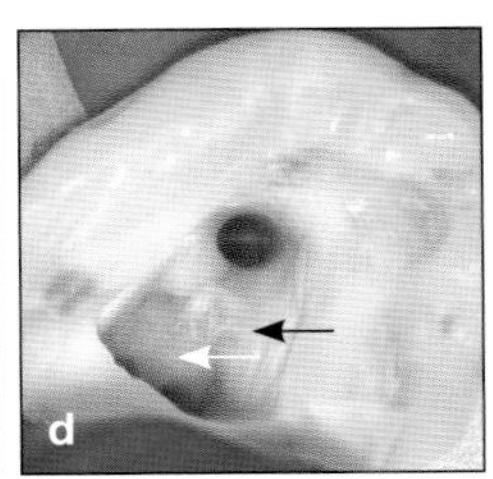
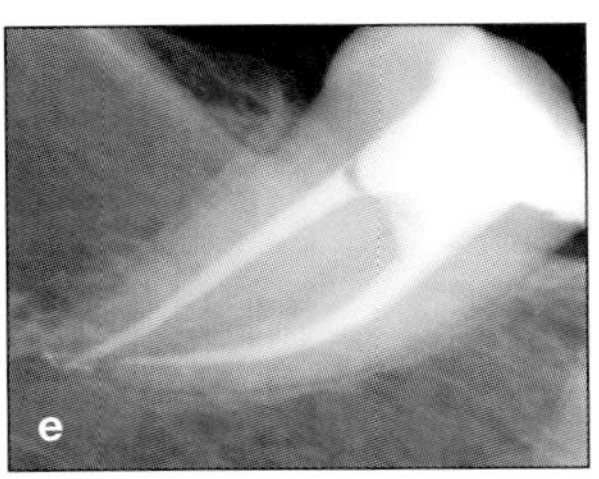

图11-14 （a）右下颌第二磨牙无根管治疗史，髓腔与根管均钙化。（b）充血性牙髓包绕大块髓石。黄色箭头示原发性牙本质，红色箭头示修复性牙本质。（c）定位根管后，去除髓石并扩大根管口。（d）用快机金刚砂车针去除髓石，暴露髓室底。黑色箭头示轴壁牙本质，白色箭头示髓室底牙本质。（e）根管治疗完成。

病例11-6

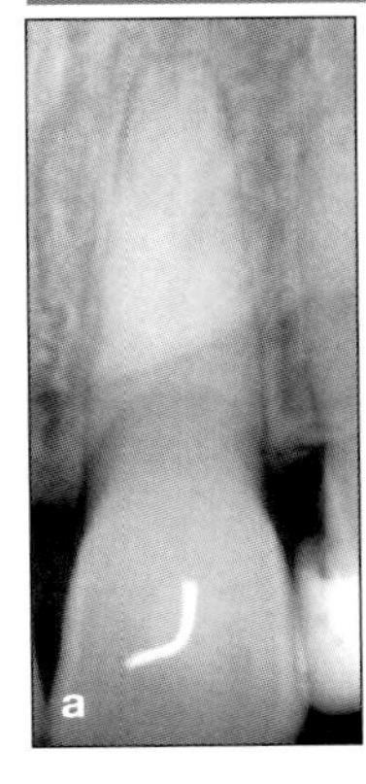
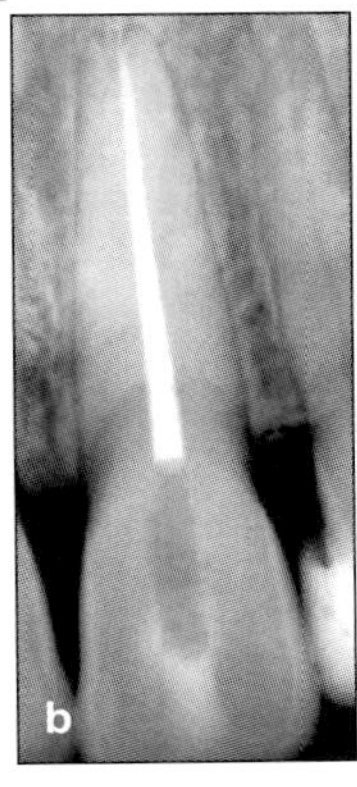
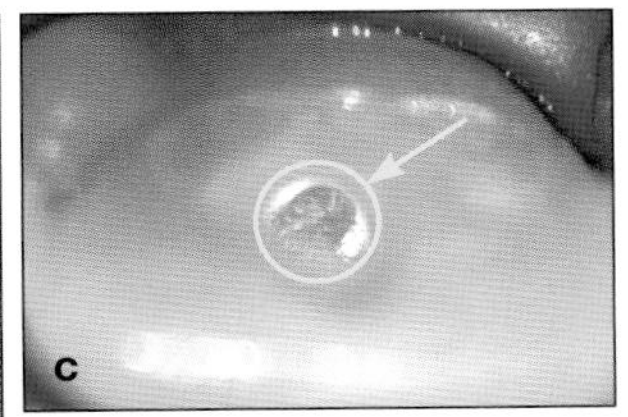
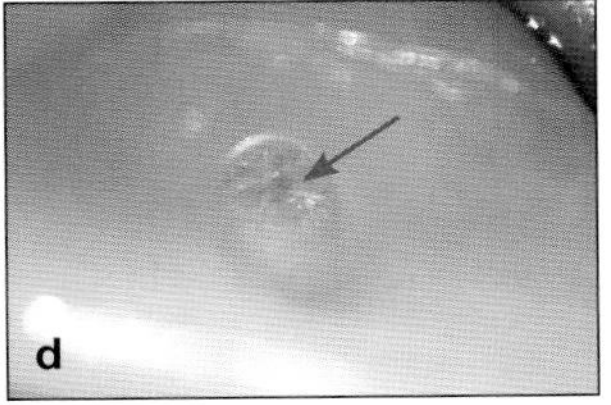
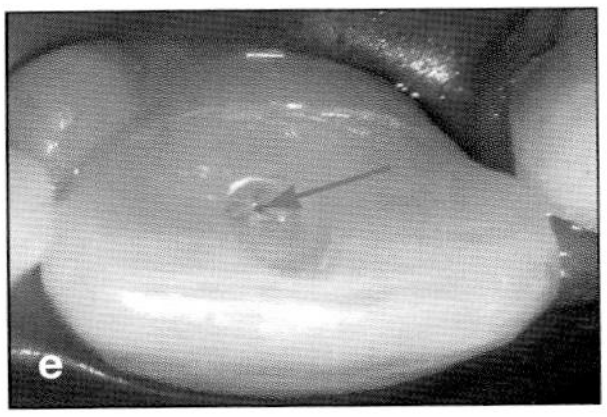

图11-15 （a）术前根尖片示左上颌中切牙髓腔与根管严重钙化。（b）通过靠近切缘的小开髓口和保守的根管预备，成功充填钙化根管。（c）放射状牙本质。灰色牙本质（黄色圆圈和箭头所示）示环形钙化。（d）疏通部位（红色箭头）。（e）用8号、10号和15号K锉通畅根管（蓝色箭头）。

症状且功能完好（图11-13g）。

病例11-5

无根管治疗史的右下颌第二磨牙髓腔与根管均钙化（图11-14a）。图11-14b可见充血性牙髓的中央有一大块髓石。成功定位根管后，去除髓石并扩大根管口（图11-14c）。用快机金刚砂车针去除髓石后，可见髓室底（图11-14d），根管治疗顺利完成（图11-14e）。该病例展示了原发性牙本质（图11-14b中黄色箭头）、修复性牙本质（图11-14b中红色箭头）、轴壁牙本质（图11-14d中黑色箭头）和髓室底牙本质（图11-14d中白色箭头）之间的颜色差别。

病例11-6

左上颌中切牙营养不良性钙化。术前根尖片（图11-15a）示髓腔与根管内严重钙化。图11-15b显示的是通过靠近切缘的小开髓口和保守的根管预备，成功充填钙化根管。图11-15c示放射状牙本质。灰色牙本质（黄色圆圈和箭头所示）示环形钙化。图11-15d中红色箭头示根管疏通部位。图11-15e中蓝色箭头处用8号、10号和15号K锉通畅根管。

病例11-7

左上颌第一磨牙活髓切断术后钙化。术前根尖片（图11-16a）示患牙髓腔及根管内严重钙化。开髓后可见髓腔内高度钙化，同时清楚地看到颜色较深的营养不良性牙本质与原发性牙本质之间的差别（图11-16b中红色箭头）。随后用长柄球钻（CJM Engineering）清理髓室底（图11-16c）。腭侧根管内可见环形钙化（图

病例11-7

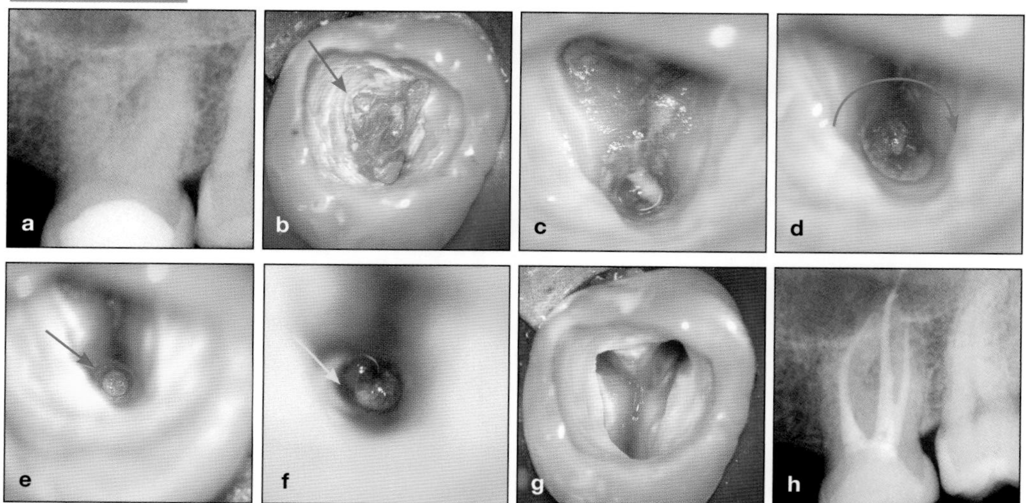

图11-16 （a）术前根尖片示患牙髓腔及根管严重钙化。（b）打开髓腔，可见髓腔内高度钙化。同时可看到颜色较深的营养不良性牙本质与原发性牙本质之间的差别（红色箭头）。（c）使用长柄球钻（CJM Engineering）清理髓室底。（d）腭侧根管可见环形钙化（蓝色箭头）。（e）在腭管中段，仍无法找到疏通点，下段仍可见环形钙化（红色箭头）。（f）最后在环形钙化区中的某个部位成功找到疏通点（黄色箭头）。（g）仔细去除钙化物后暴露髓室底和3个根管口。（h）完成根管治疗。

病例11-8

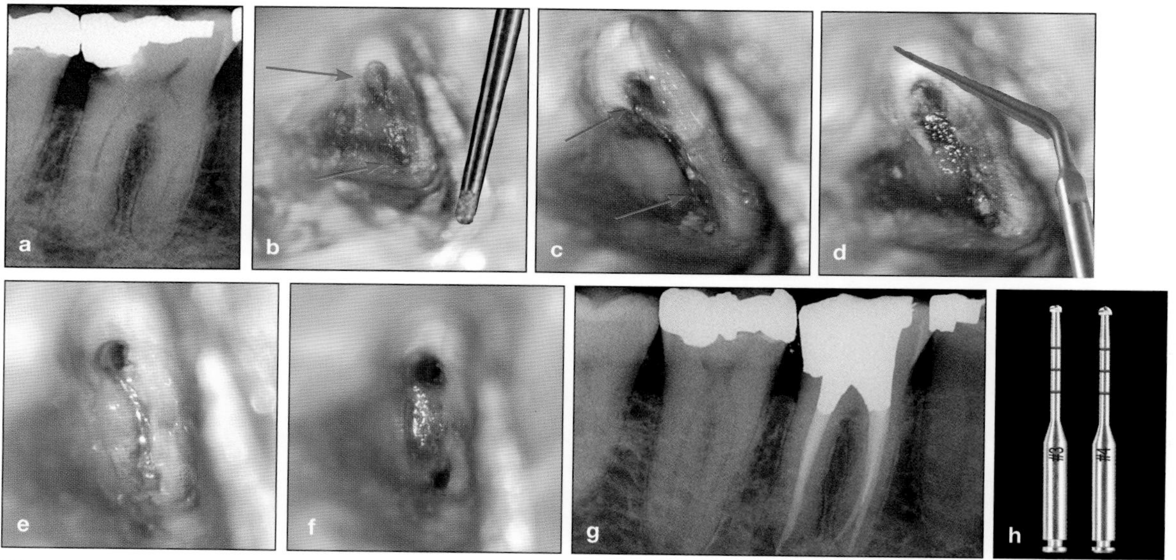

图11-17 （a）左下颌第一磨牙近中根管上1/3钙化。（b）用宽平头的金刚砂超声尖（EIE2）清除钙化物。红色箭头示钙化根管的定位点。（c）牙本质碎片被挤入发育沟中的未钙化区，从而出现白色斑点（红色箭头）。（d）使用圆头金刚砂超声尖可使获得视野更清晰。（e，f）仔细清除钙化物后，可见2个清晰的近中根管口。（g）根管治疗顺利完成。（h）长柄球钻。

11-16d中蓝色箭头），至腭管中段仍未找到疏通点，下段仍可见环形钙化（图11-16e中红色箭头）。最后在环形钙化区的某个点处成功疏通（图11-16f中黄色箭头）。图11-16g显示仔细去除髓腔钙化物，暴露髓室底和3个根管口。图11-16h示根管治疗完成。注意图11-16b和图11-16g中钙化髓腔内深色牙本质构成的三角形，根管口位于3个线角处。

病例11-9

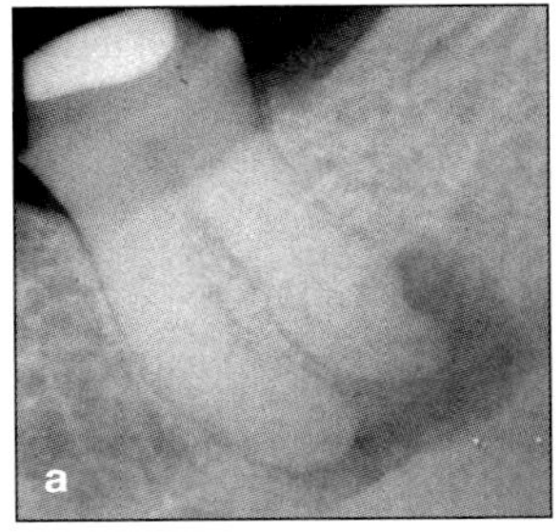

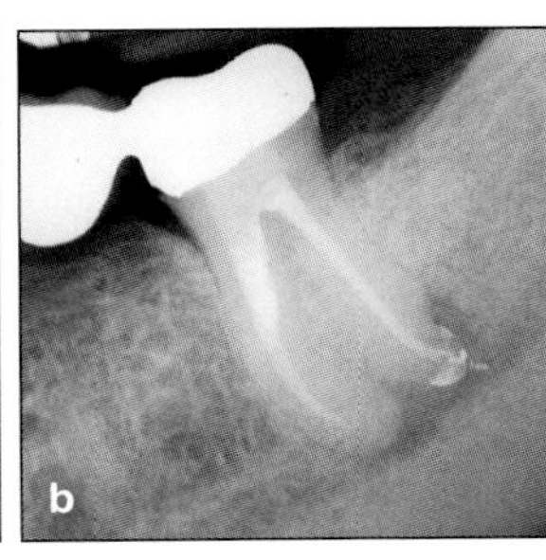

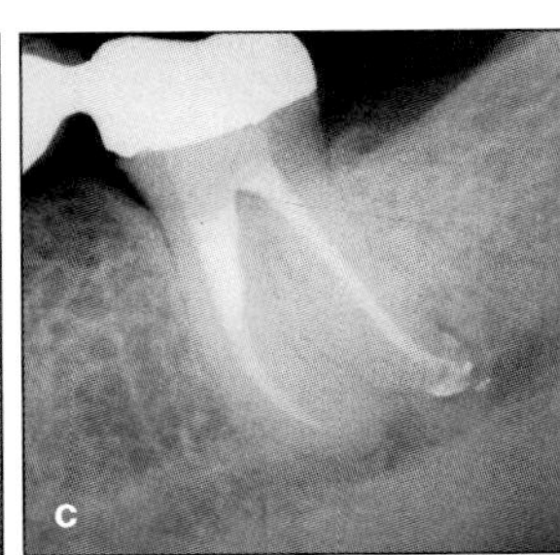

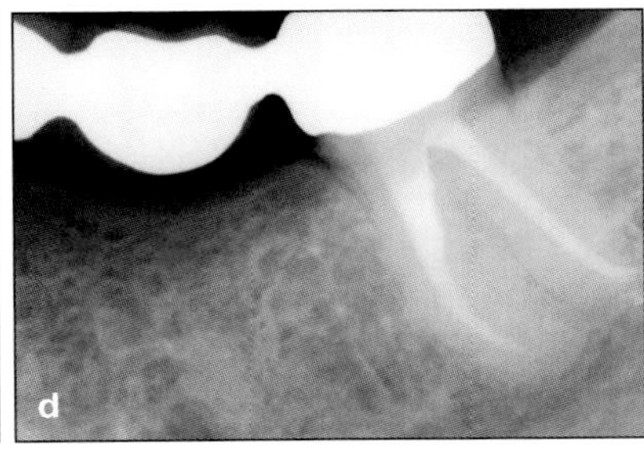

图11-18 （a）术前根尖片显示左下颌第三磨牙髓腔与根管系统均严重钙化并伴有根尖透射影。近舌与远中根管均已找到，但近颊根管在向根尖方向疏通4mm后仍未找到。为避免破坏患牙的完整结构，放弃清除钙化物。首诊时将氢氧化钙导入治疗后的根管中，患者几天后症状缓解。（b）二诊时完成根管治疗及冠修复。（c）1年后复查，根尖周透射影消失。（d）9年后复查，患牙功能完好。

病例11-8

左下颌第一磨牙近中根管上1/3段钙化（图11-17a）。用粗平头的金刚砂超声尖（EIE2）清除钙化物（图11-17b），也可用长柄球钻（图11-17h）。清除钙化物时动作应轻柔。图11-17b中红色箭头为钙化根管的定位点。牙本质碎片被挤入发育沟中的未钙化区，从而出现白色斑点（图11-17c）。治疗中配合使用圆头金刚砂超声尖可使视野更清晰（图11-17d）。仔细清除钙化物后，可见2个清晰的近中根管（图11-17e、f）。顺利完成根管治疗（图11-17g）。

病例11-9

左下颌第三磨牙高度钙化。术前根尖片（图11-18a）示髓腔与根管系统均严重钙化，并伴有根尖周透射影像。其中，近舌与远中根管均已找到，但近颊根管在向根尖方向疏通4mm后仍未找到根管。为避免破坏患牙的完整结构，放弃清除钙化物。首诊将氢氧化钙导入治疗后的根管中，患者几天后症状缓解。图11-18b示二诊时完成根管治疗并最终冠修复。术后1年复查，根尖周病变透射影消失（图11-18c）。图11-18d示术后复查，患牙成功保留。该病例说明如果清除钙化物可能导致根管穿孔或者削弱牙齿强度，放弃治疗有时对患者更有利。

总结

随着人均寿命的延长，人们都希望能够尽可能保留天然牙齿。这意味着有越来越多的钙化牙需要牙髓治疗。因此熟练地诊治钙化牙仍是未来牙髓病学非常重要的内容。

参考文献

[1] Bernick S, Nedelman C. Effect of aging on the human pulp. J Endod 1975;1:88–94.
[2] Blackledge J. Digital Signal Processing: Mathematical and Computational Methods, Software Development, and Applications. Chichester, England: Horwood, 2003:93.
[3] Niemczyk S. Intrinsic and extrinsic aids in root canal location. Endo Therapy 2002;2:7.
[4] Nallapati S, Glassman G. Endodontics: Use of ophthalmic dyes in root canal location. Oral Health J 2003;7:3–7.

CHAPTER

12

重度弯曲根管的诊治
Clinical Management of Severely Curved Canals

John E. Levin, DDS, MS

临床上处理解剖结构复杂的根管比较困难，常常令人沮丧，但也让人产生成就感。弯曲半径小或者多重弯曲的根管治疗非常具有挑战性，而且在许多病例中，医生仅有一次机会去完全疏通这些根管。这种根管大多数会在根尖出现堵塞或者台阶。该章节旨在帮助临床医生在处理重度弯曲根管的清理、预备和充填。

根管治疗术前准备

第一步是仔细研读术前根尖片，辨识重度弯曲根管影像，并了解相关的重要因素。这些因素包括弯曲根管的长度、角度和方向；弯曲的数量；患牙在牙弓中的位置；牙冠与牙根的相对位置，这些可以为安全、成功的根管治疗提供信息。

分析根管的弯曲度时采用数字影像更方便。目前大多数影像软件都拥有各种工具，包括测量、滤波、放大以及其他相关功能。锥形束CT（CBCT）也非常有用，但如果对二维影像技术非常熟悉，也不一定需要CBCT。

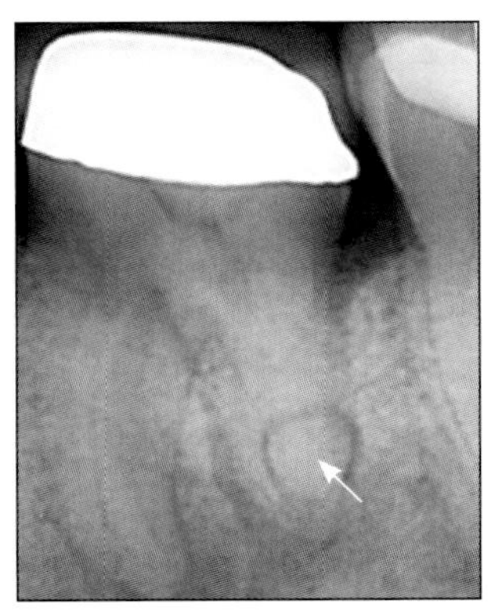

图12-1　偏移投照可显示出颊舌向的隐蔽弯曲，例如这张根尖片中出现在近中根的“靶心”样外观（弯曲段牙根的长轴垂直于X线束）（箭头）。

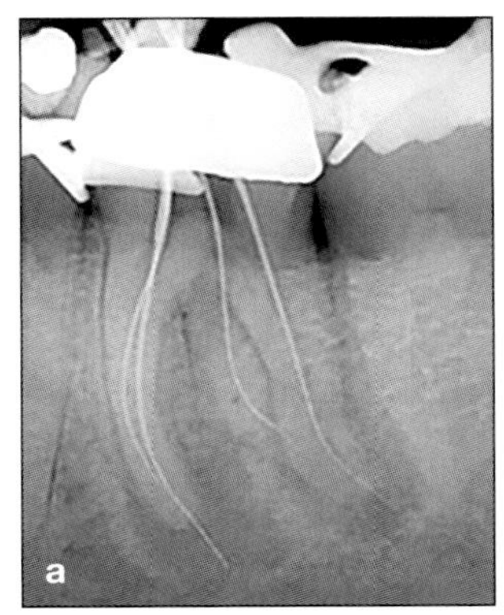

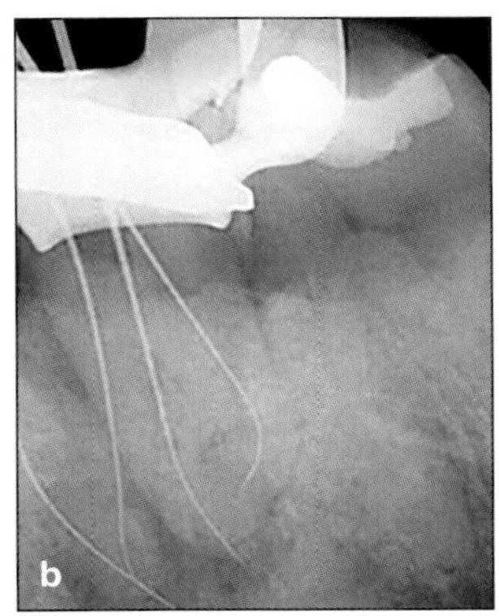

图12-2　（a）正位片。（b）远中偏移投照片。通过这两张根尖片可获得大量解剖信息。可见远舌根有一个明显偏向远中和颊侧的短半径弯曲。

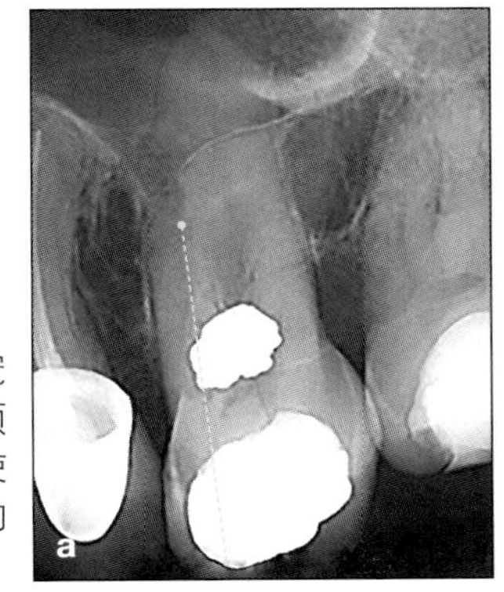

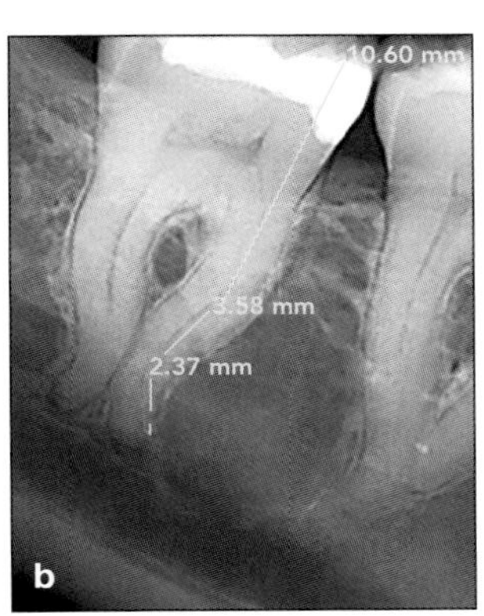

图12-3　使用测量工具有助于选择合适的根管锉。（a）从冠部参考点至第一个弯曲点的距离约14.18mm。最初的器械预备长度应略短于14mm。这将为预弯手用锉提供足够空间，使其可以被动深入，绕过弯曲点到达根尖，或者到达多重弯曲的第二个弯曲点。（b）测量下段的第二和第三个弯曲长度。

在开始治疗弯曲根管之前，医生必须知道3个最重要的解剖特点：①弯曲角度；②弯曲长度；③弯曲半径。这些是选择器械并安全疏通的先决条件。如果没有CBCT，多角度的偏移投照也可以让医生了解根管的三维解剖结构。偏移投照还可显示颊舌向非常隐蔽的弯曲，如图12-1根尖片中近中根的“靶心”现象。在此病例中，远中根管也比较复杂。

定位并疏通根管后，可通过插针偏移投照了解根管的弯曲角度和半径（图12-2）。图12-2a为正位片，图12-2b为远中偏移投照片。注意从这两张根尖片从中可见远舌根管向远中、颊侧弯曲，弯曲半径较小（急弯）。这些影像信息对于根管治疗非常重要。

镍钛旋转器械疏通多重弯曲、长弯或者弯曲半径大（缓弯）的根管非常有效。手用器械也非常重要，至少在急弯或者多弯根管的早期治疗中很重要。手用器械建立顺滑通路并初步扩大后，通常就可安全地使用旋转器械。

影像学初步评估根管的解剖结构后，使用软件中的测量工具有助于选择合适的根管锉。图12-3病例展示了这个过程。测量信息可以指导医生进行序列预备，避免形成台阶、堵塞或者穿孔。如图12-3a，测出冠部参考点至第一个弯曲点的距离约14.18mm，因此最初的器械预备长度应略短于14mm。这将为预弯手用锉提供足够空间，使其可以被动深入，绕过弯曲点到达根尖，或者到达多重弯曲的第二个弯曲点。

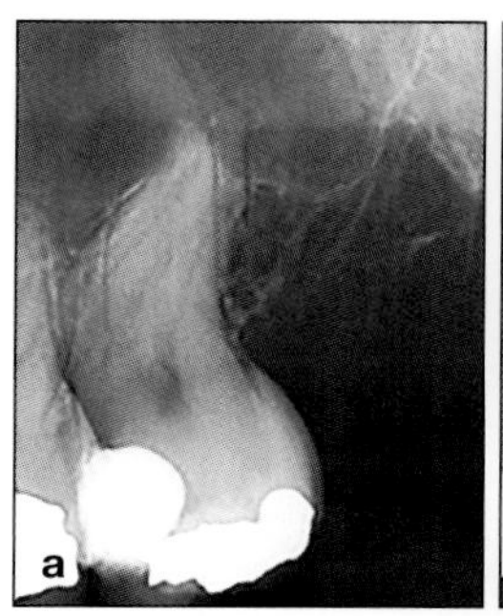

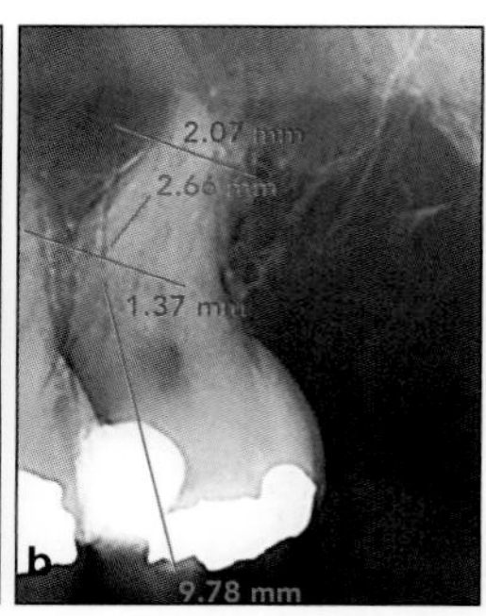

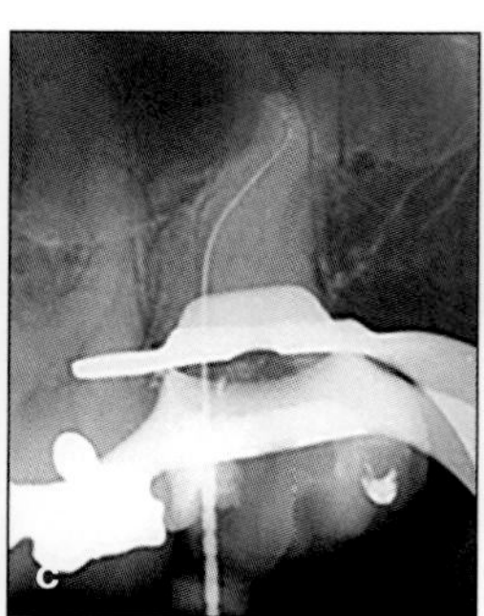

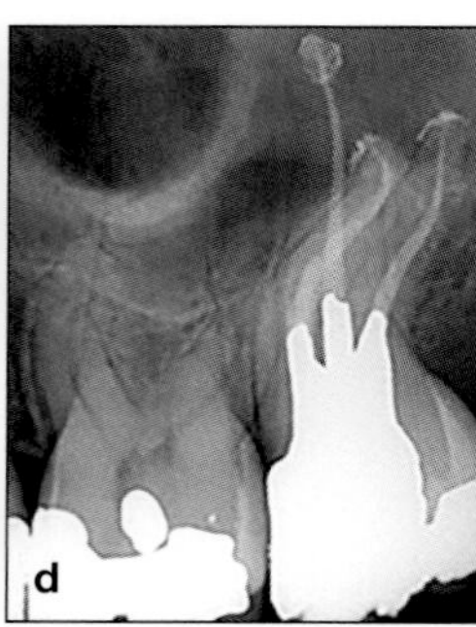

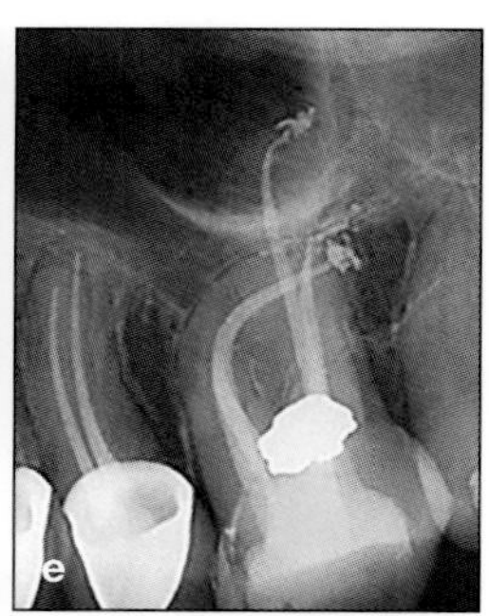

图12-4　分段预备技术有利于重度弯曲和急弯根管的预备。（a）重度多弯曲根管的术前片。（b）对预期的弯曲点进行测量有助于选择预备器械。（c）到达工作长度。（d）根管充填术后片。（e）运用这一技术治疗的长半径弯曲临床病例。

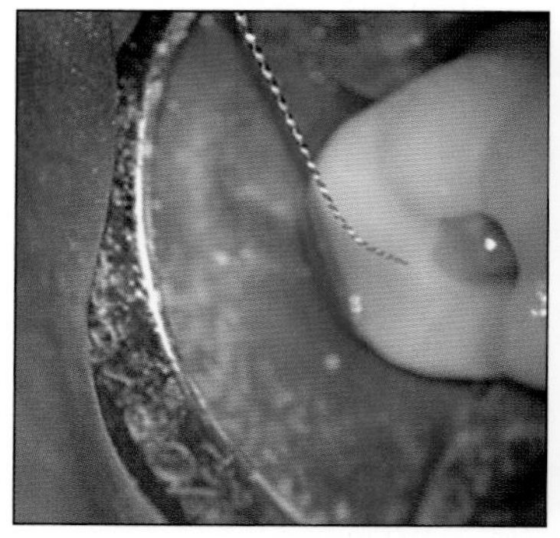

图12-5　疏通根管后取出根管锉。注意锉尖2～3mm弯曲。取出锉时要注意颊舌向和近远中向两个方向上的弯曲。

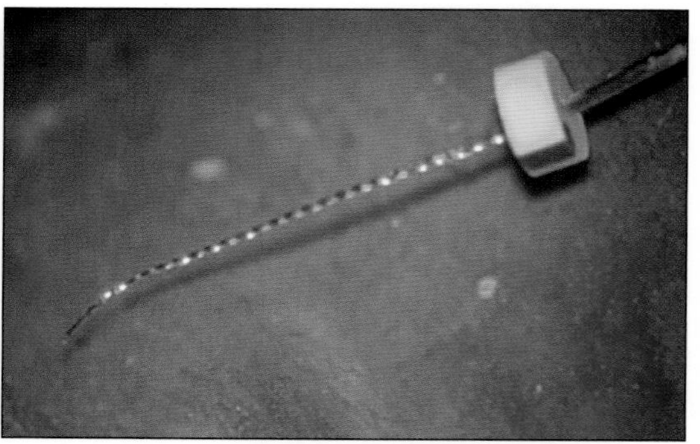

图12-6　止动片上的黑色标记指向弯曲方向。

多重弯曲

对于多重弯曲，分段预备是最理想的方法。根管预备分为3个步骤，以免操作失误。标准的预备顺序如下：

- 步骤1：对第一个弯曲点上方的10.6mm进行预备，用旋转器械预备至弯曲点上方1～2mm，并配合大量的次氯酸钠冲洗。
- 步骤2：用预弯手用锉疏通第一、第二弯曲点之间的3.5mm。为防止深部堵塞，在整个预备过程中化学冲洗至关重要。该步骤也可使用旋转器械。
- 步骤3：预弯手用锉继续推进至根尖，可以配合冲洗和使用旋转器械。在大多数病例中，预备根尖时使用手用器械比旋转器械安全。

该技术特别适用于重度弯曲和急弯的病例（图12-4）。

在操作中，当根管锉从根管内取出时，可以通过检查锉的弯曲情况来获取根管的形态信息，特别是使用小号不锈钢手用锉进行初始疏通的时候。如果操作比较细致，6号根管锉可以将弯曲的形态完全反映出来，从而确定根管下段弯曲的角度和方向。而如果采用分段预备，如图12-5所示当疏通锉取出时也可见弯曲“印记”。根管上段的预备可以使疏通锉取出时不易卡住或者拉直。应使用止动片上的标记点，以保证疏通方向的可重复性。随后序列预弯大号手用锉，被动推进，避免形成台阶。

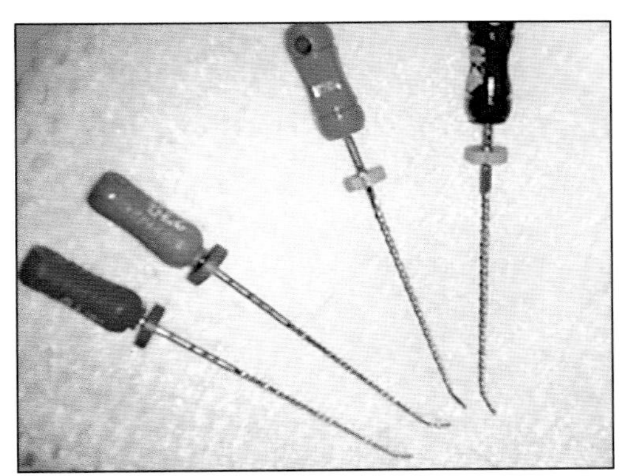

图12-7　序列大号根管锉的弯曲"印记"。

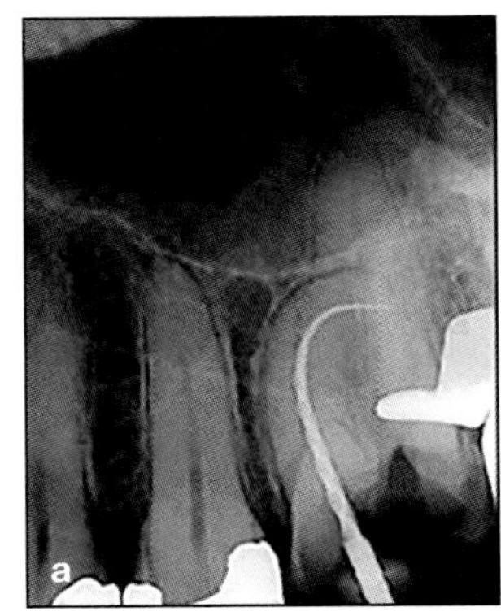

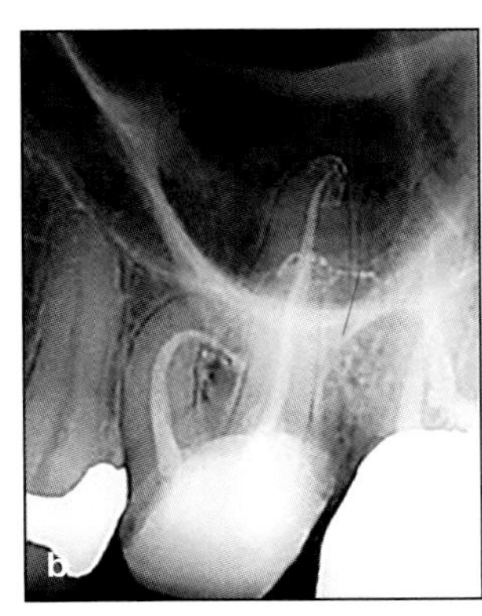

图12-8　（a，b）采用分段预备技术治疗重度弯曲根管。

图12-5示疏通锉从根管取出后。注意该器械根尖2~3mm处的细小弯曲，要仔细观察是否在颊舌向和近远中向两个方向上都有弯曲。如图12-6所示，预弯方向朝向止动片上的黑色标记，有助于后续的大号锉通过弯曲点（图12-7）。即使是最难处理的根管弯曲（图12-8）也可以采用该方法。图12-8a中的完成锉为预弯的大锥度手用锉。

根管充填

重度弯曲根管的充填也很有挑战性。重度弯曲往往伴随根管细小，试尖比较困难。充填这类根管最适用的两种技术为：

- 三段式热垂直加压技术。
- 注射/加压技术。

热垂直加压技术

热垂直加压技术要求预备后的形状和锥度能让携热器和镍钛充填器进入根尖3~5mm处。这是笔者推荐的充填技术，操作步骤如下：

1. 将牙胶尖修剪至合适大小，并在工作长度1mm内有紧缩感。
2. 预选3个不同型号的镍钛充填器。加压充填器应分别适合根管的上、中、下的1/3。注意加压的力量应作用于牙胶，而非根管壁。
3. 用主牙胶尖在根管表面涂布一薄层封闭剂。不推荐来回抽动牙胶尖，以免将封闭剂推出根尖孔。
4. 将携热器伸入至根管中上1/3交界处。移开携热器时将上段牙胶带出，立即用大号充填器对加热后尚未成形的牙胶团块持续加压10秒。
5. 再次加热，将携热器伸入根管中下尖1/3交界处，再次移除上段牙胶，用中号充填器再次加压。
6. 最后携热器进入距根尖3~5mm处，用最小号充填器加压。

在部分弯曲根管中，牙胶尖试尖时可能会弯曲，或者被急弯阻挡无法到达工作长度。如果出现这两种情况时，可尝试使用牙胶冷冻技术。在使用封闭剂前有两种方法可使牙胶变硬。第一种是将预弯的牙胶放入酒精中1分钟可使其更坚硬（图12-9a）。第二种方法是用Endo-Ice喷雾（Coltene/Whaledent）冷冻牙胶（图12-9b）。笔者更倾向第一种方法，因为不会弄湿牙胶表面，不影响封闭剂与根管壁的结合或者封闭剂的

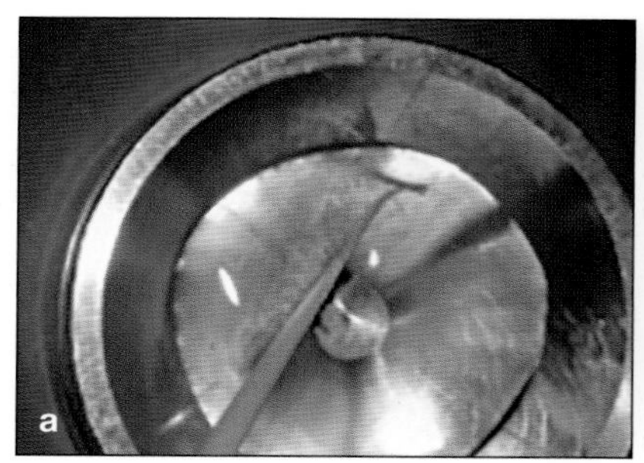
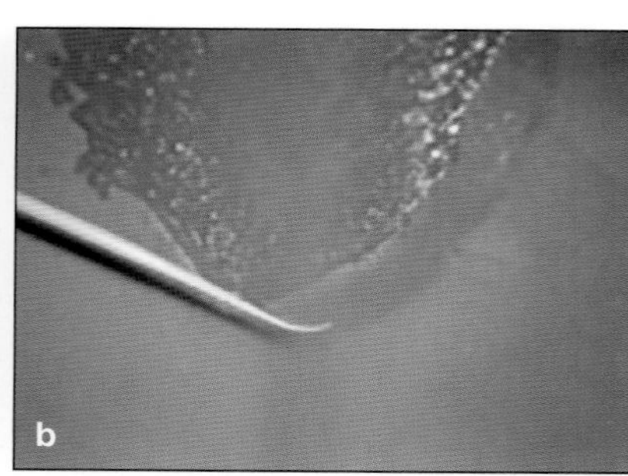

图12-9　使用封闭剂前牙胶变硬的冷冻方法。（a）将预弯的牙胶放入酒精中1分钟可使其变硬。（b）用Endo-Ice喷雾（Coltene/Whaledent）冷冻牙胶。

性能。操作时建议将冷冻牙胶风干以确保液体完全蒸发。该方法的缺点是处理后的牙胶无法达到Endo-Ice喷雾技术处理后的硬度，而硬度是重度弯曲根管所必备。总之，不论使用何种方法，牙胶尖均须风干以确保酒精和水分完全蒸发。

注射技术

当无法使用牙胶冷冻技术，或者因根管壁较薄无法完全预备并用热牙胶充填时，可使用注射技术。操作步骤如下：

1. 使用牙胶输送枪（任何厂家均可）。将流量和热量均设置到最高，并使用23号工作尖。
2. 使用小号螺旋糊剂输送器将封闭剂导入根管。
3. 将输送针头放入根管直至遇到阻力。
4. 轻轻按压挤出牙胶，直至工作尖被推回根中段。
5. 使用合适的根中段充填器对未成形的牙胶持续加压约10秒，至冷却为止。
6. 然后用携热器对牙胶团块加热，带出上段牙胶，用小号镍钛充填器对根尖处的牙胶团块再次加压直到牙胶冷却。
7. 术后片检查根尖部牙胶充填的致密度。
8. 最后将整个根管回填至根管口。

病例报告

15岁女性患者，右上颌第一磨牙深龋，去尽腐质后近颊髓角穿髓。患牙已行甲醛甲酚活髓切断术。有运动性哮喘史，靠吸入沙丁胺醇控制病情。

诊断和治疗计划

牙髓活力测试结果：

- 冷测：无反应
- 扣诊：正常
- 扪诊：正常
- 热诊：未测
- 电活力测试：未测
- 咬诊：正常
- 探诊：正常

患牙诊断为部分活髓切断术后，根尖周组织未见异常。术前影像学评估（图12-10a）可见远颊根尖1/3处有一急弯。治疗计划是右上颌第一磨牙根管治疗术和桩核修复。

治疗步骤

橡皮障隔离患牙，在手术显微镜下开髓。去净残余龋坏后，初步探查根管，成功定位3个根管

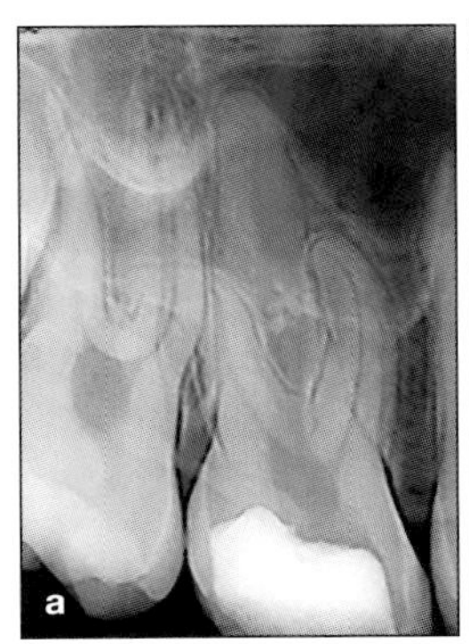
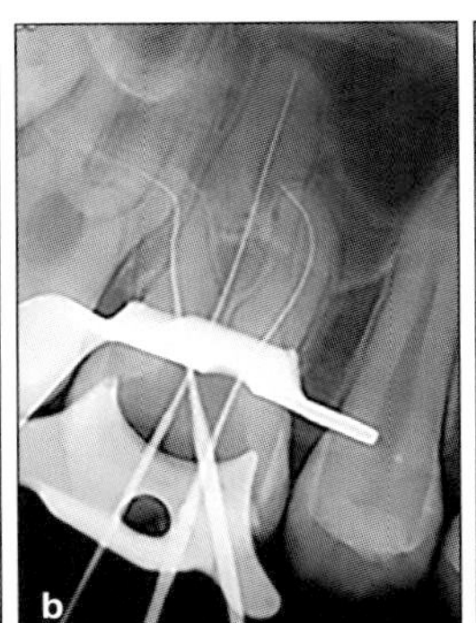
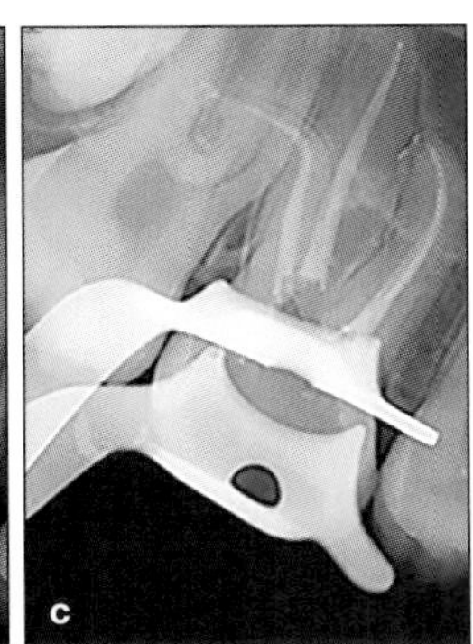
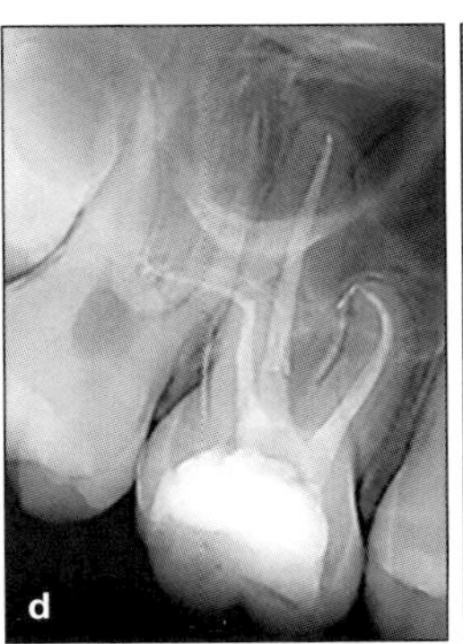
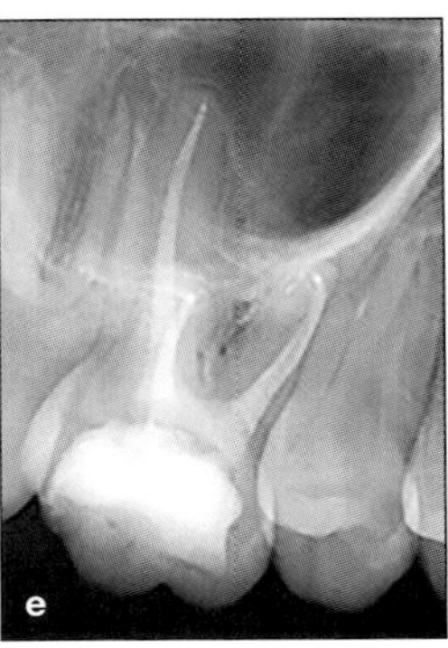

图12-10 （a）术前片可见远颊根尖1/3处有一急弯。（b）用预弯的8号K锉仔细疏通弯曲部分后插针拍片。（c）最终充填。（d，e）术后片显示治疗成功。

口。采用冠向下预备技术，用3号和2号GG钻分别冠敞至阻力点下方1mm。每次机用旋转器械和手用器械预备后均用大量的次氯酸钠冲洗。然后用10号手用K锉仔细探查疏通根管直到有阻力为止。

根管锉在远颊根管大约18mm处遇到明显的阻力，此处即为根管弯曲位置。设置初始工作长度为17.5mm，采用逐步深入法用25/08、30/06和25/06号Sybron TF锉预备至该长度。近颊根管和腭管用8号K锉可轻易地疏通。远颊根管用预弯的8号K锉仔细疏通弯曲部分后插针拍片（图12-10b）。

机用旋转器械

用8号、10号、12号、15号和20号K锉建立3个根管的顺滑通路。注意远颊根管操作时需小心谨慎，按照8号K锉探查的根管弯曲形状，预弯后续的手用器械以免在弯曲部位形成台阶。

25/04号Sybron TF锉预弯，轻轻旋转深入至远颊管的工作长度，然后连接马达。打开电源，根管锉在此工作长度位置旋转大约2秒，使弯曲部分变得光滑平整。然后扩大预备根管的锥度至25/06以便充填，最后用30/06号Sybron TF锉预备近颊管和腭管。

根管充填

由于采用前述的注射技术行根管充填，因此没有试尖片，最后充填效果见图12-10c。

修复

用富士II LC处理剂（GC America）处理开髓洞型，用蓝色富士II LC核材料（GC America）封闭根管口和髓室底后，上方放置小棉球并用Cavit（3M ESPE）行冠方封闭。将患者转回转介医生处行最后的冠修复。两张术后根尖片显示对弯曲根管成功充填（图12-10d、e）。

总结

本章主要介绍了治疗重度弯曲根管的几种方法。重度弯曲根管的治疗是一个既耗时又富有挑战的艰难过程。但另一方面，如果治疗成功也有丰厚回报，可以让医生声名远扬。

CHAPTER

13

Scott A. Martin, DDS

主牙胶尖充填

Obturating with Gutta-Percha Master Cones

根管充填是根管治疗的重要部分，根管经充分预备和消毒后，有效的充填和修复是保证远期疗效的基础，充填后的X线片也能反映根管清理和预备的质量。

1969年Natkin等[1]研究对比了各种充填材料，发现由于缺乏良好的对照，临床医生只能根据临床观察、理论推测、充填技术以及个人的喜好来选择根充材料。在随后的近45年里，尽管冶金、制造以及其他领域的研究均不断进步，但充填材料却变化不大。

根管充填的总体目标如下：

- 每个根管充填至根尖（小狭窄区）（例如：充填至工作长度）。
- 术后根尖片示根管充填致密，无气泡。
- 充填尽可能致密。

目前有多种根充方法，包括银尖、冷侧压和热侧压充填、热垂直加压、热注射技术、固核载体系统。糊剂也多种多样。每种方法各有优缺点。限于篇幅，本章节并未对这些充填技术进行综合比较，而主要介绍一种效果稳定并且可控的充填方法，即用适合根尖大小的主牙胶尖充填根尖段，然后用热垂直加压技术回填根管上段。

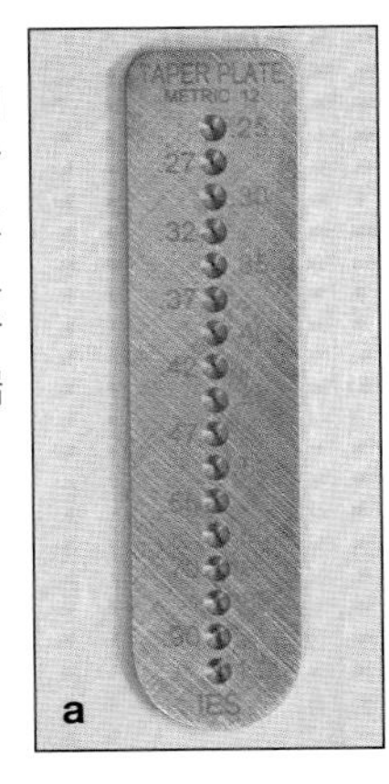

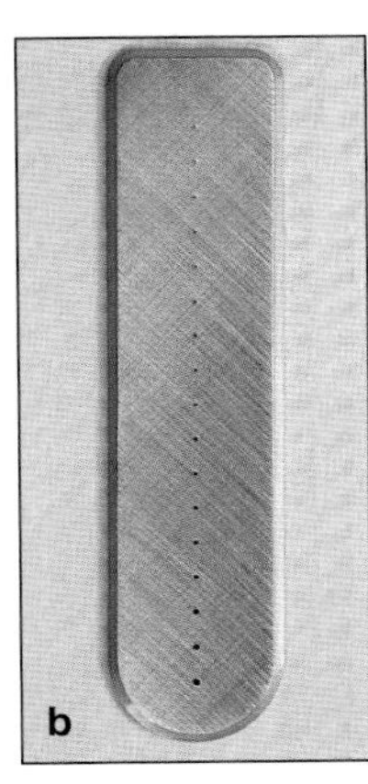

图13-1 （a，b）牙胶尖直径测量尺的正面和背面。尖端极细的主牙胶尖插入所需尺寸的小孔中，然后用手术刀片将尖端切掉。

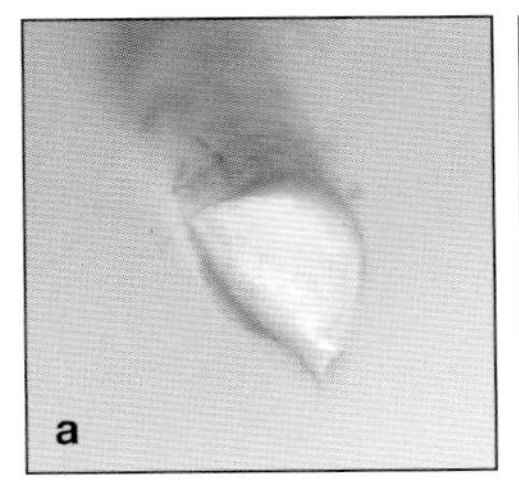

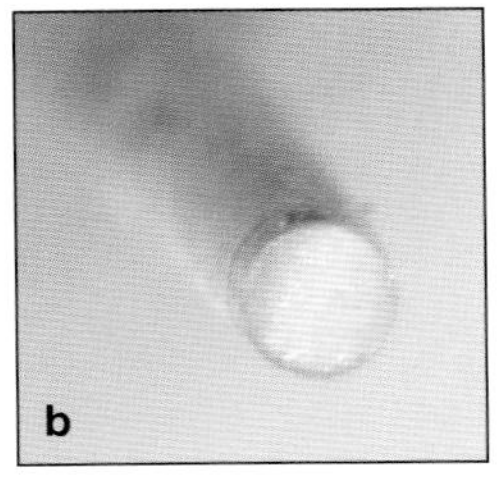

图13-2 （a）用全新的Hu-Friedy虹膜剪刀剪断的牙胶。（b）将牙胶尖插入测量尺，用Bard Parker 15c手术刀片切断。注意剪刀对牙胶形成的是挤压而非切断，这可能导致紧缩感不够准确。

临床技术

根管预备

讨论根管充填之前，先讲述根管的清理和预备。如果采用热垂直加压方法充填，则根尖区需有一定的锥度。根管有其天然的锥度，且根尖孔直径具有一定大小。理想的根管清理和预备应尽可能保持根管的原始解剖结构，这有利于根管充填并能维持牙齿结构的完整性。

根管预备时，通常需要一定程度的冠方开敞以便于根管下段的预备和消毒，但冠敞切勿过度，达到临床最低要求即可。同时，应尽可能维持根尖的大小和位置。手用根管锉可大致“测量”根尖孔大小。注意整个过程需确保根管通畅以维持其天然弯曲形态，并防止根管和根尖偏移等问题。精确的工作长度控制和根管成形将使主牙胶尖的选择相对容易。

1967年，Schilder描述的根管预备目标如下：“清除所有组织碎屑，形成到达根尖孔的良好通道和有利于根管紧密充填的形状”[2]。笔者通常使用GT锉（Dentsply）将弯曲根管根尖部分预备到0.04锥度或者0.06锥度。对于更粗大的根管，推荐预备到0.08锥度或者0.10锥度，上颌前牙粗大的根管甚至可达到0.12锥度。

根管预备至所需的大小和锥度后，就可以选择相应的主牙胶尖。笔者通常用自适应牙胶尖（Sybron）或者非标准化牙胶尖（Hygienic）。由于尖端极细，这些都称“细尖”。可用根尖直径测量尺（Taper Plate，IES）来将其切至所需直径。

Schilder开创了热牙胶垂直加压技术，该技术采用多次加压和回填。其观点是“用均匀、生物学惰性、结构稳定且生物相容性好的材料充填根管，操作时应具有足够的可塑性来适应根管的内部形态，可用于永久充填”[2]。笔者通常用Buchanan改良Schilder技术，也被称为“连续波”技术[3]。该方法使用电携热头对主尖加压（System B or Touch’n Heat，Sybron），然后用牙胶枪回填。

设备与材料

所需设备由以下工具和材料组成：

- 尖端极细的主牙胶尖：符合根管预备的锥度且尖端极细，可将尖端切至合适的根尖大小并与根管匹配。
- 封闭剂。
- System B携热器（Sybron）：作为热源和充填器，工作端极软，可匹配根管的弯曲形态。
- 充填枪或者其他回填设备。
- 牙胶尖直径测量尺（Taper Plate）：该测量

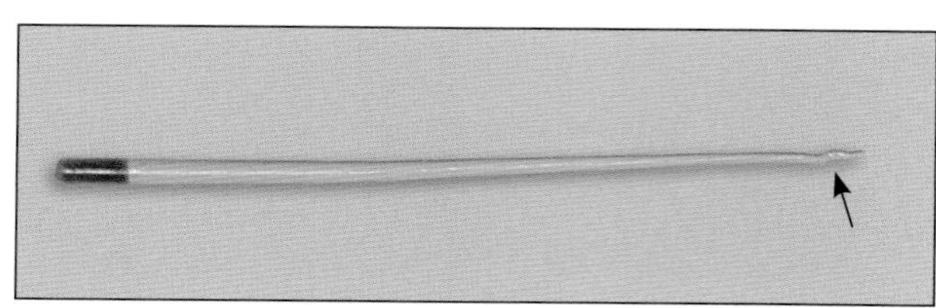

图13–3 堵塞或者台阶使自适应牙胶尖的尖端（箭头）出现变形。

尺有一系列ISO标准根管锉大小的序列小孔（图13–1）。尖端极细的牙胶尖从上方插入所需的小孔中，然后在另一面用手术刀片将其尖端切断（图13–2）。

充填过程

充分预备至所需的根尖直径和锥度后，即可开始以下充填步骤：

1. 将System B工作尖和根管进行匹配以确定合适的尺寸。理想的情况是充填器的尖端能到达距根尖3mm以内的位置以便牙胶能接受足够的热量。然而实际情况并非总是如此。
2. 将所需锥度的牙胶尖插入与根尖直径相对应的小孔中，然后切掉末端。
3. 将匹配牙胶尖放入根管中，无须封闭剂。因为它的锥度略小于根管而根尖直径大小合适，因此可以就位到工作长度并有紧缩感。（见后述问题解决部分）
4. 依个人习惯将糊剂导入根管。
5. 主尖就位至工作长度。
6. 将System B工作尖向下加热加压至理想位置，停止加热并轻压5秒，接着再加热1秒切断牙胶后退出。应确保System B工作尖移出根管时能带出上段牙胶。
7. 用充填枪或者其他方法进行回填。
8. 如果可能应即刻修复患牙。

精确就位的牙胶尖有一定的紧缩感。若用GT旋转锉预备至根测仪读数为“0”的工作长度时，锉的尖端部位通常会稍微超出次根尖孔（见第9章），即工作长度稍长。如果用20/0.10号的旋转锉预备时超出根尖0.5mm，需要将自适应牙胶尖的尖端直径切为0.25mm，则可正好就位至工作长度。主尖就位应具有良好的紧缩感，注意这种紧缩感不是主尖超出根尖止点时所产生的拉伸感，尤其是在粗大的根管中。笔者通常会在此步骤拍片确认工作长度。

常见问题及解决方案

仔细准确地试尖可以反映根管预备中所存在的问题，有助于用手用或者旋转锉再次进行微调和改进后再次试尖。

主尖无法完全就位

若主尖无法完全就位，且取出时变形（图13–3），主要原因是某个部位存在阻挡。用手用锉或者旋转锉重新预备后，常能解决问题。

根管内的台阶是导致牙胶尖发生变形的另一种因素。台阶常常出现在预备的过程中，如果无法完全消除台阶，可能会妨碍主尖的完全就位。有时将牙胶尖端预弯可绕过台阶。用冷冻喷雾如Endo–Ice（Coltene/Whaledent）可使牙胶的尖端变硬。若牙胶无法绕过台阶，必须选择其他技术进行根充，如第14章中所述的注射技术。

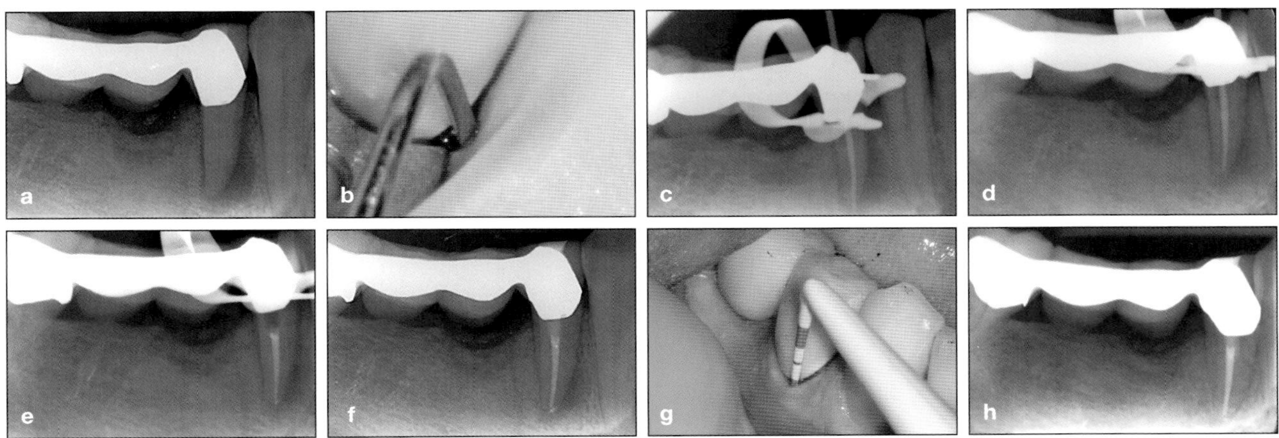

图13-4 （a）右下颌第一前磨牙化脓性根尖周炎的术前根尖片。（b）颊侧牙周袋深12mm。（c）首次试尖时略微超出根尖孔。（d）修整后再次试尖。（e）向下加压和回填后。（f）纤维桩和复合树脂修复后的前磨牙。（g）根充时牙周探诊深度不超过3mm。（h）术后1年复查，根尖周膜完全愈合和重建。

机械预备通常会使根管的锥度略大于相应的主尖，这意味着它们仅仅在根尖区能相互匹配。如果牙胶尖无法完全就位，可用较小锥度的主尖再次尝试，或者稍微增大根管的预备锥度。

主尖太长

如果主尖超出根尖孔，在大部分情况下，只需简单将其修剪到所需长度即可。然而有时情况也较复杂。例如用25/0.10的GT锉预备根管后，如果主尖就位时超出根尖止点1～2mm，则表明对根尖直径或者根管锥度判断错误，此时用手用根管锉测量可能会发现真实的根尖直径比原本预估的要大。如果不是这种情况，就说明锥度判断有误，需要对根尖区进行更大锥度的预备并配合相应的主尖。

粗大的根管如上颌磨牙的腭管或者下颌磨牙的远中管往往比细小根管更易超填，特别是相应的根尖直径也比较大时。在热加压时，宽大的根管使牙胶更易向根尖流动。可选择锥度更大的主尖或者短于工作长度0.5～1.0mm的主尖来充填。对于粗大的根管，常难以评估根管锥度，而较小的弯曲根管则比较容易准确判断。

目前牙胶尺寸一致性较差的情况很常见，特别在质控较差的发展中国家。目前市场上有多个牙胶尖品牌，有些品牌在一致性方面比较好。选择的牙胶应柔软、有弹性、可拉伸而不断裂、有均匀的锥度、中间无突起。在同一品牌中，有时不同批次牙胶也会有明显的差别，因此对于每批次订单，都要检查牙胶的形状和一致性（脆性）是否合格。

根管充填时偶尔出现携热器向下加压后整根牙胶尖被带出的情况。这通常是由于根尖段牙胶太松导致，可以重新进行试尖。再次充填时，携热器先向下加压至一半深度，持续加压5秒钟，然后再向下加压至剩余深度。

病例报告

70岁男性患者，右下颌第一前磨牙“裂纹”，初诊医生建议拔除，后转诊至笔者诊所咨询其他治疗方案（图13-4a）。患者除了牙龈肿胀并无任何自觉症状。牙周探查发现12mm深的牙周袋（图13-4b）。孤立的深牙周袋通常是由裂纹造成，但也可能是初次根管感染排脓时的窦道。患牙冷测试和电活力测试均无反应。临床诊断为牙髓坏死及化脓性根尖周炎，治疗计划是开髓探查。

开髓后显微镜下并未看到裂纹，因此重新进行根管预备与消毒，根管内封氢氧化钙糊剂（Ultracal，Ultradent）后暂封。5周后复诊，患牙无症状，牙龈色泽正常，此次就诊未行牙周探诊，以免影响牙周膜新附着的形成。重新预备并冲洗根管后，再次封氢氧化钙糊剂。3个月后复诊。局麻下行牙周探查，未探及明显牙周袋，且X线片可见清晰的骨再生影像。初次试尖片可见主牙胶尖超出根尖孔但有明确的紧缩感（图13-4c）。重新测量发现根尖直径为0.4mm，而试尖时主牙胶尖为0.3mm。在牙胶尖直径测量尺上重新修整为0.4mm后，再次试尖拍片，工作长度理想（图13-4d）。涂布封闭剂后向下加压充填效果理想，随后回填和修复患牙（图13-4e、f）。牙周探诊未发现有大于3mm的牙周袋（图13-4g）。术后1年复查，患牙无症状，X线片显示病变完全愈合（图13-4h）。

在该病例中，骨组织明确愈合以后才行根管充填，证实了骨吸收和深牙周袋来源于牙髓而非裂纹。

临床技巧

- 临床操作应尽量在橡皮障隔离下进行。橡皮障的使用不论对患者、医生还是助手，都更加安全舒适。
- 推荐使用高质量器械，一旦变钝应及时进行替换或者磨锐。
- 不同的电子根尖定位器读数存在差别。医生可根据自身经验，选用最熟悉的根尖定位仪。
- 为了精准地确定工作长度，最初可使用电子根尖定位仪，然后用纸尖进行最终测量（见第9章），有助于后续精确可控的根管充填。
- 对于根尖直径的测量，镍钛手用根管锉优于不锈钢根管锉。即便经过根管预备，根管的横截面也几乎都不是真正的圆形，所测得的根尖直径也只是近似值。热牙胶充填技术可对不规则的根尖形态进行充填。
- 试尖应始终在潮湿的根管环境下进行，在干燥的根管环境下试尖会使结果不可预测。
- 确认紧缩感后仔细检查牙胶尖。尖端变形意味着根管预备不够充分，此时可用手用或者机用旋转器械再次对根管进行更为精确的预备。
- Touch'n Heat携热头是另一种热垂直加压热源，其工作尖比最细的System B工作尖还要细。
- 对于某些细弯根管的充填，热注射技术（见第14章）或者固核载体系统比本章描述的主牙胶尖技术更适合。

总结

热垂直加压技术是一种操作精细、效果良好的根管充填方法。在大多数病例中，根管充填完成后的患牙应立即修复治疗，若能由根管治疗的医生来完成修复则效果最佳。

参考文献

[1] Natkin E, Van Hassel HJ, Steiner JC. The comparative merits of silver cones and gutta percha in the treatment of fine canals of molar teeth. J Br Endod Soc 1969;3:59–61.
[2] Schilder H. Filling root canals in three dimensions. Dent Clin North Am 1967:723–744.
[3] Buchanan LS. The continuous wave of condensation technique: A convergence of conceptual and procedural advances in obturation. Dent Today 1994;13:80,82,84–85.

CHAPTER

14

注射式热牙胶充填技术

Robert Corr, DDS, MS

Obturation with High-Temperature, Thermoplasticized, Injectable Gutta-Percha

根管充填技术是根管治疗过程中的关键步骤，其目的是严密充填三维根管系统。根管系统解剖形态复杂多样[1]（图 14–1）。为了完善充填这种复杂的根管系统，出现了利用液态压力学进行充填的热牙胶充填技术。本章主要介绍注射式热牙胶充填（High-Temperature Thermoplasticized Injectable，HTTI）技术。

HTTI技术具有以下优点：①可将热牙胶注入热源或者充填器无法到达的牙根弯曲部位；②可将热牙胶注入普通牙胶尖无法严密充填的复杂解剖区域；③可将热牙胶注入狭窄根管，从而避免因充填需要而过度切削成形。牙髓病医生经常面对各种各样的高难度病例，对于使用其他技术无法完善充填的病例，HTTI技术不仅有效，而且非常高效。

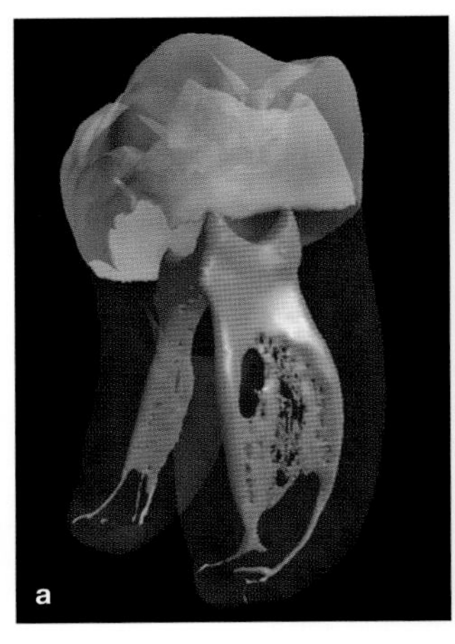

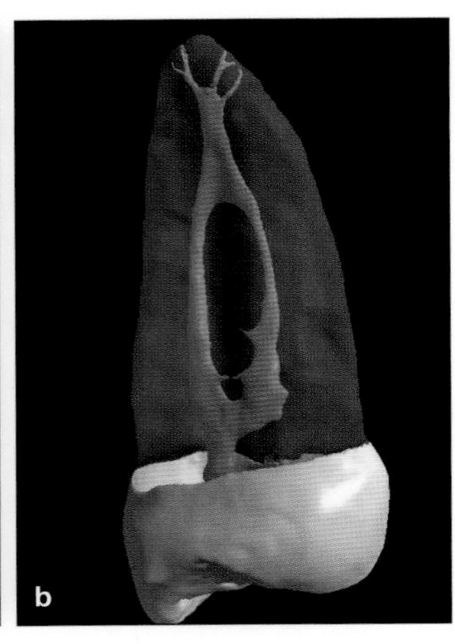

图14-1　（a，b）CBCT可显示根管系统普遍存在复杂的解剖结构（Courtesy of eHuman Tooth Atlas）。

根管预备

依笔者的经验看，热牙胶充填技术对于根管预备的步骤和过程并没有特别的要求。热牙胶充填技术可以应用于各类解剖结构复杂的根管，如长短不一、弯曲各异、形态不同的根管。该技术尤其适合用其他技术难以充填的狭窄根管或者微创预备根管。随着根管预备趋于保守，该技术能更好地将热牙胶充填至根尖。

HTTI技术在根尖孔相对小的根管（ISO 20或者更小）中可获得良好效果。根尖挡能控制注射式热牙胶的流动。整个根管系统无须连续锥度，但是距根尖孔的2mm区域需要一定锥度来容纳牙胶，避免超填。

设备和材料

牙胶注射器

手动热牙胶充填系统有Obtura 和 Hot Shot（Sybron），智能热牙胶充填系统有Elements（Sybron）和Calamus（Dentsply），两种系统均能有效地输送牙胶，但在使用时的手感反馈略有区别，可根据手感喜好进行选择。笔者使用的是23号针头。

牙胶

选择流动性合适的牙胶至关重要。大多数厂商会提供多种黏稠度的牙胶。流动性太高的材料易超出根尖孔，而流动性过低则可能无法在凝固前到达根尖孔。手动热牙胶系统可以满足临床医生对牙胶子弹头的选择，而智能热牙胶系统只能使用配套牙胶头。智能热牙胶系统配套的牙胶子弹一般有较为理想的均一性；然而如果需要换为其他牙胶，可以去掉子弹里的牙胶（如使用H锉）。许多医生在临床中发现可用Schwed常规流动牙胶来替代（Charles B. Schwed）。

根管封闭剂

大多数封闭剂均可，笔者使用Pulp Canal Sealer（Sybron），一种氧化锌丁香油类根管封闭剂。

手用加压器械

多种加压器均可，笔者使用Dovgan镍钛加压器（Miltex）。

临床技术

多种材料和仪器均适用于HTTI技术。虽然下

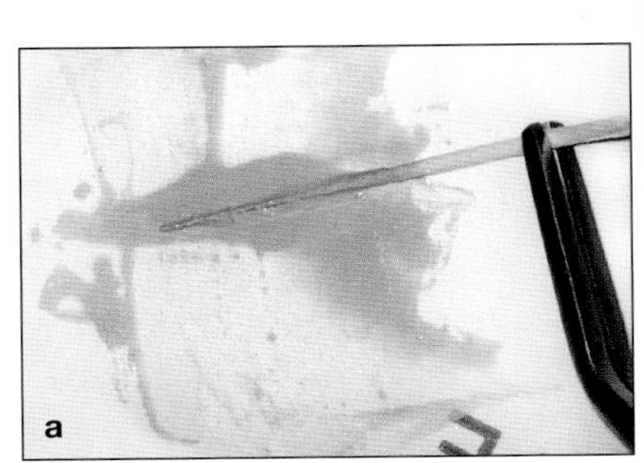

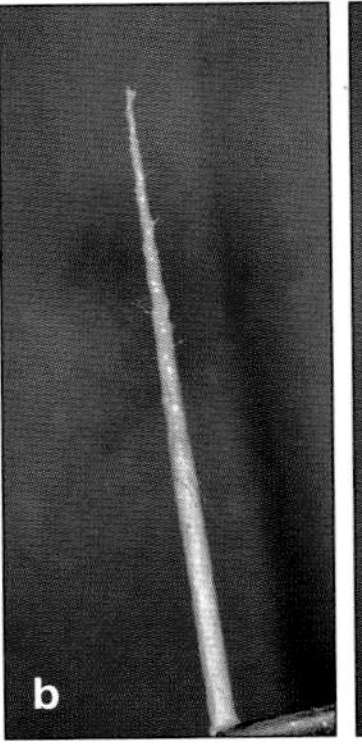

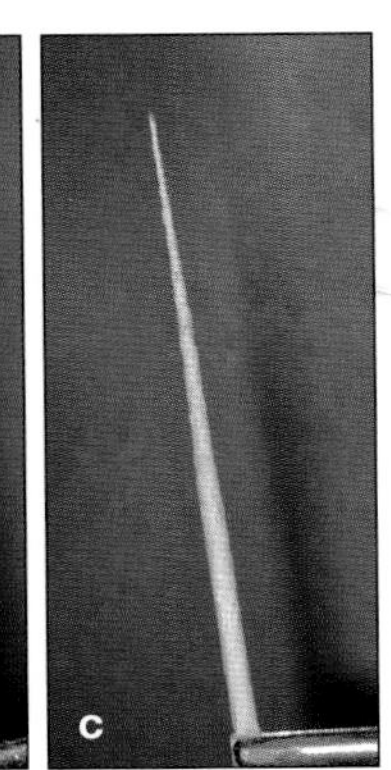

图14-2 均匀涂布纸尖（a），纸尖全部浸湿但无液滴（b）。用干燥纸尖去除多余的封闭剂，退出时纸尖应该沾有封闭剂（c）。

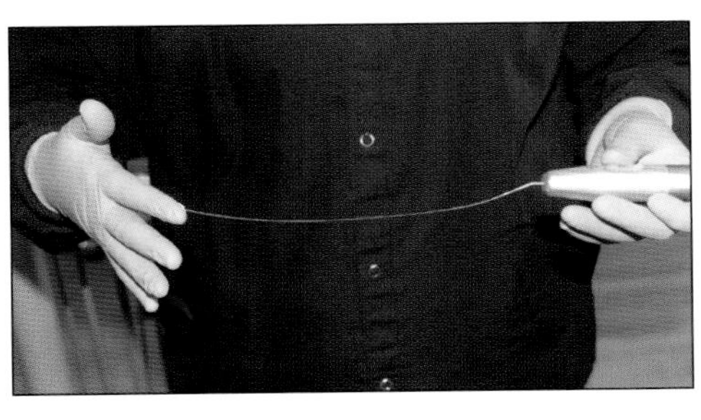

图14-3 拉丝实验测试牙胶的流动性。应达到至少1英寸的长度。

面的指南中提到一些材料，但不代表一定要使用某种材料或者品牌；个人经验习惯仍为治疗方法的首选。建议先在离体牙上试用之后，再应用于临床。根管预备、冲洗消毒和干燥后，建议参考以下指南来充填。

（一）封闭剂的准备和应用

按使用说明调拌材料。纸尖沾少量封闭剂（图14-2a），达到均匀涂布封闭剂而不滴落（图14-2b）。将沾有封闭剂的纸尖缓慢旋转导入根管，使所有根管壁覆盖一薄层糊剂。注意不要过多；过多可能会导致不必要的根尖溢出。用同样的方法插入干纸尖去除过量的糊剂。纸尖移除时应沾有封闭剂，有助于确认管壁是否均匀涂布（图14-2c）。

（二）牙胶的准备

牙胶的黏性受温度的影响，推荐在使用23号输送针头并加热到200℃。当正确设置模式和温度时，热牙胶的拉丝长度至少可达1英寸（图14-3）。

（三）注入材料

保持注射针头通畅，直至有新鲜热牙胶流出后再放入根管。放入深度取决于根管大小，没有硬性规定，遇到阻力后应停止插入（图14-4）。将针头反复放入以使针头适应根管内部解剖和弯曲。注意不要插入过深或者卡住针头，这会增加根尖溢出的可能性。此外，还应注意不要将针头靠在侧壁上，这也可能卡住针头。正确放置后在抽出针头时会有轻微的紧缩感。可让针头在根管中先停留5秒，加热管壁牙本质和针头内的牙胶，然后开始快速和持续地注射牙胶直到针头有回推力。在适当的流速下，3~5秒内即可感觉到回推力，当然也取决于根管空间的大小。如此时无回推感，应停止充填并检查，因为可能会发生材料挤出。

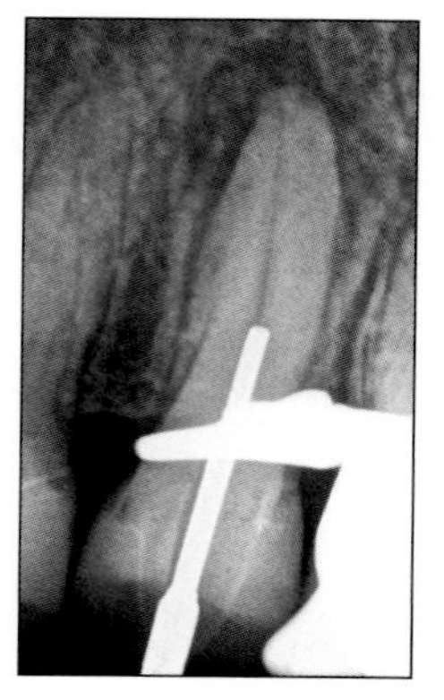

图14-4　注射针头插入根管直到有轻微的紧缩感。

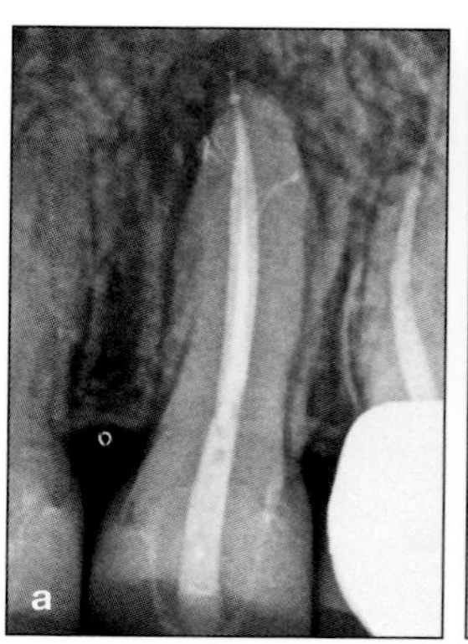

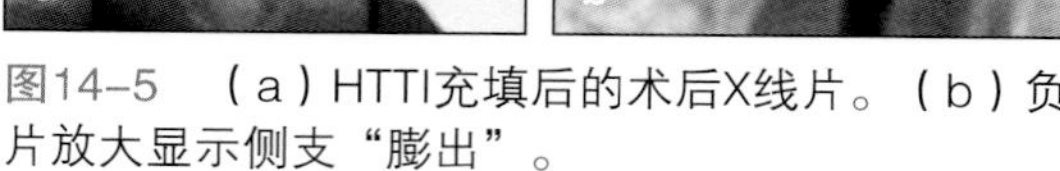

图14-5　（a）HTTI充填后的术后X线片。（b）负片放大显示侧支“膨出”。

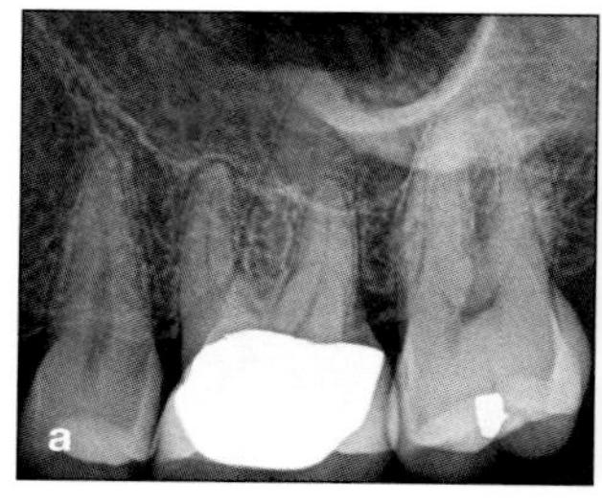

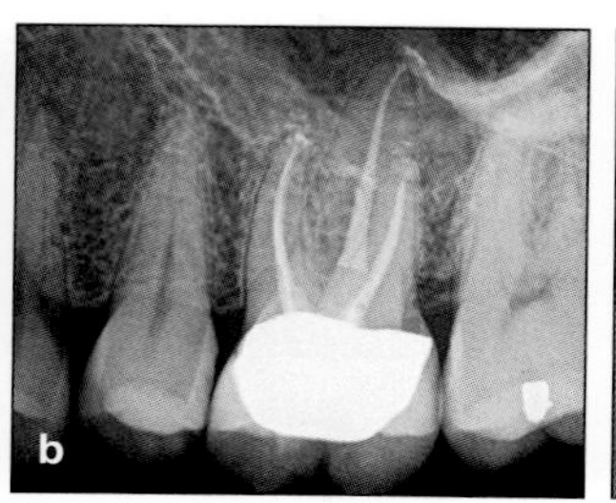

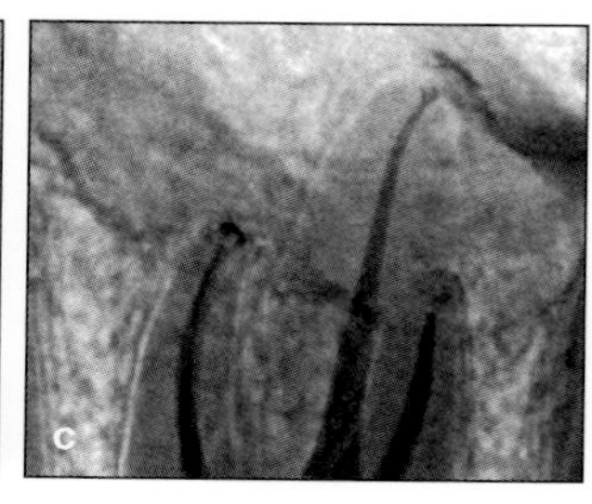

图14-6　病例1。（a）术前X线片。（b）术后X线片显示细长根管填充完善。（c）负片放大显示完善致密充填至根尖。

（四）加压

有回推感之后，取出注射头并使用加压器进行适当加压，这有助于将流动性牙胶挤到复杂的解剖结构中，以补偿充填材料在冷却时发生的热收缩效应，使充填更加致密。压力应保持至少10～15秒或者加压时感觉到材料变硬。加压器的尖端尺寸应该比加压处的根管直径略小。首次加压时，加压器尖端应略小于针头直径。根管尖端直径比较大时，用较小的压力比较合适。一旦尖端牙胶压实，重新插入注射针头，停留5秒使内部牙胶再次加热，然后使用相同的方法回填冠部。

（五）确认结果

良好的充填效果在根尖片上呈现为整个根管系统的致密影像。有时可见根尖孔处的小“膨出”，提示充填材料的流动性良好（图14-5）。

病例展示

下述病例均用HTTI技术进行充填，并获得了良好的充填效果，其中包括一些其他技术无法完成的病例。

病例1：细根管

患牙根管系统不是特别复杂，根管保守预备，根管预备（根上段）最大直径为0.63mm，略小于#2GG钻。采用多种标准评估为细根管，X线片证实根充致密（图14-6）。

病例2：长根管

上颌第一前磨牙长27mm，颊侧根管为Vertucci Ⅲ型（1个根管口，中段分为双根管，下段融合为单根管，1-2-1型）。使用小号手用锉和旋转器械保守预备根管至20/0.04。X线片显示长根管根充致密，并有效充填了根中段的复杂结构（图14-7）。

图14-7　病例2。（a）术前根尖X线片。（b）术前CBCT图像显示解剖结构复杂。（c）术后X线片显示复杂根管充填完善。

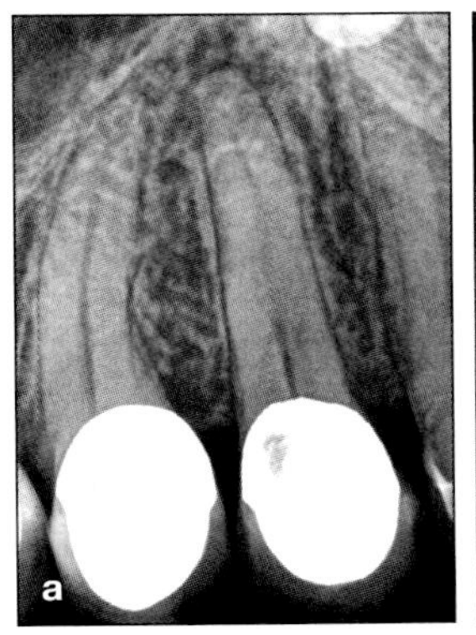

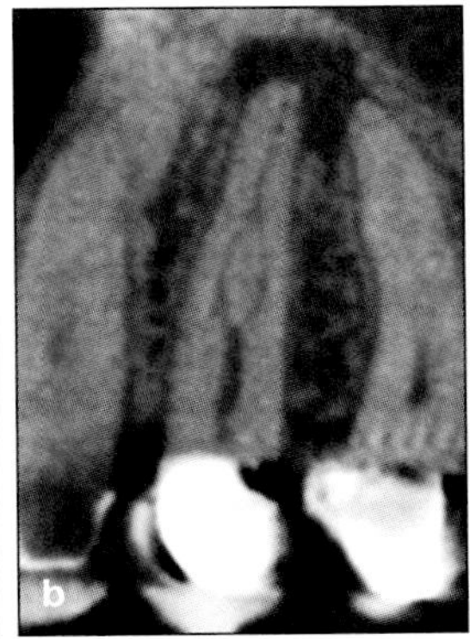

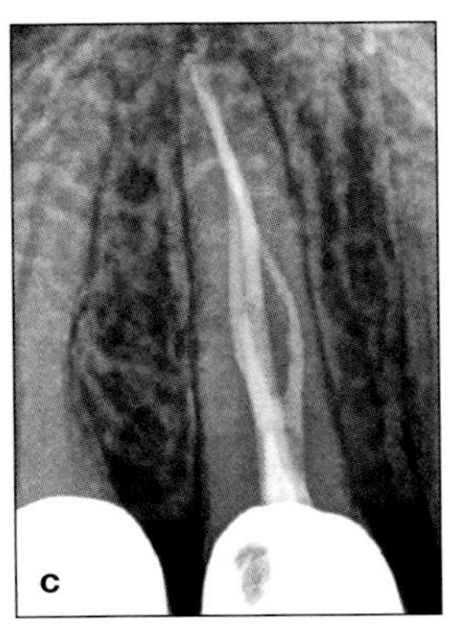

图14-8　病例3。（a）术前X线片。（b）术后X线片显示长、弯曲根管充填完善。（c）负片放大影像。

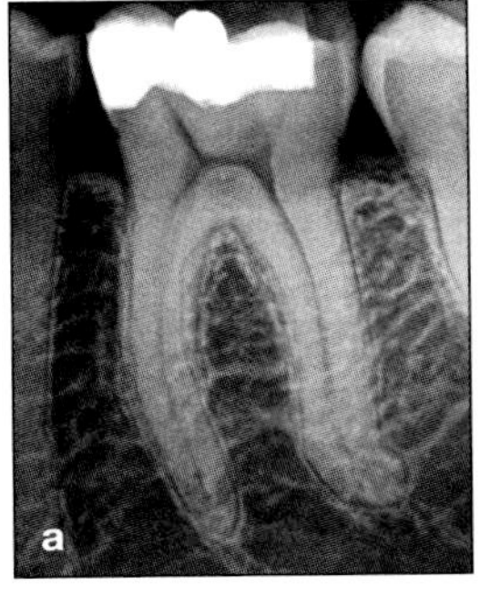

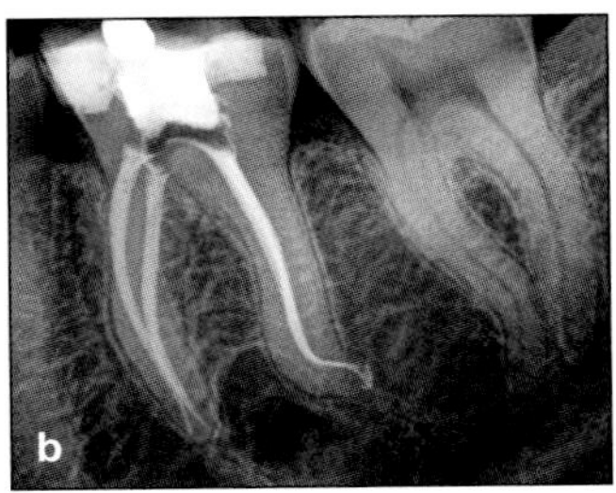

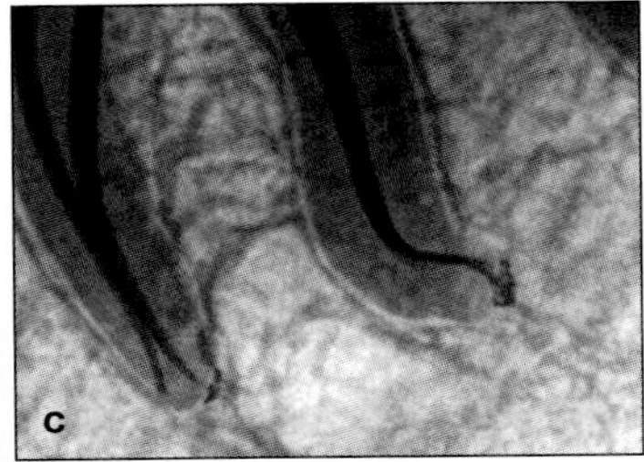

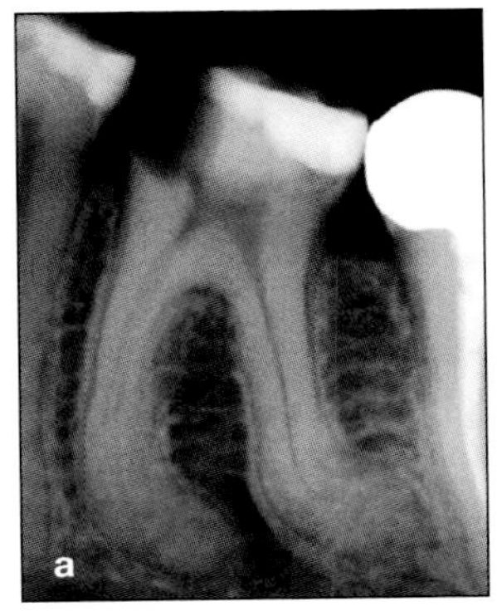

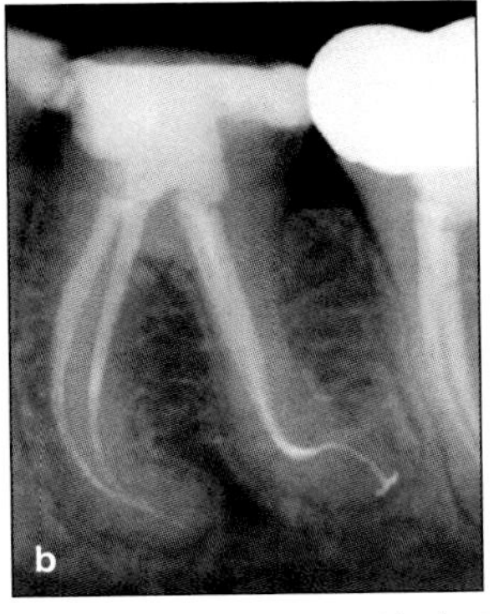

图14-9　病例4。（a）术前X线片。（b）术后X线片显示根尖重度弯曲的根管充填完善（Courtesy of Dr David Prusakowski，Boca Raton，Florida）。

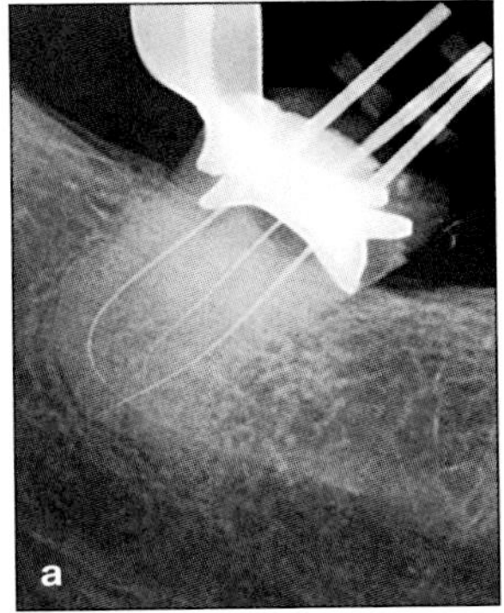

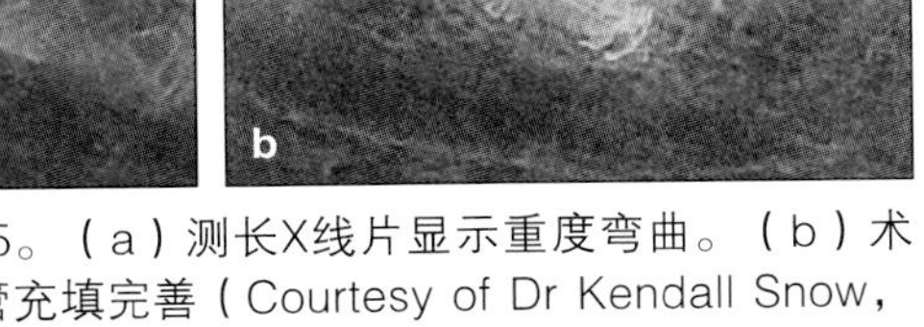

图14-10　病例5。（a）测长X线片显示重度弯曲。（b）术后X线片显示根管充填完善（Courtesy of Dr Kendall Snow，Monroe，North Carolina）。

病例3：长弯曲根管

该磨牙降殆后的工作长度为24～27mm。远中根宽大，但仍有4处需要疏通，根尖部为中度“S”形弯曲，经过保守预备后的根管口最大直径为0.8mm。起始尝试主尖充填，但是在转折处牙胶尖端总是反折，遂放弃。于是使用HTTI技术，X线片显示根充致密（图 14-8）。

病例4：弯曲根管

此病例为细小、急弯根管，许多充填技术无法完美充填。X线片显示使用注射牙胶技术完善充填（图 14-9）。

病例5：弯曲根管

采用HTTI技术完善充填根中段急弯的根管（图 14-10）。

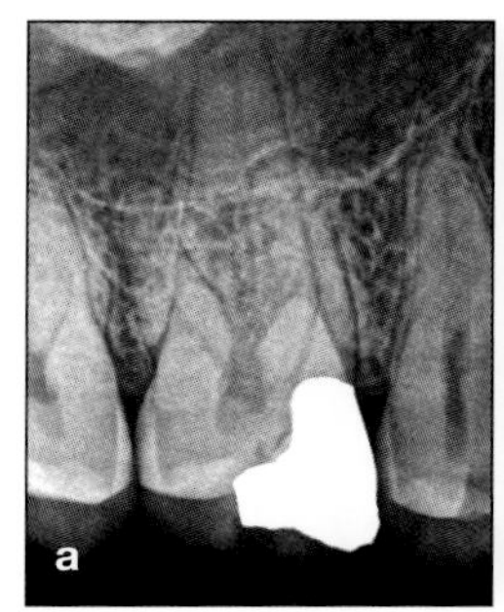
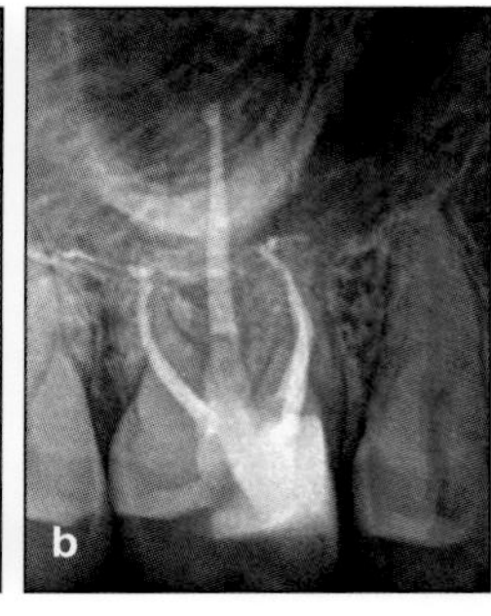
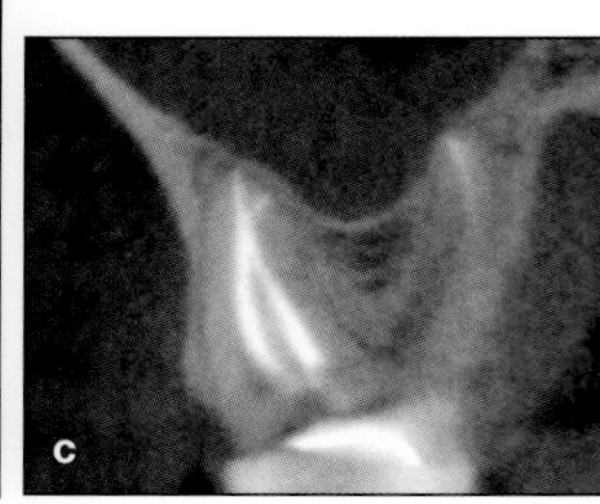

图14-11　病例6。（a）术前X线片。（b）术后X线片。（c）CBCT图像显示根尖分叉充填完善。

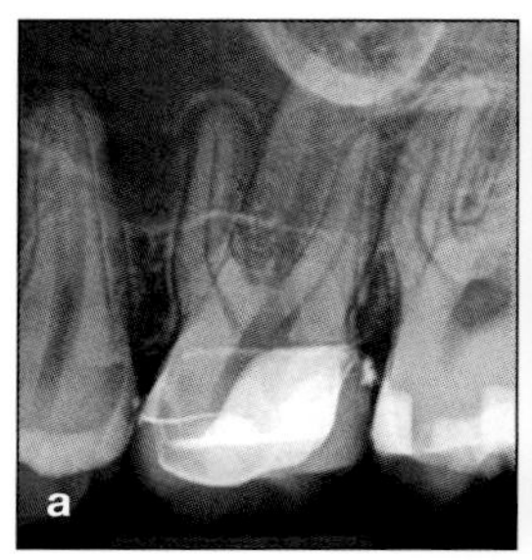
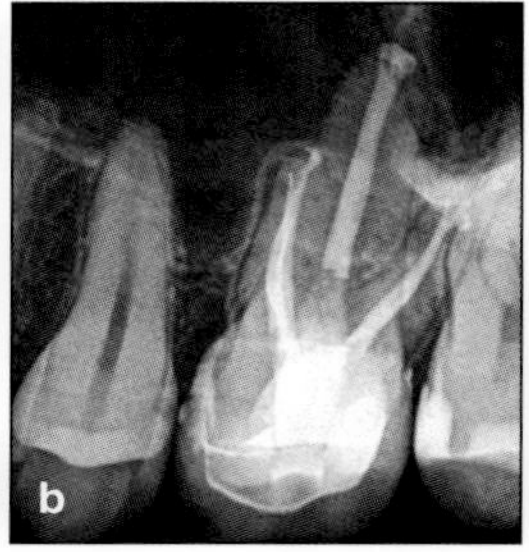
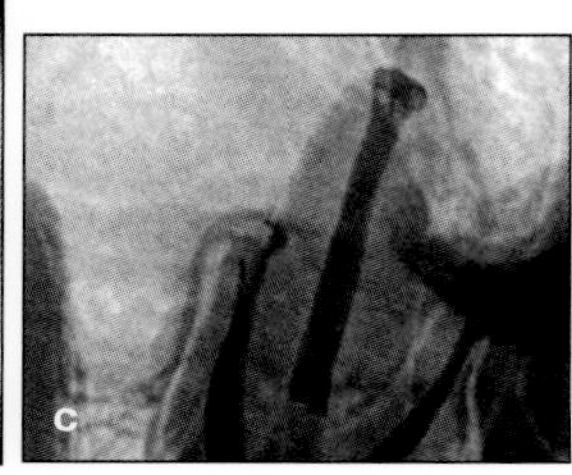

图14-12　病例7。（a）术前X线片。（b）术后X线片显示根尖倒锥区充填完善。（c）负片放大影像。

病例6：复杂根管

近颊根Vertucci Ⅴ型变异（2-1-2型）根管系统不是特别复杂，但相当普遍，这类根管充填比较困难。虽然能够独立预备根尖分叉，但由于中段融合，充填比较困难。使用HTTI技术可以完善充填2个分支（图 14-11）。

病例7：复杂根管

该牙腭根宽大、牙根较长，而且根尖1/3处锥度反转。这一类型的根尖解剖结构并不罕见，普通充填技术无法严密充填。由于根尖部的倒锥结构，锥形牙胶尖无法充填密实，利用热牙胶充填技术可以避免在预备时为了达到锥形根管而过多预备根尖。X线片显示HTTI技术可有效充填根尖的倒锥结构（图 14-12）。

并发症和解决方法

通过选择适当的病例，仔细的操作和丰富的经验，热牙胶技术能够达到预期的理想结果。然而与任何技术一样，HTTI技术也有潜在的并发症或者意外。主要问题是根管欠填和根管超填。

根管欠填

根管欠填的原因可能是牙胶黏度不合适。可能是由于与温度设置太低，或者牙胶过于黏稠。对于新手，会因操作过于谨慎导致注射牙胶过慢或者加压时力量过轻。幸运的是，可以去除已充填的牙胶，发现问题并更正后重新充填。

当根管下段融合（如下颌磨牙近中根常见的2-1型或者Y形根管），有时也会出现牙胶充填不完全的现象。这种情况下，应当用热牙胶充填近颊根管时，牙胶会从近舌根管溢出，达不到封闭根尖的目的。这个问题可以先堵住另一个根管（如用加压器堵住另一根管，这样就可以防止牙胶从其他根管中溢出，并且可施加一定压力使牙胶向根方移动，达到根尖封闭的效果）。类似的情况也会发生在卵圆形的根管中，热牙胶会从注射针头侧方溢出。

根管超填

多数厂家都知道根尖孔处会有少量的封闭剂溢出，形成小的“膨出”（Puff），但通常认为这种溢出的充填效果反而比较理想。任何技术都有可能发生意外的挤压或者超填；然而，HTTI技术超填的可能性更高。一旦牙胶超出根尖孔，现有技术无法去除超填材料。因此，在使用HTTI技术时，应充分评估风险以减少对患者的伤害，应充分权衡该技术的优点和对邻近解剖结构的潜在损伤，尤其是对下牙槽神经。CBCT可以更好地观察根尖孔和邻近结构的关系，避免潜在风险。对于该技术的初学者来说，有较大超填风险的患牙应选择其他方法充填。

总结

HTTI技术是一种高效、便捷的根管充填方法。拥有一定的经验后，充填的效果比其他技术更好。

参考文献

[1] Vertucci FJ. Root canal anatomy of human permanent teeth. Oral Surg Oral Med Oral Pathol 1984;58:589–599.

CHAPTER

15

Jason C. Joe, DDS

C形根管的临床诊治

Clinical Management of C-Shaped Canal Configurations

C形根管在下颌第二磨牙最为常见，也可存在于其他磨牙，甚至偶发于下颌前磨牙。C形根管具有多种解剖结构，但共同特点为根管口呈一条狭窄裂缝。这个峡区大大增加了根管内部的表面积，并且此处的牙本质菲薄，增加了清理和消毒的难度[1-3]。图15-1中显示了各种C形根管的形态。

在根管治疗期间，必须了解和重视这些特殊解剖结构上的细微差别。应针对每个C形根管牙齿进行个性化开髓、成形、消毒、充填和后期修复。适用于常规根管治疗的步骤在治疗此类根管时大都需要进行相应改进。

笔者在夏威夷檀香山工作了11年，这是一个多元化的城市，拥有大量的亚洲和波利尼西亚人。与其他地方相比，夏威夷人C形牙齿的发生率较高[4]。因此在临床上会遇到较多的C形根管病例，本章展示了一些C形根管病例并讨论临床诊治的技巧。

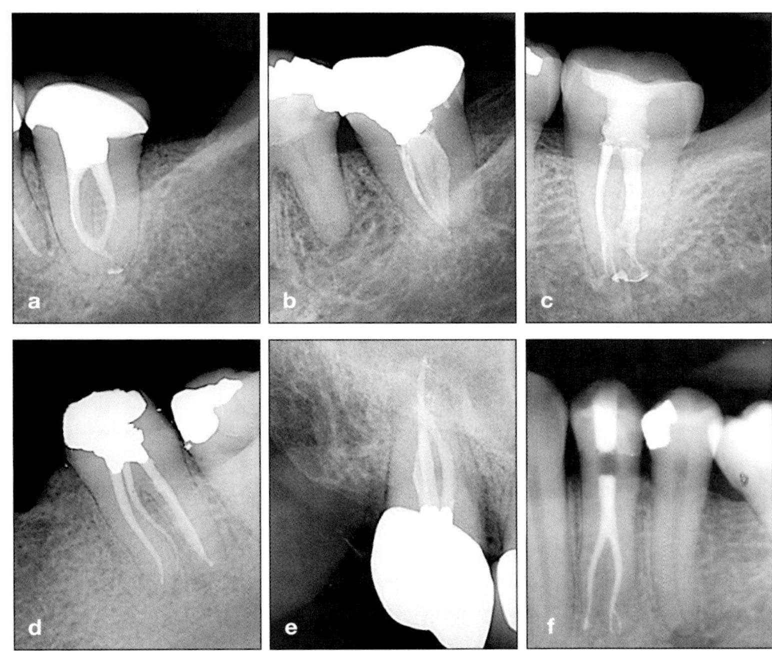

图15-1　(a~f)C形根管的各种解剖形态。

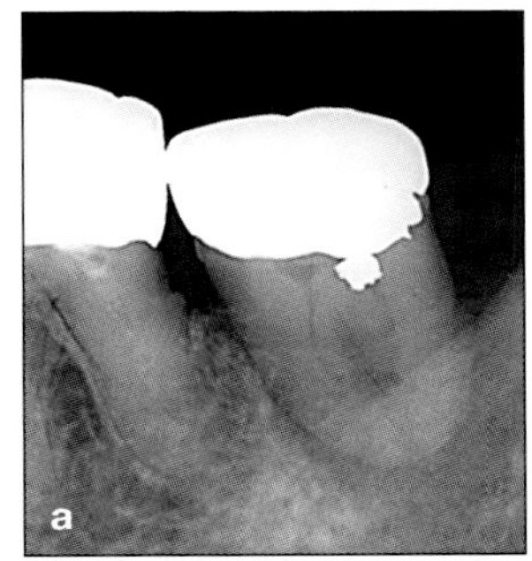

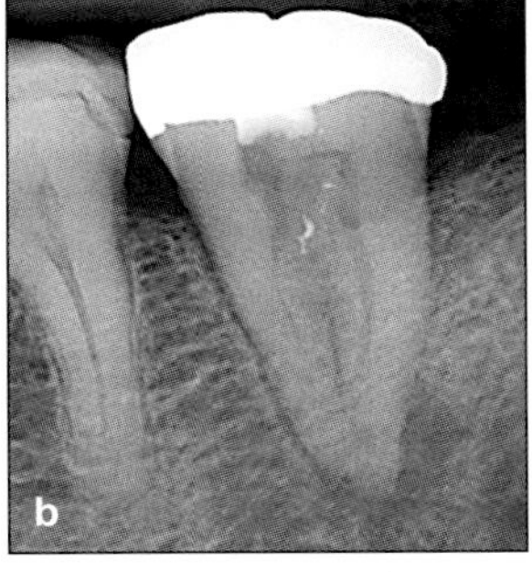

图15-2　(a，b)下颌第二磨牙融合锥形根通常为C形根管。

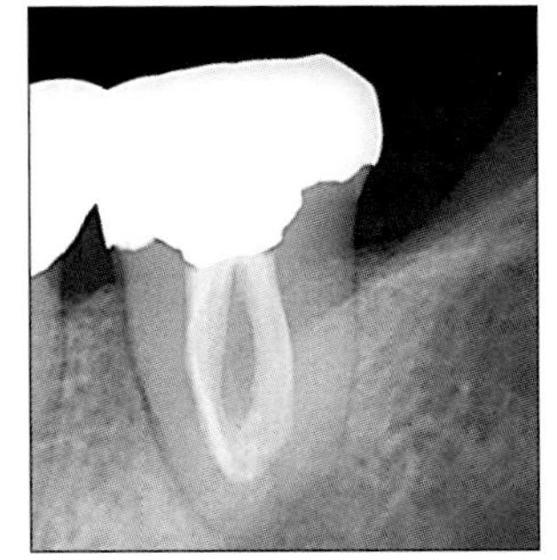

图15-3　根管治疗后的下颌第二磨牙，宽大的根尖孔位于解剖根尖的上方。

诊断

可通过根尖片对大多数的C形根管进行辨别。C形根管的牙根趋向于融合并且呈锥形(图15-2)。绝大部分C形根管融合的部位位于解剖根尖的上方(图15-3)。多数情况下对侧同名牙也呈C形(图15-4)。在髓腔内部，根管沿着峡部呈C形排列，并弯向颊侧(图15-5)。

当根尖片无法确诊时，可拍摄CBCT。轴状面可以更加清晰地显示根管从冠方至根尖的走行(图15-6)。轴状面也有助于医生观察可能影响牙周预后的外部发育沟。

C形根管有多种分型。典型的C形根管具有连续的峡区(图15-7)，所有的峡区都相通，C形朝向颊侧，可以部分或者完全通至根尖孔。另一种常见类型为近中与远中根管被牙本质带分隔，呈“分号”状(图15-8)。还有一种类型是具有明显的近中和/或远中根管口，如同典型的下

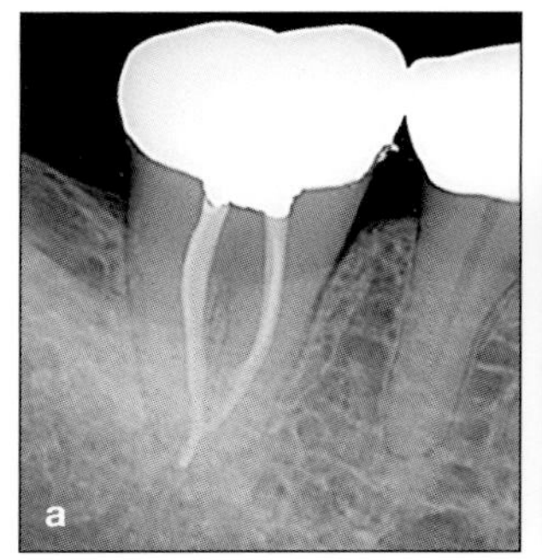

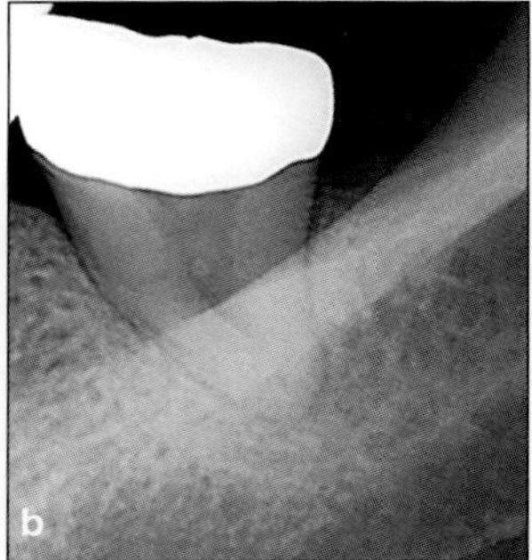

图15-4 C形根管（a）通常左右对称（b）。

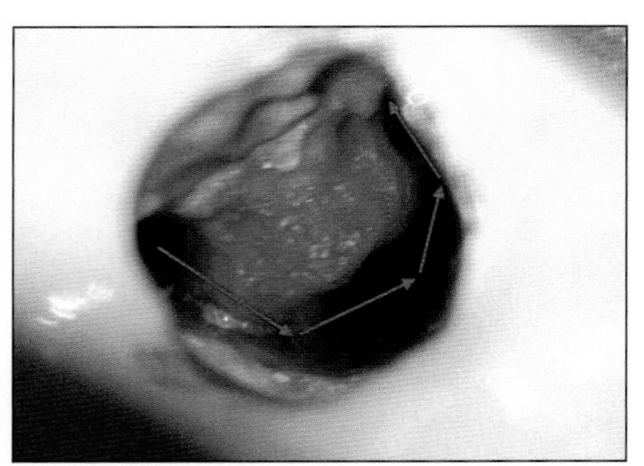

图15-5 根管常沿着峡部呈C形，弯向颊侧。

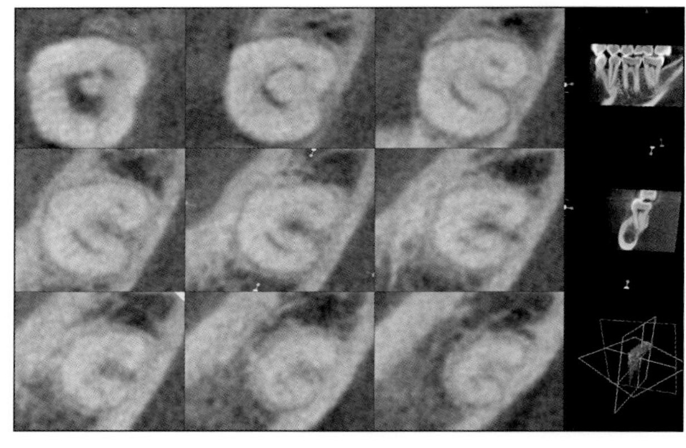

图15-6 CBCT片显示C形根管独特的结构，轴状面可见C形结构。

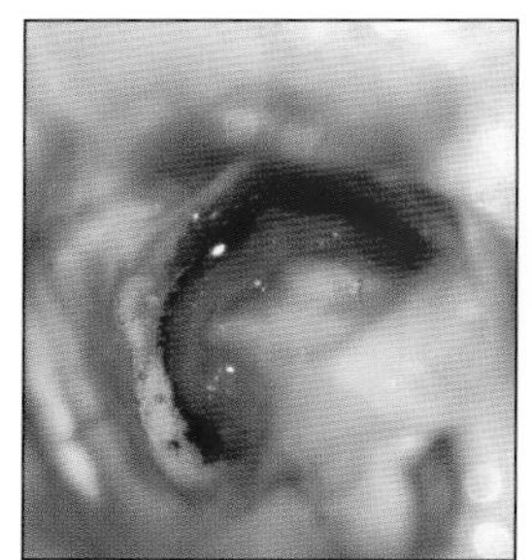

图15-7 完全呈C形的根管结构，根管口连在一起形成C形。注意管腔中有次氯酸钠。

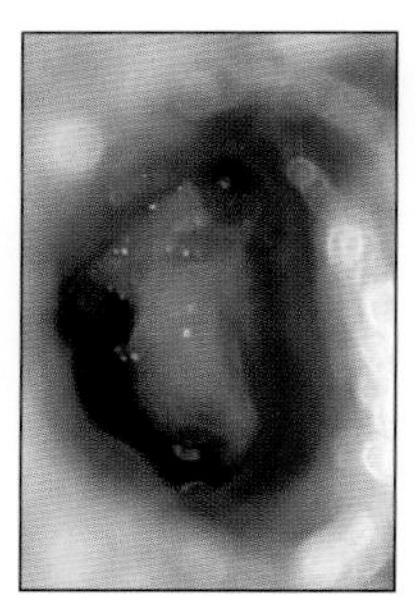

图15-8 近中和远中根管口分开的C形根管，呈“分号”状。

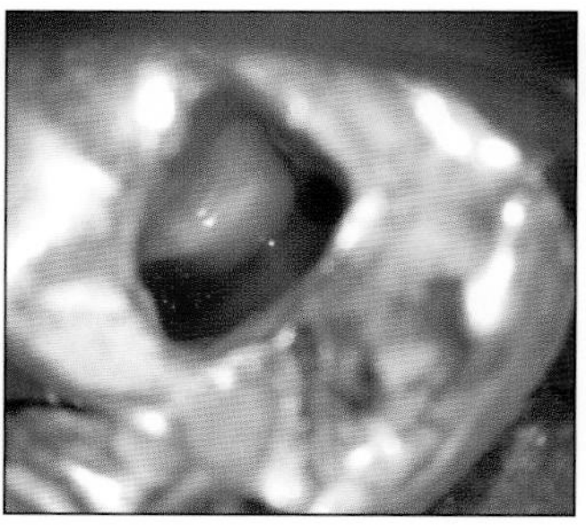

图15-9 近中和远中根管口对称分布的髓室底形态。

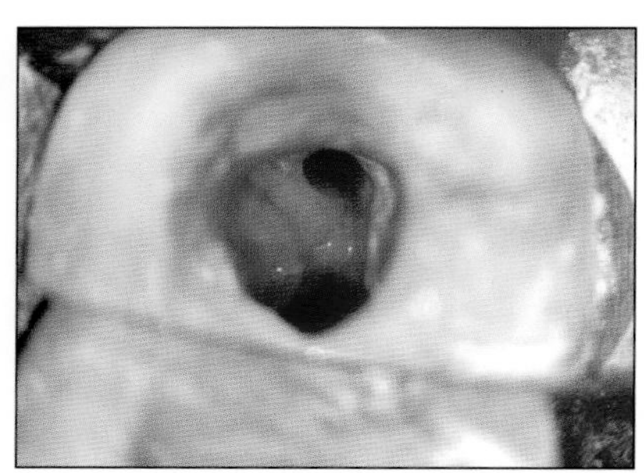

图15-10 近中和远中根管口对称的C形根管，不太常见。

颌磨牙根管，侧方峡区较小（图15-9）。不太常见的类型是只有对称的近中和远中根管口（图15-10）。上颌磨牙C形根管的临床解剖结构往往与对侧同名牙对称。C形根管牙齿在影像学上常常表现为牙根融合。

术前牙周状况评估

牙髓活力测试结合根尖片可准确判断牙髓和根尖周的状况。临床首次检查中对牙周状况的评估同样重要。由于C形根管的治疗比较困难，中

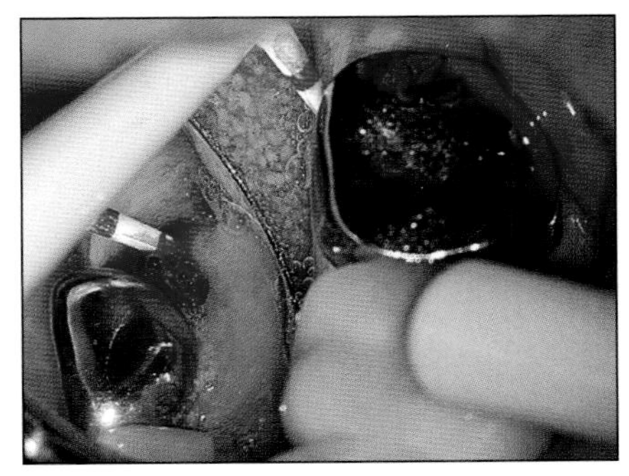

图15-11　牙齿远中面或者近中面的独立牙周袋常常提示牙根纵裂。

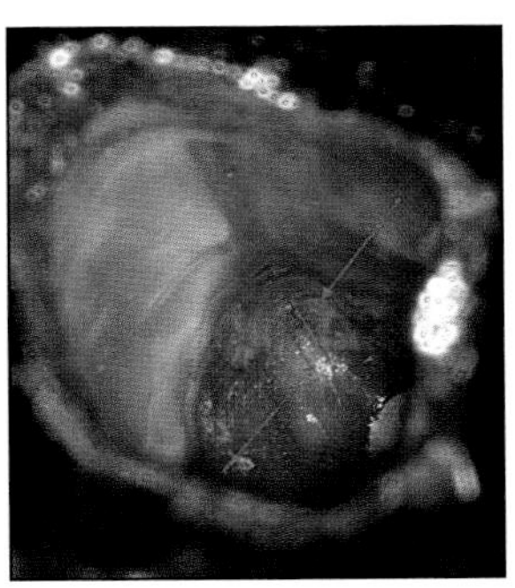

图15-12　显微镜下确认图15-11的患牙发生牙根纵裂。

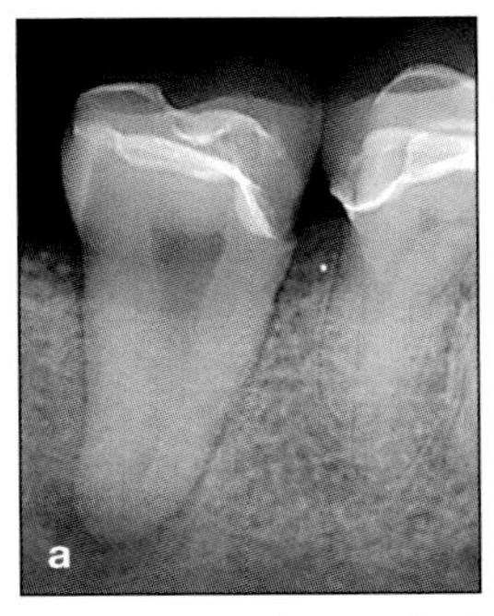

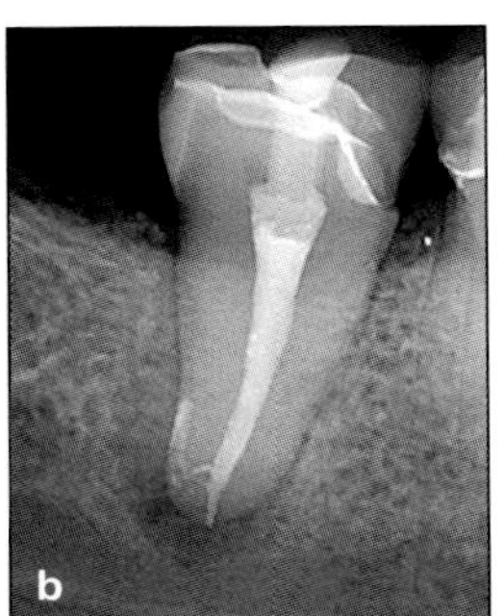

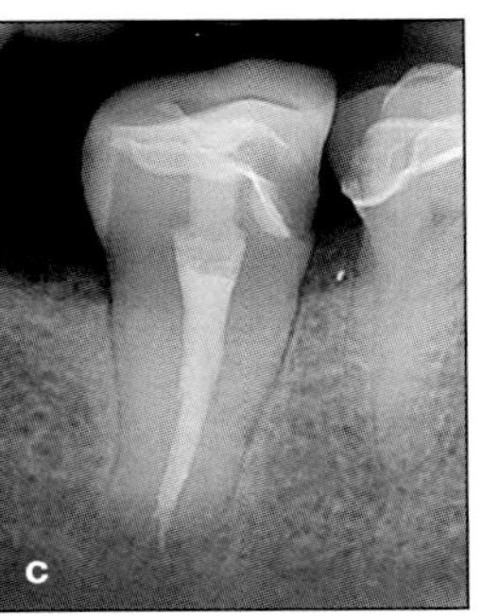

图15-13　（a，b）殆面中央的小开髓口，不做过多扩大预备。注意无须完全揭去髓室顶。（c）1年后复查影像。

晚期牙周病的患牙可考虑拔除。而对于有窦道或者探诊有深牙周袋的患牙，须进行牙髓病、根尖周病和牙折的鉴别诊断。

以笔者的经验，如果C形根管患牙远中存在超过4mm的孤立牙周袋，常常考虑为牙根纵裂，因为根尖周炎引起的窦道常位于颊侧，而不是远中侧或者舌侧（图15-11）。如果远中深牙周袋宽大，则提示有广泛的牙周病或者第三磨牙拔除后引起的骨吸收。舌侧探诊深度较深或者窦道的情况不太常见，提示可能有舌侧发育沟或者牙根纵裂引起的骨缺失。

笔者观察到，与“正常”的第二磨牙相比，C形根管的下颌第二磨牙牙根纵裂的发生概率更高。如果怀疑纵裂，应对牙齿远中面进行探诊，必要时予以局麻来获得准确的探诊深度。对于探诊深度超过4mm的牙周袋，应在显微镜下仔细观察髓腔和根管内是否有折裂线（图15-12）。大多数情况下如果裂纹从轴壁延伸至根管口，则应拔除患牙。

髓腔入路

牙髓治疗时必须仔细设计理想的髓腔入路。髓腔通常位于殆面中央，因此可以从殆面中央开髓（图15-13）。

使用特定的车针开髓，去除大部分或者所有的修复材料；如果有冠存在，可以去除大部分咬合面，因为其对牙齿的总体强度影响不大。

到达牙本质层后，应尽量保留较多的剩余牙体组织。可使用小的#2长柄球钻（SS White）或者EndoGuide EG-1 钻 （SS White）开髓。穿髓后可改用锥形金刚砂车针或者Endo Z bur（Dentsply）修整洞型和髓腔侧壁，形成直线通路。

应时刻注意开髓的方向，特别是治疗张口受限患者的下颌第二磨牙时，开髓方向易偏远中。远中根管常会被误认为近中根管。当找到第一个根管时，可拍摄X线片进行判断。C形根管牙齿的髓腔一般较深，这会进一步增加根管探查的难度

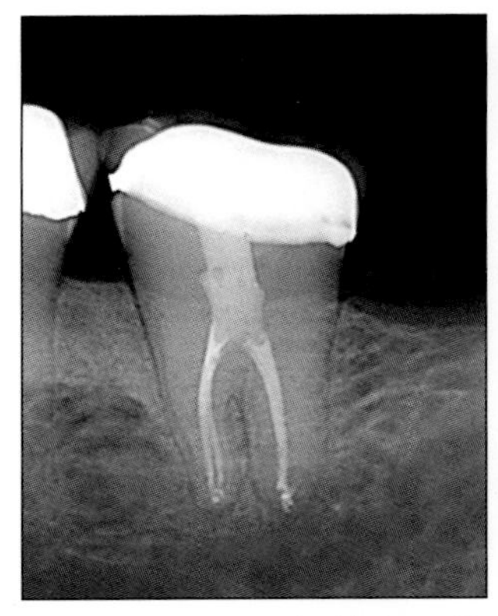

图15-14　C形根管患牙的髓室底位置较低。这种情况下，髓室底深度可超过整个牙齿长度的1/2，视野不佳，探查根管口更困难。

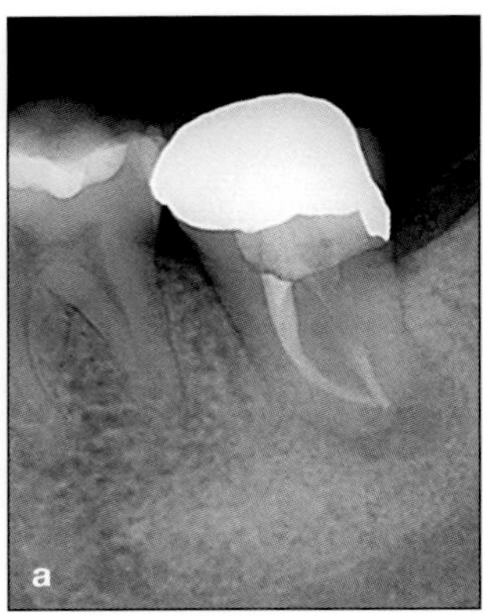

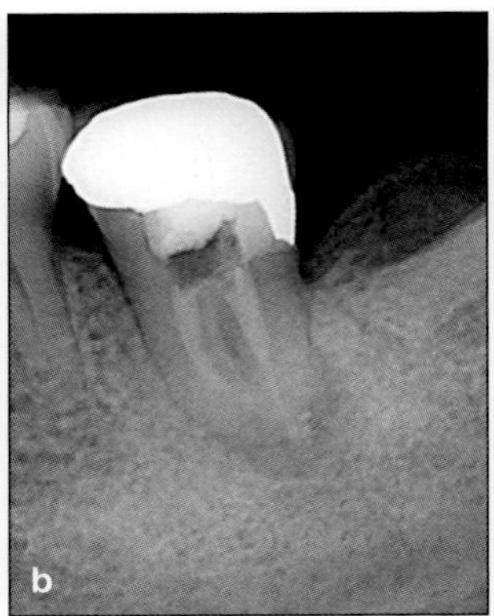

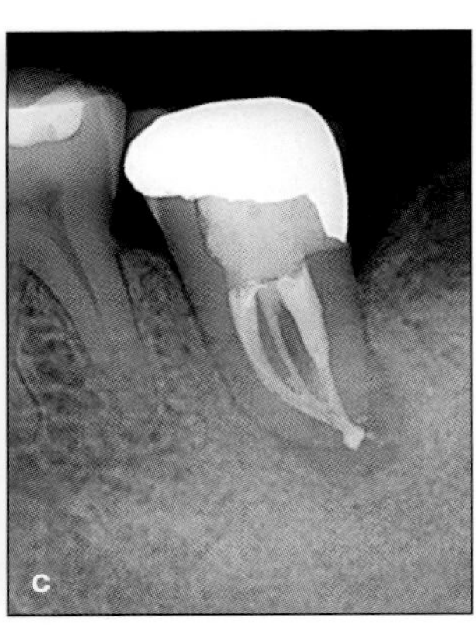

图15-15　（a～c）再治疗病例。开髓，去除纤维桩，通畅并预备，氢氧化钙诊间封药，进行根管消毒。

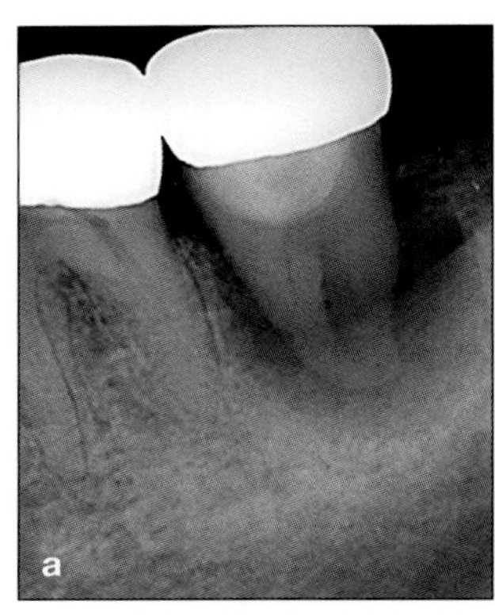

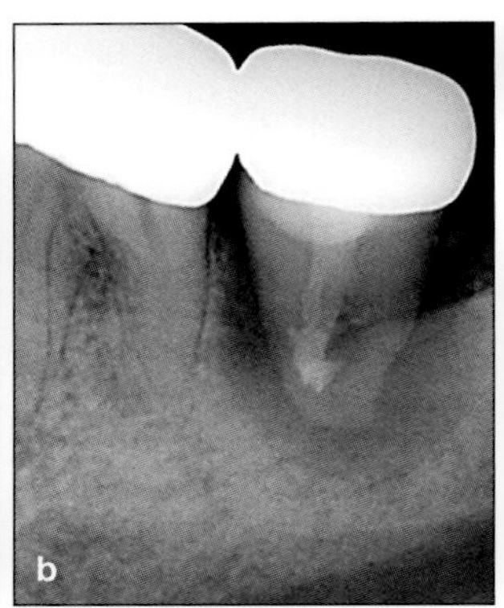

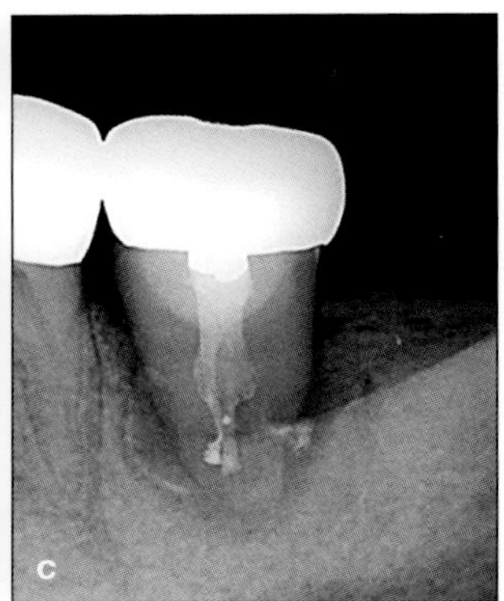

图15-16　（a～c）左下颌第二磨牙牙髓坏死，术前X线片显示较大的根尖区透射影。临床使用氢氧化钙根管内封药8个月观察，15天换药1次。换药期间牙周探查深度减少，根尖片也显示病变显著愈合，随后进行根管充填和修复。

（图15-14）。

笔者观察到近中的根管口较窄而远中的根管口更宽。应在C形的两端寻找根管口，然后清理中间的牙髓组织，探查有无其他根管口。

根管预备

C形根管的横截面多呈带状而不是圆形或者卵圆形，根管之间经常存在交叉融合，使得根管清理和消毒很困难。根管疏通和预备应伴随大量冲洗。笔者一般使用以下方法：

1. 清理髓室并探查C形峡区的全部范围。
2. 使用小球钻或者圆头超声尖轻扫整个C形沟。碎屑可能被压入沟槽，碎屑所在的较宽的沟槽部位可能为根管口。
3. 小号手用锉轻微施压，尝试疏通所有潜在的根管。
4. 手用锉和小的旋转器械仔细扩大根管。不推荐使用GG钻或者大锥度镍钛器械过度预备。C形根管更易发生穿孔，推荐使用小号小锥度根管锉预备。
5. 操作过程中，建立和维持根管通畅。
6. 使用小号预弯手用锉或者声波/超声波活化器械仔细清理根管峡部，不主动预备根管。

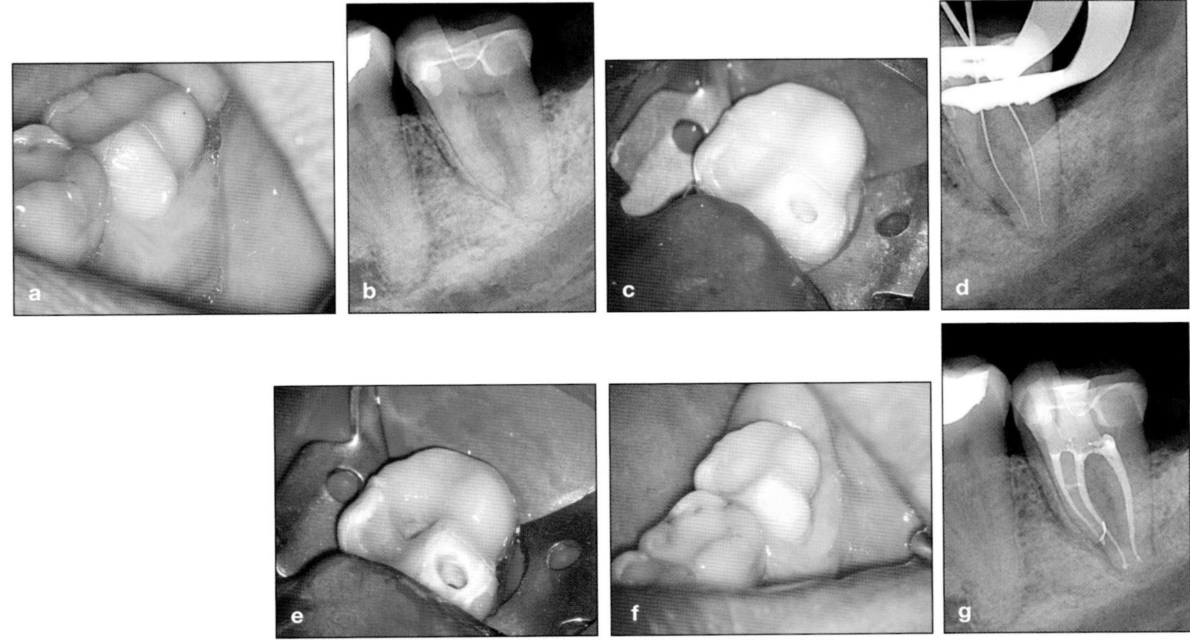

图15-17　（a，b）左下颌第二磨牙为C形根管，并有一个额外的近颊融合根。（c）出于牙齿保存的目的，分别独立开髓来治疗C形根管系统，髓腔相连。（d，e）通过两个开髓口分别进行预备和充填。（f，g）粘接复合树脂修复牙齿。

氢氧化钙封药

氢氧化钙糊剂有良好的抗菌能力并可溶解根管内残留组织。对于管间吻合以及根管峡部等难以预备的区域，笔者都是采用多次复诊并封氢氧化钙的治疗方法（图15-15）。另外，在最终的根充和牙齿修复之前，可用氢氧化钙封药来评估治疗前后的治疗效果，确保症状和临床体征完全消失（图15-16）。

根管充填

C形牙齿的根充比较困难，主要问题在于根管的容积：此类根管系统高度不规则，而大部分根充技术均使用圆形、标准牙胶尖和根管封闭剂进行充填。基于多年的经验，笔者提出了以下根管充填技术：

1. 使用与根管预备锥度相匹配的牙胶尖。自适应牙胶尖（SybronEndo）较好，其在根尖1/3体积最大，而在冠方1/3较细，因此根管中上段不容易卡住。
2. 完全就位的牙胶尖应具有一定的紧缩感。但因为C形根管为带状结构，有时比较困难。
3. 如果就位的牙胶侧方存在明显间隙，可用辅尖或者注射热牙胶进行充填封闭。
4. 多次加压和回填，使得牙胶和封闭剂进入根管侧支和峡部。

根管治疗后的修复

同所有的根管治疗牙齿一样，C形根管患牙也最好进行即刻修复，这样可以防止污染并尽早保护剩余牙体组织。首选的方法是牙体粘接修复（图15-17）。

磨牙一般很少使用桩，但对于需要进行桩修复的病例，要特别注意C形根的解剖结构。大多数下颌磨牙的桩置于大而直的远中根管。而在

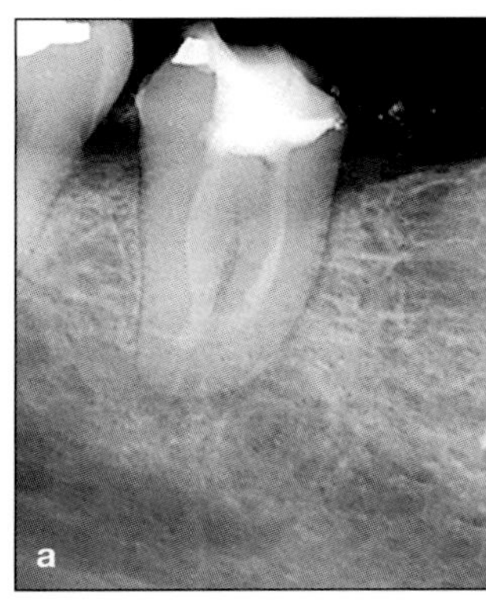
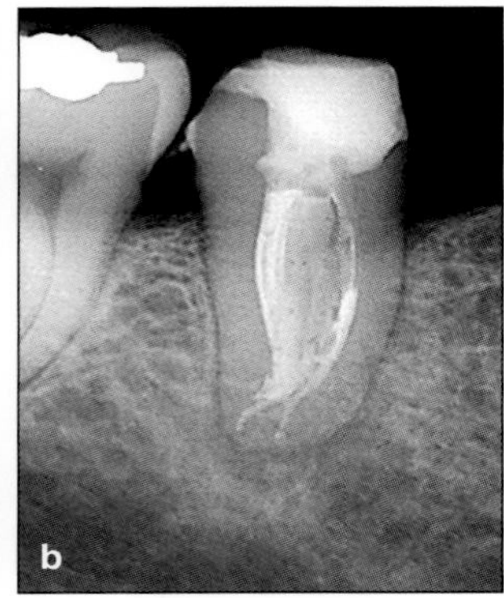

图15-18 （a，b）该局部义齿桥基牙的近中牙体组织几乎完全缺失，但根管形态良好。因此近颊根管使用纤维桩来进行桩核修复。

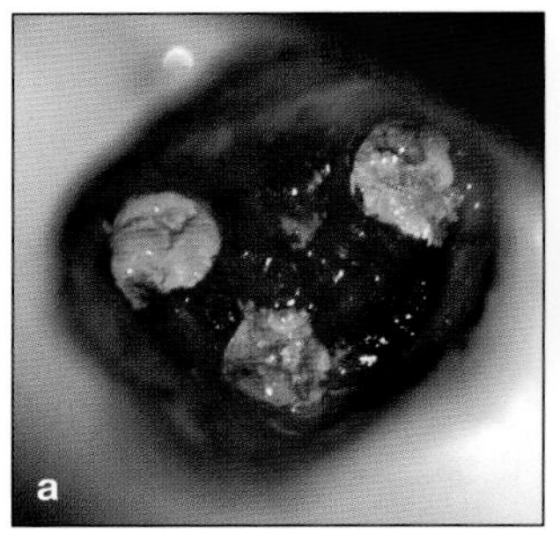
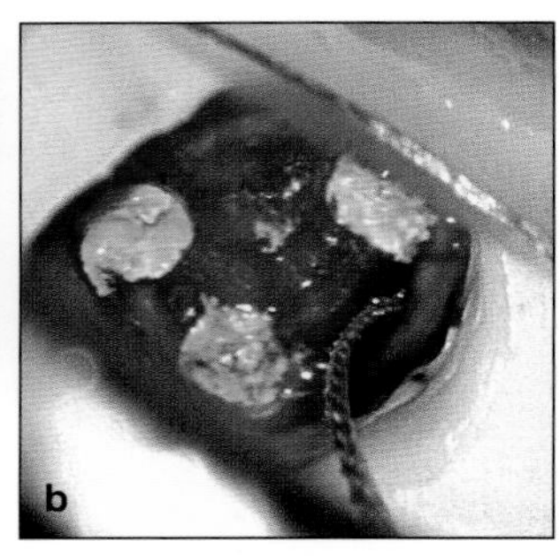
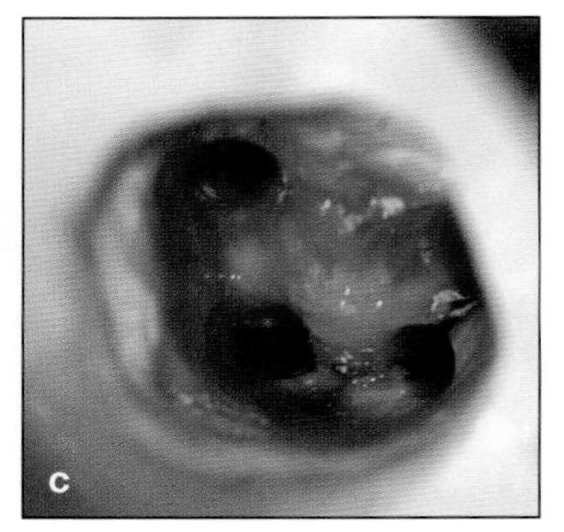
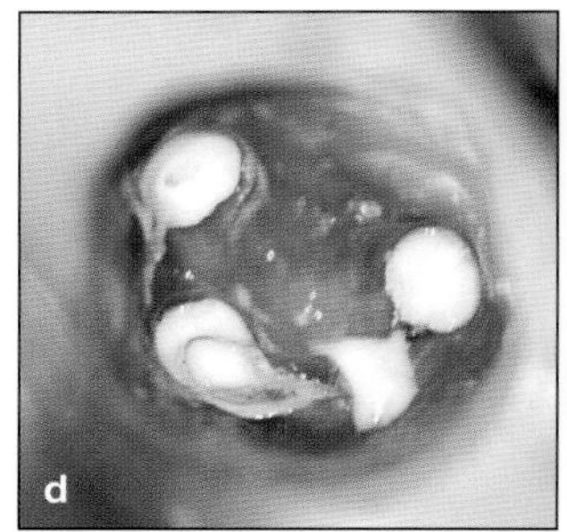
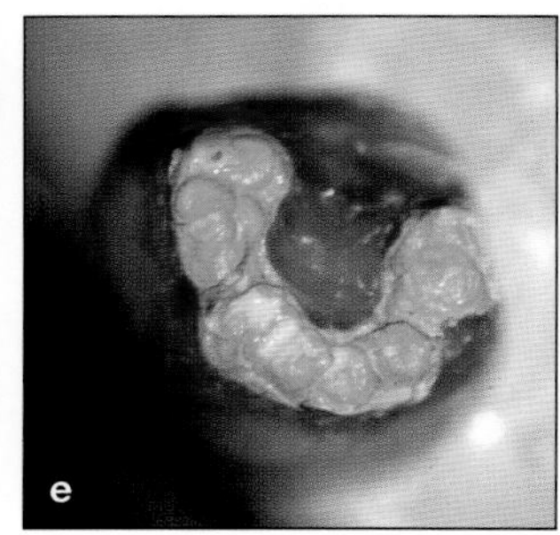

图15-19 （a）首次牙髓治疗失败。（b）开髓过程中，笔者找到了遗漏根管，并且发现根管之间的峡部存在坏死组织。（c～e）再治疗完成。

C形根管的牙齿中，远中根为条状根管，固位力较弱。对于这种情况，如果近颊根管是独立根管，固位力很强，可考虑将桩放在此根管（图15-18），但是大多数情况下无须打桩，因为髓腔和根管可提供足够的固位力。

根管再治疗

如果C形根管患牙治疗失败，考虑到手术开口和根尖预备的难度，首选非手术性再治疗。难治性牙髓疾病通常是因为遗漏了C形根管中的部分结构，根管内可能残存坏死组织或者碎屑（图15-19）。

去除原有充填物时，应注意避免过度扩大现有的根管，降低侧穿风险。使用小号器械、手用锉结合溶解剂去除充填物，这个过程会比较费时（图15-20），使用溶剂可以加速疏通过程。笔者喜欢在低功率下使用CT-4或者UT-4超声尖（Excellence in Endodontics）去除根管口平齐处的根管充填材料。使用预弯的不锈钢K锉和H

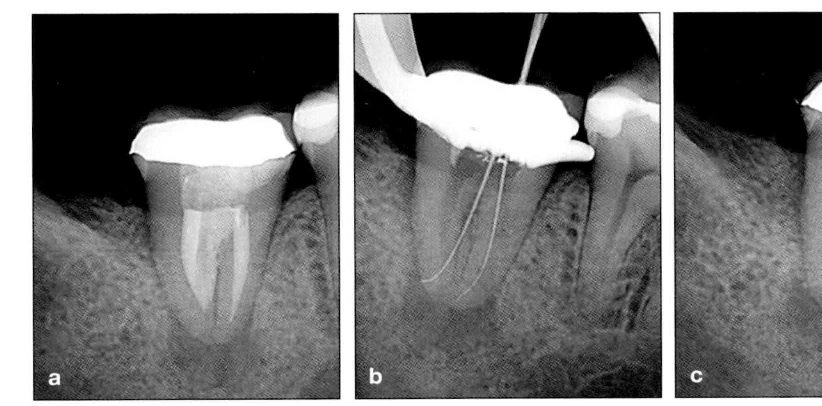
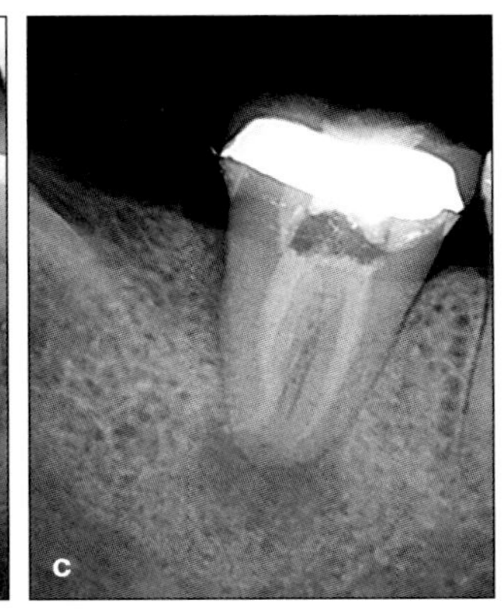
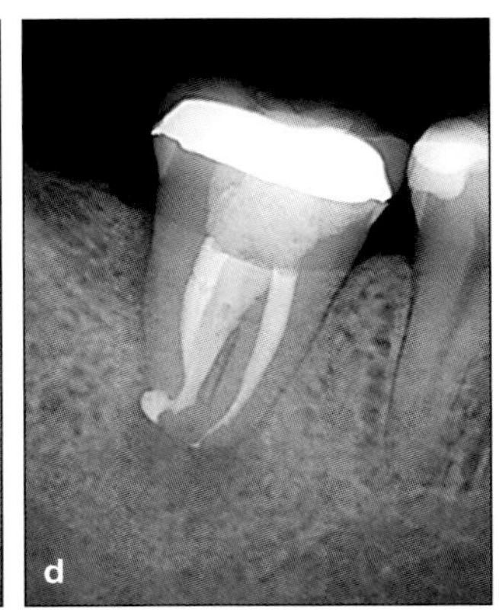

图15-20 （a～d）使用20号H锉和预弯的25号K锉仔细去除宽大扇形C形根管中大量的根充材料，使用氯仿溶剂冲洗。

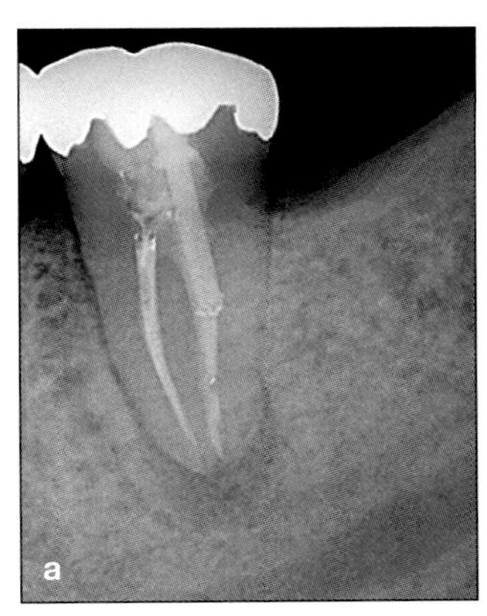
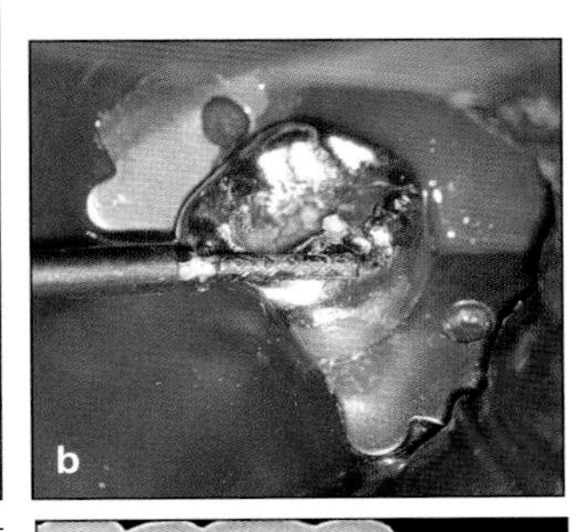
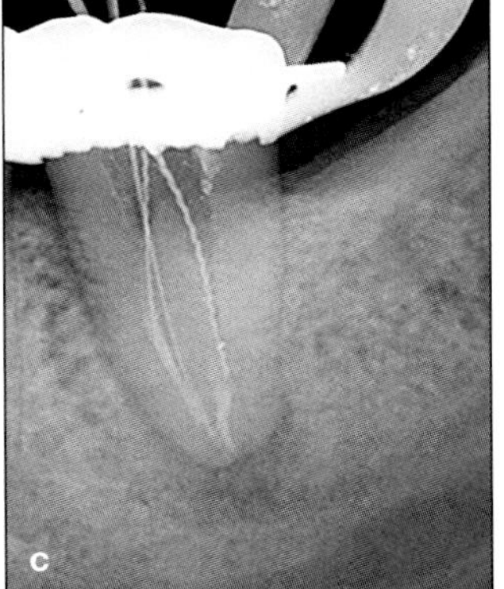

图15-21 （a）该C形根管因急性根尖周炎而进行牙髓再治疗。（b）去除金属桩。（c，d）6周后完成再治疗。（e）2年后复查根尖片显示病变完全愈合。

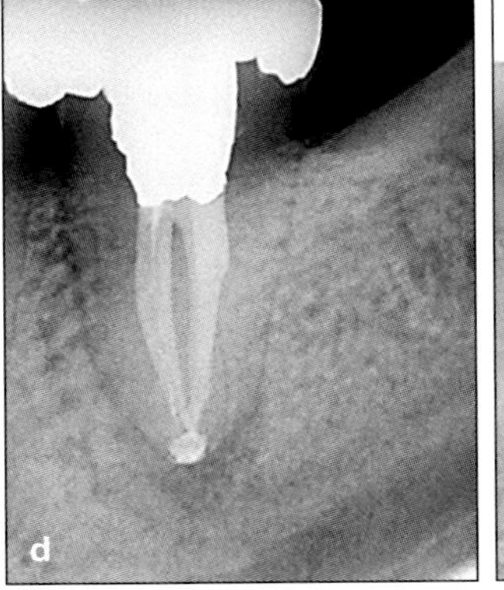
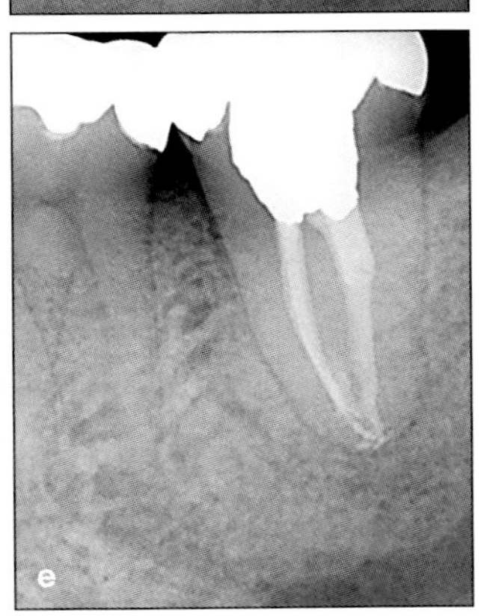

锉（15～25号），将根管壁和峡部的黏附材料去除，并用氯仿进行连续冲洗。超声器械使根充材料悬浮，可用纸尖带出材料，或者可以随氯仿一起被冲出吸走。

C形根管再治疗繁琐且具挑战性，医生在处理时常常会受到各种解剖结构的限制（图15-21）。

总结

C形根管常见于下颌第二磨牙，但也可能发生在其他牙位。可通过根尖片上的锥形融合根影像来进行诊断。C形根管在外形和形态上均多种多样，给临床诊疗带来困难。C形根管的治疗风险很高，需要保守、精细地操作。本章为安全治疗C形根管提供了一些临床指导。

参考文献

[1] Barnett F. Mandibular molar with C-shaped canal. Endod Dent Traumatol 1986;2:79–81.

[2] Chai WL, Thong YL. Cross-sectional morphology and minimum canal wall widths in C-shaped roots of mandibular molars. J Endod 2004;30:509–512.

[3] Manning SA. Root canal anatomy of mandibular second molars. Part 1. Int Endod J 1990;23:34–39.

[4] Yang ZP, Yang SF, Lin YC, Shay JC, Chi CY. C-shaped root canals in mandibular second molars in a Chinese population. Endod Dent Traumatol 1988;4:160–163.

第四部分 再治疗

Retreatment

CHAPTER

16

台阶、分离器械和其他障碍物的旁路通过

Bypassing Ledges, Separated Instruments, and Other Obstructions

Fred S. Tsutsui, DMD
Robert H. Sharp, DDS

牙髓治疗和再治疗有时非常困难，尤其是当障碍物存在时。障碍物通常是医源性的，如在初次治疗产生台阶、根尖堵塞和器械分离，但也可能是根管的天然钙化。本章将讨论障碍物的预防及其治疗策略。

与标准牙髓治疗技术不同，临床上处理障碍物需要一定的技巧。成功的治疗需要了解根管的解剖结构和障碍物形成的原因，以及如何使用一些特殊仪器。近年来，小视野CBCT技术已成为处理障碍物的重要工具。

障碍物妨碍进入根尖部分，影响根管预备和消毒。在大多数情况下，治疗的目标是去除障碍物（器械最理想的情况）或者旁路通过。当无法实现预期目标时，直接充填障碍物冠方的根管并观察，或者根尖手术以及拔牙，都可以作为备选方案。

旁路通过或者消除台阶

台阶通常是器械进入弯曲根管产生的回复力对弯曲根管外侧壁切削造成的。台阶一旦形成，随后的旋转或者手用器械预备可进一步加剧台阶问题，根管被拉直，旁路通过越来越难。图16–1a显示GG钻引起的台阶，随后被旋转器械进一步加剧（图16–1b）。图16–2显示根管拉直后引起的穿孔。处理台阶最好遵循以下基本原则：

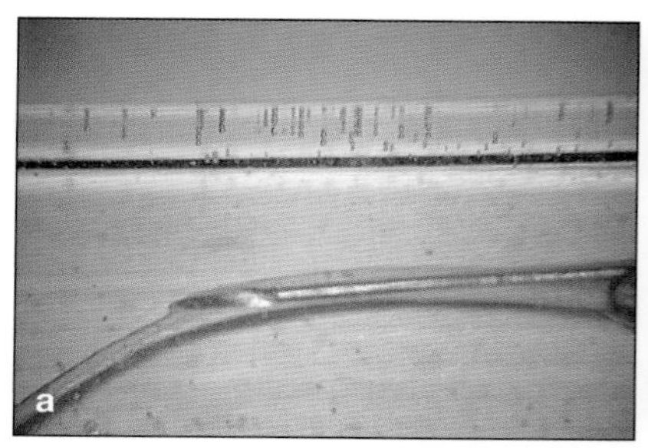
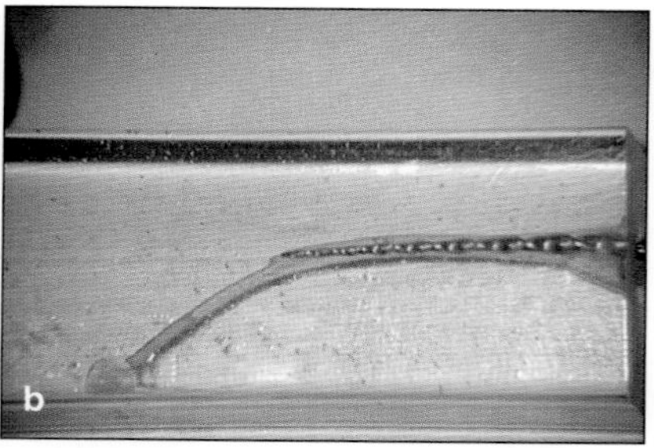

图16–1 （a）GG钻形成的台阶。（b）旋转器械导致台阶问题继续加剧。

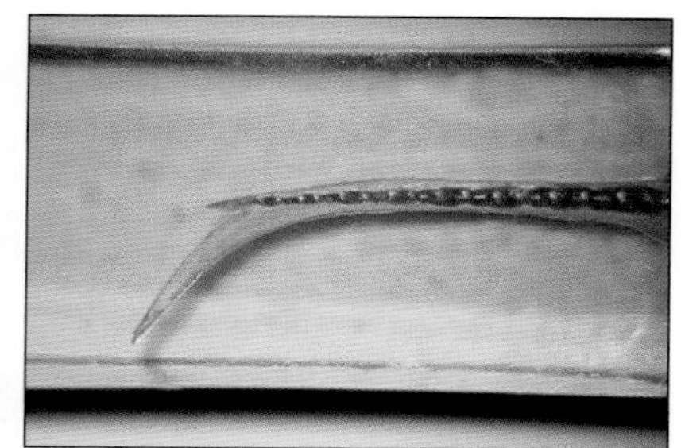

图16–2 台阶所导致的根管拉直和穿孔。

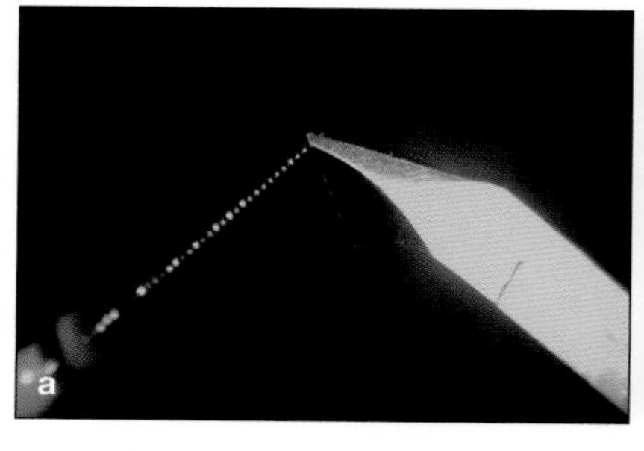
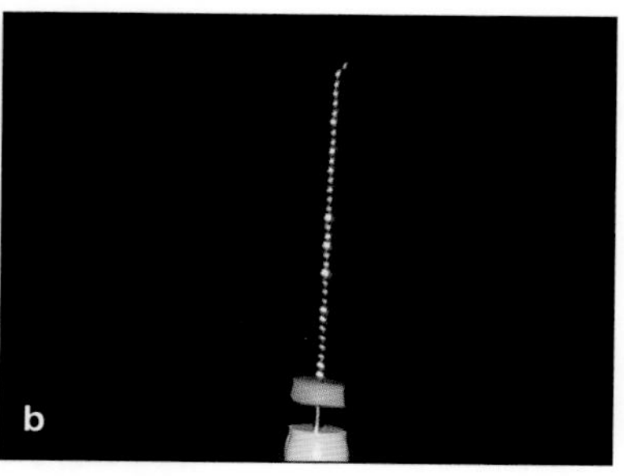

图16–3 （a）用鸟嘴钳预弯手用锉尖端。（b）适当预弯手用锉尖端有助于消除台阶并进入根尖区。

- 尽可能通过根尖片和CBCT观察根管的弯曲情况，器械进入根管前应预弯。
- 力量轻柔。
- 当遇到障碍物时，器械应回退并尝试寻找旁路。
- 器械尖端应无切削能力。

临床操作步骤

旁路通过台阶的临床操作步骤如下：

1. 观察根管的弯曲情况，定位台阶的位置和旁路通过路径。
2. 使用预弯小号锉（图16–3）。
3. 使用大量的次氯酸钠冲洗液，避免使用EDTA，直到通过台阶。
4. 通过台阶后，朝根管弯曲的反方向做上下短距离的提拉，锉除台阶，以便后续的手用锉能继续通过台阶，锉除台阶后再退出根管。用H锉消除台阶非常有效。
5. 当初尖锉能够轻松通过根管后，换大一号的锉重复以上操作。
6. 当手用锉建立了正确的顺畅通路后，则用小号、能预弯的旋转器械进行预备。
7. 大多数病例可用旋转器械继续完成预备。

分离器械的去除

器械分离通常是操作失误所致，很少是由于器械本身的缺陷造成。最常见的原因是器械使用次数过多和/或用力过大。当旋转器械的尖端进入峡区或者两个根管的融合处时，特别容易折断。

为了防止器械分离，应遵循下列原则：

- 每套新器械只用一位患者。手用和旋转器械治疗完成后应丢弃。
- 力量轻柔，避免加压。
- 加强根管冲洗。
- 尖端具有切削能力的器械更容易导致器械分离和台阶的形成。
- 当器械进入根管遇到阻力时，回退、冲洗，适当预弯，然后重新进入。
- 尽可能以被动运动方式使用器械。

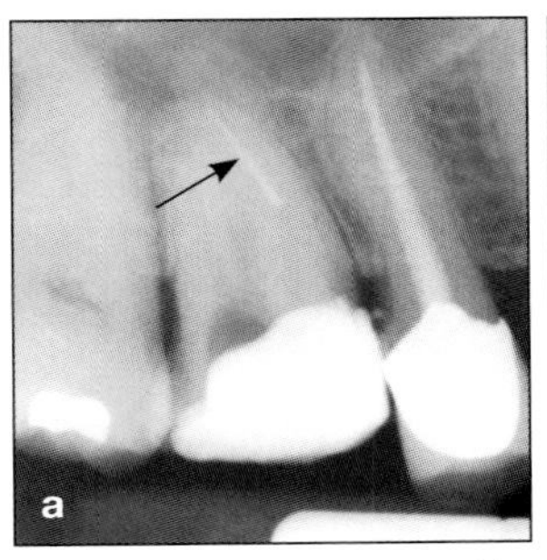
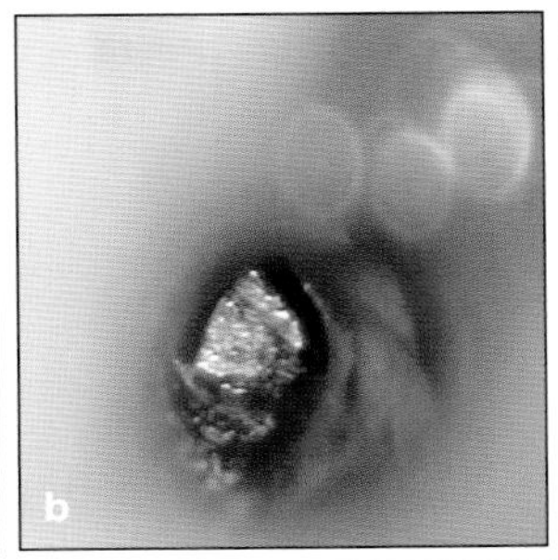
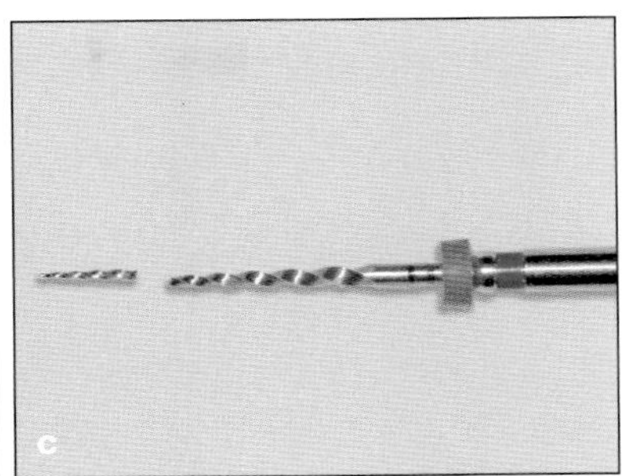

图16-4　（a）近颊根管见器械分离（箭头）。（b）显微镜高倍放大，可看到分离器械的周边间隙。（c）从转介医生获得分离器械的上段部分。高功率下SP-3超声尖（SybronEndo）作用于分离器械1秒。（d）分离器械立即松动，弹出根管。（e）完成根管治疗。

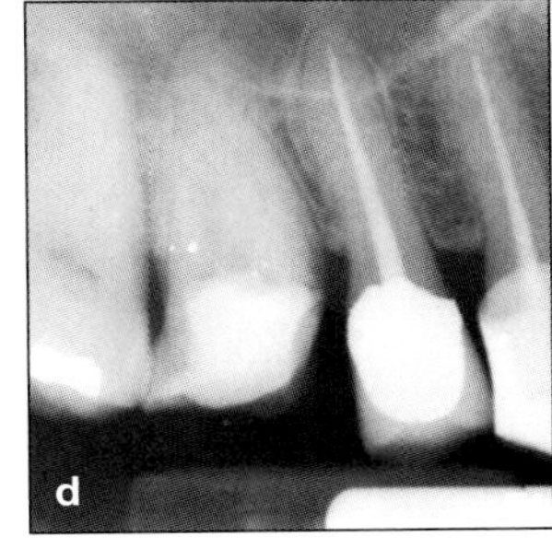
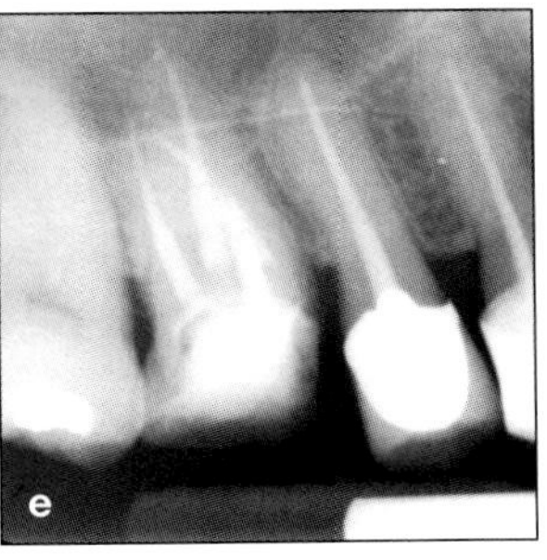

- 在细小根管、急弯根管（尤其在根管中段区域）、S形弯曲根管应特别小心。在S形弯曲和中1/3弯曲的根管中使用旋转器械非常危险，因为器械受力的部位较粗、柔韧性较差。
- 有些旋转器械预备时有“吸入感”，医生失去控制，器械容易被吸入根管。

了解分离器械的品牌和凹槽的设计非常有用。分离器械的上段部分须保留，为器械取出提供参考。如果上段部分无法得到，必须要知道分离器械的种类。了解分离器械的凹槽设计和号码，有助于选择合适的取出方案。

临床操作

直接和间接超声法

当器械尖端卡在根管的根尖分歧处或者不规则处，可能会发生器械分离。在显微镜下如果可以看到分离器械，通常器械可以被取出。清洁干燥的根管有利于评估器械分离的状况。可使用次氯酸钠冲洗根管，音波或者超声荡洗根管壁，100%酒精作为终末冲洗液，并用Stropko（SybronEndo）气枪干燥根管。在显微镜下通过仔细查看，可能会发现分离器械和管壁之间的间隙（图16-4a、b）。细小超声工作尖（如SP-3尖，SybronEndo）有时能够插入间隙内。插入后启动超声，可振松器械，有时候器械会“跳出”根管（图16-4c~e）。每次以高功率振动1秒。时间过长（超过数秒）可能会产生副作用，如过热、过度切削牙本质、分离器械二次折断或者超声尖折断。如果在干燥根管内多次尝试取出未果，则可将超声尖贴在分离的器械上，喷水模式下重复间断超声，水可以起到润滑和冷却作用，有助于取出器械。

间接超声法可以将超声波能量通过牙髓探针或者侧压器传递到分离的器械上。间接超声法比较适用于薄弱的牙根或者难以进入的区域。

套管技术

如果超声工作尖取出失败，可考虑套管技术。目前有多种商品化的套管系统，比如Dentsply的IRS系统（图16-5）、SybronEndo的Cancellier系统（图16-6）及Roydent的Endo Extractor系统，笔者都曾用这些系统取出过分离器械。

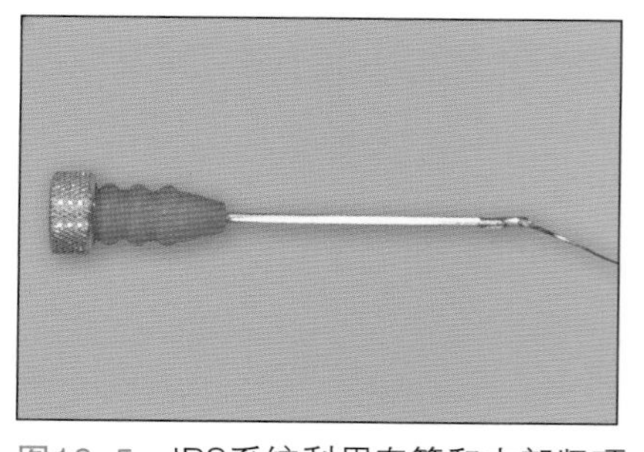

图16–5　IRS系统利用套管和内部坚硬的金属杆取出分离器械或者异物。器械断端套入套管，并从侧孔穿出，然后被嵌于金属杆和套管壁之间。

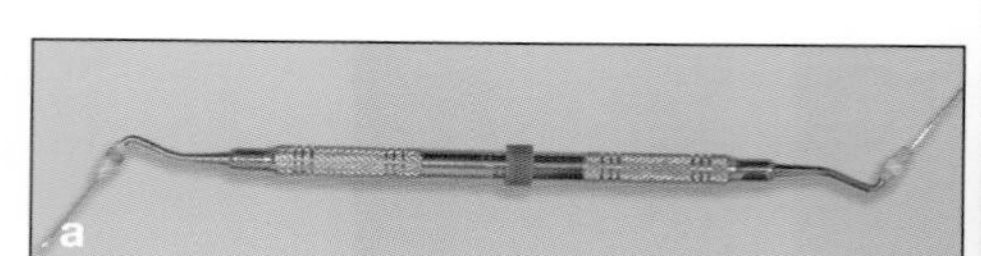

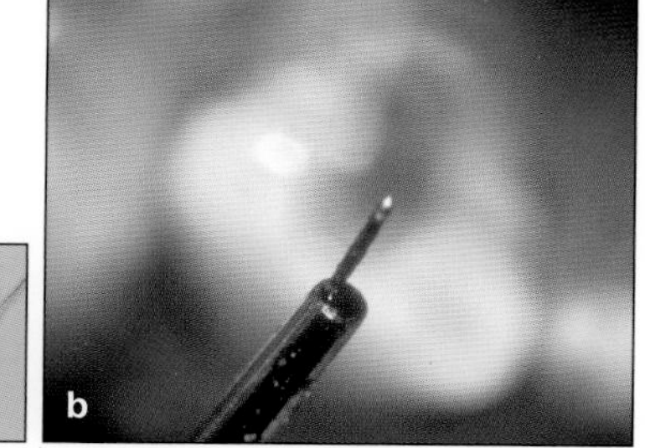

图16–6　（a，b）Cancellier系统的中空套管。将器械断端套入套管，然后往套管中放入强力粘接剂，取出分离器械（Courtesy of Dr Gary Carr，San Diego，California）。

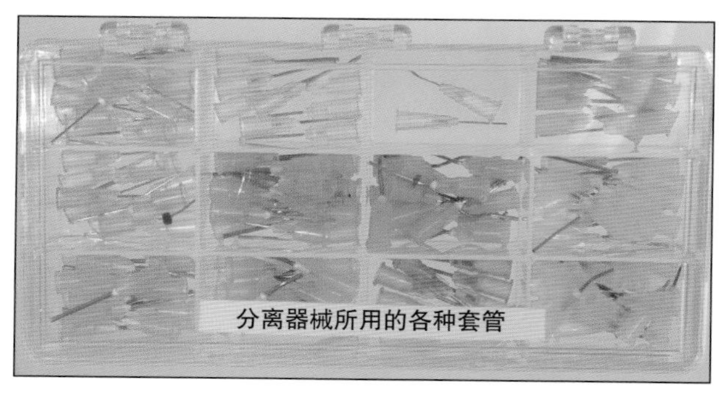

图16–7　各式各样的套管。

另一种简单而又经济的套管技术是复合树脂的“套管+粘接”技术。图16–7显示了不同规格的套管。笔者曾经使用Ultradent（皓齿）和Vista（丰达）牙科产品中废弃的软管作为套管。

在取器械时，分离器械的断端必须暴露2～3mm，而且周围要有足够的间隙来进行“套管+粘接”。如果分离器械的断端贴在根管壁上，必须用探针或者侧压器将其拨至中心来暴露间隙。若无法拨至中心，而且周围的管壁较厚，可用细的超声工作尖去除部分牙本质。断端暴露后，找出与之匹配但套上去又比较宽松的最小号套管，这样在套住断端的同时，套管内也有足够的空间来容纳复合树脂。

临床操作如下：

1. 清理和干燥根管（如前所述）。
2. 调拌少量的自固化或者双固化树脂。
3. 取少量的复合树脂放入选好的套管末端，然后把套管插到分离器械的断端。
4. 等待调拌板上残留的树脂硬化。如果缺乏耐心，可离开房间。
5. 抓住套管，轻轻拉动，旋松取出器械（大多数锉纹为逆时针旋转）。

采用这种方法，一般都能轻松取出分离器械。“套管+粘接”技术见图16–8。

“套管+H锉”技术和“套管+粘接”技术有点类似，暴露分离器械的断端，选择宽松合适的塑料或者金属软管套入断端，将小号H锉旋入分离的器械和套管管壁之间的间隙，楔住分离的器械，然后取出（图16–9）。

套索技术是使用套管和细结扎丝来取出分离器械、银尖和金属载体。将套管和结扎丝/圈一起放入根管，结扎圈套住器械后，然后扎紧，取出

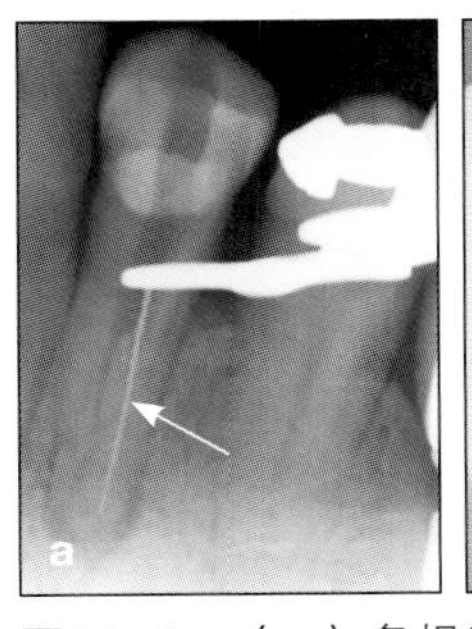
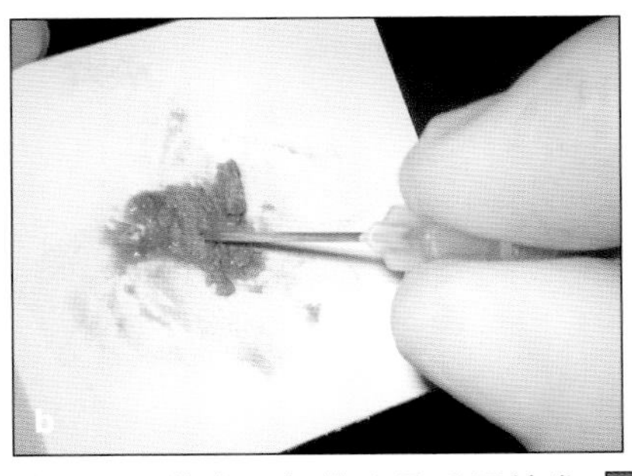
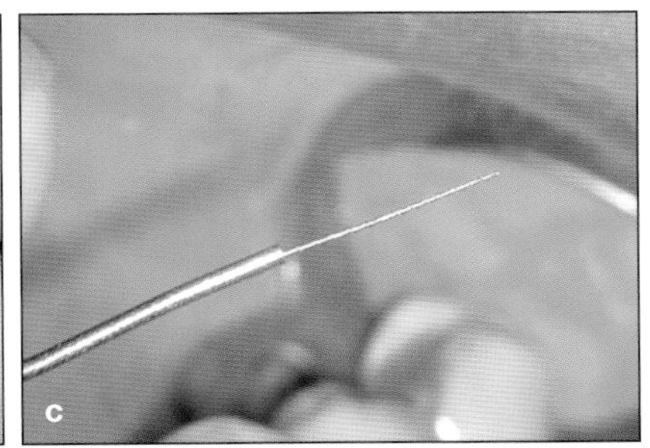
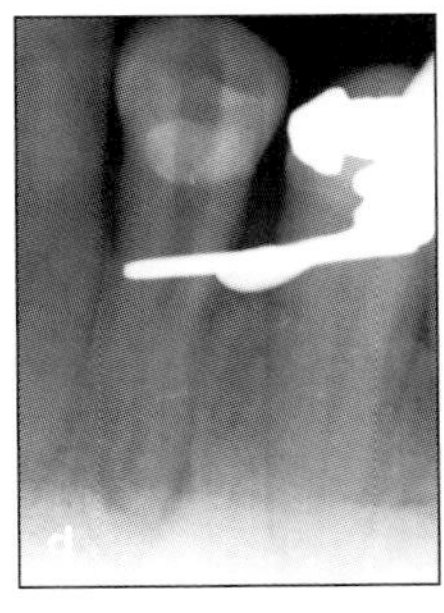
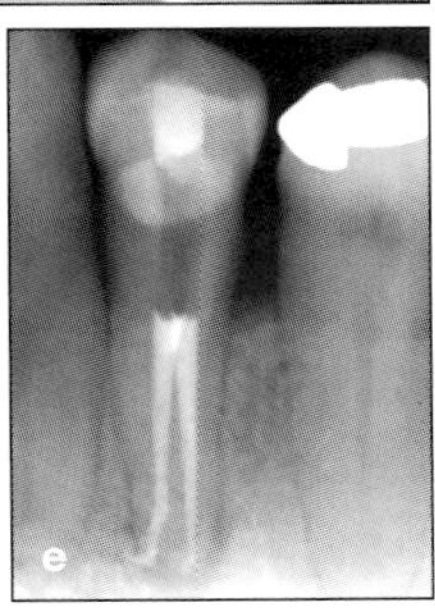

图16-8 （a）多根管的下颌前磨牙根管内见手用锉发生器械分离（箭头），手用锉的上段部分用来选择合适的套管尺寸。（b）套管末端放入自固化树脂，然后套住分离器械的断端。（c，d）固化5分钟后，将分离器械取出。（e）治疗完成。

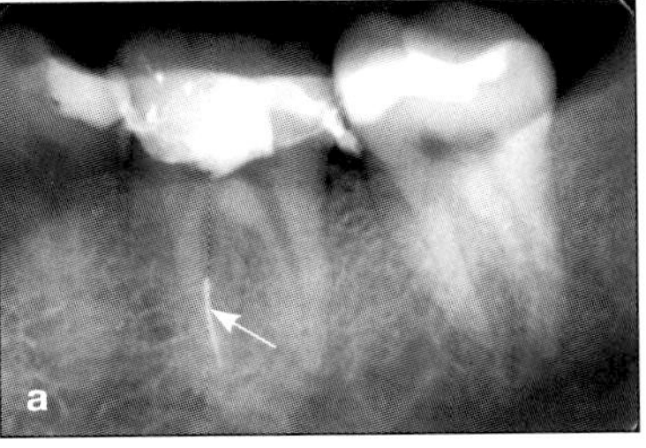
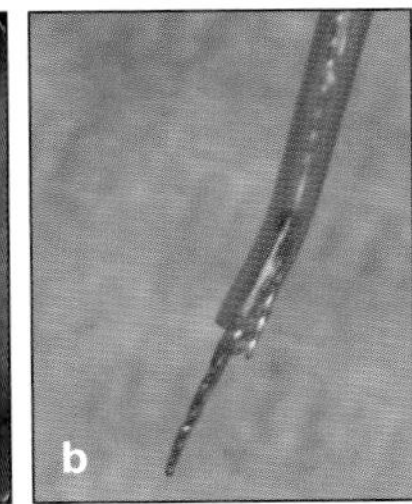
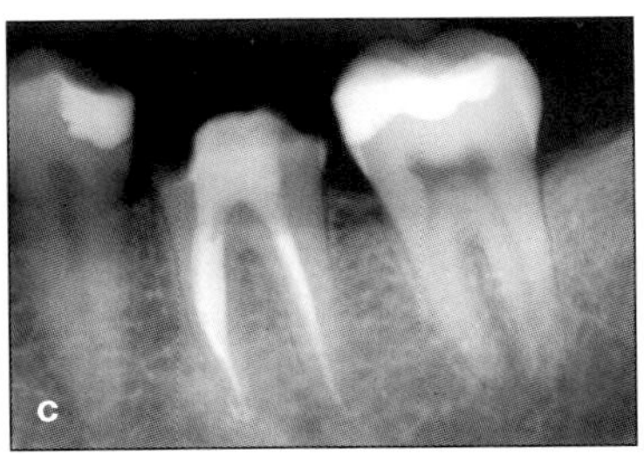

图16-9 （a）下颌磨牙近中根管下段可见分离器械。选择合适的套管，将H锉旋入套管和分离器械之间的间隙。（b）分离器械被楔住并取出。（c）治疗完成（Courtesy of Dr Rebecca Prescott，San Antonio，Texas）。

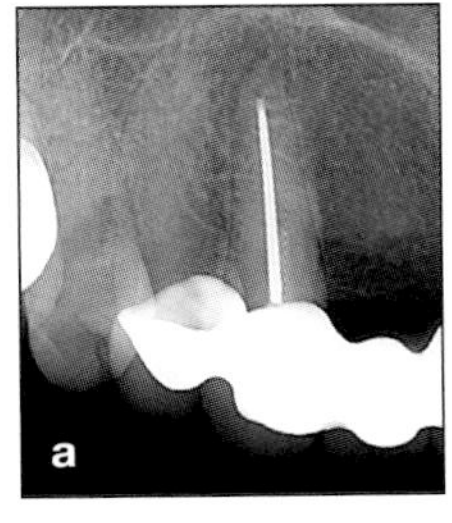
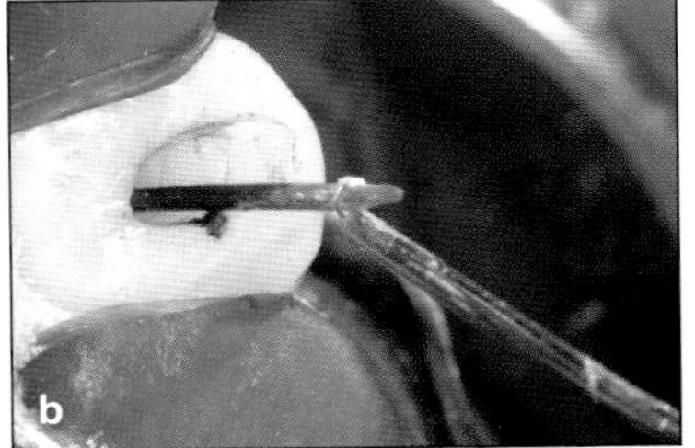
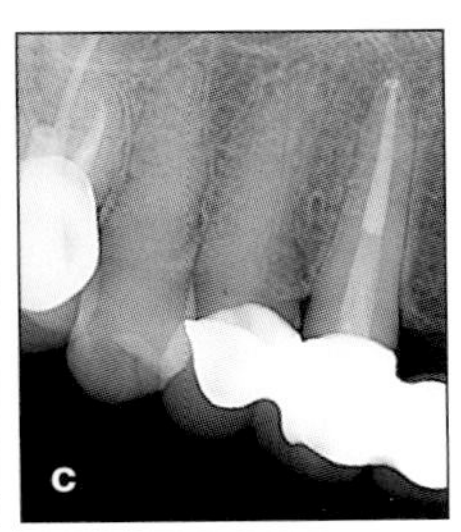

图16-10 （a~c）套索技术是运用套管和细结扎丝来取分离器械。将结扎丝放入套管，套住器械断端，然后将其取出。这个病例中的银尖被取出。

障碍物（图16-10）。

分离器械的旁路通过

另一种技术是部分或者完全实现分离器械的旁路通过。部分医生认为，旁路通过技术比取出分离器械更好，因为旁路通过在操作过程中只切削了少量的牙本质。分离器械的旁路通过一般从小号手用锉开始，同时要求医生熟悉根管的解剖结构，操作过程可能冗长乏味。CBCT影像可以提供根管弯曲度、分离器械的位置和根管的解剖结构，例如根管是否融合等三维信息。牙科手术显微镜也是成功的重要因素。

在大多数病例中，只要有耐心，配合使用小号的手用锉，一般都能从分离器械的旁路通过，最易通过的部位是在根管峡区。

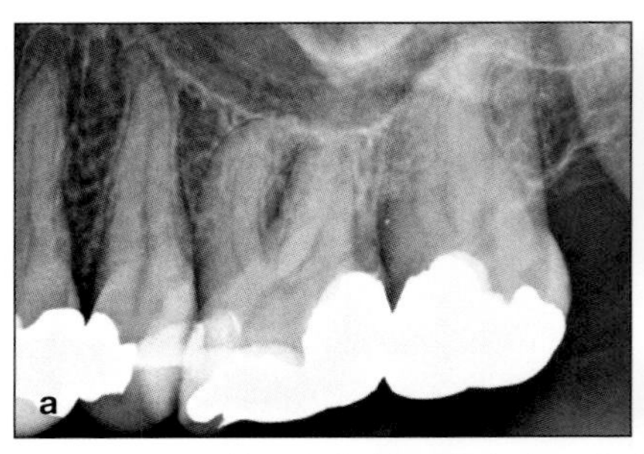

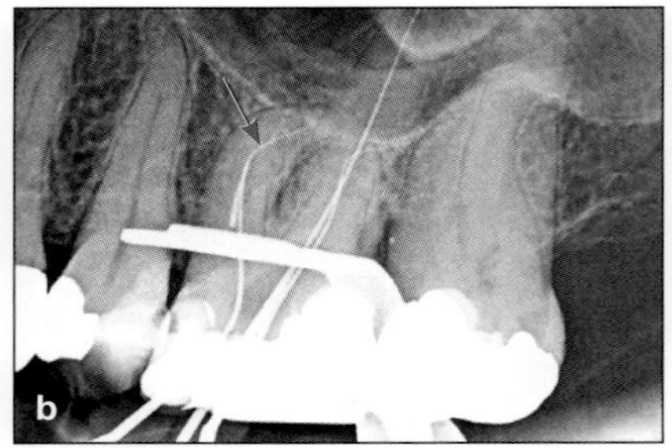

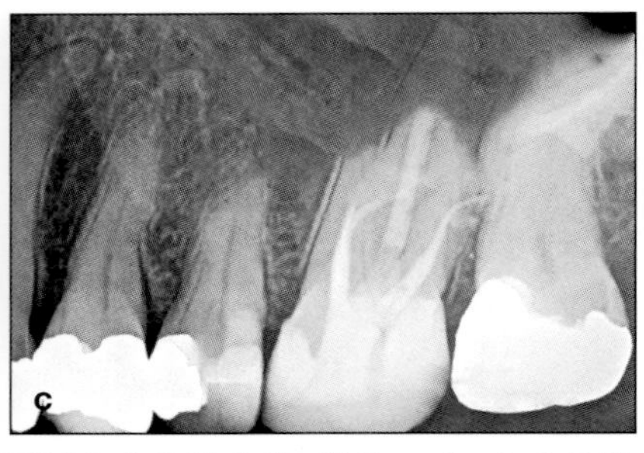

图16-11　尽管近颊根管下段急弯，发生器械分离，仍然成功从旁路通过。（a）器械分离前的术前X线片。（b）小号锉旁路通过。（c）治疗完成（Courtesy of Dr Venkat Canakapalli，Tauranga，New Zealand）。

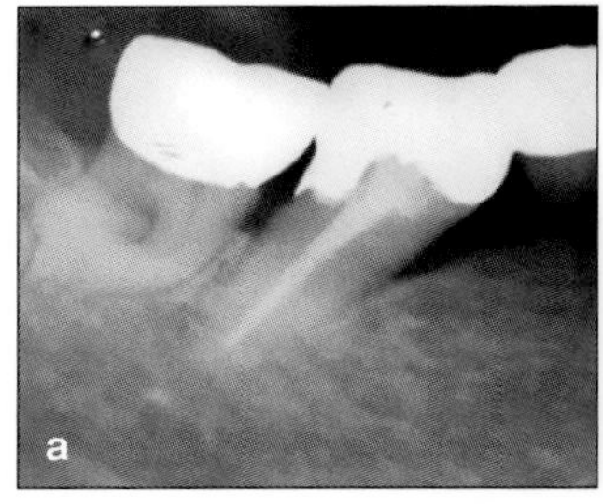

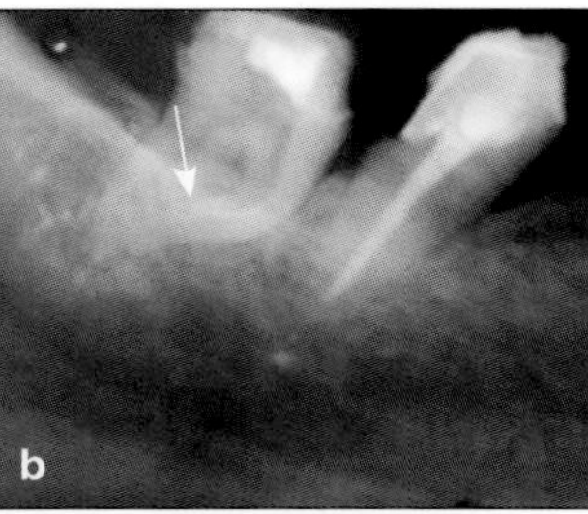

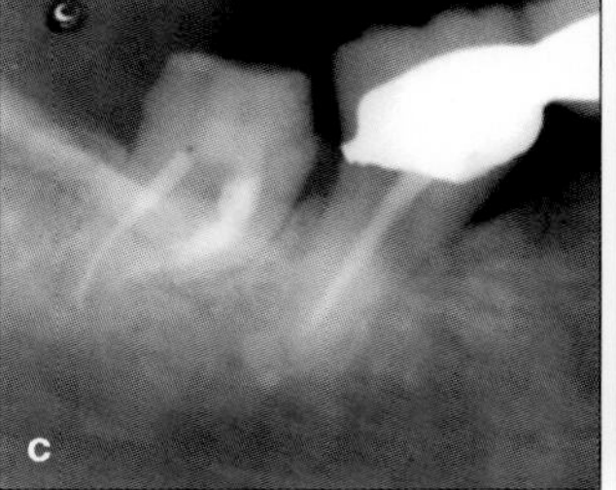

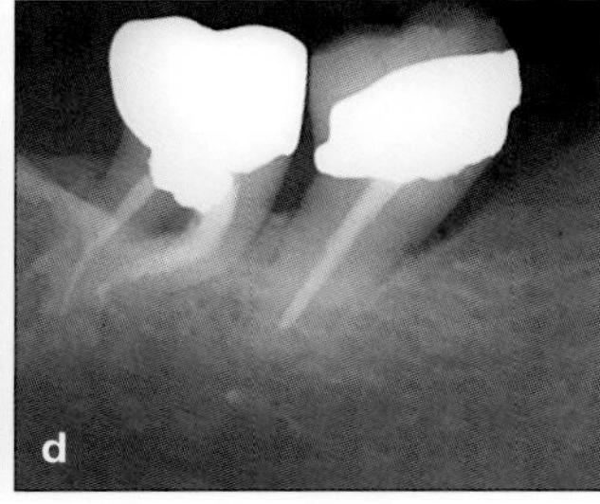

图16-12　（a，b）下颌第三磨牙急弯的近中根管内见器械分离（箭头）。（c）旁路通过分离器械并充填根管。（d）术后14年的X线片。

临床操作程序如下：

1. 部分临床医生认为，相比于取出分离器械，旁路通过是一种更好的选择，因为仅切削少量的牙本质。
2. 清理和干燥根管（如前所述）。
3. 尽量分离器械的断端，将6号或者8号手用锉插入分离器械和峡区之间，寻找黏滞感，然后来回轻轻捻动。
4. 如果无法绕过峡区，可以尝试其他区域。在大多数病例中，至少会有一处可以旁路通过。
5. 一旦小号手用锉可以通过，后续的锉都可以沿此路径继续通过。在此过程中反复使用次氯酸钠冲洗根管。旁路通过会消耗多支锉，一定要有耐心。
6. 旁路通过后，使用大号手用锉仔细重复上述操作过程。用EDTA溶液冲洗根管有助于此过程。
7. 在大多数病例中，旁路通过后应充分预备根管。使用旋转器械时应慎重，以免再次发生器械分离。
8. 有些病例中分离的器械会在根管预备过程中被带出。
9. 旁路通过后可以尝试用小号超声锉将分离器械振松，然后取出。这种做法有些风险，因为分离器械被振松后有可能被推向根尖。

图16-11和图16-12高难度病例中，仍然能够旁路通过。

缠绕技术

（H锉）缠绕技术与旁路通过方法相似，但目的是为了取出分离器械。如前所述，用小号手用锉绕过分离器械。对于短而松的分离器械，有时可以进入器械的螺旋凹槽绕过器械。这时手用锉尖就可以顺着分离器械的凹槽螺旋进出。这项技术由David Rosenberg医生改进并传授，已经培训了许多临床医生。

临床操作程序如下：

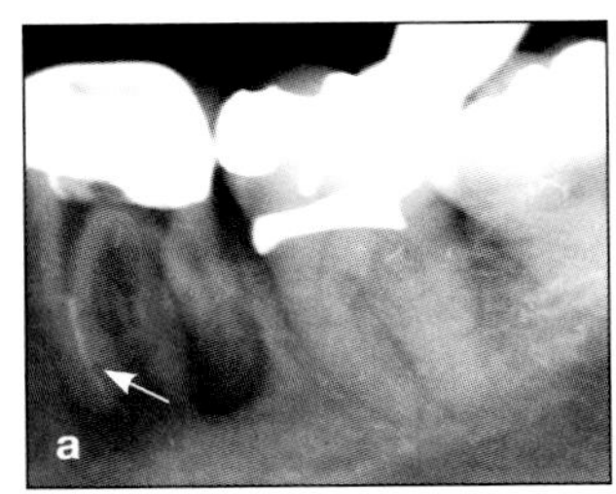

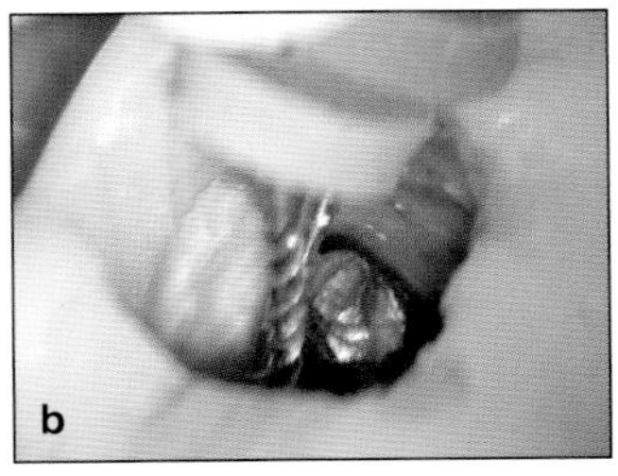

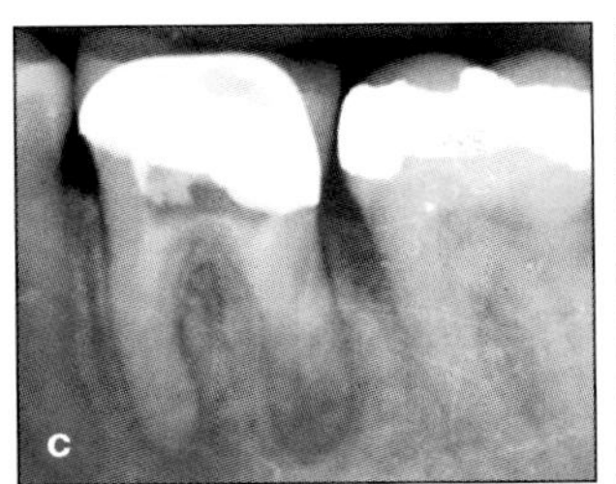

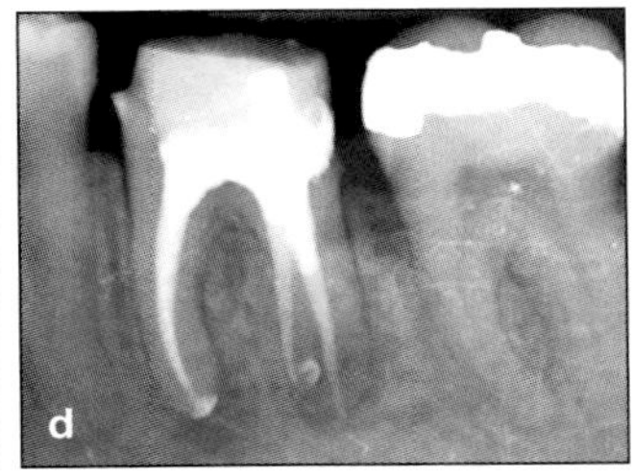

图16-13 （a～d）在分离器械（图a箭头处）的两侧形成旁路，分别插入手用锉，缠绕并取出分离器械，完成治疗。

1. 清理和干燥根管（如前所述）。
2. 评估髓腔入路是否良好。
3. 用牙髓探针或者侧压器在分离器械周边，戳出黏滞感。
4. 用小号手用锉在黏滞感处继续推进，如果不能，重新尝试其他部位。
5. 顺序使用6号、8号、10号C+锉。旁路通过后，用EDTA溶液冲洗根管。须绕过分离器械全长才算建立了旁路通过路径。当10号锉能够旁路通过后，才可使用15号和20号K锉。
6. 用牙髓探针或者侧压器将分离器械拨至远离根管壁一侧，然后按照先前方法按顺序重复6号、8号、10号锉。目的是进入器械的另一侧凹槽或者在其周围建立第二条旁路。
7. 分离器械的一侧放置20号手用锉，最好是H锉，另一侧放置10号、15号或者20号H锉。
8. 逆时针旋转缠绕这两支锉，然后通过提拉将分离器械取出（图16-13）。

初次使用该方法时，可能会耗时2小时以上。

去除非特定障碍物

根管堵塞是指根管自然钙化或者由以往治疗所造成。医源性堵塞通常是由于操作者没能正确认识根管预备或者缺乏耐心，遵循以下基本原则可避免这种情况的发生：

- 从小号手用锉开始，避免加压。
- 大量冲洗。
- 遇到阻力时不使用暴力。
- 要有耐心。
- 保持根管通畅，重复上述操作。

碎屑堵塞根管时的旁路通过

临床操作程序如下：

1. 根管内注入次氯酸钠，浸泡5分钟尝试溶解碎屑中有机成分，松解碎屑。
2. 使用预弯的6号、8号、10号手用锉（图16-3）分解碎屑，然后冲洗根管。
3. 松解碎屑或者绕过碎屑的关键是寻找“薄弱点”。通常碎屑仅0.5～1.0mm厚，且最致密点主要位于表层。
4. 找到“薄弱点”后，用手用锉以平衡力法可有效刺入松散的碎屑。
5. 通过堵塞物后按顺序使用器械。
6. 不断地疏通是防止根管再次堵塞的关键。
7. 避免使用暴力去松解堵塞物，以防“拉直”根管、形成台阶或者根管侧穿（图16-14）。应轻轻采用 “啄”的动作来去除障碍物。

当手用锉疏通失败时，可尝试使用超声器

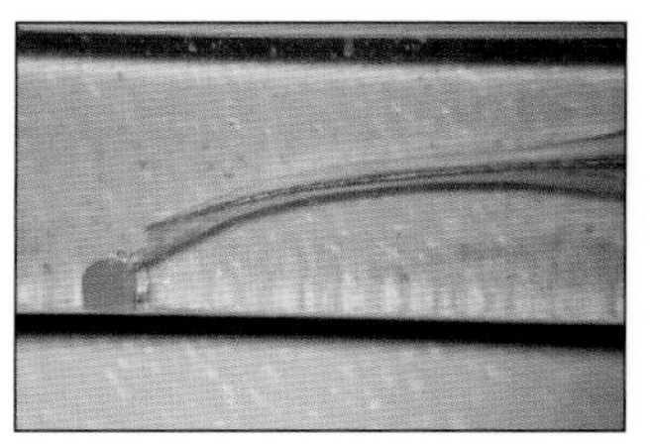
图16-14 模拟堵塞物的塑料块根管模型显示：暴力使用器械会导致根管拉直。

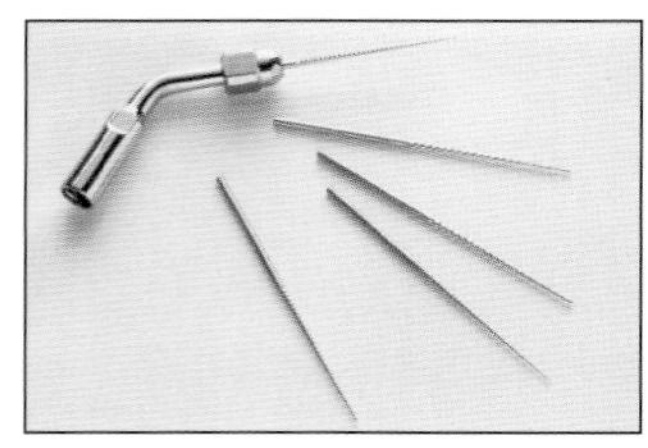
图16-15 超声锉接头（SybronEndo）。

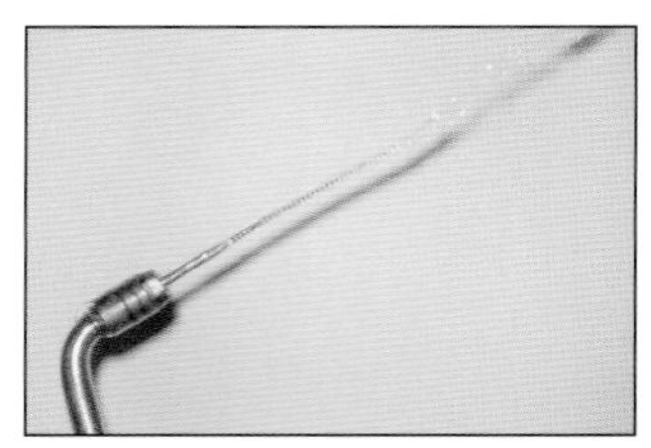
图16-16 水流从超声锉喷出。

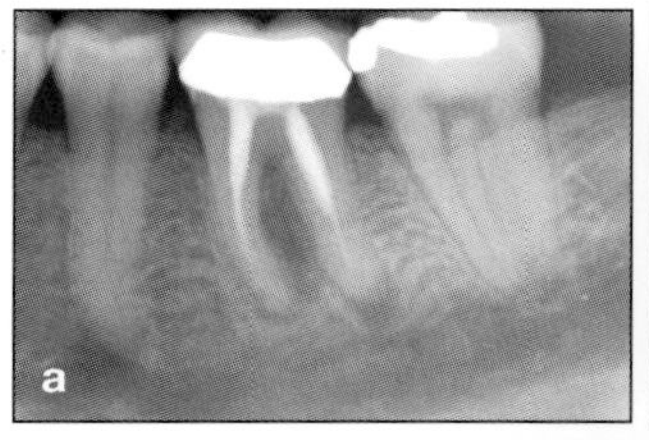
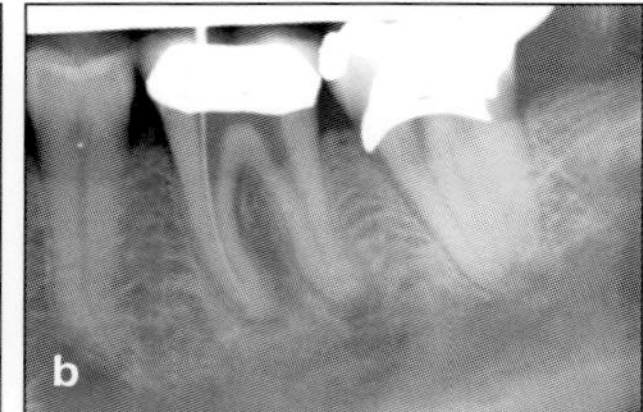
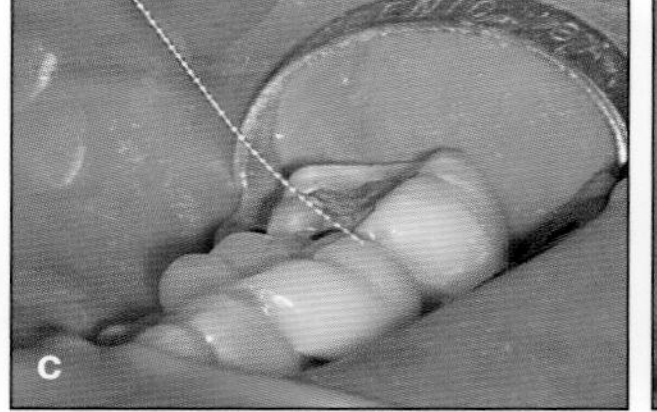
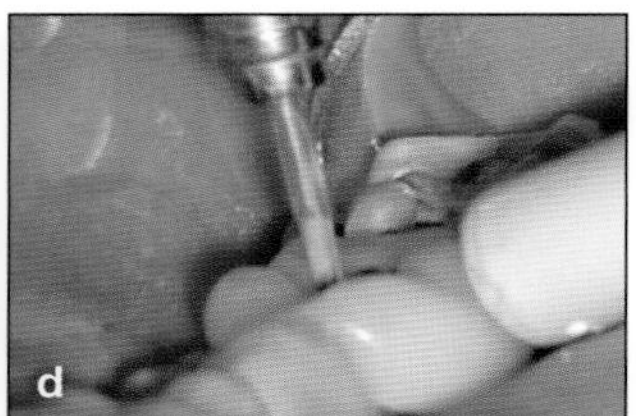
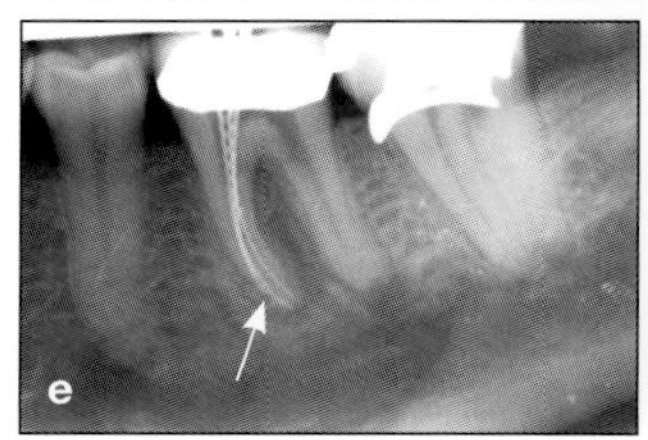
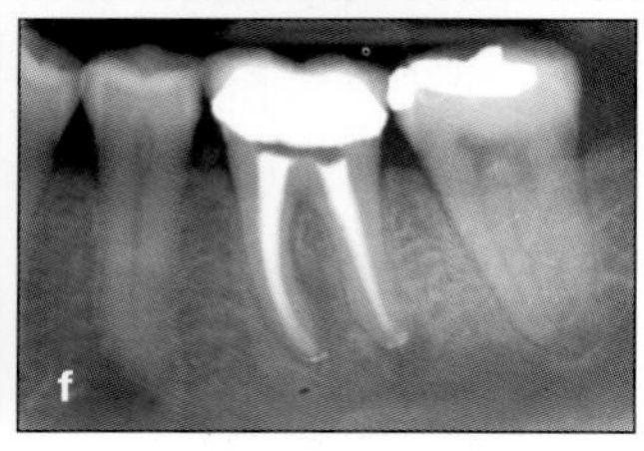
图16-17 （a）转诊再治疗磨牙根管。（b）去除根管堵塞物上方的充填材料，8号手用锉无法绕过堵塞物。（c，d）超声锉预弯，使用低功率和喷水模式，松解堵塞物，所有根管均疏通至根尖（箭头）（e）。（f）治疗完成。

械。将10号锉装于超声手柄上，根管内注满次氯酸钠，然后启动，有时可以振松堵塞物。超声锉的接头可选用SybronEndo（图16-15） 和 Osada，使用过程采用被动手法，超声锉尖尽量不要碰到根管壁以保证高效。暴力疏通会造成器械分离、牙本质切削过度以及台阶或者穿孔的形成。

超声锉使用方法如下：

1. 去除堵塞物上方的充填物，清理根管（如前所述）。
2. 超声功率设成最低，开至喷水模式。
3. 轻轻预弯锉（图16-17c）。
4. 避免超声锉接触根管壁。
5. 喷水模式下采用轻轻“啄”的动作（图16-16）。
6. 超声“啄”15～20秒后，用小号手用锉如前所述的方法重新进入根管。如果操作不到15秒即有楔入感或者黏滞感，则应立即停止超声，改为手用锉。
7. 通过堵塞物后，用常规手段完成治疗（图16-17）。
8. 如果手用锉无法进一步疏通根管，则重复使用超声锉。
9. 重复上述操作，直至去除堵塞物。操作时间有可能超过1小时，需有耐心并避免暴力。

如果上述方法都失败，可在根管内封氢氧化钙至少2～3周。氢氧化钙具有溶解组织的作用。有时复诊时堵塞物可通过。如果失败，可先直接根充至堵塞物上方后观察、根尖手术或者选择拔除。

总结

本章概述了如何有效并且保守地处理有关台阶、器械分离和根管堵塞，同时也向读者分析这些问题的产生原因及防范措施。

CHAPTER

17

Marga Ree, MSC, DDS

金属桩和纤维桩的去除

Removing Metal and Fiber Posts

再治疗有时候需去除根管桩来获得进入根管系统的通路。去除根管桩时必须考虑并保证患牙有足够的剩余牙体组织，而且后期的修复具有可预见性。剩余牙体组织的完整性是影响远期存留的关键因素。

去除根管桩难易程度的影响因素：

- 粘接剂类型。
- 根管桩的长度。
- 根管桩与根管壁的匹配度。
- 放大设备和特殊设备的使用。
- 临床医生的专业知识。
- 根管桩的构成、形状和表面结构。

根管桩有各种不同的材质、形状和类型，取出各种根管桩所需技术和设备也各不相同。因此去除之前，正确辨别根管桩的类型至关重要。根管桩的材质有不锈钢、黄金、镍铬合金、钛合金、陶瓷、氧化锆和纤维增强树脂（Fiber-Reinforced Composite，FRC），而金属桩又分为主动式或者被动式就位，桩的类型会影响去除桩时所采用的装置。

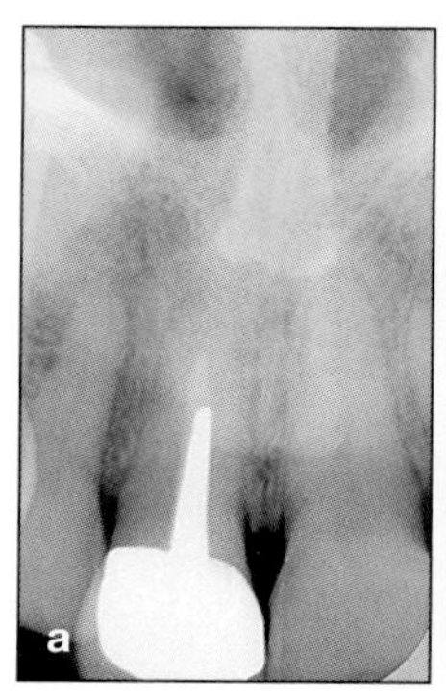
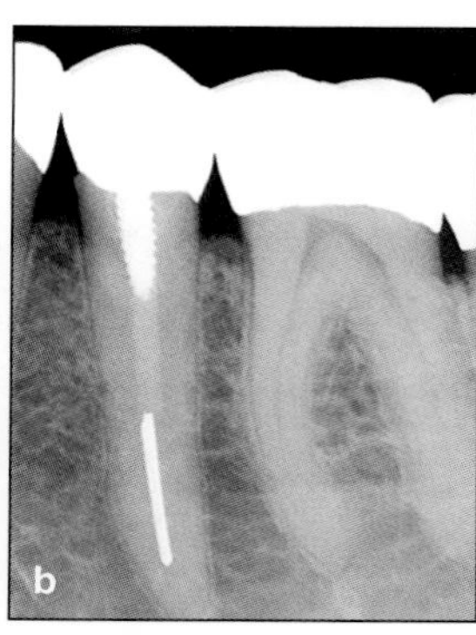
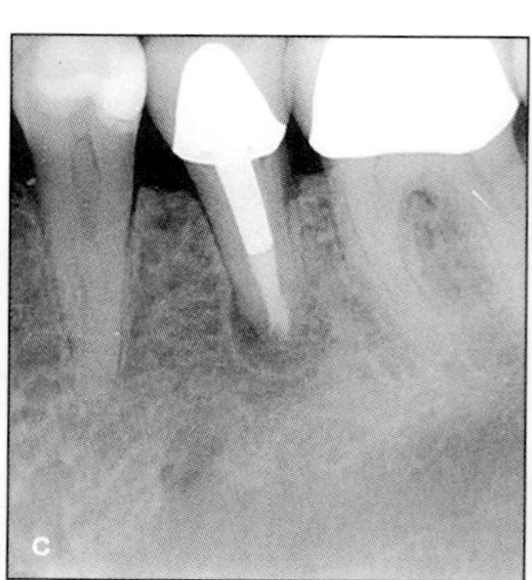
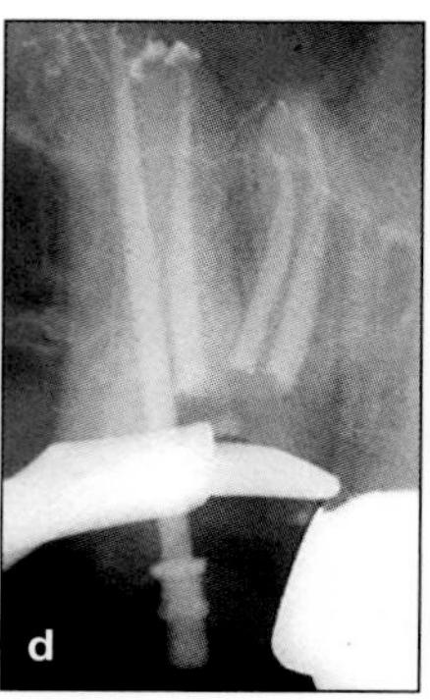
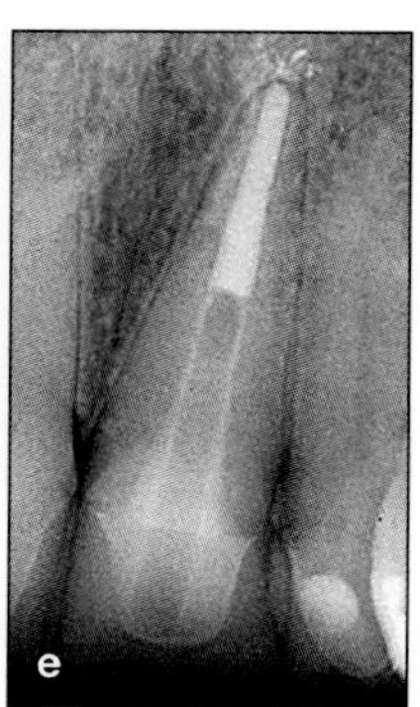

图17-1　不同类型根管桩的影像学表现：（a）常规金属铸造桩；（b）螺纹桩；（c）氧化锆桩；（d）钛桩；（e）纤维桩。

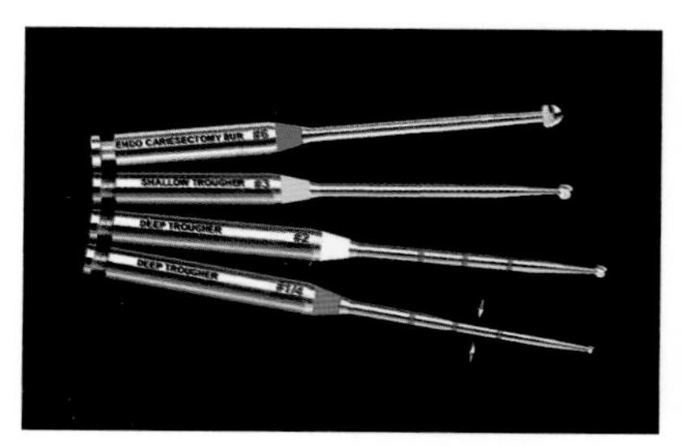

图17-2　Munce Discovery 车针。

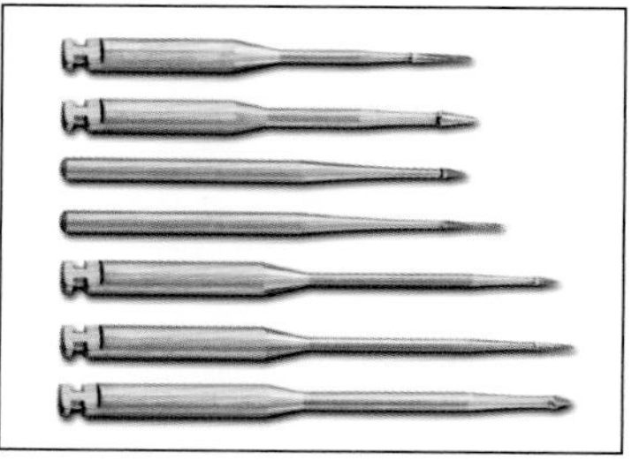

图17-3　EndoGuide 车针。

桩的识别

一般情况下，不同桩的影像学表现有所不同，这有助于临床医生识别根管桩的材质和设计类型（如主动式与被动式）（图17-1）。阻射性最高的根管桩为铸造桩和不锈钢桩，其次是氧化锆桩。钛桩由于阻射性跟牙胶相似，在影像学上有时很难识别。大多数纤维桩的阻射性较低，其轮廓可通过高阻射性的粘接剂显示出来。

金属桩的去除

大多数情况下，金属桩可以安全有效地去除。橡皮障能提供良好的视野、防止污染和保护气道，去除金属桩操作应在橡皮障隔离下进行，配合使用显微镜能够提高去除效率。

目前已开发出取金属桩所需的各种技术和器械，包括车针、环钻、超声设备和金属桩取出设备。通常在使用旋转器械去除金属桩时，会切削健康的牙本质，削弱牙齿结构的强度；因此在取金属桩时应尽量避免使用旋转器械。在大多数情况下，超声波振动是分解水门汀的有效方法，最终使金属桩松动。若使用得当，该技术不仅安全高效，还能保持牙根的完整性。超声工作会产生热量，应始终在喷水下操作。对于大部分病例，若超声作用5～10分钟后金属桩仍无松动，应考虑其他方法。

无论采用哪种技术，第一步都是去除金属桩周围的充填材料来建立足够的通道。大部分材料可用高速金刚砂车针去除。剩下的少量修复材料，应使用相对安全的器械，如Munce Discovery车针（CJM Engineering）（图17-2）或者EndoGuide 车针（SS White）（图17-3），或者超声工作尖去除。去除的目标是金属桩的顶部无修复材料残留，同时尽可能少切削健康牙体组织。金属桩的顶端暴露越多，去除的可能性越高。当暴露足够多时，即可开始取桩。

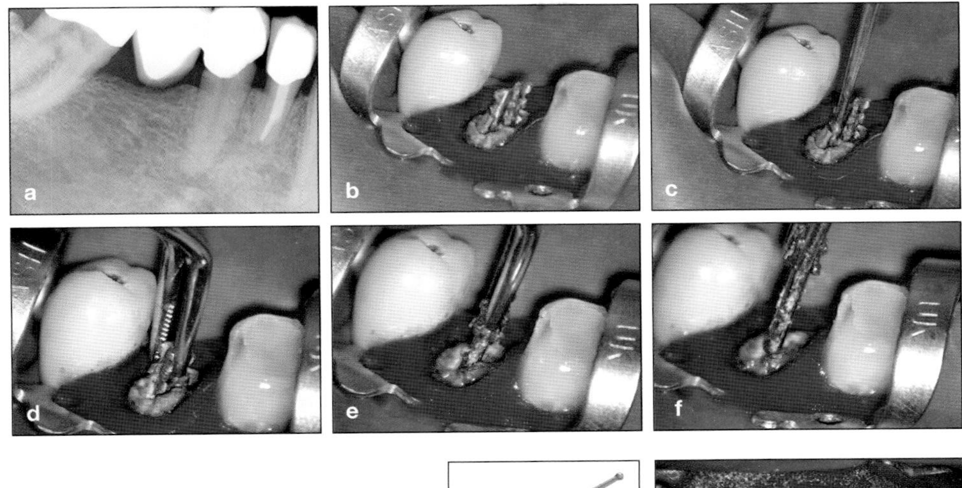

图17-4 （a）右下颌前磨牙因修复原因需重新治疗。（b）去除堆核材料，充分暴露螺纹桩的上段。（c）用超声振松螺纹桩。（d~f）用钳子夹住桩，逆时针旋转，取出桩。

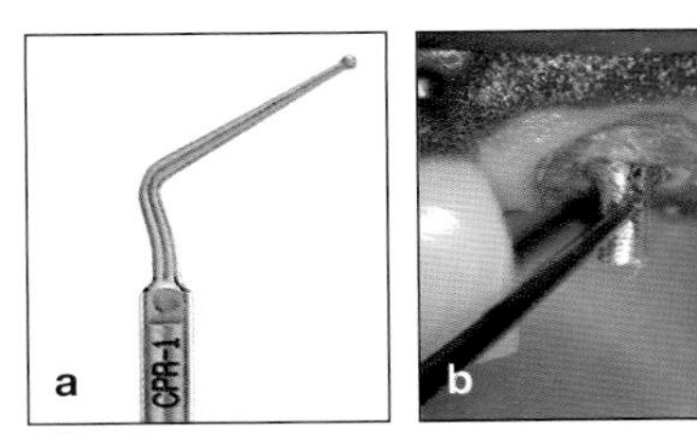

图17-5 （a）CPR-1 超声尖（Spartan-Obtura）。（b）CPR-1超声尖去除桩。

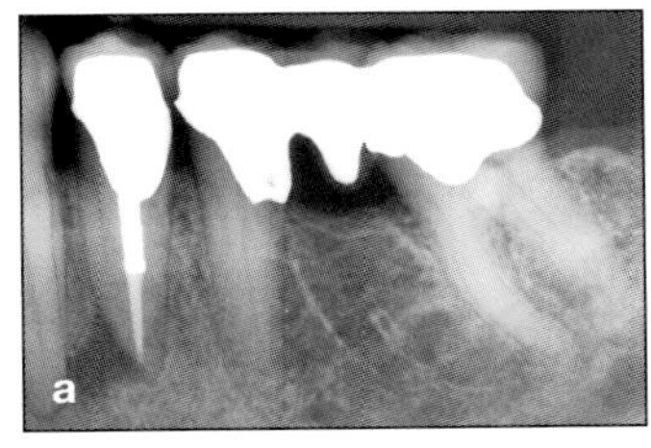

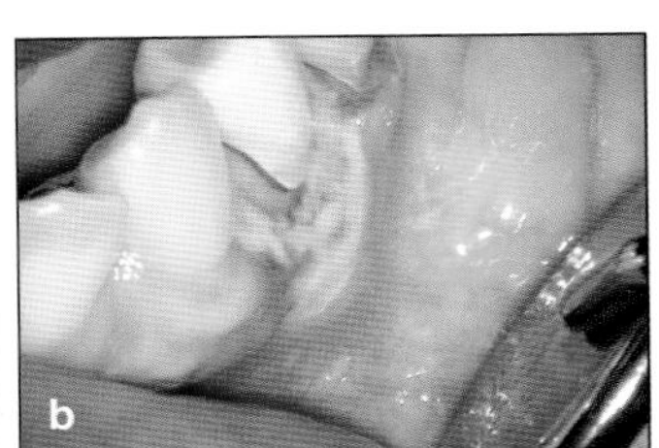

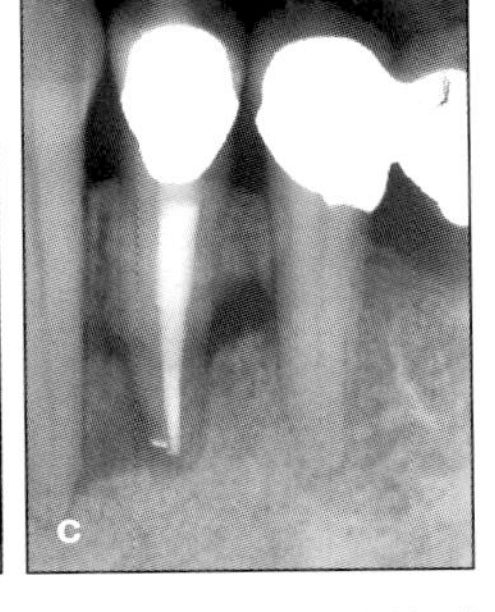

图17-6 （a）需去除根管桩进行再治疗的左下颌第一前磨牙术前X线片，在去除桩过程中，没有喷水冷却，导致大量产热。（b）1个月后口内像，邻近牙齿的软组织出现坏死。（c）拔牙前X线片示，牙槽骨坏死。

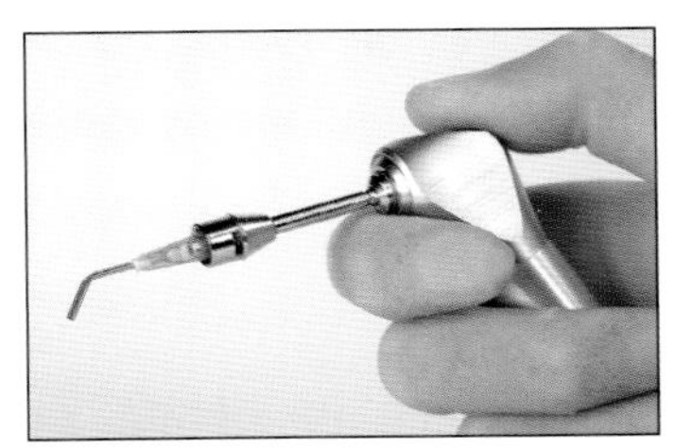

图17-7 Stropko气枪。

螺纹桩的去除

要去除螺纹桩，可用小钳子或者螺纹取出器逆时针轻轻地旋转（图17-4）。如果桩未能旋转松动，则可用超声工作尖逆时针方向旋转振松粘接剂，然后再次尝试旋转螺纹桩。应避免使用暴力，以免产生根裂或者上段的螺纹桩折断。去除成功后应仔细检查评估牙根结构的完整性，同时检查是否有裂纹，评估患牙的可修复性。

被动就位金属桩的去除

超声波松解水门汀粘接剂后使桩松动。超声波的有效性取决于：①粘接剂组分和桩的表面积。②粘接剂的种类。

长而深且与根管匹配度很好的根管桩可抵抗超声波振动，需要更多时间来松解粘接剂。根据笔者的经验：大多数不锈钢和黄金铸造桩在5分钟内可被振松，即使是难度很大的根管桩，通常在10分钟之内也能振松。

相比于不锈钢，钛具的弹性模量（刚度）较低，所需时间更长。高弹性模量材料比低弹性模量材料更能有效地传递超声波能量。此外，去除树脂粘接的金属桩通常比玻璃离子水门汀或者磷酸锌粘接的桩更耗时。

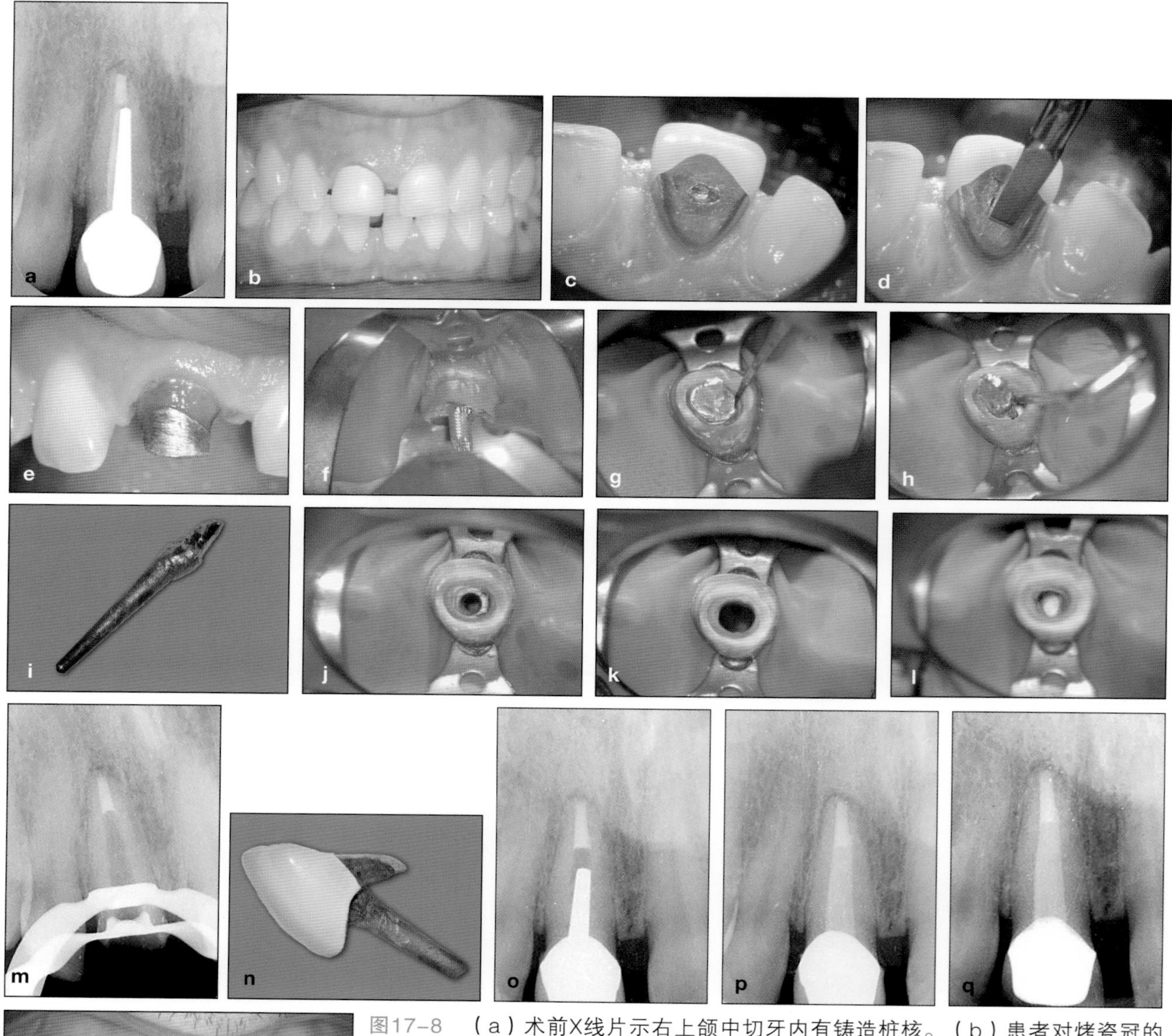

图17-8 （a）术前X线片示右上颌中切牙内有铸造桩核。（b）患者对烤瓷冠的外观不满意，希望用非金属修复体替代。注意牙龈边缘黑线，可能是由牙冠和桩的金属结构引起的。（c）在舌面开槽以便使用去冠器。（d）使用去冠器。（e）拆冠后，显露铸造桩核。（f）橡皮障隔离铸造桩核，磨小桩核直径。（g）用4# EndoGuide高速车针去除桩周围的粘接剂。（h）用CPR-1超声尖振松。（i）拆除桩。（j）桩拆除后，根管壁上含有残存的粘接剂。（k）清除根管壁上残留的粘接剂。（l，m）MTA根尖屏障术。（n，o）拆除的桩冠被用作临时修复。（p）术后X线片示根管已重新治疗和FRC桩核。（q，r）1年后复查的X线片和临床最终修复效果。牙龈边缘的灰色外观有所改善，但未完全消失。

使用超声工作尖时将其调至大功率，轻微加压（图17-5），同时充分冷却，在根管桩上做上下及圆周运动，通常会找到一个“最佳作用点”，可将超声波能量最有效地传递给根管桩。超声波能量作用于金属物体上可产生高温，传导至牙根表面和周围牙槽骨，在极端情况下可能导致坏死和牙齿丧失（图17-6）。另外助手配合使用Stropko气枪（图17-7）可保持术区干净，便于医生操作。

去除根管桩后，残存在根管壁上粘接剂必须用牙髓探针或者细小超声尖去除。最后还要仔细

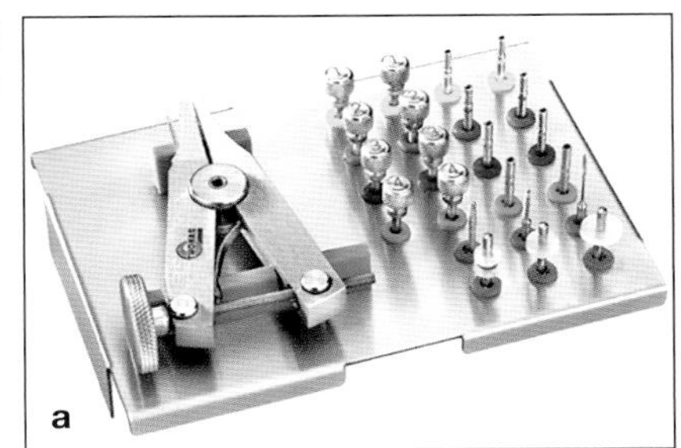
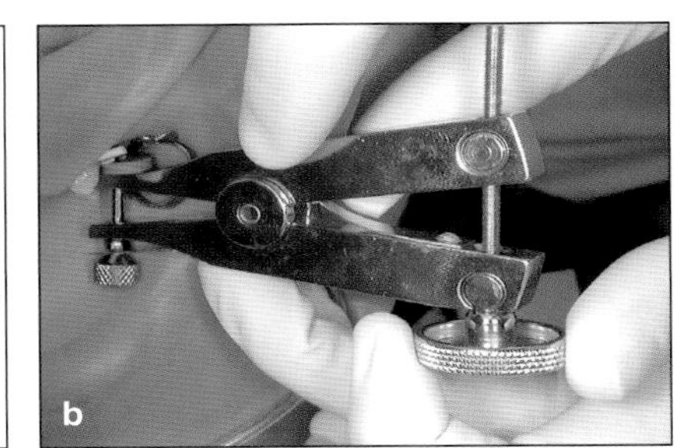

图17-9 （a）Gonon根管桩去除系统（Schwed）。（b）通过旋转取出器上的圆盘，产生牵拉力。

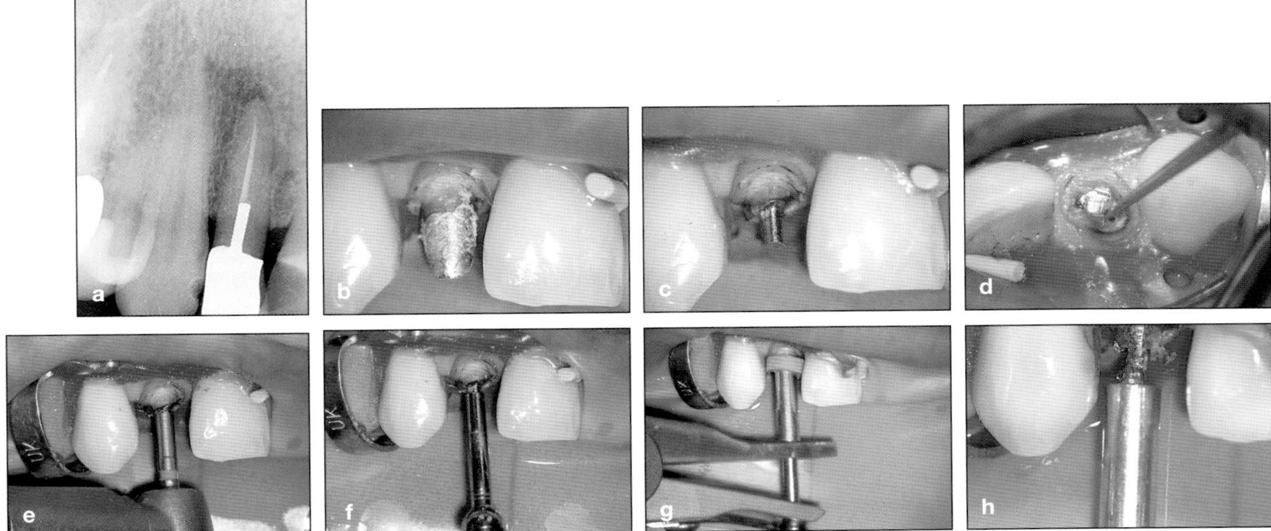
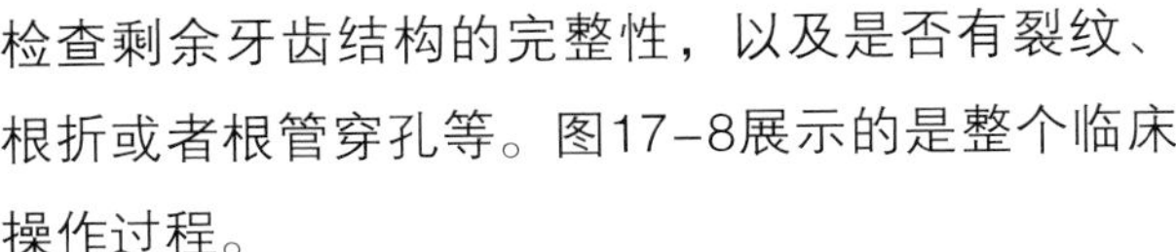
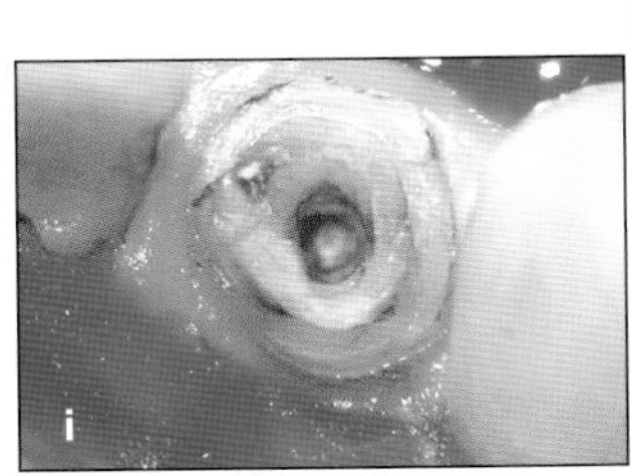
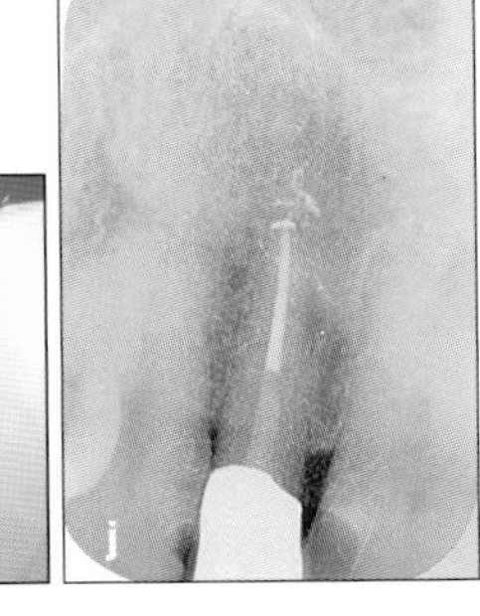

图17-10 （a）术前X线片示右上颌中切牙根尖透射影，须取出钛桩和根管再治疗。（b）橡皮障隔离患牙。（c）核被磨成圆筒状。（d）Munce Discovery车针在桩周围磨出凹槽。（e）用大小合适的环钻切削桩的冠方。（f）将内带螺纹的套管轻楔入桩上段。（g）Gonon桩取出器就位。注意使用橡胶垫来缓冲金属桩拔出时的力量。（h）转动圆盘打开钳口进行牵拉。（i）取出桩，牙齿结构保留。（j）术后X线片显示根管充填、纤维桩和最终修复体。

检查剩余牙齿结构的完整性，以及是否有裂纹、根折或者根管穿孔等。图17-8展示的是整个临床操作过程。

Gonon根管桩去除系统金属桩

Gonon根管桩去除系统（Dent Corp）最初是由Gonon医生1955年发明，随后由P. Machtou医生改良（图17-9）。还有一些根管桩去除系统与其相类似，这些系统均可用于去除平行或者锥形或者螺纹桩。一旦根管桩暴露足够，即可用环钻将桩的直径切削至特定大小。然后再将相应尺寸的内有螺纹的芯轴嵌合于根管桩的上段，逆时针方向旋转，将内螺纹攻丝固定至桩上，取出器张开钳口后，顺时针转动圆轮，可对粘接剂产生剪切力，通常粘接剂的抗剪切力较弱。注意需用一个甚至多个橡胶垫以免损伤患牙（图17-10）。

Gonon系统也可用于去除螺纹桩。在芯轴与螺纹桩嵌合之后，逆时针方向连续旋转可旋松螺纹桩。

通常在使用超声设备5～10分钟去除根管桩

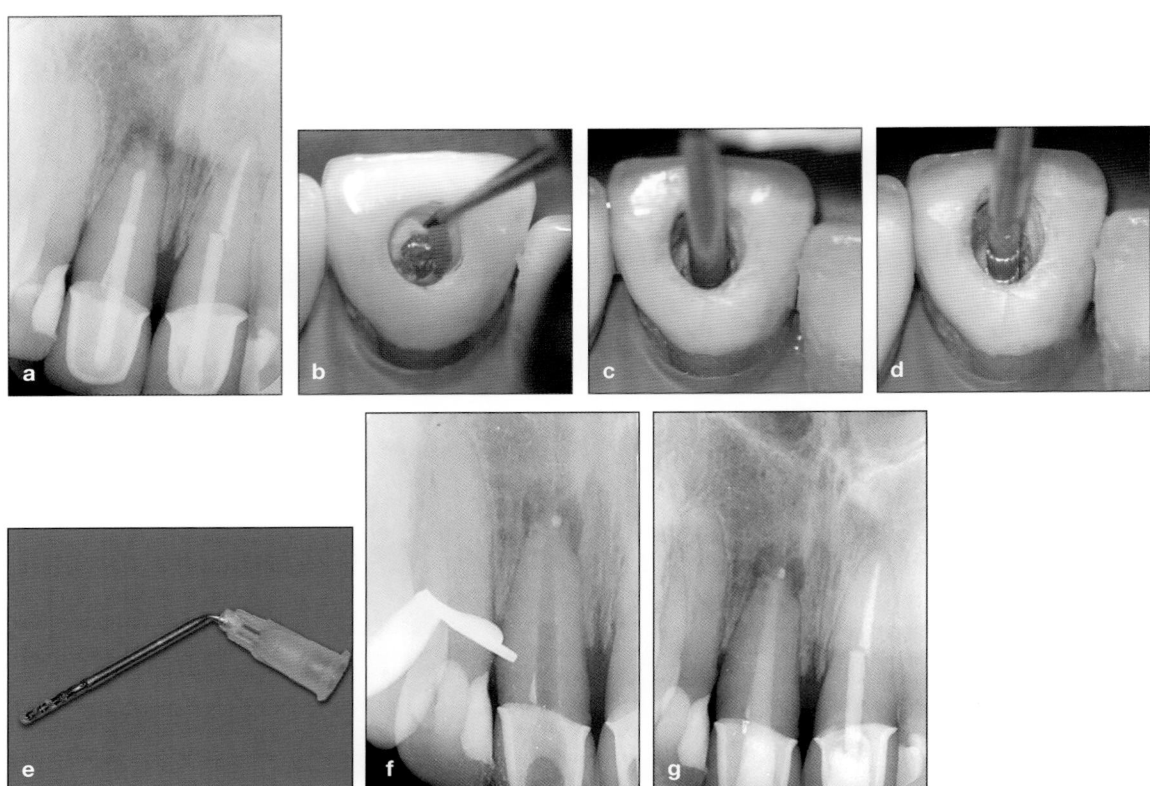

图17-11 （a）术前X线片示右上颌中切牙的根尖透射影，需要去除铸造桩核和根管再治疗。（b）橡皮障隔离患牙，高速EndoGuide车针去除桩周围的复合树脂核。（c）选择合适的微管填充复合树脂后，置于桩上段的暴露部分。保持微管不动，至树脂完全固化。（d）旋转微管直到去除桩。（e）去除根管桩。（f）去除根管内充填物。（g）根管内封氢氧化钙。

不成功，笔者会使用Gonon系统。Gonon系统的优点是去除的牙体组织少，虽然偶有报道会引起牙齿折裂，但笔者未遇到过。

套管-复合树脂法去除金属桩

套管-复合树脂去除技术可联合超声使用。有时候粘接剂虽松解，根管桩已松动，但由于粘接剂的固位力作用桩仍紧缚于根管壁上无法取出。此时可采用微管（Vista Dental）-复合树脂法。通过选用与桩的上段匹配的微管，在微管内填充化学固化复合树脂后并固定于桩上，直至树脂完全固化。此时微管即可作为去除根管桩的手柄（图17-11）。对于使用超声容易崩瓷的全瓷冠或者金瓷冠，该方法是较好的选择，有时需加旋转或者反复尝试才能成功去除。

非金属桩的去除

纤维加强型树脂桩的去除

纤维桩可用车针或者超声尖顺利去除。去除纤维桩的时间取决于纤维桩的种类、长度、位置、使用的车针和临床医生的技术。例如去除碳纤维桩所需的时间少于玻璃纤维桩，因为碳纤维桩材质较软且易与牙齿结构区分（外观为黑色或者暗灰色）。

大多数制造商声称纤维桩易于去除。在体外操作确实如此，但在临床上却非常有挑战性。因为玻璃和石英纤维桩比碳纤维桩更难被穿透，而且纤维桩呈白色，与牙齿本身结构很难区分。润湿纤维桩的表面有助于与周围的牙齿结构以及复合树脂区分开来。

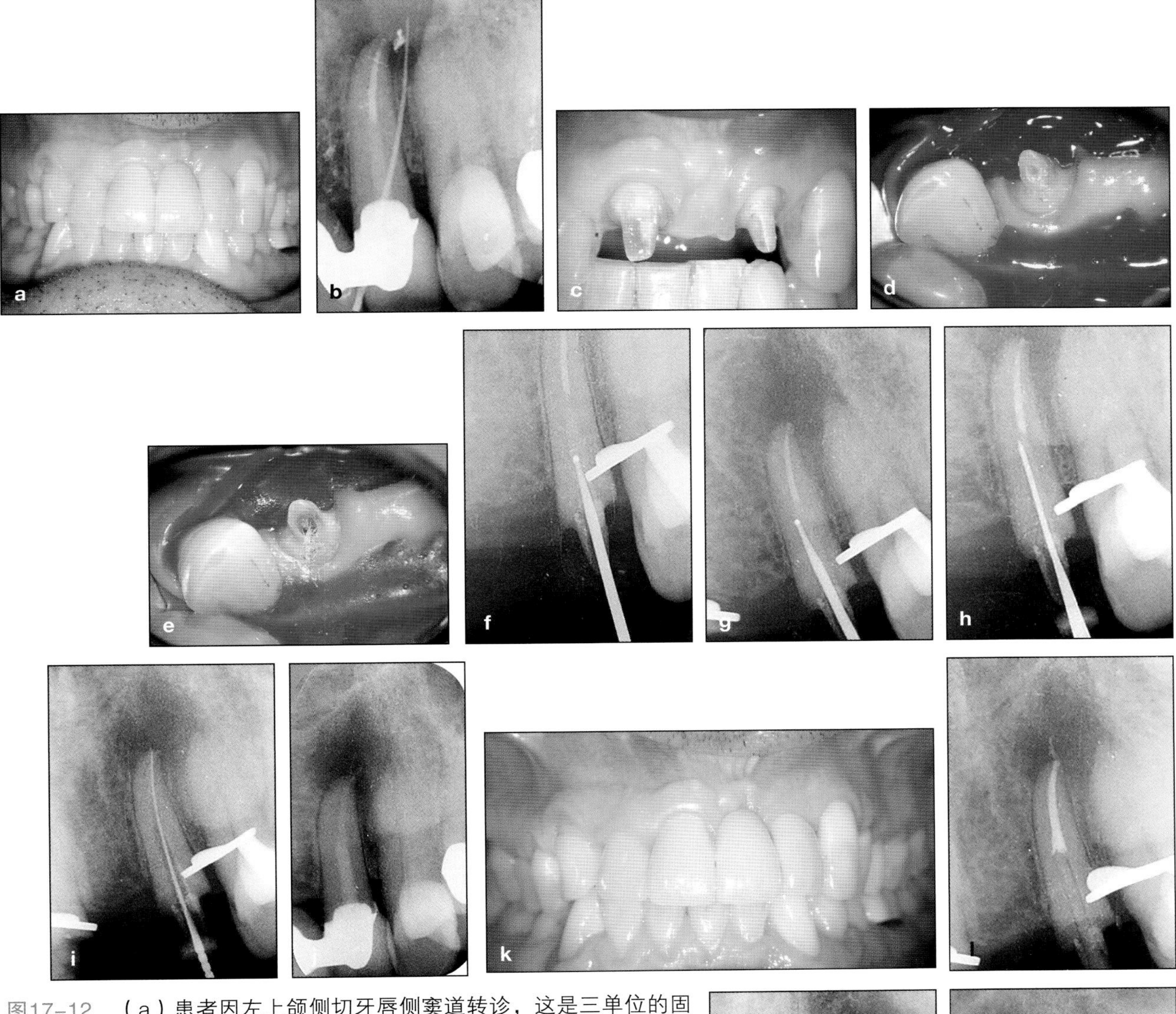

图17-12 （a）患者因左上颌侧切牙唇侧窦道转诊，这是三单位的固定桥。（b）术前X线片显示根尖透射影，通过牙胶尖窦道示踪确定患牙。患者选择去除纤维桩后重新治疗。（c）拆除固定桥。（d）橡皮障隔离患牙，舌面可以看到桩。（e）磨除树脂中的纤维桩，并取出。（f）Munce Discovery车针位于根管冠方。（g）Munce Discovery车针位于根管中段。请注意，车针偏离轨道，方向错误。由于开髓孔较小，车针柄部向远中方向偏移比较困难。（h）超声尖（CPR-4，Spartan-Obtura）用于去除桩的最后部分及附着在管壁上的残余物。（i）去除根管充填物，确定工作长度。（J）暂封氢氧化钙。（K）4周后，窦道消失。（l）置入新的纤维桩。（m）粘接固定桥。（n）4年后的X线片显示基牙情况良好。

桩的上端暴露以后，可利用高效率的Munce Discovery车针在根管桩的中心预备一个引导孔。长柄的车针有利于在显微镜下直视较深的位置。视野受限时，可用超声尖作用于桩的根段。如有疑问，应拍摄根尖片确保车针或者超声尖位于正确的方向上。到达牙胶的位置后，可用超声去除管壁上残留的纤维桩和复合材料（图17-12）。

氧化锆及陶瓷桩的去除

如果要进行根管再治疗或者根管桩折断，

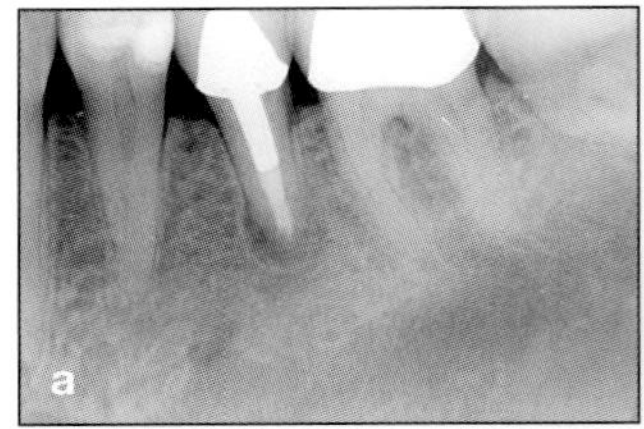
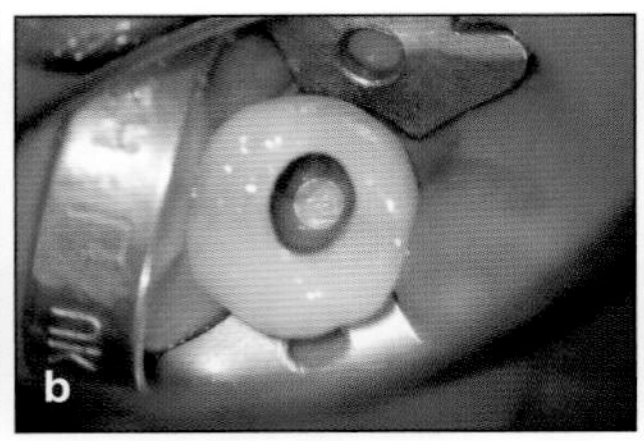
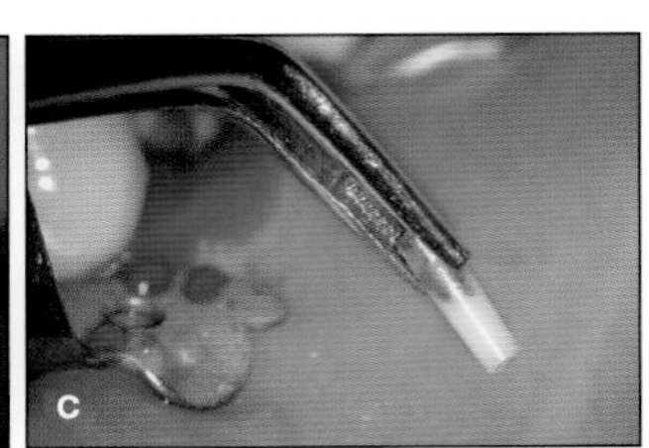
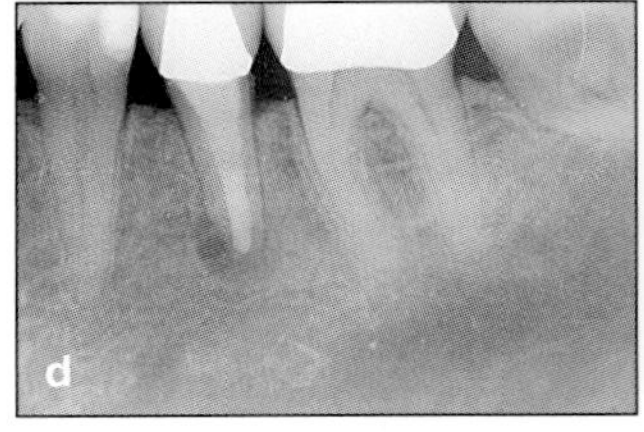
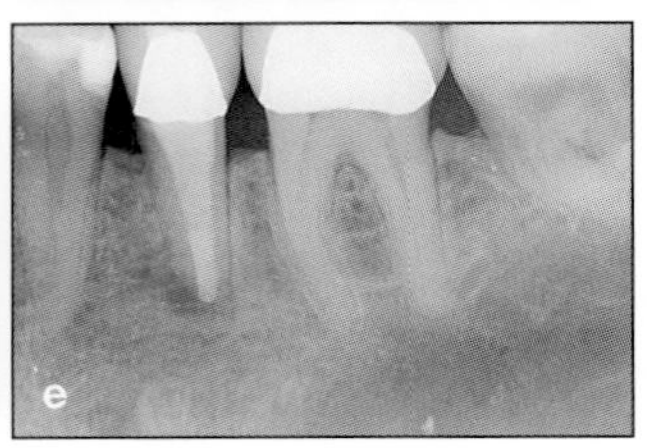

图17-13　（a）术前X线片示右下颌第二前磨牙根尖透射影，在根管再治疗前须去除氧化锆桩。（b）殆面开髓，暴露氧化锆桩。（c）用超声法去除桩。（d）术后X线片显示根管充填MTA和纤维桩。应注意由于氧化锆桩周围的牙本质被去除，剩余根管壁薄弱。（e）术后6个月的X线片显示透射影已缩小。

要取出氧化锆桩或者全瓷桩会非常困难。可用车针将一些陶瓷桩磨除，但这个过程繁琐而危险。几乎不可能将氧化锆桩完全磨除，而去除周围牙齿结构的风险也较高。最安全的方法是尝试使用超声顺着粘接剂振松根管桩。由于陶瓷和氧化锆桩强度往往比金属桩弱，因此桩的直径通常较粗，在大部分病例中，为了去除桩只能牺牲牙体，磨除一些牙本质。因此，临床医生须仔细评估是否有足够剩余牙体组织来完成修复治疗（图17-13），否则可制订其他更好的治疗方案如根尖手术或者拔除患牙。

总结

当尝试取桩时，应考虑以下原则：

- 去除根管桩时，必须考虑剩余的牙齿结构是否足够，如果修复价值不确定，可考虑选择根尖手术或者拔除。
- 通过术前X线片来辨认根管桩的类型。
- 使用放大系统和橡皮障。
- 尽可能地去除桩周围的修复材料，避免桩的上段磨除过短过细，以保证可以选择多种去除方法。
- 保留冠方和根方的牙本质。
- 使用超声去除金属桩时，应充分冷却。
- 使用超声振动10分钟失败后，应改用其他取出系统。
- 虽然报道称纤维桩在体外很容易去除，但由于颜色与牙本质相近，难以区分。所以不要低估去除的难度。
- 湿润纤维桩的表面有助于将其与牙本质和树脂区别。
- 桩去除后，应仔细检查并评估剩余牙根结构的完整性和患牙的可修复性。

推荐阅读

[1] Abbott PV. Incidence of root fractures and methods used for post removal. Int Endod J 2002;35:63–67.
[2] Davis S, Gluskin AH, Livingood PM, Chambers DW. Analysis of temperature rise and the use of coolants in the dissipation of ultrasonic heat buildup during post removal. J Endod 2010;36:1892–1896.
[3] Forde R, Baba NZ, Jekki B. Removal of posts. In: Baba NZ (ed). Contemporary Restoration of Endodontically Treated Teeth: Evidence-Based Diagnosis and Treatment Planning. Chicago: Quintessence, 2013:181–194.
[4] Frazer RQ, Kovarik RE, Chance KB, Mitchell RJ. Removal time of fiber posts versus titanium posts. Am J Dent 2008;21:175–178.
[5] Gluskin AH, Ruddle CJ, Zinman EJ. Thermal injury through intraradicular heat transfer using ultrasonic devices: Precautions and practical preventive strategies. J Am Dent Assoc 2005;136:1286–1293.
[6] Peciuliene V, Rimkuviene J, Maneliene R, Pletkus R. Factors influencing the removal of posts. Stomatologija 2005;7:21–23.
[7] Ree M, Schwartz RS. The endo-restorative interface: Current concepts. Dent Clin North Am 2010;54:345–374.

CHAPTER

18

银尖和牙胶固核载体的去除

Scott T. Weed, DDS

Removing Silver Points and Gutta-Percha Carriers

在根管再治疗过程中，除了牙胶外还会遇到其他根充材料，去除这些材料非常困难，也非常关键。虽然许多研究表明，成功的银尖充填法效果不错（图18-1），但银尖和固核载体牙胶还是被诟病多年，主要是由于治疗失败后的再治疗难度大，但在很多情况下，也能被顺利去除。本章将讨论去除这些根充材料的临床技巧。

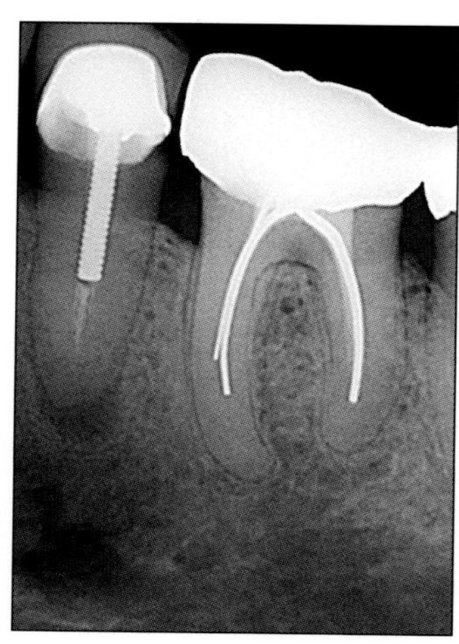
图18-1　左下颌第一磨牙根管内含有银尖。牙周膜间隙正常。银尖冠方在髓室底折叠。

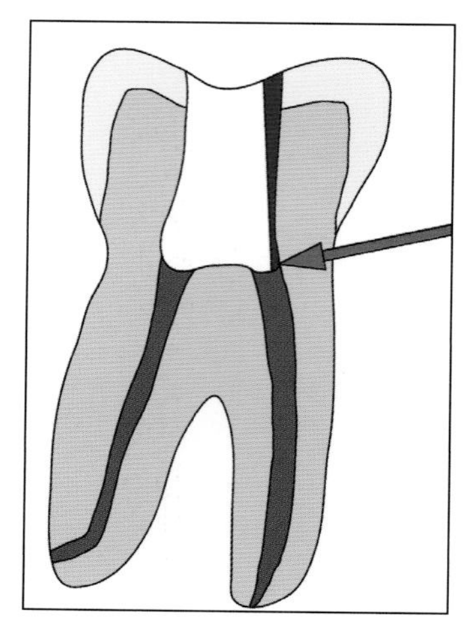
图18-2　固核载体和牙胶上方的堆核材料没有完全去除（红色箭头），这会妨碍载体的去除。

在根管再治疗之前，除了要明确再治疗的目的，还要特别注意对有疑问的影像学信息的解读和评估。需要综合考虑以下问题：

- 患者有无临床症状，或者曾经有临床症状?
- 根尖透射影的大小有无变化?
- 阻碍再治疗的因素是什么? 再治疗是否会产生更不利的后果?
- 再治疗是否能够解决问题?
- 患牙的修复预后如何?
- 再治疗是否会影响患牙的寿命?
- 再治疗失败对后续治疗方案有无影响?
- 不治疗或者替代性治疗方案（如拔牙）的风险如何?
- 患牙的治疗代价（包括治疗费用、治疗时间、精力和患者不适度等）。
- 再治疗效果是否可以预测?
- 最后一点也是最重要的考虑因素：患者的治疗期望和意愿是什么?

临床医生必须通过有效沟通，真正了解患者及家属的治疗预期，并且在其知晓治疗风险后做出再治疗的临床决策。

髓腔清理

根管再治疗的第一步是去除牙胶、封闭剂、修复材料以及髓腔内的其他充填物。仔细完成此步骤，有利于成功保留银尖或者热牙胶固核载体的上段，便于后续的去除。笔者通常首先去除髓腔中央的充填材料，然后向侧壁小心地扩展至根管口。充填材料没有完全去除，则会影响牙胶或者固核载体的去除（图18-2）。

冲洗液和溶解剂使用注意事项

下面重点讲述用机械方法去除银尖和牙胶固核载体的技巧。配合使用化学溶解剂可增强去除效果。然而溶解剂会使牙胶黏附在根管壁上，使根管壁更脏。许多医生一开始时并不用溶解剂，仅在必要时使用。

再治疗过程中通常会使用一些冲洗液和溶解剂。有机溶剂如氯仿、樟脑酚和丁香酚，有利于去除和溶解银尖周围的水门汀、牙胶和热牙胶固核载体。次氯酸钠是良好的辅助溶剂，能溶解银尖或者热牙胶固核载体周围的腐质。此外，次氯酸钠还可作为润滑剂，促进有机物腐质等物质溶解。乙二胺四乙酸（EDTA）能够软化牙本质碎

图18-3 前磨牙术前X线片显示银尖根充。患者要求冠修复，虽然没有症状，但也需要再治疗，因为根管系统已在口腔环境暴露数周，且患牙也需借助根管系统来为新的修复体提供固位力，以提高牙齿结构强度。注意圆圈处银尖的"手柄"。

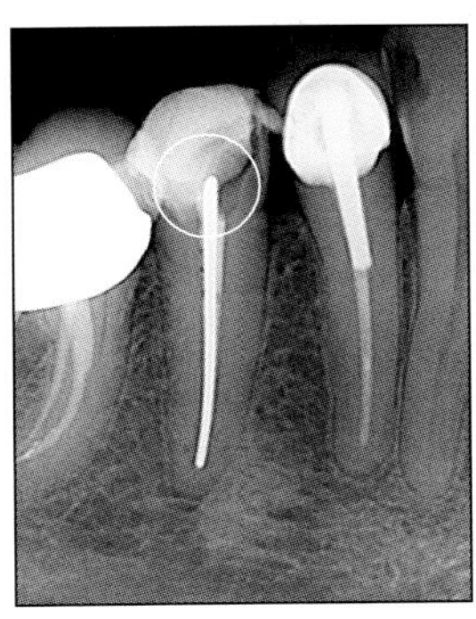

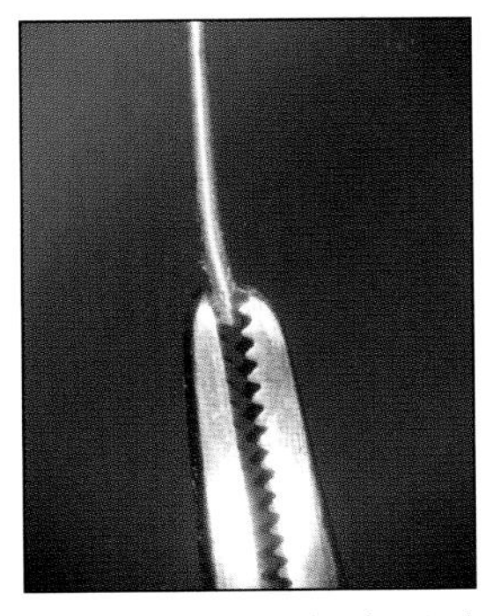

图18-4 如果银尖"手柄"保留完好，可用器械将其安全地夹住。在用力牵拉之前，应先松动银尖以免折断。

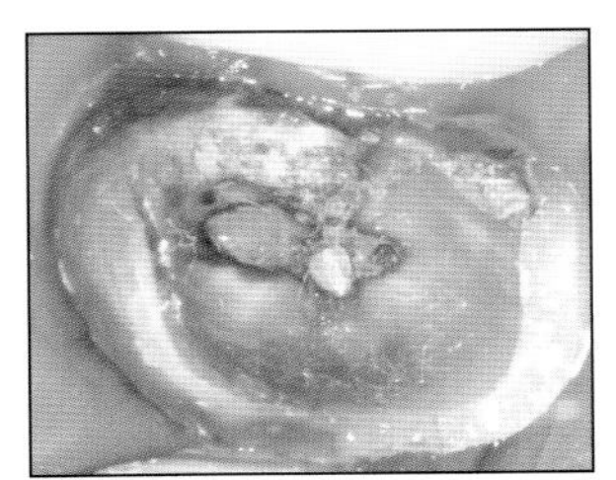

图18-5 去除暂封材料后，可以看到银尖。利用根管的椭圆形状将手用器械插入银尖两侧的粘接剂中。

屑，防止根管堵塞。大多数情况下，对于难以去除的银尖或者牙胶固核载体，需要不同的冲洗液和溶解剂配合使用。水作为冷却剂和润滑剂，可在音波或者超声波能量激活下安全地加压冲洗。

银尖

在20世纪70年代之前，银尖被广泛用于根管充填，主要原因在于：

- 比较硬，插入根管后能够承受一定的应力。
- 符合保守的根管预备原则，无须根管冠方开敞。
- 治疗成功率高。

使用方法为向预备后的根管内放入封闭剂或者水门汀，然后插入银尖。临床常遇到的"混合充填"病例，狭窄、弯曲的根管内充填银尖，而粗直根管内充填牙胶尖。此外，临床上偶见用银尖充填后的根管上段有牙胶充填。

大部分病例中，银尖的上段留出几毫米作为放置时的"手柄"使用。而且银尖没有在根管口水平处切断，而是向髓腔折叠嵌入氧化锌或者银汞材料中。有了"手柄"，银尖去除时比较容易，同时在治疗中应尽量保证不破坏"手柄"段（图18-3）。

银尖去除技术

银尖在根尖片上特征明显，其界限分明，边缘整齐且锥度较小，与分离器械中的螺旋凹槽有明显区别。

夹取技术

首次尝试去除银尖时，方法越简单越好。在去除堆核的材料过程中，当银尖暴露时应特别注意，切勿将露出的银尖与堆核材料一同去除。可用挖匙、牙髓探针、超声工作尖、小而长的车针如Munce Discovery车针 （CJM Engineering）或者EndoGuide车针（SS White） 小心去除银尖周围的堆核材料。

堆核材料完全去除露出银尖，可用钳子或者专用镊子（Stieglitz， Roydent）夹住后轻轻拉出。在这个过程使用力量过大可能导致银尖折断，剩余部分将更难去除。力量轻柔反而能够取出（图18-4）。

旁路通过技术

如果用轻拉力无法去除，可以用小号手用锉尽可能地绕过银尖，建立旁路。溶剂有助于松解

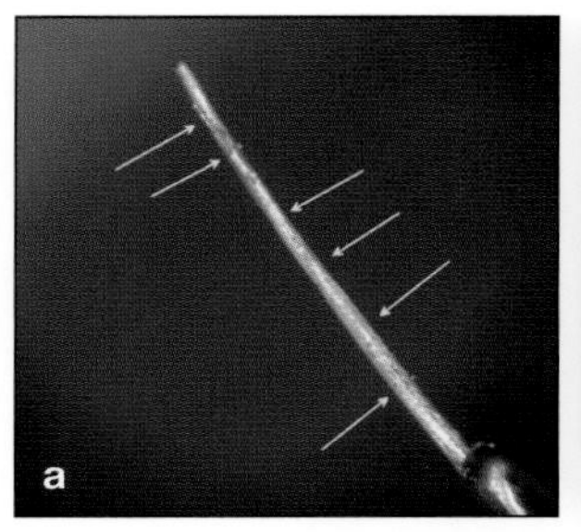

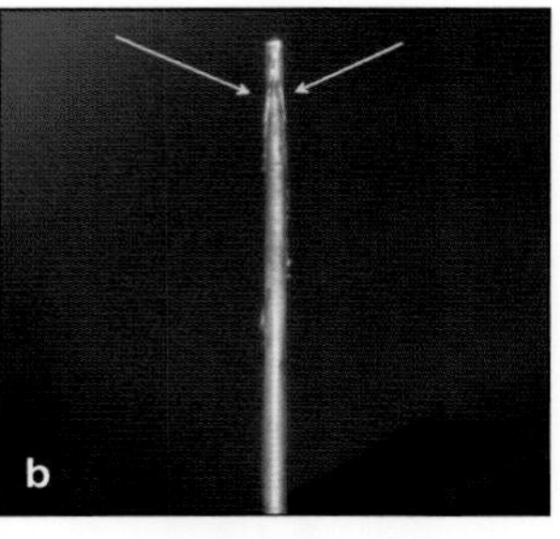

图18-6 （a，b）取出银尖后，注意K锉楔入银尖时所形成的沟槽。

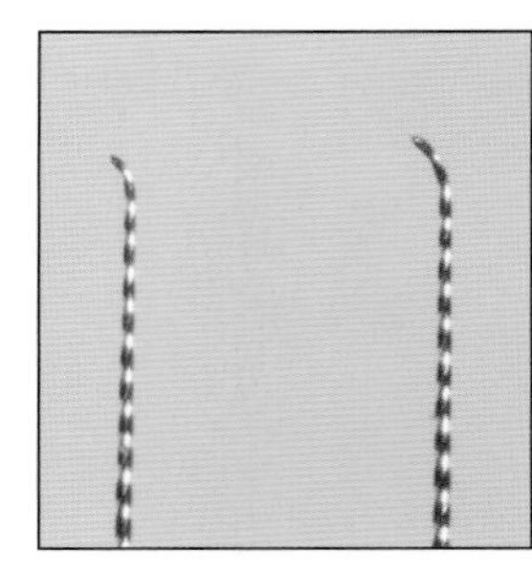

图18-7 用EndoBender预弯K锉。其中左侧K锉预弯点位于最后一个沟槽处，右侧K锉预弯点位于倒数第一个和第二沟槽之间。

冠部粘接剂。由于大部分根管都不是圆形，在银尖周围至少有1～2个区域手用锉可以进入（图18-5）。

不论去除何种根管充填材料，都要有耐心。应尽可能少切削牙本质。由于银尖较软，小心地绕过银尖，银尖上会留下绕过的痕迹（图18-6）。若使用暴力，极易形成台阶或者侧穿。

如果手用锉可完全绕过银尖，则大有希望成功去除。旁路通过技术可能需要多次使用小号手用锉配合大量冲洗。去除时并不需要完全绕过整个银尖，应尽可能利用现有条件。在大多情况下，配合使用器械和溶解剂，第二次夹取时会去除银尖。

将手用锉尖端用EndoBender预弯器（Sybron）或者鸟嘴钳预弯成小的弧形，有助于在银尖周围形成旁路（图18-7）。

H锉技术

有时候，H锉能进入到由小号锉所建立的间隙，结合顺时针轻微旋转可与银尖嵌合。但需注意，由于H锉的机械性能和横断面特点，当旋转楔入根管时易折断，因此只需轻轻旋转嵌合住银尖即可。

一旦银尖被嵌合住，用止血钳夹住H锉，配合棉卷作为止血钳支点的缓冲，通常可一次成功取出银尖。

缠绕技术

对于已经绕过一侧，但仍不能取出的银尖，那么可以换个位置再次绕过。这样不仅在银尖周围形成更多的空间，也增加了锉的摩擦抓取力。在银尖的另一侧再插入第二支锉。然后将柄部互相拧在一起，用手将银尖拉出或者如前所述用止血钳夹出（图18-8）。

取出设备

此外，还有去除根管内金属充填物的各种套装（如Ruddle， Sybron; Gonon， Schwed; Outpost， SD Swiss）。将左旋内螺纹的机械圆筒旋转到暴露的银尖末端作为手柄，配合螺纹轻质机油或者手机润滑油，有利于与银尖的嵌合。

嵌合成功后可尝试轻轻从根管拉出。若不成功，可配合使用超声振动（间接作用，如下文所述）。此外，还可以利用其杠杆作用来去除银尖。

其他技术

一般来说，用来取出分离器械的技术如“套管+黏合”和“套索”技术（见第16章）以及IRS（SD Swiss）和Basic Object Acquisition （CJM Engineering）设备，都可以用于取出银尖，但需要牢记，银尖的抗拉强度远低于不锈钢锉或者镍

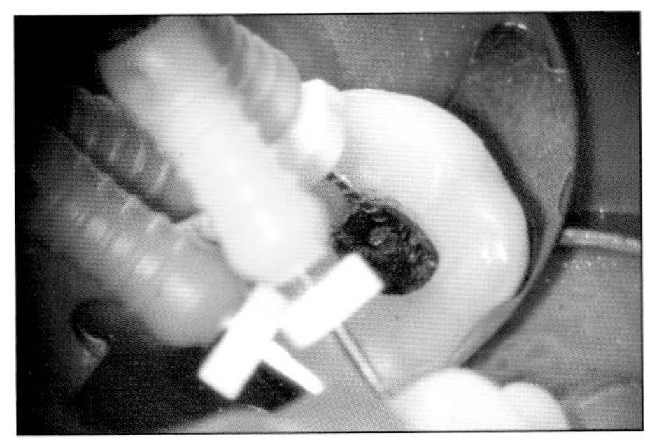

图18-8　H锉联合止血钳可将银尖或者载体撬出。

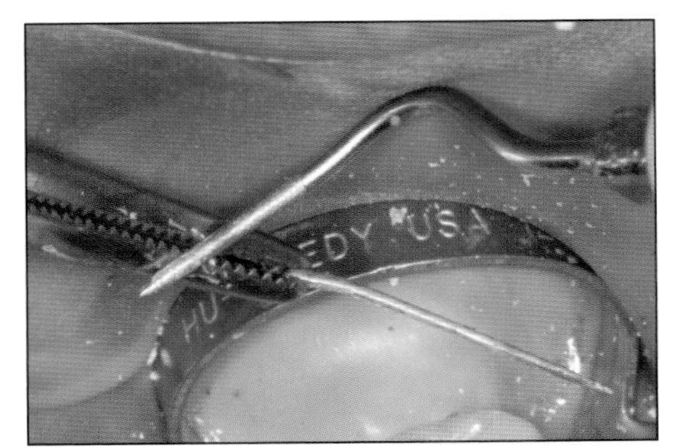

图18-9　多数情况下，超声器械不应与银尖直接接触，因为这可能会使银尖“融化”，丧失银尖“手柄”。稳妥的做法是用钳子夹住银尖，超声尖接触钳子，用超声能量间接振松。

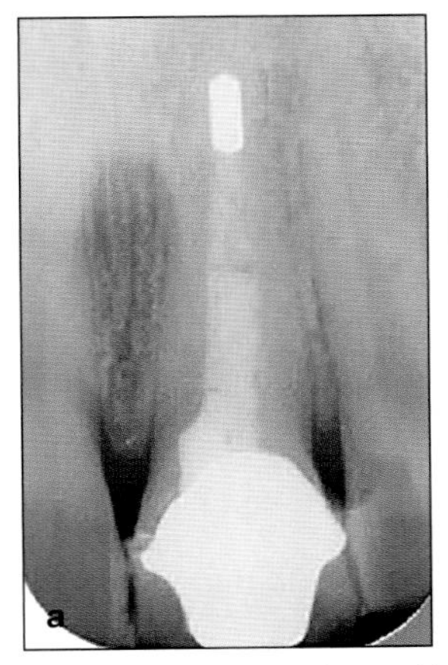

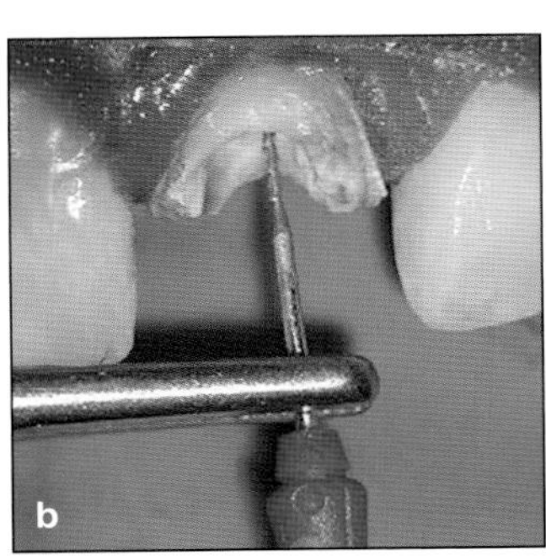

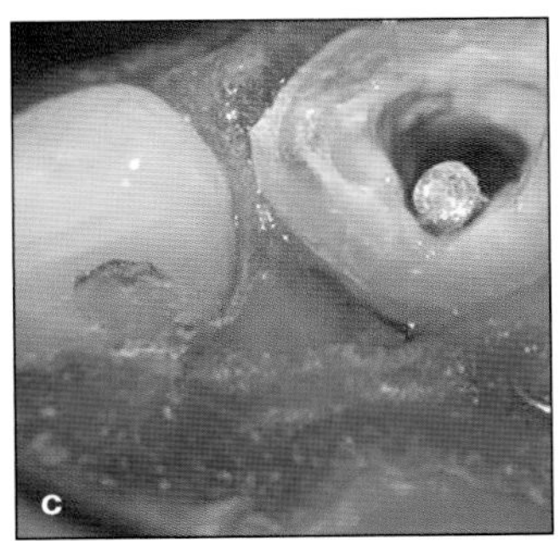

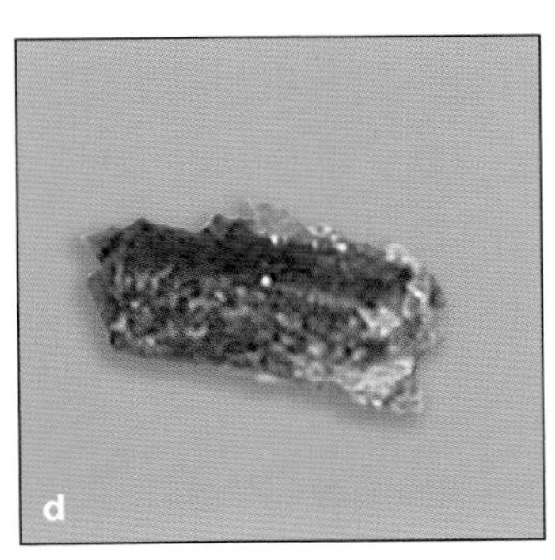

图18-10　（a～d）用H锉和止血钳去除残留银尖（Courtesy of Dr Marga Ree，Purmerend，The Netherlands）。

钛锉。

超声间接作用

超声工作尖直接接触将导致银尖“融化”，甚至折断，加大银尖去除难度。而间接作用则可安全地去除银尖。例如将超声工作尖间接作用于已经绕过的不锈钢手用锉上或者已经嵌合住的器械顶部（图18-9）。通常选择低功率，特别是开始阶段。设置合适的功率，避免开始时功率过大引起银尖折断，这一点非常重要。

使用超声间接作用于银尖周围的锉、侧压器或者根管探针，促进粘接剂的崩解及溶剂的进一步渗透。在操作过程中，需用有机溶剂、次氯酸钠、EDTA或者水保证根管处于湿润状态。同时及时吸走飞溅的液体。

根管下段残留银尖的去除

桩道预备时可能去除根管上段银尖而留下下段银尖，也可能是去除银尖时发生折断而残留在根管内。如前所述，在银尖周围使用小号锉，若能成功形成旁路，H锉有可能成功嵌合住残留银尖而取出（图18-10）。

对于直根管，可使用直接或者间接超声法去除根管下段的残留银尖。只有在必须去除残留银尖时才考虑使用这种方法。这种方法所存在的风险包括损伤冠部修复体、将残留银尖推向根尖以及无法取出。

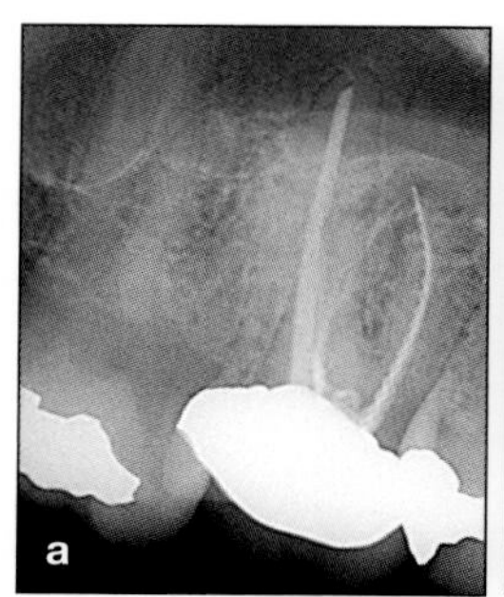

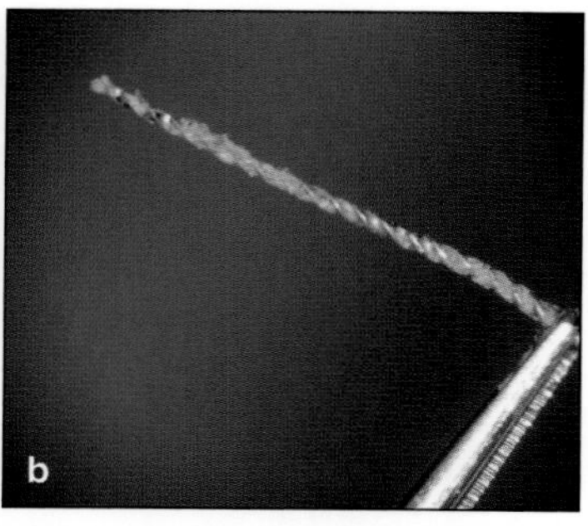

图18-11 （a，b）两个金属固核载体。注意金属固核载体边缘不规则。

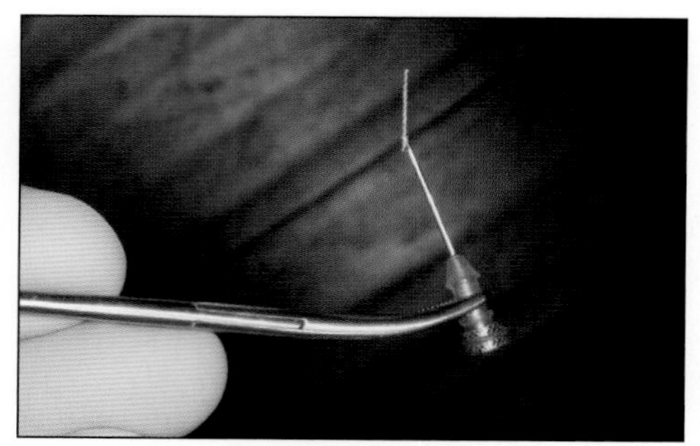

图18-12 用IRS夹取金属固核载体。

手术去除法

如果整个银尖或者残留银尖无法用非手术方法去除，可以尝试手术方法。在某些情况下，手术治疗可能比非手术治疗更保守，因为非手术治疗常导致冠部和颈部牙本质的过度切削。

在手术过程中，有时可从根方将银尖去除或者将其推向冠方后从髓腔取出。银尖最有可能被超声直接振出。即使无法取出，因银尖较软，可用超声工作尖直接进行根尖倒预备。此外，还可选择尖切除。

牙胶固核载体

金属牙胶固核载体去除技术

固核载体技术于1978年首次被提出，并在10年后推向市场广泛应用。该技术早期使用金属锉作为牙胶的载体。20世纪90年代后，大部分金属载体被塑料载体代替。因此通过载体类型，临床医生可推测患者的治疗时间。

早期的金属载体实际上是K锉，所以X线片影像与根管锉相同。金属载体与塑料载体或者银尖的区别是存在螺纹凹槽（图18-11）。由于金属载体跟K锉一样，与银尖或者分离器械的去除方法相似。如果载体的任何部分从根管口延伸至髓腔，需小心保护将其作为“手柄”，逆时针旋转常有助于去除。

利用根管的冠敞

在载体广泛被使用的时期，根管的冠敞技术很流行，所以大多数情况下，在上段载体的周围通常都有空间，因此首先应配合有机溶剂，尽可能去除载体周围的牙胶。因旋转锉易发生器械分离，故在此不推荐使用。

手用锉技术

去除冠方牙胶后，可尝试继续用手用锉绕过金属载体。如果小号手用锉能成功绕过载体，可继续扩大至20号。通常金属载体此时会松动，可以顺利去除。也可用H锉去除金属载体，但与银尖不同，H锉无法与金属载体（不锈钢）和塑料载体嵌合。

如果配合使用溶剂，通过旁路还是无法松动载体，则可尝试在旁路的另一侧再建一条旁路。

手用锉技术（缠绕技术）

若金属载体周围形成两条旁路，可将两支K锉分别插入旁路，将它们与载体互相扭成一团。需注意的是，大多数金属载体，与K锉一致都为

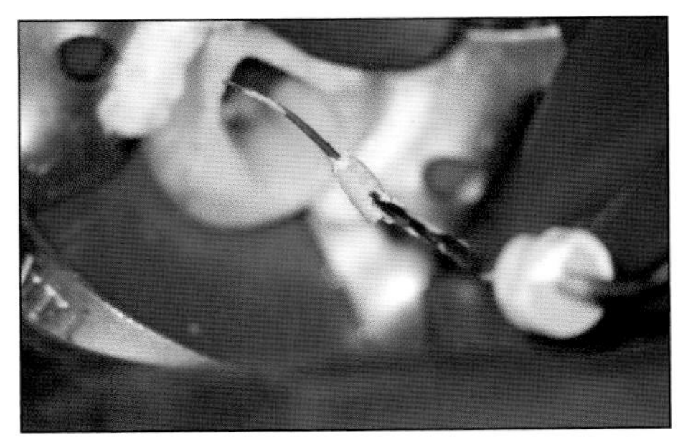

图18-13　携热器完全冷却后，沿根管上1/3长轴将其取出（Courtesy of Dr Fiona McMichen，Surrey，England）。

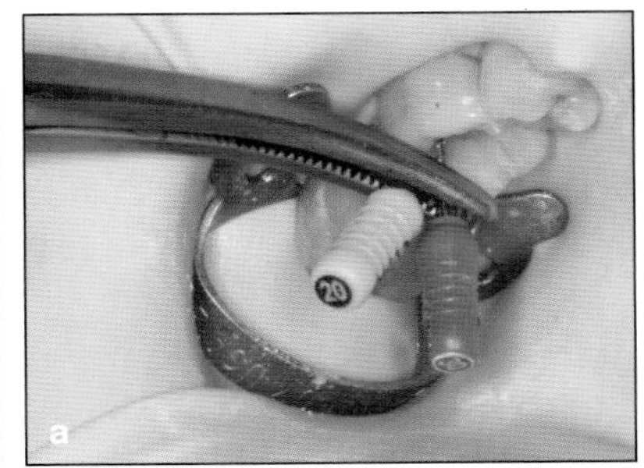

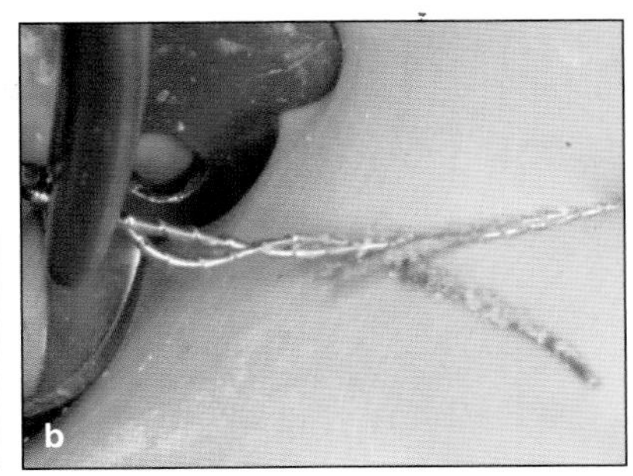

图18-14　（a，b）H锉/止血钳技术同样也可去除塑料固核载体（Courtesy of Dr Tim McManus，Windsor，Ontario）。

右旋螺纹，故应逆时针扭动手用锉（图18-8）。此时金属载体常会被拧松从而去除。

加热技术

有时可以使用携热器（System B或者Touch'n Heat，Sybron）软化金属载体周围的牙胶。如果根管宽度允许，可直接用携热器软化牙胶。一旦金属载体暴露，则可直接用携热器加热金属载体软化周围的牙胶。然后在牙胶冷却之前将手用锉迅速插入金属载体周围。注意使用该技术时须保持患牙干燥。

器械取出技术

若成功去除大部分或者全部牙胶，则可用去除分离器械的技术设备来去除金属载体。图18-12中采用的是IRS器械。

塑料牙胶固核载体去除技术

目前临床上再治疗患牙中的固核载体绝大多数都是塑料载体。规格为ISO #45及以上的载体，主要是由聚砜组成，易溶于有机溶剂如氯仿。小于ISO #45的载体多为不溶于有机溶剂的4-乙酰氧基苯甲酸/6-乙酸基-2-萘甲酸聚酯共聚物。但临床上几乎所有的塑料载体都是不溶性的，虽然厂家都声称其具有聚砜的特性。大部分塑料载体都有侧方凹槽，可便于手用锉或者旋转锉进入，但并非所有载体都是如此。

一些较新的载体是由交联牙胶制成。厂家称其可溶于有机溶剂，但根据临床经验，即使是可溶的，也比常规牙胶难溶解得多。

携热器技术

由于固核载体充填是热塑技术，所以去除时可以利用这个特性。可使用携热器如System B或者Touch'n Heat，将携热器设成高温后，插入塑料载体周围的牙胶中。进入根管4～6mm后，停止加热，进入冷却。冷却期间尽量保持不动，也可喷水进行冷却。冷却后用止血钳或者手指夹住携热器尖端，然后沿牙体长轴取出（图18-13）。通常载体可随携热器一同取出。

H锉技术

若冷却的携热器尖端没有将载体带出，可换个位置重复一次。另外还可用一支H锉（或者两支）即刻插入软化牙胶，然后顺时针轻轻旋转。并在邻牙放置棉卷或者指套作为辅助止血钳取出H锉的支点（H锉与载体最好能形成一体）（图18-14）。使用小号手用锉或者旋转器械，同时配合使用溶解剂也有利于去除。

旋转器械去除

若上述方法均失败，有时可用中等大小的旋转器械将载体带出。除非载体与根管紧密贴合，否则旋转器械通常可沿着载体一侧进入根管。用这种方法有时可将载体带出，但大多数情况下，可能会将载体粉碎并挤压至根管壁上。此时可用根管探针将其从根管壁上去除或者用H锉插入载体和根管壁之间将载体钩出。

旋转器械法通常比手用锉/H锉法风险高，但多数情况下很有效。实际上有些医生认为这是他们去除塑料载体不可或缺的方法。

手术

如果所有方法均失败，根尖手术就成了唯一选择。塑料固核载体很容易切除，也可以进行充分的超声倒预备。

总结

对银尖充填或者固核载体充填的患牙再治疗难度更高，更容易出现意外。本章介绍了几种可安全去除这些材料的方法。

CHAPTER

19

“俄罗斯红”根充物的根管再治疗

Ivan N. Vyuchnov, DDS, MSc

Retreatment of Teeth Containing "Russian Red" Endodontic Paste

“俄罗斯红”技术是利用化学固化的红色间苯二酚甲醛树脂来封闭根管，根管内树脂一旦发生聚合便难以疏通。影像学上通常为阻射物像，但也有例外。其红色特征易于临床鉴别，但再治疗时去除比较困难。

常规根管的再治疗特别是“俄罗斯红”的再治疗时，必须考虑几个问题：

- 已行根管充填，根尖周有暗影但无临床症状的患牙是否需要再治疗?
- 与之前的影像学相比，若根尖透射影范围小且没有变化，如何处理?
- 根充不完善能否作为再治疗的理由?
- 再治疗后会延长还是缩短牙齿的寿命?

以上问题在高难度的病例中时常出现，尤其在“俄罗斯红”的再治疗中。本章旨在阐述治疗“俄罗斯红”患牙的非手术及手术方法的治疗。

历史概述

尽管人们将该材料称为“俄罗斯红”，然而俄罗斯（苏联）科学家既未发明也未普及。在1898年初，瑞士人Gysi发明了该材料，并由Albrecht在1912年进行推广，但

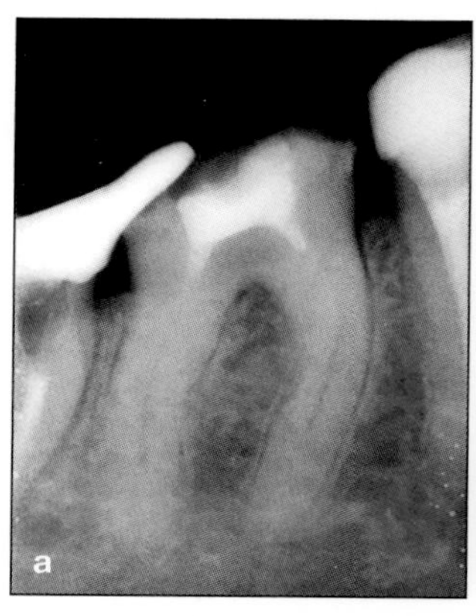

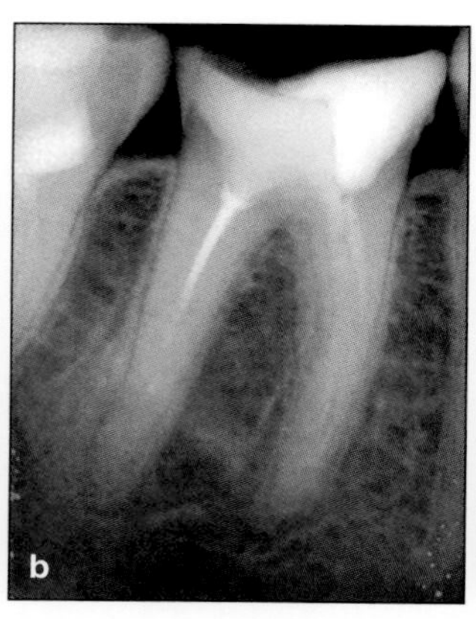

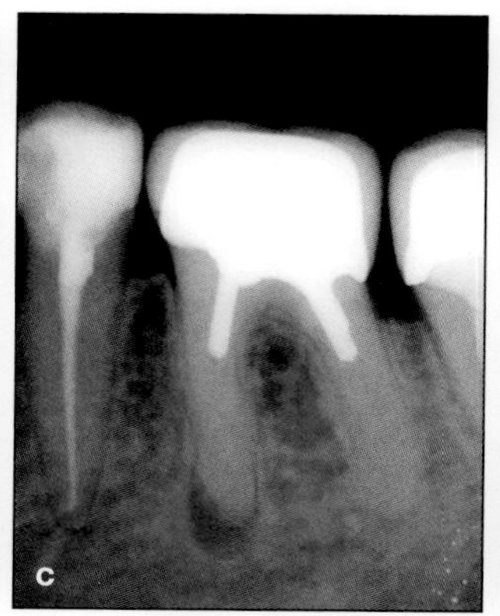

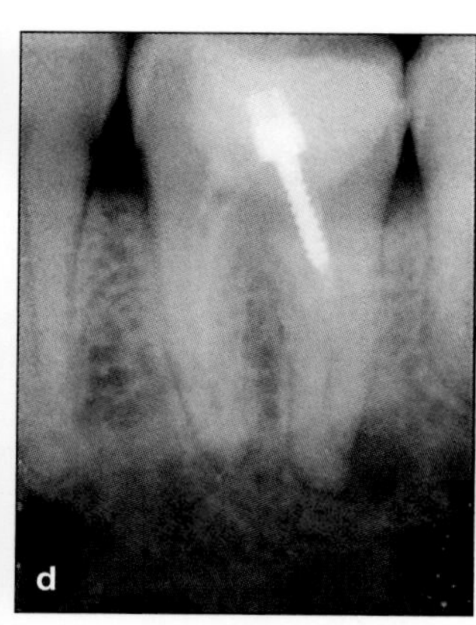

图19-1 （a~d）典型的"俄罗斯红"根管治疗转诊病例。其特征为根中1/3或者根尖1/3处存在台阶和堵塞，根管下半段几乎没有根充材料。患牙多数无症状。

没有命名为"瑞士红"。方法为去除冠髓后将该材料置入根管口以固定剩余的牙髓组织。该技术最初需复诊5次才能完成治疗，封闭根管系统。然而随着仪器和技术的改进，目前只需复诊一次即可完成。含"俄罗斯红"的患牙牙冠具有特征性的粉红色改变。在东欧该技术广受临床医生的欢迎，他们声称该方法将使患者免于疼痛困扰，而且活髓及死髓牙均可使用。

临床分类与描述

"俄罗斯红"根充的患牙往往有一些共同特点。根管上段通常会被GG钻或者P钻开敞很大，根管中段经常出现台阶，根管中下段基本没有进行预备。根管冠1/3有这种树脂充填，并且较为致密，而中下2/3则比较少或者缺失，这为再治疗提供了便利（图19-1）。许多早期进行"俄罗斯红"治疗的患牙尽管病灶清除并不彻底，有的还存在根尖病变，但术后多年都无症状。

笔者于莫斯科进行了多种类型的含"俄罗斯红"患牙的根管再治疗，细致地观察这些病例，为笔者的临床决策和疗效预测积累了经验。

无影像学异常的无症状患牙

如果患牙无症状且影像学无异常，则表明患牙在根充之前可能已经进行了充分的化学和机械预备。这类患牙几乎不需要再治疗。虽然再治疗可能使影像学更好看，但是治疗过程可能非常困难，事实上还可能降低牙齿的使用寿命。

牙周膜间隙增宽或者有小范围透射影的无症状患牙

许多牙周膜间隙增宽或者有小范围透射影的无症状患牙，也不一定需要再治疗。再治疗时应考虑以下问题：

- 能否获得以往有关透射影大小的影像学资料?
- 再治疗难度有多大?
- 是否有新的修复计划?
- 其他的口腔治疗是否更迫切?

存在根尖透射影的有症状患牙

这种类型患牙通常需要再治疗或者拔除。

器械

如果医生之前未接受过显微操作的培训，对"俄罗斯红"病例进行再治疗非常困难。显微专用器械包括吸管、三用枪和超声器械，独特的设计使其不会妨碍医生的视线。助手镜可观察同一

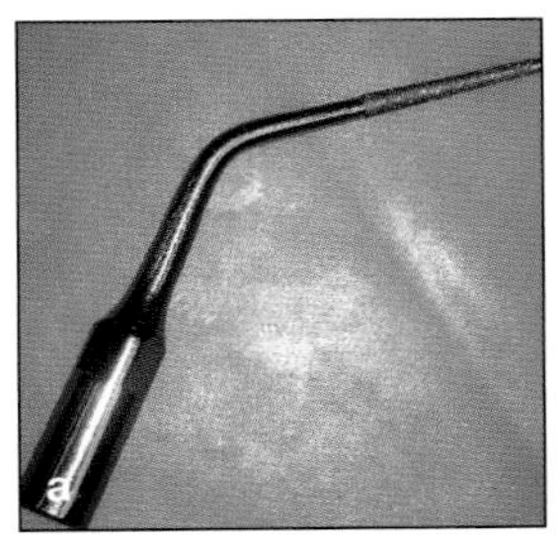
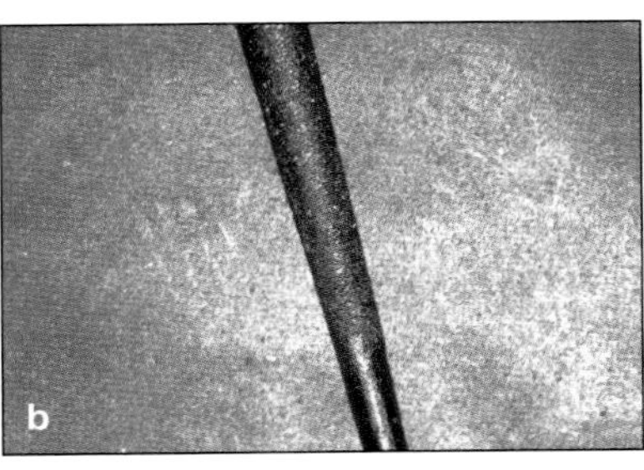

图19-2 （a，b）金刚砂超声工作尖用于初步去除髓腔中和根管口处的硬固糊剂，有助于后续使用细而硬的手用锉进行根管的探查和疏通。

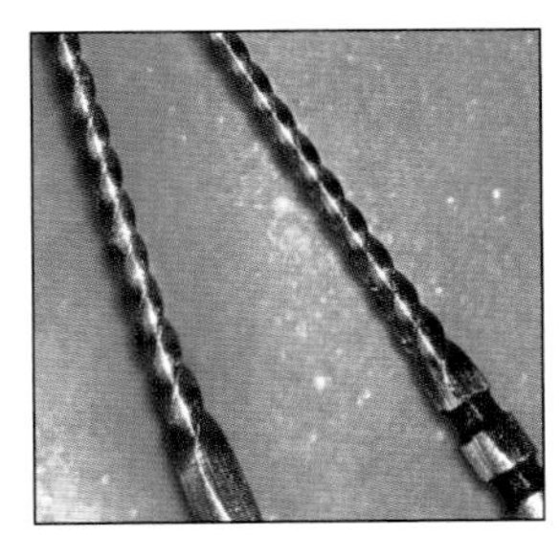

图19-3 C锉的核心比常规K锉更硬，可用于“俄罗斯红”再治疗的初始阶段。

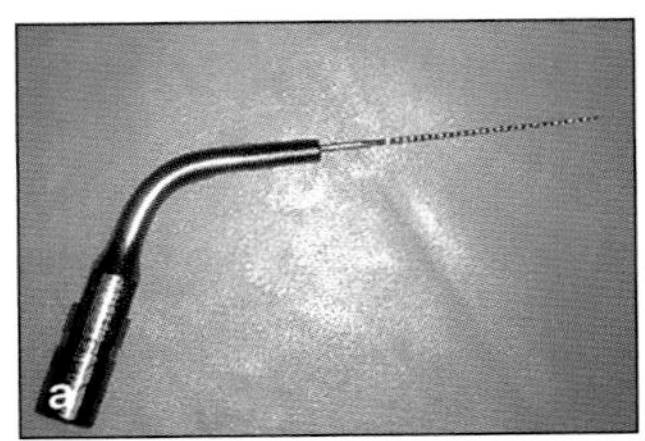
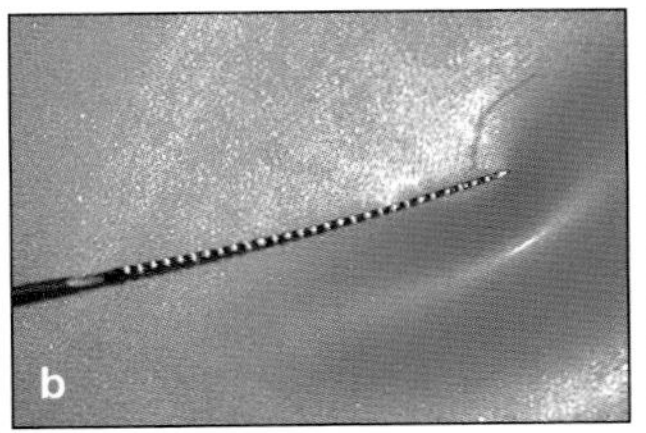
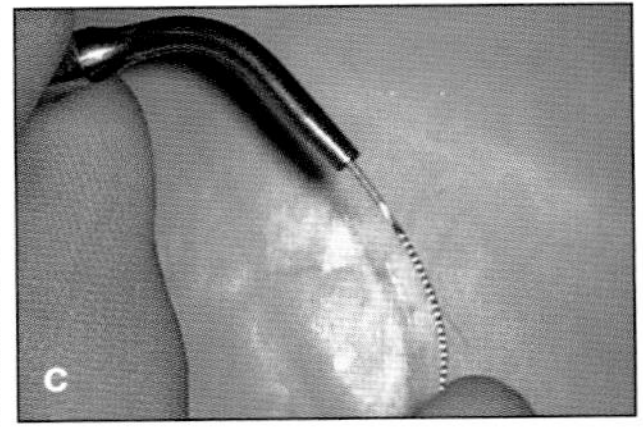
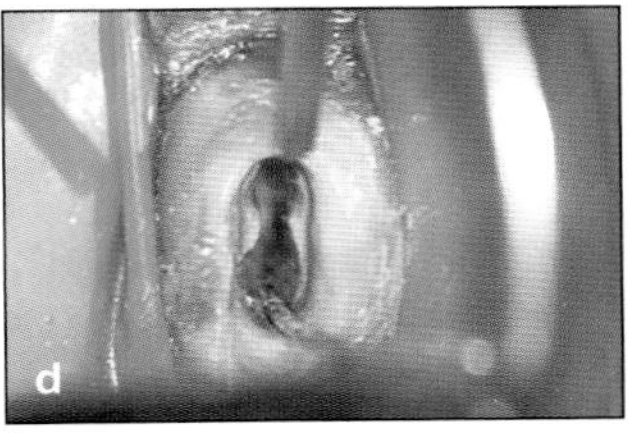

图19-4 （a～d）IrriSafe锉（Satelec）可帮助医生去除根管内糊剂，同时对正常牙本质无过度切削，可预防根折的发生。

视野，为高效四手操作所必需。

用于去除“俄罗斯红”的主要器械有金刚砂超声工作尖（图19-2）、小号手用锉（图19-3）和超声设备（图19-4）。超声工作尖可去除髓腔中的充填材料，并去除根管口和根管冠1/3已硬化的糊剂。这些操作需在显微镜下进行，形成通路来引导根管锉的使用。

一些细而硬的手用锉，诸如C锉（VDW）和C+锉（Dentsply），可用于穿透或者绕过硬化的树脂材料（图19-3）。这些锉的横截面为菱形，较常规锉的槽纹更少，有利于减少与管壁的接触，同时增加刚度。

旋转锉可用于再治疗的早期阶段，使用时通常不超过根中1/3。向尖端加压容易造成根管偏移或者穿孔。旋转锉有可能过度敞开根管口和切削根管弯曲部分，降低根管抗力性，且预备后的根管容易发生偏移。

“俄罗斯红”溶剂的使用尚存争议。据笔者经验，其有效性也尚待考究。乙二胺四乙酸（EDTA）和次氯酸钠冲洗剂有助于清洁牙本质表面，便于在高倍镜视野下观察根中及根尖的1/3区。去净“俄罗斯红”后，根管的定位和疏通详见第10章。

Endosonore（QED）、Endo Chuck（Dent America）和IrriSafe锉（Satelec）等设备可超声激活冲洗液，也可以用于“俄罗斯红”的再治疗。这些仪器可在根管再治疗的各个阶段发挥作用，包括穿过糊剂内部，这样可以降低清除的难度。器械还可清洁根管系统的沟和峡部。这些锉可以弯曲成不同角度以免阻挡镜下视野，便于操作（图19-4c）。在使用超声器械时，助手需要不停地清除堆积碎屑。

EndoGuide钻（SS White）可用来预备保守的髓腔入路，定位根管口及峡部。EndoBender（Sybron）可以预弯锉的尖端，有利于绕过阻挡物，疏通根管，并找到天然的根尖孔。

技术

每颗牙齿及其根管都是独一无二、各不相同的，因此没有一个标准的治疗程序适用于所有病例。尽管如此，某些技术仍对大多数病例中有效。我们将"俄罗斯红"患牙的再治疗方案分为3个部分：

1. 根上1/3。
2. 根中1/3。
3. 根尖1/3。

根上1/3

髓室中的充填材料被取出并定位根管口后，应改用小号手用锉，用"捻"的手法通畅根管，但大多数情况下，在根管口或者刚进入根管的位置会遇到阻挡。被阻挡时，可用金刚砂涂层的超声工作尖。和大多数糊剂一样，"俄罗斯红"往往在根管冠1/3最致密，去除该区域的糊剂后，根管其余位置的疏通将更容易。需强调的是，有金刚砂涂层的超声工作尖不应深于根管中1/3，且医生应注意其走行方向必须始终保持与原始根管一致。通过髓室底纹路，判断根管解剖形态的内容已在第11章中有具体描述。

通常不推荐将锉的尖端截断，然后利用其切割功能来疏通，因为这样做可能导致根管偏移或者穿孔。当然经验丰富的医生在能看到根管上段的充填材料时可以用此技术。

根中1/3

达到根中1/3后依次使用从ISO #15到ISO #6（#15，#12，#10，#8，#6）的锉，对尖端施加轻柔且稳定的力量，使用平衡力往返运动。如果糊剂仍然太过密实，锉的尖端难以深入，可以在糊剂边缘寻找缝隙，这些部位最可能形成旁路通过。

C+锉和C锉联合使用的效果非常好。较硬的C+锉有时能穿透封闭材料，而低硬度、柔韧性好的C锉则更易遵循根管的原始路径。使用C+锉可能造成根管偏移，使用时须小心。C+锉仅仅是为了形成通路，当C+锉插入后，如果尖端有黏滞感，通常提示锉位于正确的路径上。一旦通过了树脂进入根管，预备根尖部则比较简单。

根尖1/3

预备根尖1/3时，需密切注意锉的沟槽中残存的根充材料碎片，这有助于降低根管偏移或者穿孔。锉取出时的弯曲情况也提示是否遵循根管的原始路径。大多数情况下根尖1/3的树脂糊剂不会太多。

通常使用ISO #15、ISO #12、ISO #10、ISO #8、ISO #6的锉对尖端施加一定的压力，并使用"捻"的动作来疏通根管。在较长和较细的根管中，可使用小号锉（例如ISO #8和ISO #6），这样不易形成台阶或者堵塞根管。如果存在有台阶，须观察根管的自然弯曲度和台阶可能存在的位置，然后使用预弯的小号手用锉绕过。

在每次换锉时，EDTA和次氯酸钠冲洗至关重要，有助于清除碎屑和润滑根管，也利于锉的深入。

临床病例

病例19-1

38岁女性患者，健康无症状，要求重新对左上颌第一磨牙行冠修复，修复前需先行根管再治疗。根尖片显示3个根管都被"俄罗斯红"糊剂部分封闭，其中近颊根尖区存在低密度透射影（图19-5a）。打开髓腔后，在髓室中可见残留的牙髓坏死组织。请注意髓室的粉红色处（图19-5b～f）。发现并找到遗漏的近颊第二根管，用手用器械预备至全长。"俄罗斯红"阻塞了近颊管和远颊管的冠1/3。用金刚砂超声工作尖去除根管冠1/3的树脂，并使用预弯的#15和#10C锉

病例 19-1

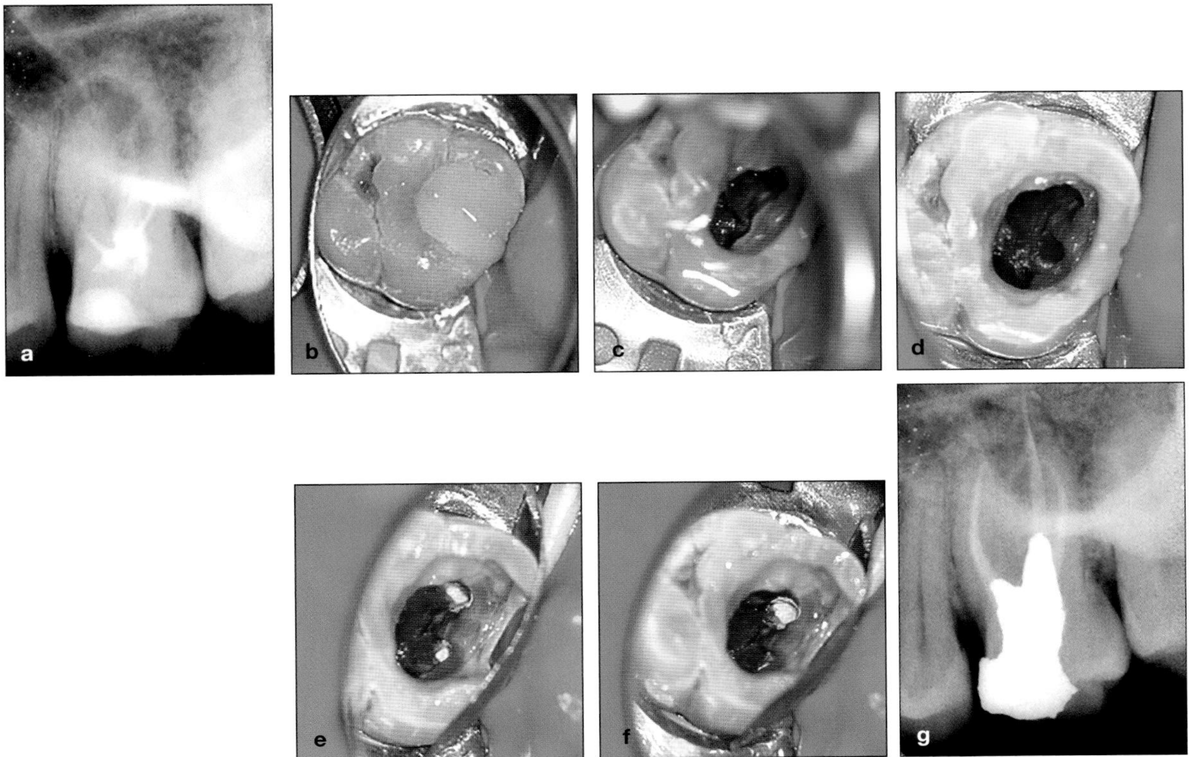

图19-5 （a）根尖片显示3个根管有“俄罗斯红”糊剂充填，其中近颊根尖存在低密度透射影。（b～f）髓室的粉红色处是用“俄罗斯红”根充的典型特征。（g）6个月复查根尖片显示部分骨再生。

病例 19-2

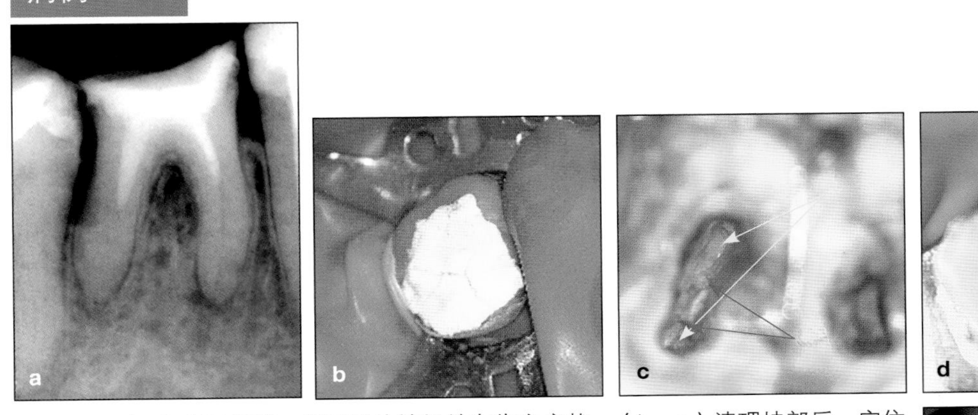

图19-6 （a）右下颌第一磨牙牙体缺损并有临床症状。（b～e）清理峡部后，定位根管（绿色箭头）。黄色箭头指示根管探查的位置错误。

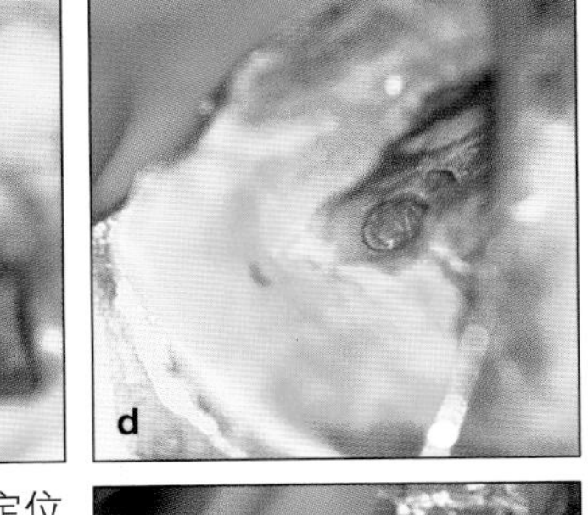

病例 19-2（续）

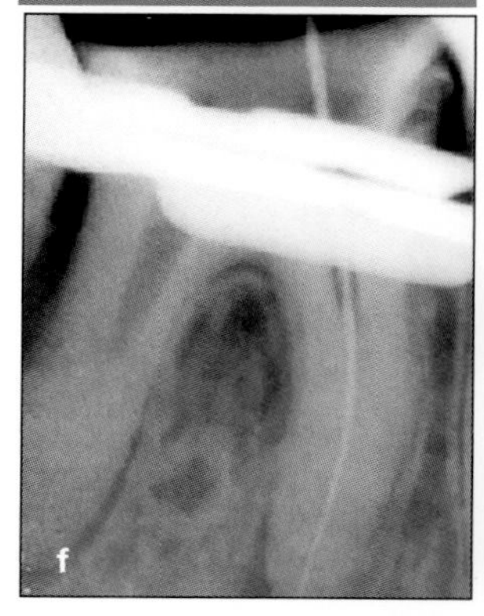
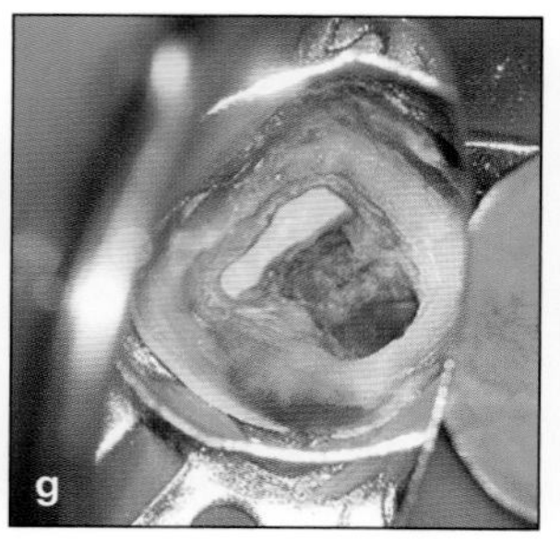
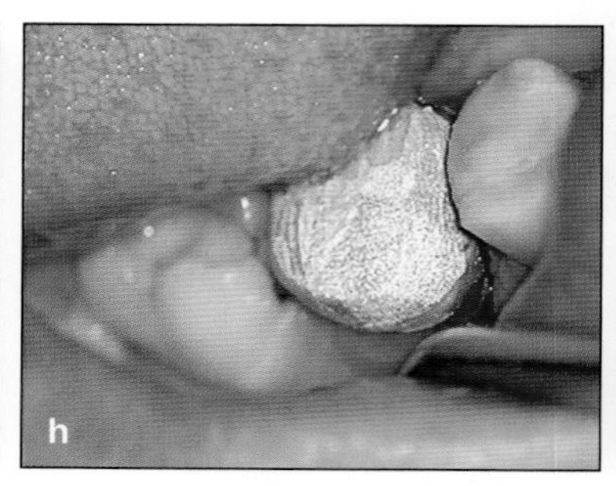
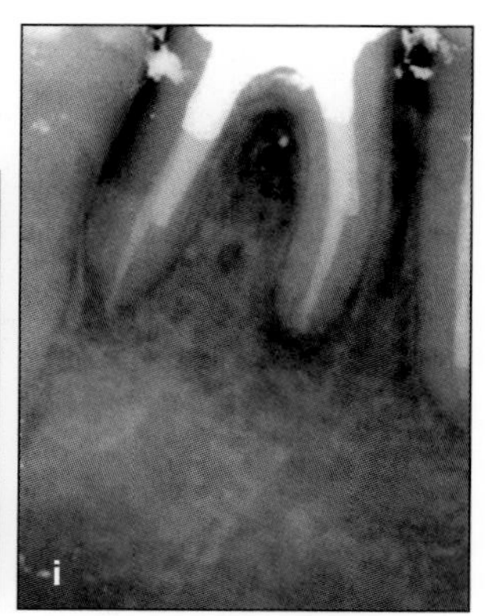
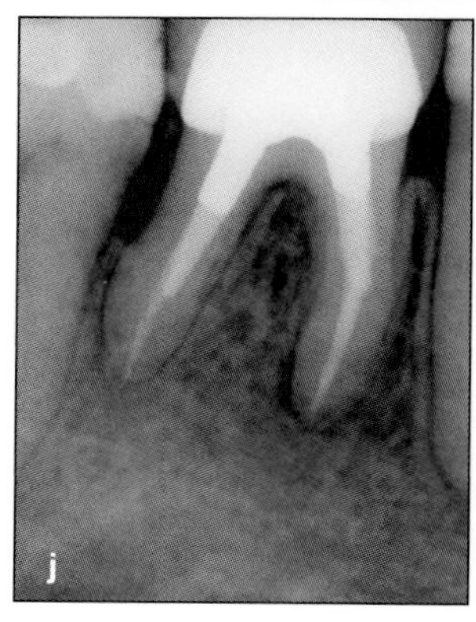

图19-6（续）　（f~h）显示治疗过程中（包括堆核）的一系列根尖片和临床照片。（i）术后即刻根尖片。（j）1年后复查根尖片。

通畅根管。取出锉时，检查锉的沟槽内是否有根充碎屑，并注意保持弯曲度以遵循原始的根管路径。

腭管的处理方式也类似，先使用IrriSafe ISO #15锉，疏通根管至略短于工作长度。去除致密的充填材料后，依次使用#15至#8 C锉小幅“捻”入，直至通畅。

患者在首诊后出现急性发作，使用口服药物进疗。更换2次氢氧化钙封药后，进行根管预备及充填，银汞合金恢复冠部形态。

病例 19-2

64岁男性患者，右下颌第一磨牙牙体缺损并伴有临床症状，需行根管再治疗（图19-6a）。去除临时充填物后，暴露根管口。用EndoGuide钻清理近舌、近颊根管间的峡部，可见2个遗漏根管被牙本质碎屑堵塞，原有的探查位置过于偏向颊侧和舌侧（图19-6b~e）。

定位根管并预备根管，封氢氧化钙，冠方暂封。复诊时患者已无症状，行根管充填、冠修复（图19-6f~h）。图19-6i和j分别显示了术后即刻及1年后复查根尖片。

病例 19-3

患者左上颌第二磨牙牙体缺损，需进行根管再治疗（图19-7a）。该病例需要多次复诊来根管通畅。“俄罗斯红”根充至根中1/3。

再治疗过程中（图19-7b~f），先行根管治疗前准备（见第22章），放置铜带环隔离并保护患牙，用复合树脂制假壁。冠方开髓，定位根管，如前所述去除根管冠1/3“俄罗斯红”。然后使用ISO #15到ISO #6 C锉依次疏通根管，根管中1/3糊剂仍然致密难以去除。用ISO #10、ISO #8和ISO #6 C锉仔细继续去除堵塞物。最后剩余

病例 19-3

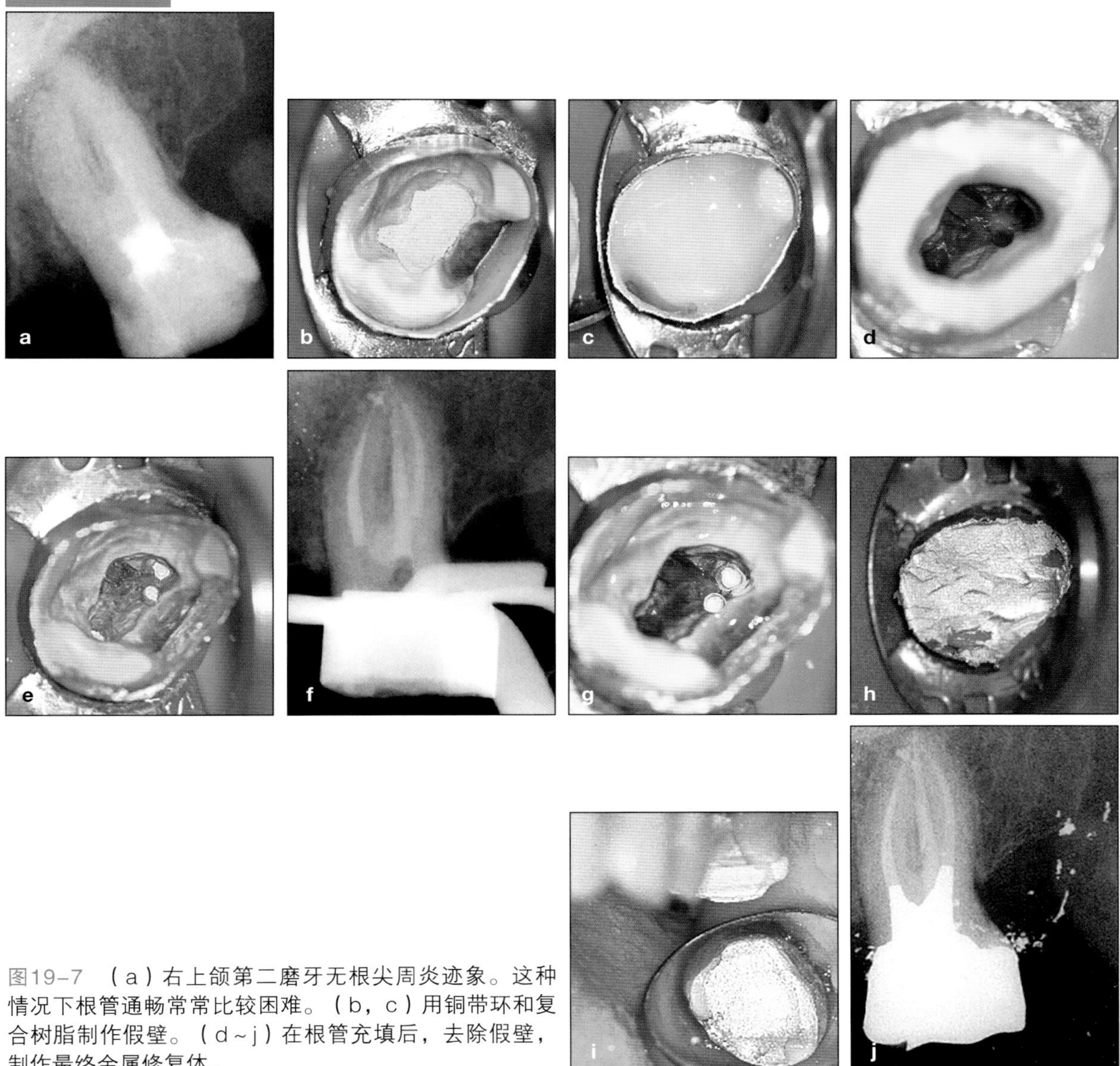

图19-7 （a）右上颌第二磨牙无根尖周炎迹象。这种情况下根管通畅常常比较困难。（b，c）用铜带环和复合树脂制作假壁。（d～j）在根管充填后，去除假壁，制作最终金属修复体。

病例 19-4

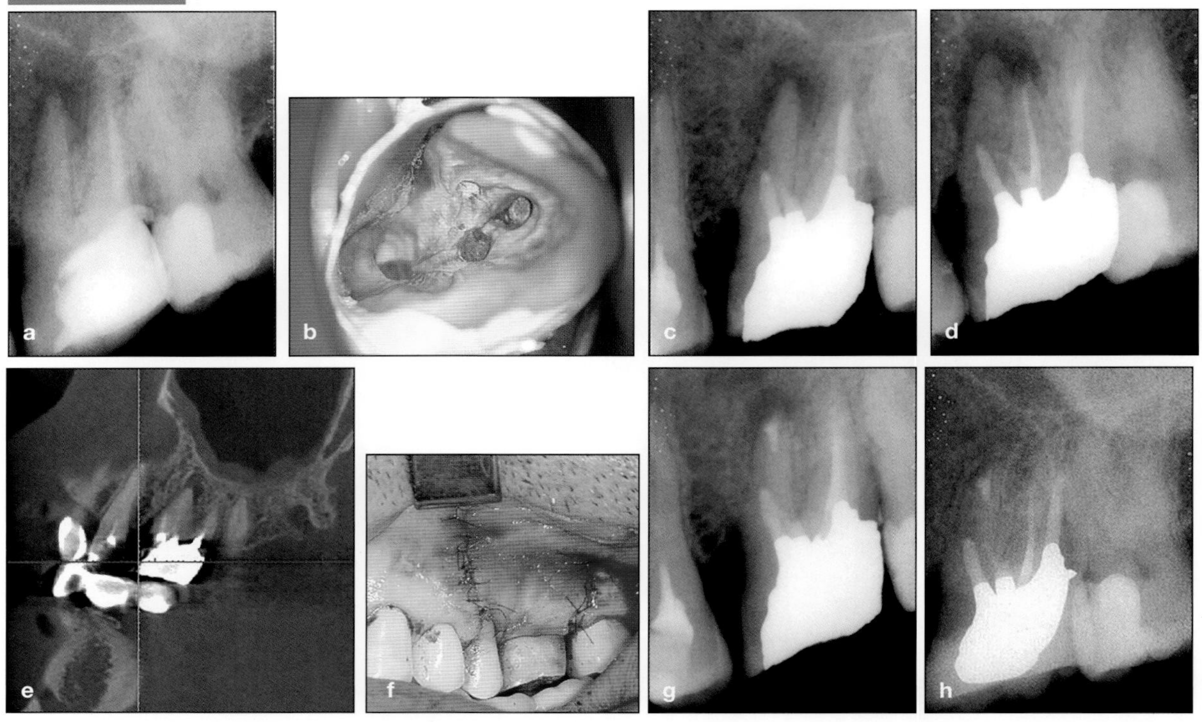

图19-8 （a）52岁男性患者，左上颌第一磨牙诊断为无症状慢性根尖周炎，建议进行再治疗。（b~e）重新治疗远颊管和腭管，近颊管无法疏通，需要进行根尖手术。（f，g）术后即刻照片和根尖片。（h）6个月复查根尖片显示，根尖周组织修复，骨再生基本完成。

的堵塞物，仅使用ISO #8和ISO #6锉。#8锉形成的通路仅比#6锉略大，所以再使用#6锉时依然可以维持其硬度，当对尖端施加压力时，锉不会弯曲。使用多支手用锉后，就可以穿过树脂糊剂并疏通根管。随后清洁根管、预备成形，放置氢氧化钙。下一次复诊时完成根管充填。最后去除假壁，制作金属核（图19-7g~j）。

病例 19-4

有时由于根管解剖形态复杂、阻塞或者钙化，难以疏通所有的根管，需进行根尖手术。52岁男性患者，左上颌第一磨牙为无症状慢性根尖周炎，需行根管再治疗（图19-8a）。笔者对远颊管和腭管进行再治疗，但无法定位并疏通近颊管。于是充填近颊管的冠方后修复牙体缺损（图19-8b~e）。根尖手术切除部分牙根（图19-8f），并进行倒充填（图19-8g）。6个月复查根尖片显示骨再生基本完成（图19-8h）。

结论

"俄罗斯红"根充后的根管再治疗有一定难度，没有一种理想的技术可解决所有病例，但笔者仍希望本章中提到的一些技术有助于临床医生维护患者的天然牙列。

推荐阅读

[1] Schwandt NW, Gound TG. Resorcinol-formaldehyde resin "Russian Red" endodontic therapy. J Endod 2003;29: 435–437.
[2] Vranas RN, Hartwell G, Moon PC. The effect of endodontic solutions on resorcinol-formalin paste. J Endod 2003;29: 69–72.

CHAPTER

20

Robert Corr, DDS, MS

医源性穿孔的修补

Repair of Iatrogenic Perforations

穿孔是牙齿内部与牙周组织之间形成的非天然交通，由病理过程或者操作意外造成。本章的重点仅限于在根管治疗过程中，由于操作意外导致的髓室底穿孔的治疗。

临床医生即使经验丰富，操作小心谨慎，仍可能会发生穿孔。医源性穿孔可发生在开髓、根管预备和牙体修复（例如桩道预备）的过程中，患牙的预后通常较差。穿孔的预防最为重要。审慎诊断、使用辅助显微镜以及仔细操作可将此类事故的发生率降到最低。当穿孔发生时，重要的是对预后进行客观评估，并考虑可行的、最有利于患者的替代方案。是否需要修补穿孔，应考虑患牙的保留价值、整体修复情况、牙周预后和功能需求，以及治疗失败对患者全身健康和功能的潜在影响。

穿孔可导致邻近的牙周组织损伤，邻近的硬组织吸收，炎症可沿着牙周膜间隙扩散，导致上皮向根方迁移，形成经久不愈的牙周袋。

穿孔后的牙周组织修复潜力受多种因素的影响。通常认为，如果穿孔和口腔之间存在交通或者穿孔部位的术前X线片上有透射影，则愈合的可能性极小。如果延期修补，这些损伤会进一步发展，牙周破坏会更严重。因此穿孔后应立即修补。早期文献指出，大面积穿孔不利于愈合；缺损的位置会影响疗效。然而最近很多报道证明，由于生物活性材料的应用，愈合反应与缺损的大小无关[1-3]。

邻近牙槽嵴顶穿孔的修补难度比较大，由于病变与口腔相通，更容易对牙周造成影响。穿孔与口腔相通后，即便尽力治疗，仍难以愈合。此外，牙嶆嵴顶穿孔削弱了颈部牙本质，损害了牙体组织的完整性，牙体结构变得更脆弱。

穿孔修补材料和治疗顺序

修补穿孔的材料种类较多。在三氧矿化聚合物（Mineral Trioxide Aggregate，MTA）出现之前，人们曾使用复合树脂、玻璃离子和银汞合金材料进行修补，这些材料的修补效果不甚满意，现已不再推荐使用。而MTA的治疗效果值得肯定[4–5]，被认为是一种生物活性材料。大量的体内外试验均显示MTA具有良好的生物相容性[6]。现已有更新型的生物活性材料应用于临床，其修补效果与MTA相当，但是笔者仍喜欢使用MTA。

穿孔修补的预后与时间有关，因此穿孔发生后应尽快修补。根管治疗与穿孔修补之间的治疗顺序有以下3种方案：

1. 根管治疗之前即刻修补穿孔。即刻修补的优势在于，避免在后续的治疗过程中损伤已暴露的牙周组织。选择该方案时，需要先用材料临时封闭根管，避免修补材料堵塞根管。
2. 根管预备和消毒后，使用同种材料进行根管充填和穿孔修补。
3. 用常规方法先充填穿孔以下的根管，然后修补穿孔，最后用根充材料充填余下根管。此方案需要特别注意的是，避免将穿孔下方的充填材料挤入穿孔处。

穿孔修补技术

图20–1a为右上中侧切牙根尖片，医生试图取出银尖导致根管唇侧穿孔。采用以下标准步骤修补穿孔。

（一）局部清理和止血

将1.5%次氯酸钠无菌棉球放置于暴露的组织3～5分钟，进行消毒和止血（图20–1b）。当单独用次氯酸钠不能止血时，可以使用电刀或者止血药物，例如Viscostat（Ultradent）。大量出血可能是炎症较重的表现。

（二）封闭下段根管

将无菌棉球置于根管口以防止修补材料堵塞根管。当修补完成时，随后用H锉将棉球取出。在某些情况下，根管也可不封闭。

（三）如有需要，可放置外部屏障

MTA应该尽可能直接放置，无须屏障。许多研究已经证明，当修补材料直接接触牙周组织时，最有利于组织愈合。在大多数情况下，邻近的根周组织可以为MTA提供足够的支撑。MTA的轻微超充通常不会产生任何问题[7]。然而，如果缺损较大，或者相邻组织缺乏足够的支持，无论是由于意外穿孔还是病理穿孔，MTA都有可能从缺损处溢出。这种情况下，可在缺损处放置可吸收性生物屏障来防止材料的超充。胶原屏障可吸收水分，并为MTA提供其所需的湿润环境。 另外，还有一些医生会使用石膏类材料，如硫酸钙作为屏障，这种材料的使用会使MTA的环境湿度降低，但并不影响MTA的性能。在该病例中，放置的是胶原屏障（图20–1c）。

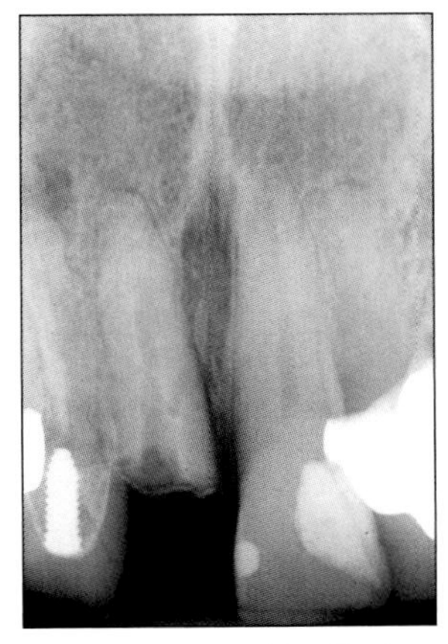
图20-1a　术前X线片示右上中侧切牙根管侧壁穿孔。

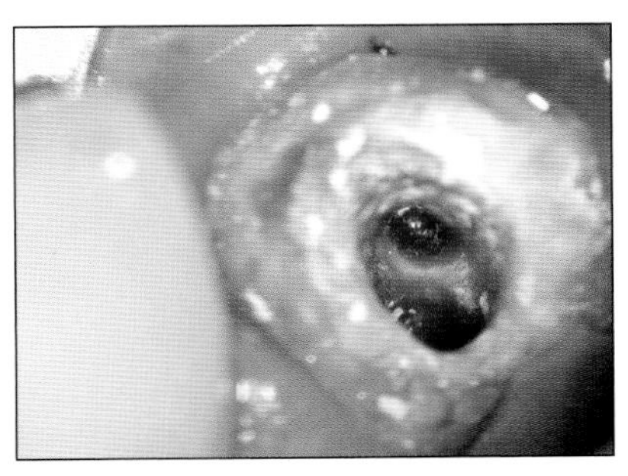
图20-1b　消毒止血后的临床所见。

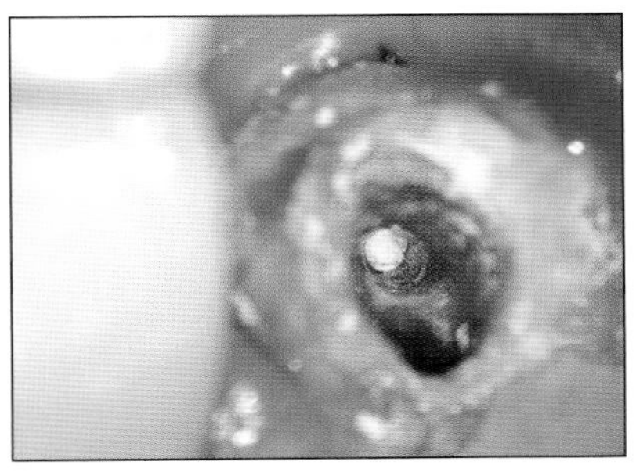
图20-1c　放置CollaCote屏障(Zimmer Dental)以支撑修补材料。

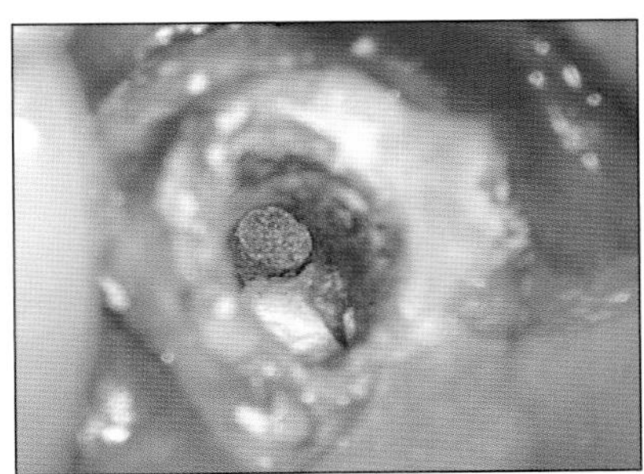
图20-1d　MTA修补穿孔处。

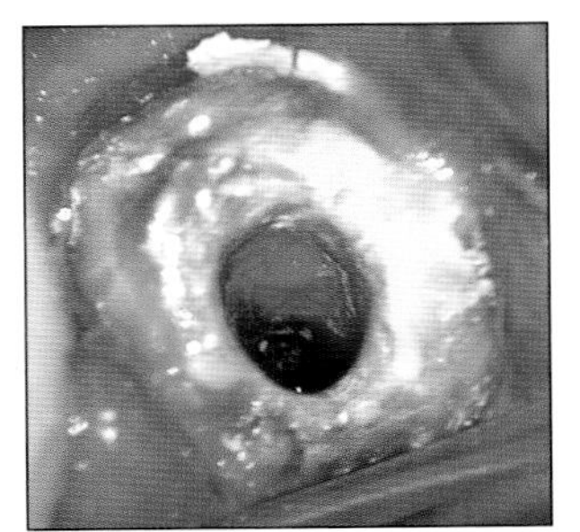
图20-1e　将流动树脂置于MTA上方并进行光固化，以保护未完全固化的MTA。

(四)放置修补材料

根据说明书准备MTA。调整水粉比改变材料的稠度，达到所需的使用性能。通常对于较大的缺损来说，较稠的MTA比较好操作。而对于较小或者窄的缺损，较稀的MTA流动性更好。达到所需的黏稠度后，可用小的输送器，例如Dovgan输送器(Quality Aspirators)或者MAP系统(Dentsply Tulsa Dental)将少量材料注入穿孔部位。对于非常小的缺损，可用根管探针将MTA轻轻导入缺损处；对于较大缺损，则可用适当大小的垂直加压器将MTA轻轻放入缺损处。放置MTA时，用超声间接振动根管垂直加压器，可以减少气泡并确保MTA更致密、更适合。最后可以用棉球或者纸尖的钝端轻轻压实MTA，但不必过度加压，否则可能会导致MTA超出。

缺损处要有足够的修补材料，以确保材料的稳固。当形成带状穿孔(例如桩道穿孔)时，仅充填缺损部位便足以支撑MTA。然而当缺损区没有侧壁，如根分叉穿孔，则应在周围牙本质上也放置少量材料。压实MTA后，可用水进行冲洗，以去除修补区边缘的多余材料。图20-1d显示使用MTA修补穿孔。

(五)修补材料表面的修复

不推荐使用修补材料作为主要的根充材料，穿孔修补材料表面应放置适合的修复材料。MTA的完全固化需要一定的湿度，一些临床医生在

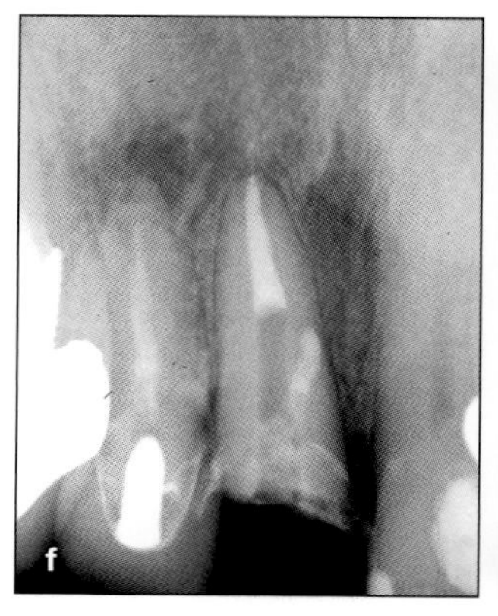

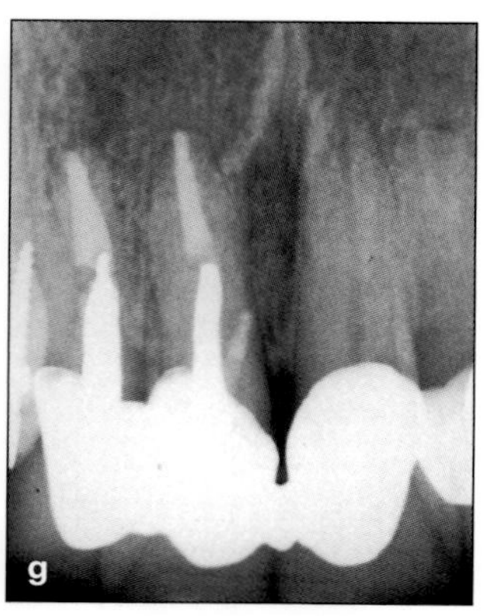

图20-1（续） （f）术后根尖片显示修补材料的位置。（g）12年复查根尖片显示邻近穿孔部位的牙周膜和硬骨板影像正常（Case courtesy of Dr Scott Bentkover, Chicago, Illinois）。

MTA上放置湿润棉球24小时，确保冠部充填修复前MTA已固化完全。在大多数情况下，邻近的根周组织可提供足够的湿度，因此也可以即刻修复。在随后的即刻修复中，为了避免修复过程破坏MTA，可使用少量玻璃离子或者流动树脂覆盖MTA起到保护作用（图20-1e）。

（六）效果评估

穿孔修补材料充填时应致密，X片上应充填至牙根表面（平行投照法）。1年后的复查X片中穿孔部位的低密度透射影消失、牙周组织健康，患牙使用情况良好。建议长期复查，确保病情不再复发，患牙能更好地行使功能（图20-1f，g）。

临床病例

病例20-1：髓室底穿孔的修补

患牙6年前行银汞合金充填治疗，现因根分叉处大面积穿孔而被转诊至牙髓病医生治疗，目前根分叉处有透射影，有牙周袋且溢脓，有窦道（图20-2a、b ）。已告知患者此穿孔修复预后差，但患者仍坚持尝试治疗。该病例的疗效表明，尽管术前患牙情况不佳，但仍有愈合的可能。

转介医生在寻找近舌根时造成穿孔，并用银汞合金进行修补。6年后牙龈出现窦道，此时需要再治疗。转诊后牙髓病医生开髓，去除原充填物并暴露穿孔部位（图20-2c）。在疏通根管前，在缺损处放置灰色MTA进行修补（图20-2d），邻近组织可提供适当的水分，即刻用流动树脂覆盖MTA（图20-2e），继续进行根管治疗。找到遗漏的近中舌根后重新治疗。最后用纤维桩和树脂核即刻修复患牙。术后根尖片显示治疗效果良好（图20-2f）。在2.5年复查时，牙周探诊深度正常，根尖片显示病变正在愈合（图20-2g）。

病例20-2：根管侧壁穿孔的修补（根管冠方）

此病例为根管侧壁偏冠方大面积穿孔的修补及透射影的愈合情况。转介医生在根管探查时发生器械分离和髓室底穿孔（图20-3a），随后便转诊至牙髓病医生。一诊时在分离器械周围建立旁路，并用MTA修补穿孔（图20-3b）。二诊时取出分离器械，根管内封氢氧化钙2个月，此期间患者的临床症状逐渐消失。随后行根管充填（图20-3c），并修复牙体缺损。术后根尖片显示治疗效果良好（图20-3d）。1年后复查，根分叉探诊深度减小到正常值范围，影像学显示根尖周组织正逐渐愈合（图20-3e）。

病例 20-1

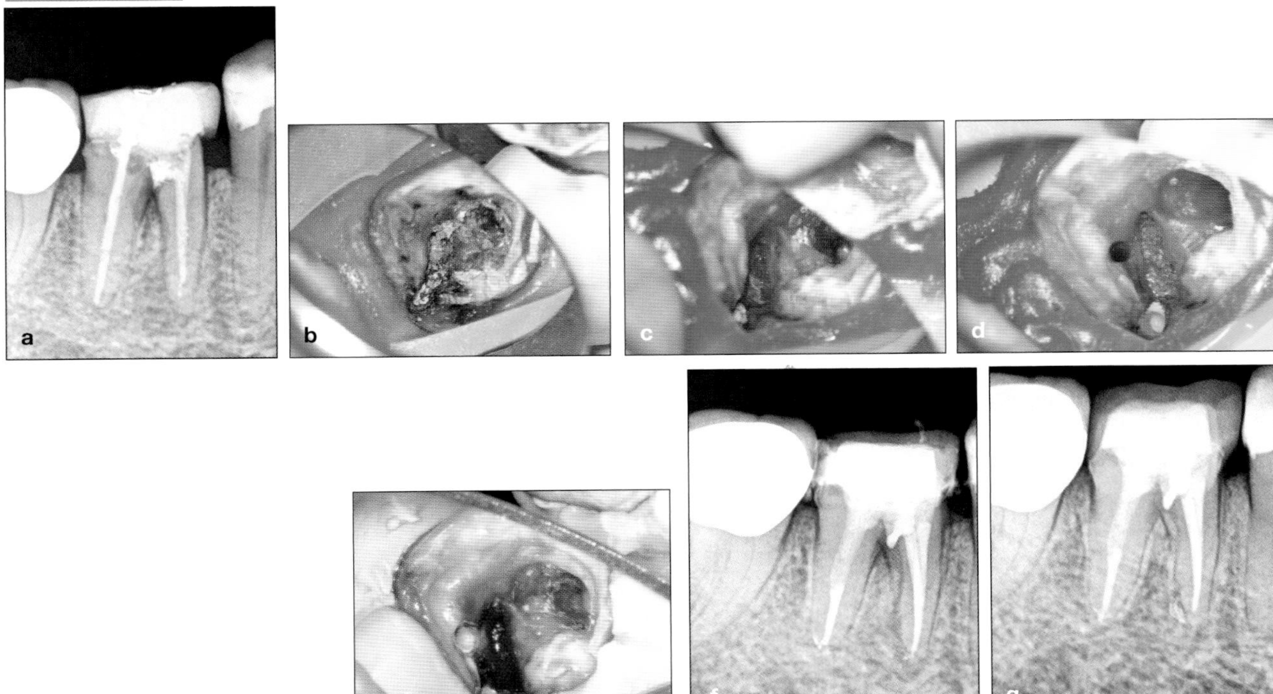

图20-2 （a）术前根尖片示根分叉修补及根分叉透射影。（b）去除冠方原充填物后，见银汞合金修补髓底穿孔。（c）清理消毒穿孔，并进行止血。（d）预备遗漏的近舌根管，并用MTA修补穿孔。（e）完成根管充填和穿孔修补后，MTA上放置一层流动树脂，以保护修补处。（f）即刻根尖片示穿孔修补和根管治疗均完善。（g）2.5年复查，患牙无症状，探诊深度正常，根尖片显示根分叉处组织愈合（Courtesy of Dr Mary Chien，Hacienda Heights， California）。

病例 20-2

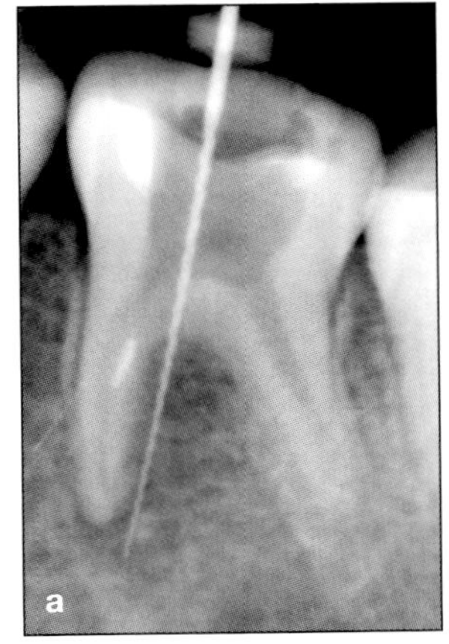

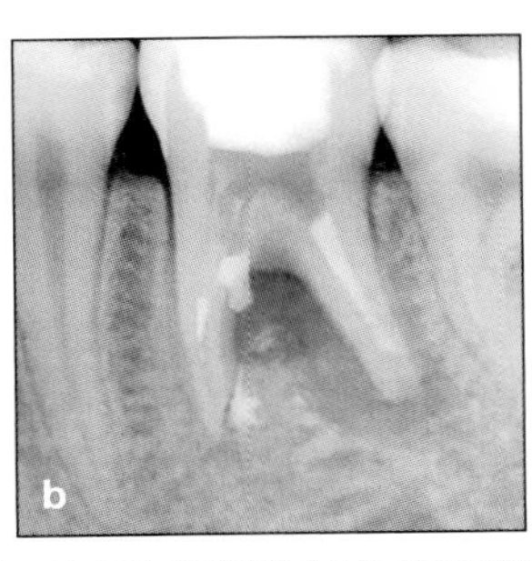

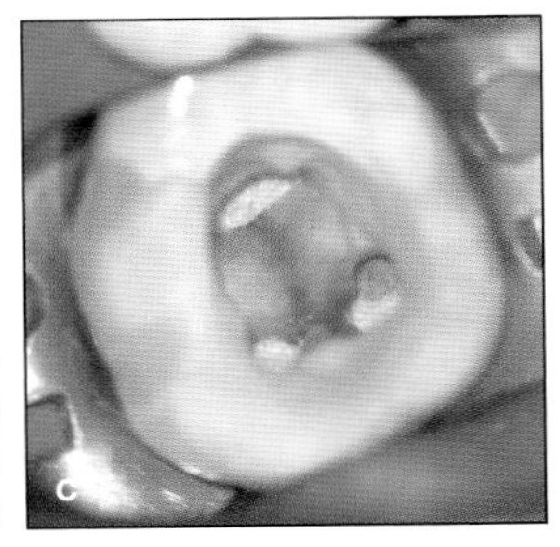

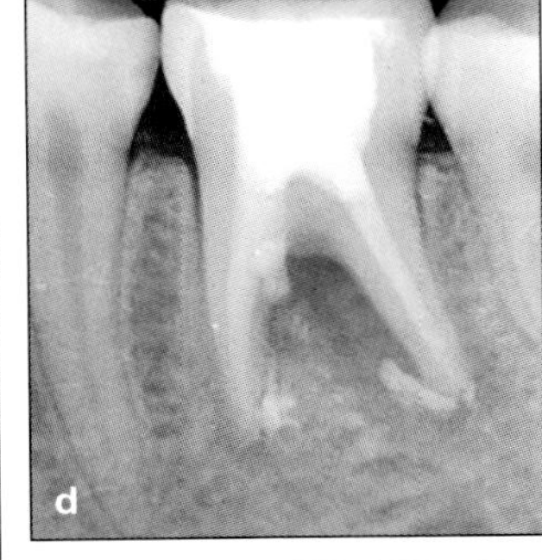

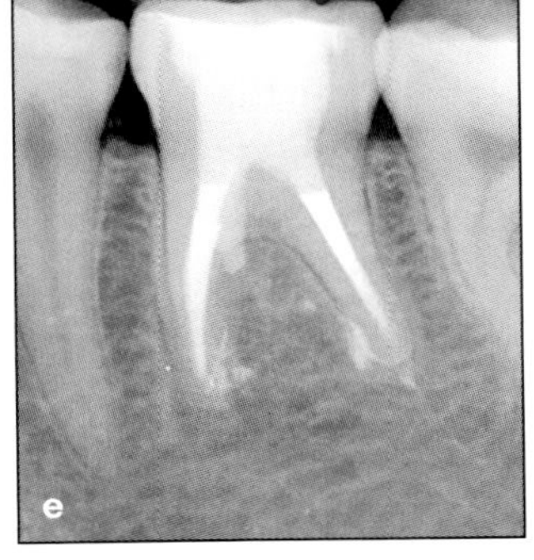

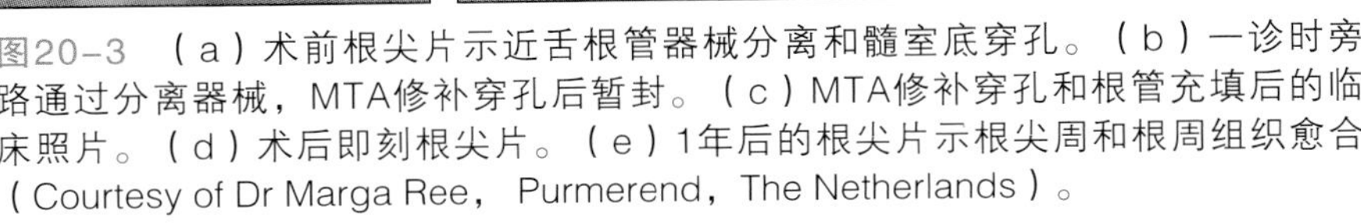

图20-3 （a）术前根尖片示近舌根管器械分离和髓室底穿孔。（b）一诊时旁路通过分离器械，MTA修补穿孔后暂封。（c）MTA修补穿孔和根管充填后的临床照片。（d）术后即刻根尖片。（e）1年后的根尖片示根尖周和根周组织愈合（Courtesy of Dr Marga Ree， Purmerend，The Netherlands）。

病例 20-3

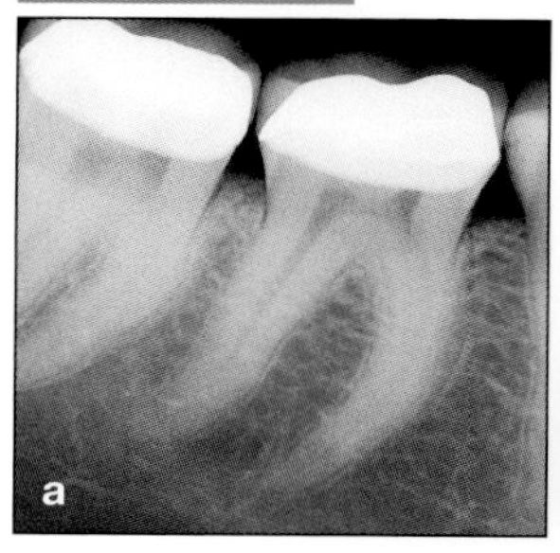
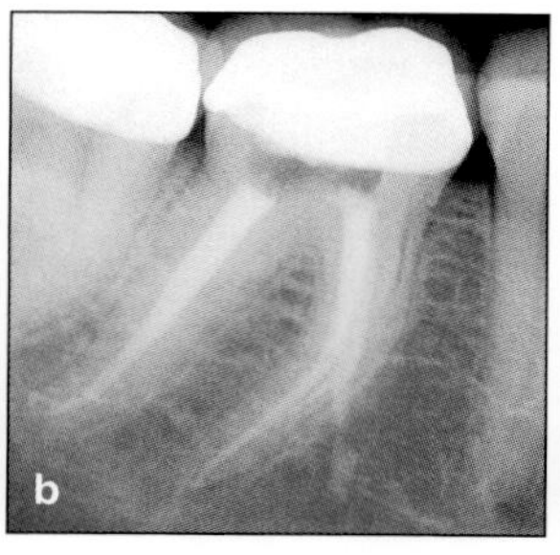
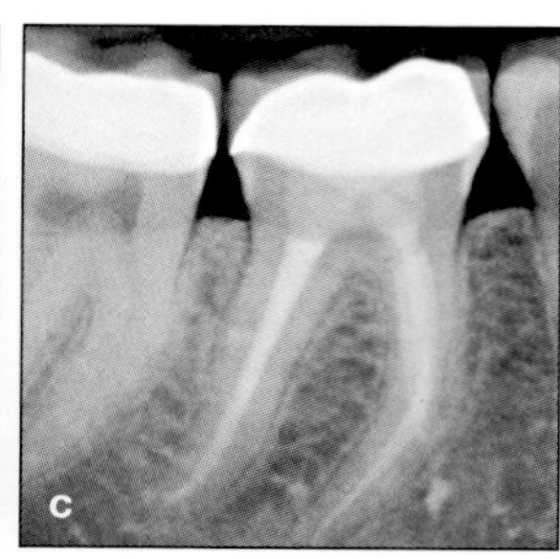

图20-4 （a）术前根尖片示器械分离及穿孔。（b）术后根尖片示MTA修补穿孔，根充完善。（c）6个月复查，患者无临床症状，患牙使用正常。

病例 20-4

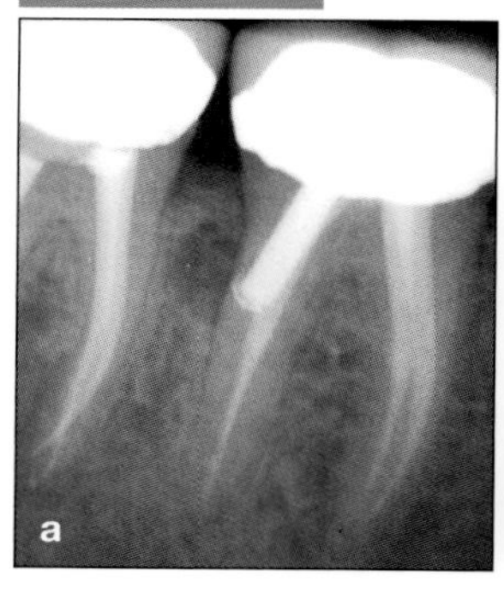
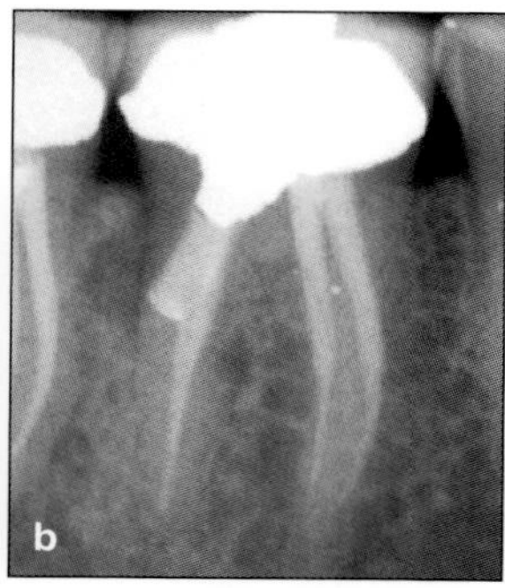
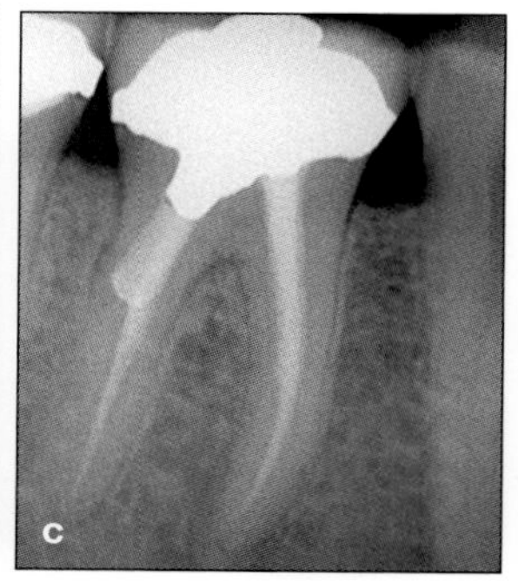

图20-5 （a）术前根尖片示桩道穿孔处邻近的牙周组织破坏。（b）术后根尖片示MTA修补穿孔，根充完善。（c）1.5年复查，患者无症状，患牙使用正常。根尖片示穿孔区域的透射影消失（Courtesy of Dr Peter Mellin，Portland，Maine）。

病例20-3：根管侧壁穿孔的修补（根尖1/3）

此病例为Weine Ⅱ（2∶1）型根管中段弯曲处侧壁穿孔的修补。首次治疗时，两个近中根管融合的部位，H锉器械分离（图20-4a）。用超声仪取出分离器械时，根管长度测量仪以及纸尖侧方的出血点提示根管侧壁出现穿孔。随后旁路通过分离器械，并在根管内和穿孔部位放置氢氧化钙。完成根管预备和消毒后，热牙胶充填封闭根尖段（见第14章）。用酒精和超声器械去除多余的糊剂。随后用灰色MTA修补穿孔（图20-4b），使用MAP系统将修补材料少量多次地导入该部位，用垂直加压器结合超声间接作用使MTA更致密。将湿棉球置于MTA上，暂封。4周后，所有症状完全消失，根管充填并修复牙体缺损。6个月复查根尖片显示短期疗效良好（图20-4c）。

病例20-4：桩道预备穿孔的修补

此病例为桩道预备时未与牙根长轴平行而导致的远中壁穿孔。转诊后依据根尖周的低密度透射影和窦道诊断为穿孔（图20-5a）。拆桩后，没有使用外部屏障，立即用白色MTA修补穿孔，银汞合金充填（图20-5b）。1.5年复查，患者无症状，窦道消失。根尖片显示，低密度透射影消失，牙周膜和硬骨板均已重建（图20-5c）。

总结

穿孔的并发症不仅令人沮丧，还会对患牙的预后产生不利影响。尽管长期报道（>10年）非常少，但是越来越多的文献证实，现代生物活性材料的疗效理想。适当选择病例，仔细操作，穿孔修补也切实可行。

参考文献

[1] Krupp C, Bargholz C, Brüsehaber M, Hülsmann M. Treatment outcome after repair of root perforations with mineral trioxide aggregate: A retrospective evaluation of 90 teeth. J Endod 2014;39:1364–1368.

[2] Mente J, Hage N, Pfefferle T, et al. Treatment outcome of mineral trioxide aggregate: Repair of root perforations. J Endod 2010;36:208–213.

[3] Pontius V, Pontius O, Braun A, Frankenberger R, Roggendorf M. Retrospective evaluation of perforation repairs in 6 private practices. J Endod 2013;39:1346–1358.

[4] JOE Editorial Board. Procedural accidents: An online study guide. J Endod 2008;34(5 suppl):e65–e70.

[5] Main C, Mirzayan N, Shabahang S, Torabinejad M. Repair of root perforations using mineral trioxide aggregate: A long-term study. J Endod 2004;30:80–83.

[6] Parirokh M, Torabinejad M. Mineral trioxide aggregate: A comprehensive literature review—Part III: Clinical applications, drawbacks, and mechanism of action. J Endod 2010; 36:400–413.

[7] Chang, S, Oh T, Lee W, Cheung, G, Kim H. Long-term observation of the mineral trioxide aggregate extrusion into the periapical lesion: A case series. Int J Oral Sci 2013;5:54–57.

修复学考虑

Restorative Considerations

第五部分

CHAPTER

21

Venkat Canakapalli, MDS

治疗前可修复性评估

Evaluating Restorability Prior to Treatment

对患牙行根管治疗或者拔除是临床医生经常需要面临的问题。是否保留患牙需要评估治疗风险和收益，并综合考虑多种危险因素，包括牙髓和牙周状况、龋坏风险、牙齿结构的完整性、是否适合作为种植位点以及在牙列中的保留价值等。此外，医生的临床经验和治疗技术水平也是决策中需要考量的重要因素。单一危险因素比较容易处理，但如果有多个危险因素，可能就不利于患牙的远期保留。另外，临床医生还要考虑未来的患牙缺失问题，以及治疗失败对后期修复方案的影响。

随着种植体的出现并成为现代牙科的主流趋势，人们更关注远期疗效如何。在当今种植体风靡的时代，通过根管治疗最大限度地保留患牙不再是唯一的选择。相反，应该在根管治疗前重点关注患牙的远期疗效和后期的可修复性。如果根管治疗成功，但最终却需要拔除，对患者来说没有任何意义。因此经过根管治疗的患牙如果难以完成修复治疗，或者拔除患牙对后续的整体治疗更有利，通常考虑拔除。

本章为医生提供保留还是拔除的决策指导（图21-1），并介绍根管治疗前患牙可修复性评估的方法。

问题		
咬合关系是否良好?	是	否
剩余牙体组织的情况如何?	好	差
牙周状况如何?	好	差
龋坏风险如何?	低	高
近期是否做过修复体?	是	否
后期修复的预期效果如何?	好	差
保留患牙的风险如何?	低	高
若拔除患牙，可选的修复方案是什么?	有利	不利
是否有邻牙支持?	是	否
剩余牙根结构的情况如何?	有利	不利
患牙在牙列中的预期作用是什么?	有利	不利
患者全身健康状况如何?	有利	不利
年龄因素是否纳入考虑范畴?	否	是
患者的治疗期望值是什么?	有利	不利
是否有折裂牙?	是	否
根管治疗史对治疗风险有何影响?	有利	不利

图 21-1 患牙修复性评估策略。

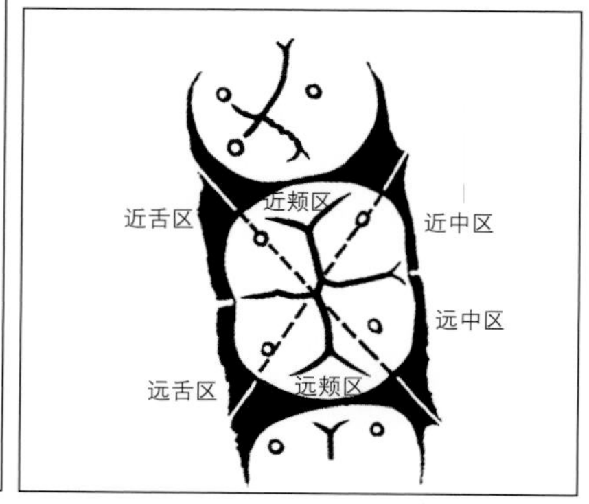

图 21-2 患牙的修复指数（Tooth Restorability Index，TRI） 分为6个区域来评估可修复性。

考虑因素

咬合关系是否良好?

咬合关系是口腔所有专业中都需要考虑的一种因素。在诸多不利因素中，咬合创伤与牙齿折裂和牙周膜的变化密切相关。对大多数临床医生来说，相互保护𬌗是最理想的咬合关系：前牙可保护后牙免受侧方剪切力，后牙则可保护前牙免受垂直方向过多的力量。在后牙区，咬合创伤通常与非正中接触或者𬌗干扰有关。而在前牙区，常因失去后牙支持而发生𬌗创伤。磨牙症或者紧咬牙可加重𬌗创伤甚至能损伤咬合关系良好的正常牙齿。因此在考虑是否保留牙齿时，必须仔细评估和调整咬合关系。

剩余牙体组织的情况如何?

牙槽骨上方的牙体组织结构是影响患牙修复预后的重要因素。究竟需要剩余多少牙体组织才能修复尚不清楚，但目前普遍认为，剩余的牙体组织越多越好，特别是在牙颈部区域。根管治疗的后牙常有邻面缺损需要修复，若颊舌向牙体组织保存完整，且高度和宽度在1mm以上，则能满足牙本质肩领的预备需求。

患牙修复指数（Tooth Restorability Index，TRI）是用来评估剩余牙冠的质量以及对抗力形和固位形影响的指标，可通过整套的数据来表示。例如磨牙被分成6个分区，即近中和远中2个邻面区、近颊和远颊2个颊面区、近舌和远舌2个舌面区（图21-2）。评估上述6个分区剩余的牙体组织对抗力形和固位形的影响（例如牙体预备边缘线的位置），并按如下标准评分。如果存疑，则按低分来计。0～3级评分标准如下：

- 0分——无。每个分区中2/3及以上部位缺少牙本质轴壁（如盒形缺失或者牙尖缺失），

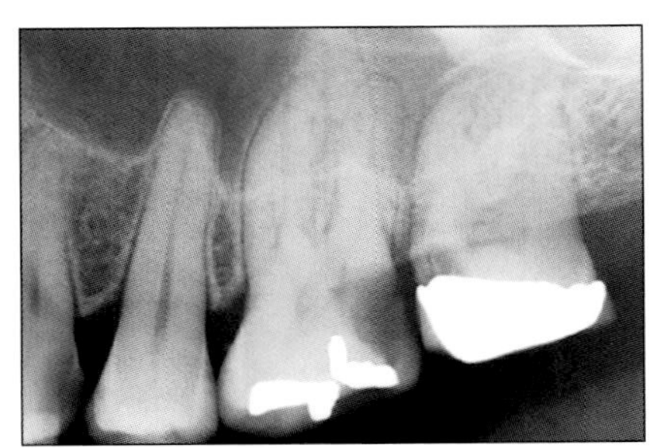

图 21-3　64岁女性患者，几乎无龋坏病史，1年前因全身健康问题服用药物后，口内多颗牙发现龋坏。此时，修复和牙周专业医生会提出这样3个问题：（1）若修复治疗龋坏牙后，患者是否会在5～10年内出现更多的龋坏牙？（2）如果选择拔牙和种植修复，是当前还是未来5～10年内再进行对患者更好？（3）在5～10年以后，患者是否还有合适的种植位点和条件（Courtesy of Dr Richard Schwartz，San Antonio，Texas）。

或者边缘线上方的牙本质高度和厚度均不足，无法保证牙冠及桩核的抗力形和固位形。有时虽然边缘可见，但恰好位于缺失轴壁的边界下方，且仅有一个小斜面，也适用于此类情况。

- 1分——不足。每个分区仍有冠方牙本质，但牙本质的量在厚度、高度和分布上（例如薄弱的牙尖）无法提供足够的抗力形和固位形。
- 2分——可疑。与1分相比，有更多的牙本质，但尚不能提供足够的抗力形和固位形。注意只有在检查者难以决定给1分或者3分时，才可以定为2分。
- 3分——充足。剩余的牙本质在高度、厚度及分布方面可为桩核或者冠修复提供足够的抗力形和固位形。

因此每颗磨牙最高评分为18分（6个分区都是3分）。无须冠延长术修复的最低要求是颊舌面（不包括近远中面）评级8分以上。然而截至本文定稿前，患牙修复指数尚未得到临床验证。

牙周状况如何？

口腔卫生不良和/或牙周支持组织不佳增加了患牙脱落的风险。深牙周袋、骨丧失、松动、炎症和感染等牙周病发病相关因素，都不利于牙齿的保留。口腔卫生不良对种植体的长期影响目前尚不清楚，但通常认为其对种植体的损害要小于天然牙。

龋坏风险如何？

高致龋风险人群主要包括不良的口腔卫生和饮食习惯人群、长期服药人群以及患有口干症的老年患者。这些人群保留患牙相对较难，尤其是在牙齿已有病变的情况下。虽然部分患者的情况在口腔卫生宣教后能够逆转，但大部分干预都以失败告终。种植体不存在龋坏问题。临床医生必须要制订长期的治疗计划，以应对高致龋风险老年患者的余留牙可能进一步缺失、年龄增长带来的全身健康以及对治疗的耐受性不断下降等诸多问题（图21-3）。

近期是否做过修复体？

因近期做过修复体而导致不可复性牙髓炎的患牙在临床上并不少见，这类患牙在经过根管治疗后通常很少有不良后果（图21-4）。然而患牙如果有修复体，且使用多年、状况良好，如果出现症状需要根管治疗，则常常出现折裂、继发龋或者其他问题，预后效果往往较差。钉固位的旧修复体通常更易引起纵裂（图21-5）。

后期修复的预期效果如何？

根管治疗后的修复质量好坏，也是治疗决策中非常重要的影响因素，如果患牙本身的条件较差，即使由经验丰富的医生来修复，所承担的治

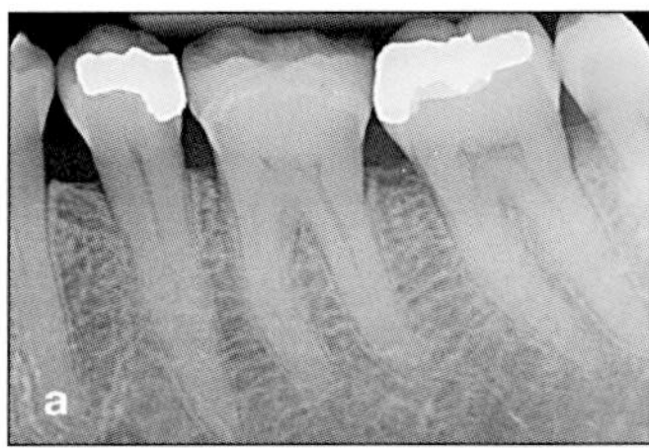
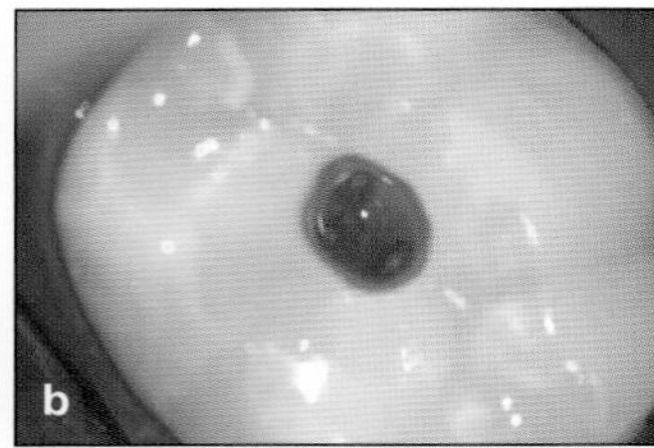
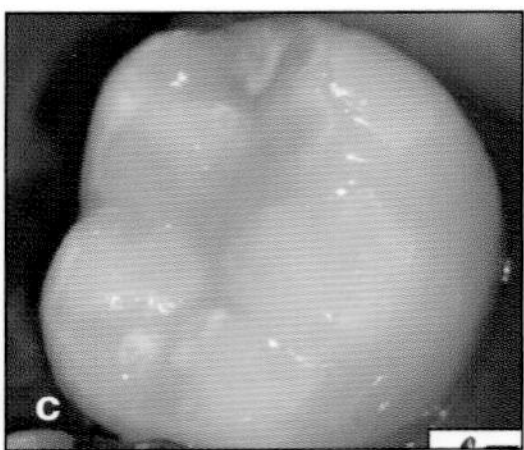
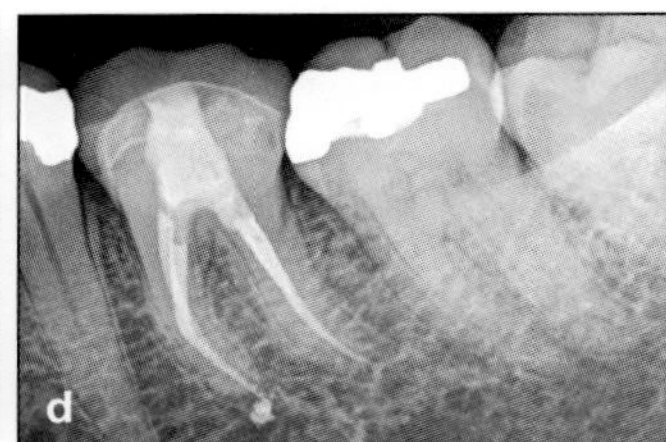

图21-4 （a~d）口内像及根尖片显示，患牙通过在牙冠上开髓进行根管治疗即可获得满意疗效。

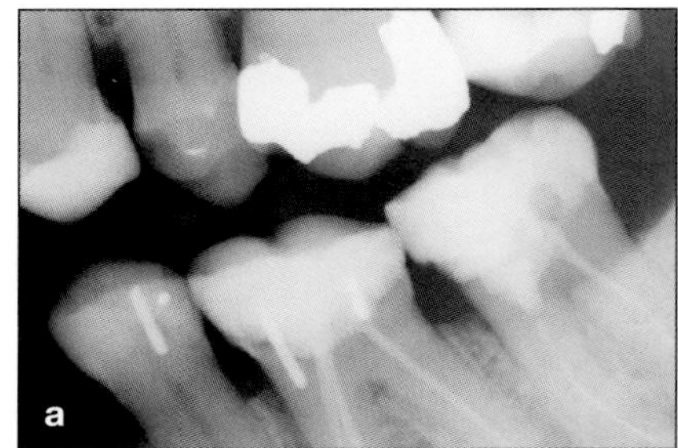
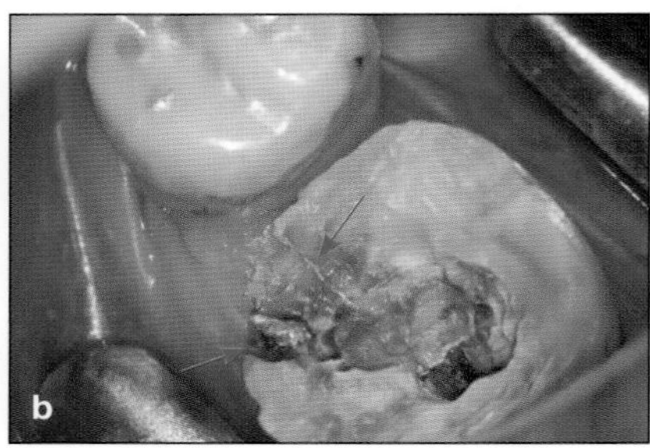

图21-5 （a，b）大的钉固位修复体引起的牙体纵裂。

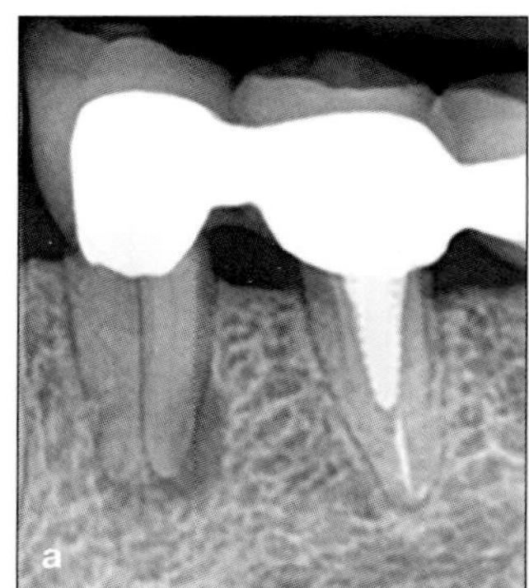
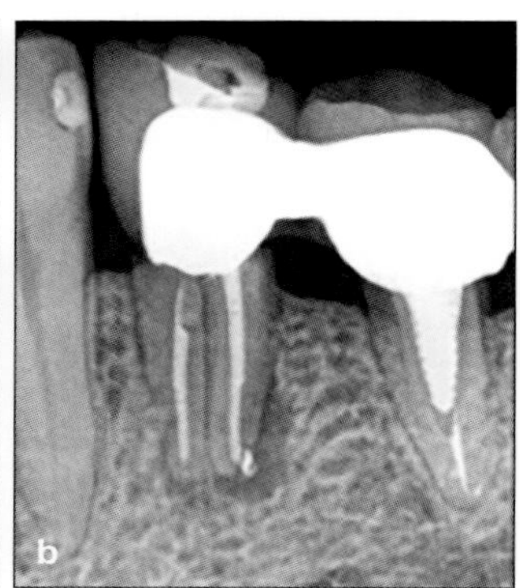
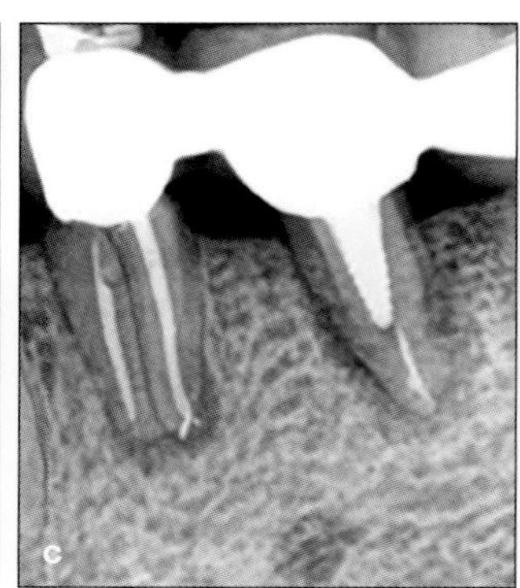
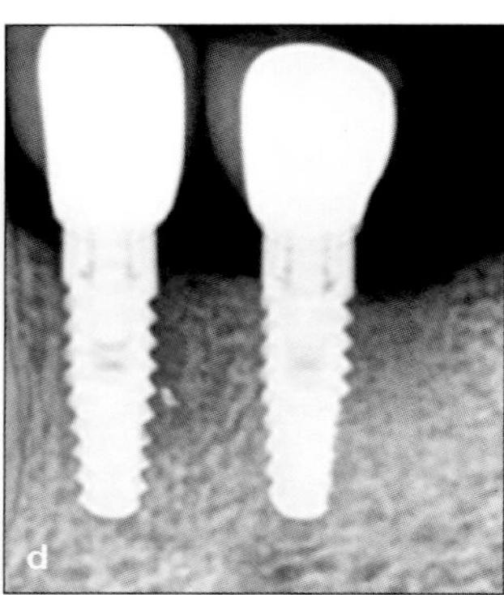

图21-6 （a，b）左下颌第一前磨牙根管治疗术后，冠修复质量不佳。（c，d）术后6个月，左下颌第二前磨牙因折裂须拔除。治疗计划为同时拔除左下颌第一前磨牙后行种植修复，尽管该牙根尖周透射影较前有愈合迹象。拔除左下颌第一前磨牙的部分原因是冠密合性差，另一个原因是作为基牙后期出现问题的可能性较大（Courtesy of Dr Richard Schwartz，San Antonio，Texas）。

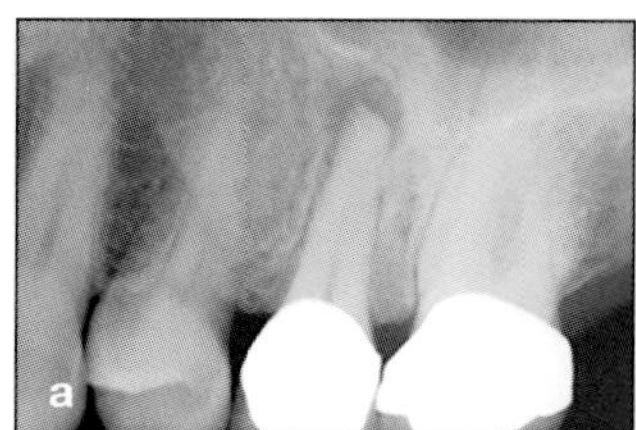
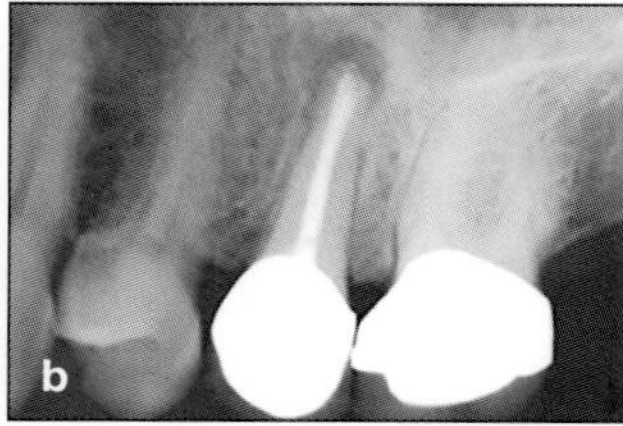
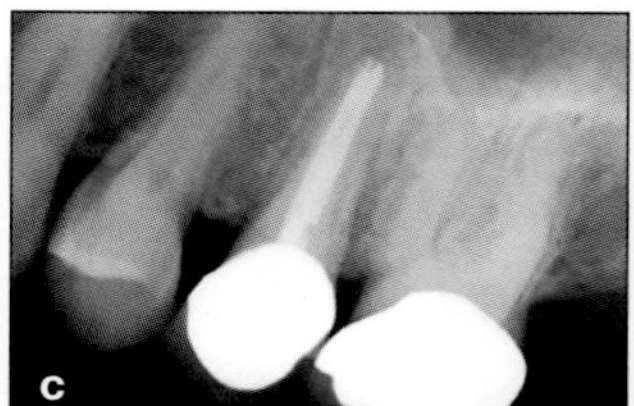
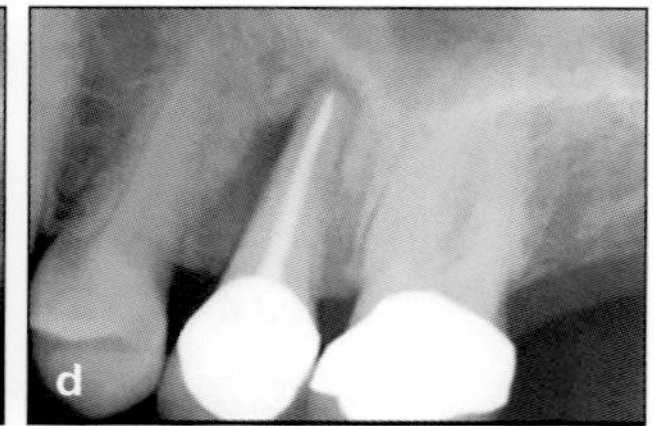

图21-7 （a，b）左上颌第二前磨牙牙根折裂，行根管治疗术后保留患牙。（c）术后6个月，根尖周病变几乎完全愈合。（d）术后4年复查，发现患牙有严重的牙槽骨垂直吸收，最终拔除，但此时的缺牙区骨质条件已不利于种植修复（Courtesy of Dr Richard Davis， San Antonio，Texas）。

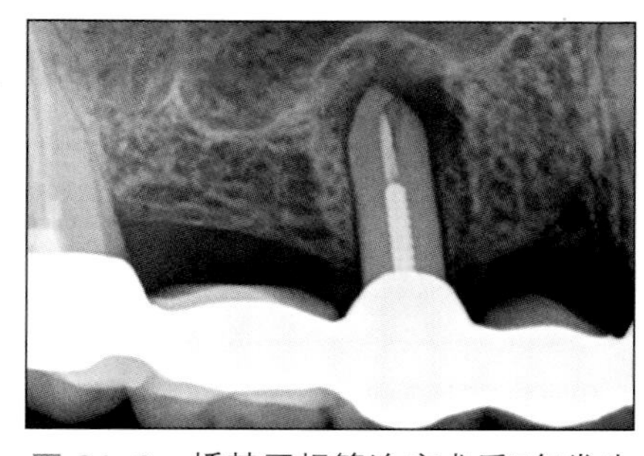

图 21-8　桥基牙根管治疗术后5年发生折裂。虽然患牙根管治疗和后期修复都很完善，但最终仍无法保留。

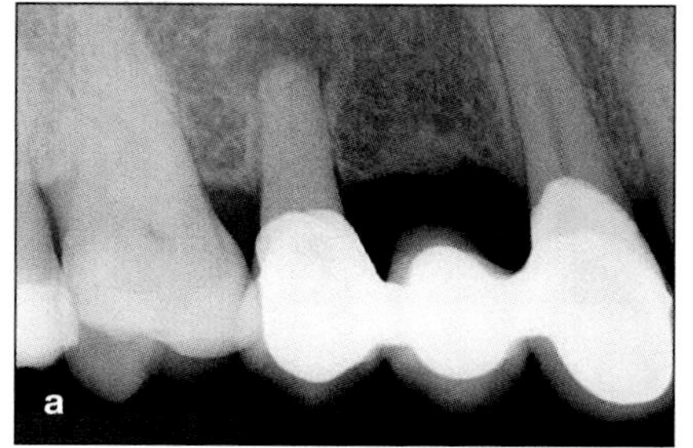

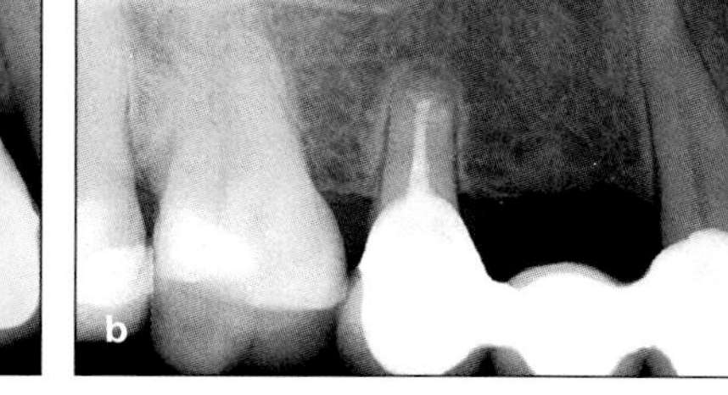

图21-9　（a）在不拆除修复体的基础上，直接对基牙行根管治疗术。（b）术后5年复查显示，患牙成功保留。

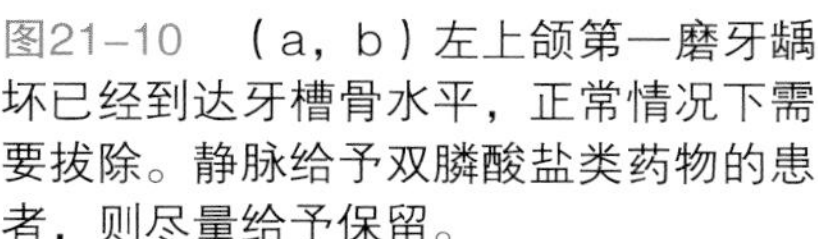

图21-10　（a，b）左上颌第一磨牙龋坏已经到达牙槽骨水平，正常情况下需要拔除。静脉给予双膦酸盐类药物的患者，则尽量给予保留。

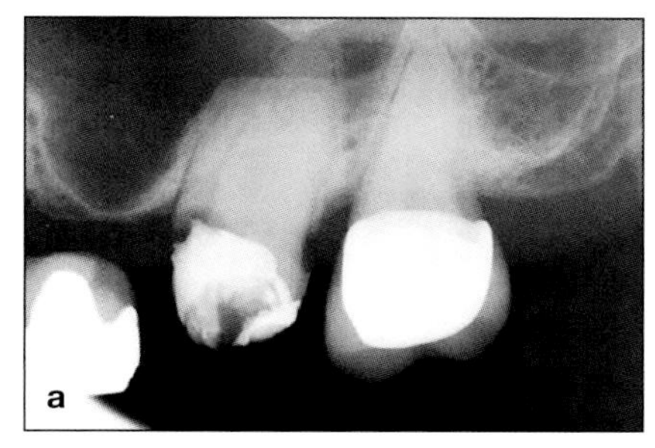

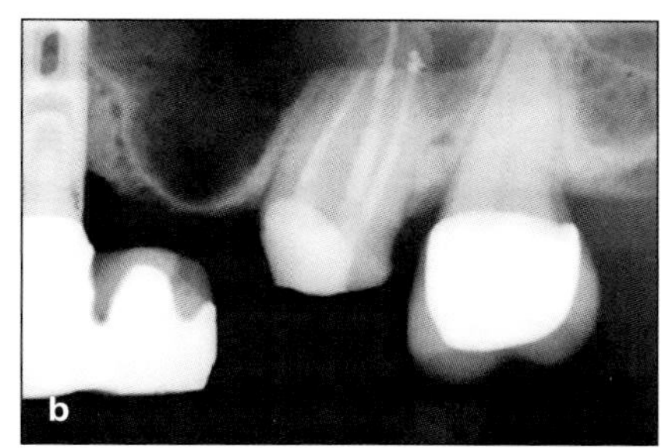

疗风险也很高（图21-6）。

保留患牙的风险如何?

保留的患牙如果日后出现问题，对后续的修复治疗也会造成影响。图21-7显示折裂患牙经过牙髓治疗成功保留达4年，但却大大增加了患牙缺失后的种植手术难度和费用。

若拔除患牙，可选的修复方案是什么?

是否保留情况复杂的患牙，需评估潜在种植位点的牙槽骨状况，以及用于固定或者可摘局部义齿修复的邻牙状况。例如种植位点不佳则倾向于保留患牙。

是否有邻牙支持?

牙弓中最后一颗牙齿要承担咬合力的撞击，尤其是作为可摘局部义齿的基牙。当患牙两侧均有余留牙时，因稳定性好，可共同承受咬合力，远期效果通常较佳。根管治疗后的桥基牙远期效果不佳（图21-8）。

剩余牙根结构的情况如何?

制订治疗计划前要评估牙根的长度和管壁厚度，在根管治疗和修复过程中尽可能保留牙根的结构（见第24章）。

患牙在牙列中的预期作用是什么?

如前所述，牙弓中游离端患牙预后通常较差，尤其是作为局部活动义齿的基牙。当作为固定义齿或者卡环臂的基牙时，预期效果也会下降。如果牙齿本身条件不好，大多数情况下应避免将其作为多牙修复中的基牙。而如果患牙已经是固定修复义齿的一部分且使用情况良好，则应尽可能采取其他措施保护基牙和修复体（图21-9）。

患者全身健康状况如何?

全身健康状况偶尔也会影响到是否保留患牙。对于全身状况差的患者以及颌骨受到过放射

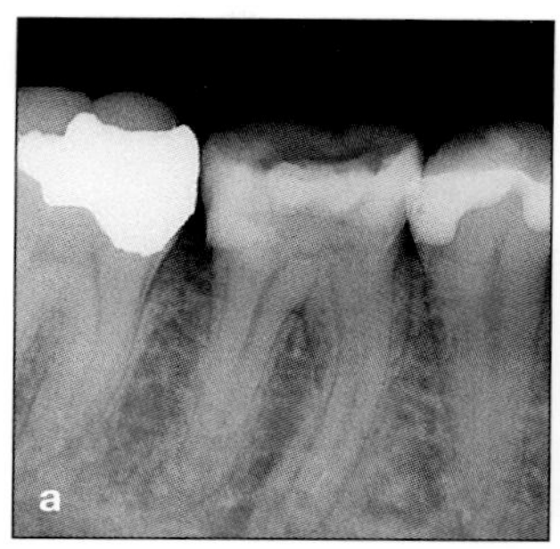
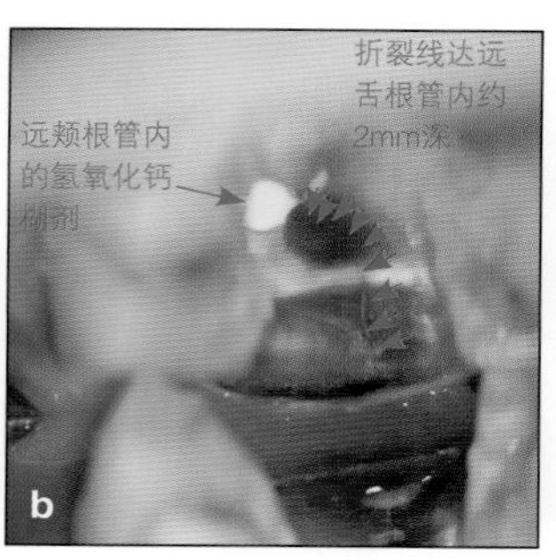

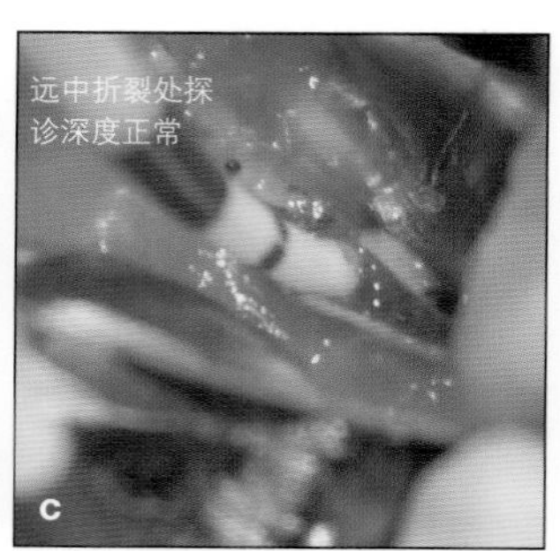

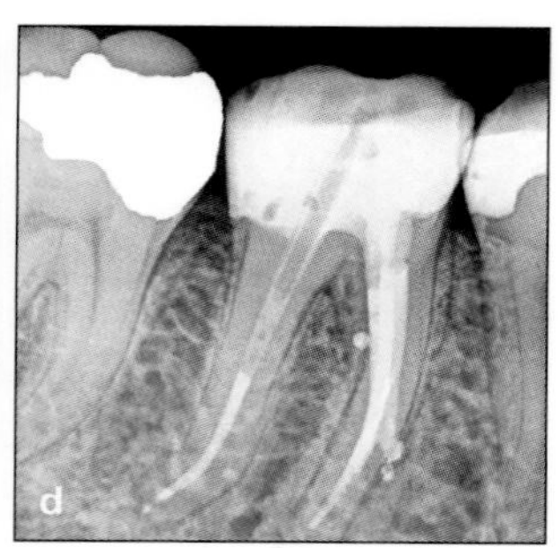

图 21-11 （a，b）下颌磨牙近中-殆面-远中有大块充填体，开髓后可见远中边缘嵴至远舌根管有一折裂纹。（c，d）远中、牙周探诊深度在正常值范围，患者决定保留患牙，完成根管治疗。

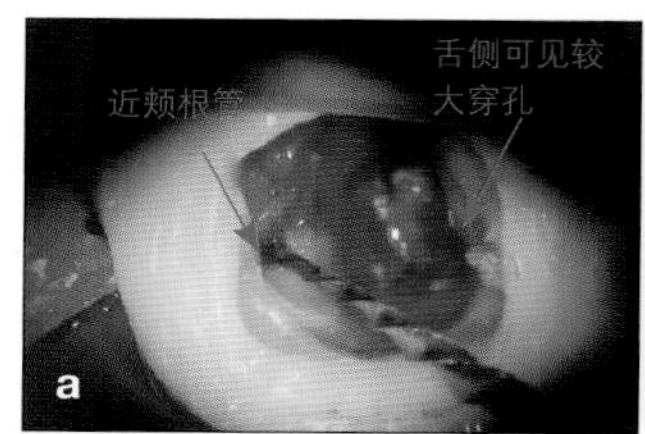

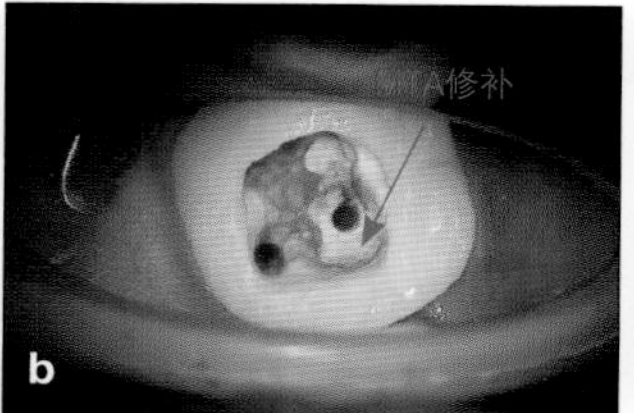
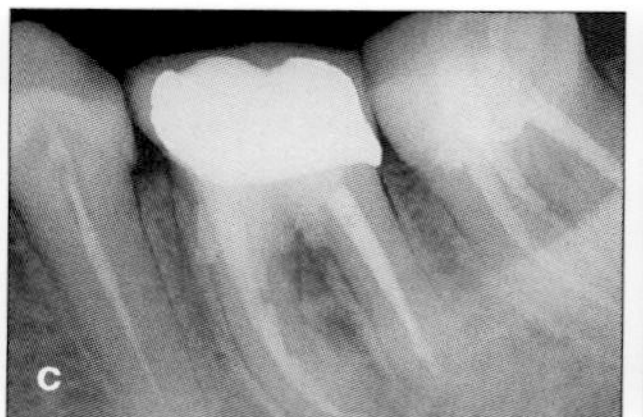
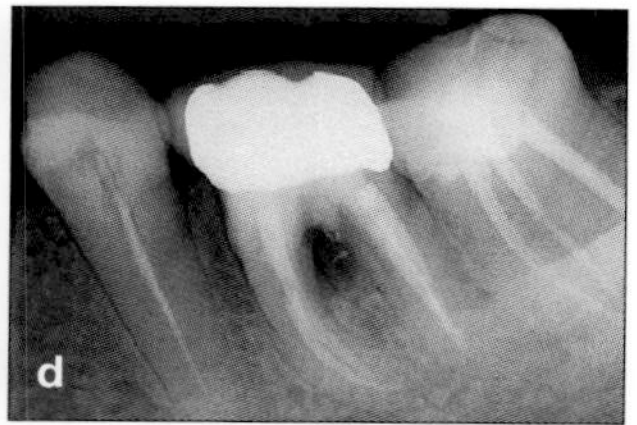

图 21-12 （a~c）大的根分叉穿孔，用MTA修补穿孔后完成根管治疗。（d）术后1年复查，根尖片显示治疗失败。

性治疗的患者，内科医生有时会反对患者进行手术治疗。随着双膦酸盐类药物静脉注射应用的增多以及所带来的拔牙后愈合困难，在正常患者身上可以拔除的患牙，在这些患者身上有时需要保留（图21-10）。

整体治疗计划是什么？

治疗计划的制订不能只考虑单颗牙，而必须考虑到整体的治疗计划，整体的治疗计划可能会让医生做出另一种完全不同的选择。如果考虑整体的治疗计划，有时拔除患牙可能更加合理。

年龄因素是否纳入考虑范畴？

当需要拔牙时，老年患者更倾向于保留患牙，而不愿耗费时间和金钱去进行拔牙后的修复。同时随着年龄的增长，全身健康状况的影响也逐渐增大。另外如前所述，随着年龄的增长，老年患者的龋病问题更为突出，对复杂操作的耐受程度却不断下降。

患者的治疗期望值是什么？

临床医生应综合评估患者的各方面情况并给出治疗方案，但患者是治疗方案的最终决策者。患者个人的经济状况或者其他非临床因素经常会影响最终的治疗方案。医生的职责在于告知患者可选的治疗方案，帮助患者选择治疗方案，并取得患者的知情同意。

是否有折裂牙？

折裂线延伸到根管系统的患牙通常无法通过根管治疗来治愈。折裂大大降低了预后效果，即使勉强保留，绝大多数（并非全部）最终都会失败。另外，没有明显骨吸收或者深牙周袋的牙齿，远期保留效果要优于那些有明显骨吸收和深牙周袋的患牙（图21-11）。术前充分的医患沟通，给患者解释不同治疗方案的风险与收益，是决定保留还是拔除的关键。对于大多数牙折病例，要先去净修复体，才能准确评估患牙的折裂情况。折

病例 21-1

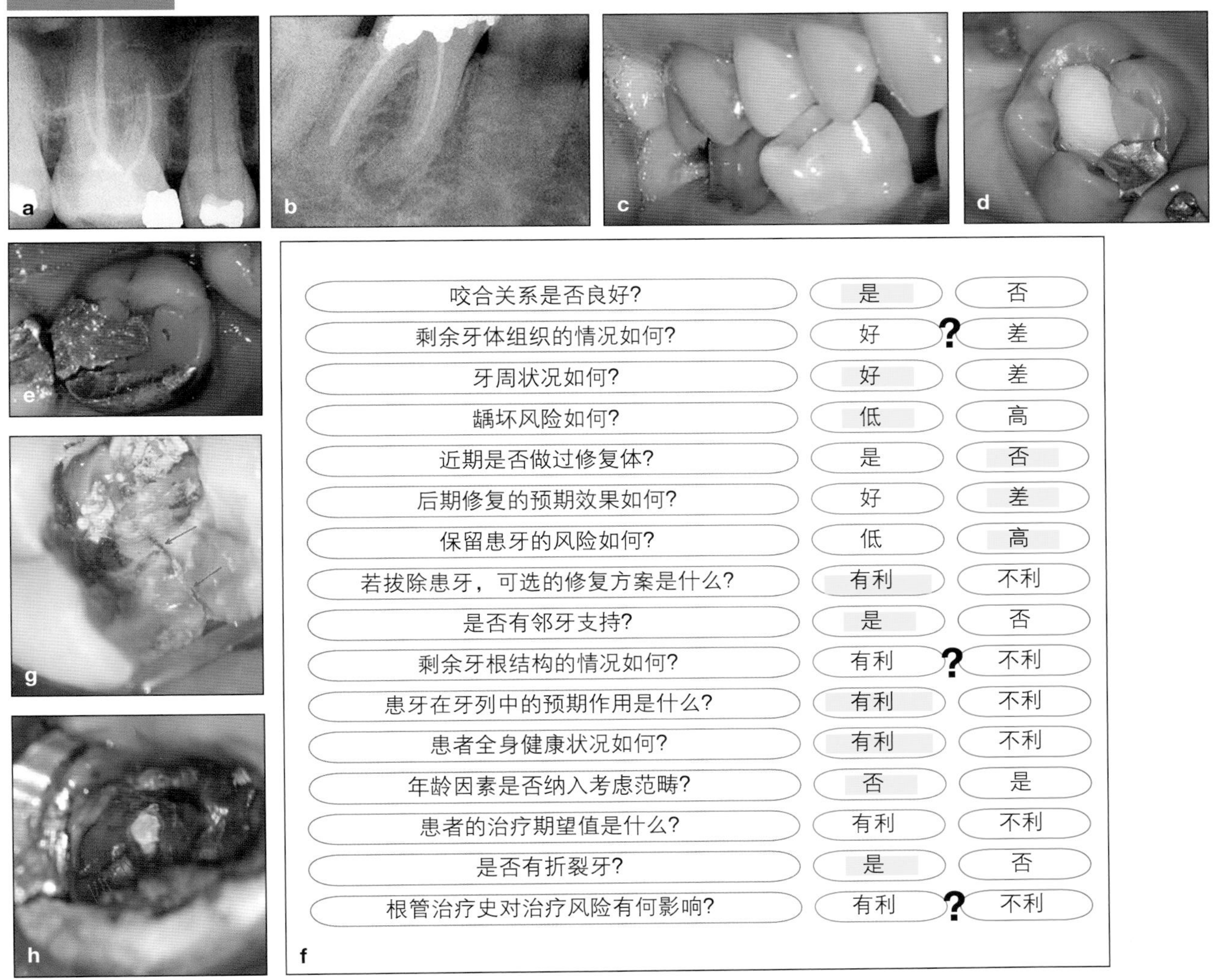

图21-13 （a，b）右侧上、下颌第一磨牙术前根尖片。（c～e）2颗患牙的口内像。（f）用患牙修复性评估策略评估患牙的可修复性。评估显示患牙总体预后良好，因此尝试根管再治疗。（g，h）重新打开髓腔后发现2颗患牙均有较深的裂纹，患牙均被拔除。

裂位置位于牙冠内，预后通常好于延伸到根管内。

根管治疗史对治疗风险有何影响?

根管再治疗会进一步去除患牙冠部和根管内的牙体组织，需要对牙齿结构的完整性做出评估。同时再治疗也会遇到以往根管治疗时所遇到的问题，如穿孔和器械分离，导致预后不佳（图21-12）。

降低危险因素

如果能够控制这些高风险因素，则可以改善患牙的预后。改善牙周状况、更换不良修复体、降低龋病风险以及调整咬合关系等方法，均可改善患牙的总体预后。与患者及其他经治医生充分沟通，对于降低这些危险因素至关重要，因为这些问题通常不会在根管治疗过程中讨论。

病例 21-2

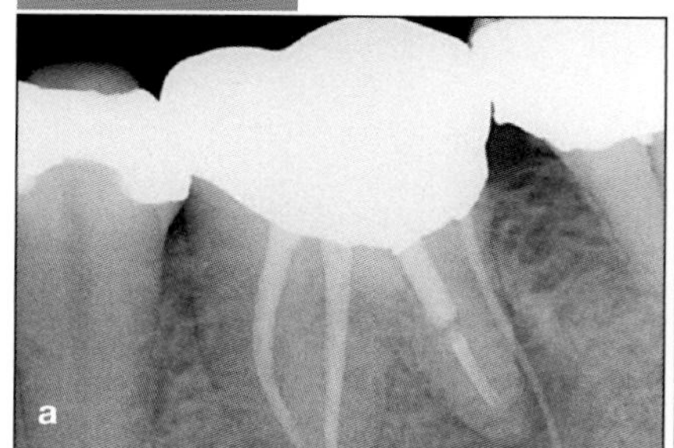

问题			
咬合关系是否良好?	是		否
剩余牙体组织的情况如何?	好	?	差
牙周状况如何?	好		差
龋坏风险如何?	低		高
近期是否做过修复体?	是		否
后期修复的预期效果如何?	好		差
保留患牙的风险如何?	低		高
若拔除患牙，可选的修复方案是什么?	有利		不利
是否有邻牙支持?	是		否
剩余牙根结构的情况如何?	有利	?	不利
患牙在牙列中的预期作用是什么?	有利		不利
患者全身健康状况如何?	有利		不利
年龄因素是否纳入考虑范畴?	否		是
患者的治疗期望值是什么?	有利		不利
是否有折裂牙?	是		否
根管治疗史对治疗风险有何影响?	有利	?	不利

b

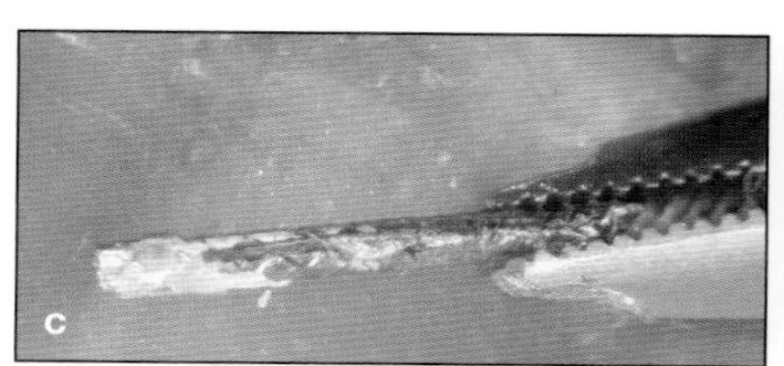

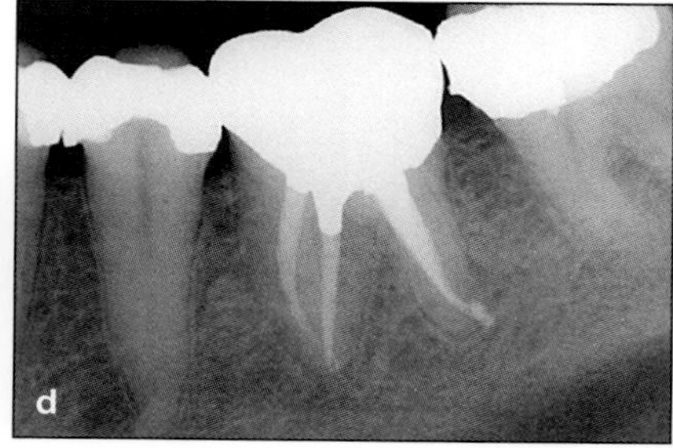

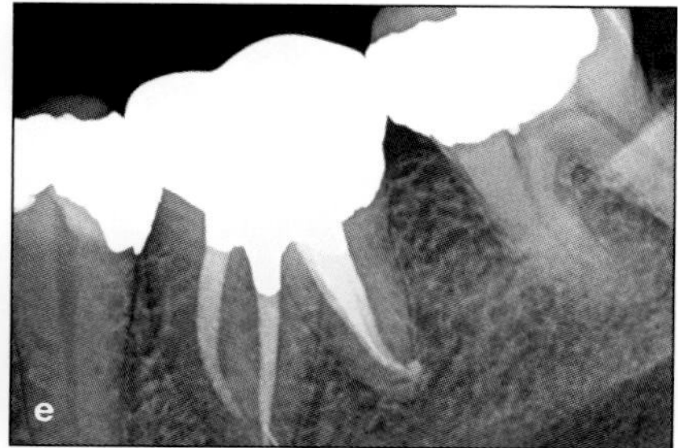

图 21-14 （a）左下颌第一磨牙的根尖片示远中根尖周有“J”形透射影，远中根管内可见金属平行桩。（b）用患牙修复性评估策略来评估可修复性。（c）拆除远中根的金属桩，重新预备根管。（d，e）术后2年、5年复查根尖片显示病变愈合。

临床病例

病例 21-1

60岁无症状男性转诊患者，要求评估上、下颌第一磨牙的根管再治疗。约5年前全科医生对患牙进行了根管治疗，术后2颗患牙均有轻微症状（图21-13a～e）。2颗患牙诊断均为根管治疗史、慢性根尖周炎，采用图21-1来进行评估（图21-13 f）。评估后患牙整体预后良好，因此拟尝试根管再治疗。

然而进入髓腔后，可见2颗均有明显的牙根纵裂纹（图21-13g、h）。结合患牙较深的牙周探诊深度，这两种因素都会影响患牙最终修复效果。由于修复效果难以保证，且勉强保留患牙可能进一步引起牙槽骨吸收，影响未来种植位点的牙槽骨骨量，最终拔除2颗患牙。

病例21-2

72岁男性转诊患者，要求评估左下颌第一

磨牙的根管再治疗。患牙有根管治疗史，时间不详，口内可见颊侧牙龈窦道经久不愈。诊断为根管治疗史和化脓性根尖周炎。患牙为金属桩核及黄金全冠修复。远中根附近可见大的“J”形透射影（图21-14a），怀疑根折，牙周探诊深度正常。患者因经济原因初步考虑拔除患牙。综合分析评估患牙各种危险因素后，建议患者尝试根管再治疗（图21-14b）。首次就诊时拆除金属冠和桩核后，未发现根管内裂纹。远中根可见一遗漏根管，手用锉疏通根管（图21-14c）。根管预备后封氢氧化钙糊剂。二诊时窦道消失，患牙的整体预后改善。在多次就诊后完成根管再治疗，4个月后观察到骨愈合。术后2年、5年复查的根尖片显示骨完全愈合，预后良好（图21-14d、e）。该患者在开始再治疗前为中度危险因素，与病例21-1相似。然而经过治疗干预后，危险因素下降。随着治疗的进行，病变不断愈合，根管再治疗成功。

“决策点”方法

决策点是制订治疗策略的一种有效方法。当到达治疗计划的决策关键点，临床医生应决定是继续治疗、终止治疗或者改变治疗方案。在牙髓病学领域，决策点包括：

- 去除所有修复材料后患牙是否还可修复?
- 首次治疗后窦道能否愈合?
- 首次治疗后是否消除症状或者肿胀?
- 复诊时深牙周袋探诊深度是否减少?

在某些病例中，治疗决策点也可能是根尖周骨质是否开始愈合或者是否完全愈合。

随着治疗计划的进行，决策点有助于评估患牙的预后。评估时有预定的标准，可指导医生何时要终止治疗。同时也有助于与患者及其他经治医生进行沟通，规避后续风险。下面将通过病例来说明如何在根管治疗失败且牙体缺损的患牙中运用决策点。

病例 21-3

39岁女性患者，右侧下颌3颗磨牙根管治疗均失败。11年前曾行根管治疗和修复治疗（图21-15a、b）。患牙无症状，但第一、第二磨牙间颊侧牙龈可见一窦道，第二磨牙颊侧探及12mm深牙周袋，牙龈红肿，质地松软。影像学可见大量骨质丧失。深牙周袋高度提示第二磨牙可能根折。3颗患牙临床检查均有问题提示远期效果可能不理想。CBCT显示如果拔除患牙，种植的骨量足够（图21-15c、d）。因此首选方案为拔除患牙，但患者希望保留患牙，选择根管再治疗并重新修复。

这个治疗计划包含4个决策点：

1. 确定第二磨牙是否有根折。若有根折，3颗磨牙都需拔除，因为下颌第一磨牙受损也很严重。
2. 窦道必须愈合。
3. 牙周探诊深度应减少。
4. 要有明确的证据证实根尖病变骨质正在愈合。

首先，对第二磨牙行根管再治疗，未发现有明显根管内裂纹（决策点1）。去除下颌第一磨牙的根管桩及第一、第二磨牙的根管内所有牙胶后，重新预备根管，封氢氧化钙糊剂（图21-15e、f）。第三磨牙的治疗方案为拔除。

1个月后复诊（图21-15g、h），显示窦道已经愈合（决策点2）。颊侧牙龈炎症消退，牙周探诊深度减轻，但局麻后探诊有出血，仍有深牙周

病例 21-3

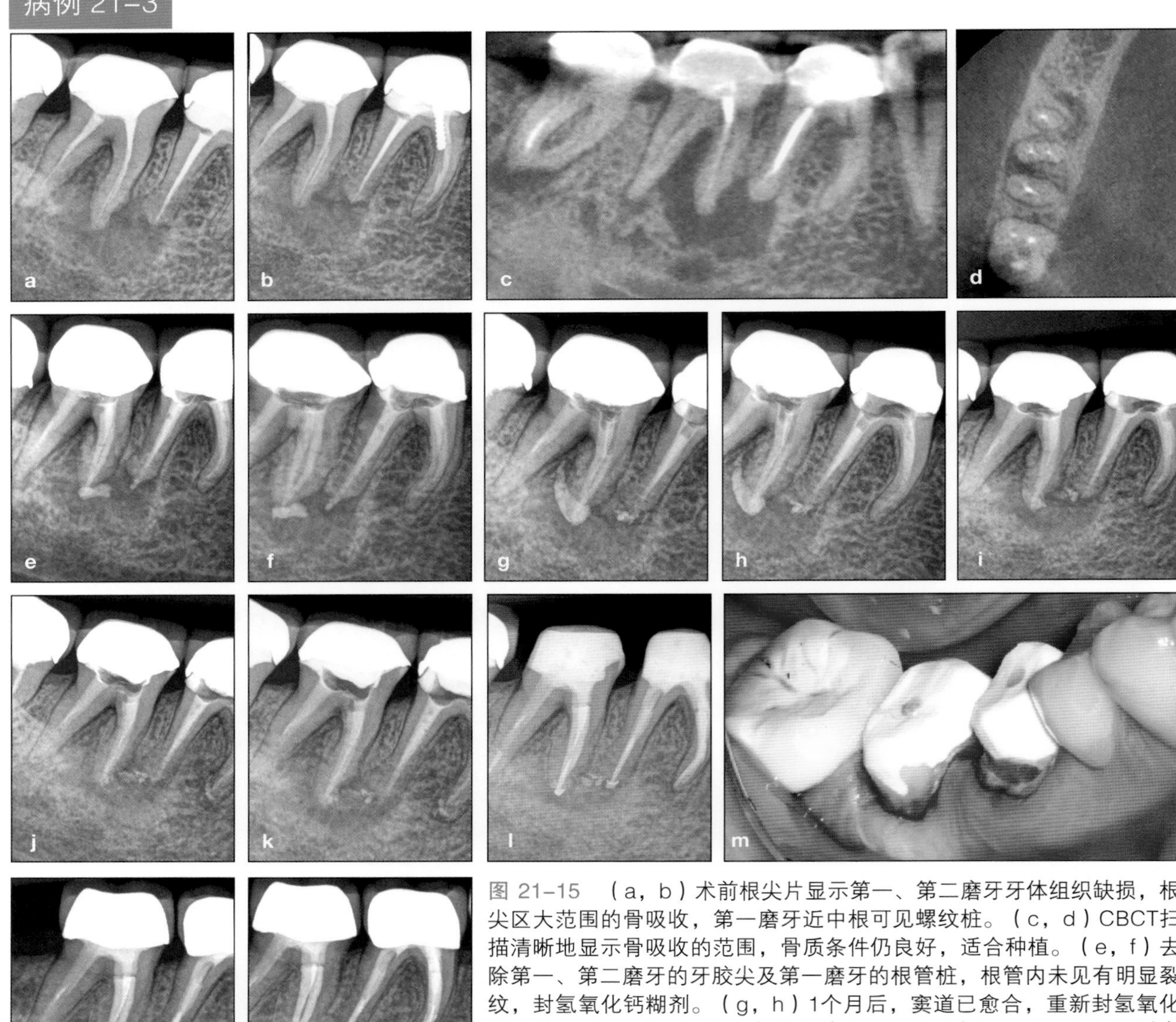

图 21-15 （a，b）术前根尖片显示第一、第二磨牙牙体组织缺损，根尖区大范围的骨吸收，第一磨牙近中根可见螺纹桩。（c，d）CBCT扫描清晰地显示骨吸收的范围，骨质条件仍良好，适合种植。（e，f）去除第一、第二磨牙的牙胶尖及第一磨牙的根管桩，根管内未见有明显裂纹，封氢氧化钙糊剂。（g，h）1个月后，窦道已愈合，重新封氢氧化钙。（i）术后3个月，牙周探诊深度由12mm下降至4mm以下，同时有迹象显示根尖病变骨质正在愈合。（j，k）术后5个月，根尖X线片显示根尖病变明显愈合。（l，m）术后7个月根尖区骨质几乎已完全愈合。根管治疗结束后，拆除旧有冠修复体，远中根桩核修复，纤维桩粘接、复合树脂堆核后进行粗预备。（n，o）术后13个月后，第三磨牙已拔除。根尖区病变骨质已愈合，已完成冠修复（Courtesy of Dr Richard Schwartz，San Antonio，Texas）。

袋。根管预备和冲洗后，重新封氢氧化钙糊剂。

3个月后复诊（图21-15i），局麻后再次探诊，未探及深牙周袋（决策点3）。有迹象表明，根尖周骨质开始愈合。再次封氢氧化钙糊剂。

5个月后（图21-15j、k）的根尖X线片清晰显示根尖周骨质正在愈合（决策点4），患牙无深牙周袋，窦道无复发。最后一次封氢氧化钙糊剂。

7个月后的根尖片显示根尖周骨质几乎完全愈合。予以根管充填，拆瓷，桩核修复，粗预备

（图21-15l、m）。图21-15n和o显示根尖周骨质愈合，术后13个月完成冠修复，冠修复前拔除第三磨牙。

该病例有许多影响根管再治疗预后的不利因素：两颗磨牙牙冠部和根部均有结构缺损，包括第一磨牙近中根的螺纹桩；深牙周袋和窦道；可疑根折裂纹和大量根尖骨吸收。另一方面，患者本身具有良好的口腔卫生习惯及一定牙科专业知识，经治的牙髓专科医生在完成根管治疗后可即刻修复患牙，最终完成高质量的精准修复。这些治疗过程中成功把握住的评估关键点，最终促进了根管再治疗的成功。

总结

随着种植体的出现，成为现代牙科的主流趋势，针对患牙是否行根管再治疗，应着眼于患牙的远期疗效和根管治疗后的修复评估。医生团队应基于患牙的危险因素，权衡利弊，制订个性化的治疗方案。本章的决策方法可以帮助医生制订治疗方案，以及向患者介绍病情。决策点可让医生遵循特定原则，制订计划并评估预后。

推荐阅读

[1] Bandlish RB, McDonald AV, Setchell DJ. Assessment of the amount of remaining coronal dentine in root-treated teeth. J Dent 2006;34:699–708.

[2] Iqbal MK, Kim S. A review of factors influencing treatment planning decisions of single-tooth implants versus preserving natural teeth with nonsurgical endodontic therapy. J Endod 2008;34:519–529.

[3] Iqbal MK, Kim S. For teeth requiring endodontic treatment, what are the differences in outcomes of restored endodontically treated teeth compared to implant-supported restorations? Int J Oral Maxillofac Implants 2007;22(suppl):96–116.

[4] Nagasiri R, Chitmongkolsuk S. Long-term survival of endodontically treated molars without crown coverage: A retrospective cohort study. J Prosthet Dent 2005;93:164–170.

[5] Ree M, Schwartz RS. The endo-restorative interface: Current concepts. Dent Clin North Am 2010;54:345–374.

[6] Ree M, Schwartz R. Management of perforations: Four cases from two private practices with medium- to long-term recalls. J Endod 2012;38:1422–1427.

[7] Reeh ES, Messer HH, Douglas WH. Reduction in tooth stiffness as a result of endodontic and restorative procedures. J Endod 1989;15:512–516.

[8] Smith CT, Schuman N. Restoration of endodontically treated teeth: A guide for the restorative dentist. Quintessence Int 1997;28:457–462.

[9] Zitzmann NU, Krastl G, Hecker H, Walter C, Weiger R. Endodontics or implants? A review of decisive criteria and guidelines for single tooth restorations and full arch reconstructions. Int Endod J 2009;42:757–774.

CHAPTER

22

Rahim Karmali, DDS

假壁制作

The Pre-endodontic Buildup

根管治疗的患牙常有牙体结构缺损。牙体缺损可由龋病、纵裂或者大块充填体引起。橡皮障的正确使用可有效控制根管感染，获得良好的根管治疗预后。而治疗过程中或者治疗后的根管系统感染，可致治疗预后欠佳。

首先应尽可能去净旧充填体，以确认患牙是否有裂纹、龋坏、微渗漏以及患牙的可修复性。需去净龋坏组织和着色牙本质，暴露适合粘接的硬化牙本质。同时评估牙齿结构的完整性，尤其是颈部牙本质，这是影响患牙使用寿命的关键要素之一。若因牙齿结构问题或者修复的失败而最终拔除患牙，即使根管治疗术取得了成功，对患者来说也没有任何治疗意义。

一旦确认患牙可修复，则治疗过程中患牙必须保证良好的隔离。特别对于需多次复诊的患牙，有效的隔离尤为重要。然而，临床上若患牙缺损边缘较深，可能无法直接用橡皮障进行有效的单牙隔离。此时，多牙隔离是比较可行的一种隔离技术（见第23章）。其中一种方法是在根管治疗前使用复合树脂或者树脂改性玻璃离子（Resin-Modified Glass-Ionomer，RMGI）制作假壁。如果医生具备良好的临床操作技巧，熟悉制作假壁的材料和操作步骤，并能使用适宜的器械制备假壁，可有效简化根管治疗操作流程，提高疗效。根管治疗术前的假壁制作有以下优势:

盒状表 22-1 第一种假壁制作方法的临床操作步骤

1. 最好隔离多颗牙齿。
2. 去除所有修复材料和龋坏组织，评估患牙的可修复性。
3. 控制软组织形态和龈沟液的渗出，可结合使用1∶50000肾上腺素、排龈线、浸有肾上腺素或者混凝剂的棉球、电刀或者激光等。
4. 放置成形片，如果髓腔暴露，则在髓腔内放置棉球或者Cavit暂封材料，以保护髓室不被复合树脂填充，便于后续操作时重新进入根管。
5. 牙本质和釉质用磷酸酸蚀后彻底冲洗，以便粘接，确保牙本质粘接时处于润湿状态。
6. 按照产品使用说明书使用牙本质预处理剂和粘接剂。
7. 双固化复合树脂混合堆核后，光照固化。
8. 去除成形片，光照固化。
9. 碳化硅或者金刚砂车针修整假壁外形。
10. 假壁制备完成后再次开髓，上橡皮障，保证根管治疗在安全、隔离的环境下进行，如需多次治疗，可使用暂封材料封闭窝洞。
11. 根管充填后，用复合树脂、桩核或者复合材料封闭窝洞。新旧树脂之间会有部分粘接。如果想要牢固的一体化粘接，可去除后重新制作假壁。还有一种方法是在假壁外围留下一薄层外壳起到成形片作用，这一薄层树脂将在冠预备时去除。

- 在根管治疗过程中方便隔离患牙。
- 能提供便捷、可重复的测量工作长度的参照点。
- 有助于多次复诊间的冠方封闭。
- 有助于根管治疗后的冠方封闭。
- 为长期评估愈合情况提供临时性修复体。
- 有利于牙体预备和取模前的牙龈愈合。
- 有利于在理想的隔离环境下进行最终修复。

本章将介绍两种根管治疗术前的假壁制作方法。

方法一

主要使用双固化复合树脂，适用于对边缘容易隔离和龈沟液较少的患牙。双固化复合树脂材料与双固化牙本质粘接剂联合应用。双固化材料包含两部分，使用前必须混合：①光固化组分，光照后可快速聚合固化；②化学固化成分，可在弱光照区如根管内缓慢固化。双重固化材料通常配合可自动混合的枪头进行注射操作。而双固化牙本质粘接剂是分装在两个瓶子中，使用时各取一滴混合。若医生使用全酸蚀双固化粘接剂，可避免双固化树脂材料和粘接剂的兼容问题。

临床操作步骤

盒状表22-1概括了第一种假壁制作方法的操作步骤。

病例报告

图22-1所示，右下颌第一磨牙根管治疗失败，患牙有间歇性疼痛和肿胀史。患者在15年前行根管治疗和冠修复史，1年前颊侧牙龈开始肿胀，自行服用抗生素后缓解。根尖片可见患牙根尖周有透射影，接近根分叉（图22-1a）。远中根管内可见一金属桩，根充欠完善。冠方可疑微

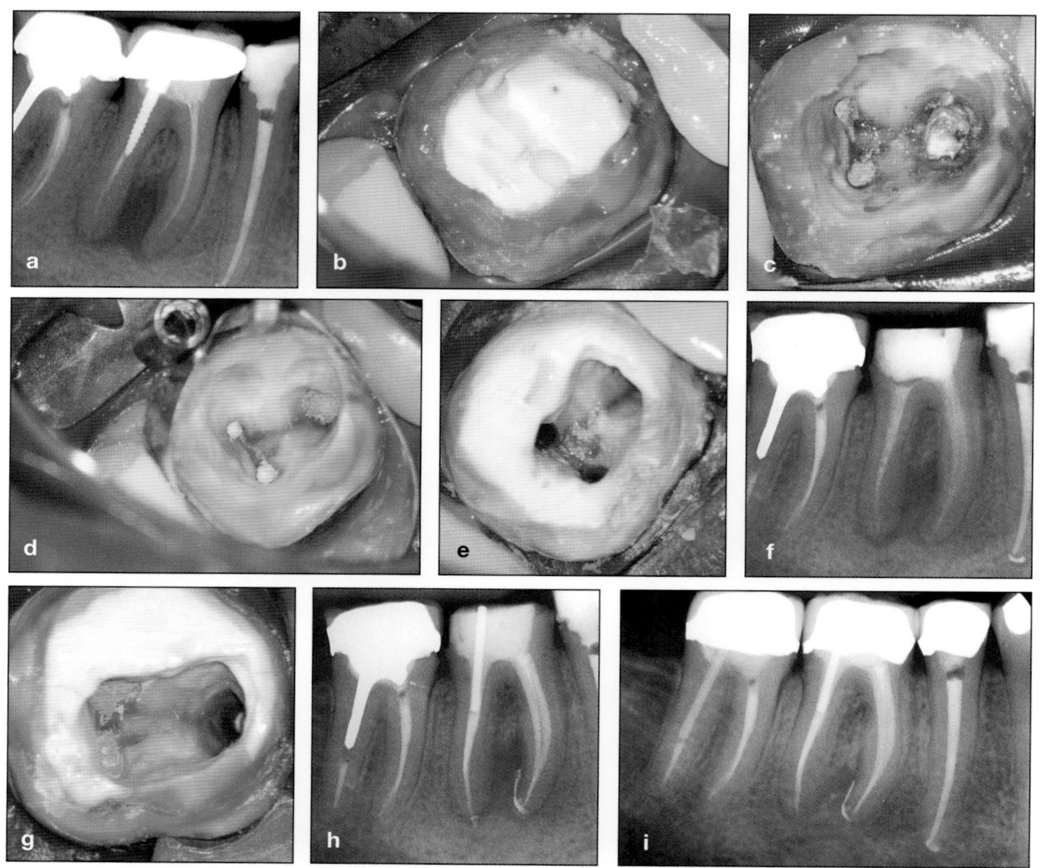

图 22-1 （a）术前X线片示，右下颌第一磨牙有根尖暗影，患牙是否可修复尚不明确。（b）去除冠部修复体后，发现有明显的微渗漏和龋坏。（c）去净龋坏组织和修复材料后评估患牙可修复性。（d）远中根管放置海绵预留根管通路。（e）在假壁上重新开髓。（f）在评估病变愈合时，假壁的封闭性良好，可作为长期临时修复体。（g）严密的根充术后、冠方封闭之前。（h）术后X线片示，患牙最终修复前，根尖病变骨质正在愈合。（i）1年后复查，患牙完成修复，根尖病变骨质几乎完全愈合。

渗漏。两种治疗方案选择为：根管再治疗或者拔除患牙。患者选择保留天然牙，行根管再治疗。对此，医生建议：根管预备后择期充填，数月内多次复诊观察，待根尖周骨质愈合迹象明显时再行修复。

首次处理，拆除可疑微渗漏的冠部修复体后，可见牙冠远中边缘处微渗漏。图22-1b显示远中壁边缘有微渗漏。利用龋齿探测仪及显微镜辅助去除充填材料和龋坏组织（图22-1c）。通过超声直接去除根管桩后未发现有裂纹。于远中根管放置一棉球（图22-1d）。酸蚀和冲洗后，使用双固化树脂材料根据标准流程粘接制作假壁。假壁制作完毕后，重新通畅根管口，去除根管内牙胶（图22-1e）。远中根管处可见一深的裂隙以及遗漏的远舌管。重新探查通畅近颊根管口，剩余根管口无法畅通。根管内放置氢氧化钙。Cavit（3M ESPE）暂封材料置于髓室，上方覆盖1mm厚未涂布粘接剂的流动树脂（图22-1f）。

4周后第二次复诊，患牙症状均消失。去除暂封物后，其余根管也顺利通畅。根管内封氢氧化

盒状表 22-2 第二种假壁制作方法的临床操作步骤

1. 最好隔离多颗牙齿。
2. 去净所有龋坏组织和修复材料，评估患牙可修复性。
3. 控制软组织形态和龈沟液的渗出，虽然RMGI相对树脂粘接技术敏感性低，但软组织控制及隔湿仍非常重要。
4. 放置成形片，如果髓室暴露，Cavit暂封材料或者棉球可使髓室不被树脂填充，便于后续操作时重新进入根管。
5. 牙本质清洁后用弱酸轻微酸蚀（通常为多元酸），冲洗，保持牙本质略微湿润状态。
6. 按产品使用说明书混合RMGI并放入针筒中，注射堆塑后光照固化。
7. 去除成形片，再次光照固化，修形抛光。
8. 重新开髓，上橡皮障，保证根管治疗在隔离环境下进行。
9. 根管治疗完成后，可移除部分RMGI，剩余3mm厚的材料覆盖较深的边缘，假壁外围留下一薄层外壳以利于成形，这一薄层外壳将在冠预备时磨除。
10. 根管充填后，用复合树脂、桩核或者复合材料封闭根管入路。保留3mm厚的材料覆盖在较深的边缘处。

钙，再次暂封。

3个月后第三次复诊，患者仍无症状，影像学检查可见明显的根尖周骨质再生。去除暂封物后，根管充填。远中根管桩道置入金属桩，树脂堆核充填（图22-1g、h）。术后1年复查显示根尖周病变完全愈合（图22-1i），期间邻牙也完成修复治疗。

方法二

采用“三明治”夹层修复技术，即RMGI置于最底层，其余大部分假壁用复合树脂充填。该技术结合了两种不同材料的性能优势，RMGI无须粘接剂可直接与牙本质粘接，操作技术敏感性低。同时，在一定时间内可释放氟离子而具有抗龋性，缺点是机械强度不足。而复合树脂则能提供更好的强度和耐磨性。

RMGI可缓慢发生化学固化反应，其中的树脂成分在光照条件下可快速聚合固化。由于不需要牙本质粘接剂，堆塑假壁的技术敏感性低。较低的热膨胀系数和低聚合收缩可保证良好的临床效果。

临床操作步骤

盒状表22-2概括第二种假壁制作方法的临床操作步骤。

病例报告

患者右上颌后牙区自发疼痛和肿胀不适感（图22-2）。牙髓专科检查定位右上颌第一前磨牙为病灶牙。临床检查发现，银汞充填体有微渗漏，影像学检查发现根尖有一较大的病变透射影。在右上颌后牙区域可见多颗龋坏牙（图22-2a）。橡皮障隔离下，去净旧充填体及龋坏组织。患牙未发现有裂纹。由于患龋风险高，且远中缺损边缘较深，故采用“三明治”技术制作假壁。放置成形片后，聚丙烯酸预处理（图22-2b）。制备RMGI假壁，并重新开髓（图22-2c）。清创和成形根管系统至通畅，可见根

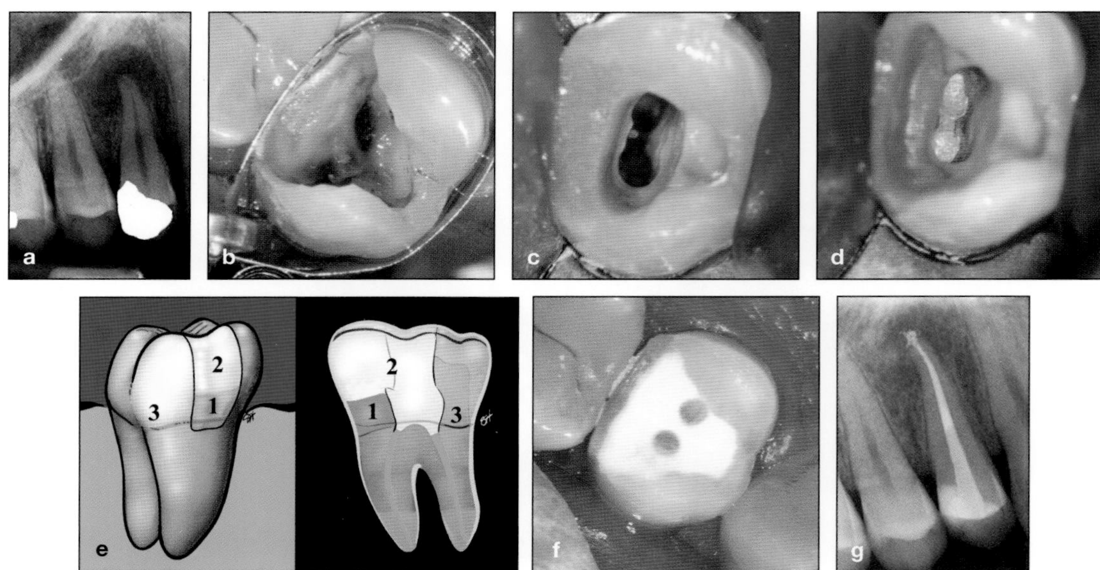

图 22-2 （a）右上颌第一前磨牙术前片可见一大的根尖透射影。（b）去净龋坏组织及银汞充填体，放置成形片。（c）堆塑RMGI假壁，重新开髓。（d）根管治疗完成后，去除大部分的RMGI，近中保留3mm厚的材料覆盖较深的边缘，并在假壁外围留一薄层外壳，以利于成形。这一薄层外壳将在冠预备时磨除，仅剩开放的“三明治”假壁。（e）示意图显示采用“三明治”技术制作的假壁：①玻璃离子；②复合树脂；③红色部分示釉牙骨质界。（f）最后的假壁形态，内有2根纤维桩及复合树脂。（g）术后片。

管内脓液渗出。待渗出停止后，冲洗和干燥根管，封氢氧化钙，Cavit和流动树脂暂封。

4周后复诊，患者无诉不适。叩诊、探诊、咬诊检查结果均与邻牙一致。去除暂封和氢氧化钙，牙胶严密充填根管。然后去除大部分假壁，仅在远中缺损区剩余3mm厚度。邻接区的一薄层外壳可充当成形片以利于树脂的充填（图22-2d）。根管内预备桩道，置入2根纤维桩，树脂堆核（图 22-2e、f）。术后根尖片显示患牙有组织骨再生迹象（图 22-2g）。邻接区的薄层外壳在冠预备时去除。

总结

在临床大部分病例中，假壁制备及橡皮障隔离不仅可提供良好的操作视野，也可提供生物学和机械性能方面的支持，有利于根管治疗和修复的成功。

临床技巧

- 仅使用生产厂家推荐的复合树脂材料制作假壁。例如，不使用流动树脂。
- 使用针筒注射器来更好地堆塑双重固化的复合树脂或者RMGI。
- 在橡皮障隔离前使用1：50000肾上腺素麻药在隔离区局麻，可有效控制龈边缘较深的软组织出血。
- 通过热源（System B or Touch'n Heat，Sybron）小心烧灼牙龈，可获得更好的隔离和控制软组织的效果。
- 使用“三明治”技术时可保留一薄层RMGI，在邻接区当作成形片使用，要注意保留的RMGI需足够薄，以便冠预备时去除。

CHAPTER

23

Michael Trudeau, DDS

个性化树脂成形片

The Customized Resin Matrix

根管治疗患牙经常会伴有严重的牙体组织缺失。为保证最佳疗效，根管治疗一旦完成，应立即行良好的冠修复，延期修复通常导致预后不佳。修复治疗有时比根管治疗难度更高，特别是在牙龈边缘线较深、隔湿困难的情况下。无论使用何种修复材料，都需要良好的隔离并恢复适当的牙齿形态。为达到预期目标，选择合适的成形片非常重要。本章介绍一项个性化的树脂成形片技术，该技术可以采用任何修复材料，尤其适用于难以修复的病例。

金属成形片与Tofflemire成形片夹配合使用是后牙最常用的成形系统（图23-1）。对大多数需要正确恢复的牙齿形态及功能的病例来说，这种方法效果很好（图23-2和图23-3）。然而，该成形系统也有其局限性。例如：牙龈边缘较深的患牙，成形片的隔离比较困难；对于牙弓游离端患牙，成形片也会由于橡皮障夹的阻挡而难以完全就位；牙体组织缺损严重或者冠部预备后的患牙也难以使用Tofflemire圈形成形片。使用铜带环可以很好地解决上述问题（图23-4），但缺点是边缘修整及就位比较困难。

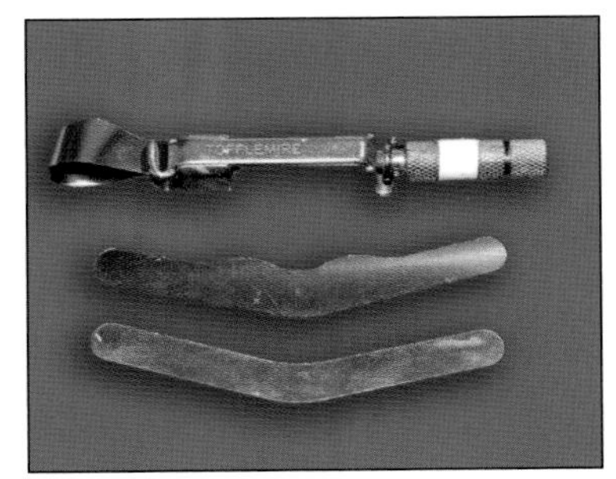

图23-1 Tofflemire金属成形片及成形片夹。

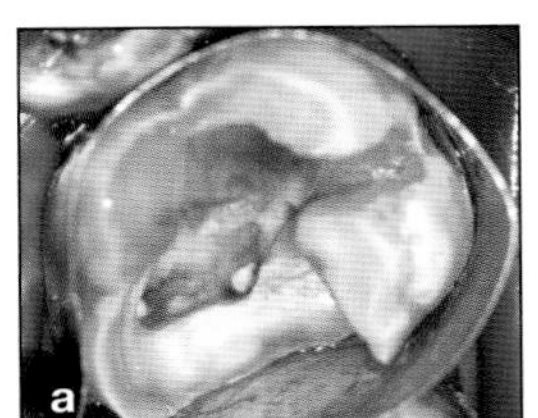

图23-2 （a）在上颌第一磨牙放置金属成形片。（b）近中-骀-舌面银汞合金充填体。

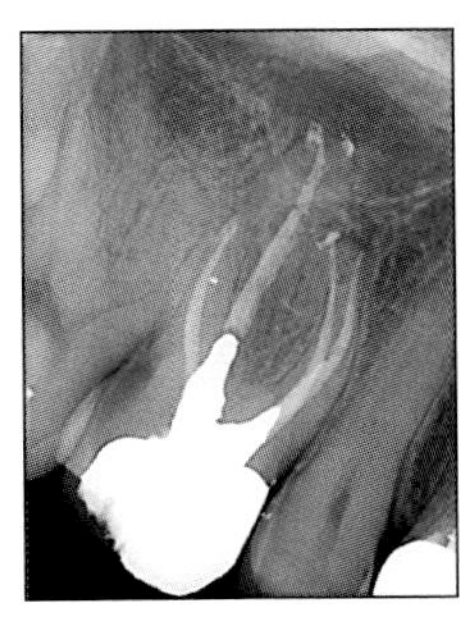
图23-3 使用Tofflemire金属成形片及成形片夹、银汞合金修复的术后片。

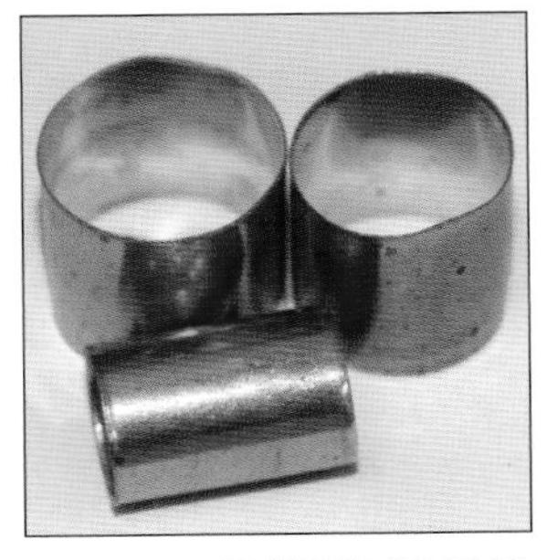
图23-4 铜带环可用于牙体严重缺损的修复。

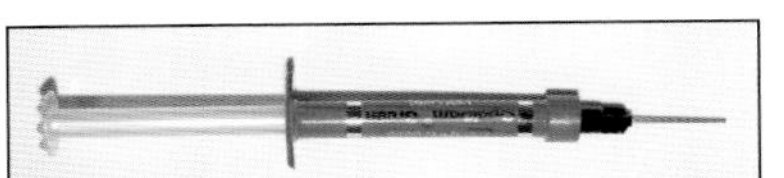
图23-5 绿色的OpalDam树脂。

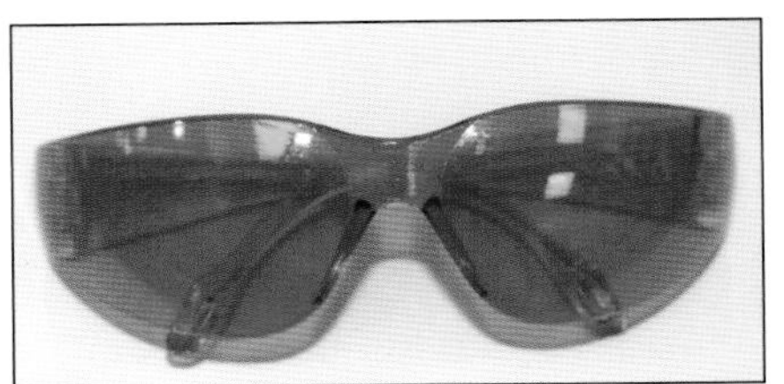
图23-6 橙色避光护目镜，医生可以在直视下操作，避免对眼睛的损伤。

在很多难以修复的病例中，利用光固化复合树脂制作成形片成了最佳选择。笔者利用OpalDam（Ultradent）制作分段式或者圈形树脂壁充当成形片（图23-5）。树脂成形片也适用于手术修复侵袭性牙颈部外吸收（Invasive Cervical Resorption，ICR）的术中隔离（见第28章、第29章）。在有些病例中，树脂成形片是保证粘接部位清洁与干燥的唯一方法。

本章主要介绍树脂成形片技术及其临床使用情况。

器械

制作树脂成形片所需的器械如下：

- OpalDam（图23-5）：光固化树脂隔离材料。
- 光固化灯。
- 彩色护目镜（图23-6）：操作OpalDam时使用（笔者所戴的特殊橙色护目镜，不影响操作，OpalDam光固化时也可直视）。
- Viscostat（Ultradent）（图23-7）：注射型止血剂。
- 0.014冠桥车针（Patterson）（图23-8）。
- 4号钻Munce Discovery（CJM Engineering）（图23-9）。
- 牙间隙刷（GUM）（图23-10）。
- 20号黑色注射器针头（图23-11）：注射OpalDam时最好使用20号针头（部分注射针头的塑料为半透明。使用大号成形片时，注射的同时进行光固化可节省时间（见病例23-1），但针头内的树脂会同步固化，为解决这一问题，笔者在注射器头上涂抹了黑色指甲油。
- P钻（图23-12）。

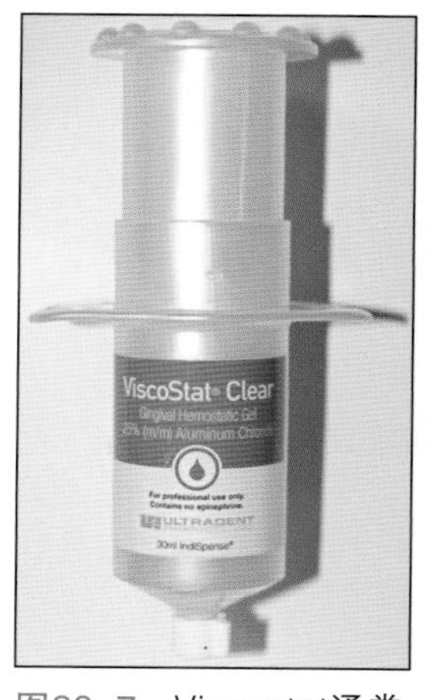

图23-7 Viscostat通常是大包装，临床使用时可分至3mL注射器中使用。

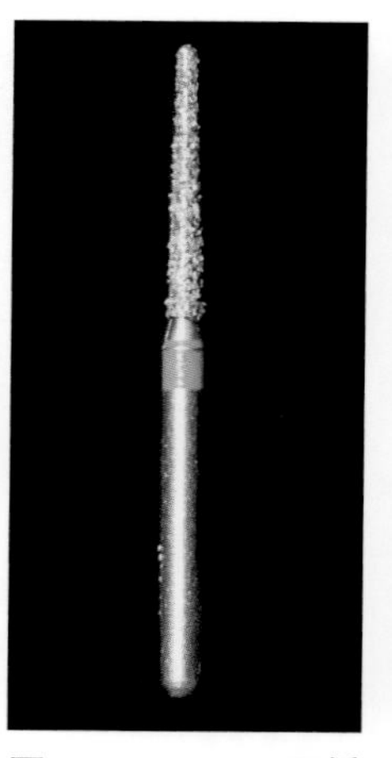

图23-8 0.014冠桥预备车针。

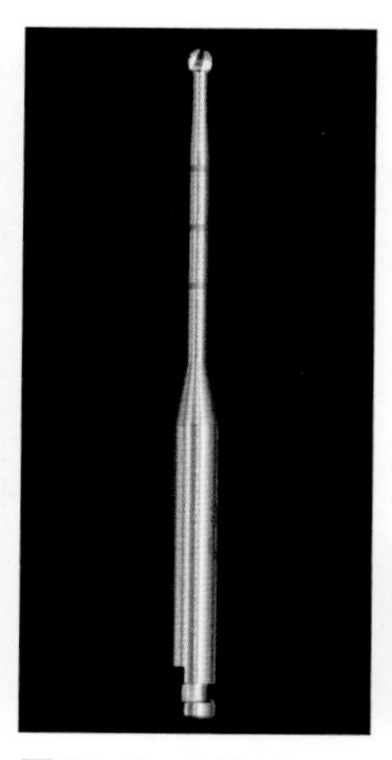

图23-9 4号 Munce Discovery 钻。

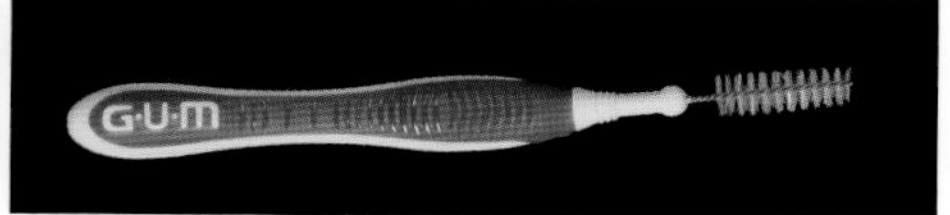

图23-10 牙龈切除术后用于护理的可弯曲牙间隙刷。

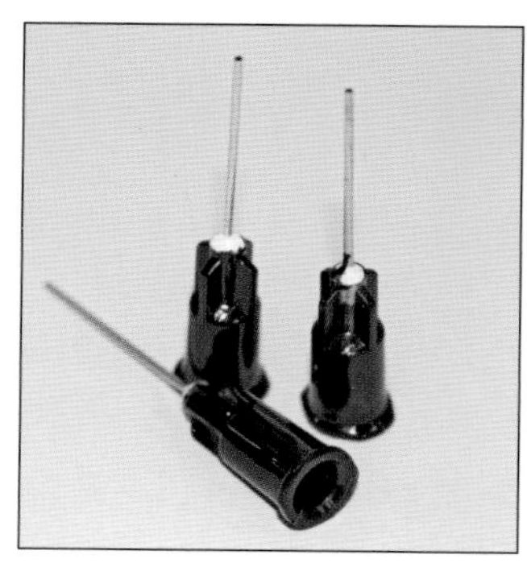

图23-11 用黑色指甲油涂抹20号针头的塑料部分，防止树脂在针头内固化。

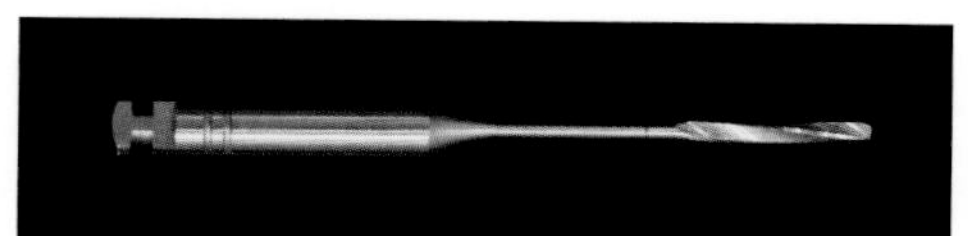

图23-12 切去尖端的2号P钻，用于去除根管内牙胶尖，为根管桩创造间隙。

堆核用树脂修复成形片技术

用于堆核的个性化树脂成形片操作步骤如下：

1. 完成根管治疗。
2. 如有必要，使用金刚砂车针（笔者使用0.014冠桥预备车针）切除局部牙龈以暴露窝洞边缘线，深度为边缘线下1mm。如有必要，可将牙龈组织去除到牙槽骨水平。操作过程中不喷水，利用热量烧灼组织可减少出血，这种方法处理后的组织几乎没有褐色出血点（图23-13a）。
3. 如有需要，行骨切除术并喷水冷却，以防止骨组织坏死。注意牙龈组织必须切至窝洞边缘线下1~2mm（图23-13a）。
4. 使用小毛刷头蘸Viscostat Clear适当加压涂搽骨及软组织30秒后，冲洗，吹干，确保没有活动性出血及龈沟液渗出（图23-13b）。若仍有出血，应进一步去除牙龈组织或者重复Viscostat涂搽，直到获得满意的效果。
5. 用20号注射针头在骨和牙龈上注射1~2mm厚的绿色OpalDam层，光固化10秒（图23-13c）。
6. 若因修复需要制作圈形成形片，可逐步堆塑OpalDam壁，每次固化10秒，至OpalDam树脂壁堆塑到桩核修复所需的高度（见病例23-1，221页）。
7. 用4号Munce Discovery钻或者0.014号冠桥车针磨除牙齿表面多余的OpalDam飞边

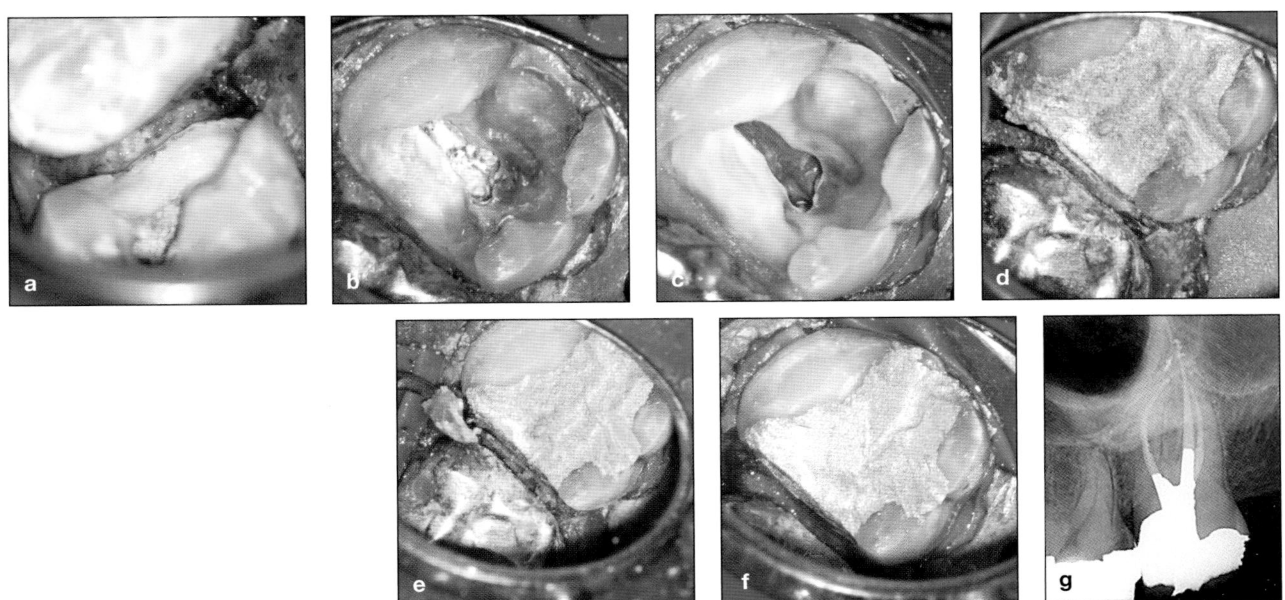

图23-13 （a）牙龈切除术后使用Viscostat止血剂对邻间隙止血。（b）用Viscostat涂搽后出血得到控制，满足OpalDam树脂的堆塑条件。（c）将OpalDam树脂堆塑在组织或者骨上并光照固化，再在颊舌面堆塑，制成用于银汞修复的成形片，然后进行银汞合金充填。（d）使用0.014车针沿颊舌向通过邻间隙去除多余的银汞合金。（e）用挖匙去除残余的OpalDam树脂。（f）用邻面雕刻刀修整成形冠核。（g）银汞合金核修复后的根尖片。

（图23-13d）。

8. 用0.014号冠桥车针，修整树脂成形片的内表面，确定冠核形状（见病例23-1）。
9. 清理髓腔后用粘接银汞、银汞合金或者复合树脂材料堆核。
10. 银汞合金初步硬化后，立即用0.014车针沿颊舌向通过邻间隙区以去除多余的银汞和大部分的绿色树脂成形片。剩余的OpalDam树脂用挖匙去除（图23-13e）。初始固化时间大约8分钟，具体固化时间取决于所用的银汞合金类型，球形合金往往固化更快。若操作较熟练，可在银汞合金固化前就去除成形片，但要注意轻柔操作以免银汞合金塌陷或者折裂。若用复合树脂堆核，注意要在树脂完全固化后再磨除树脂成形片。虽然OpalDam可能会黏附到冠核上，但因其为绿色，可较容易与堆核树脂分开。
11. 完成修复后，彻底冲洗清除碎屑（图23-13f、g），对边缘较深的部位，修复体边缘线一般位于牙体组织上（见病例23-4，224页），在某些特殊病例中也可位于银汞合金上。
12. 术后医嘱包括：使用氯己定清洁修复部位直至复诊，使用牙间刷效果尤佳。

上述基本操作技术可有一些变化，将在以下病例中讲解。

临床病例

病例23-1：下颌磨牙严重缺损的银汞合金粘接修复

64岁女性患者，因左下颌第一磨牙牙冠脱落就诊。术前X线片示下颌末端的磨牙缺损严重（图23-14a）。予以根管治疗术，首诊预备根管后，

病例 23-1

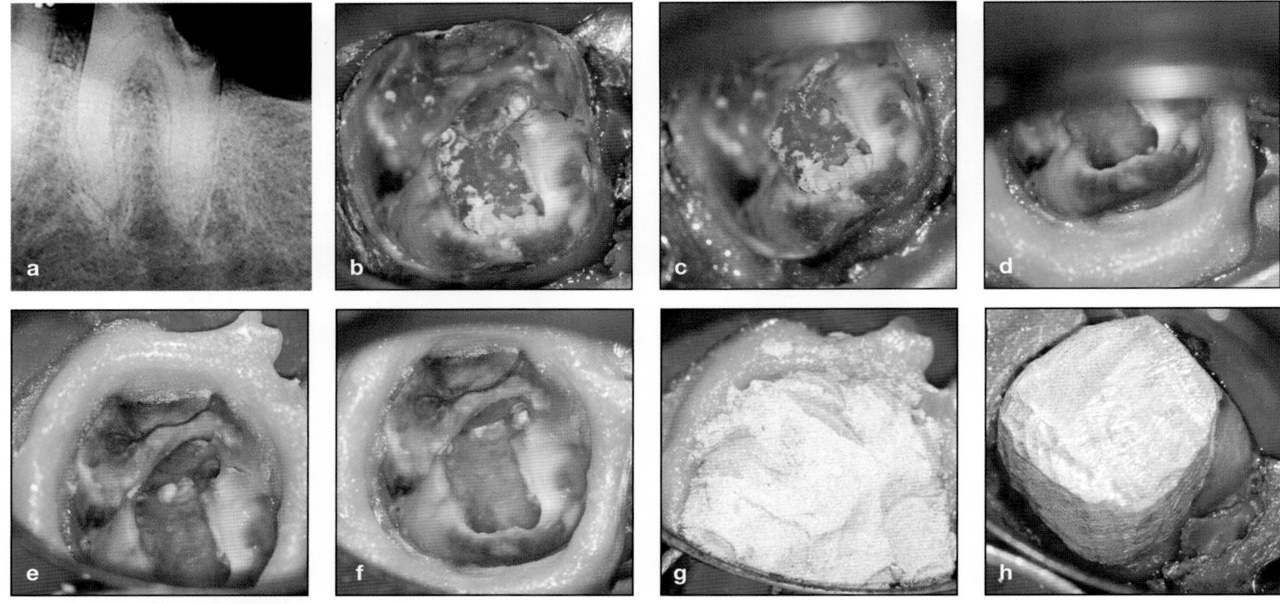

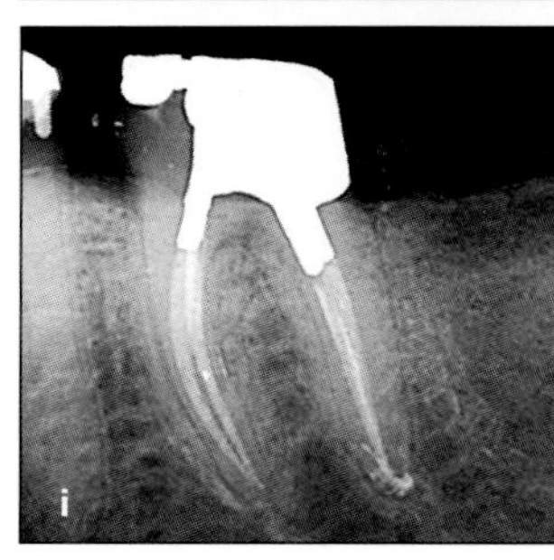

图23-14 (a)牙冠拆除后见继发龋。(b)在患牙远中邻面行牙龈切除术。(c)远中面堆第一层OpalDam树脂并光照固化。(d)近中壁的树脂成形片。(e)远中壁的树脂成形片。(f)个性化树脂成形片的咬合面观。(g)银汞合金充填至成形片高度。(h)最终的银汞合金核。(i)术后根尖片示完善的根管治疗和银汞核。

封氢氧化钙。二诊时根管充填。去除所有暂封材料后，在磨牙远中面使用高速手机和0.014号粗粒度车针，在无水冷却模式下利用摩擦产热烧灼组织行牙龈切除。牙龈切除范围超过边缘线至窝洞边缘线下1～2mm。然后用Viscostat Clear涂搽止血30秒。冲洗后可见术区出血控制良好（图23-14b）。应用树脂成形片之前充分止血十分重要，同时须保证窝洞的干燥。

该病例须制备圈形成形片。首先将绿色树脂堆一层在患牙周围，并光照固化10秒，注意这种情况下无须彻底固化树脂（图23-14c）。然后继续堆塑剩余部分（图23-14d～f）。精修树脂成形片的内壁，去除所有毛刺后，充填银汞合金，高度与成形片一致（图23-14g）。待银汞合金固化后，用0.014车针磨去绿色树脂成形片并对牙冠进行初预备，最后冲去组织周围的碎屑（图23-14h、i）。

病例23-2：上颌磨牙严重缺损的银汞合金粘接修复

50岁女性患者，诉左上颌第一颌磨牙冷诊痛，并伴有左上颌第二前磨牙叩痛。咬合翼片示第一磨牙冠远中边缘继发龋（图23-15a）。根尖片示磨牙区根尖周组织正常，前磨牙牙根形态清晰，根尖周有透射影（图23-15b）。治疗计划为2颗患牙根管治疗后行冠修复，但在此我们仅讨论左上颌第一磨牙。在去除冠部修复体后，发现磨牙远中和腭侧面均有明显的龋坏。去除远中龋

病例 23-2

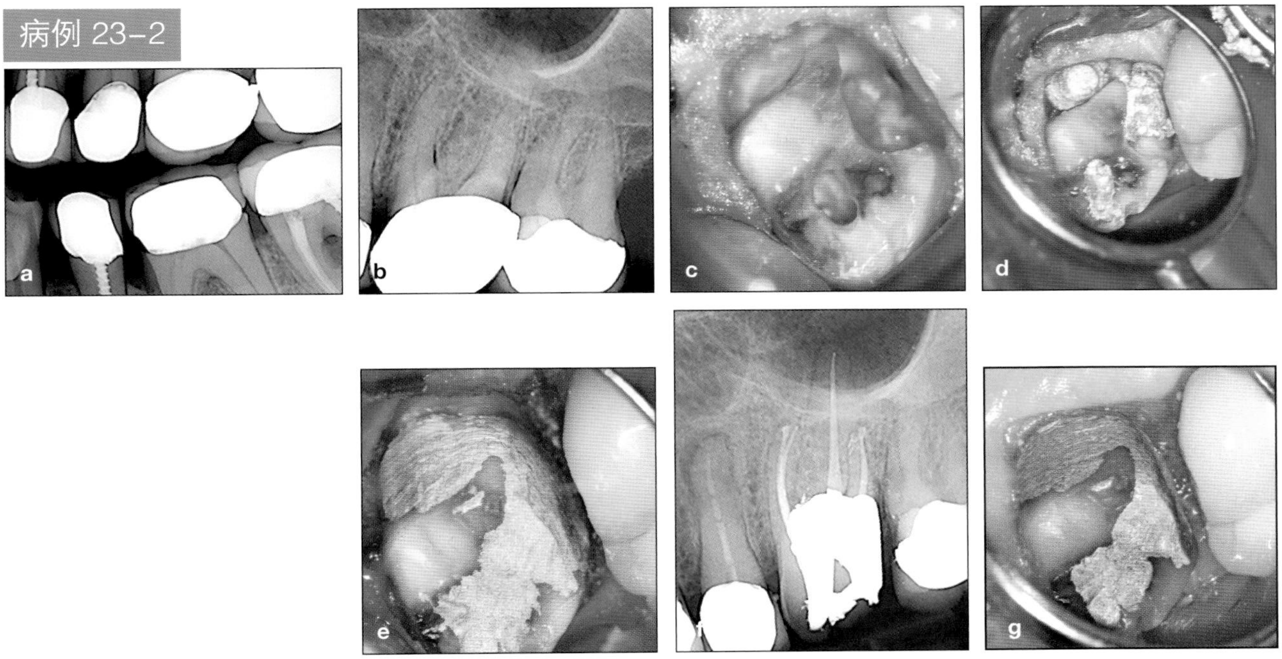

图23-15 （a）术前咬合翼片示左上颌第一磨牙继发龋。（b）术前根尖片示第一磨牙根尖周组织正常，第二前磨牙有慢性根尖周炎。（c）制作完成的个性化树脂成形片，注意近中和远中根管均具有单独的开髓口，两者间保留有牙本质桥。（d）第一份银汞合金很容易从树脂成形片处开始加压充填，若用传统的成形片则不易充填。（e）银汞核的腭侧咬合面观。（f）术后根尖片示上颌磨牙根管治疗及银汞核。（g）患者谨遵医嘱，术后2周复诊时可见牙龈愈合。

坏后进入远中根管，在近中制备另一个独立的开髓口后，器械可进入近中根管。本病例的髓腔入路保留了冠部牙体“桥”样结构，相比于传统方法，不仅增强了牙体结构的强度，还可为冠核修复提供了一定的固位力。

使用0.014冠桥预备车针行牙龈切除术，在骨水平上方保留至少2mm的牙齿结构。Viscostat涂搽止血后。将第一层OpalDam树脂注射于患牙近颊线角至远颊线角的骨组织上。连续注射OpalDam树脂同时光照固化，制作围绕患牙腭侧面的全封闭式树脂壁。

在腭侧及远中面行银汞合金充填时，如果采用铜带环或者其他成形片，加压有一定难度。在这种情况下，制备个性化树脂成形片有利于银汞合金的加压充填。在OpalDam树脂壁堆塑完成后，用冠桥预备车针修整，使内壁开敞（图23-15c），有利于冠部牙体隧道内部及腭侧面银汞合金的加压充填（图23-15d）。待银汞合金固化5分钟后，用0.014冠桥预备车针去除绿色的OpalDam树脂。牙冠预备完成（图23-15e、f）。术后指导患者使用牙间刷，并配合氯己定冲洗液。2周后随访，牙龈呈粉红色，牙龈纤维质地坚韧，可取印模（图23-15g）。

病例23-3：牙颈部侵袭性外吸收手术治疗中的复合树脂修复

57岁女性患者，诉右下颌尖牙冷诊疼痛逐步加重并伴有自发性跳痛。诊断为不可逆性牙髓炎，炎症尚未波及根尖周组织。根尖片示颈部牙槽嵴顶下方有3~4mm的吸收（图23-16a）。CBCT示牙颈部有直径为3~4mm的侵袭性吸收，侵犯颊侧根管但未超过轴角（图23-16b），颊侧骨板缺失，根管系统解剖形态为Ⅱ型（两根管在根尖融合）。充分沟通告知患者存在的治疗风

病例 23-3

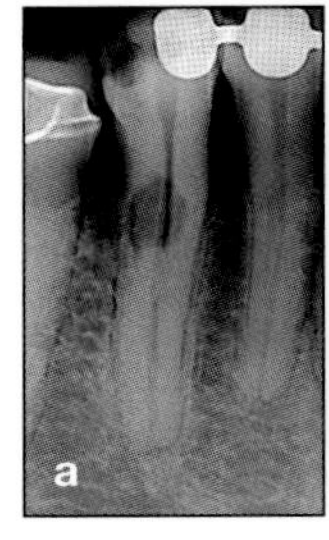
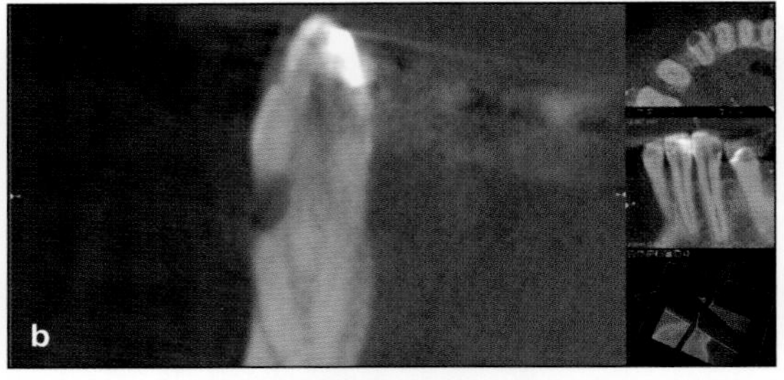
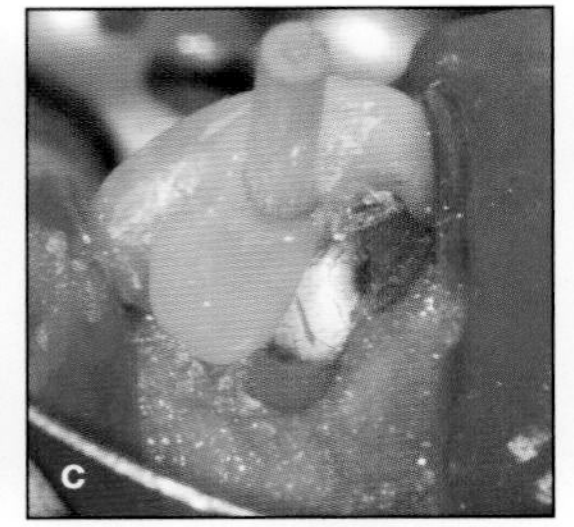
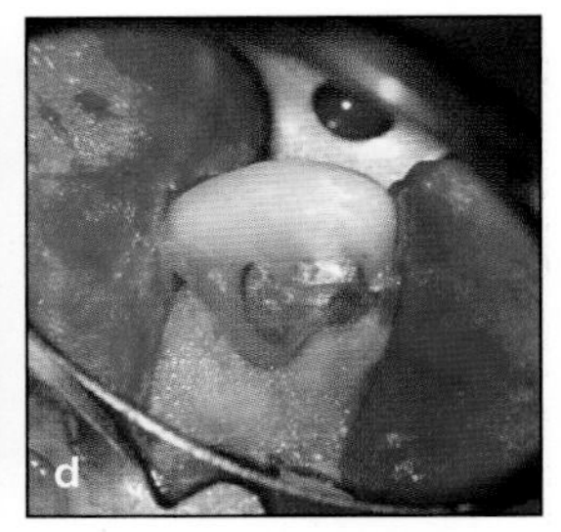
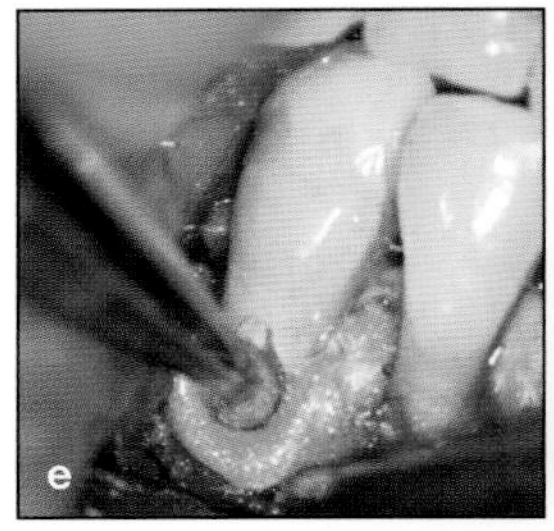
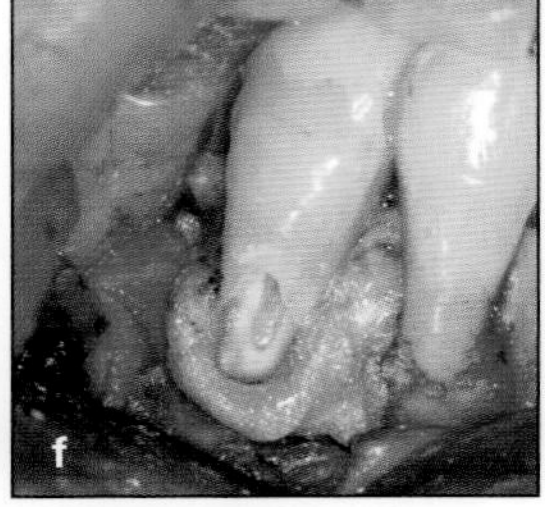
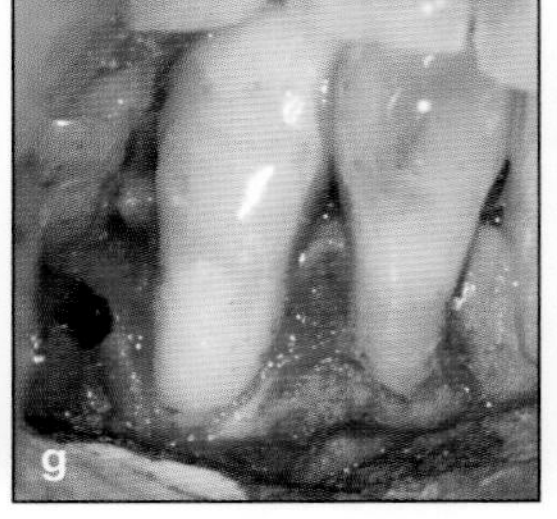
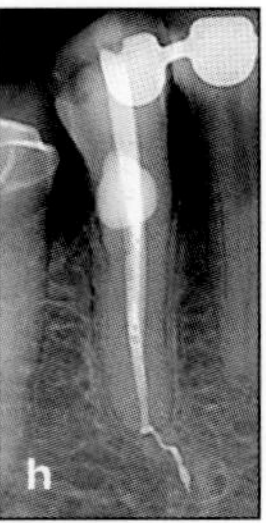
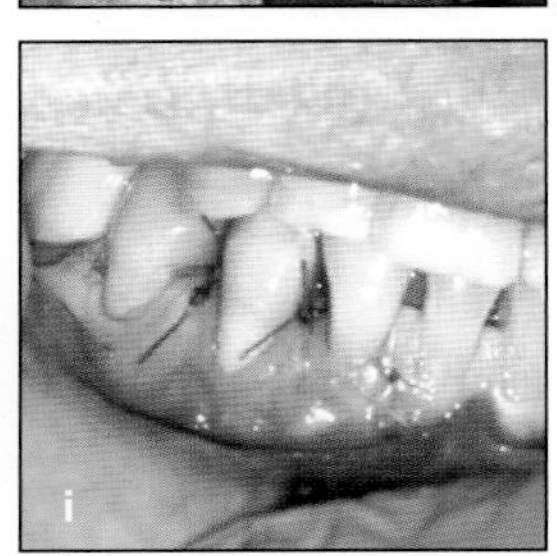
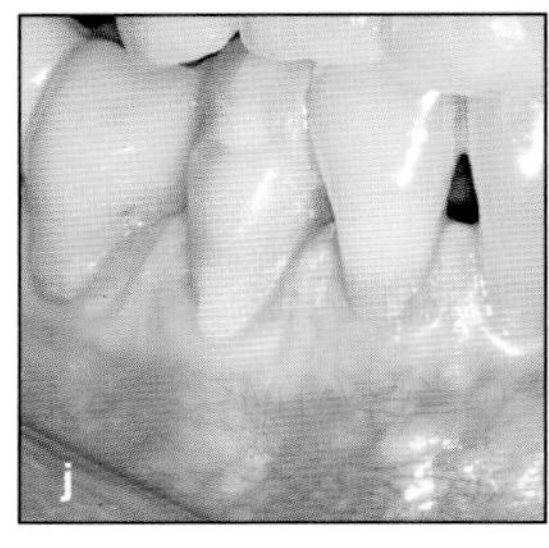
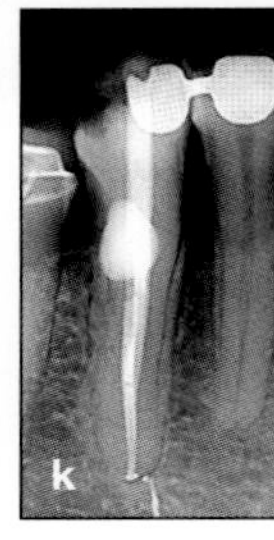

图23-16　（a）术前根尖片示下颌右侧尖牙颈部侵袭性外吸收。（b）CBCT矢状面可显示吸收范围。（c）切端观示纤维桩联合LuxaCore树脂桩核（DMG，美国）修复。（d）精修和抛光后的切端复合树脂修复体。（e）翻开颊侧瓣，使用OpalDam树脂成形片隔离，车针预备和TCA化学消毒方法联合清理ICR。（f）预备好的窝洞。（g）精修和抛光后的复合树脂修复体。（h）修复体完成后的X线片。（i）缝合术区。（j）术后1.5年复查显示牙龈的位置，修复体处的龈沟深度为2mm。（k）1.5年复查根尖片。

险、优点和替代方案后，签署知情同意书。

从切端开髓后预备根管，两次就诊完成根管治疗。颊侧根管打桩的位置靠近缺损部位，用0.5DT Light-Post （Bisco）纤维桩修复（图23-16c、d）。颊侧牙龈做松弛小切口，翻开包含邻牙牙龈乳头在内的全厚瓣，观察牙根吸收范围。用0.014号金刚砂车针清理外吸收部位，彻底清除肉芽组织，窝洞周围1～2mm范围内涂搽Viscostat Clear止血。干燥术区后立即堆塑第一层OpalDam树脂，光照固化，注意要暴露窝洞的边缘线。继续堆塑OpalDam树脂，在窝洞周围制备3mm×3mm的树脂成形片。用小棉球蘸90%三氯乙酸水溶液（Aqueous Trichloroacetic Acid，TCA）行窝洞消毒（图23-16e），高倍显微镜下可观察到微小的吸收性裂纹。用1/4 Munce Discovery 钻磨除裂纹后，TCA再次消毒，最后用4号 Munce Discovery车针预备窝洞内部，常规复合树脂修复。图23-16f示窝洞预备完成后的情况。

用精修钻修整修复体的外形后，去除OpalDam树脂成形片，抛光（图23-16g）。完成修复后的X线片如图23-16h所示。冲洗术区后，恢复全厚瓣到其初始位置并按压10分钟，间断缝合2针（图23-16i）。术后医嘱：氯己定漱口，口服非甾体类抗炎药消炎镇痛。1.5年后复查，牙周情况稳定（图23-16j），牙周探诊深度2mm，X线片显示根尖周组织结构正常（图23-16k）。

病例23-4：复合树脂桩核修复前磨牙

21岁男性患者，诉上颌前磨牙冷诊敏感。咬合翼片和根尖片示第二前磨牙远中邻面深龋坏达龈下（图23-17a、b）。由于根管治疗后的前磨牙和前牙存在折裂风险，故治疗计划为根管治疗

病例 23-4

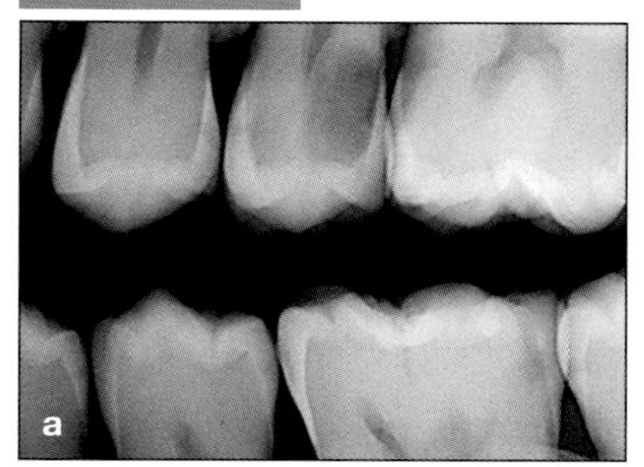
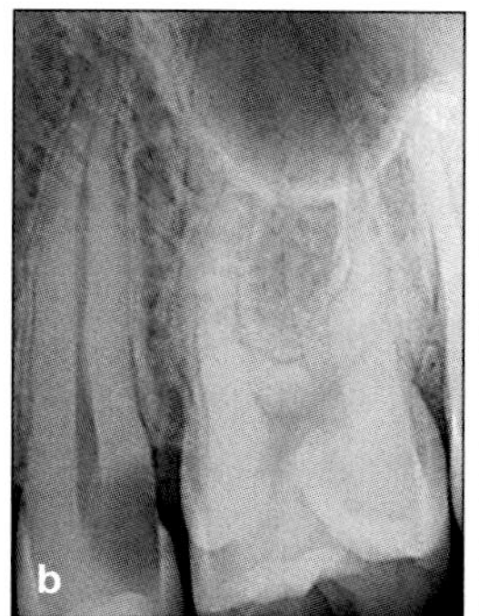
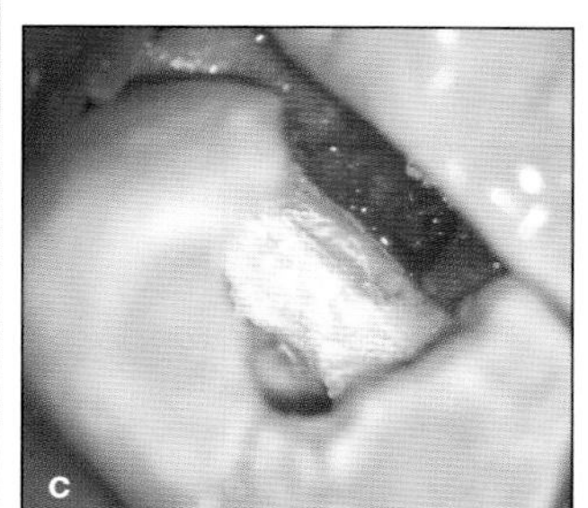
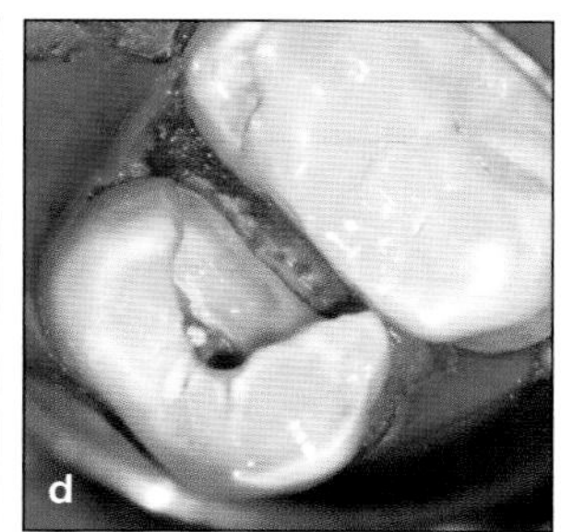
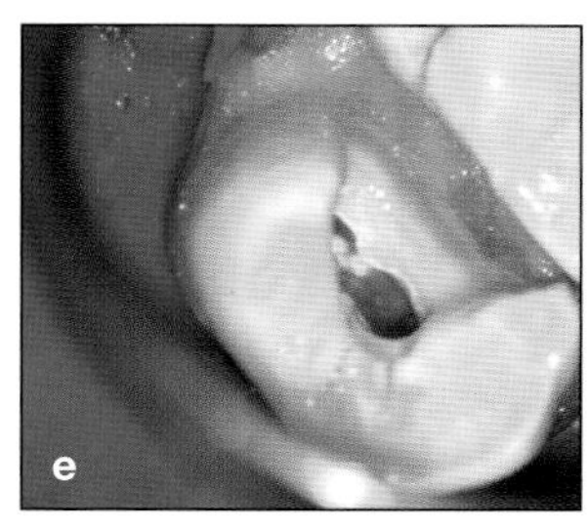
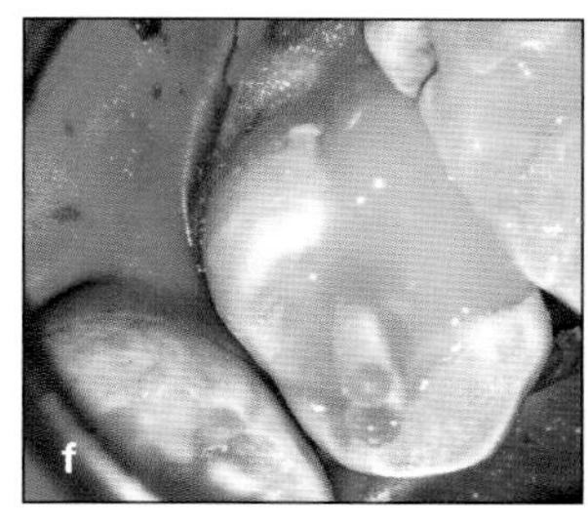
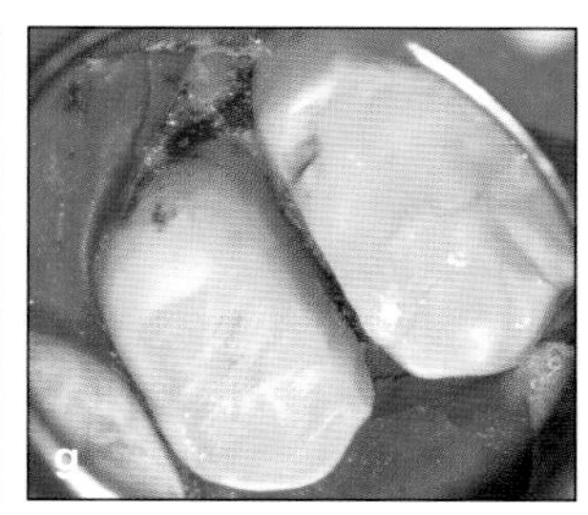
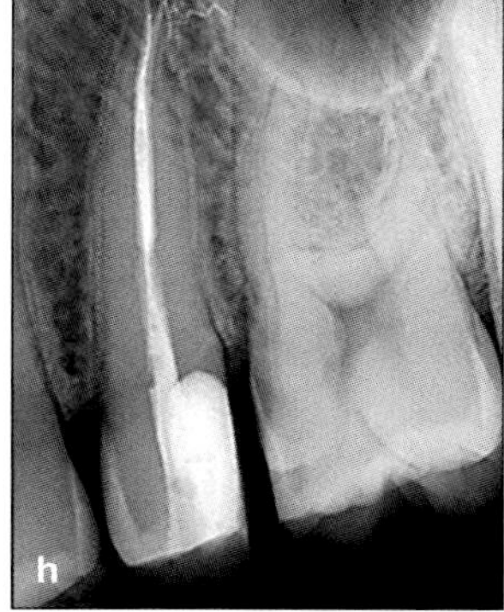

图23-17 （a）术前X线片显示上颌第二前磨牙有大量龋坏。（b）术前根尖片示牙根形态正常。（c）远中龋坏达龈下。（d）牙龈切除和局部冠延长术后，干燥术区，准备制作个性化树脂成形片。（e）个性化树脂成形片可提供良好的粘接条件。（f）用两个DT桩完成LuxaCore核堆塑。（g）去除个性化成形片，边缘线位于龈上，初步预备远中面。（h）术后X线片显示树脂桩核。

术及桩核修复。去除龋坏组织，预备和充填根管后，可见远中边缘位于龈下（图23-17c）。用金刚砂钻行牙龈切除术和骨切除术，方法同前（图23-17d）。然后Viscostat Clear涂搽30秒，隔湿。在骨组织上方堆第一层OpalDam树脂并光照固化后，继续堆塑直到OpalDam树脂包围邻间隙（图23-17e）。

与银汞修复不同，用复合树脂修复患牙时，不需制作轮廓清晰的树脂成形片。笔者习惯在打桩前将术区完全清理干净，以免碎屑掉入根管内。操作时只被动去除根管内的牙胶，不再破坏其他牙体结构。选择与根管匹配的0.5号DT Light桩。酸蚀冲洗后，按标准流程粘接。此步骤可用微型吸管去除根管内多余的粘接剂。用Centrix注射器将LuxaCore双固化复合树脂注入两根管中，并在根管内各放一个桩（图23-17f）。光照固化后将纤维桩在平齐复合树脂的高度切断。用0.014号金刚砂车针磨除邻间区多余的树脂，并去除余留的OpalDam树脂。因绿色的OpalDam易与牙齿、骨组织及复合材料区别，去除较容易。随后在树脂核的根方制备平滑的龈上边缘线（图23-17g）。完全打开邻接区，不仅有利于患者使用牙间刷保持良好的卫生，促进愈合，也有利于取模及修复（图23-17h）。术后嘱患者使用牙间刷及氯己定含漱。

病例23-5：MTA用于年轻恒牙牙髓切断术及银汞合金修复

8岁男性患者，诉左上颌第一磨牙自发性疼痛及跳痛，患牙冷测敏感。咬合翼片示左上颌第一磨牙咬合面严重龋坏（图23-18a）。根尖片示根尖未发育完全（图23-18b）。考虑到牙根发育

病例 23-5

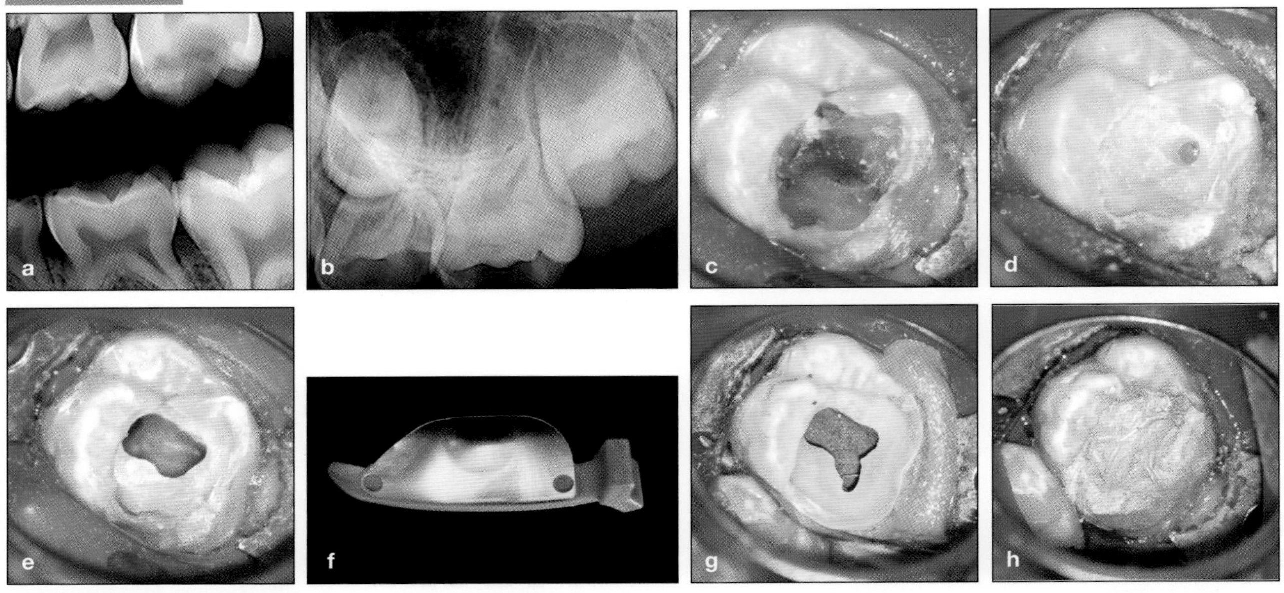

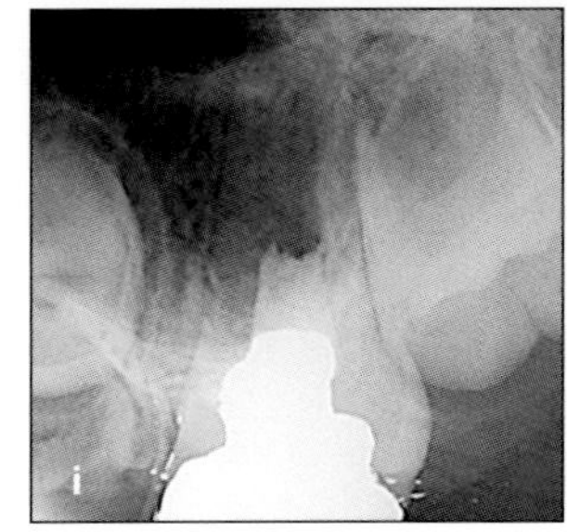

图23-18 （a）咬合翼片示左上颌第一磨牙明显龋坏。（b）根尖片显示牙根未发育完全。（c）术前片可见明显的龋坏。（d）去除龋坏组织后见穿髓孔。（e）去除冠髓，止血，在髓腔内放置MTA。（f）FenderMate分段式成形片可提供适宜的邻面轮廓形态。（g）FenderMate与个性化树脂成形片配合使用。（h）完成后的银汞修复体与近中邻牙邻接紧密。（i）术后X线片显示MTA牙髓切断及银汞核。

情况、患者症状及牙髓活力，治疗方案为MTA牙髓切断术。针对患者的年龄和牙体组织破坏量，采用牙尖覆盖式银汞合金修复。患牙龋损涉及咬合面、近中面和颊面（图23-18c），去除所有龋坏组织后，暴露髓腔（图23-18d）。去除冠髓后，用含利多卡因和1∶50000肾上腺素的小棉球压迫根管口止血1分钟，然后用灰色MTA盖髓（图23-18e）。因患者第二磨牙未萌出，第一磨牙为末端游离牙，橡皮障夹会阻碍成形片的使用。由于本病例采用牙尖覆盖式银汞合金来修复，因此恢复近中的邻接关系非常重要。本病例中采用FenderMate（JS Dental）分段式成形片。将这种薄层成形片（图23-18f）楔入邻间隙，在颊面添加个性化树脂成形片，可以恢复正确的牙齿形态（图23-18g）。将银汞合金充填于MTA上方，高度与成形片一致后，小心取出FenderMate，去除个性化树脂成形片，最后用银汞雕刻刀修整外形恢复解剖形态，完成牙尖覆盖修复过程（图23-18h、i）。

总结

树脂成形片可用于绝大多数病例的修复，对游离端患牙、严重龋坏以及隔离困难的患牙特别有效。该技术相对容易掌握，有助于完成高质量的银汞合金及复合树脂核修复。在患牙生物学宽度受破坏的情况下，笔者常使用该方法，它既可以用于传统的牙冠延长手术，也可用于采用车针预备的局部冠延长术。

CHAPTER

24

Richard Schwartz, DDS

桩核修复操作步骤

Restorative Procedures with Posts

良好的牙体修复可以保证根管治疗的疗效，完善的修复治疗有利于保持牙体组织的完整性及根管系统的封闭性。根管系统感染是根管治疗远期失败的一个重要原因。许多研究表明，根管治疗后进行及时冠修复非常重要，而延期修复将降低根管治疗的成功率[1-4]。

根管治疗同样也会影响修复治疗的预后。根管治疗中应尽可能保存牙冠及根部牙体组织。髓腔入路需保存颈部牙本质（见第8章）；髓室顶的去除仅需保证能进入根管即可；髓腔仅需预备至满足根管治疗所需。

根管充填后应行即刻修复治疗。它有以下优点：①医生更熟悉患牙的根管形态和工作长度；②患牙已隔离，不易造成根管感染；③患牙已麻醉，橡皮障已就位，即刻修复效率更高，且无须行暂时性封闭。

根管桩通常用于增强核的固位力。近期研究表明，纤维桩同样能增加患牙的强度和抗折性。前牙和前磨牙行桩修复后，通常预后更佳。一旦根管治疗完成，应尽可能避免额外的根管预备[5-7]。为避免牙本质的过度切削，应选择与根管大小及锥度相匹配的根管桩（图24-1）。

本章的目的是：①探讨根管桩的作用；②探讨在不同病例中，根管桩的最佳选择；③介绍桩核修复所需材料及临床操作步骤。

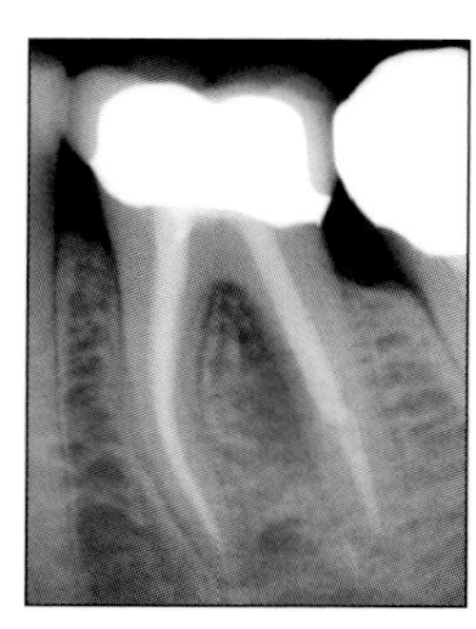

图24-1 牙髓治疗完后应选择与根管相匹配的根管桩，并适当修整。在该病例中，根管扩大预备，使之与根管桩匹配，极易导致根折或者带状穿孔。此外，由于是平行桩，而根管呈锥形，要注意在桩的根尖端去除根部牙本质的量。当笔者使用金属桩时，用金刚石钻头修整金属桩末端呈锥形，以匹配现有的根管，而不去除牙本质。

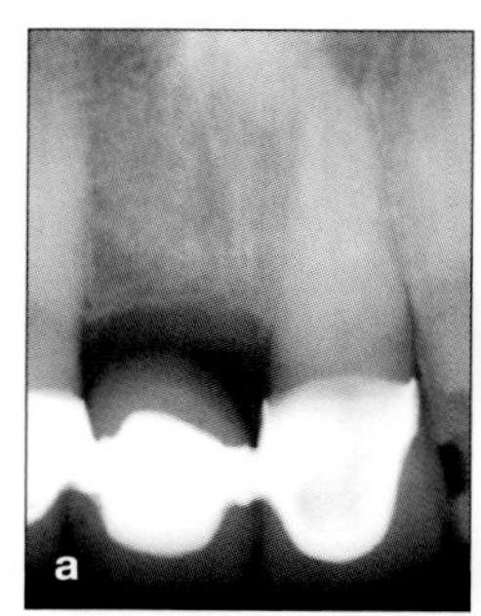

图24-2 （a，b）使用纤维桩和复合树脂修复固定义齿的单根管基牙。

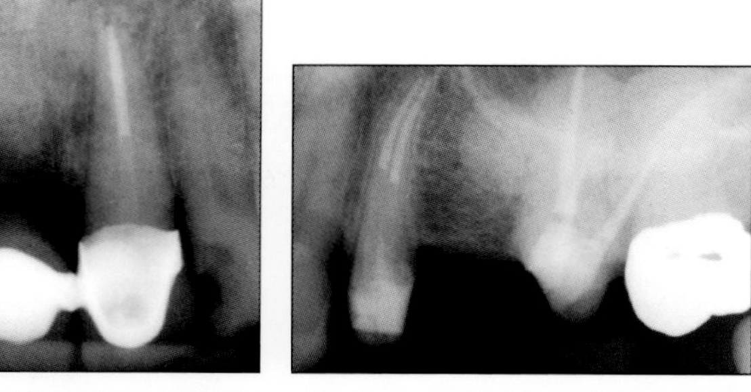

图24-3 只要条件允许，笔者在修复患牙时倾向于在开髓口处放置2根纤维桩，增强固位和提高抗折性能。

桩的分类及适应证

桩有多种分类方法，本章仅探讨以下几种分类：①金属桩和纤维桩；②锥形桩和平行桩；③主动就位桩和被动就位桩。

金属桩的优点是良好的强度和硬度。当患牙冠部大面积缺损或者根管短小时，机械强度便至关重要。不足之处在于，金属桩较纤维桩更易发生应力集中而导致根折。几乎所有牙根及根管都有锥度，而金属预成桩一般是平行桩，虽固位力更好，但需去除管壁根尖方向的牙本质（图24-1）。临床上通常首选被动就位桩，但对牙根短小、需增强固位力的患牙，则选择主动就位桩。

纤维桩强度虽不如金属桩，但应力分散性较好，且弹性模量与牙本质相近而不易导致根折。纤维预成桩还具有不同的锥度，可以与预备后的根管形态匹配，无须过度切削牙本质。

开髓窝洞经冠修复后，便无法准确评估剩余牙体组织结构。与20世纪80—90年代金属桩相关的文献报道不同，过去的10年中，许多研究表明，纤维桩可增加患牙的强度[8-13]。因此，笔者通常对前牙和前磨牙行纤维桩核修复（图24-3）。这对于单根管的固定义齿修复基牙而言，尤为明智（图24-2）。只要条件允许，笔者通常会放置2根纤维桩（图24-3）。

纤维桩的选择通常基于剩余的牙体组织量。若患牙冠方剩余组织量足够（在唇舌面存有1～2mm垂直和水平方向的牙本质肩领），笔者常选用纤维桩，除非根管很短。对于牙冠大面积缺损的患牙，通常建议拔除或者行冠延长术以获得足够的牙本质肩领，这类患牙可采用主动就位金属桩或者个性化的铸造金属桩核进行修复。但对于根管壁薄弱的患牙应避免使用金属桩。

纤维桩

纤维桩可通过复合树脂粘接。由于光的穿透力有限，故需用双固化或者化学固化树脂。“双固化”是指，在使用前将两种不同成分的光固化和化学固化树脂相混合，置于根管内。表浅部位可通过光照快速固化，而对于透光量较少或者光无法穿透的区域，则进行缓慢的化学固化。笔者使用两种材料粘接桩核：双固化牙本质粘接系统和双固化树脂堆核材料。其中堆核材料既可作为桩的粘接剂，同时也可作为树脂核材料，这两种操作可同时完成。

一些临床医生会分别使用粘接剂及堆核材料。牙本质自粘接剂在桩道的使用越来越普遍，因为不需使用额外的粘接剂。然而它的使用仅限于根管桩的粘接，而不适用于堆核。

纤维桩和复合树脂修复开髓孔的临床操作步骤

纤维桩和复合树脂修复开髓孔的临床操作步骤如下：

1. 使用与纤维桩相匹配的螺旋钻彻底清理根管，同时尽可能避免切削管壁牙本质（图24–4a）。
2. 使用慢机旋转刷（图24–4b）或者蘸有酒精等清洁剂的微刷头去除残留的牙胶、封闭剂及暂封物。
3. 显微镜下检查根管表面，确保管壁清洁并维持根管原始形态。
4. 选择被动就位纤维桩并试桩。对根管预备横截面为椭圆形者或者具有双根管的前磨牙可考虑放置2根纤维桩。如有必要，可拍X线片确认。
5. 使用50μm氧化铝颗粒喷砂处理纤维桩表面5秒，或者用24%过氧化氢浸泡预处理10分钟。再用37%磷酸酸蚀纤维桩表面，冲洗，吹干。
6. 根据厂商的说明书，硅烷化处理纤维桩表面。
7. 用10%抗坏血酸钠等还原剂涂抹牙本质1分钟，以抵抗次氯酸钠的氧化作用，有助于提高与牙本质的粘接强度。
8. （若还存有牙釉质结构）使用37%磷酸酸蚀釉质30秒，牙本质酸蚀15秒后（图24–4c），用三用枪（Stropko Irrigator，Sybron）冲洗、吹干（图24–4d）。
9. 在根管和窝洞表面用2%氯己定浸泡30秒，吹干，保持表面微湿。氯己定是蛋白酶抑制剂，有研究证明其可延缓牙本质粘接剂的降解[14]。
10. 使用双固化粘接系统中的预处理剂涂抹所有牙本质表面约20秒后，彻底吹干（图24–4e）。
11. 混合双固化粘接剂并涂布于牙本质表面，形成一薄层。用纸尖去除根管内多余的粘接剂（图24–4f），光照固化。
12. 将双固化堆核材料注入根管，桩就位后光照固化（图24–4g）。
13. 用圆形小金刚砂车针，磨除边缘多余的复合树脂及桩核，预留2mm高度的空间用于复合树脂修复（图24–4h）。须确保瓷层的内表面光滑，且无双固化树脂残余（图24–4i）。
14. 使用10%氢氟酸酸蚀瓷层内表面1分钟后彻底冲洗（图24–4j）。
15. 用酒精棉擦拭呈白垩状的瓷面（图24–4k）。
16. 在酸蚀后的瓷内表面涂布预处理剂，风干（图24–4l）。
17. 再涂布一薄层牙本质粘接剂并光照固化（图24–4m）。
18. 用复合树脂充填剩余窝洞，光照固化后，精修抛光（图24–4n、o）。笔者通常选用12号的椭圆形修形车针和金刚砂低速橡胶抛光锥。
19. 咬合检查（图24–4p）。

术前和术后根尖片分别如图24–4q和r所示。

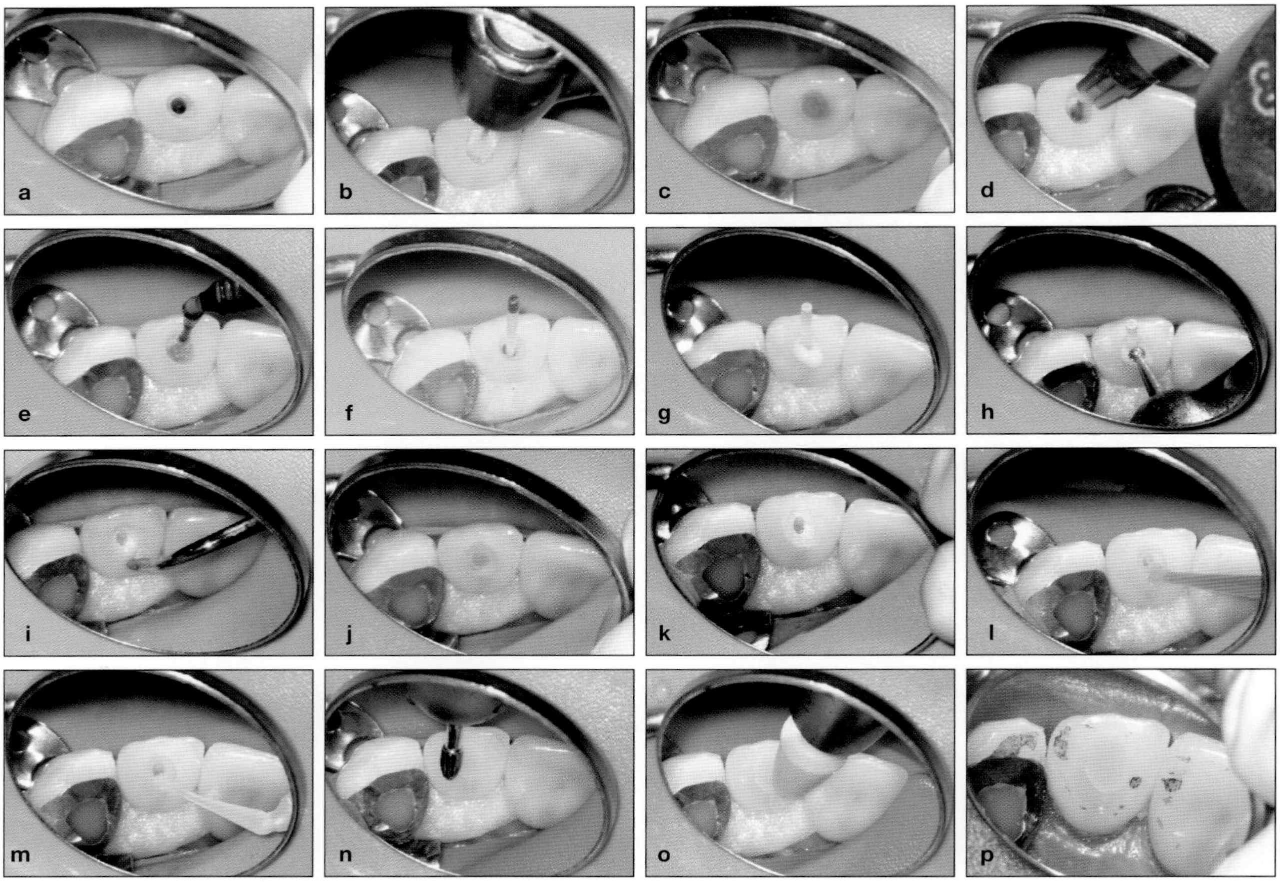

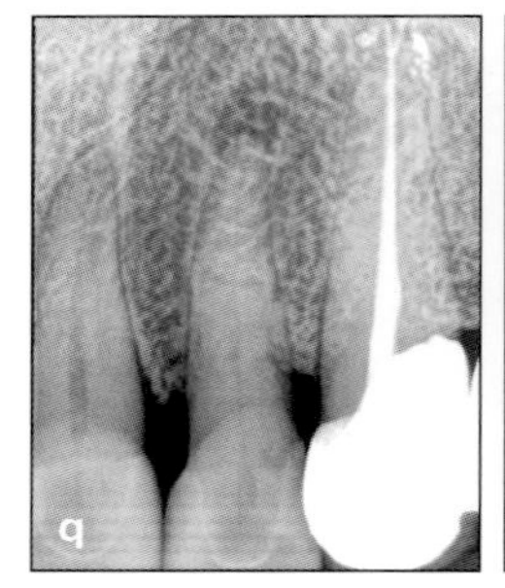

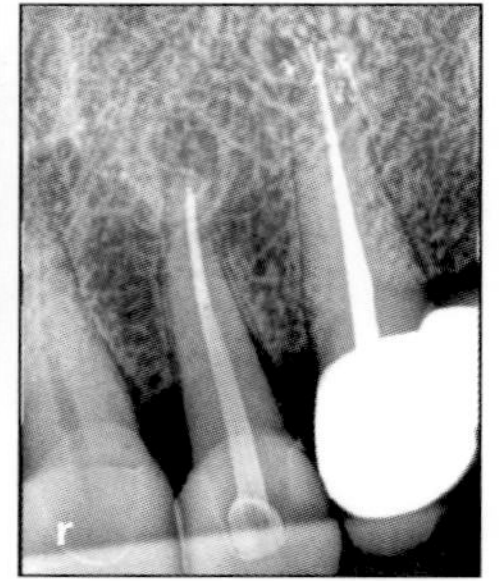

图24-4　（a）根管治疗完成，预备桩道空间，注意要逐步进入（见第8章）。根充后不再额外去除牙本质。（b）用酒精棉和旋转刷清理根管。（c）磷酸酸蚀牙本质15秒，并用微刷搅动。（d）用Stropko冲洗器彻底冲洗桩道。（e）用细长的微刷涂抹牙本质预处理剂。（f）用微刷涂抹双固化牙本质粘接剂，然后用纸尖去除多余的粘接剂。注意使用黄色光过滤器以防止显微镜光线对粘接剂的过早固化。（g）双固化复合材料填充桩道空间后，桩就位。（h）采用圆形金刚砂钻去除多余的复合树脂及桩材料，留下2mm厚的空间用于复合材料修复。（i）用挖匙将未酸蚀瓷面周围残留的复合树脂碎屑去除。（j）10%氢氟酸酸蚀瓷面1分钟。（k）酸蚀后的瓷面呈白垩色外观。应用酒精棉球擦拭去除酸蚀的残留物。（l）将瓷预处理剂涂抹于瓷面上并吹干。（m）使用双固化粘接剂并光照固化。（n）用椭圆形12号精修钻修整复合树脂修复体边缘线。（o）金刚砂橡胶抛光锥抛光复合树脂。（p）咬合检查。（q）术前X线片。（r）术后X线片。

纤维桩粘固及复合树脂堆核的临床操作步骤

纤维桩粘固和复合树脂核堆积的大部分临床操作步骤与上述类似，个别步骤不同：

1. 使用与纤维桩相匹配的螺旋钻彻底清理根管，并尽可能避免去除根管壁牙本质。
2. 使用慢速旋转刷，或者浸有酒精等清洁剂的微刷头去除残留牙胶、封闭剂和暂封物。
3. 显微镜下检查根管表面，确保管壁清洁并维持根管原始形态。
4. 选择被动就位纤维桩并预试。对根管预备横截面为椭圆形者或者具有双根管的前磨牙可考虑放置2根纤维桩。如有必要，可

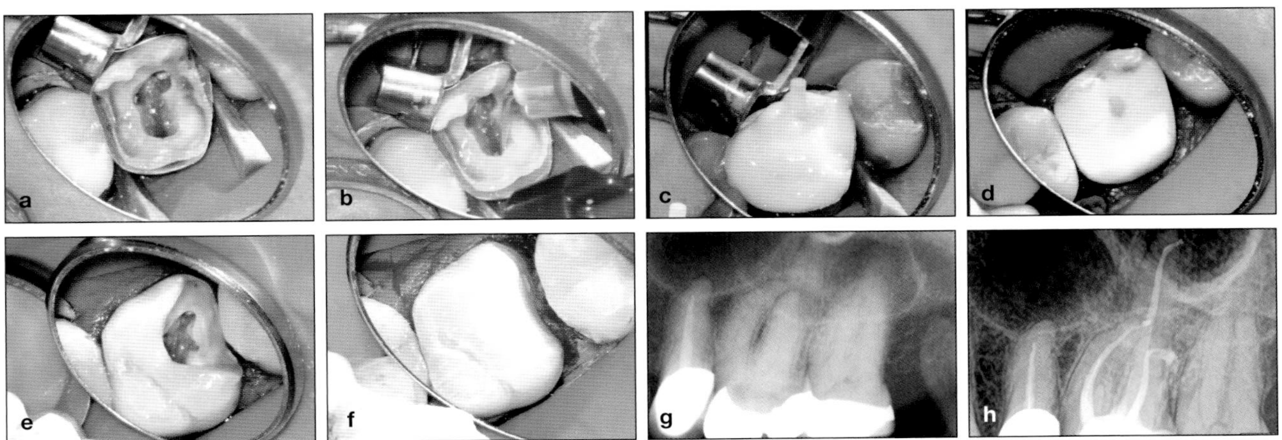

图24-5 （a）用于复合树脂桩核修复的Tofflemire圈形成形片。（b）使用牙本质粘接剂后，根管内注入双固化复合树脂。（c）成形片内放置纤维桩，充填复合树脂。（d）成形及修整后的冠核。（e，f）为了有利于转介医生的后续修复治疗，笔者有时会在冠核根方的牙齿组织上预备边缘线（显微镜下操作）。（g）术前X线片。（h）术后X线片。

拍X线片确认。

5. 使用50μm氧化铝颗粒喷砂处理纤维桩表面5秒，或者用24%过氧化氢浸泡预处理10分钟，37%磷酸酸蚀纤维桩表面，冲洗，吹干。
6. 根据厂商的说明书，硅烷化处理纤维桩表面。
7. 在患牙周围放置成形片，固定（图24-5a）。
8. 用10%抗坏血酸钠等还原剂涂抹牙本质1分钟，以抵抗次氯酸钠的氧化作用，有助于提高牙本质的粘接强度。
9. （若还存有牙釉质）使用37%磷酸酸蚀釉质30秒，牙本质酸蚀15秒后，用三用枪（Stropko Irrigator，Sybron）冲洗、吹干。
10. 在根管和窝洞表面用2%氯己定浸泡30秒，吹干，保持表面微湿。
11. 使用双固化粘接系统的预处理剂涂抹牙本质表面，约20秒后彻底吹干。
12. 混合双固化粘接剂并涂布于牙本质表面，形成一薄层。用纸尖去除根管内多余粘接剂，光照固化。
13. 将双固化堆核材料注入根管和成形片中（图24-5b），桩就位后光照固化（图24-5c）。
14. 去除成形片，用精修钻修核成形（图24-5d）。在一些病例中，笔者会对冠进行表面粗糙处理，或者在冠核表面预备固位沟（图24-5e、f）。
15. 从3个方向光照固化。

术前和术后根尖片分别如图24-5g和h所示。

金属桩及银汞合金核修复

银汞合金通常用于后牙区大面积缺损修复或者冠边缘位于龈下的病例。银汞合金能保证大面积核修复的强度及硬度，并且受唾液的影响小于复合树脂，适用于牙冠边缘位于龈下较深而隔湿困难的患者（见第23章）。在大多数情况下，最好使用自粘接或者双固化牙本质粘接剂配合银汞合金核修复，因为两者至少在短期内可增强患牙强度。

因银汞合金与纤维桩缺乏有效的粘接，笔者仅用金属桩和银汞合金核联合修复，操作步骤如下：

1. 使用与根管锥度相匹配的螺旋钻彻底清理根管，在操作过程中尽可能避免切削管壁

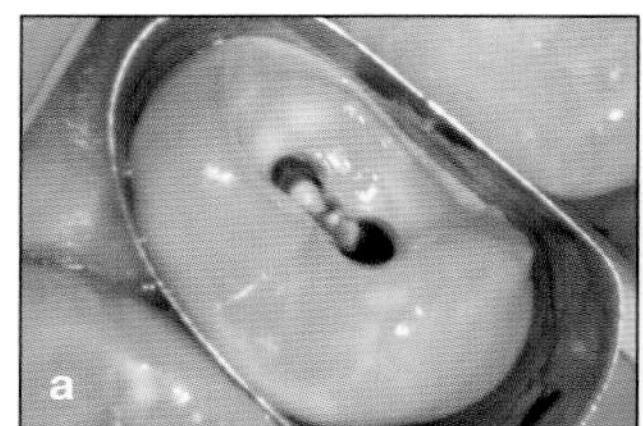
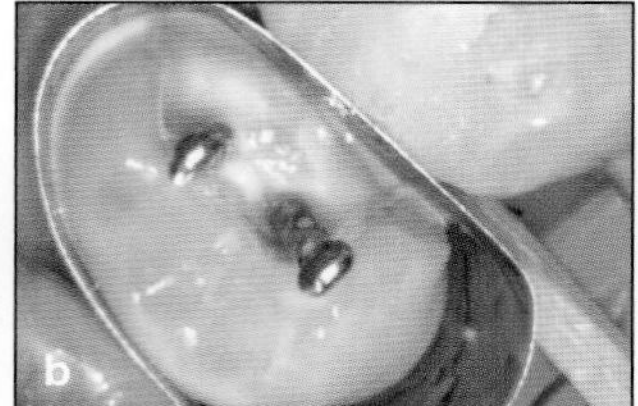
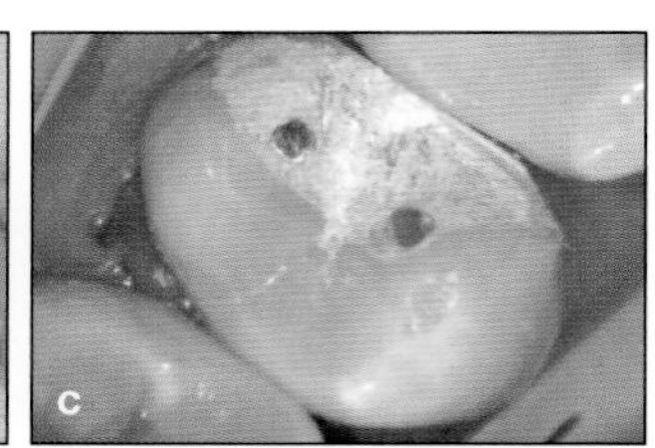
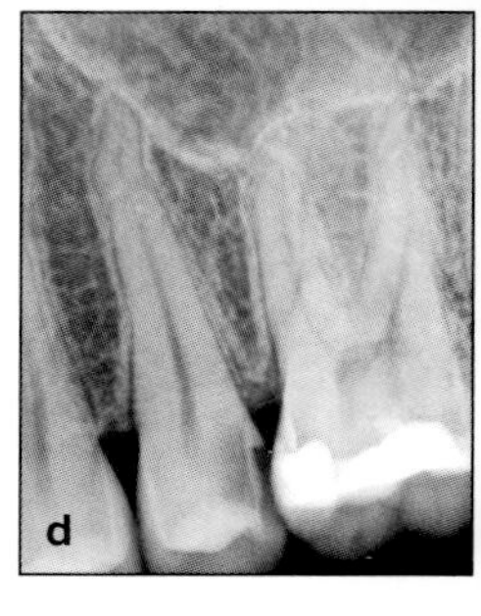
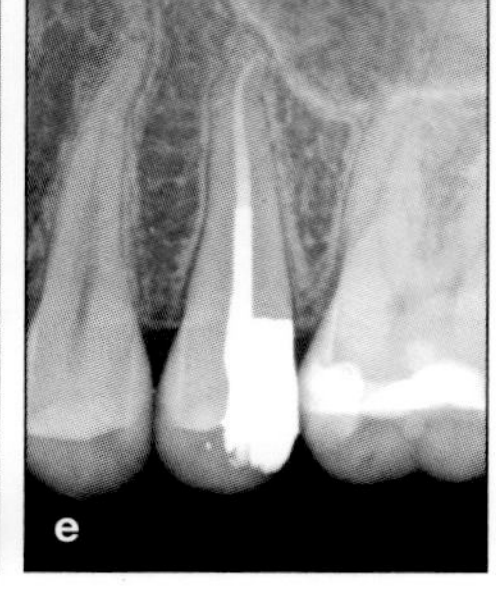

图24-6 （a）预备两个桩道，并放置成形片。（b）2个金属桩用双固化树脂粘固，然后涂布双固化牙本质预处理剂和粘接剂并光照固化，接着涂布第二层粘接剂但不光照，然后将银汞合金粉末压入未固化的粘接剂中。（c）修整后的银汞修复体。（d）术前X线片。（e）术后X线片（Courtesy of Dr John Khademi，Durango，Colorado）。

牙本质。

2. 用慢机旋转刷或者蘸有酒精等清洁剂的微刷头去除残留的牙胶、封闭剂和暂封物。喷砂是有效清理髓腔壁的方法。
3. 显微镜下检查根管表面，确保管壁清洁并保持根管的原始形态。
4. 选桩。大多数金属预成柱为平行桩，然而根管是锥形的，为适应根管锥度大小，笔者将金属桩一端修整为锥形以被动就位。磨除金属桩另一端，使其能被约2mm高的堆核材料所覆盖。如有必要，可拍X线片确认。
5. 用金刚砂车针打磨金属桩表面，然后用50μm的氧化铝颗粒喷砂处理。然后手动或者超声清洗金属桩。
6. 与树脂核修复不同，笔者将粘固金属桩视为一个独立步骤。医生可依各自习惯来粘接金属桩，如选用磷酸锌水门汀、玻璃离子水门汀、自粘接树脂或者如前所述的用于纤维桩的方法来粘接金属桩。
7. 在牙齿周围放置成形片（图24-6a）。成形片放置详见第23章。
8. 用10%抗坏血酸钠等还原剂涂抹牙本质1分钟，以抵抗次氯酸钠的氧化作用，有助于提高牙本质的粘接强度。
9. （若还存有牙釉质）使用37%磷酸酸蚀釉质30秒，牙本质酸蚀15秒，然后用三用枪冲洗和吹干。
10. 在根管和窝洞表面使用2%氯己定浸泡30秒，吹干，保持表面微湿。
11. 将双固化粘接系统中的预处理剂涂布牙本质表面约20秒，彻底吹干。
12. 混合并在牙本质表面涂布一薄层双固化粘接剂，光照固化。
13. 将双固化堆核材料注入根管内但不能超出根管口，桩就位后去除多余树脂，光照固化（图24-6b）。
14. 将第二层双固化粘接剂涂抹于剩余牙本质表面，不行光照固化。
15. 将银汞合金填压至成形片内未固化的基质中。
16. 用快速固化型银汞合金稍过量充填窝洞，10~15分钟固化。
17. 小心去除成形片，修整成形（图24-6c）。在有些病例中，笔者使用精修钻来粗略预备。

术前和术后X线片分别如图24-6d和e所示。

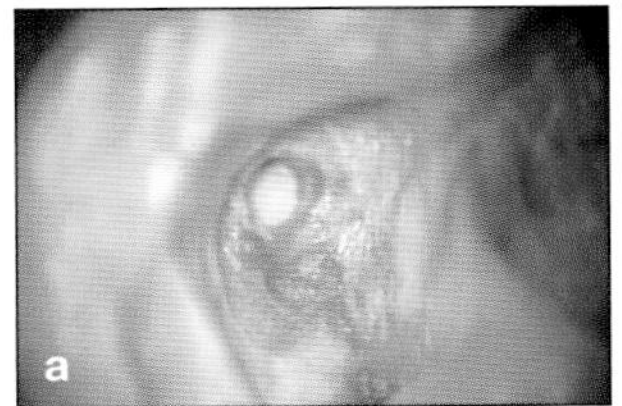
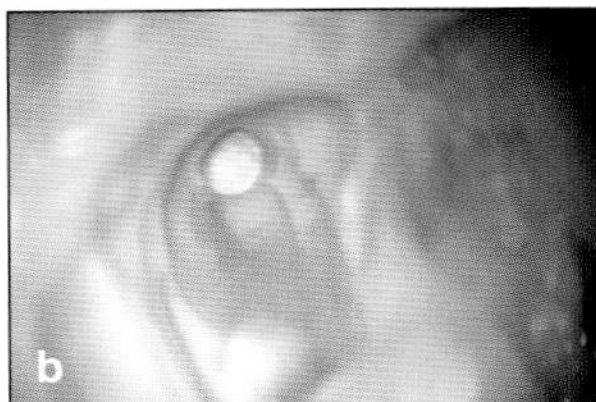

图24-7 （a）牙本质表面用酒精棉擦洗后，表面有一层薄膜。（b）用50μm的氧化铝颗粒喷砂处理去除薄膜（Courtesy of Dr Fred Tsutsui，Torrence，California）。

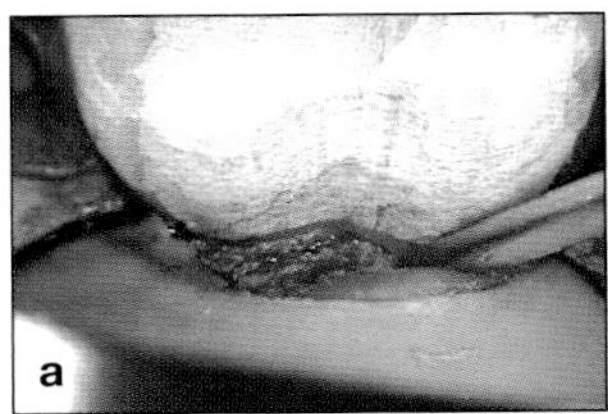
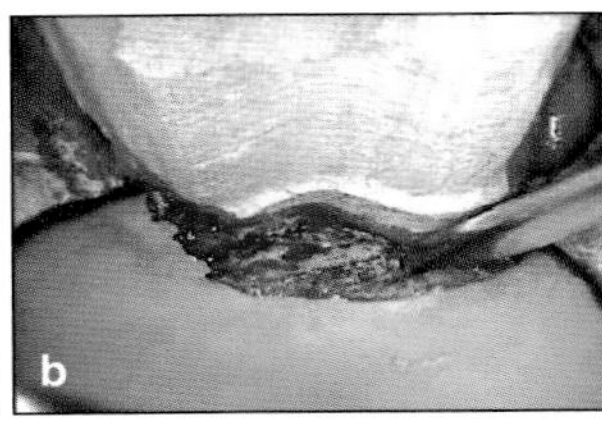

图24-8 （a，b）龋坏去除后部分区域几乎延伸达牙槽骨水平。选用银汞合金修复，并将边缘线设在银汞合金之上。这种设计利于后期取模、制作适合的冠部修复体及去除多余的水门汀（Courtesy of Dr John Khademi，Durango，Colorado）。

临床技巧

- 理想的粘接要求牙本质粘接面清洁。喷砂是清洁髓腔的有效方法：用酒精棉或者其他清洁剂擦洗牙本质后可残留薄膜（图24-7a），而氧化铝颗粒喷砂能去除薄膜，并提供最适合粘接的表面（图24-7b）。
- 笔者会尽可能选用相同的材料粘接金属桩和纤维桩，不仅可节省费用，也有利于减少医生和助手的操作步骤。
- 对于粘接性银汞合金核，可以使用自粘接系统，如Amalgambond（Parkell）。笔者将双固化粘接剂分成两层，第一层光照固化而第二层未固化，有助于减少耗材种类。
- 当牙冠边缘位于龈下较深部位时，笔者有时会将该部分的肩台设在银汞合金上，其余部分则设在牙齿组织上。当冠延长导致根分叉暴露或者需要去除过多的骨组织时，也可考虑此方法（图24-8）。

参考文献

[1] Ray HA, Trope M. Periapical status of endodontically treated teeth in relation to the technical quality of the root filling and the coronal restoration. Int Endod J 1995;28:12–18.

[2] Tavares PB, Bonte E, Boukpessi T, Siqueira JF Jr, Lasfargues JJ. Prevalence of apical periodontitis in root canal-treated teeth from an urban French population: Influence of the quality of root canal fillings and coronal restorations. J Endod 2009;35:810–813.

[3] Balto K. Root filled teeth with adequate restorations and root canal treatment have better outcomes. Evid Based Dent 2011;12:72–73.

[4] Willershausen B, Tekyatan H, Krummenauer F, Briseno Marroquin B. Survival rate of endodontically treated teeth in relation to conservative vs post insertion techniques: A retrospective study. Eur J Med Res 2005;20:204–208.

[5] Schmitter M, Huy C, Ohlmann B, Gabbert O, Gilde H, Rammelsberg P. Fracture resistance of upper and lower incisors restored with glass fiber reinforced posts. J Endod 2006;32:328–330.

[6] Rosentritt M, Sikora M, Behr M, Handel G. In vitro fracture resistance and marginal adaptation of metallic and tooth-coloured post systems. J Oral Rehabil 2004;31:675–681.

[7] Salameh Z, Sorrentino R, Ounsi HF, et al. Effect of different all-ceramic crown system on fracture resistance and failure pattern of endodontically treated maxillary premolars restored with and without glass fiber posts. J Endod 2007;33:848–851.

[8] Bitter K, Meyer-Lueckel H, Fotiadis N, et al. Influence of endodontic treatment, post insertion, and ceramic restoration on the fracture resistance of maxillary premolars. Int Endod J 2010;43:469–477.

[9] Schmoldt SJ, Kirkpatrick TC, Rutledge RE, Yaccino JM. Reinforcement of simulated immature roots restored with composite resin, mineral trioxide aggregate, gutta-percha, or a fiber post after thermocycling. J Endod 2011;37:1390–1393.

[10] Tanalp J, Dikbas I, Malkondu O, Ersev H, Güngör T, Bayırlı G. Comparison of the fracture resistance of simulated immature permanent teeth using various canal filling materials and fiber posts. Dent Traumatol 2012;28:457–464.

[11] Cauwels RG, Lassila LV, Martens LC, Vallittu PK, Verbeeck RM. Fracture resistance of endodontically restored, weakened incisors. Dent Traumatol 2014;30:348–355.

[12] Brito-Júnior M, Pereira RD, Veríssimo C, et al. Fracture resistance and stress distribution of simulated immature teeth after apexification with mineral trioxide aggregate. Int Endod J 2014;47:958–966.

[13] Dikbas I, Tanalp J, Koksal T, Yalnız A, Güngör T. Investigation of the effect of different prefabricated intracanal posts on fracture resistance of simulated immature teeth. Dent Traumatol 2014;30:49–54.

[14] Tjäderhane L, Nascimento FD, Breschi L, et al. Strategies to prevent hydrolytic degradation of the hybrid layer: A review. Dent Mater 2013;29:999–1011.

CHAPTER

25

Ron Fransman, DDS

开髓洞型的美学修复

Esthetic Restoration of Access Cavities

采用现代的修复材料充填和修复开髓孔，可以恢复其功能，并达到美学效果。前磨牙和磨牙在讲话和微笑时也经常会露出，因此要想达到良好的美学效果绝非易事，尤其对于金属–陶瓷修复体。目前大部分的复合树脂都模拟了天然牙釉质的透明度和牙本质的半透明度，而金属烤瓷冠则不太透明。用复合树脂修复烤瓷冠开髓洞型时，常规的复合树脂材料由于颜色过于透明，饱和度较低，充填后有些发灰（图 25–1）。用遮色的复合树脂虽可遮盖内层的金属，但因透明度较差，充填效果也不太自然（图 25–2）。本章将讲述如何使用复合树脂来修复金属烤瓷冠的开髓洞型，在第26章将详细介绍复合树脂与烤瓷材料的粘接。

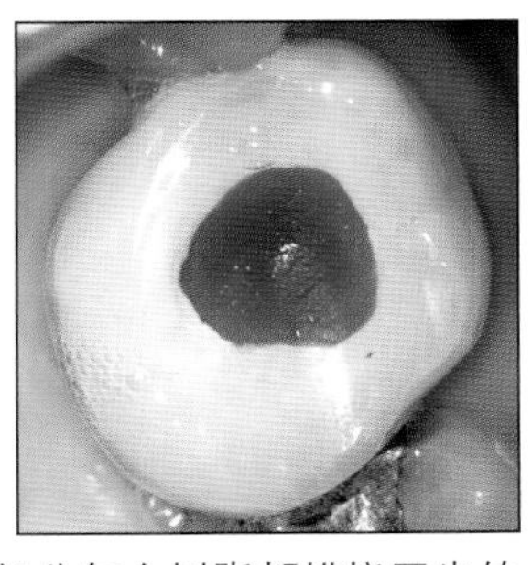

图25-1 大部分复合树脂都模拟牙齿的结构和颜色，但用在金属烤瓷冠的开髓洞型中却呈灰色而且透明。

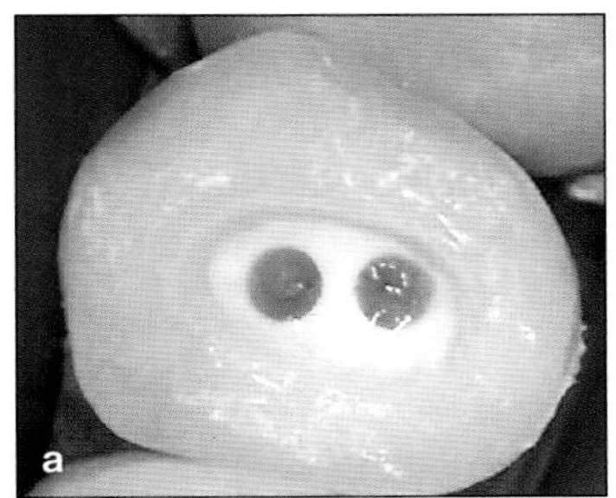

图 25-2 （a，b）使用遮色树脂遮盖金属色，充填效果不透明且不自然。

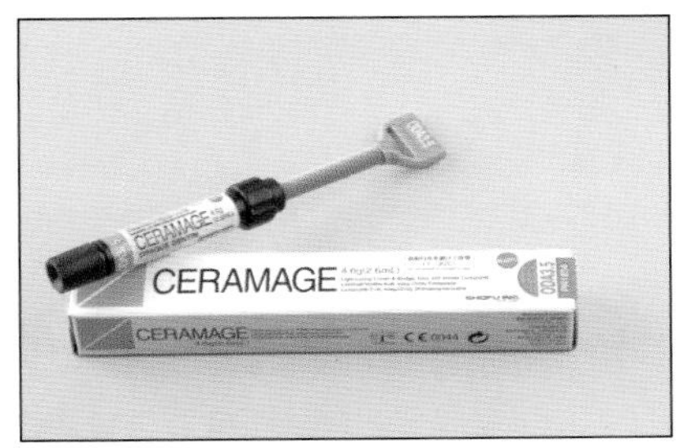

图 25-3 Ceramage Opaque Dentin树脂。

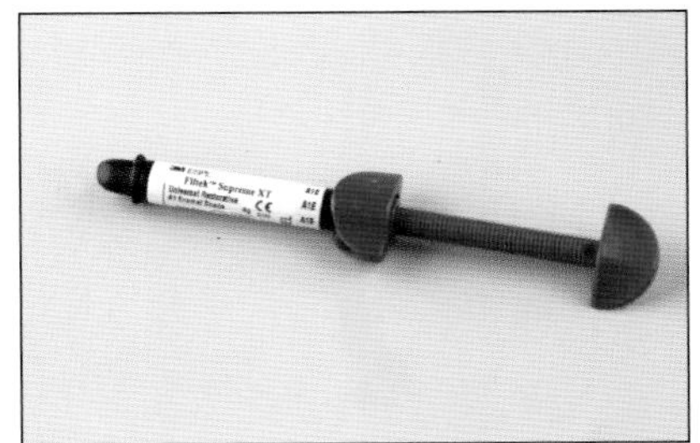

图 25-4 Filtek Supreme XT Enamel树脂。

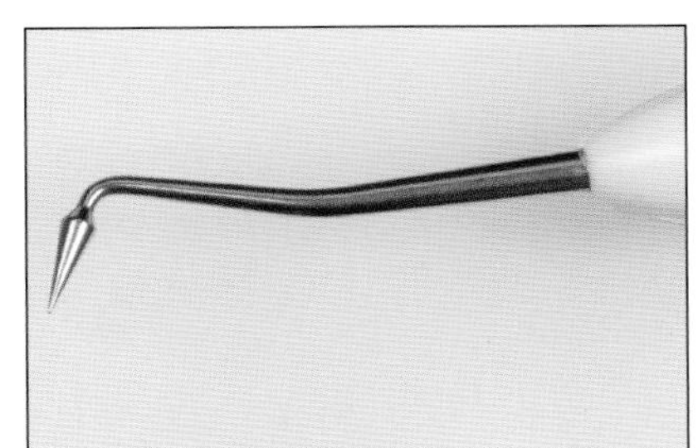

图 25-5 #3雕刻器械。

材料和器械

开髓洞型的美学修复材料和器械如下：

- 陶瓷酸蚀剂：10%氢氟酸，品牌不限。
- 陶瓷预处理剂或者硅烷偶联剂，品牌不限（见第26章）。
- 牙本质粘接系统：笔者采用Clearfil PhotoBond（Kuraray）。只要是双固化粘接系统即可，品牌不限。
- Ceramage Opaque Dentin（Shofu）：该材料涵盖所有遮色颜色，但笔者所用90%以上都是A3（ODA3）（图25-3）。
- Filtek Supreme XT Enamel A2（3M ESPE）：有8个釉质色，但笔者大都采用A3和A4（EA3，EA4）（图25-4）。
- 浅棕色复合染色剂：品牌不限。许多修复体即使没有染色，美学效果也不错。
- 雕刻工具：PK Thomas #3雕刻器械（Hu-Friedy）（图25-5）。
- 微刷：3号（蓝色或者任意适合型号）。
- 平头瓷刷：如Cosmodent #3（Cosmodent）。

临床技术

金属烤瓷冠开髓洞型的临床美学修复操作步骤如下：

1. 完成根管治疗后，清理洞壁，去除碎屑、牙胶、封闭剂和修复材料，暴露清洁的牙本质表面以利于粘接（图 25-6a）。可使用酒精擦拭或者车针来清理开髓洞型。此

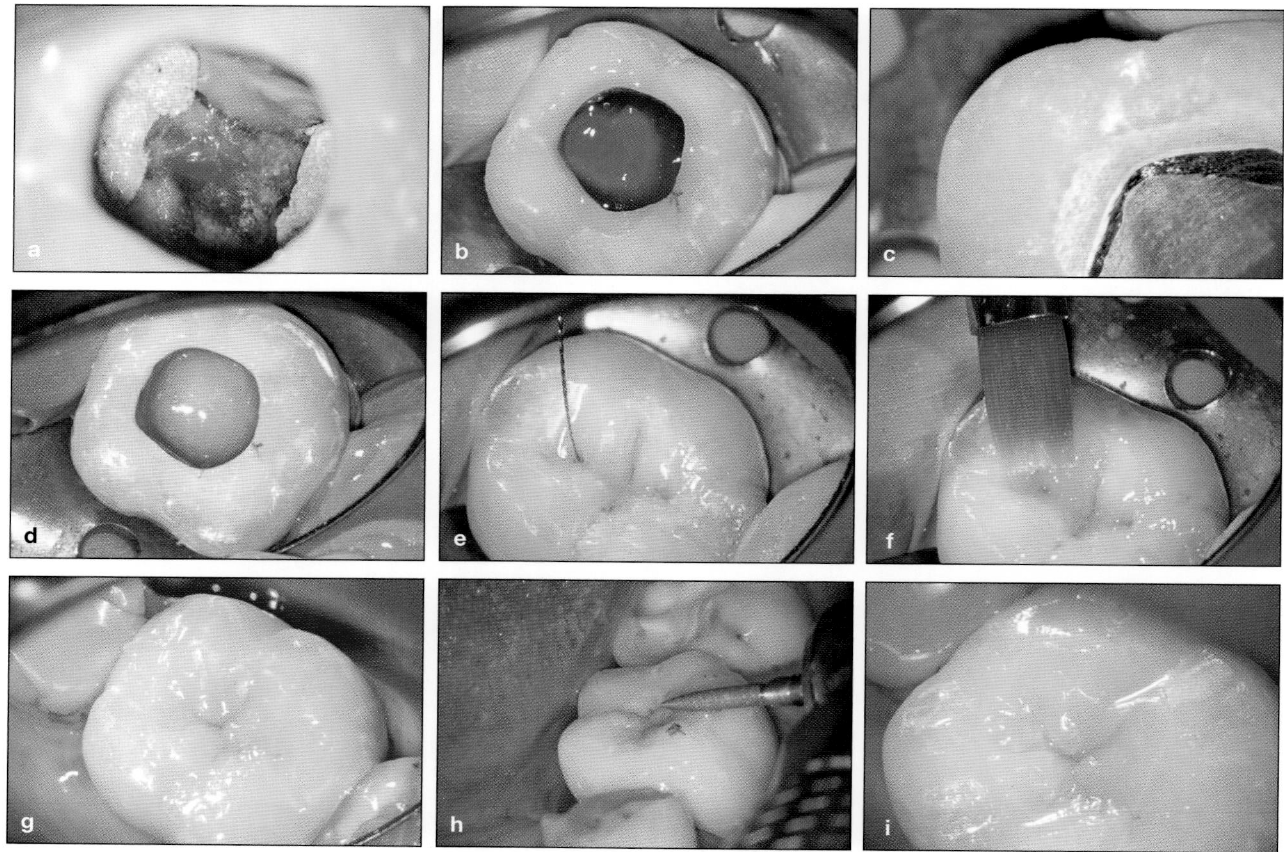

图 25-6 （a）清理开髓洞型，准备粘接。（b）瓷和牙本质可以同时酸蚀也可分别酸蚀。在该病例中，两者同步酸蚀。将陶瓷酸蚀剂（10%氢氟酸）涂布于陶瓷表面30秒，然后将磷酸酸蚀剂（30%）涂布于牙本质15秒，冲洗并吹干。（c）吹干后，涂布陶瓷硅烷偶联剂，注意需观察瓷的厚度，若瓷层太薄则难以保证美学效果。（d）在酸蚀后的牙本质表面涂布预处理剂并吹干，然后牙本质粘接剂涂布窝洞，用双固化复合树脂填充到金属线下方。注意该步骤需在橙色滤光片下进行，防止显微镜光源引发树脂聚合。（e）将Ceramage Opaque Dentin A3树脂充填到开髓洞型边缘，雕刻中央沟可让修复效果更加逼真（使用橙色滤光片），最后加入一层Filtek Supreme Enamel A2树脂。可添加赭石色树脂模拟天然牙窝沟，改善视觉效果（非必需）。（f）重要提示：小刷子或者微刷用粘接剂润湿后（不滴落），轻轻地从树脂刷到瓷体，进行树脂修形，形成表面光滑、过渡良好的树脂-瓷结合界面（使用橙色滤光片）。（g）去除橡皮障后的口内像。（h）调𬌗，树脂和瓷表面抛光。（i）术后即刻效果。

外，氧化铝喷砂也可达到良好的效果。

2. 按照说明书用陶瓷酸蚀剂对瓷体进行酸蚀、冲洗和干燥（图 25-6b）。
3. 为了获得更好的瓷粘接效果，可使用硅烷偶联剂或者陶瓷预处理剂（图 25-6c）。
4. 酸蚀、预处理后，使用双固化牙本质粘接系统粘接牙本质内表面。
5. 使用双固化树脂直接充填或者光固化复合树脂分层充填至金属线下方（图 25-6d）。
6. 用Ceramage Opaque Dentin树脂（A3适用于大多数牙齿）充填大部分窝洞，PK Thomas＃3或者其他工具雕刻三角嵴和窝沟，用微刷成形后（图25-6e），固化聚合。
7. 充填Filtek Supreme Enamel树脂（A2），用PK Thomas器械雕刻成形。如有必要，可在沟纹处添加染色剂。
8. 用蘸有少量粘接剂的平头瓷刷（例如Cosmodent＃3）或者蓝色微刷，使复合

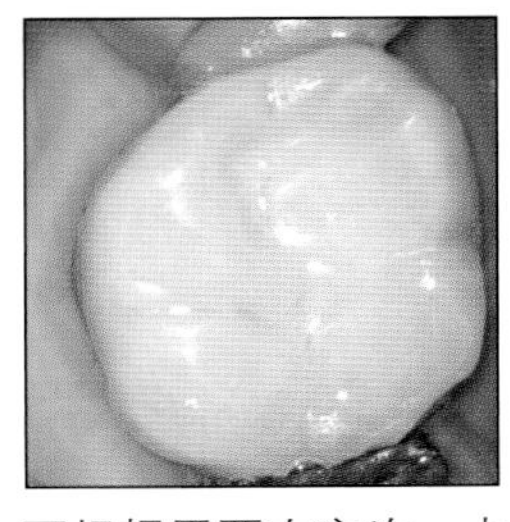

图 25-7　可根据需要在窝沟、点隙处染色。选择合适的遮色充填材料，即使未染色也可获得良好的美学效果。

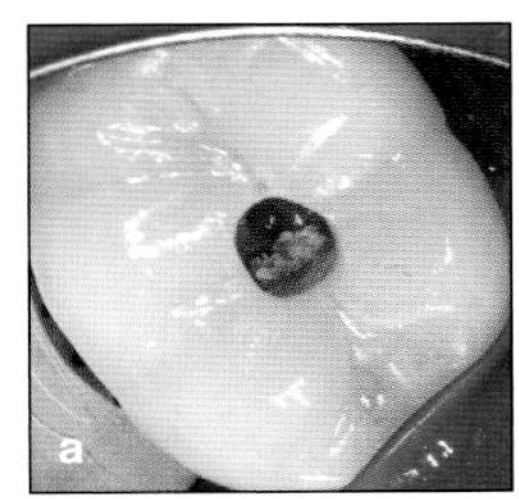

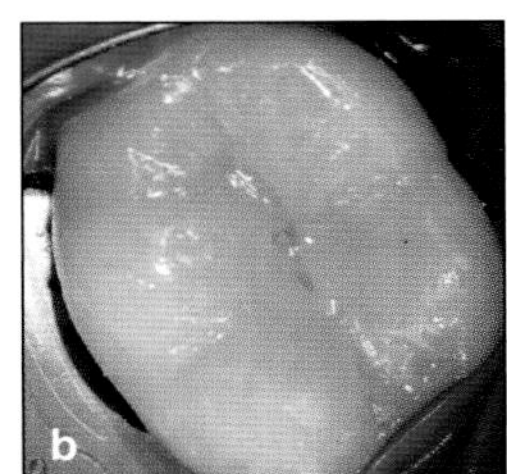

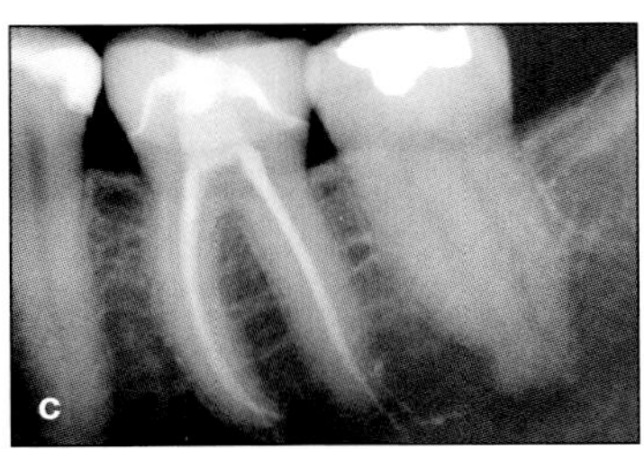

图 25-8　（a～c）微创开髓孔及修复病例（Courtesy of Dr Matt Nealon，Berkeley，California）。

树脂表面平滑，并与陶瓷边缘相适应，然后固化聚合（图25-6f、g）。

9. 对复合树脂调𬌗抛光（图25-6h）。

术后效果如图25-6i所示。

临床技巧

- 因光固化灯无法有效照射到深层部位，所以底层充填可用双固化的牙本质粘接系统和复合树脂直接大块充填，或者用光固化复合树脂分层充填。
- 如果咬合面的瓷层非常薄，想要遮住金属色非常困难，可使用遮色复合树脂直接充填，但会影响美学效果。
- Ceramage Opaque Dentin复合树脂透明度极低，每次充填厚度需控制在1～2mm，光照固化40秒以上。
- 市面上有陶瓷预处理剂，可以与牙本质粘接剂混合使用，省去一步操作。例如Clearfil Porclain Bond Activator（Kuraray），可与牙本质粘接剂混合使用，无须单独涂布于陶瓷上（见第26章）。
- 窝沟和点隙并非一定要进行染色，不染色有时也可获得良好的美学效果（图 25-7）。
- 微创开髓洞型也能获得完美的充填效果（见第26章）（图 25-8）。

CHAPTER

26

Richard Schwartz, DDS

陶瓷材料的粘接

Bonding to Ceramic Materials

充填开髓洞型时，通常需将复合树脂粘接到陶瓷材料的表面。近年来，随着牙科用陶瓷材料种类的日益增多，临床医生必须要能识别不同种类的陶瓷材料，以便选择合适的操作方法。本章将讨论口腔修复常用的陶瓷材料及其识别方法、复合树脂与陶瓷间的粘接材料和操作步骤。

牙科陶瓷材料

传统的牙科陶瓷包含了玻璃相以及结合到玻璃相中的结晶相。玻璃相为牙齿提供半透明外观，结晶相则通过阻断裂纹扩展而增加强度（图26-1），增加了不透明度。陶瓷材料窝沟处的颜色来源于金属氧化物。用于制作金属烤瓷冠或者全瓷冠的传统陶瓷材料通常被称为铝硅酸盐玻璃或者长石玻璃。这些材料已经被使用多年，粉液混合后在模具或者底座中“堆积”成层状，并在瓷炉中烧结而成。

近年来，新研发了强度更高的陶瓷材料，包括高氧化铝陶瓷、二硅酸锂陶瓷和二氧化锆（或者氧化锆）。这些材料的出现降低了对金属内冠的需求。

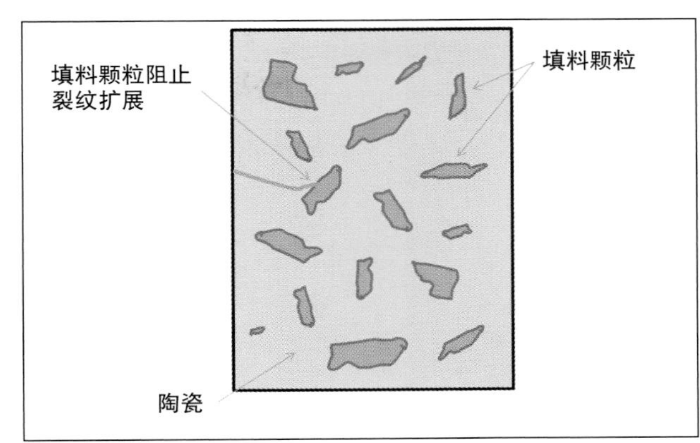

图26-1 填料的作用是阻止裂纹扩展并加固陶瓷。

表 26-1 陶瓷材料的分类

陶瓷材料	简介	内容	处理方法
白榴石玻璃 长石玻璃	•玻璃相和结晶相 •美学效果相对较差 •主要用作瓷贴面的基底	•二氧化硅（石英） •钾和钠（长石） •白榴石是钾硅酸铝盐的结晶态	•粉末缩合 •压制陶瓷 •CAD/CAM
铝玻璃	•坚硬但美学效果差 •最好的基底材料	•氧化铝含量高 •结晶含量高	•粉末缩合 •CAD/CAM
二硅酸锂	•坚硬 •美学效果好	•含二硅酸锂结晶填料的高熔点硅酸锂玻璃	•粉末缩合 •压制陶瓷 •CAD/CAM
氧化锆	•坚硬但美学效果差 •主要用作基底材料或者后牙非美学区	•白色，不透明 •在元素周期表中为#40	•CAD/CAM
树脂/陶瓷混合体	•美学效果好 •中等硬度 •有时被称为纳米陶瓷	•含有陶瓷填料的复合树脂	•CAD/CAM

盒状表26-1 陶瓷的处理方法

- 粉末缩合：将粉末掺入液相中，在高温真空环境的陶瓷炉中分层烧结。该技术主要适用于传统的白榴石/铝硅玻璃陶瓷。
- 流铸法：用失蜡法制造多孔支架，部分烧结后用第二种陶瓷材料渗透，再二次烧结。
- 压制陶瓷：使用失蜡技术制造模具，然后将陶瓷锭熔化并“压制”到模具中。该技术适用于制作传统的白榴石玻璃或者二硅酸锂。
- CAD/CAM：将预备后的牙齿扫描到计算机中，并将整块材料切削成修复体。该技术适用于大多数陶瓷材料。

最新的“陶瓷”材料实际上是一种具有陶瓷填料颗粒的复合树脂，由于陶瓷填料的颗粒尺寸小，又被称为纳米陶瓷，主要用于计算机辅助设计/计算机辅助制造（CAD / CAM）技术。

陶瓷材料根据组成和加工方法的不同可分为两类。这些方法在表26-1、盒状表26-1和表26-2中有简述。

表26-2 常见的市售陶瓷材料

陶瓷	商品名称
传统的玻璃陶瓷	Vita (Vident) Ceramco (Dentsply) Empress I (Ivoclar)
氧化铝陶瓷	Procera (Nobel Biocare) Inceram (Vident)
二硅酸锂	Empress II (Ivoclar) e.max (Ivoclar)
二氧化锆	Lava (3M ESPE) Procera
有陶瓷填料的复合树脂	Lava Ultimate (3M ESPE)

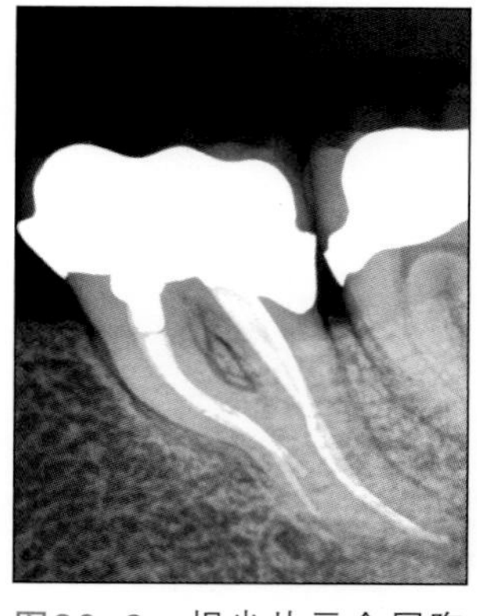

图26-2 根尖片示金属陶瓷冠。

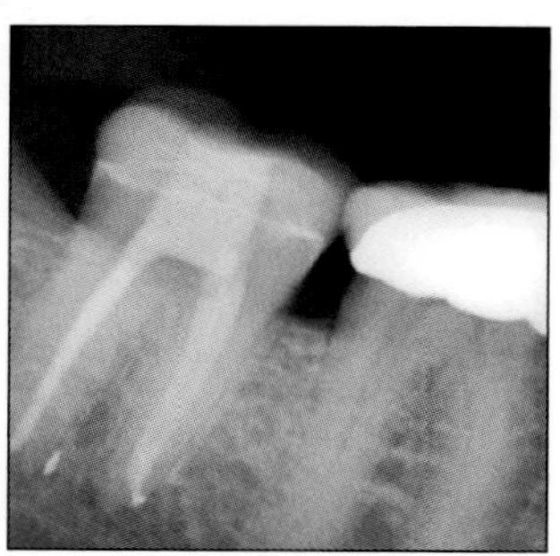

图26-3 传统全瓷冠。

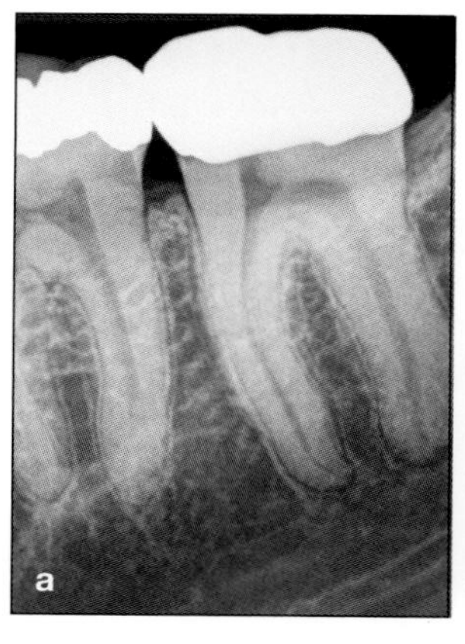

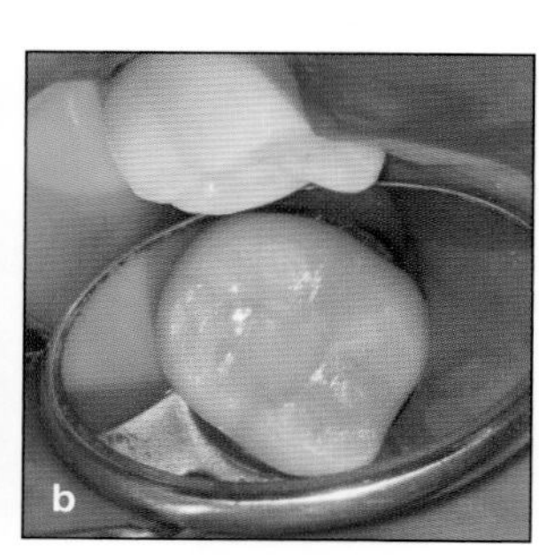

图26-4 （a，b）下颌第二磨牙的氧化锆冠。氧化锆冠为白色，临床外观不透明，X线片阻射。

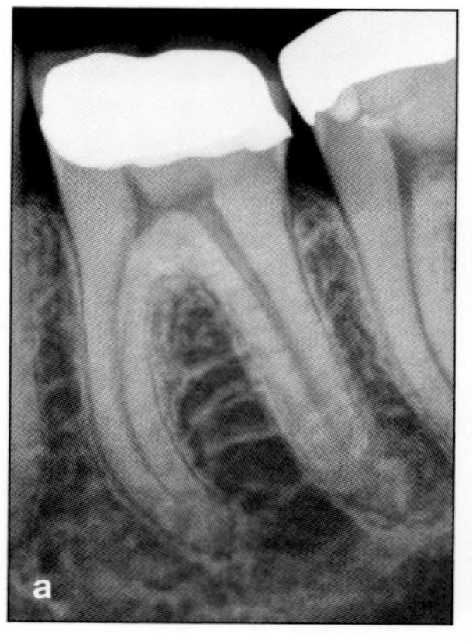

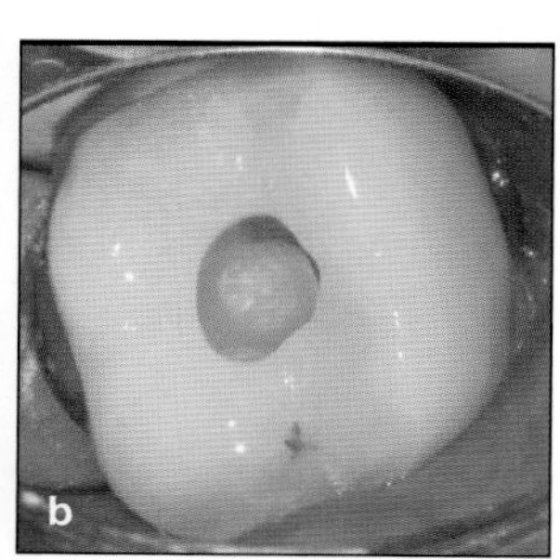

图26-5 （a，b）氧化锆基底加传统陶瓷饰面，与图26-2根尖片中的金属陶瓷冠看上去类似，但在开髓时未看到金属结构。

如何从临床和影像学上判别陶瓷材料

对陶瓷材料的开髓洞型进行修复时，对冠部修复体所用材料的识别是非常重要的，因为不同材料对应的修复方法不同。金属烤瓷冠比较容易识别，尤其是在金属表面黏合了传统的陶瓷材料（图26-2）。在2005年前的全瓷冠也主要是由传统的陶瓷材料组成（图26-3）。

氧化锆冠也很容易识别，为白色阻射。如果临床表现为不含金属的全白色且具有阻射性，则为氧化锆（图 26-4和图26-5）。此外，用高速金刚石钻头钻磨时，氧化锆表面会产生“火花”。

传统陶瓷、二硅酸锂陶瓷和树脂/陶瓷冠在影像学上看起来类似（图26-6）。与传统陶瓷相比，二硅酸锂陶瓷稍硬且更耐磨，而树脂/陶瓷冠最软。临床医生可根据经验，根据“手感”不同可以大致判断所用的材料。当难以判断时，笔者通常会联系转介医生以获取更多信息。

陶瓷粘接

陶瓷材料的粘接力主要有两种方式：机械固位和化学粘接。机械固位是通过车针钻磨、喷砂处理或者化学酸蚀粗糙化表面获得。除氧化锆和高铝陶瓷外，大多数牙科陶瓷材料可用10%氢氟

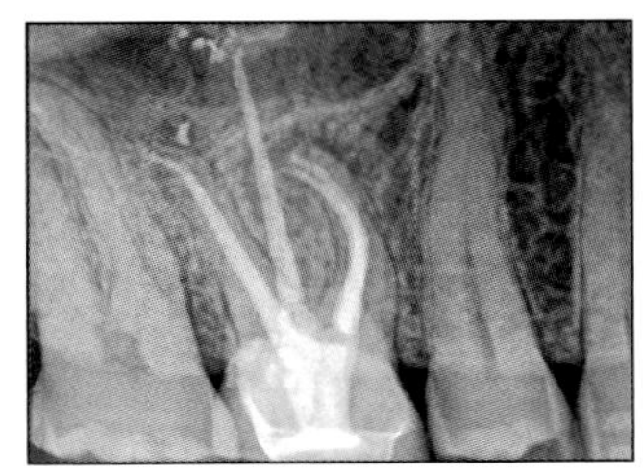
图26-6　二硅酸锂冠。影像学上与图26-3的长石全瓷冠难以区分。

表 26-3　陶瓷材料粘接步骤总结

陶瓷材料	粘接步骤
传统陶瓷	1. 清洁表面 2. 10%氢氟酸酸蚀60秒 3. 涂布硅烷偶联剂或者陶瓷预处理剂后粘接
二硅酸锂	1. 清洁表面 2. 10%氢氟酸酸蚀20秒 3. 涂布硅烷偶联剂或者陶瓷预处理剂后粘接
氧化锆	1. 清洁并粗化表面（有些陶瓷预处理剂附带有特殊的清洁剂） 2. 尽可能使用硅烷偶联剂处理 3. 应用陶瓷预处理剂后粘接
复合树脂陶瓷材料	1. 清洁表面 2. 粗化表面 3. 应用牙本质预处理剂后粘接

酸进行酸蚀，从而产生微机械固位。然后用硅烷偶联剂或者陶瓷预处理剂处理蚀刻的表面，获得化学结合，改善复合树脂粘接时的"湿润"感。

硅烷偶联剂是一种双官能分子，一端与复合树脂共聚，另一端与大部分陶瓷材料中所含的二氧化硅形成化学键。在酸蚀后涂布并吹干。

陶瓷预处理剂是为无法被酸蚀的氧化锆等材料开发的。有些陶瓷预处理剂附带有清洁剂，这些清洁剂被认为可提高粘接效果。大多数陶瓷预处理剂含有硅烷偶联剂加磷酸酯单体，对所有陶瓷材料都有一定程度的化学粘接力。只需将其涂布于陶瓷表面并吹干即可。因此陶瓷预处理剂厂商宣称所有的陶瓷材料都可无须酸蚀。目前市场上有两种陶瓷预处理剂：分别为Clearfil Ceramic Primer（Kuraray）和Monobond Plus（Ivoclar）。

陶瓷材料的粘接步骤

表26-3总结了陶瓷材料的粘接步骤。

传统陶瓷

传统陶瓷的粘接步骤如下：

1. 清洁并粗化陶瓷表面。
2. 10%氢氟酸酸蚀1分钟，冲洗并吹干。
3. 用酒精擦洗酸蚀后的陶瓷表面，去除残留物（图 26-7）。
4. 37%磷酸酸蚀牙本质15秒，冲洗并吹干（图 26-8）。
5. 在陶瓷表面涂布硅烷偶联剂或者陶瓷预处理剂后吹干。
6. 在牙本质表面涂布牙本质预处理剂，吹干。
7. 将牙本质粘接剂涂布于所有被酸蚀后的表面并光照固化。
8. 复合树脂粘接固化。

二硅酸锂

操作步骤与传统的陶瓷材料完全一致，但氢氟酸酸蚀时间只需20秒（不是1分钟）。

氧化锆

氧化锆无法被酸蚀，硅烷偶联剂也不能增强粘接力。因此除了粗化表面提供的机械固位力外，有些公司开发了陶瓷预处理剂来增强氧化锆和复合树脂之间的粘接力。

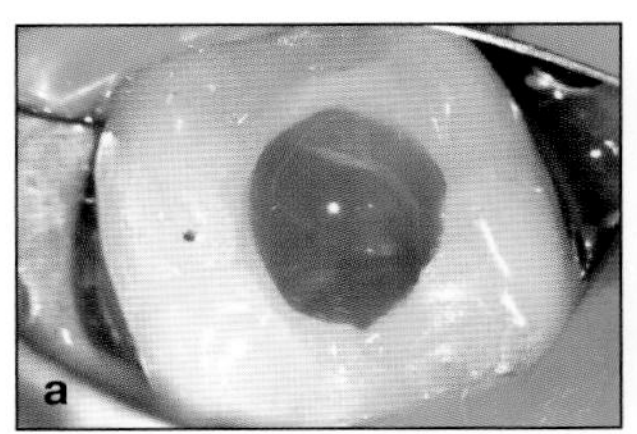

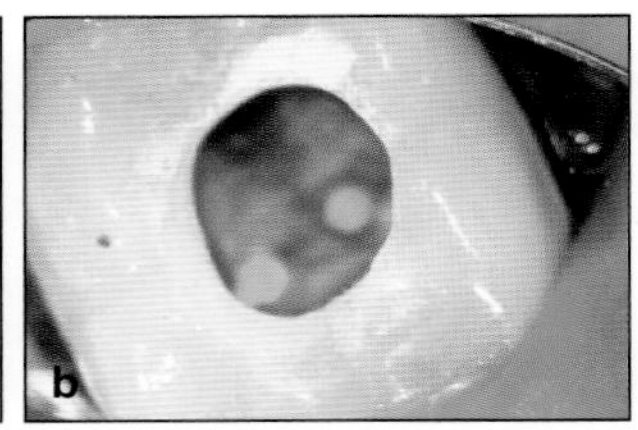

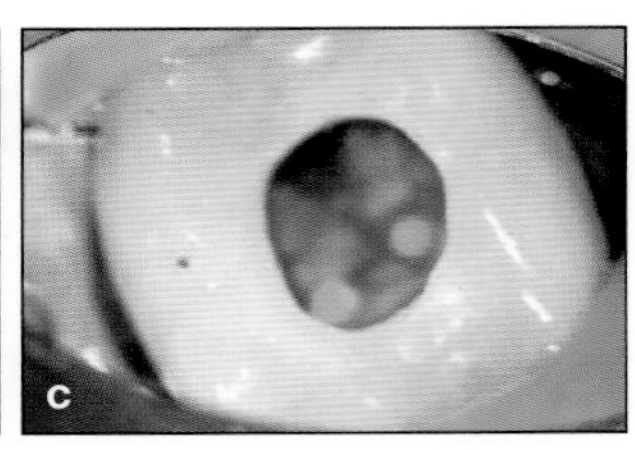

图26-7 （a）氢氟酸涂布传统全瓷冠。（b）冲洗后的陶瓷表面含有酸蚀残留物。（c）酒精擦洗去除残留物；若残留物未被去除则会影响粘接。

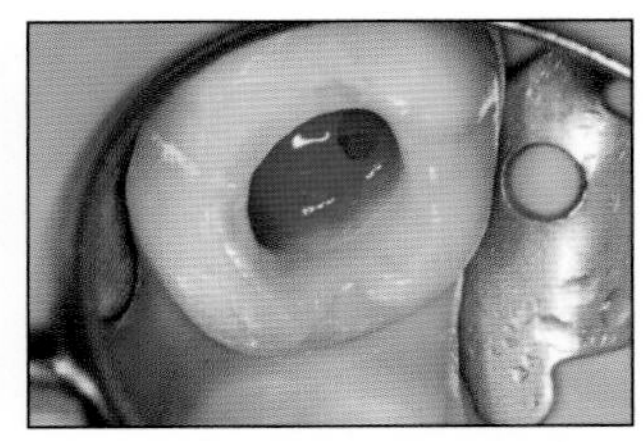

图26-8 陶瓷表面的氢氟酸（黄色）和牙本质表面的磷酸（蓝色）（Courtesy of Dr Ron Fransman，Amsterdam，The Netherlands）。

氧化锆的粘接步骤如下：

1. 清洁并粗化氧化锆表面。
2. 37%磷酸酸蚀牙本质表面15秒，冲洗并吹干。
3. 在陶瓷表面涂布陶瓷预处理剂并吹干。
4. 在牙本质表面涂布牙本质预处理剂并吹干。
5. 将牙本质粘接剂涂布于所有被酸蚀后的表面并光固化。
6. 复合树脂粘接固化。

复合树脂陶瓷材料

复合树脂陶瓷材料与氧化锆相似，不需要酸蚀，粘接步骤如下：

1. 清洁并粗化表面。
2. 37%磷酸酸蚀牙本质表面15秒，冲洗并吹干。
3. 在牙本质表面涂布预处理剂并吹干。
4. 将牙本质粘接剂涂布于所有被酸蚀后的表面并光照固化。
5. 复合树脂粘接固化。

临床技巧

- 椅旁喷砂机可以较好地清洁和粗化陶瓷，该方法也同样适用于牙本质。有几家公司的椅旁喷砂机可与三用枪连接。
- 陶瓷预处理剂的厂商开始研发一种清洁剂，在清洁陶瓷表面的同时清除唾液污染物，达到理想粘接。其中一种是Ivoclean（Ivoclar），需要与Monobond Plus配合使用。

推荐阅读

[1]Alex G. Preparing porcelain surfaces for optimal bonding. Compend Contin Educ Dent 2008;29:324–335.
[2]Conrad HJ, Seong W, Pesun IJ. Current ceramic materials and systems with clinical recommendations: A systematic review. J Prosthet Dent 2007;98:389–404.
[3]Donovan TE. Factors essential for successful all-ceramic restorations. J Am Dent Assoc 2008;139(suppl):14S–18S.
[4]Giordano R, McLaren EA. Ceramics overview: Classification by microstructure and processing methods. Compend Contin Educ Dent 2010;31:682–684.
[5]Griggs JA. Recent advances in materials for all-ceramic restorations. Dent Clin North Am 2007;51:713–727.

吸收

第六部分 Resorption

CHAPTER

27

Richard Schwartz, DDS

吸收的诊断及治疗策略

Diagnosis and Treatment Planning for Resorption

牙根的吸收与替换是正常牙列中一种常见的生理过程，牙根结构几乎没有改变。然而病理性的吸收可造成牙体结构渐进性的破坏。当牙本质的保护层——表层牙骨质或者内层成牙本质细胞层遭到破坏时，破骨细胞由循环系统进入牙本质，引起牙根吸收。吸收通常因难以早期诊断而无法得到有效治疗或者发生误诊、误治，有的甚至发生在牙髓和牙周专科诊所。

在牙科文献里，对牙吸收的命名与分类方法尚未统一。本章将病理性吸收分为4种基本类型进行阐述——1种内吸收和3种外吸收。

- 内吸收（Internal Resorption，IR）。
- 侵袭性颈部外吸收（Invasive Cervical Resorption，ICR）。
- 炎症性外吸收（External Inflammatory Resorption，EIR）。
- 替代性外吸收（Replacement Resorption，RR）。

在转诊至笔者牙髓病诊所的吸收病例中，很多被误诊为内吸收。实际上内吸收非常罕见。2010年笔者撰写论文时查阅相关文献，没有找到有关牙吸收的发病率。因此笔者和另外两名牙髓病学专家查阅了诊所2009年的患者资料，统计牙吸收的发病率。在约3000例患者中有67例牙吸收，分别诊断为以下类型：

表27-1	病理性吸收的特征		
	牙髓状态	症状	吸收位置
内吸收	活髓或者死髓	一般无明显症状	根管中央
侵袭性颈部外吸收	多为活髓	一般无明显症状	多见于牙颈部
炎症性外吸收	死髓	一般无明显症状	牙根（任意部位）边缘呈“虫蚀状”牙根
替代性外吸收	死髓	一般无明显症状	牙根任意部位

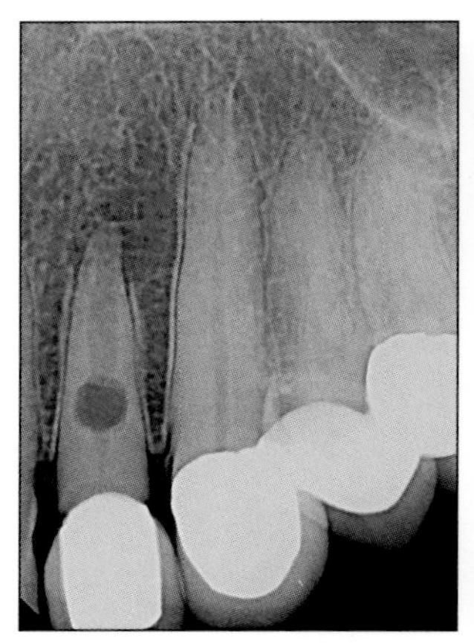

图27-1 IR病损常为圆形或者卵圆形，位于根管的中央，病损区的根管影像不清晰。

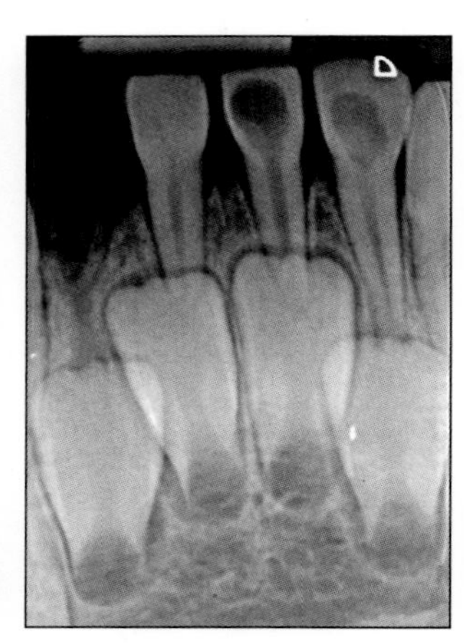

图27-2 IR常见于乳牙（Courtesy of Dr Venkat Canakapalli，Auckland，New Zealand）。

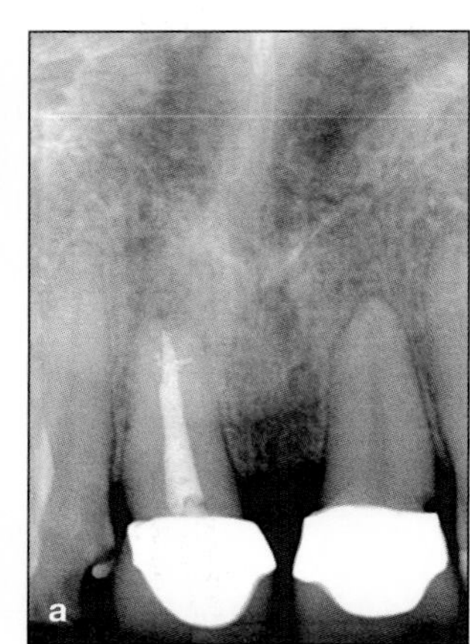

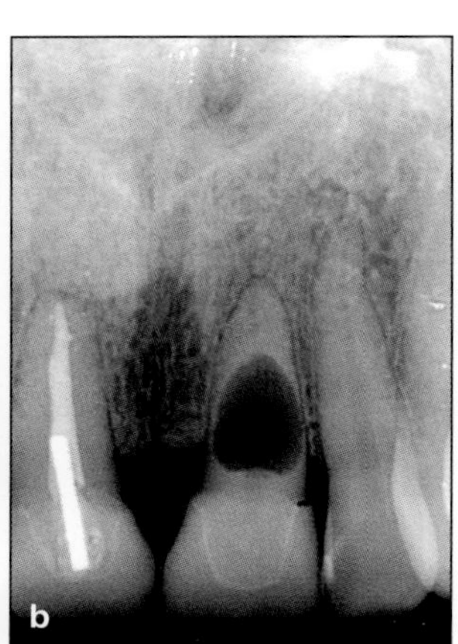

图27-3 IR进展迅速。图a和图b拍摄时间间隔4年（Courtesy of Dr Mitchell Davich， Morristown，New Jersey）。

- IR：3例
- ICR：49例
- EIR：11例
- RR：4例

基于以上数据，绝大多数患牙的诊断应该是ICR。由于预后及治疗方案主要依据吸收的类型而定，因此诊断需极为谨慎。在临床上，EIR和RR与年龄相关，多见于儿童和青少年。2012年笔者查阅了诊所2011年的临床资料，有42名患者被诊断为ICR，这似乎也印证了ICR的发病率不断提高这一观点。

本章节讲述了吸收的4种病理类型及相应的诊断和治疗计划，表27-1总结了每种类型的基本特征。

内吸收

诊断

在4种病理性吸收类型中，虽然牙内吸收较为少见，但最为熟悉。正如前文所述，笔者发现2009年约3000个临床病例中只有3例为IR，发生率仅为0.1%。IR来源于活髓，必须保持活髓IR才能进展。许多IR通常在牙髓坏死后才被发现，此时进展已经结束。IR病因尚未明确，现在普遍认为，IR是由于成牙本质细胞层遭受破坏，破骨细胞直接与牙本质接触而引发。IR患牙通常无明显症状，只能由影像学确诊（图27-1）。当吸收位于冠部，牙冠颜色可呈粉红色改变，有时在临床上可以看到。恒牙和乳牙都可发生IR（图27-2），进展有时相当迅速（图27-3）。

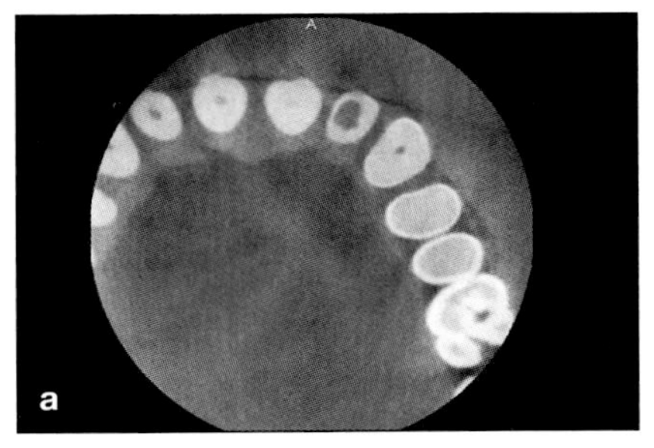
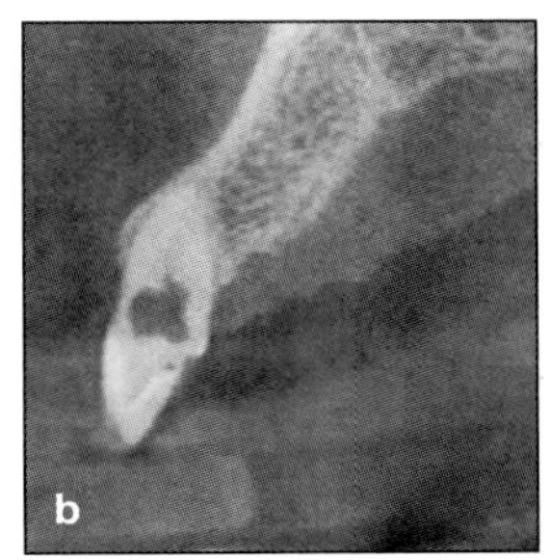
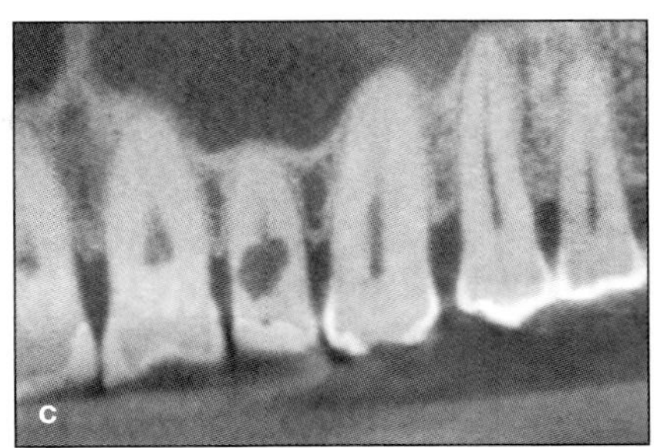

图27-4　（a～c）CBCT影像示ICR的精确位置、大小以及是否穿孔。

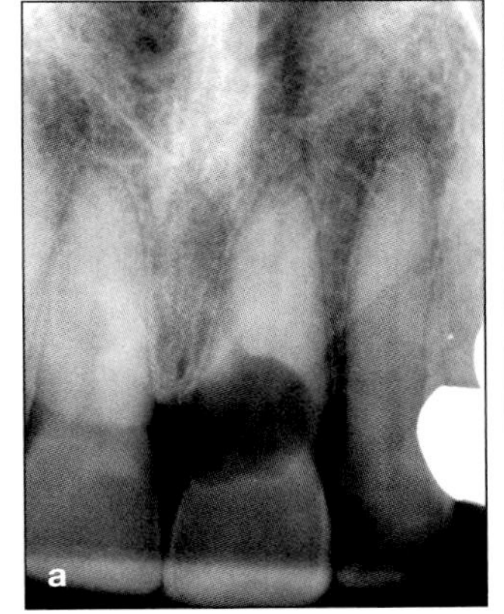
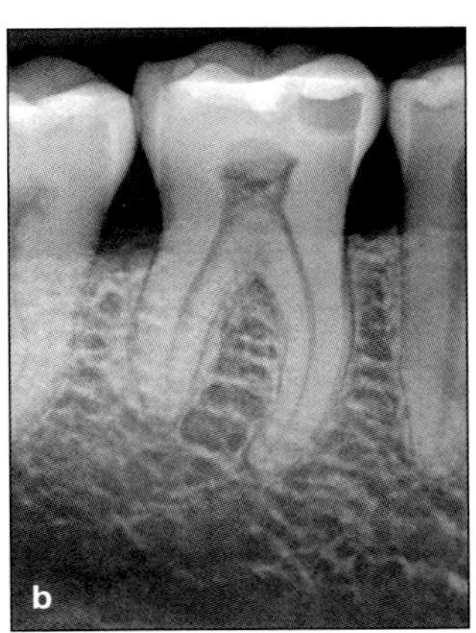

图27-5　（a，b）ICR在影像学上有时非常明显，有时难以发现。

IR在影像学上通常表现为圆形或者卵圆形的透射影，多位于根管中部，且吸收部位的根管影像看不到（图27-1）。而外吸收时，根管与吸收区域的影像相互叠加，根管影像仍清晰可见，IR则为吸收部位根管增宽。

治疗方案

当确诊IR后，一般有如下3种治疗方案：

1. 不处理，如出现症状则拔除。
2. 即刻拔除。
3. 常规根管治疗术处理吸收部位。

对未发生穿孔且范围局限于根管内的IR，常规根管治疗术可取得较好的预后。如果IR导致根管穿孔，则患牙治疗预后较差。如IR累及颈部，患牙的存留需要考虑剩余牙体组织的结构，尤其是前牙。伴有穿孔的IR有时可用MTA修补成功。IR的治疗将会在第28章和第29章详细讨论。CBCT可确定内吸收发生的部位和程度，以及是否穿孔（图27-4）。

侵袭性牙颈部外吸收

诊断

ICR经由上皮附着根方牙周膜的小穿通点入侵牙体。由于牙冠的外表面始终保持完整，牙髓仍保持活力，所以大多数患牙基本上无临床自觉症状。除非吸收范围很大，否则较难诊断。在多数病例中，ICR通常首先由影像学检查发现。当吸收区域进一步变大，肉芽组织透过吸收变薄的牙齿，外观呈粉红色。薄弱的牙体组织后期很容易崩裂。

ICR在根尖片上的透射影各不相同，有的边界清晰易于辨认（图27-5a），有的边界模糊难

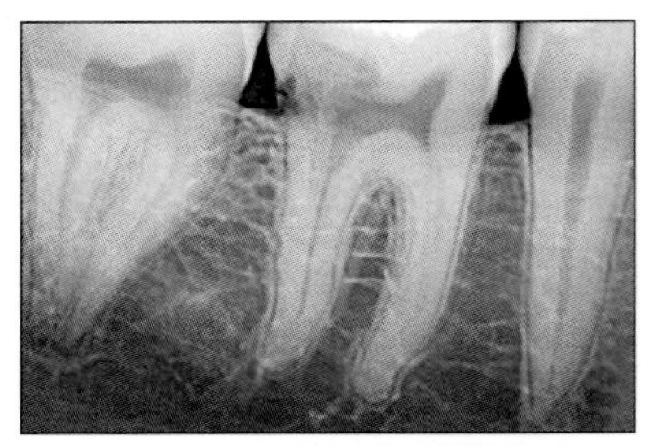
图27-6　ICR影像与龋损影像学表现相似。

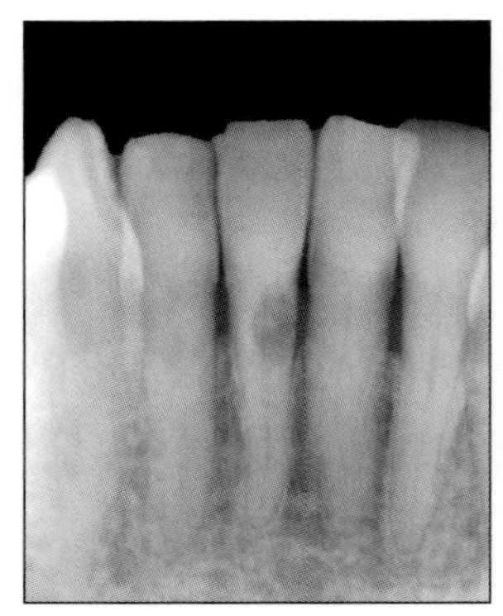
图27-7　通过ICR吸收区域的根管影像十分清晰。

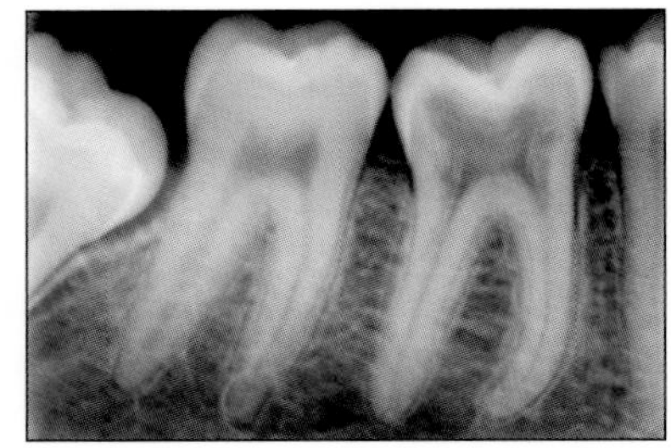
图27-8　被误诊为IR的ICR（Courtesy of Dr Tim Silbert，Perth，Australia）。

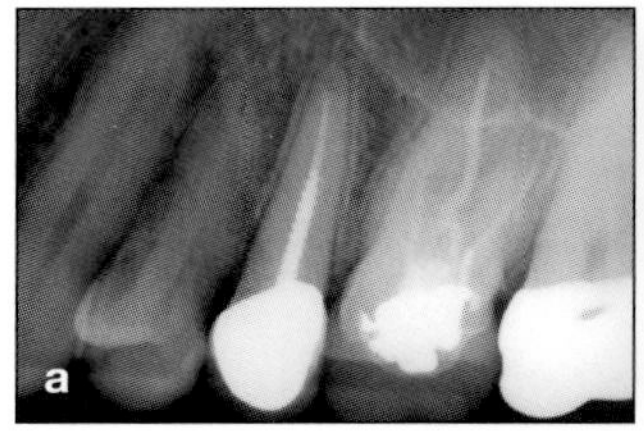

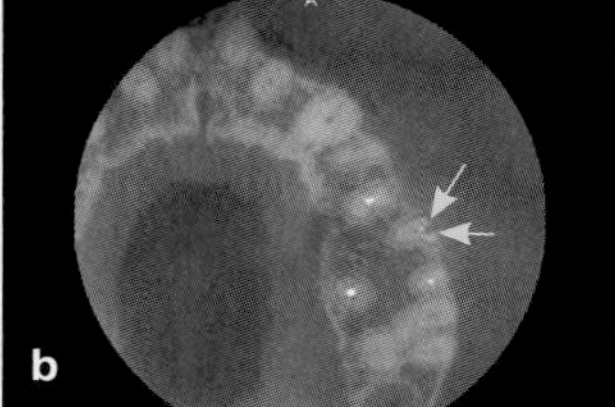

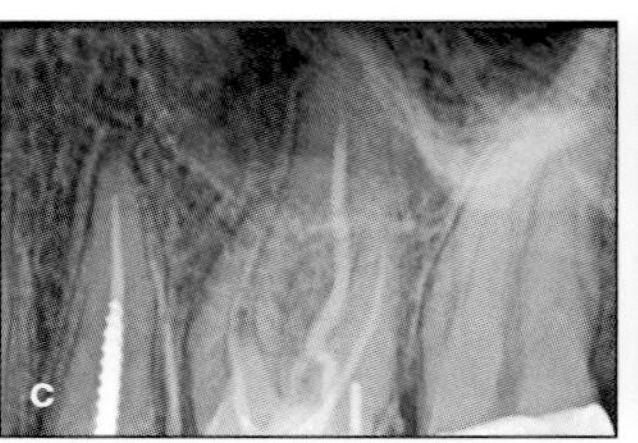

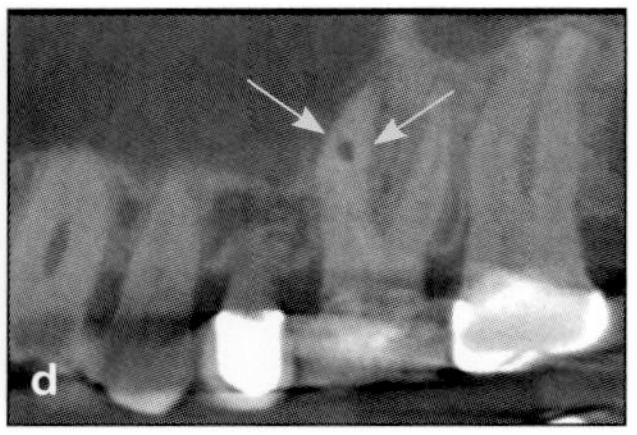

图27-9　（a~d）ICR范围有时较小，没有CBCT影像很难发现，也并不一定位于颈部。

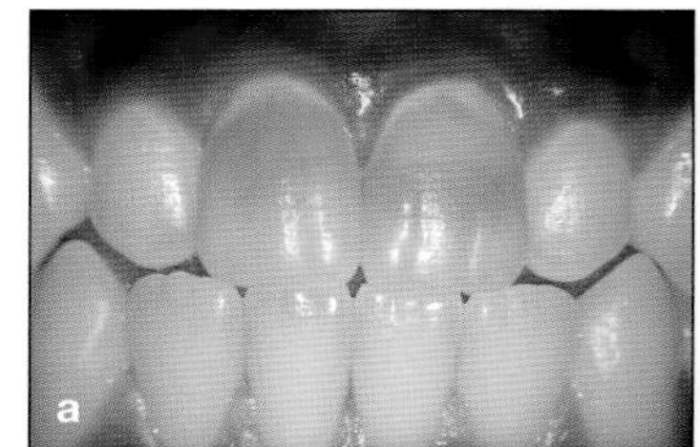

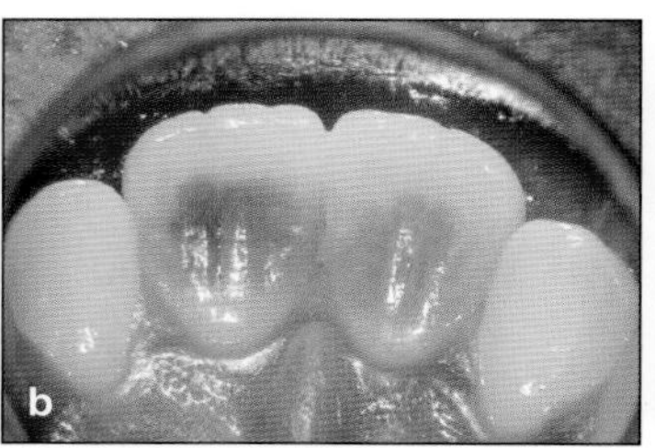

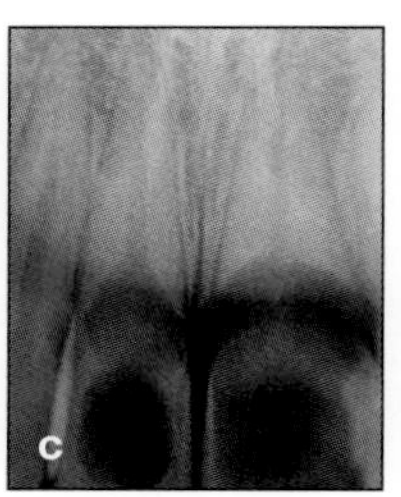

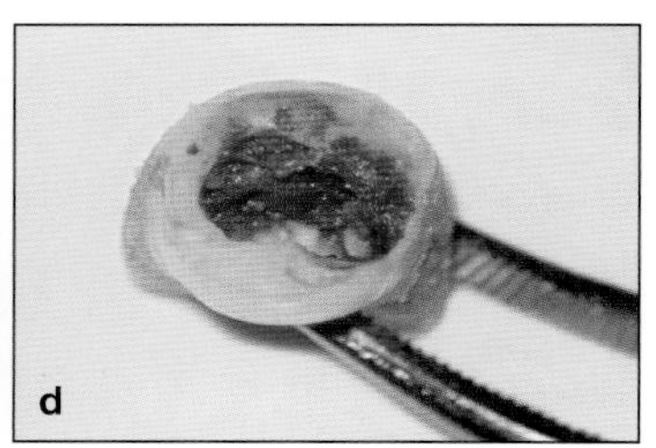

图27-10　（a~d）ICR极具破坏性（Courtesy of Dr Marga Ree，Purmerend，The Netherlands）。

以辨认（图27-5b），有时呈龋损样表现（图27-6）。ICR好发于牙颈部，但起源于上皮附着的根方，可出现在牙根的任何部位。如ICR与髓腔的影像叠加，在影像学上仍可清晰看到髓腔和根管的完整形态（图27-7）。大多数ICR位于牙齿内，易被误诊为内吸收（IR）（图 27-8）。临床医生需要仔细观察髓腔或者根管的边缘影像进行鉴别诊断，偏移投照和CBCT可辅助诊断。

ICR有时只累及1个牙位，但同时侵犯多个牙位也不少见。一旦确诊，拍摄全口影像仔细检查其他部位很重要。如果能够早期确诊，病变范围比较小（图27-9），用简单的修复方式很容易治疗，无须牙髓治疗。另一方面，其破坏性也非常大（图27-10）。因此，告知患者“暂时观察”并不合适，除非患牙无法治疗、准备拔除。在较大范围的病损中常见到由主吸收区域而来的指状突起，向根方延伸并穿出牙周膜（图27-11），使得清除所有被侵袭性的组织极为困难。

由于ICR与龋损在影像学上表现相似，因此常被误诊（图27-6）。仔细观察可看到侵袭性外

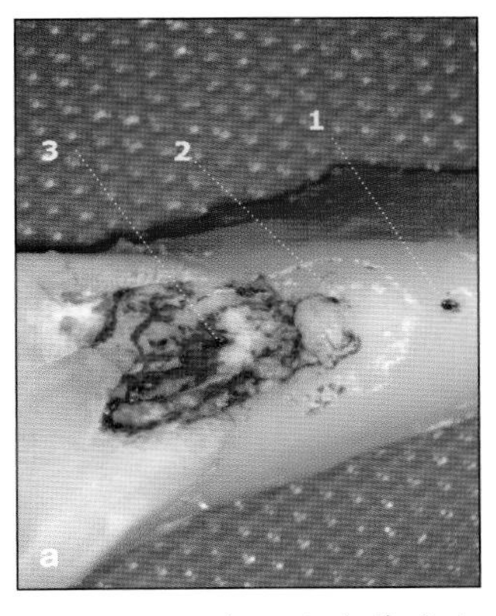

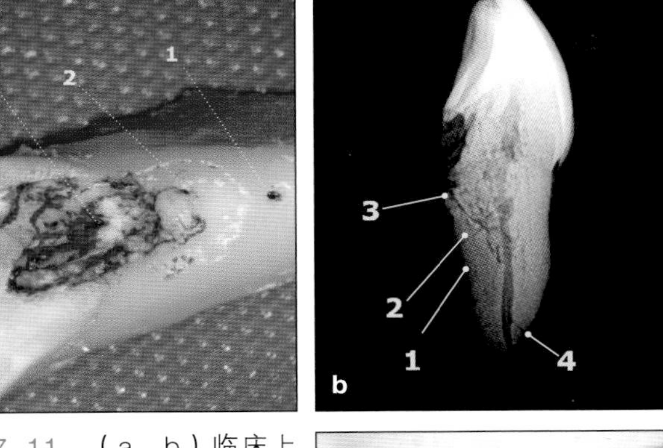

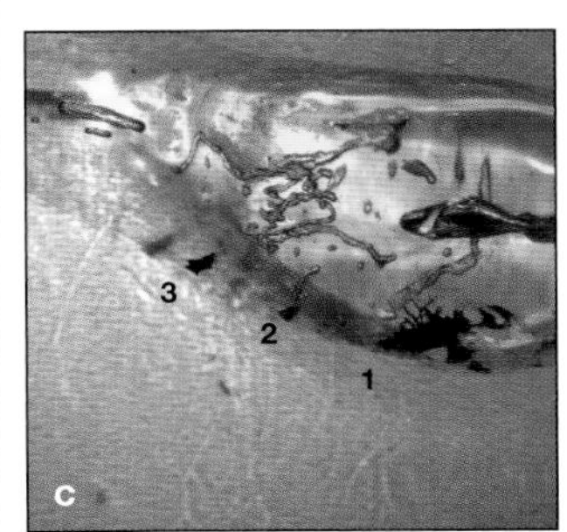

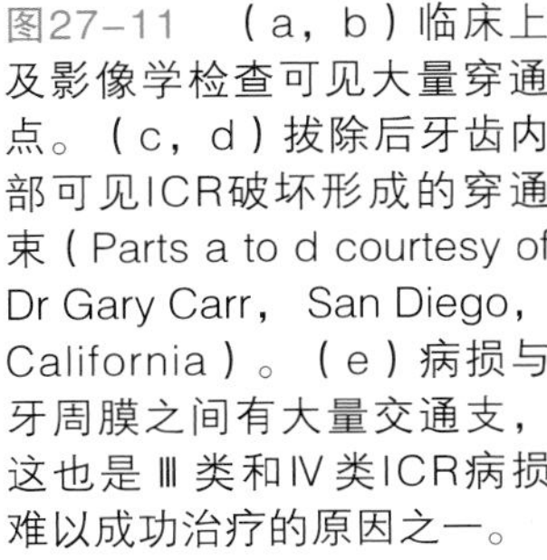

图27-11　（a，b）临床上及影像学检查可见大量穿通点。（c，d）拔除后牙齿内部可见ICR破坏形成的穿通束（Parts a to d courtesy of Dr Gary Carr，San Diego，California）。（e）病损与牙周膜之间有大量交通支，这也是Ⅲ类和Ⅳ类ICR病损难以成功治疗的原因之一。

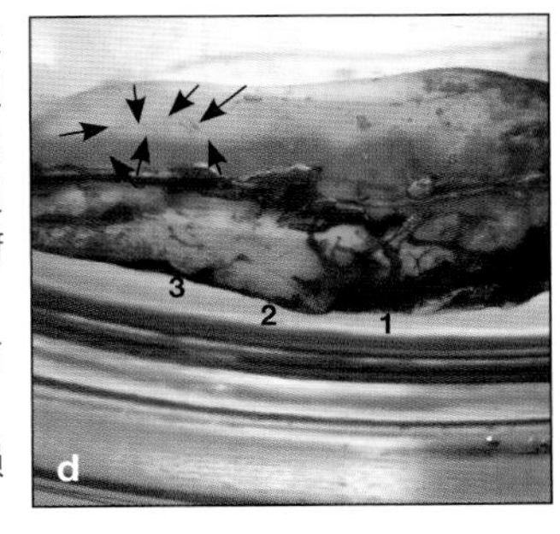

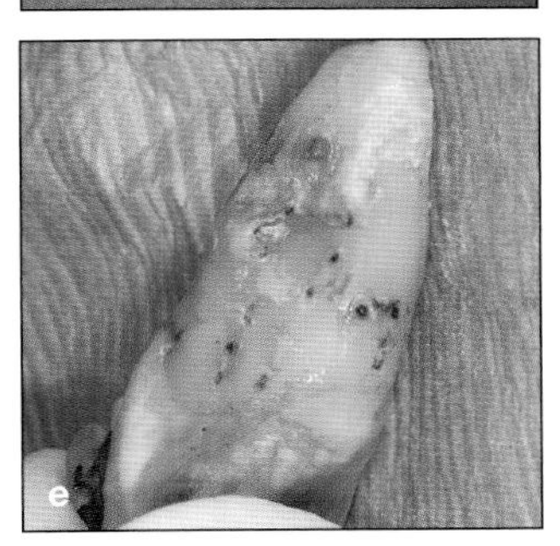

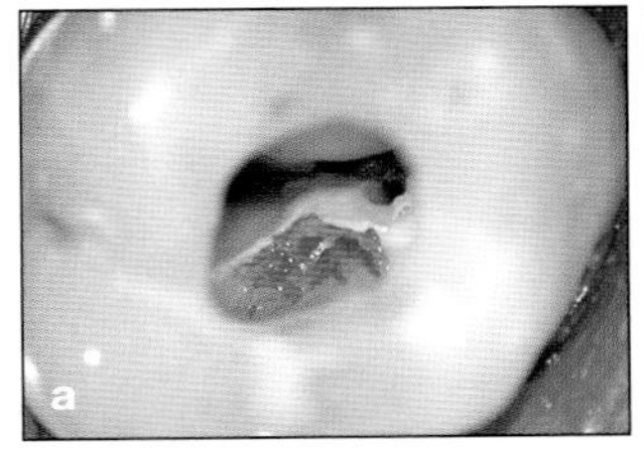

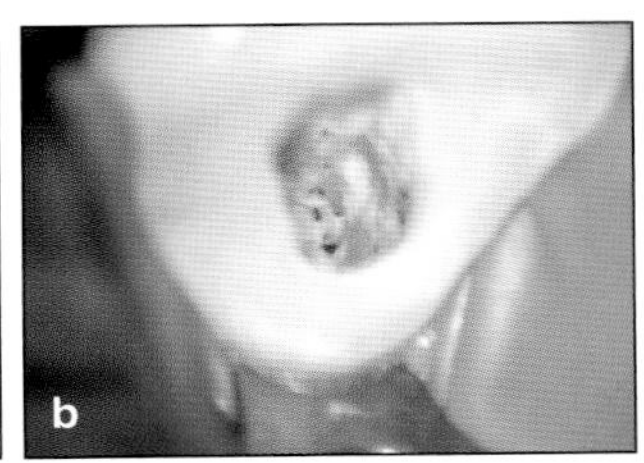

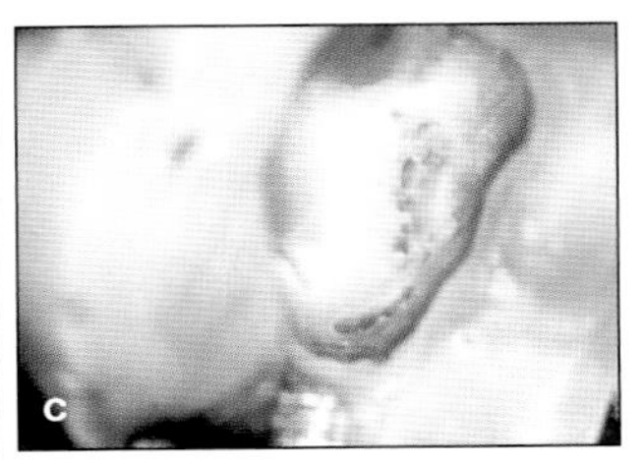

图27-12　（a）多数ICR病损可见明显渗血。（b）少数ICR病损敞开时见干皮革样表现，黑点为穿通束（Parts *a* and *b* courtesy of Dr Marga Ree，Purmerend，The Netherlands）。（c）少数ICR病损类似骨组织（Courtesy of Dr Michael Trudeau，Suffolk，Virginia）。

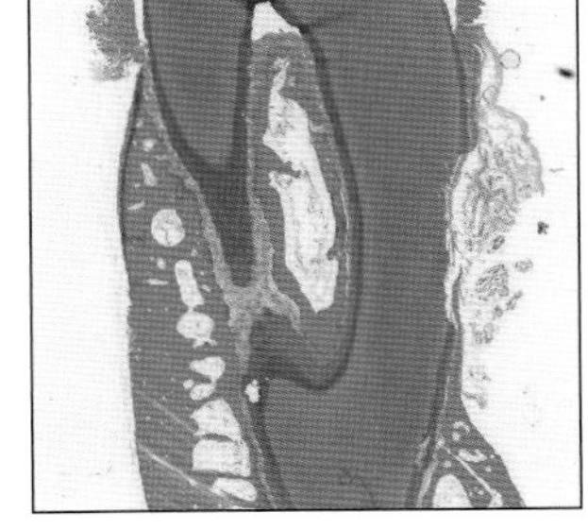

图27-13　ICR病损内常有骨组织形成（Courtesy of Dr Gary Carr，San Diego，California）。

吸收呈“分层状”，并向髓室延伸。笔者有时可接到一些牙科医生的来电，他们在处理一些“龋损牙齿”时，尽管未接近牙髓，仍然会有渗血或者出血，而这些现象让他们十分困扰。

如患牙为ICR，吸收的组织通常呈现为松软的出血性外观（图27-12a）。当牙齿的外表破坏后，高倍镜下的ICR常表现为蜂窝状干皮革样外观，和龋损十分相似。仔细观察可见黑点，即为吸收的部位（图27-12b）。皮革样病损去除后通常会看到出血点。个别情况下可呈骨样病变（图27-12c），组织学上可发现骨组织（图27-13）。

在Heithersay的经典系列文章中，对ICR的特征、可能的诱发因素及推荐治疗方案进行了描述。他推荐的治疗方案为对吸收病损区域进行机械及化学去腐后行即刻修复，小的局部病变（Ⅰ类及Ⅱ类）成功率可接近100%，中等大小的病变（Ⅲ类）可达到77.8%，但是大范围的Ⅳ类病变成功率仅为12.5%（图27-14）。

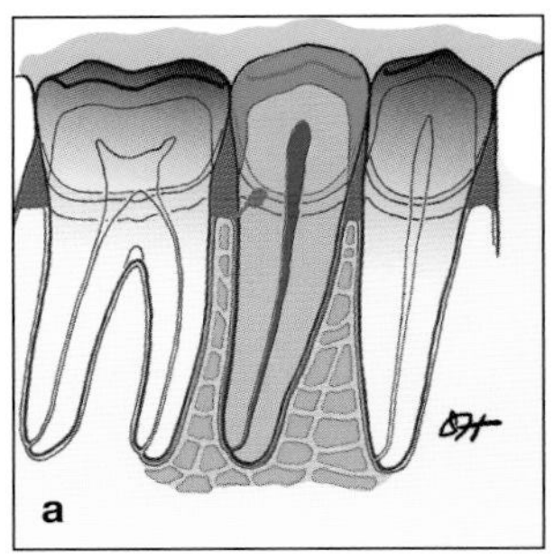
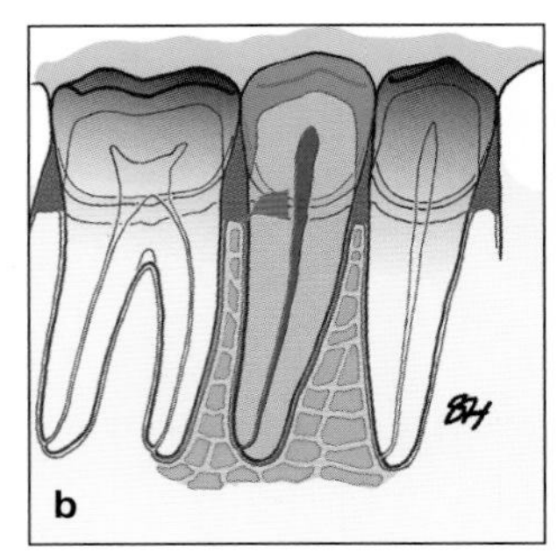
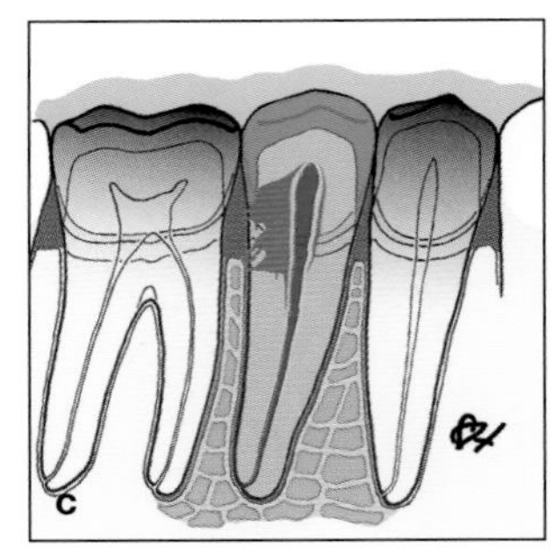
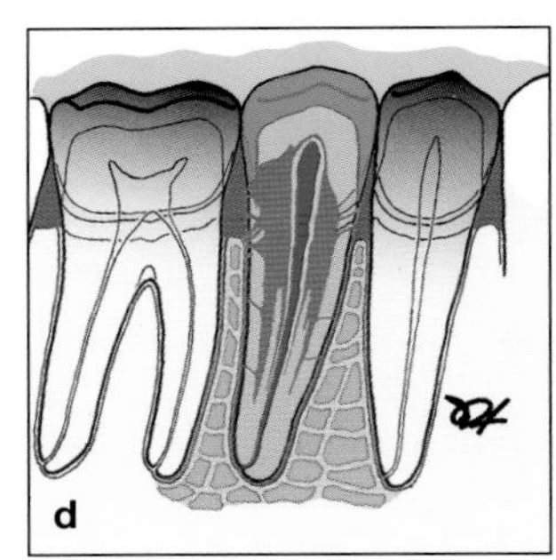

图27-14 （a～d）Heithersay 的ICR分类。

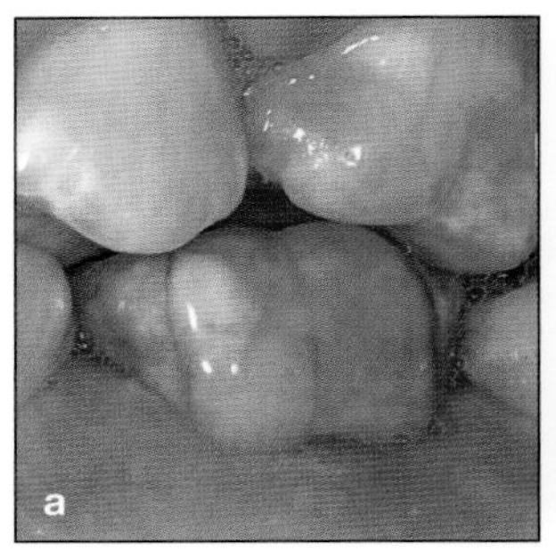
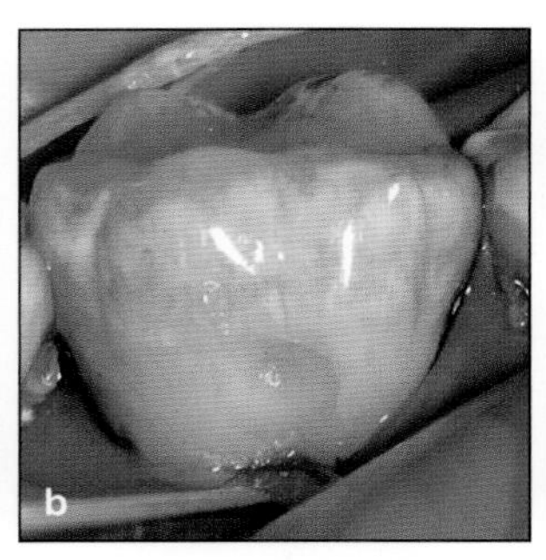
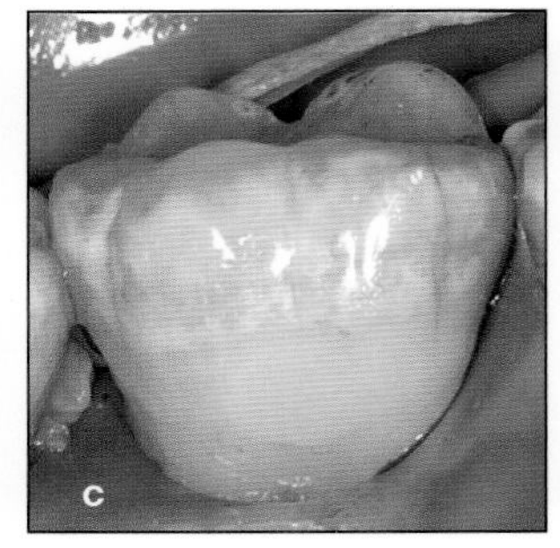
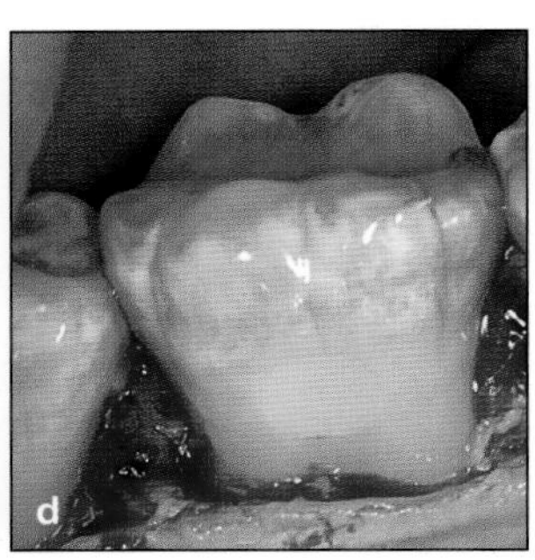

图27-15 （a～d）小的ICR病损有时无须根管治疗即可治愈。

治疗方案

当确诊ICR后，一般有如下5种治疗方案：

1. 不处理，如出现症状则拔除。
2. 即刻拔除。
3. 牙齿内部处理，包括根管治疗。
4. 手术治疗，不进行根管治疗（Ⅰ类及部分Ⅱ类病变）。
5. 手术治疗，结合根管治疗和内部清创。

种植体的使用使得治疗方案1和方案2越来越普遍。笔者建议当ICR为Ⅲ类甚至是Ⅳ类时选择方案1或者方案2。此外方案的选择还应兼顾病变位置和美观需求。

对于中重度病变，应尽量选择方案3。因为大多数患者都不愿意手术治疗，加上手术过程经常要去骨，可能会造成邻牙骨缺失和吸收区域明显的牙周组织缺损。方案3虽然不能完全彻底清除吸收，但是仔细的机械和化学去腐可以阻止吸收并稳定疗效。只有当牙齿的外表面大体完整，这种方法才可行有效。第28章会详细讨论ICR的手术治疗。

除非病变范围很小，否则方案4手术治疗后一般需要进行牙髓治疗，笔者习惯于手术前先进行牙髓治疗。但ICR较小的病损有时可不进行任何牙髓治疗（图 27-15）。

正畸助萌对手术治疗根长足够的患牙很有帮助，助萌后更容易进行手术操作，并且术后骨和牙龈形态与结构的重建更加理想。

炎症性外吸收

诊断

EIR主要发生于牙外伤、牙髓坏死和根管内感

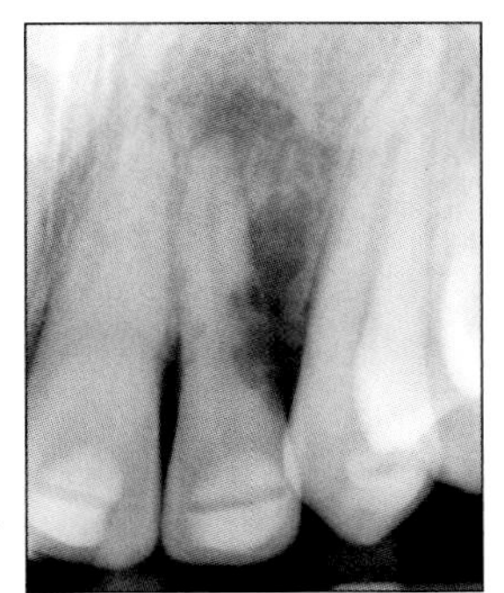

图27-16　EIR的牙根表面有典型的“蚀刻状”结构。

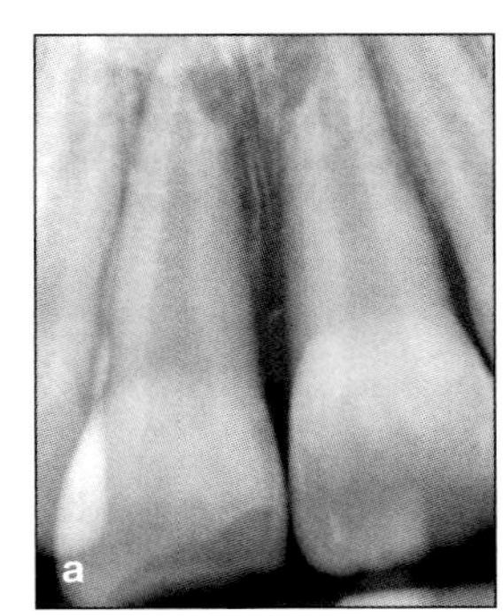

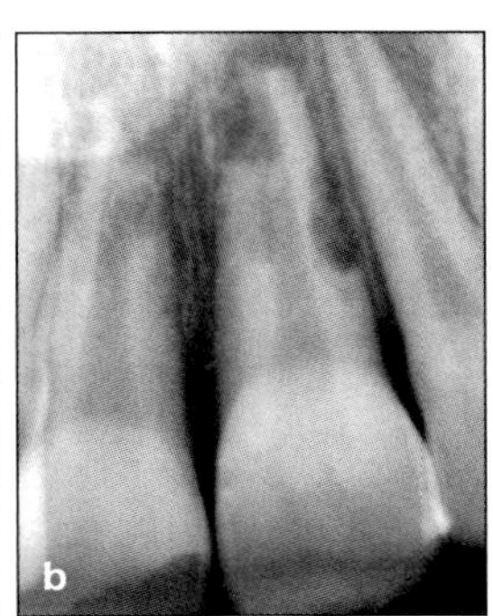

图27-17　（a，b）EIR可进展迅速并具破坏性。一旦确诊应尽快治疗。上图间隔仅8个月。

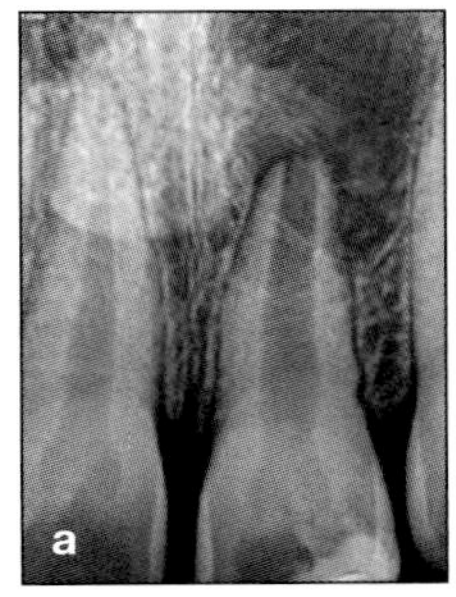

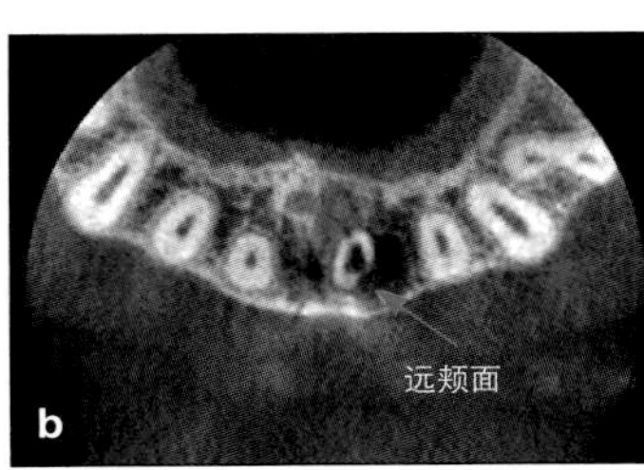

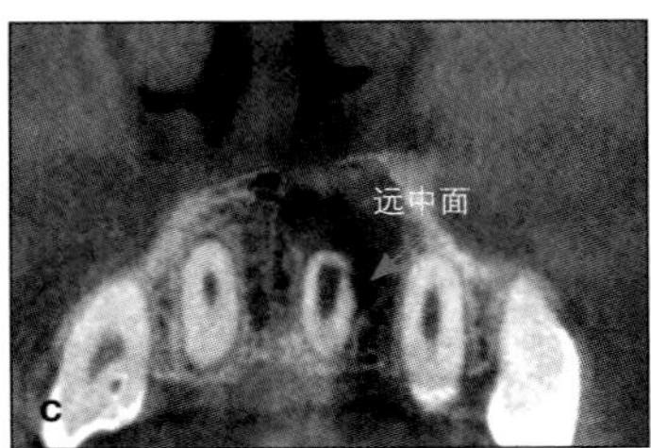

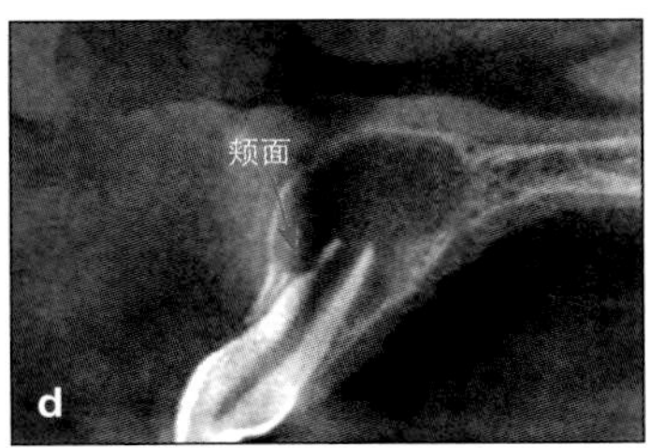

图27-18　（a~d）CBCT在EIR早期检测中非常有用，吸收区域较根尖片中更为明显，而且可以从3个方向观察（Courtesy of Dr Fred Barnett，Philadelphia，Pennsylvania）。

染后。通常认为牙骨质被破坏后破骨细胞与牙本质直接接触，引发牙本质吸收，并在坏死、感染牙髓的刺激下持续进展。临床上，EIR的患牙外观无明显变化，但邻近的牙龈常有红肿等炎症性表现，偶有窦道存在。EIR多在牙外伤后几周内发生（图27-17），X线片上常为虫蚀样外观，边缘不规则，根管边缘呈现侵袭样表现，牙槽骨呈现透射暗影（图27-16）。CBCT因敏感性高，在早期诊断中可发挥重要作用（图27-18）。

治疗方案

当确诊EIR后，一般有如下3种治疗方案：

1. 暂观，如出现症状则拔除。
2. 即刻拔除。
3. 根管治疗术。

一旦确诊EIR应尽早开始治疗。对于该类患牙，笔者通常安排3~6个月的治疗周期。具体治疗步骤参见第30章。

替代性外吸收

诊断

和EIR一样，RR也常见于外伤牙。压迫或者撕裂导致牙周膜受损或者牙脱位导致牙周膜脱水，使牙根面与骨直接接触，破骨细胞吸收牙根组织，最终骨逐渐充满了吸收区域，在原有牙周膜的部位形成牙-牙槽骨粘连。

形成牙-牙槽骨粘连后，随着时间的推移，牙根会“变短”，类似被动萌出。叩诊时音色较钝，而健康牙叩诊时音色清脆。临床上RR的病程进展比EIR缓慢，可长达数月。X线影像表现为牙周膜消失，根管轮廓模糊不清（图27-19）。

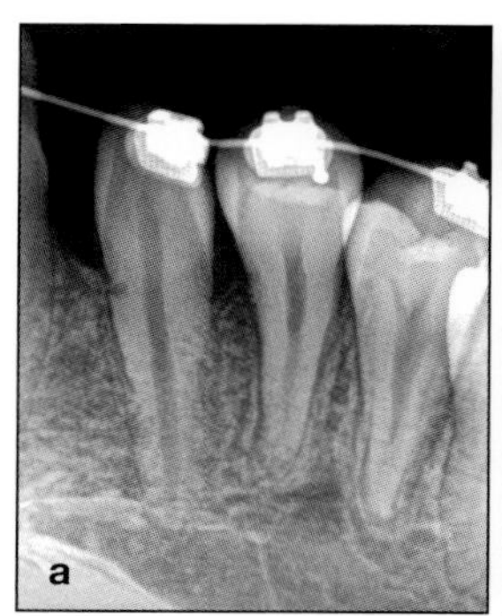

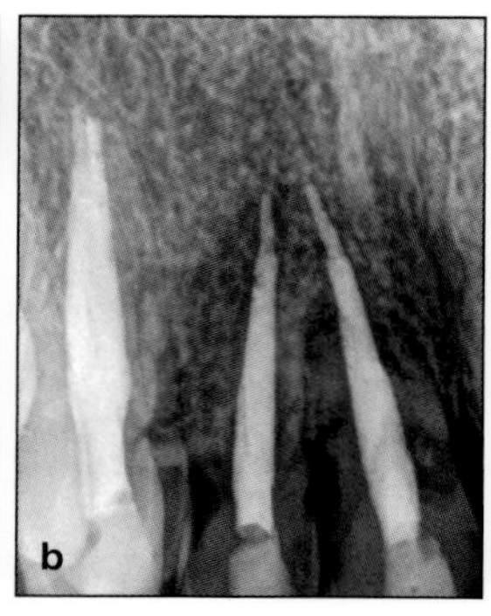

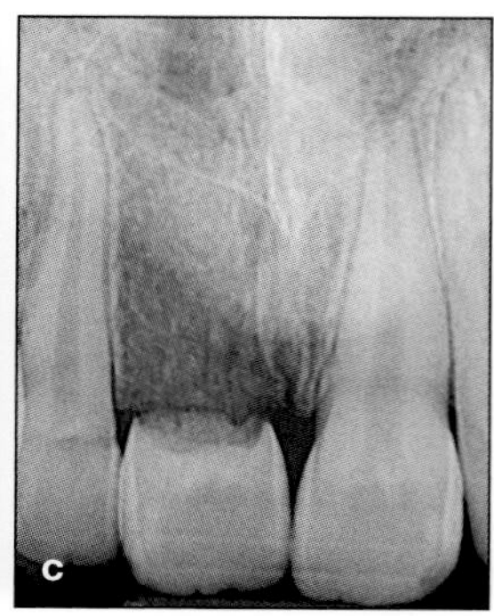

图27-19 （a）早期RR表现。注意第二前磨牙有些区域的牙周膜骨化消失。（b）晚期RR，牙根大面积发生骨替代（Courtesy of Dr Keith Kanter，Orlando，Florida）。（c）根尖片示牙根基本被骨替代。在部分RR病例中，牙冠最后折断。

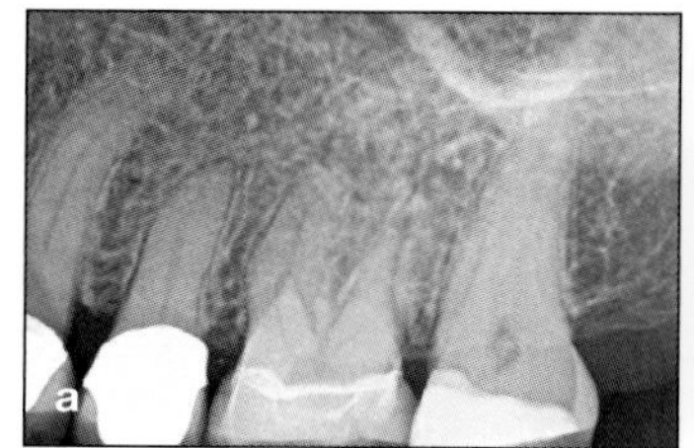

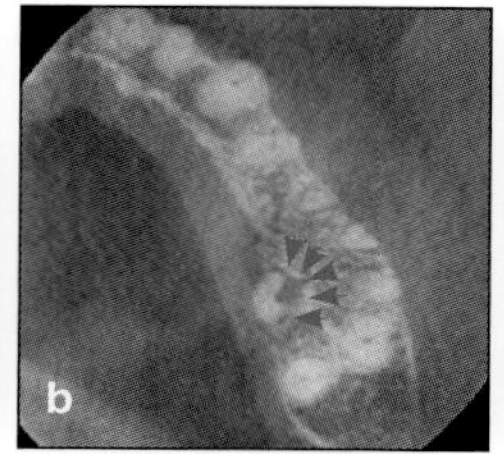

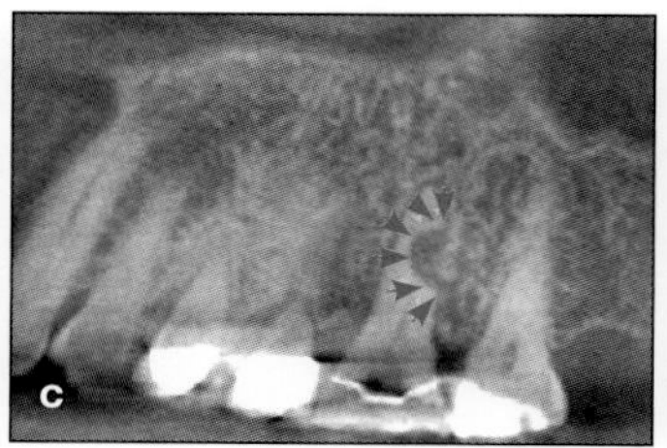

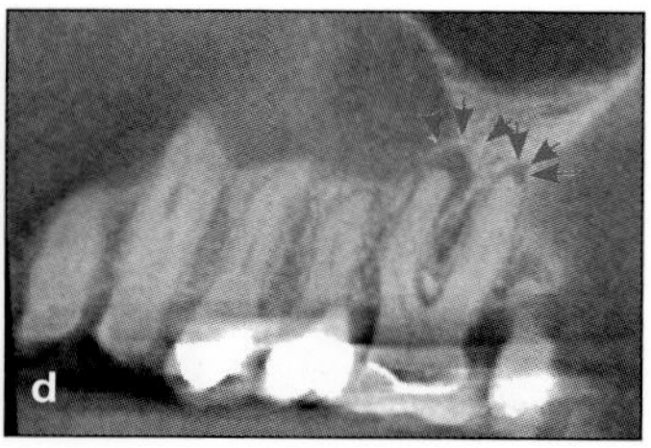

图27-20 （a~d）CBCT检查有时可识别根尖片上较难发现的吸收病损。在此病例中，CBCT影像完全改变了治疗计划（Courtesy of Dr Alana Keough，Vero Beach，Florida）。

治疗方案

替代性外吸收目前尚缺乏行之有效的治疗方案，随着病程的进展，最终出现牙冠折断。有时可出现牙根影像模糊消失（见第31章）。

CBCT技术

近年来CBCT技术在牙髓病治疗中的广泛使用，对于诊断牙吸收和制订治疗方案很有帮助。CBCT影像能显示根尖片中不明显的牙吸收（图27-20），三维精确定位吸收的部位和大小，在某些病例中可帮助制订治疗策略。CBCT影像也能显示病变与周围牙槽骨的关系，对制订治疗计划帮助较大。

总结

牙吸收治疗后对于牙周及牙体组织恢复的评估是非常重要的。即使根管治疗成功，存在吸收的患牙也可因为牙体抗力性能下降导致折裂，最终失败。如果病变组织没有去除干净，根管治疗的效果也不佳，也无法彻底修复。

推荐阅读

[1]Bakland LK, Andreasen JO. Will mineral trioxide aggregate replace calcium hydroxide in treating pulpal and periodontal healing complications subsequent to dental trauma? A review. Dent Traumatol 2012;28:25–32.
[2]Heithersay GS. Invasive cervical resorption. Endod Top 2004; 7:73–92.
[3]Patel S, Kanagasingam S, Pitt Ford T. External cervical resorption: A review. J Endod 2009;35:616–625.
[4]Patel S, Ricucci D, Durak C, Tay F. Internal root resorption: A review. J Endod 2010;36:1107–1121.
[5]Schwartz RS, Robbins JW, Rindler E. Management of invasive cervical resorption: Observations from three private practices and a report of three cases. J Endod 2010;36:1721–1730.

CHAPTER

28

侵袭性颈部外吸收的非手术治疗

Richard Schwartz, DDS

Nonsurgical Treatment of Invasive Cervical Resorption

对于Heithersay Ⅲ类和Ⅳ类（见第27章）吸收，目前推荐的治疗方案多为即刻或者择期拔除。但在牙体情况相对较好且患者保留意愿强烈时，可采取根管内治疗法（非手术治疗）进行治疗。下列情况对治疗比较有利：

- 吸收部位可达，同时无须去除过多的颈部和根部的牙本质。
- 因治疗需要而去除吸收部位后，剩余牙体组织的强度足够。
- CBCT影像证实未累及牙根表面。
- 病患依从性好，充分知晓预后。

如果吸收已由根方扩散至牙槽嵴顶，则不适合手术治疗。如果为了去除吸收病损而必须去骨（图28-1），经常会累及邻牙，造成邻牙的骨丧失和牙周缺损。

根管内治疗法是使用机械化学去腐的方法尽可能地去净吸收区的腐质，可使用球钻、90%水合三氯乙酸（TCA）、氢氧化钠（NaOH）以及次氯酸钠（NaClO）。由于牙吸收起始于牙周膜，所以如果药物没有渗透至牙根表面，则无法彻底清除病变，因此必须用TCA将可能残留的病变完全烧灼去净。否则即使少量的病变组织残留，吸收都有可能继续进行。TCA采用化学方式去除病变，并将残留病变与正常牙本质区别开来，从而更有利于识别和去除。TCA处理后的病变区域在显微镜下颜色更白，更不规则，并且分层，根管和穿通束看起来则比较暗（图27-12）。

临床操作步骤

笔者使用了改良的Heithersay法清理吸收区域，经过数次就诊即可完成。

首诊

1. 开髓、定位根管口、拔髓。在大部分的病例中，吸收区域有渗血，有时可有明显出血。
2. 如出血明显，使用慢速球钻，轻柔去除侵袭性颈部吸收病损（ICR）。
3. 将TCA置于小棉球上，擦拭内表面直至渗血减缓或者停止。继续使用球钻进行去腐，当出现新出血点时，则继续使用TCA擦拭。
4. 当渗血停止，确定工作长度，清理并成形根管。
5. 将氢氧化钙导入根管及吸收区域。
6. 2~4周复诊。

复诊

1. 打开后应无明显渗血。去除氢氧化钙，再次确认工作长度，如有需要则继续完成根管预备。
2. 再次使用车针和TCA去除吸收病损。新的出血点可随着吸收区域的去除而再次出现。
3. 重复以上步骤直至完全去除吸收病损，接近穿孔。该过程可能会增加1～2次就诊。
4. 最后将氢氧化钙置于根管及吸收区域。
5. 拍片观察，当氢氧化钙充满整个吸收区域的透射部分，即为治疗完成。

末诊

1. 使用TCA处理仍有残留的区域。
2. 使用车针轻柔去除牙本质表层，使得表面利于粘接。
3. 完成根管治疗，视前牙或者前磨牙情况，加1～2根纤维桩，复合树脂牙体修复（见第24章）。

临床病例

病例28-1

47岁男性患者，2002年被转诊到作者诊所，自觉无症状，但右上颌第二磨牙的髓腔影像学表现异常（图28-1a）。患牙外表面完整，转介医生的诊断为内吸收。患牙扣诊无不适，冷测反应同对照牙。未探及明显牙周袋，牙髓和根尖周正常，透射病损区域诊断为ICR。

提供3种方案：①暂观，如出现症状则拔除。②即刻拔除。③根管治疗，内部清创和修复。由于手术治疗需要去除较多骨组织，因此不予考虑。患者最终选择方案③。

从殆面开髓，出血较明显。用6号慢速球钻去除腐质，出血减少。交替使用球钻和TCA进行去腐。在初次去腐后，有大量小出血点在颈部区域出现。当使用TCA处理了牙本质后，出血停止，在显微镜下可见吸收区域有小黑点。

根管治疗中探及4个根管，行根管预备，将氢氧化钙导入根管内并置于吸收区域。

二诊时，按前述步骤继续去腐，直到笔者自觉接近穿孔。深层牙本质使用TCA进行涂搽烧灼。行根管充填，磨除病变牙本质，暴露新鲜牙本质，病损区和开髓孔使用复合树脂进行修复充填（图28-1b），最后行冠修复。图28-1c和d示第8年和第11年复查情况。患牙无不适，功能良好，ICR没有继续发展。

病例 28-1

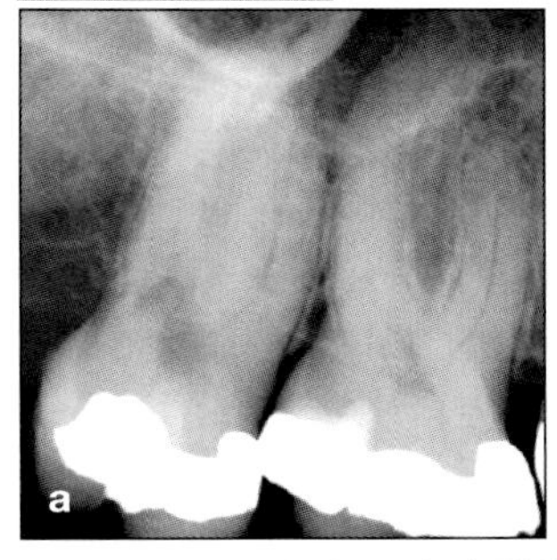

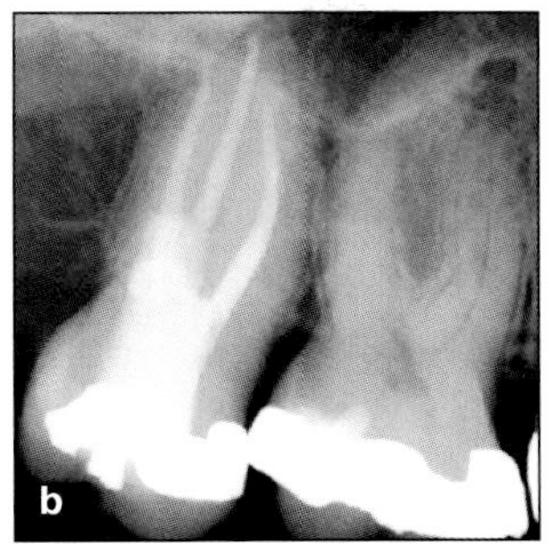

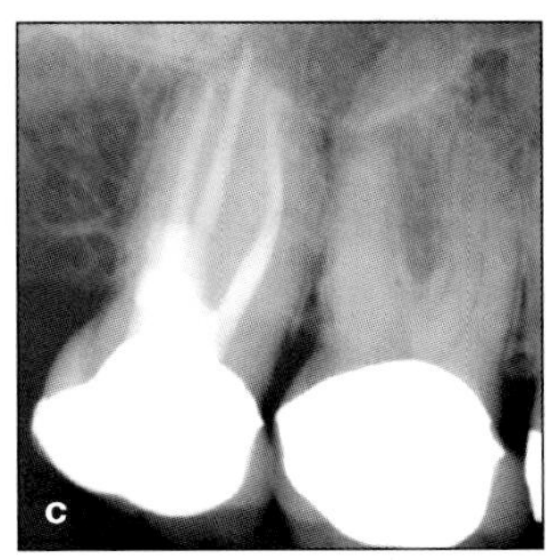

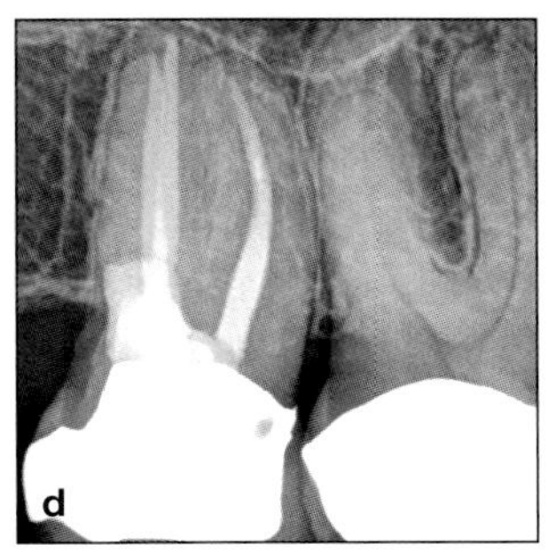

图28-1 （a）由于髓腔影像异常，患者被转诊来进行内吸收治疗。诊断为ICR，适合根管内非手术治疗。如果采用手术治疗，需考虑去除远中骨质的量。（b）完成根管治疗。吸收病损进行化学机械性去腐，并使用树脂修复充填。根管治疗完成后短期内即行全冠修复。（c）8年后复查。（d）11年后复查。牙齿稳固且功能良好，吸收未复发。

病例28-2

50岁女性患者，2011年由于右上颌中切牙轻微疼痛敏感及Ⅳ类ICR（图28-2a），前来就诊。与邻牙相比，患牙有轻微的冷诊迟缓痛。临床检查可见牙齿呈粉色，但外形完整。由于吸收范围大，建议拔除后种植，这样预后较好，但是患者希望保留患牙。CBCT影像显示牙齿的外表面完整（图28-2b～d）。因此根管内治疗方案可行。

于舌侧偏切端处开髓，出血明显。使用车针去除吸收区域的质软组织，见渗血减缓。根管预备（图28-2e），使用TCA处理吸收区域，车针去腐，重复该步骤直至渗血停止。将氢氧化钙糊剂导入根管并覆盖部分吸收区域（图28-2f）。

二诊时患者已无自觉症状，吸收区域出血停止。再次使用车针和TCA进行去腐，暴露新的出血点。再次导入氢氧化钙糊剂充填更多吸收区域（图28-2g）。三诊时再次重复该步骤，直至最终影像学检查显示氢氧化钙已经充满整个吸收区域（图28-2h）。在治疗期间多次更换氢氧化钙糊剂（图28-2i）。

五诊时行根尖封闭（图28-2j），内部牙本质使用车针再次清理，纤维桩及复合树脂行牙体充填修复（图28-2k）。如图28-2l示2年复查影像。

当有较大范围的ICR病损区时，笔者采用上述阶段性治疗方案。经过数次诊治，化学机械去腐方式让氢氧化钙能完全充满病损区域，这时对病变的治疗才结束。

病例 28-2

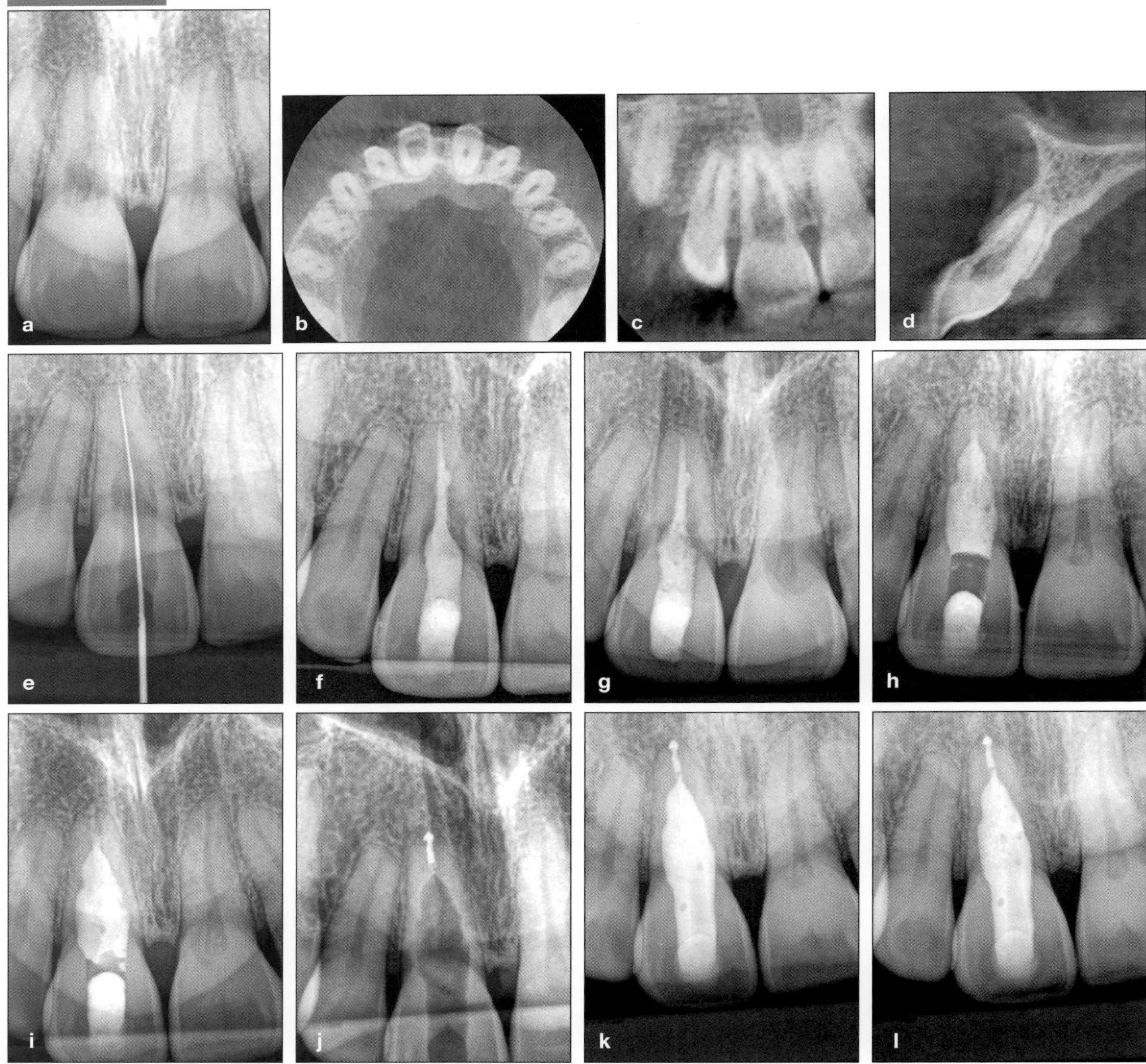

图28-2 （a）术前根尖片示为Ⅳ类ICR。（b～d）术前CBCT影像对于制订治疗方案有很大帮助。（e）开髓，定位根管并行预备。（f）在初步去腐后，放置氢氧化钙，此时仍存在有大量吸收病损。（g）二诊时再次化学机械去腐，术后X线片示氢氧化钙已充满了大部分吸收病损。（h）三诊时可见吸收病损大部分已被去除，氢氧化钙充满了大部分吸收空间。（i）更换氢氧化钙，影像学显示原吸收病变区域已经全部被氢氧化钙充满。（j）五诊时根充根尖区。（k）患牙使用纤维桩及复合树脂进行修复。（l）2年后复查影像。

临床技巧

- 术前的CBCT检查对包括ICR在内的所有吸收类型的方案制订都有很大帮助，尽可能在治疗开始前行CBCT检查。
- 分阶段行影像学检查，以避免穿孔。
- 如吸收范围较大（如病例28-2），需分3~5次完成治疗。
- TCA可从药房购买获得，要买90%的水合TCA凝胶。

总结

在临床工作中经常遇到ICR，笔者会对部分病例进行治疗。大部分都采用根管内治疗方法。如果吸收区域可达，而且能够保持牙齿结构的完整性，就可能获得较好的远期疗效。

CHAPTER

29

侵袭性颈部外吸收的手术治疗

Richard Schwartz, DDS

Surgical Treatment of Invasive Cervical Resorption

近年来侵袭性颈部外吸收（ICR）虽较常见，但仍然常被误诊。病变的吸收进程由牙周膜开始，逐渐渗透至根部牙本质，并且可以扩散延伸至各个方向的任何部位。由于影像学表现以及临床上均难以发现，常被误诊为内吸收。在大多数的病例中，首次确诊时，病变的范围已经很大，因此早期诊断非常关键。

根据ICR吸收区域的位置和范围以及牙齿外表面是否完整，有时可采用非手术治疗（见第28章）。由于手术治疗常需去骨造成术后牙周缺损，因此非手术治疗更具优势。但如果牙根外表面出现虫蚀样吸收，且吸收区域可达，手术治疗则是较佳选择。是否需要进行根管治疗视吸收范围大小决定。本章阐述采用手术治疗联合根管治疗来处理轻度（Heithersay Ⅱ类）及中度（Heithersay Ⅲ类）病变。

病例 29-1

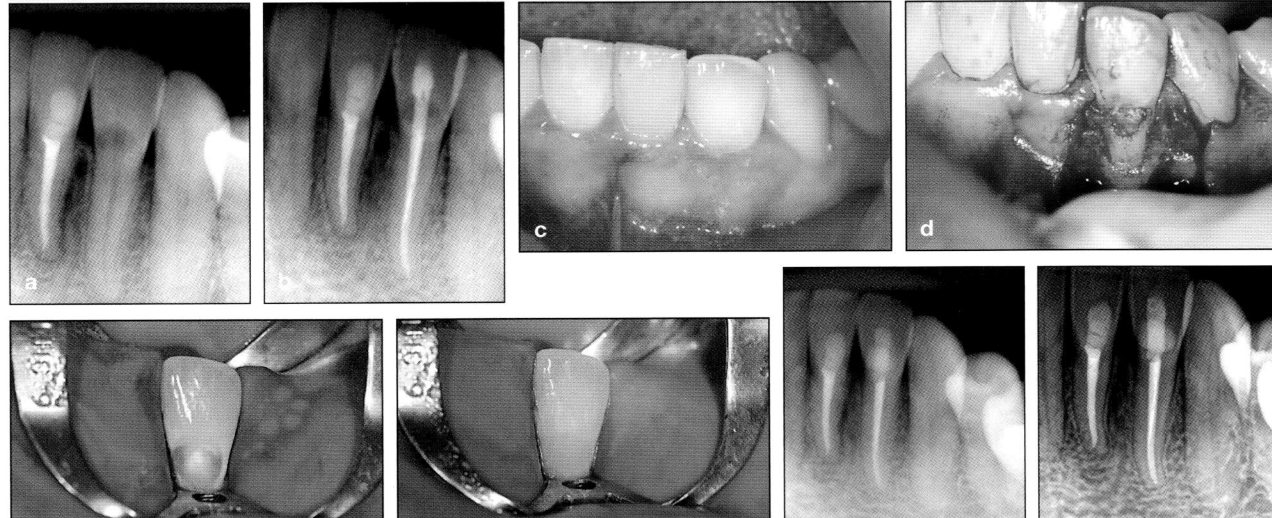

图29-1 （a）术前X线片示左下颌侧切牙颈部吸收。（b）两次就诊完成根管治疗。（c）术前临床表现。（d）翻瓣，充分暴露吸收区域。（e）上橡皮障，使用圆形车针与TCA联用去腐，每次1分钟，共3次。（f）使用流动树脂修复缺损。（g）术后X线片。（h）8年后复查X线片。

临床技术

如果要进行根管治疗，首先要用车针和TCA将吸收病损去除干净（见第28章）。手术步骤如下：

1. 翻瓣暴露吸收区域。
2. 尽可能使用橡皮障。
3. 用车针去除吸收区域的大块腐质。
4. 使用TCA后，吸收病损较周围的正常牙本质颜色更白，穿通束颜色变暗。
5. 去除残留的吸收病损和穿通束。如需完全去除吸收病损，可能需要去骨。
6. 使用车针打磨牙本质表面，便于后期粘接。
7. 使用复合树脂或者树脂增强型玻璃离子进行牙体修复。
8. 彻底冲洗，瓣复位，缝合。

临床病例

病例29-1

39岁女性患者，2005年就诊时无症状，影像学显示左下颌侧切牙的颈部有中等大小的椭圆形吸收透射影（图29-1a）。唇侧面呈粉色外观，探诊龈下有“钩住”感。转介医生的初步诊断为内吸收。患者有青少年正畸史，否认外伤史和其他因素。自诉有养猫。临床检查患牙叩诊和扪诊无不适，冷测同对照牙。未探及明显牙周袋。牙髓诊断示牙髓及根尖周正常。结合透射影像诊断为ICR。

提供给患者的治疗方案：①暂观，如患牙出现症状则予以拔除。②立即拔除。③手术暴露病变区域，去腐，不行根管治疗直接修复。④手术暴露损伤区域，去腐，根管治疗后修复。与患者充分讨论后，患者最终选择方案④。

病例 29-2

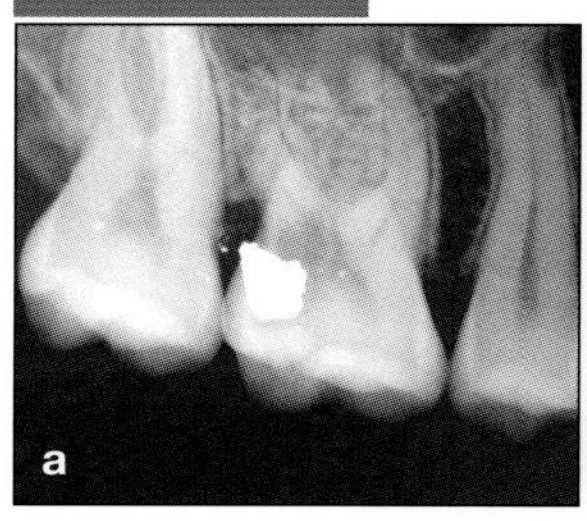
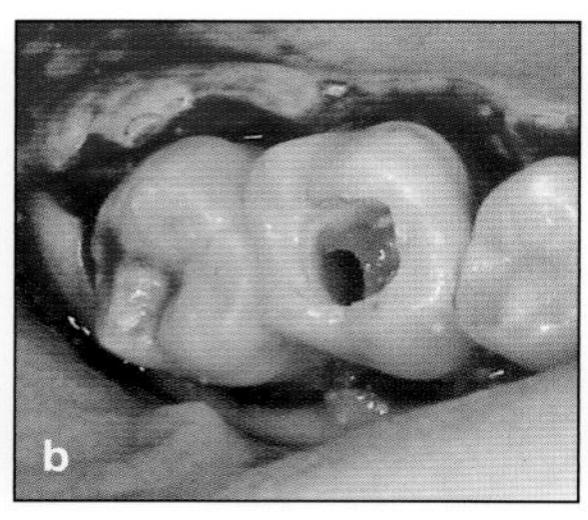
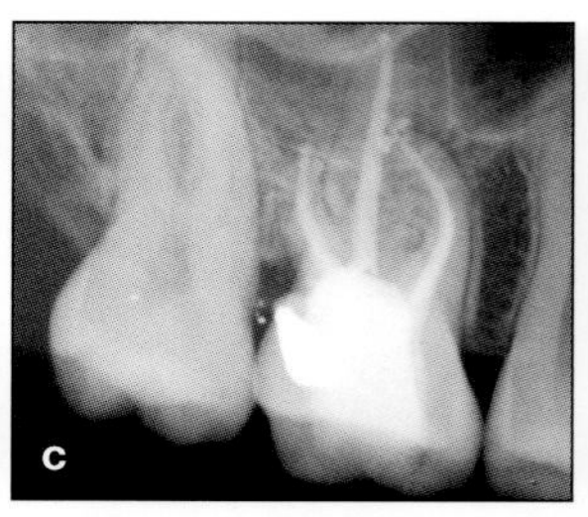
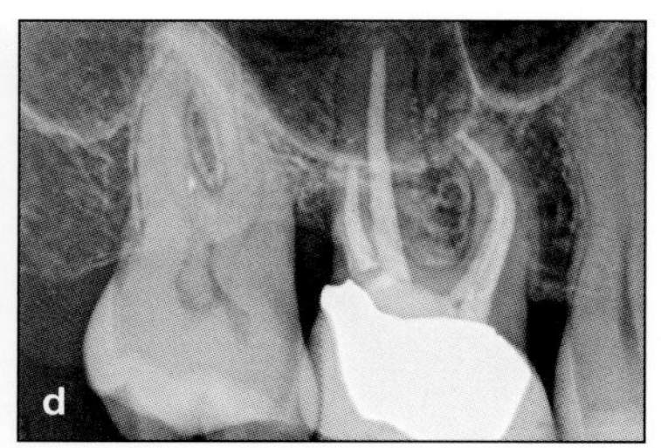

图29-2　（a）右上颌第一磨牙ICR术前影像，常被误诊为龋损。（b）颊侧和舌侧翻瓣，去除邻间骨质以便完全去除吸收病损。（c）术后X线片。（d）12年后复查X线片。

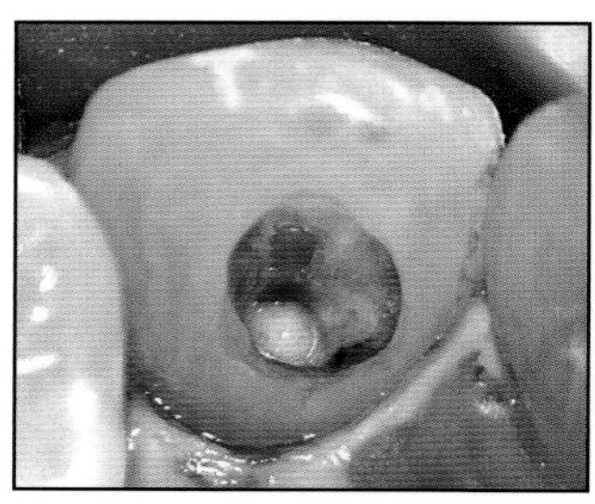

图29-3　TCA不慎接触软组织的后果。

两次就诊完成根管治疗，按标准程序修复开髓孔（图29-1b）。行两条垂直切口后，唇侧翻瓣暴露吸收区域（图29-1c、d）。由于吸收病损位于牙槽骨冠方，因此可以使用212号橡皮障夹固定（图29-1e）。吸收病损干燥后呈现蜂窝状外观，用挖匙可挖下片状组织。使用快机金刚砂车针去腐，再用慢机六号碳化钨车针去腐直至病损露出光滑干净的牙本质，用90%水合TCA进行擦拭。在颈部区域可见残留病变表面有小暗点，进一步去腐和擦拭直至暗点完全去除。再次使用车针打磨牙本质表面，为下一步粘接做准备。参照说明书，使用第四代牙本质粘接系统（Optibond FL，Sybron）进行缺损处理，使用流动树脂充填修复（图29-1f、g）。瓣复位，缝合。在微创开髓及修复后，牙体组织基本得以保留，因此不需要进行远期修复。图29-1h显示8年后复查情况。

病例29-2

该病例与上一个病例类似，不同之处在于吸收范围较大且更难以进入，并且叩诊和扪诊均有不适感。吸收部位被误诊为龋坏，并用银汞合金进行充填（图29-2a）。由于腐质未去尽，吸收继续进展。提供数种治疗方案，患者选择手术治疗。遂行颊侧和舌侧翻瓣，去除邻间隙的骨质以便完全去除吸收病损（图29-2b）。图29-2c和d显示术后X线片及12年后复查情况。

临床技巧

- 翻瓣后尽可能上橡皮障。橡皮障可在治疗中隔离术区，并在修形抛光时保持术区清洁。
- 由于MTA具有较好的生物相容性，在许多病例中都被推荐为修复材料。笔者使用了树脂加强型玻璃离子或者复合树脂充填，因为这两者的强度更高，能够与牙体进行粘接，并且可以暴露于口腔环境中。使用MTA进行ICR病损修复目前并无优势。
- 笔者选用玻璃离子作为龈下缺损充填首选材料的原因是使用方便。如考虑到美学因素，流动树脂更适合。

•90%水合TCA（凝胶装）可于药店购买。但由于具有腐蚀性，应注意避开软组织（图29-3）。TCA可以使深层牙本质完全脱矿，不利粘接。因此在粘接前，无论是使用玻璃离子还是复合树脂修复材料，都应使用车针打磨牙本质表面，去除部分软化牙本质。

总结

尽可能首选非手术治疗方案治疗ICR。但如果牙体表面有缺损并且有虫蚀样病变，手术治疗方式更合适。吸收区域必须可达并能充分暴露，以免造成牙周缺损，损伤邻牙。本章展示了两例该类病变的治疗，并进行中长期复查。

推荐阅读

[1]Heithersay GS. Invasive cervical resorption. Endod Top 2004; 7:73–92.

[2]Patel S, Kanagasingam S, Pitt Ford T. External cervical resorption: A review. J Endod 2009;35:616–625.

[3]Schwartz RS, Robbins JW, Rindler E. Management of invasive cervical resorption: Observations from three private practices and a report of three cases. J Endod 2010;36:1721–1730.

[4]von Arx T, Schawalder P, Ackermann M, Bosshardt DD. Human and feline invasive cervical resorptions: The missing link?—Presentation of four cases. J Endod 2009;35:904–913.

CHAPTER

30

根管内吸收及炎症性外吸收的治疗

Treatment of Internal Resorption and External Inflammatory Resorption

Richard Schwartz, DDS

根管内吸收（IR）和炎症性外吸收（EIR）是两种完全不同的类型，但治疗方法有一定程度的相似性，且结局通常均可预测，因此本章一起进行讲解。EIR通常与坏死的、感染牙髓有关。IR也是如此，虽然有时牙髓仍有活力。有关这两种病变的诊断和治疗计划在第27章有更完整的讨论。

对IR和EIR的治疗有标准的程序（根管成形、消毒和充填）。笔者所采用的方法是多次复查患牙，使用氢氧化钙作为诊间封药。EIR的治疗通常需要3～6个月，期间需多次更换氢氧化钙，直至骨和牙周膜愈合。IR的治疗通常两次就诊即可完成。当没有穿孔时，IR治疗效果多数是可预测的，但有穿孔时有时也可成功（图30-1）。CBCT对治疗至关重要。

这两种病变的治疗目标是抑制吸收过程（如果处于活动期），消除感染和炎症，恢复牙齿的结构和功能，促进骨与软组织的再生。

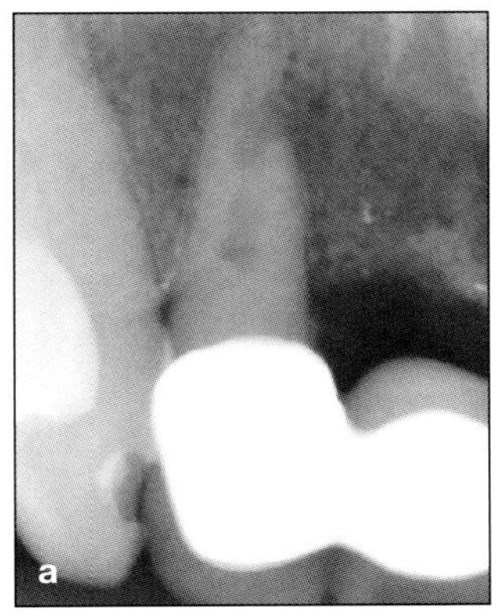
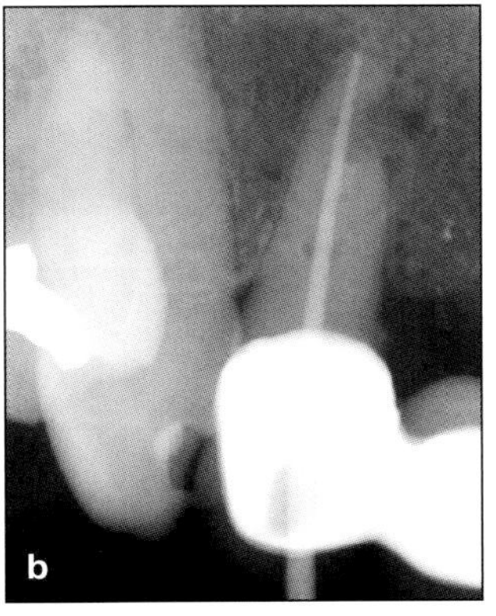
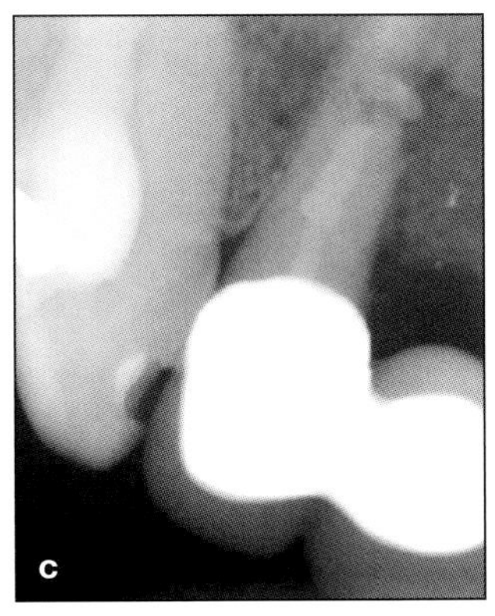
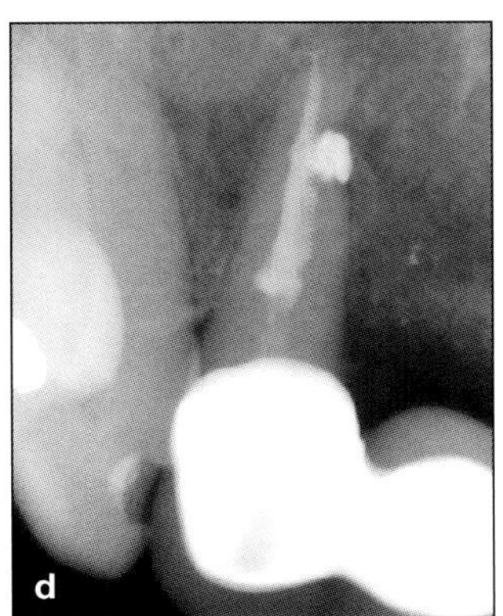
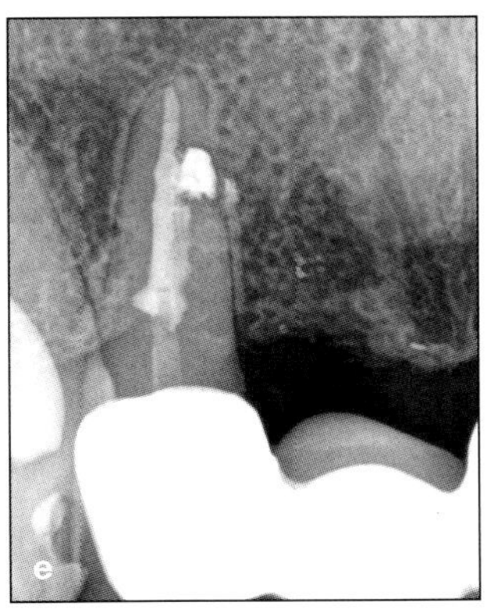

图30-1 （a）患牙根管内吸收，根尖1/3处穿孔。（b）开髓，确定工作长度，机械预备和冲洗。（c）将氢氧化钙置于根管内并溢出穿孔，使其与骨接触。（d）MTA充填根管后，纤维桩和复合树脂修复。（e）5年复查根尖片见骨组织愈合，牙齿无症状，功能正常。

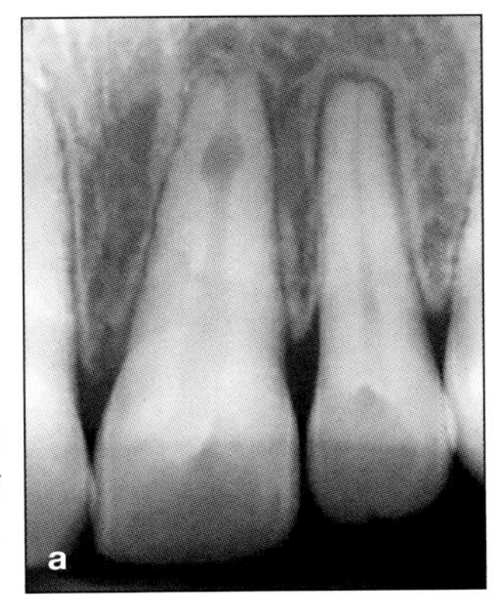
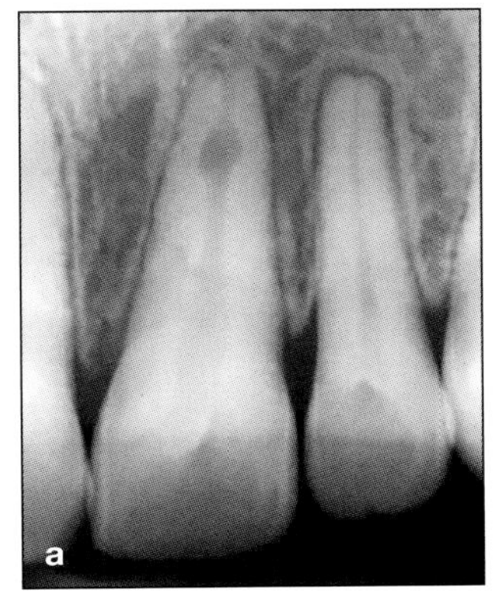
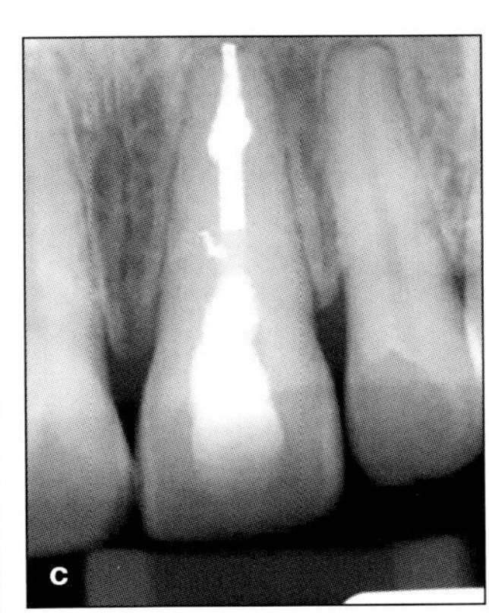

图30-2 （图a～c）IR的治疗过程（Courtesy of Dr Jerry Avillion，Ft Smith，Arkansas）。

临床操作步骤

非穿孔性IR的治疗

非穿孔性IR的治疗方案如下：

1. 开髓，行根管预备和消毒。有时根管口位于吸收区域的下方，难以定位，可将手用锉预弯来定位。
2. 使用次氯酸钠对根管系统和吸收区域进行充分荡洗，对器械无法到达的区域进行化学预备。
3. 暂封氢氧化钙后拍摄X线片。观察吸收区是否完全充满氢氧化钙。如果完全充满吸收区，且第二次就诊时无症状，则可进行根管充填。如果未完全充满内吸收区，或者病变处于活动期（如未愈合的窦道等），则增加就诊次数，并重复步骤1～3。
4. 当根管系统和吸收区域已清理干净，所有

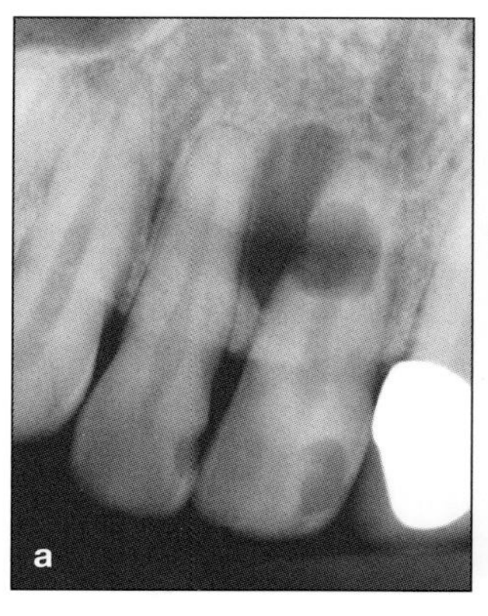
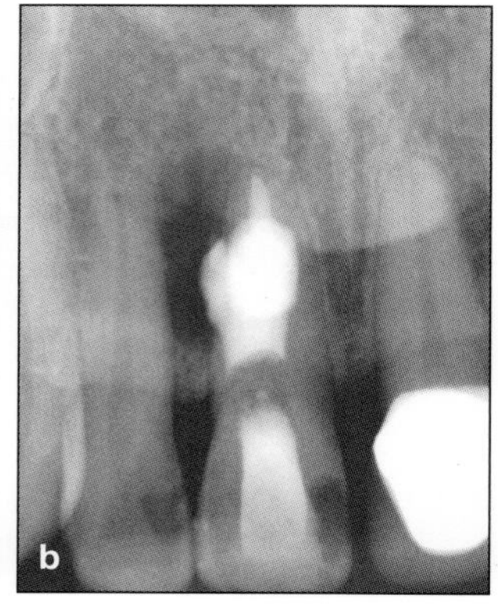
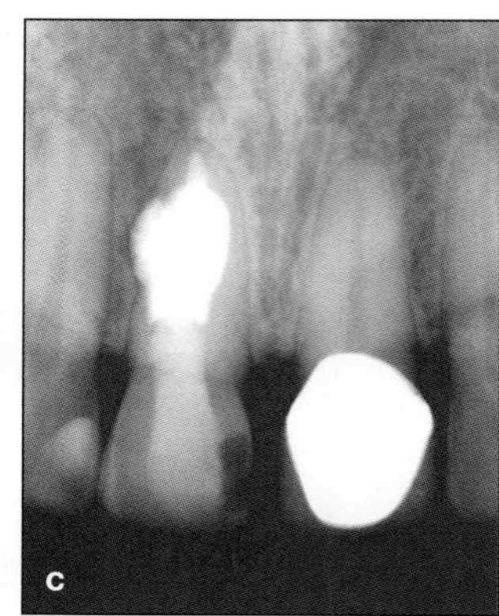

图30-3 （a）大面积IR伴穿孔。（b）开髓，预备，MTA充填。注意将部分MTA溢出穿孔，使之与牙槽骨接触。（c）11个月复查见愈合良好（Courtesy of Dr Mark Olesen，Vancouver，Canada）。

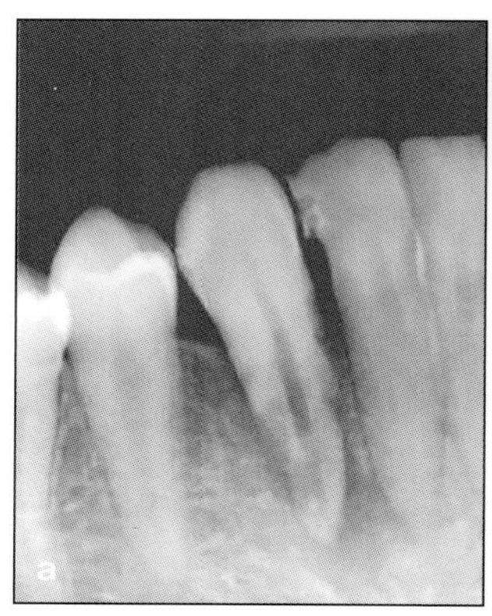
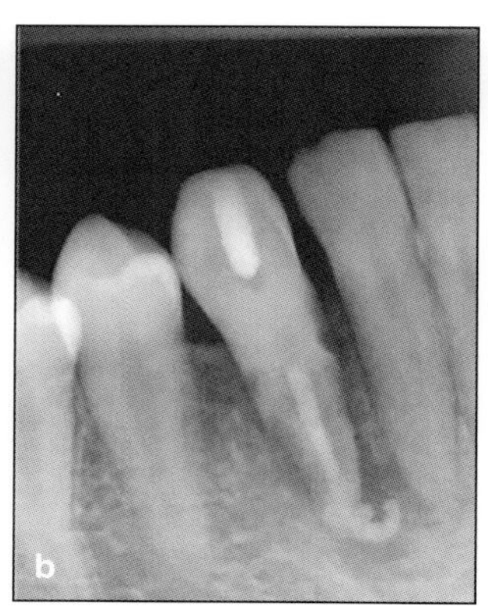
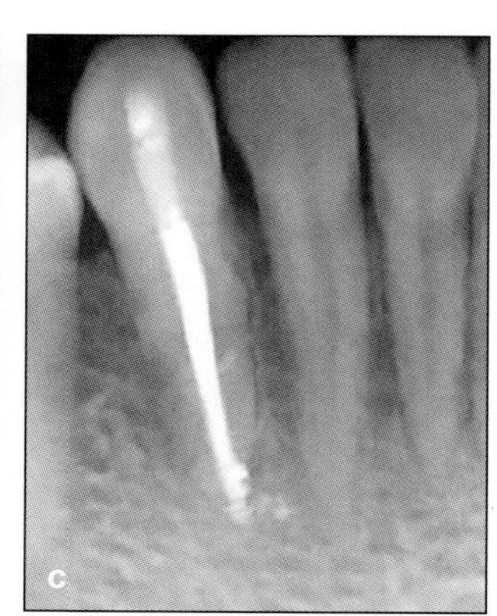

图30-4 （a~c）将氢氧化钙置于根管内直至骨愈合。

感染迹象和症状均已消失，可以进行根管充填。

5. 即刻或者尽快进行牙体修复（图30-2）。

穿孔性IR的治疗

穿孔性IR的治疗方案如下：

1. 步骤1~3同上。
2. 清理消毒后，用牙胶或者MTA封闭根尖至吸收区域的根管。
3. 尽可能用MTA充填吸收区域。间接超声有助于充填致密。少量MTA外溢不影响疗效（图 30-3）。
4. 封闭和修复患牙步骤同上。

EIR的治疗

EIR的治疗方案：

1. 开髓，预备和消毒根管系统，导入氢氧化钙。拍摄根尖片，观察氢氧化钙是否完全充满或者外溢至其他部位。如有外溢则表明外吸收已与根管相通。根据笔者的经验，有穿孔的EIR预后不好。
2. 1个月后复诊，机械预备、冲洗根管、更换氢氧化钙。在多数情况下，邻近软组织的炎症反应程度将减轻。每3个月复查一次。
3. 3个月复查时拍摄X线片，观察邻近的骨吸收病损是否愈合或者牙周膜是否重建。如已完全愈合，则封闭并修复牙齿。如果没

病例 30-1

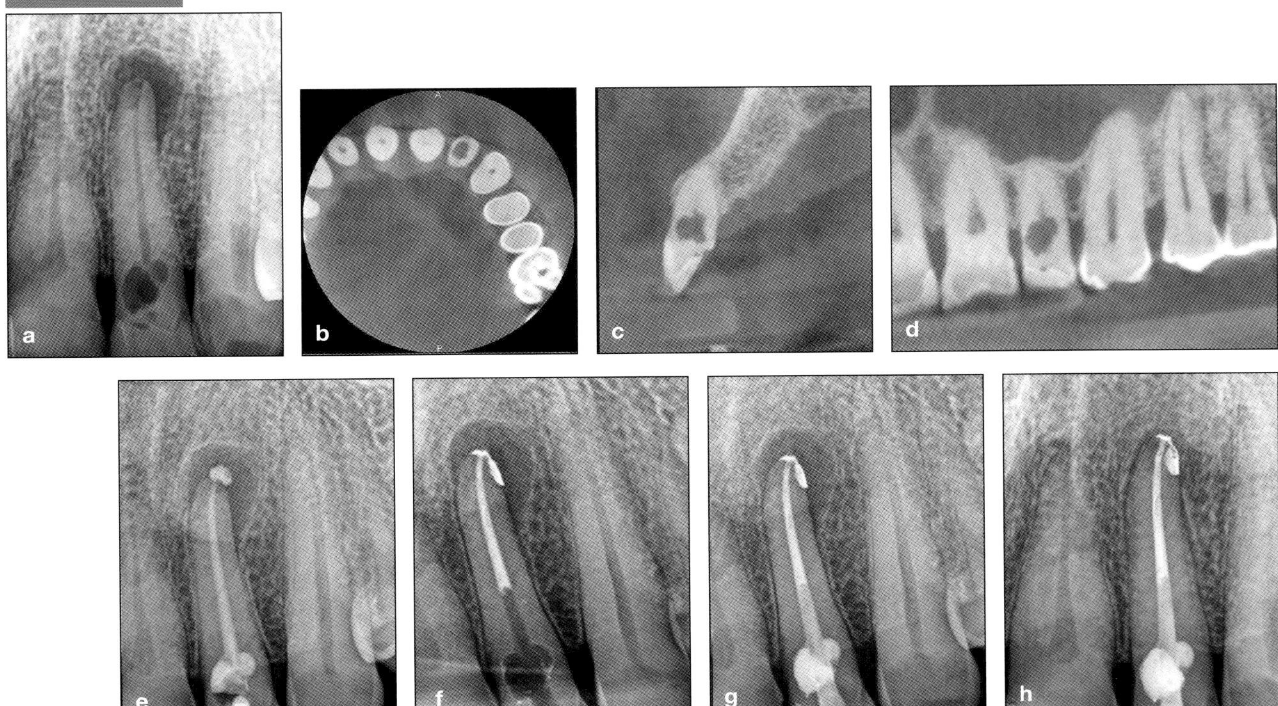

图30-5 （a）术前根尖片显示IR位于牙颈部。（b～d）CBCT显示为非穿孔性IR。（e）根管预备、冲洗后，在根管内和吸收区域放入氢氧化钙。（f，g）二诊时根管充填，纤维桩和复合树脂修复。（h）2年后复查X线片。

有，则更换氢氧化钙，5个月后复查。

4. 当X线片上感染的所有指征均消失，骨组织愈合，则治疗完成，可进行患牙修复（图30-4）。

临床病例

病例30-1：IR

64岁男性患者，左上颌侧切牙轻微不适约1周（图30-5a）。5年前行全瓷冠修复，无其他病史。患牙叩痛，冷诊无反应，轻微松动，未探及明显牙周袋。影像学表现为根尖周骨质吸收、颈部内吸收。CBCT显示颈部内吸收未穿孔（图30-5b～d）。牙颈部存在广泛性的内吸收，而此部位恰恰是最易发生折裂的部位。患牙诊断为牙髓坏死、慢性根尖周炎、内吸收。由于吸收范围较大，并处于易折断的部位，治疗方式可选择拔除患牙或者根管治疗后修复。患者最终选择保留并治疗患牙。

开髓，根管预备，次氯酸钠冲洗，吸收区域及根管系统内放入氢氧化钙（图30-5e）。1个月后复查，患者临床症状消失。根尖孔用牙胶及封闭剂充填，其余部分及吸收区域用双重固化复合树脂及纤维桩修复（图30-5f、g）。图30-5h为2年后复查X线片。

病例 30-2

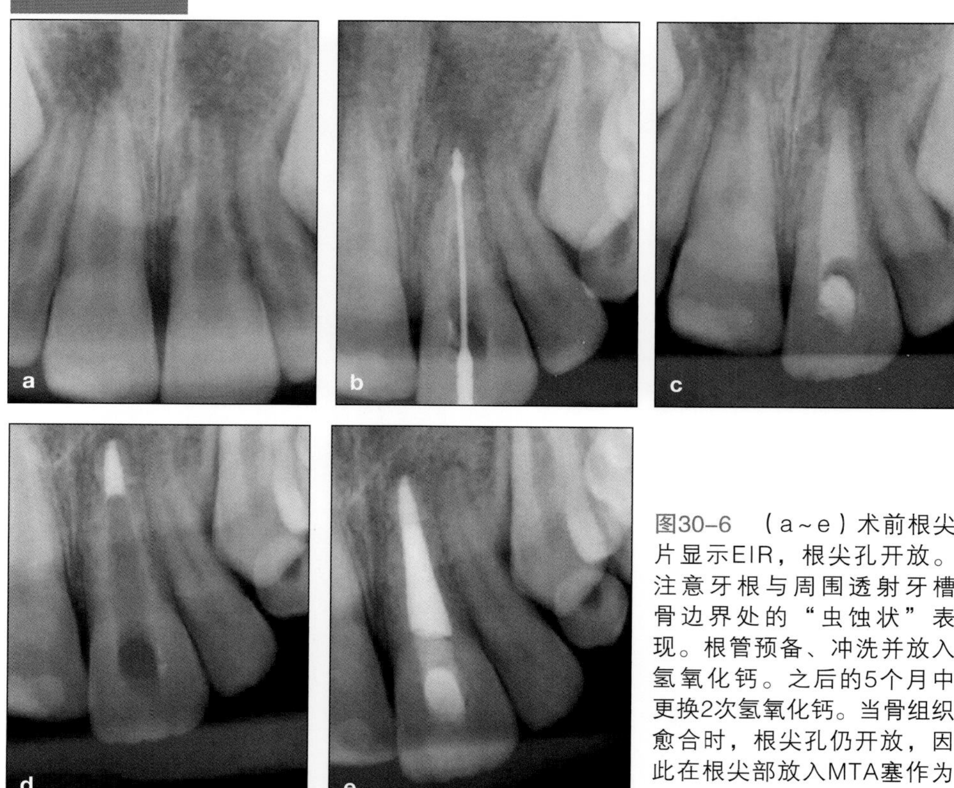

图30-6 （a~e）术前根尖片显示EIR，根尖孔开放。注意牙根与周围透射牙槽骨边界处的“虫蚀状”表现。根管预备、冲洗并放入氢氧化钙。之后的5个月中更换2次氢氧化钙。当骨组织愈合时，根尖孔仍开放，因此在根尖部放入MTA塞作为屏障，根充并修复患牙。

病例30-2：EIR

11岁男性患者，6个月前唇部被足球撞击。左上颌中切牙发生侧向脱位，未行治疗。当出现牙龈肿胀后，母亲陪同来院检查。患牙无明显叩痛，Ⅰ度松动且对冷诊无明显反应，其余切牙无明显叩痛，对冷诊反应正常。患牙诊断为牙髓坏死，慢性根尖周炎及EIR（图30-6）。患牙根尖孔开放，并较对照牙伸长。

行根管治疗术，根管预备、消毒并放入氢氧化钙。1个月后肿胀消失，牙龈色、形、质恢复正常，患牙临床症状消失。去除暂封物，再次预备、冲洗，更换氢氧化钙。3个月复诊时重复上述操作。

5个月根尖片示根尖周骨组织愈合并有部分不规则的牙周膜重建。邻牙活力正常，牙根发育正常。根尖孔仍未闭合，因此用MTA封闭根尖段，其余部分用牙胶和封闭剂封闭。开髓洞型用复合树脂进行充填。

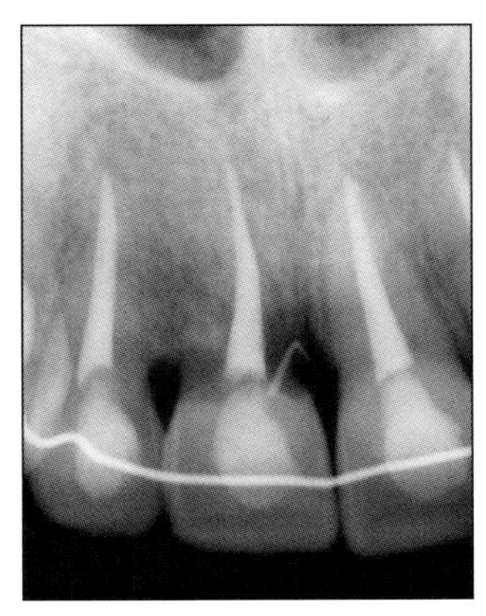

图30-7　在该病例中，EIR未终止就行根管充填，需等骨组织愈合后才能行根管充填。

临床技巧

笔者建议等外吸收患牙的根尖周炎症消退后（3～6个月），再行根管充填。在某些病例中，提早进行根管充填并不能缓解外吸收的进程（图30-7）。

总结

通过标准的操作步骤，IR和EIR通常可以治愈。本章用两个临床病例详细介绍了具体的操作过程。

CHAPTER

31

替代性外吸收患牙的不翻瓣去冠术

Flapless Decoronation for Teeth with Replacement Resorption

Jared Buck, DDS

牙外伤后如果牙周膜受损，有时会引起骨粘连和替代性吸收。牙外伤后会经历炎症期，骨组织重建替代受损根面的牙周膜，牙根与骨发生融合。牙脱位或者牙周膜受到挤压或者撕裂的牙外伤会出现这种现象。一旦发生骨粘连，被动萌出便会停止。随着邻牙的继续萌出，患牙就显得较“短”（图31–1）。目前还没有预防、阻止或者逆转替代性吸收的方法；多数情况下，替代性吸收不断进展，直至颈部折断或者其他原因导致患牙脱落，有关牙根吸收的更多鉴别诊断见第27章。去冠术是治疗儿童和青少年切牙骨粘连的手术，方法为去除冠和根管内容物，保留牙根，等待自行吸收。治疗的目标是维持牙槽骨的宽度和高度，直到患者度过快速生长期（图31–2和图31–3），年龄为女性不到20岁，男性刚过20岁。而拔除牙齿后，牙槽骨在愈合过程中无论是宽度还是高度都将减少40%～60%，带来后期修复方面的问题。根据国际牙外伤学会的指南，当影像学和临床上显示有替代性吸收迹象，并且切缘的高度差大于1mm时，可行去冠术。

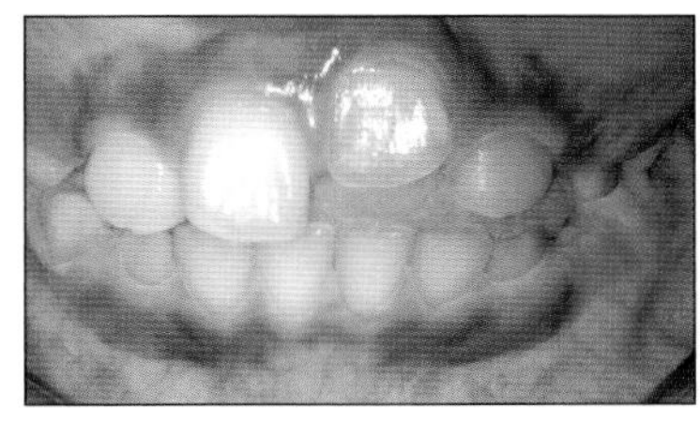

图31-1　当牙齿发生骨粘连时，随着邻牙的继续萌出，切缘差增大（Courtesy of Dr Nishan Odabashia，Glendale，California）。

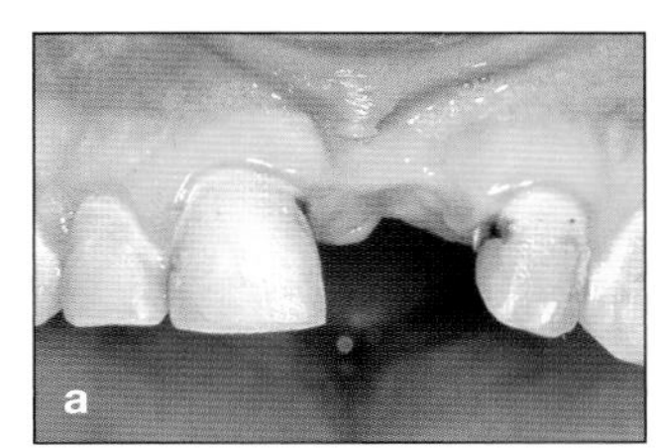

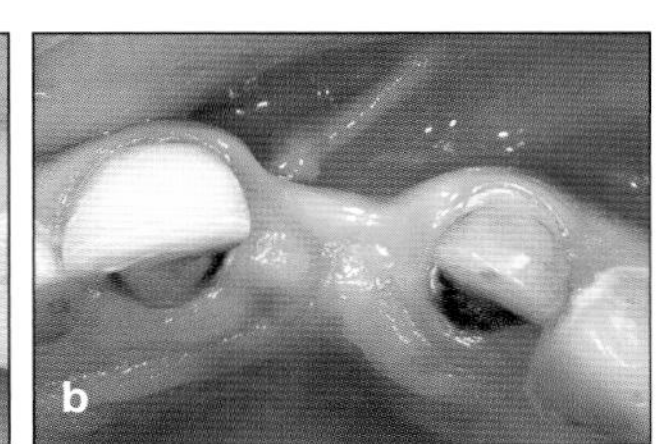

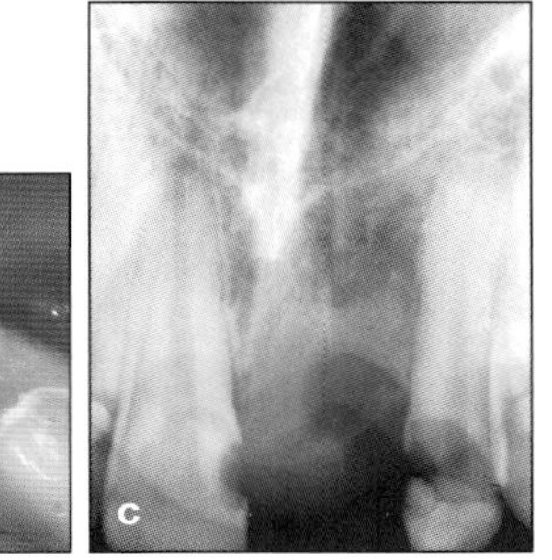

图31-2　（a~c）青少年患者伤后拔牙1年后的前牙区。软、硬组织广泛缺失，即刻及择期修复都十分困难（Courtesy of Dr Benedict Bachstein，Cherry Hill，New Jersey）。

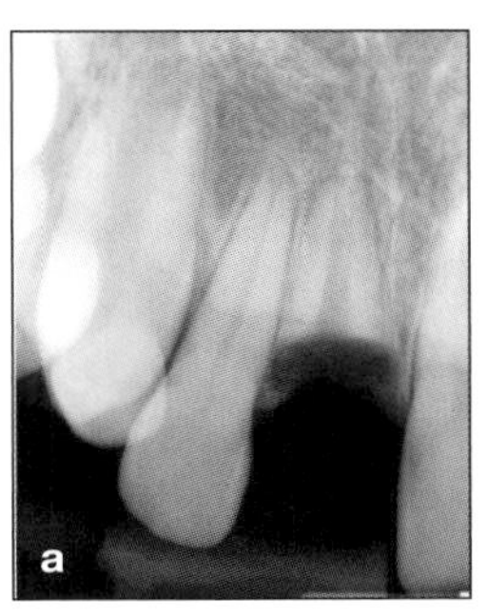

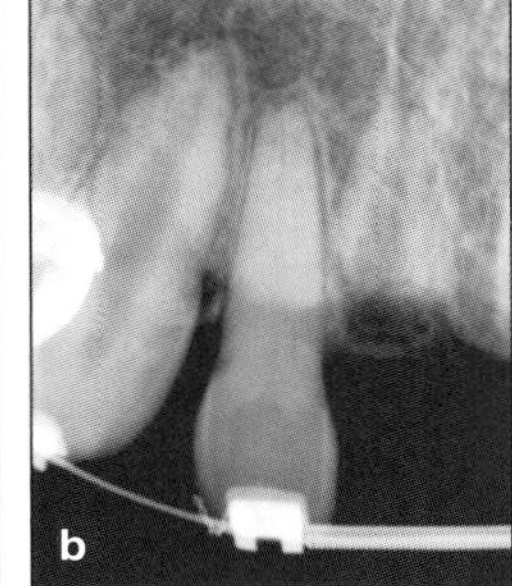

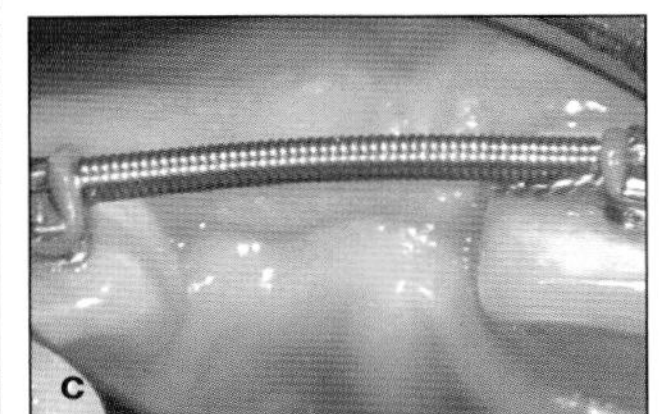

图31-3　与图31-2不同，此患者进行了去冠术：（a）术后即刻；（b）22个月；（c）30个月复查。注意残余的牙根缓慢吸收，髓腔闭塞，牙槽嵴的宽度和高度得以保留（Courtesy of Drs Sharon Sabet，Los Angeles，California，and Michael Trudeau，Suffolk，Virginia）。

对发育中的切牙骨粘连有以下4种治疗方法：

1. 不处理：通常切缘差小于1mm。
2. 拔除：牙齿拔除后牙槽骨会大量丧失。
3. 正畸牵引：最常见的结果是邻牙被压低，而骨粘连牙无移动。
4. 去冠术：保留牙槽骨的高度和宽度。

“传统”去冠术须翻开全层皮瓣，不翻瓣的优势在于：减少术后疼痛，过程较短，适用于儿童和青少年。以下展示了不翻瓣去冠术的病例。

病例报告

8岁男孩撞到汽车的后视镜，右上颌侧切牙侧向脱位，右上颌中切牙完全脱位，左上颌中切牙半脱位。完全脱位牙在干燥环境停留30分钟后放入牛奶，牛奶中储存1小时后再植（图31-4a）。固定10天，尝试血运重建但失败（图31-4b~d），随后用氢氧化钙治疗（图31-4e）。9个月后，临床和影像学图像均显示切缘差大于1mm的右上颌中切牙发生替代性吸收（图31-4f）。于是决定行不翻瓣去冠术。

使用外科快速手机去除牙冠，暴露至骨水平下2mm（图31-4g~k）。去除根管内容物，并且在手术部位放置暂时冠（图31-4l）。术后恢复顺

病例

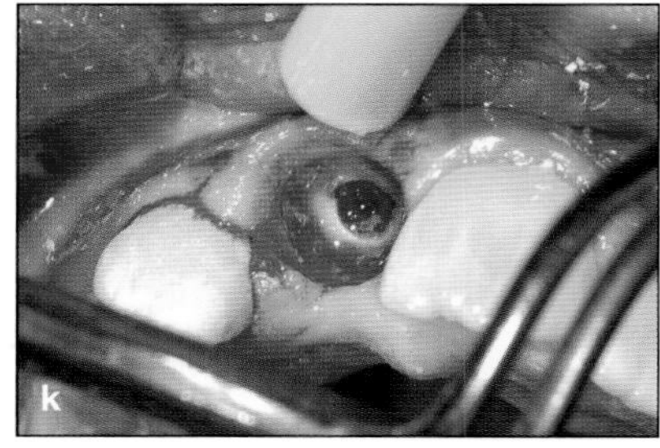

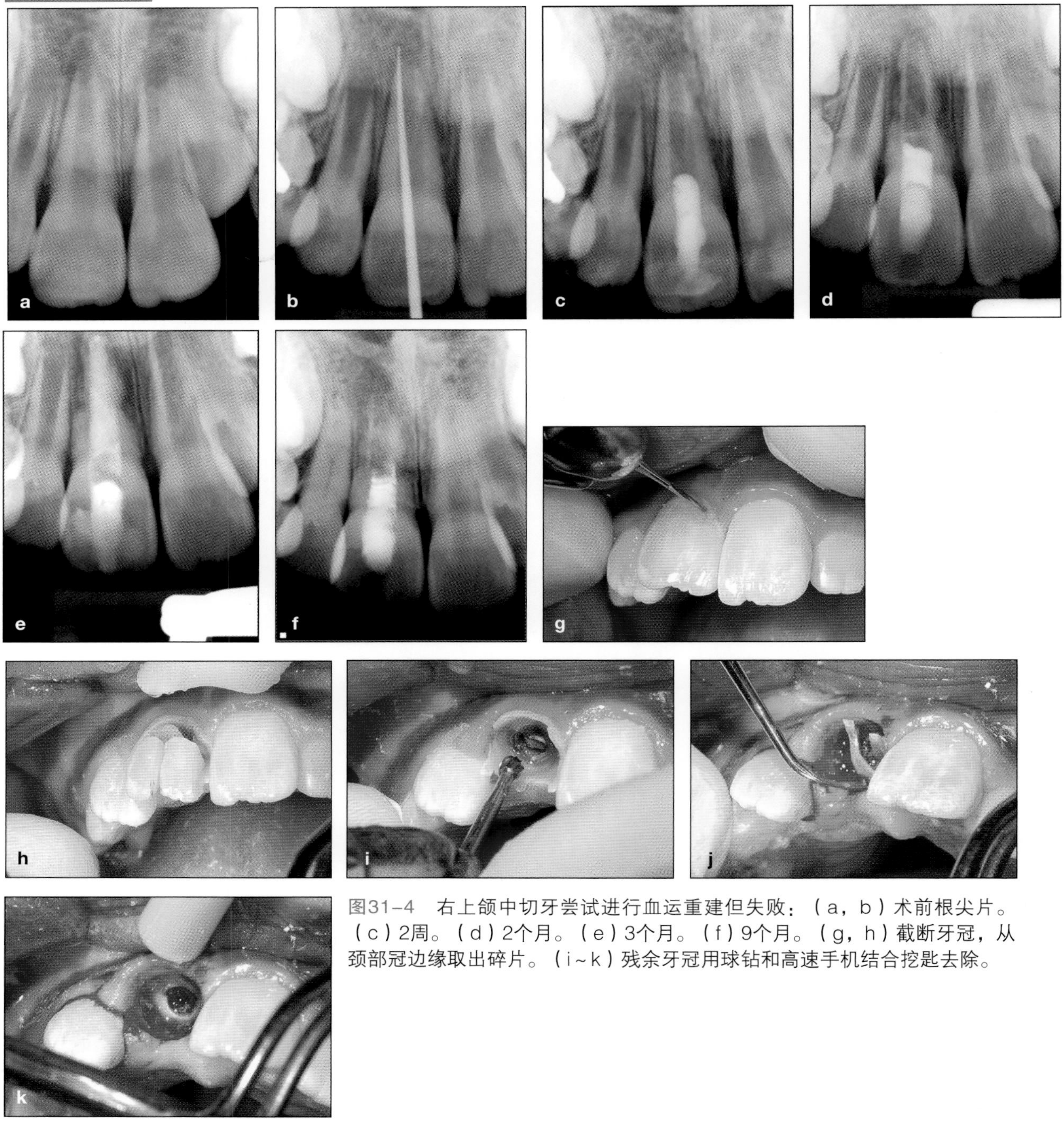

图31-4　右上颌中切牙尝试进行血运重建但失败：（a，b）术前根尖片。（c）2周。（d）2个月。（e）3个月。（f）9个月。（g，h）截断牙冠，从颈部冠边缘取出碎片。（i~k）残余牙冠用球钻和高速手机结合挖匙去除。

病例(续)

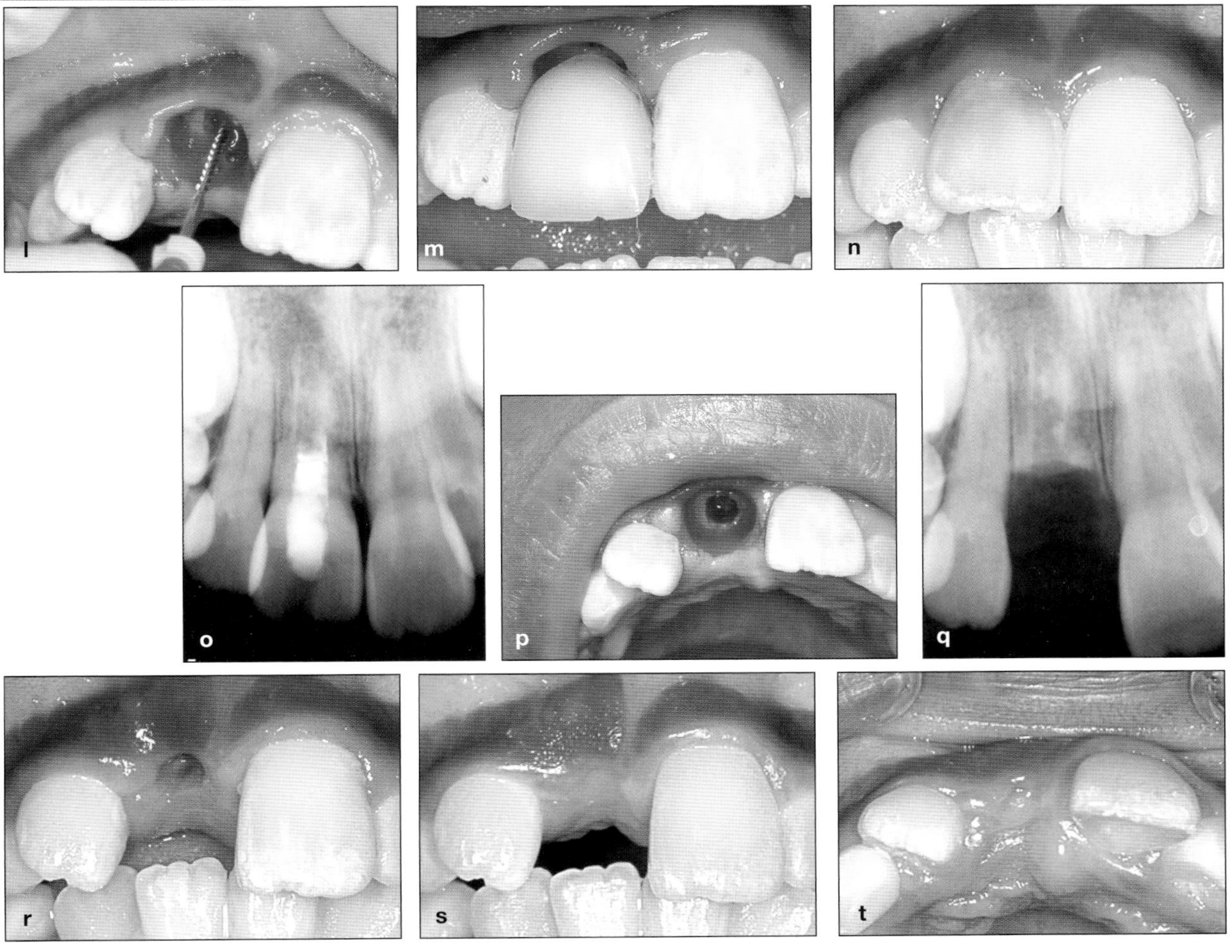

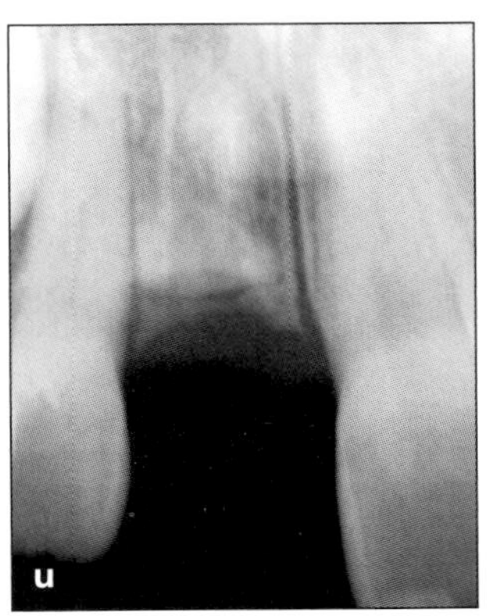

图31-4（续） （l）冠边缘降至牙槽嵴顶下方2mm，去除根管内容物。（m）多数病例可使用可摘临时义齿过渡。（n，o）术前口内像和根尖片。（p，q）术后口内像和根尖片。（r）术后1周。（s~u）5个月的口内像和根尖片，注意牙根吸收情况。

利（图31-4m）。图31-4n～u显示其愈合过程。

总结

不翻瓣去冠术是保留牙槽骨的简单方法，有利于患者发育稳定后对缺失牙的修复。在多数情况下，很少出现术后疼痛和肿胀。如果没有足够的骨量，要获取满意的修复效果非常困难。

推荐阅读

[1]Andersson L, Andreasen JO, Day P, et al. International Association of Dental Traumatology guidelines for the management of traumatic dental injuries: 2. Avulsion of permanent teeth. Dent Traumatol 2012;28:88–96.
[2]Malmgren B. Ridge preservation/decoronation. J Endod 2013; 39(3 suppl):S67–S72.

创伤处理

Trauma Management

第七部分

CHAPTER

32

Mary M. Chien, BDS, MS
Rajiv G. Patel, BDS, DDS

即刻外科牵引术

Immediate Surgical Extrusion

——本章献给导师James H. S. Simon（1934—2013）

牙槽嵴折裂、龈下龋坏、牙根吸收或者牙根上1/3穿孔的牙齿，因修复难度大和生物学宽度破坏常难以保留。冠延长术多用于生物学宽度的重建，但如果边缘线接近牙槽嵴顶，冠延长会破坏患牙或者邻牙的牙周支持组织，此时可以选择正畸牵引术。但由于需要一定时间，大部分患者不愿意接受正畸牵引，最终仍需行冠延长术。临床上遇到这类情况时，还可选择行即刻外科牵引。

即刻外科牵引术可以避免患牙发生水平移位，使其再就位并保持稳定[1-3]。据Andreasen报道[4-5]，与脱位牙相比较，即刻外科牵引术牙根吸收的发生率较低，预后较好。由于在治疗的整个过程中牙根并没有离开牙槽窝，且牙周韧带一直保持在湿润状态，维持活力，从而降低了对牙周膜细胞的潜在损伤[6]。

盒状表32-1 即刻外科牵引术的操作步骤

- ☐ 内部加固牙齿结构
- ☐ 翻瓣后确保视野清晰
- ☐ 减少操作创伤
- ☐ 利用染料行牙根染色以检测牙齿缺陷
- ☐ 距离牙槽嵴约4mm处复位患牙
- ☐ 检查咬合和间隙
- ☐ 影像学评估牵引情况
- ☐ 弹性夹板固定至少2周
- ☐ 4周后复查

即刻外科牵引术的适应证：

- 去除牙根上1/3区的致病因素，包括龈下龋坏、折裂、牙根穿孔及吸收病损。
- 因修复需要的牙齿或者牙根旋转。
- 外伤嵌入性移位的牙根已发育完全的恒牙复位。
- 对生长期年轻患牙而言，可维持与邻牙之间的骨量和美观，利于后期种植。

本章将讲述如何对难以修复的患牙进行可控的外科牵引。

材料

即刻外科牵引术所需的材料如下：

- 牙周膜切割刀。
- 血管钳。
- 亚甲蓝染料。
- 手术缝合线。
- 尼龙牵引线。
- 复合树脂。

考虑因素

即刻外科牵引术注意事项：

- 最终的冠根比至少为1∶1，以确保被牵引的牙根具有足够的长度支持后期修复体。
- 有足够可用的空间来牵引患牙。
- 牙周状况较差、深骨下袋和/或松动牙不适合外科牵引。
- 全身情况较差和/或口腔状况较差的患者不适合外科牵引。
- 由于天然牙根锥度方面的原因，牵引出来的牙根较窄，直径和外形的改变导致邻间隙较宽。牙根出龈形态改变，最终导致修复困难。
- 多根牙和多重弯曲牙根牵引难度大。

临床技术

外科牵引术的步骤如下（盒状表32-1）：

1. 开始进行或者已完成对患牙的根管治疗。
2. 翻开全厚瓣并延伸至近远中各1颗邻牙。
3. 使用牙周膜切割刀环形根向分离牙根和牙周纤维韧带以减小创伤。
4. 使用镊子被动复位牙根，使牙根边缘距牙槽嵴约4mm（2mm为生物学宽度，2mm为牙本质肩领），术中拍片估计牵出位置。
5. 瓣复位和缝合。
6. 咬合检查。
7. 使用弹性结扎丝或者尼龙线将患牙与邻牙固定，用复合树脂粘接4~6周，确保患牙复位正确。

病例 32-1

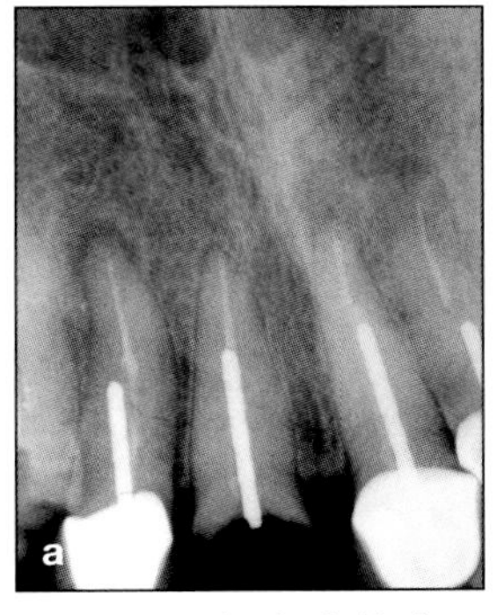

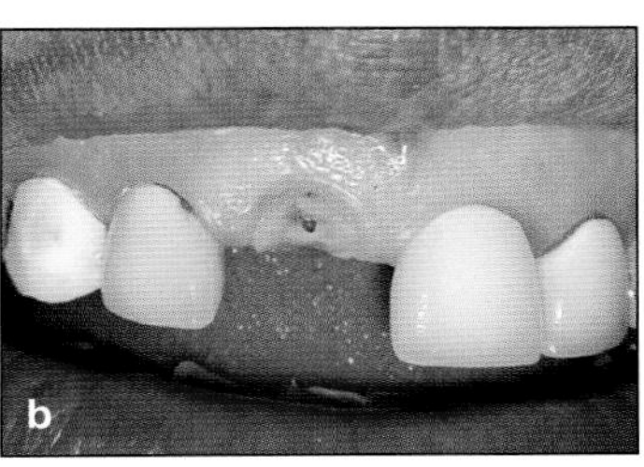

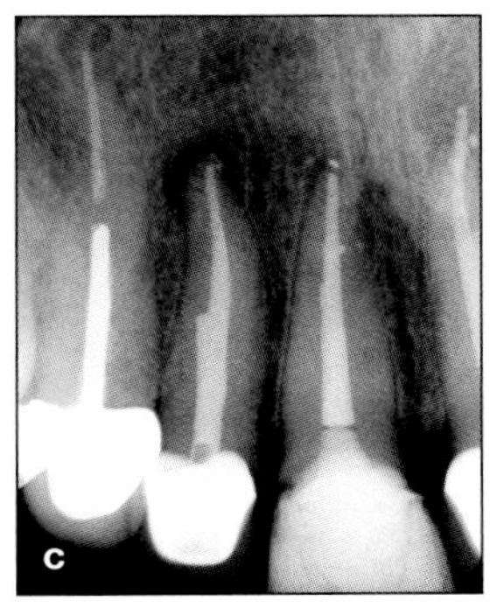

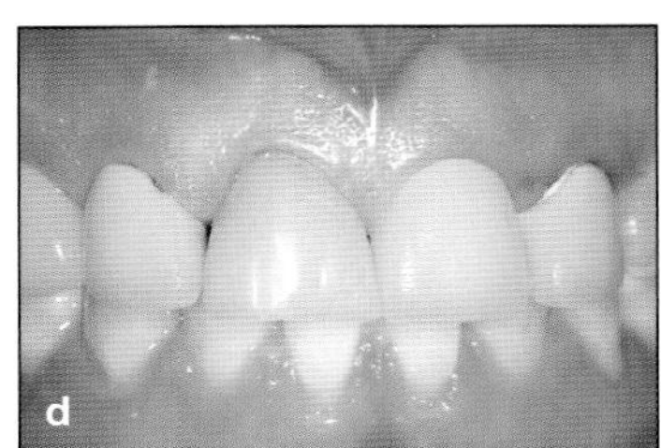

图32-1 （a）术前片显示右上颌中切牙冠折，桩暴露。（b）术前临床检查显示冠折部位齐龈。（c）一次性根管再治疗，直接树脂充填临时修复。（d）即刻外科牵引前的临床照片。

8. 0.12%氯己定含漱，每天2次，建议流食。
9. 术后48~72小时拆线。
10. 4~6周后拆除固定夹板，桩核修复患牙并制作最终修复体。
11. 临床及影像学复查。

这种牵引治疗方法也存在风险和并发症。在手术过程中患牙可能出现折裂。可在牙根的冠方用复合树脂进行临时性加强，减少折裂风险。而过度使用牙周膜切割刀或者镊子易损伤骨皮质，造成边缘性骨吸收。手术创伤导致皮质骨过薄也容易出现边缘性骨吸收。充分评估骨支持情况及生物性能，在照明良好的情况下，配合使用放大系统，确保在直视下使用牙周膜切割刀，可将边缘性骨吸收的风险降至最低。

临床病例

病例32-1

42岁女性患者，因右上颌中切牙折断就诊（图32-1a、b）。临床检查发现该患者的所有上颌切牙均有轻微的压痛，但无叩痛。影像学检查见切牙的根尖区有一小透射影，患牙均已行根管治疗且行桩冠修复。右上颌中切牙于龈缘处折断，且桩暴露于口腔环境中。为患者提供以下几种治疗方案，包括：①拔除患牙进行种植修复、固定桥修复或者局部可摘义齿修复；②根管再治疗并行冠延长术，之后行铸造桩和冠修复；③根管再治疗后进行即刻外科牵引术。患者选择方案③。

右上颌中切牙根管再治疗术一次完成，冠部用复合粘接材料临时恢复类似天然牙的外形（图32-1c、d）。行龈沟切口，并于唇侧翻瓣（图32-1e）。暴露牙根表面和牙槽骨，用亚甲蓝对牙根表面进行染色，1分钟后立刻用生理盐水冲洗，以显示牙根表面的缺陷。本病例中未发现明显异常。将牙周膜切割刀置于牙周韧带间隙中，以稳定的根向压力环绕牙根缓慢剥离直到牙根完全松动。使用血管钳将牙根轻轻牵引至需要的位置（图32-1f），并利用影像学检查确定已到达理想的长度。牵引的牙根利用弹性夹板固定，并将瓣复位缝合（图32-1g、h）。患者于2.5周后复诊拆除夹板（图32-1i）。

术后4个月复诊，所有的上颌切牙均已行铸造桩核冠修复，行根管再治疗的前牙无症状，右上

病例 32-1（续）

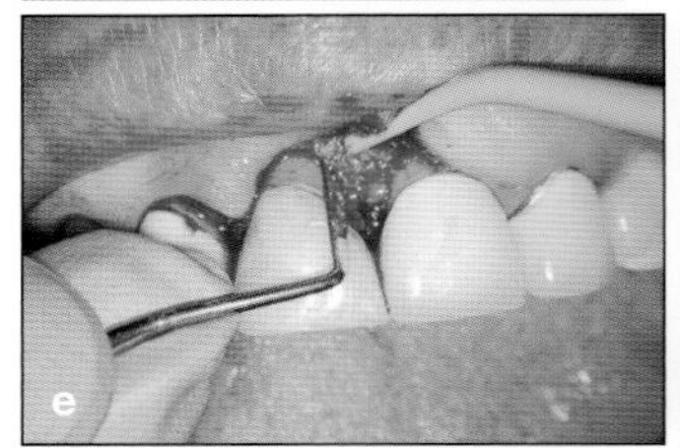
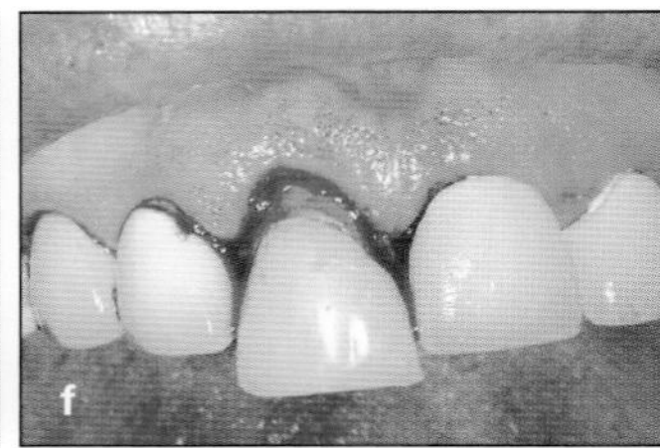
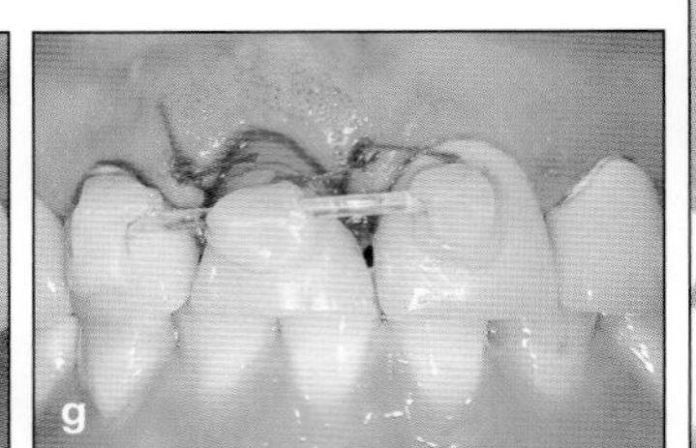
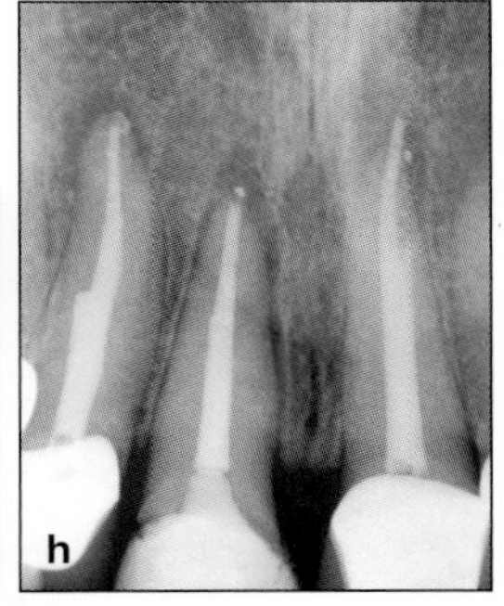
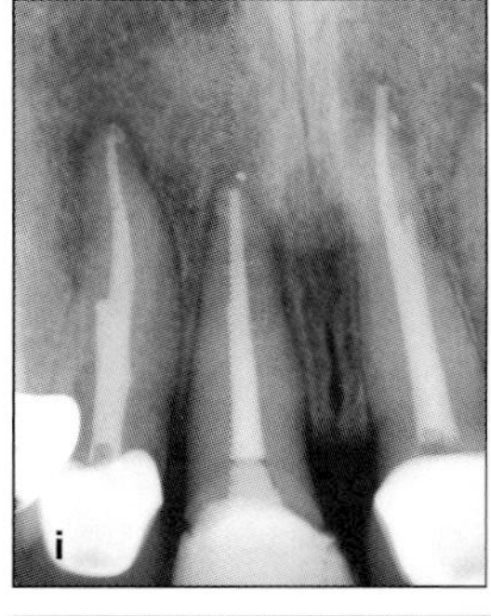
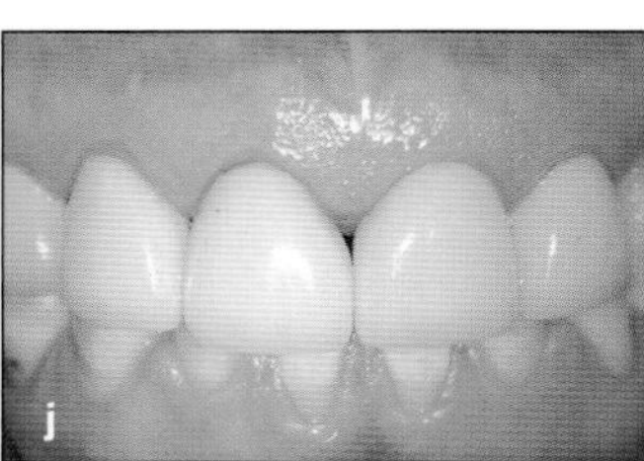
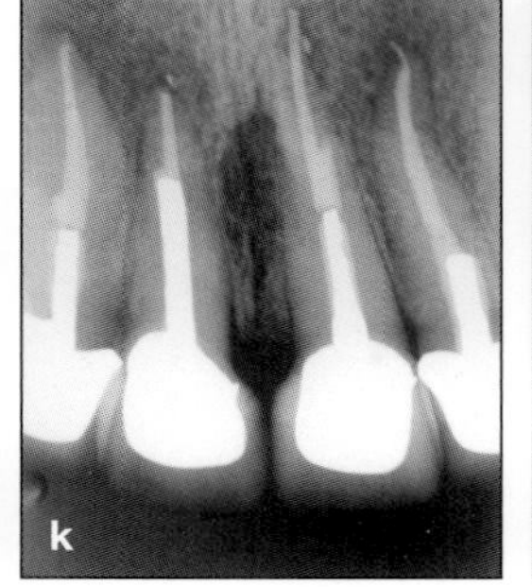
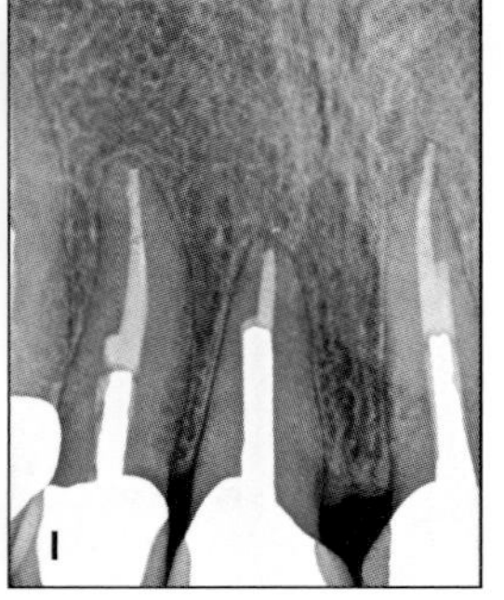
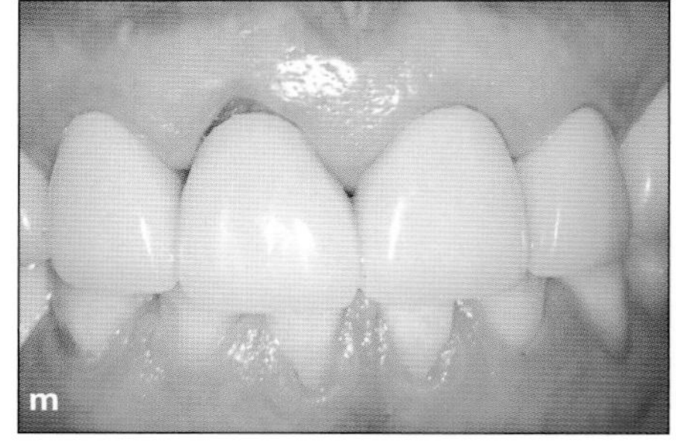

图32-1（续） （e）翻瓣，将牙周膜切割刀放置在牙齿与牙槽骨之间，使用稳定的力量向根方环形切割，直至牙齿被分离。（f）将患牙牵引脱位至所需位置。（g）夹板固定患牙，瓣复位、缝合，并调整咬合。（h）牵引后即刻影像学检查。注意牙槽窝与牙根间的间隙。（i）2.5周后拆除夹板并行影像学检查。（j）4个月临床检查。（k）4个月影像学检查。（l）术后7年影像学检查。（m）术后7年复查时临床检查。

颌中切牙原透射影区出现正常的骨质再生结构。临床和影像学检查显示上颌前牙牙龈外形良好（图32-1j、k）。

在本文截稿时，该病例已近7年。影像学检查显示牙周膜宽度、硬骨板结构正常，且没有牙根外吸收和骨粘连的迹象（图32-1l）。临床检查显示前牙区冠修复体完整，牵引患牙的颊侧有轻微的牙龈退缩（图32-1m）。

病例32-2

62岁女性患者，因左上颌侧切牙重度龋坏就诊（图32-2a～c）。与患者讨论治疗方案，患者表示想尽可能保留患牙。尝试行正畸牵引术，但由于缺乏足够空间（图32-2d～f）而放弃该方案。之后选择即刻外科牵引术（图32-2g～j）。术后3周拆除固定夹板，并于术后4个月（图32-2k）和术后1年（图32-2l～n）复查。

病例 32-2

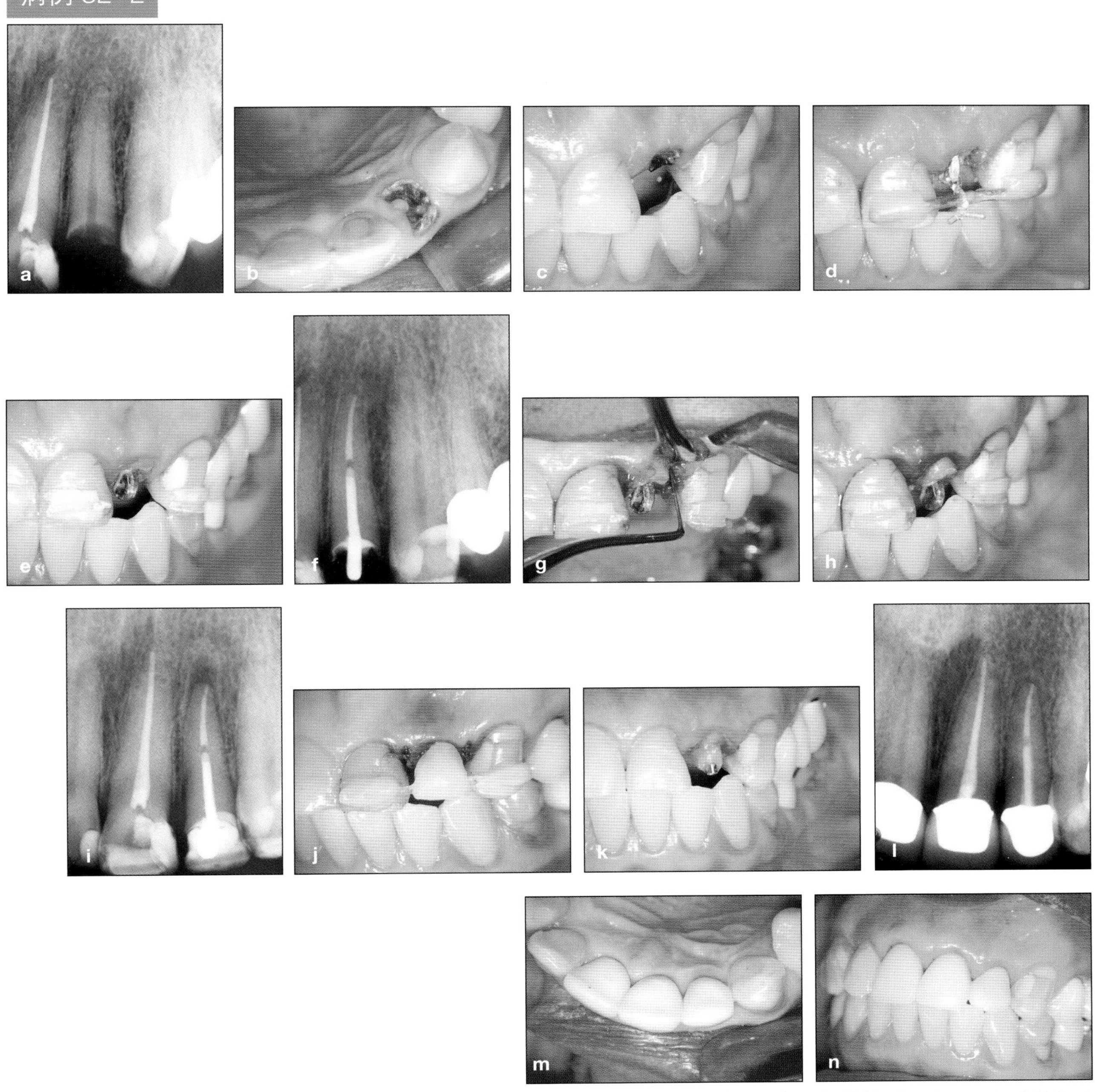

图32-2 （a）术前片显示左上颌侧切牙因龋坏致牙体缺损，以及患牙与牙槽嵴顶、邻牙间的关系。（b，c）术前临床检查显示牙体缺损。（d）尝试正畸牵引。（e）因为没有足够的空间放置正畸牵引器，所以放弃。（f）完成根管治疗、放置根管桩后的影像学检查。（g）翻瓣并放置牙周膜切割刀。（h）患牙脱位至所需位置，检查咬合间隙。（i）牵引后即刻影像学检查显示牵引的程度。（j）瓣的复位和缝合。暂时性树脂美学修复，弹性夹板固定3周。（k）4个月后粘冠前的临床检查。（l）术后1年影像学显示牙周膜间隙轻微增宽。（m，n）术后1年临床检查显示永久冠边缘的牙龈健康，形态正常。

总结

当患牙的修复比较困难或者生物学宽度遭受破坏时，即刻外科牵引术可作为冠延长术和正畸牵引术之外的替代方案。

参考文献

[1] Caliskan MK, Türkün M, Gomel M. Surgical extrusion of crown-root-fractured teeth: A clinical review. Int Endod J 1999;32:146–151.
[2] Kahnberg KE. Surgical extrusion of root-fractured teeth—A follow-up study of two surgical methods. Endod Dent Traumatol 1988;4:85–89.
[3] Kahnberg KE. Intra-alveolar transplantation. I. A 10-year follow-up of a method for surgical extrusion of root fractured teeth. Swed Dent J 1996;20:165–172.
[4] Andreasen JO. Luxation of permanent teeth due to trauma. A clinical and radiographic follow-up study of 189 injured teeth. Scand J Dent Res 1970;78:273–286.
[5] Andreasen JO. Traumatic Injuries of the Teeth. Copenhagen: Munksgaard, 1981:151–195.
[6] Söder PO, Otteskog P, Andreasen JO, Modéer T. Effect of drying on viability of periodontal membrane. Scand J Dent Res 1977;85:164–168.

CHAPTER

33

Venkat Canakapalli, MDS
Mithuna Vasudevan, MDS

正畸牵引术

Orthodontic Extrusion

复杂冠折、穿孔、牙根吸收或者颈部龋坏会带来牙齿结构、美学和牙周方面的问题。从修复学角度来说，这些因素会造成操作时隔离困难，不利于修复。正畸牵引术或者助萌术可将牙齿从牙周组织中牵拉出来，便于修复治疗。与传统的冠延长手术相比，这种方法相对保守，因为不会牺牲邻牙的骨组织，也不会损害周围的骨组织，并可维持牙龈美学和冠根比。

正畸牵引术运用轻微拉力使牙齿以1毫米/周的速率移动，避免牙周膜损伤和牙根吸收。因此，大部分的治疗可以在4～6周内完成。患牙到达正确的位置后，保持此位置所需的时间应与牵引时间一样长（也是4～6周）。大部分病例在正畸移动完成后还需要进行轻微的冠延长。

本章将讨论正畸牵引术并附病例报告一例，同时也讲述了正畸牵引术的基本原则和临床注意事项。

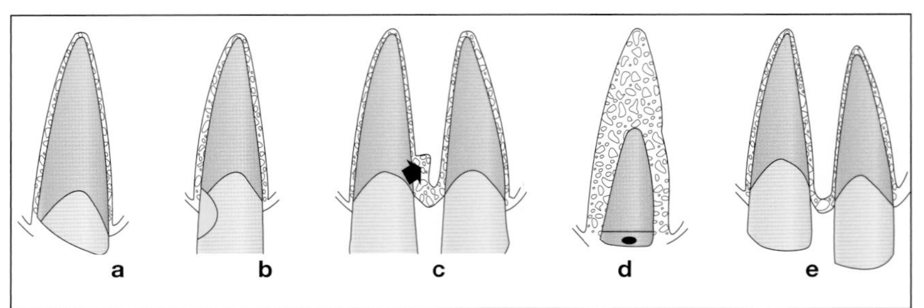

图33-1 正畸牵引术的适应证：（a）折裂至龈下或者牙槽嵴下；（b）生物学宽度破坏；（c）局部角形骨缺损；（d）种植前或者微创拔牙；（e）嵌入性外伤牙。

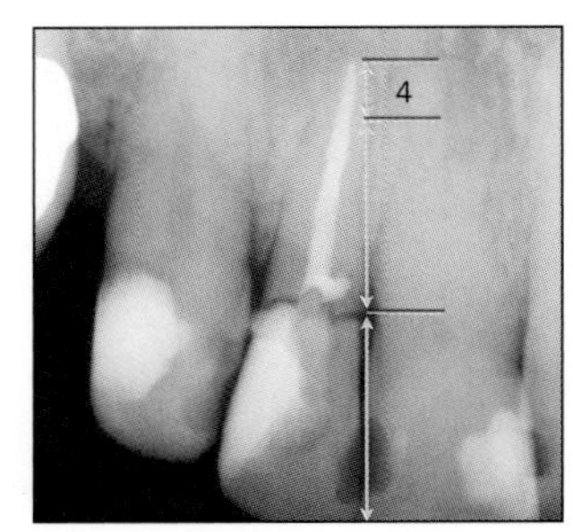

图33-2 为确保冠根比足够，应确定牵引量（本病例需牵引4mm），从根尖减去牵引量，并比较最终的冠根比。冠根比至少应为1∶1。

正畸牵引术的适应证

正畸牵引术的适应证如下所示（图33-1）：

- 因龋坏或者斜折、横折导致缺损达龈下或者牙槽嵴下。
- 因钉、桩或者牙髓治疗导致的穿孔。
- 龈下牙根吸收。
- 生物学宽度破坏。
- 减少骨缺损，消除孤立的牙周袋。
- 种植前的牵引以维持或者重建牙槽嵴形态。
- 存在拔牙禁忌证时（如患者接受化疗、放疗或者静脉注射双膦酸盐），可以选择正畸牵引术来避免拔牙。
- 嵌入性外伤牙的治疗。

正畸牵引术的禁忌证

- 骨粘连或者牙骨质增生（患牙负荷过重会影响牵引）。
- 牙根纵裂。
- 牙根附近外展隙过大。
- 牙根较短，不足以支持修复体（冠根比低于1∶1）。
- 垂直间隙不足。
- 根分叉暴露。

考虑因素

牙根长度

治疗结束后的冠根比应至少为1∶1。如果存在疑问时，应在牵引之前进行计算：

1. 确定需牵引量。牵引完成后，在牙槽嵴顶上方应有足够的牙体组织来满足2mm的生物学宽度，包括1mm龈沟深度和1.5mm牙本质肩领的深度。
2. 根据牵引量在X线片上标记新的根尖位置。测量该位置至牙槽嵴顶的距离以及牙槽嵴顶至切缘的距离，确保冠根比例至少为1∶1（图33-2）。
3. 为了便于计算，应掌握以下数据：生物学宽度和龈沟深度需要3mm；冠边缘应距离牙槽嵴顶至少2.5mm；牙本质肩领至少需要1.5mm。图33-2中所示患牙需要4mm的牵引量。

图33-3 由于牙根锥度较小，即使是4mm的牵引量，患牙宽度减少也不足1mm。

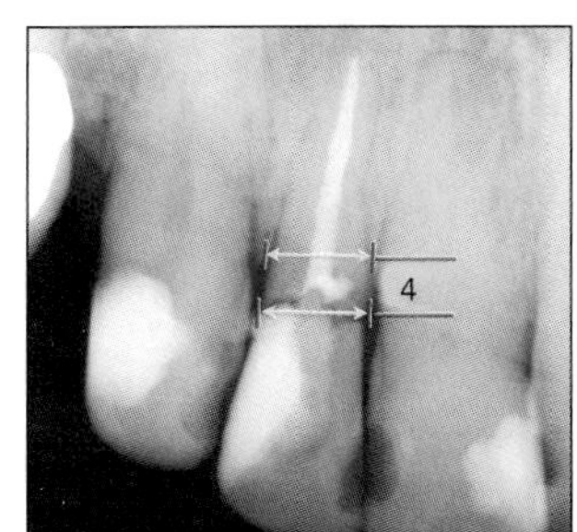

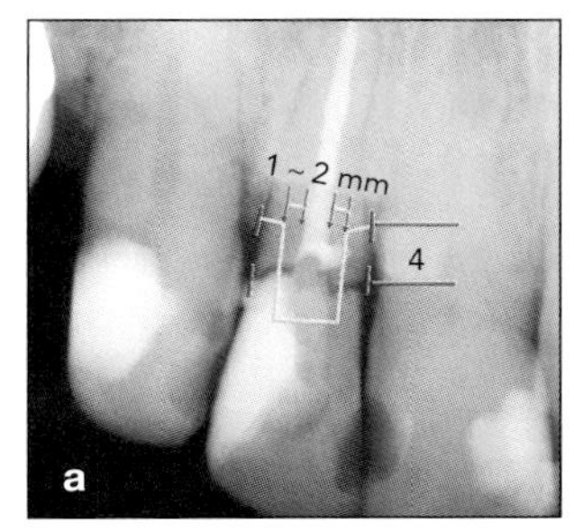

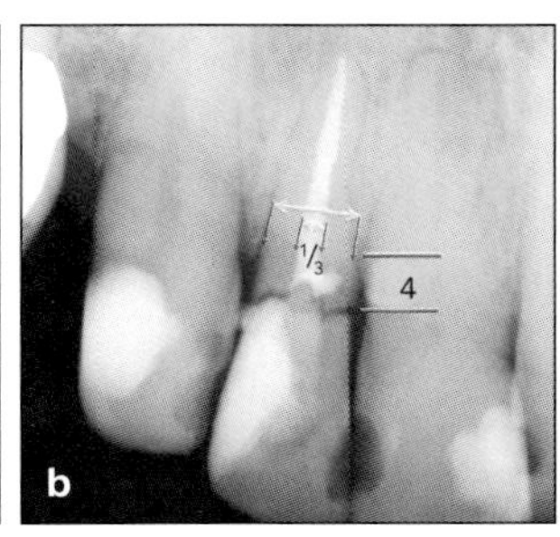

图33-4 牙根内部形态。（a）牙冠预备后，颈部牙本质应有足够的厚度。（b）根管宽度不超过牙根宽度的1/3。

牙根外形

牙根表面形状

大部分牙根为锥形，应将牵引前后牙根颈部的宽度进行比较。如果牙根锥度很大，牙根出龈时宽度很窄，美学方面可能存在问题。理想的状态是治疗前后的宽度差距≤1mm。2mm为分界线，大于等于3mm则会导致牙龈“黑三角”或者其他美学问题（图33-3）。

牙根内部形态

应仔细评估牙根出龈时颈部牙本质壁的厚度，尤其做过根管治疗的患牙。牙冠预备后的牙本质具备足够的厚度和强度，牙本质厚度至少应保留1~2mm。此外，颈部的根管宽度应不超过牙根宽度的1/3（图33-4）。

微笑线

对于高笑线患者来说，保留美学区域内的天然牙需要牵引的量更多（如正畸牵引术）。在多数情况下，单颗天然牙的美学效果比局部义齿或者种植体要好，缺2颗牙时更是如此。

患者因素

需重点考虑患者的治疗目标以及这些目标是否现实，患者的年龄、病史、经济情况、牙科治疗史、牙周情况和口腔卫生状况。

牙髓及修复治疗的预后

预后相关问题主要有以下几点：

- 牙髓治疗的难度和预后。
- 修复治疗的难度和远期效果。
- 如果牙体缺损严重，修复医生是否能修复患牙并获得良好的美学效果?
- 治疗失败是否会影响到将来修复方案的选择?

临床技术

1. 将正畸托槽粘接至待牵引牙任意一侧的1~2颗邻牙上。
2. 在待牵引牙的唇面粘接正畸扣。正畸扣的位置：牵引结束时，唇侧扣应与托槽上弓丝位于同一水平。
3. 在托槽上放置刚性弓丝。刚性矩形弓丝也可以直接粘接在邻牙上，不需要托槽。
4. 用橡皮链缠绕弓丝，两端固定在正畸扣上。橡皮链用于牵引患牙，刚性弓丝用于维持间隙并避免邻牙被牵引（也可以选择悬臂弹簧。弹性弓丝因可移动所有的牙

病例

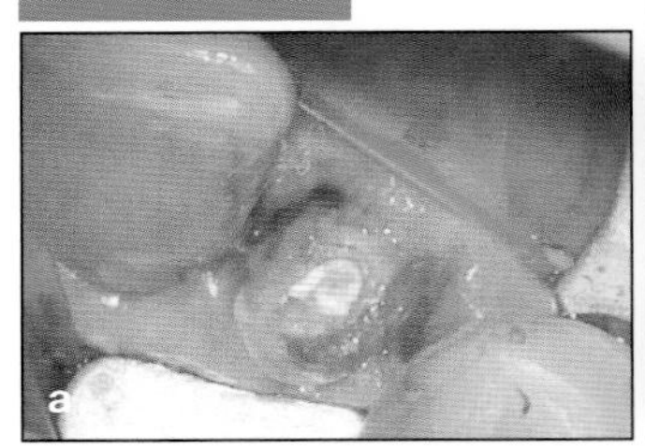
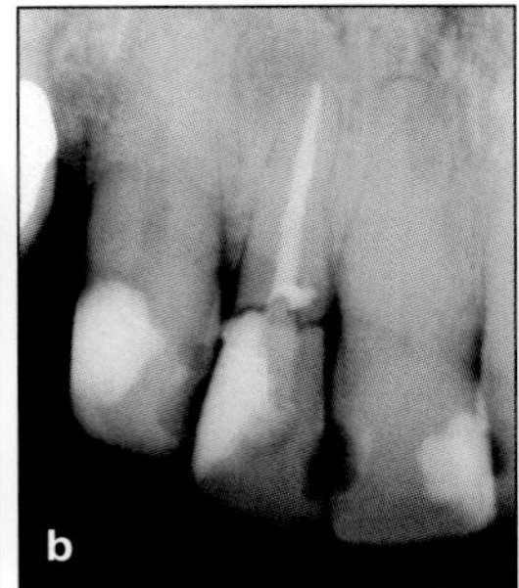
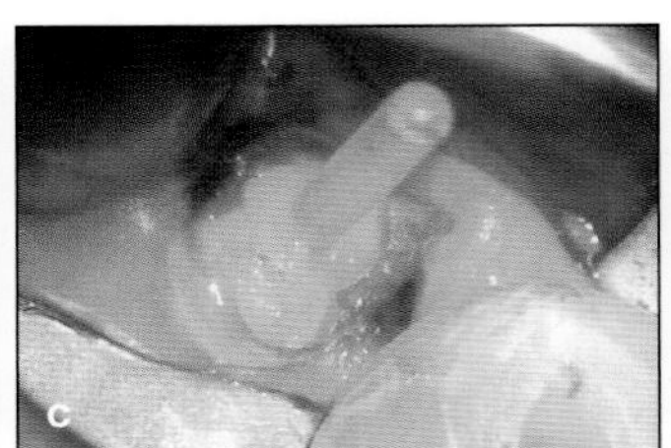
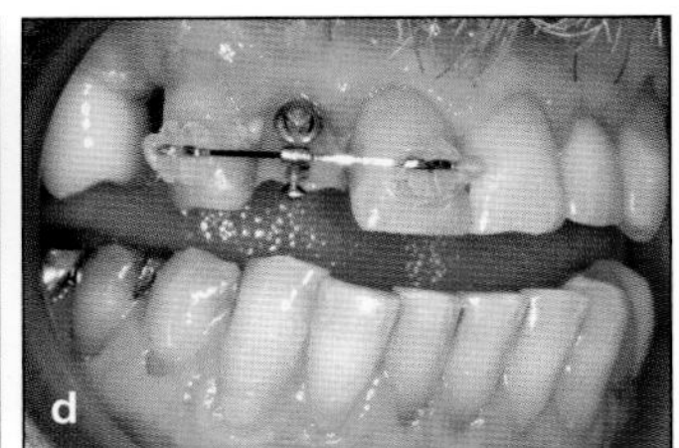
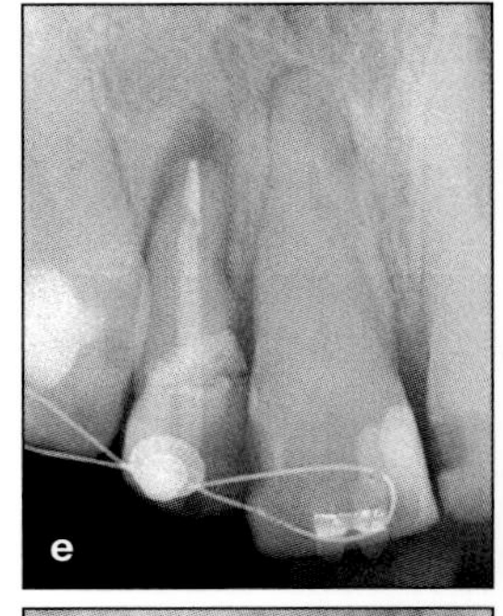
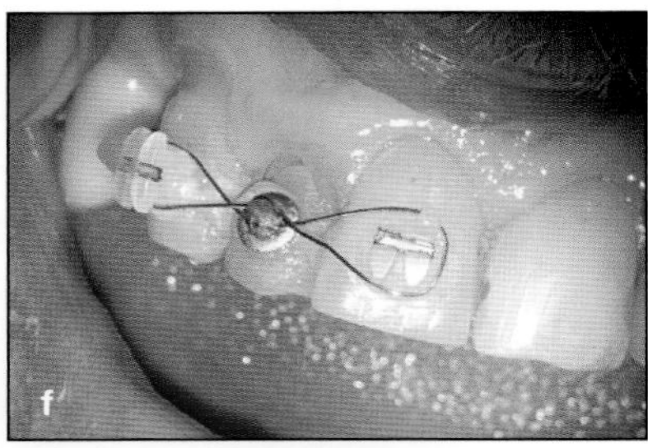
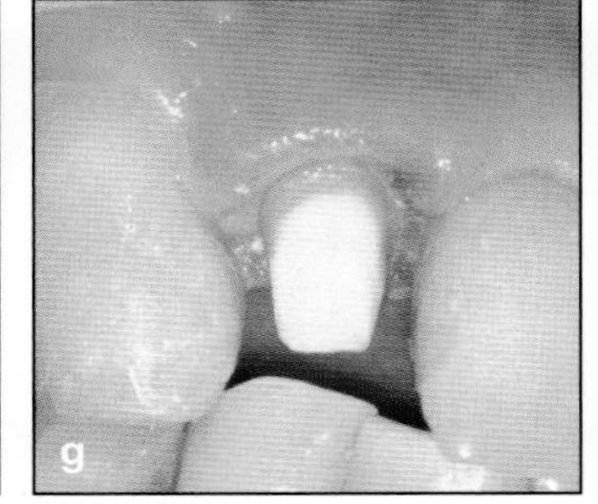
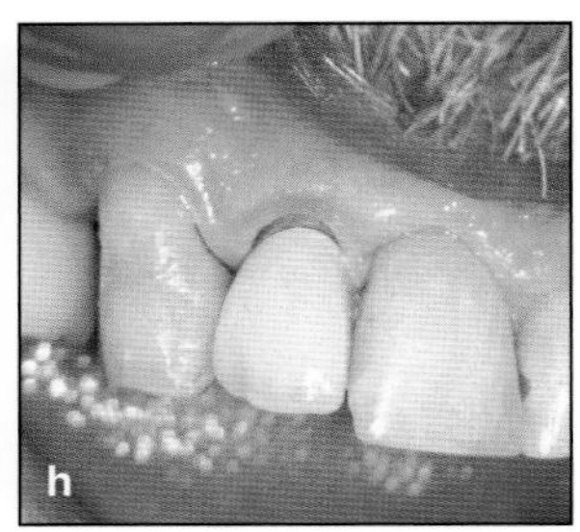
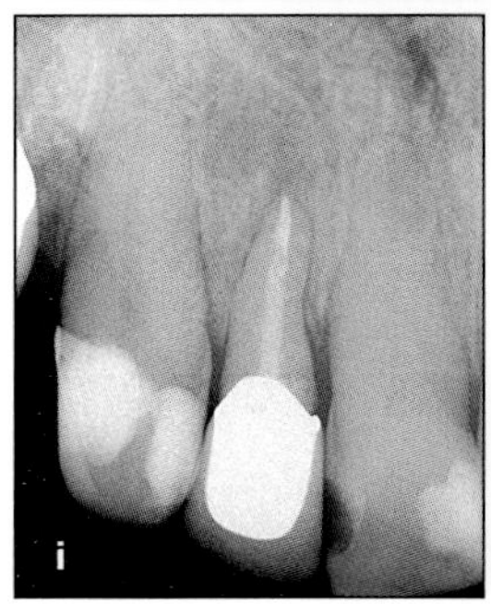
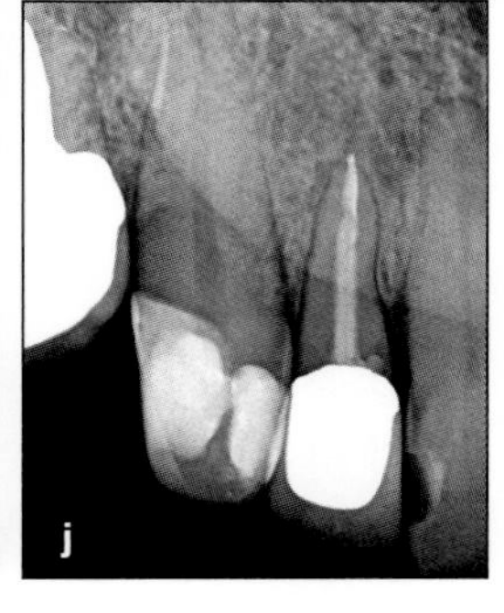

图33-5 （a）右上颌侧切牙因外伤折裂。去除冠部折裂片后见边缘位于龈下。（b）术前影像学检查。（c）桩道预备后粘固根管纤维桩。（d）复合树脂修复患牙冠部。将透明正畸托槽粘于中切牙和尖牙上，并于侧切牙桩核上粘固正畸扣。把刚性弓丝放在托槽内。用橡皮链缠绕弓丝并将两端固定在正畸扣上。（e）影像学确定牵引长度。（f）结扎丝刚性固定患牙。（g）牙龈切除术重建合适的牙龈外形，暴露足够的牙本质肩领结构。在大多数病例中，还需要进行冠延长术。（h）全瓷冠粘接后。（i）术后影像学检查。（j）术后3年复查。

齿，造成邻牙向患牙倾斜，通常不推荐使用）。

5. 每1～2周复查，并降低切端或者殆面以预留牵引空间。
6. 患牙到达合适的位置后，将唇侧扣刚性固定于弓丝上4～6周，完成牙周组织重建。
7. 正畸牵引后通常需要行牙龈切除术或者冠延长术，以获得较好的牙龈外形。

牙根正畸牵引术的注意事项

- 行正畸牵引术之前最好先完成根管治疗以及修复的初步治疗。有时需要根管再治疗。
- 若唇侧釉质出现折裂，尽可能保留折裂片，因为釉质比修复材料更容易粘接。
- 牵引术后（取决于牙槽嵴顶到接触点的距离或者牙齿形态）在牙齿的近中面或者远中面可能出现楔状隙（即“黑三角”）。若出现“黑三角”，通过改形牙齿的近中面可以改善接触点和楔状隙。可将患牙轻微推向中线，在远中面留出较大的空间以供修复。

病例报告

62岁男性患者，因右上颌侧切牙外伤折断就诊。临床检查发现折断处位于龈缘（图33-5a）。影像学检查发现患牙已行牙髓治疗，根尖未见病变（图33-5b）。与患者沟通后，提供治疗方案如下：①拔除后进行种植修复或者局部义齿修复；②冠延长术后进行桩冠修复；③正畸牵引后进行桩冠修复。患者选择方案③。

术前评估患牙的牙根长度及牙根内、外表面形态，认为适合采用正畸牵引术治疗。术前评估邻牙牙周组织的支抗力。桩道预备后进行纤维桩粘接（图33-5c）。制作桩核用于粘接正畸托槽（图33-5d）。正畸牵引力由邻牙支抗提供。每周评估一次，4周后牵引到位，影像学检查确认（图33-5e）。

结扎丝固定患牙6周。在拆除固定之前检查确定牙齿的稳定性和影像学愈合情况（图33-5f）。托槽拆除后行牙龈切除术，牙体预备（图33-5g）。图33-5h示全瓷冠修复体，图33-5i可见根尖周骨质愈合情况。3年后影像学复查显示骨组织结构（图33-5j）。患牙无临床症状且功能良好。患牙最初的预后评估较差，但最终的治疗效果却很好，患者对此十分满意。

总结

如果想要保留患牙，可以尝试正畸牵引术。如果操作正确，可提高患牙的可修复性，在临床上比较实用。

推荐阅读

[1]Bach N, Baylard JF, Voyer R. Orthodontic extrusion: Periodontal considerations and applications. J Can Dent Assoc 2004;70: 775–780.
[2]Proffit WR, Fields HW, Sarver DM. Contemporary Orthodontics, ed 4. St Louis: Mosby, 2006.

致谢

本章是Vincent G. Kokich医生根据美国正畸协会推荐的系列讲座所编写。

CHAPTER

34

牙根横折的临床处理

Clinical Management of Horizontal Fractures

Richard Schwartz, DDS
Marga Ree, DDS, MSC

牙根横折是口腔外伤中相当普遍的一种现象。如果折裂由冠方斜向牙槽嵴，则预后较差，而且可供选择的治疗方案较少。少数患牙牙根较长，可去除冠方残片，再进行牵引助萌。而如果折裂线位于根中1/3或者根尖1/3，则预后一般较好。

牙根横折好发于前牙（图 34–1），也可发生于其他牙位，有时也可只发生于多根牙的单个牙根上 （图34–2）。这些根折通常无移位、无症状，数年后才能在X线片上显示出来。

无移位根折需要拍摄多张垂直角度的根尖片才能发现。锥形束CT（CBCT）对牙根横折的诊断很有帮助（图34–3），查看内容包括是否有移位、折裂线的角度以及相关的牙槽骨骨折情况。

即使折裂片出现移位，仍有大约75%的冠髓拥有活力（图34–4），而根髓的活力可接近100%。在许多病例中，折裂的一端或者两端牙体组织会发生根管钙化（PCO）。数年过后，根尖区牙根有时会与冠方牙根逐步分离（图34–5）。

发生横折的牙齿即使未经治疗也可保留多年（图34–6和图34–7）。

如果没有临床症状、体征或者影像学上的改变时，牙根横折的处理策略为定期复查、影像学检查和牙髓测试。如果冠部松动，应用夹板将患牙和邻牙固定4～6周。如果折裂靠近颈部，固定可延长至4个月。

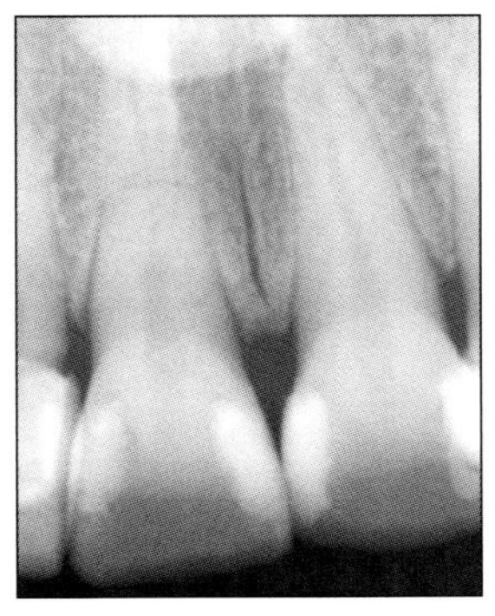

图34-1　牙根横折通常可见于前牙，如图中的右上颌中切牙（Courtesy of Dr Michael Pascal，Washington，DC）。

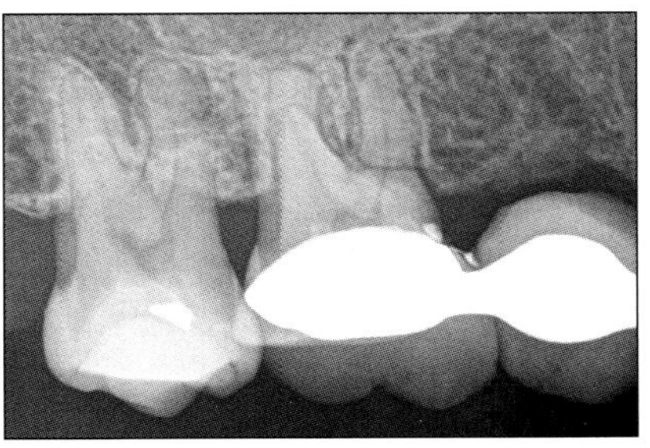

图34-2　右上颌第一磨牙的近颊根横折。牙根横折偶发于前磨牙和磨牙。

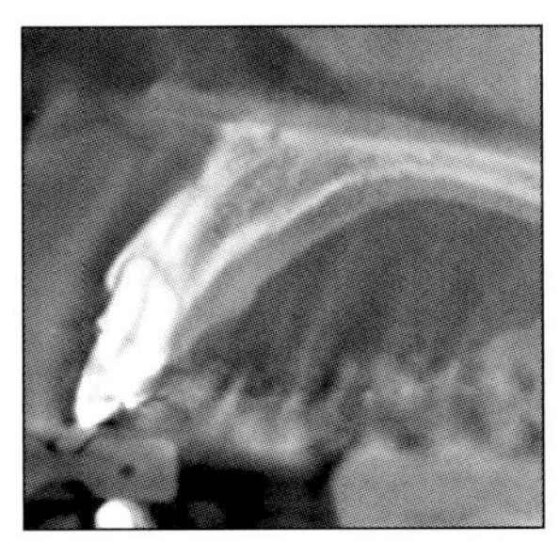

图34-3　CBCT图像对于诊断牙根横折很有帮助，尤其是邻面观（矢状位）。这张CBCT图像和图34-1是同一颗患牙，注意图中典型的斜形折裂线（Courtesy of Dr Michael Pascal，Washington，DC）。

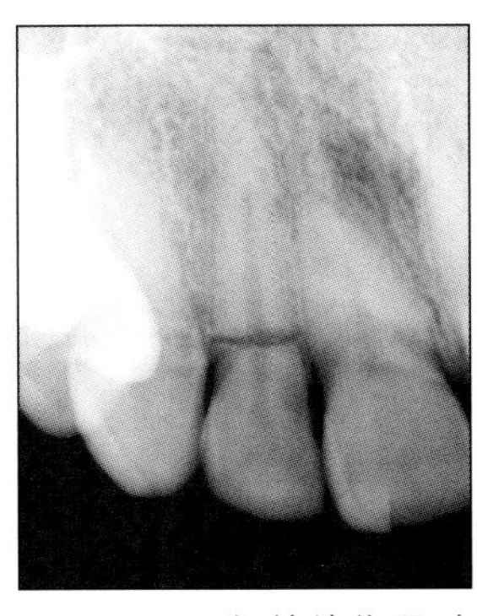

图34-4　5年前外伤导致的牙根横折。尽管折裂部位不好，两段明显分离，但是患牙对冷诊反应正常。该牙虽然有轻微松动，但没有临床症状且功能正常。

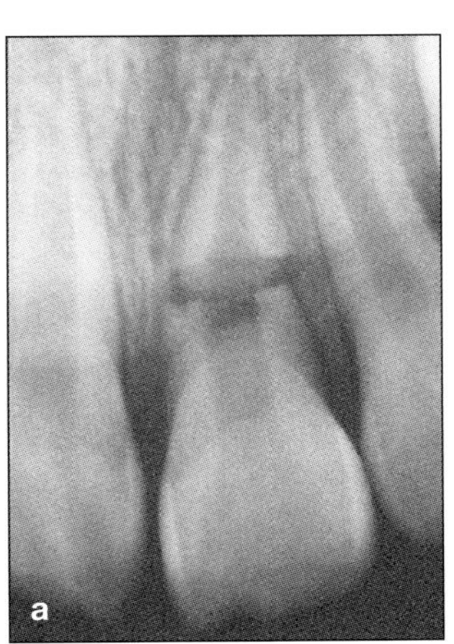

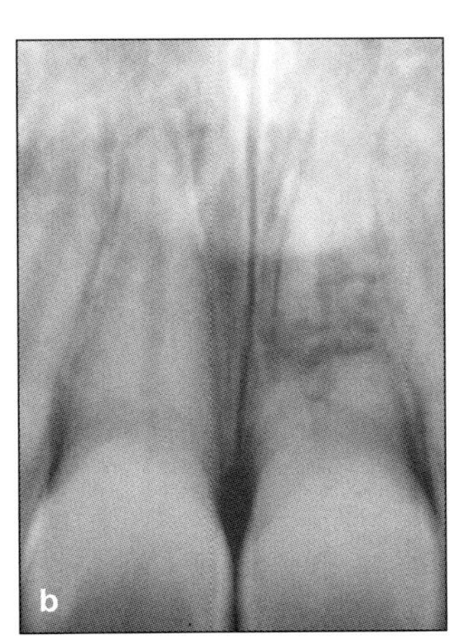

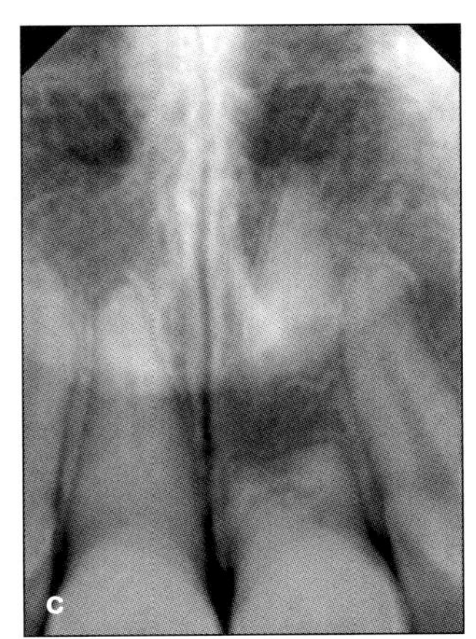

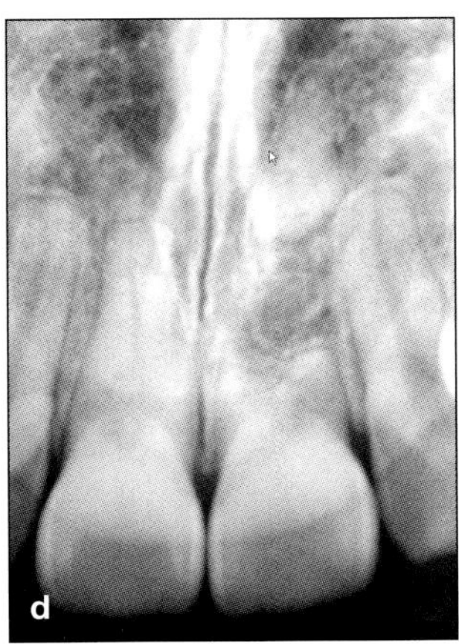

图34-5　（a）外伤致左上颌中切牙牙根横折。除了定期复查，没有进行治疗。图片显示了1年（b）、4年（c）、10年（d）复查根尖片。当牙根上段和下段部分分离后，两段根管均发生了钙化和吸收。

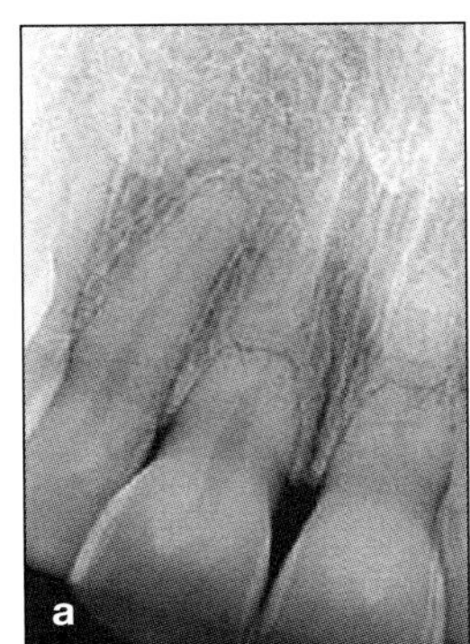

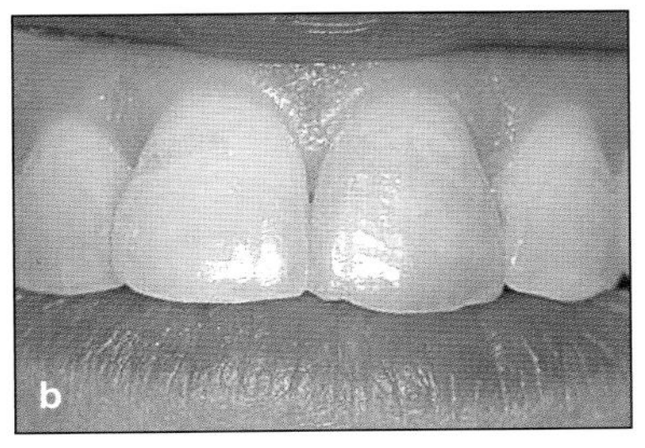

图34-6　（a，b）图片显示25年前因外伤导致的中切牙牙根横折。该牙仅有轻微的松动，但功能正常且无临床症状（Courtesy of Dr Ahmad Tehrani，Plano，Texas）。

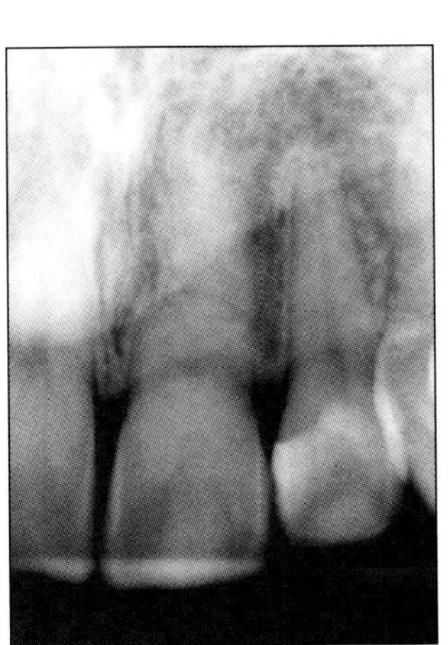

图34-7　单车车祸15年后复查根尖片。

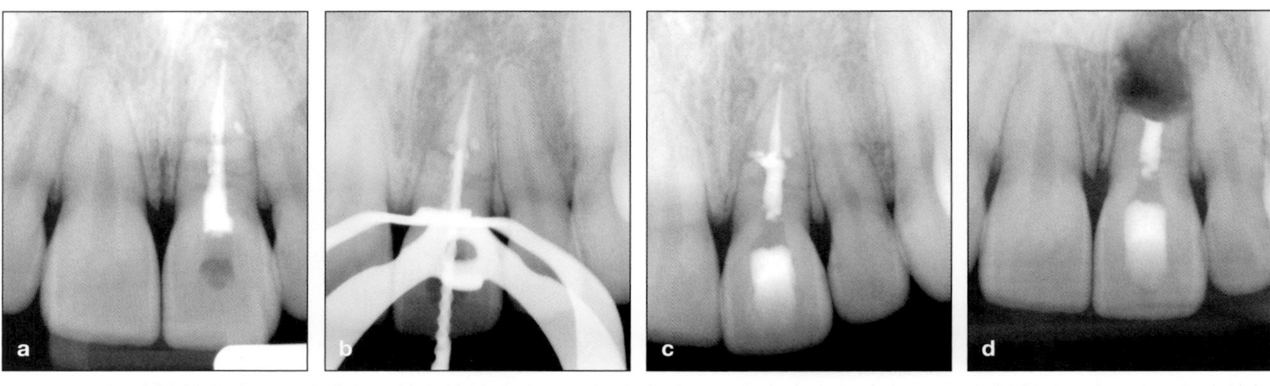

图34-8 超过折断线并用牙胶进行根管充填的治疗几乎都会失败。患者有疼痛和肿胀。（a）折断的两段牙根2个月前都进行了根管治疗。（b）取出牙根上段牙胶。（c，d）牙根上段用MTA进行充填，牙根下段拔除。

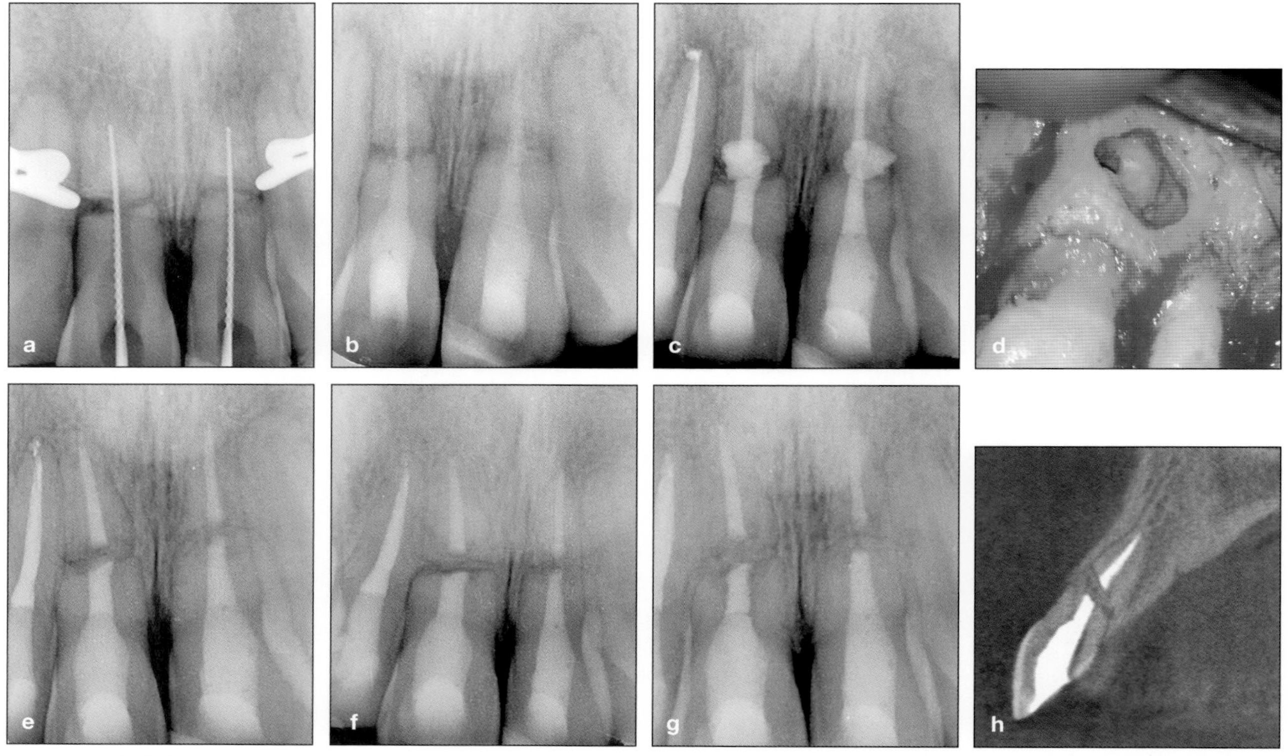

图34-9 当需要根管治疗时，建议只治疗牙根上段。在此病例中，转介医生对两段牙根都进行了治疗。（a）两段均进行预备。（b）封氢氧化钙糊剂数周。（c）两段均用MTA充填。（d，e）翻瓣后将折断处多余的MTA清理干净。（f）2年后复查根尖片。（g，h）7.5年后复查根尖片和矢状位CBCT图像。

对于需要治疗的患牙，根管治疗只处理至折断线。笔者通常会使用MTA和生物陶瓷类材料（Brasseler）进行处理，一般无须取出根尖段。如果折断线下方的根管进行治疗并用牙胶进行封闭，失败率几乎为100%（图34-8）。如果两段根管都已治疗并且医生不想拔除根尖段，可以用MTA充填两段根管，然后手术暴露术区、清理折裂区域（图34-9）。

牙根横折的临床技术

笔者对牙根横折的临床操作步骤如下：

1. 确定牙齿松动度以及牙冠是否有移位。确保牙齿没有咬合创伤和殆干扰。如果牙齿松动度大于Ⅰ度，可行夹板固定。
2. 从多个垂直角度偏移投照拍摄根尖片，如有必要可拍CBCT。
3. 确定折裂牙齿以及外伤所累及的其他患牙对冷诊的反应。
4. 如有必要，将牙冠复位并固定到邻牙上。在大部分病例中，笔者采用坚硬的方丝或者钛板来固定（Medartis AG）。有时候需要对牙冠进行根向和侧向复位。如有多颗松动牙，除了夹板外，还需将牙齿的邻面粘接在一起。
5. 再次确认损伤牙没有咬合创伤。
6. 1个月后复查。拍摄根尖片，重复牙髓测试。观察是否有牙槽骨破坏和炎症吸收的迹象。将夹板与患牙松开，检查牙齿松动度。如果牙齿松动度小于Ⅰ度或者无松动，可完全去除夹板。
7. 2个月后复查，如有必要则重复步骤6。在大部分病例中，如果牙齿位置正常，牙周夹板即可拆除。
8. 6个月后复查，拍摄根尖片，牙髓测试。
9. 告知患者和/或其父母，如果出现以下任一症状：疼痛、肿胀、牙齿变色或者出现窦道，可随时就诊。
10. 根据临床症状或者根尖片，如果需要牙髓治疗，可进行后续操作。
11. 必要时可重新复位并用夹板固定（图34–10a）。
12. 确保仅去除折裂线冠方的牙髓，不要损伤根方的牙髓。
13. 确认工作长度会遇到困难（图34–10b），电子根尖定位仪可能无法准确测量长度。由于折断线通常是斜形，根尖片有可能会产生误导，CBCT图像可从邻面观察折断线的角度，有助于估计工作长度。评估牙根长度时，宁短勿长。
14. 彻底清洁和成形根管，封氢氧化钙糊剂或者粉剂（图34–10c）。1个月后复查。
15. 如果临床症状消失并且根尖片显示患牙状况良好，可进一步完成治疗。因存在炎症性吸收的可能，笔者通常会在3个月时更换氢氧化钙。
16. 在折断线处放置MTA或者生物陶瓷材料（图34–10d），剩余根管用牙胶充填，然后用复合树脂或者复合树脂加纤维桩修复（图34–10e）。笔者使用Dovgan输送器（Quality Aspirators）放置MTA，同时把平端牙胶尖当作充填器。如果在金属充填器上间接辅以超声振动，可使MTA材料更加致密。当每份MTA就位后，可以用纸尖较粗的一端进一步压实MTA，同时可以吸收多余的水分，使其更加坚硬。
17. 定期复查（图34–10f）。

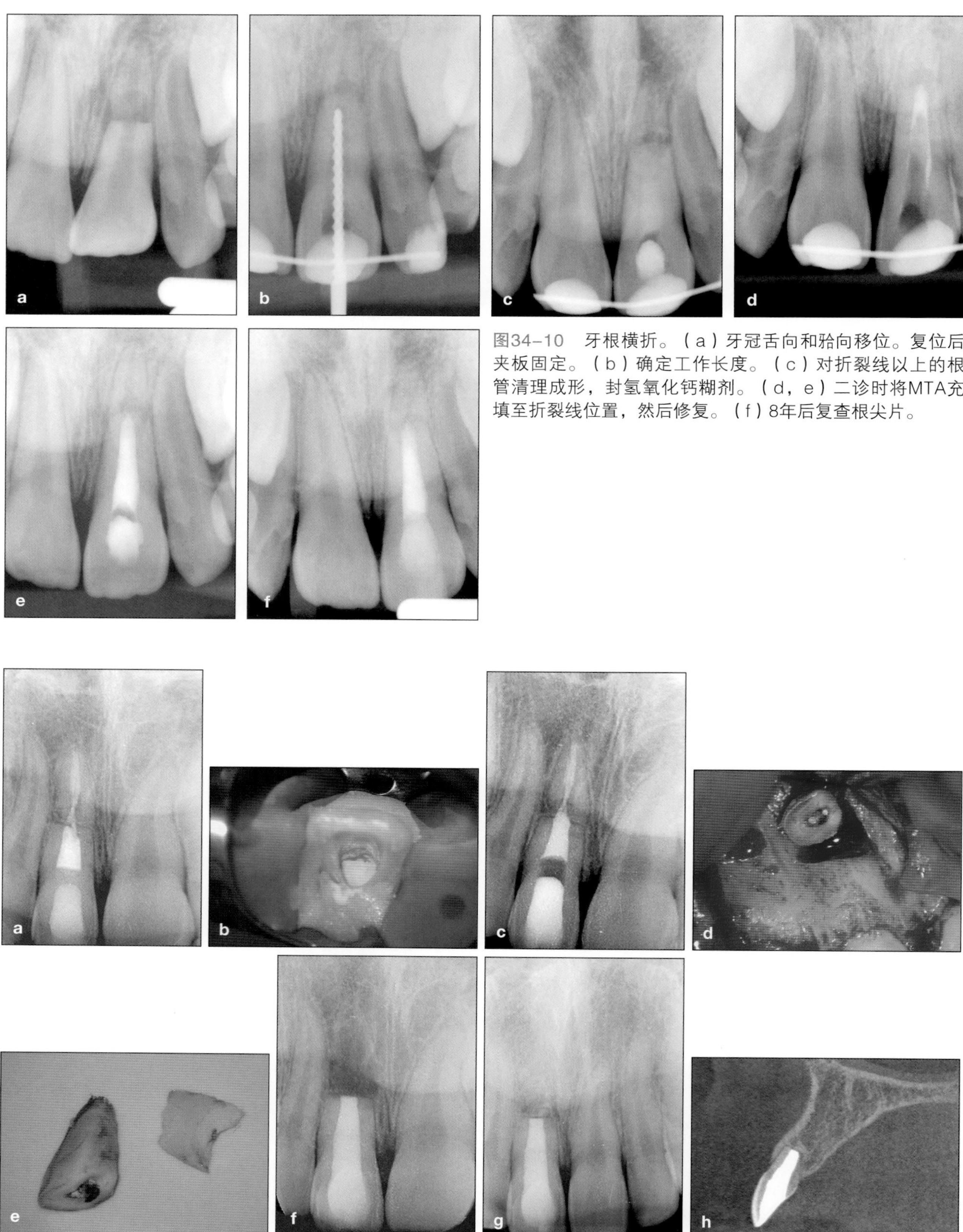

图34-10 牙根横折。（a）牙冠舌向和殆向移位。复位后夹板固定。（b）确定工作长度。（c）对折裂线以上的根管清理成形，封氢氧化钙糊剂。（d，e）二诊时将MTA充填至折裂线位置，然后修复。（f）8年后复查根尖片。

图34-11 （a）患者有牙根横折外伤史，两段牙根均已行根管治疗。（b，c）牙根上段根管再治疗并用MTA充填至折裂线。（d，e）牙根下段通过手术分两片拔除。（f）术后即刻根尖片。（g，h）5年后复查根尖片和矢状位CBCT图像。

图34-12　钛板固定。

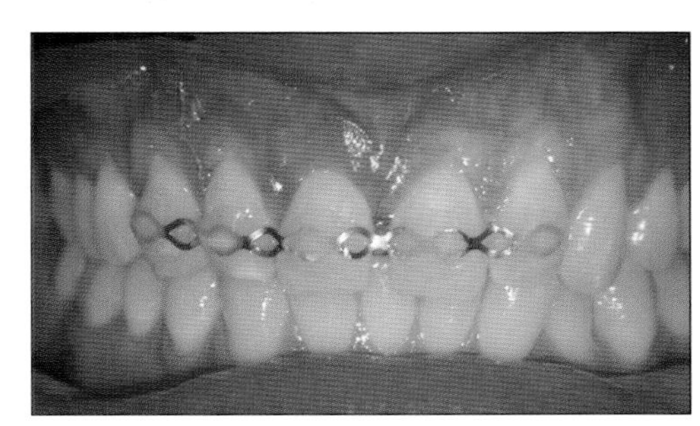

病例报告

13岁男孩，右上颌中切牙发生外伤后出现持续性疼痛，转介医生错误地对折裂的两段牙根进行了根管治疗 （图34-11a）。诊断为已行根管治疗的牙根横折及急性根尖周炎。所提供的治疗方案如下：①对冠部牙根重新治疗，外科手术拔除根尖部分；②拔除整颗牙齿。患者及其父母选择第①种方案。

牙根上段的再治疗已完成，根管口至折断线部分用白色MTA进行封闭（图34-11b、c）。从唇侧翻瓣，取出根尖部分（图34-11d）。由于折裂线为斜形，牙根下段截成两片拔除（图34-11e）。术后症状消失，愈合良好。术后即刻根尖片（图34-11f）、5年复查根尖片（图34-11g）以及术后5年矢状位CBCT图像（图34-11h）均示愈合良好。

临床技巧

- 复诊时由于患牙被钢丝固定，首先要松开外伤牙检查其松动度。如果松动度没有好转，应再次固定。
- 对于粗大根管，氢氧化钙粉剂不容易像糊剂一样被冲出。
- 如果有足够的牙体组织用于粘接，钛板的固定作用极佳（图34-12）。
- 根据经验，笔者认为MTA和生物陶瓷材料在某些情况下可进行替换。

总结

大多数牙根横折的牙齿不需要治疗。如果没有临床症状以及根尖片上的病变，可定期复查，测定牙髓活力和拍摄根尖片。当需要进行根管治疗时，仅治疗冠方至折断线的牙髓并使用MTA或者生物陶瓷材料进行封闭。如果根管上段和下段均已治疗过并且失败，可使用MTA和生物陶瓷材料对这两段进行再治疗。大部分情况下需要通过外科手术对折裂部位进行清理和/或者取出下段。

推荐阅读

[1]American Association of Endodontists. Recommended Guidelines of the American Association of Endodontists for the Treatment of Traumatic Dental Injuries. http://www.aae.org/uploadedfiles/publications_and_research/guidelines_and_position_statements/2004traumaguidelines.pdf. Accessed 7 October 2014.

[2]Cvek M, Mejàre I, Andreasen JO. Conservative endodontic treatment of teeth fractured in the middle or apical part of the root. Dent Traumatol 2004;20:261–269.

[3]The Dental Trauma Guide 2010. www.dentaltraumaguide.org. Accessed 7 October 2014.

CHAPTER

35

切牙复合型折裂的临床处理

Clinical Management of Incisors with Complex Fractures

Michael Trudeau, DDS

约1/3的人都会经历牙外伤，尤其在8～13岁。牙外伤的处理错综复杂，涵盖牙髓、牙周、修复和/或牙齿美学，对冠折牙齿的不当处理相当普遍。

复合型冠折（累及牙髓）的治疗方案由以下几个因素决定，包括牙齿发育情况、牙髓活力、剩余牙体组织、完全还是部分折裂。从远期效果来考虑问题有助于医生制订最佳的治疗方案。

活髓保存术通常适用于活髓且根尖未发育完全的牙齿，可使用氢氧化钙或者生物材料进行治疗，例如三氧矿物聚合物（MTA）。牙根的继续发育可以增加牙本质的厚度，增强牙齿抗力，延长牙齿寿命。传统的根管治疗在某种程度上会削弱牙齿结构。然而对于根尖发育完成的牙齿来说，传统的根管治疗仍是首选。

当牙齿切端发生完全折裂，且折裂边缘仅限于釉质时，仅重新粘接就可以达到美观耐用的效果。本章概述了不同情况下对复合冠折的折裂片进行粘接的临床操作。

材料和器械

- MTA输送器比如MAP系统（Dentsply）或者银汞合金输送器（图35-1）。
- 特氟龙胶带（图 35-2）。
- OpalDam复合树脂（Ultradent）（图35-3）。

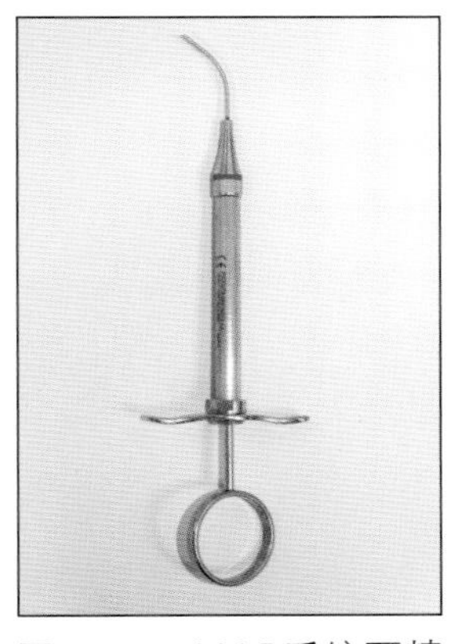

图35-1 MAP系统可精确输送MTA。

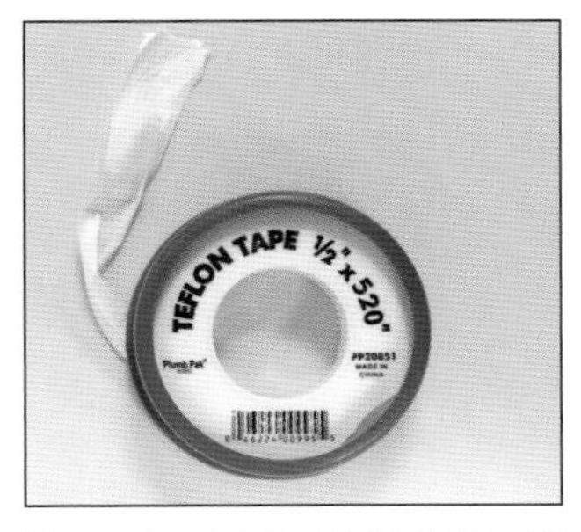

图35-2 特氟龙胶带可包绕邻牙以防树脂粘接到邻牙。

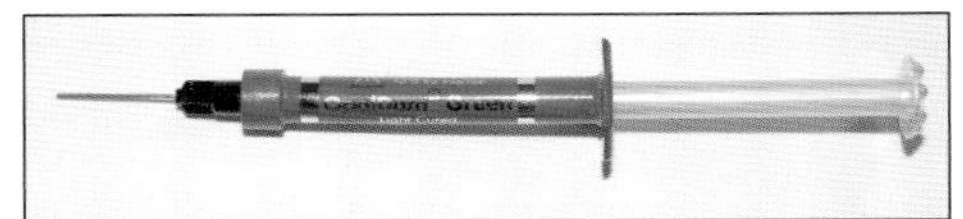

图35-3 OpalDam复合树脂在粘接过程中用于固定特氟龙胶带。

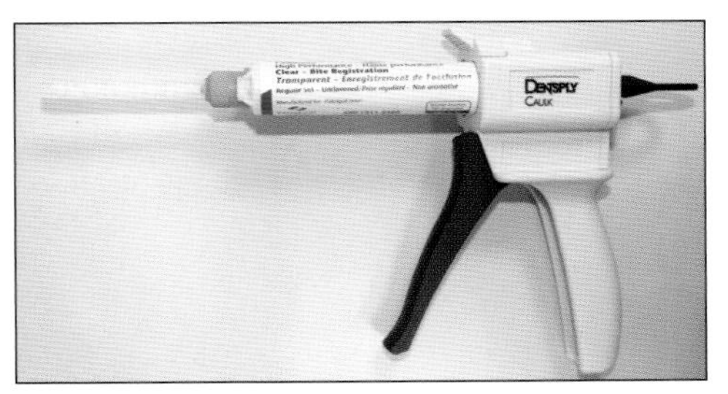

图35-4 透明印模材料，用于制作定位装置。

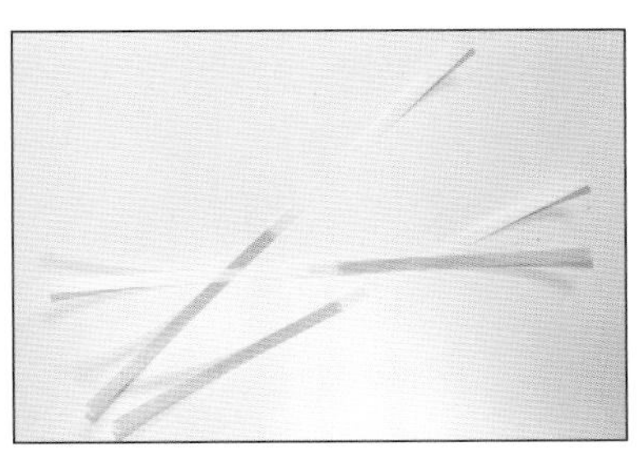

图35-5 抛光砂条可清理邻间隙残留的复合树脂，修形抛光。

- 透明印模材料（图35-4）。
- 砂条（Dentsply）（图 35-5）。
- 金属成形片和木楔。

临床技术

以下是复合型折裂的处理步骤：

1. 上橡皮障之前，将牙齿处于湿润状态，选好在修复时使用的树脂颜色。
2. 用橡皮障对连续多颗牙齿进行隔离，确保折断片可以完整恢复临床牙冠，没有碎片遗失。
3. 进行活髓切断术或者非手术性的根管治疗。
4. 如果折裂线累及接触点，要先用白色特氟龙胶带包绕邻牙，防止粘到邻牙。
5. 使用OpalDam复合树脂固定特氟龙胶带。
6. 尽量将断片复原至原始位置。在许多病例中，断片都能完美复原。
7. 使用印模材料（最好是透明材料）制作定位装置。用镊子或者手指固定住折断片，将快凝型聚乙烯印模材料注射到断片、牙齿以及邻牙。当材料凝固后，松开手指（或者镊子），再添加一份印模材料，完成定位装置的制作。将定位装置和断片一起拿下。此定位装置在后续步骤中可作为手柄。在实际粘接前先练习，确保定位装置能正确地复位断片。
8. 对牙齿和断片分别酸蚀并涂布粘接。在牙齿断端涂一薄层双固化复合树脂，然后用定位装置完全复位断片。如果使用的是透明的印模材料，可以进行光照固化。如果不是透明材料，则需要充足的时间让复合树脂完全固化。

病例 35–1

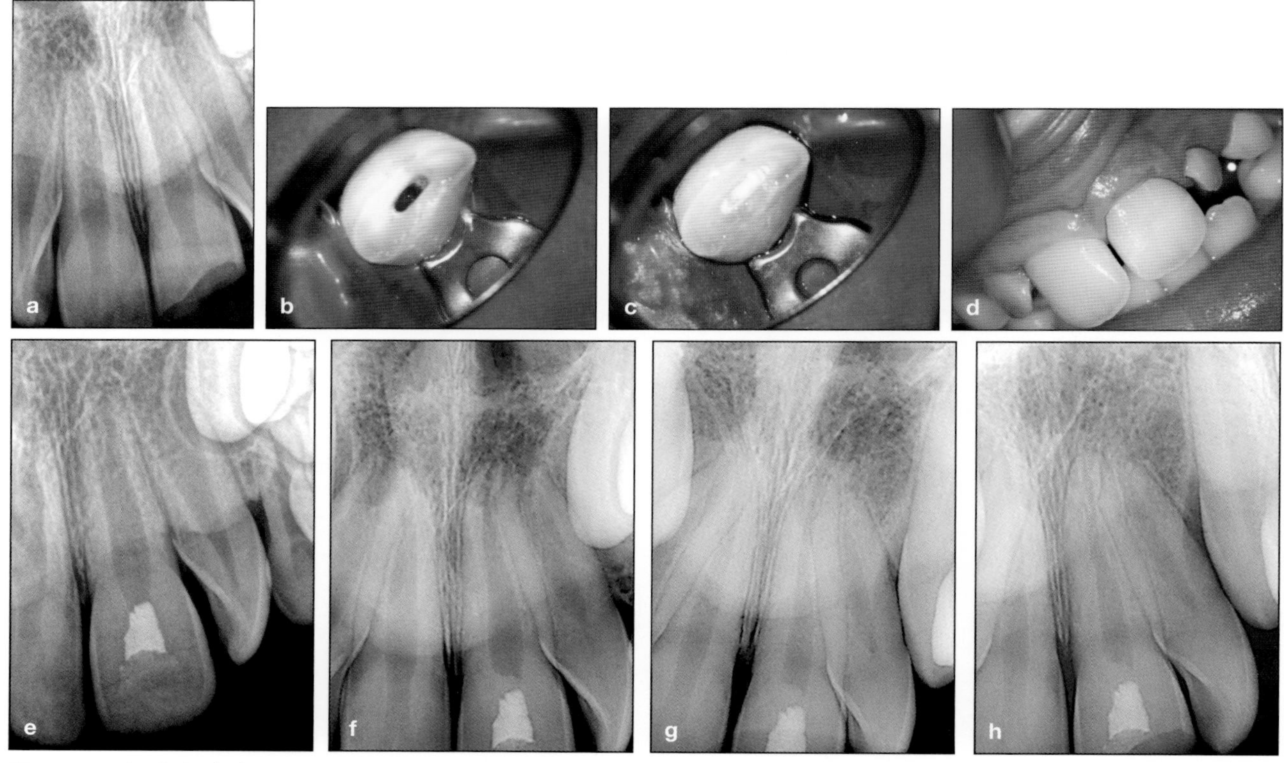

图35–6 （a）根尖片显示上颌中切牙未发育完成。（b）高速车针去除3mm的牙髓组织。（c）使用白色MTA覆盖牙髓。（d）粘接后的断片。（e）术后根尖片显示MTA和粘接的断片。（f）1年后根尖片显示牙本质桥已形成。（g）3年后根尖片显示牙本质桥形成，颈周牙本质厚度增加。（h）术后4年根尖片显示牙齿再次折断。

9. 移开定位装置，再次光固化唇面和舌面。
10. 如果折裂线清晰可见，可用复合树脂对折裂线进行覆盖。用0.014金刚砂车针制作垂直方向上深度不一的斜面。
11. 酸蚀，涂布粘接剂，粘接牙齿和断片。
12. 堆塑一薄层最初所选颜色的复合树脂。
13. 修形抛光。
14. 使用复合树脂抛光砂条，清理邻间隙的残留材料，修形抛光。

临床病例

病例35–1

8岁女孩，左上颌切牙折断，牙冠折断，牙髓暴露。根尖片显示牙根未发育完全，根尖孔开放（图35–6a）。笔者认为牙根的进一步发育有利于远期效果。选择MTA活髓切断术。比色和麻醉后，上橡皮障。用0.014冠桥车针（Patterson）在快速手机喷水模式下去除3mm牙髓（图35–6b）。使用含1∶50000肾上腺素的利多卡因棉球止血。使用MAP系统和Dovgan充填器放置白色MTA（Dentsply）（图 35–6c）。MTA的表面层轻吹15～20秒后，用充填器轻压。干燥的MTA在粘接过程中不容易被水冲掉。将断片粘接回牙齿的原始位置上（图35–6d），追踪复查4年（图35–6e～g）。MTA下方形成牙本质桥，牙根继续发育，对维持牙齿结构非常重要的颈周区域出现牙本质增厚。

4年后，该患者打篮球时牙齿在同一个位置

病例 35-1（续）

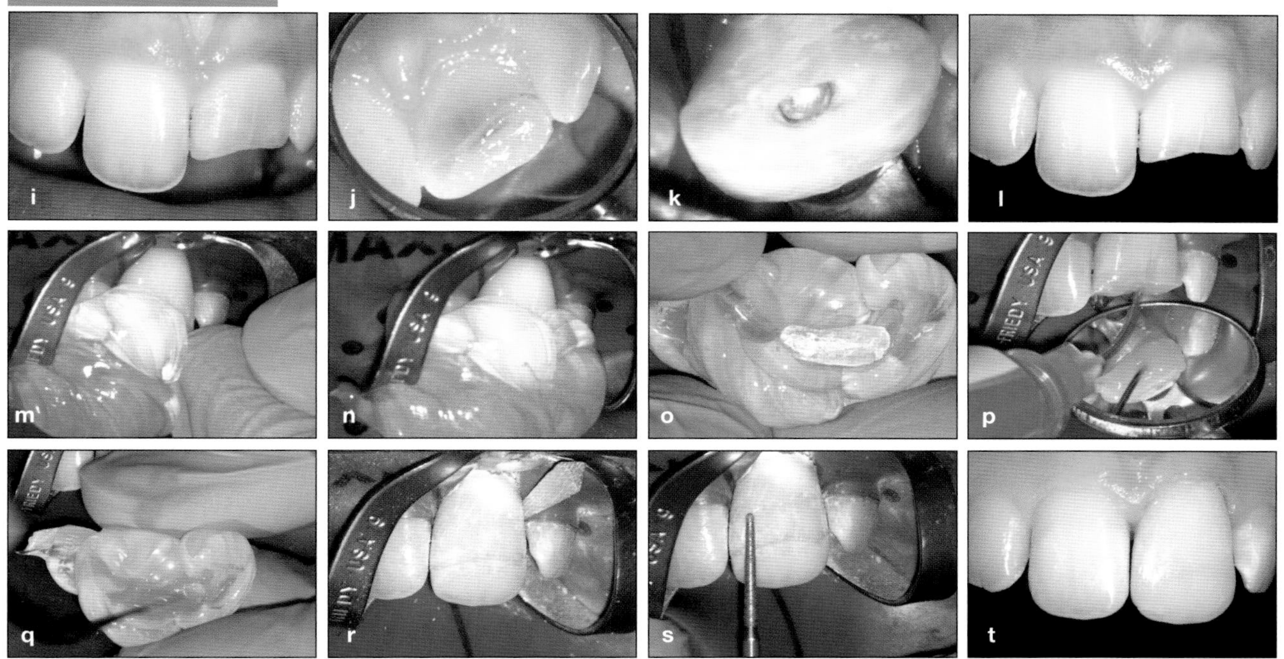

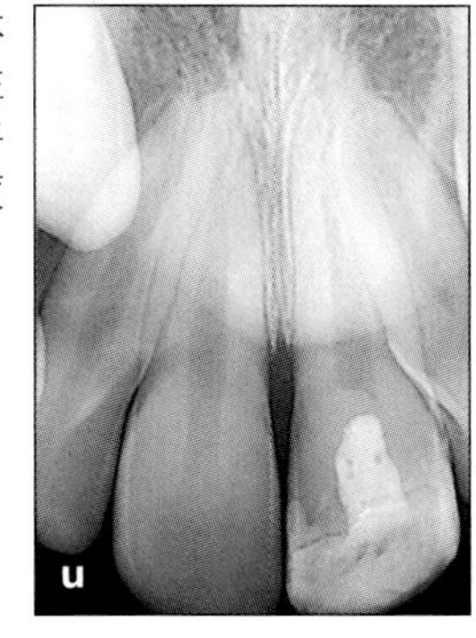

图35-6（续） （i）口内像显示了上颌切牙再次发生牙外伤。（j）舌侧面观显示MTA导致牙体变色。（k）清除MTA后可见牙本质桥。（l）内漂白1周后牙齿颜色理想。（m）固定断片后，注射印模材料。（n）继续注射剩余印模材料。（o）定位装置和断片。（p）酸蚀粘接。（q）将定位装置作为手柄对断片进行酸蚀和粘接。（r）断片粘接复位。（s）沿牙齿折裂线预备出深度不一的斜面，制备树脂贴面。（t）术后口内像。（u）术后根尖片。

再次折断（图35-6h、i）。此时牙冠变色，这是白色和灰色MTA均可发生的典型术后表现（图35-6j）。此时牙根已发育完成并形成一层较厚的牙本质桥，因此决定将MTA移除，在粘接断片前进行漂白改善美观效果。去掉MTA后可见牙本质桥（图35-6k）。在牙本质上用一薄层Vitrebond光固化玻璃离子垫底（3M ESPE）。用过硼酸钠充填窝洞并用Cavit封闭（3M ESPE）。1周后患牙与邻牙颜色匹配（图35-6l）。选择合适的复合树脂，上橡皮障并干燥患牙，将断片尽量复原至原始位置（图35-6m）。为了制作定位装置，断片复位后，用手指固定，将部分透明印模材料注入牙齿的近中面。移开手指，将剩余部分印模材料注入远中面并延伸至两侧邻牙（图35-6n）。1分钟后固化，定位装置制作完成。将内含牙齿断片的定位装置移出（图35-6o）。定位装置不应影响断片与牙齿间的精确复位。随后对牙齿和断片进行酸蚀，涂布粘接剂（图35-6p、q）。将A2色堆核树脂（DMG）注到牙齿上，用定位装置将折断片复位。由于印模材料透明，因此可以光照固化。牙齿唇面、骀面和舌面各光照20秒，将定位装置移除，断片就牢固地粘接在原始位置（图35-6r）。但是粘接界面处残余复合树脂形成的粘接线比较明显，可用一薄层复合树脂

病例 35-2

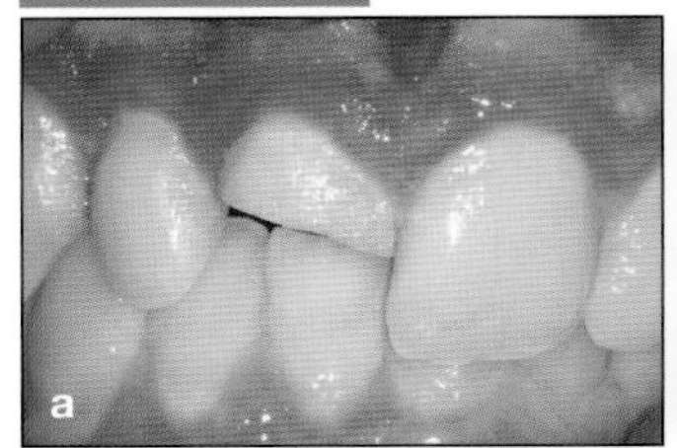
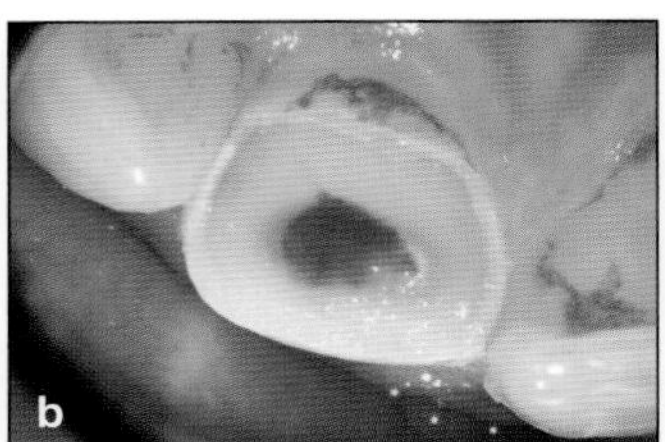
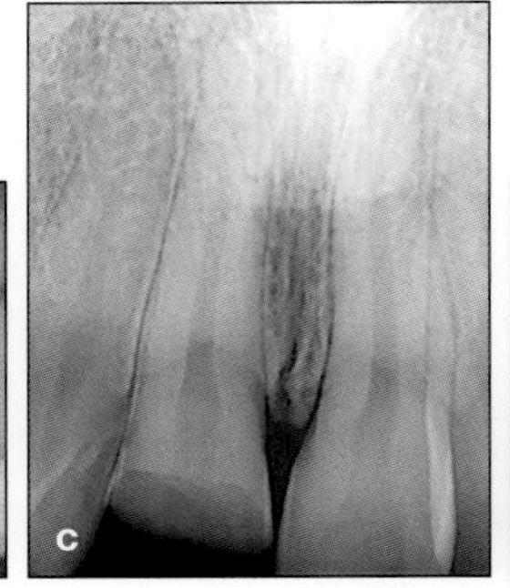
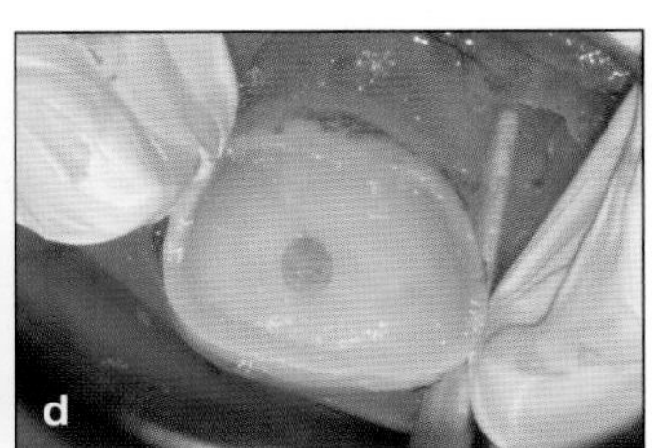
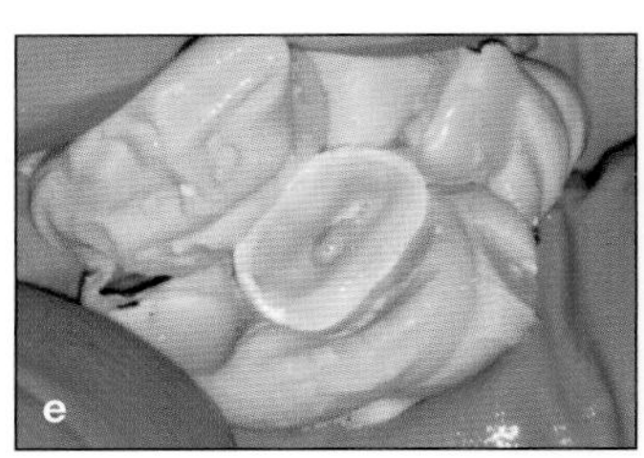
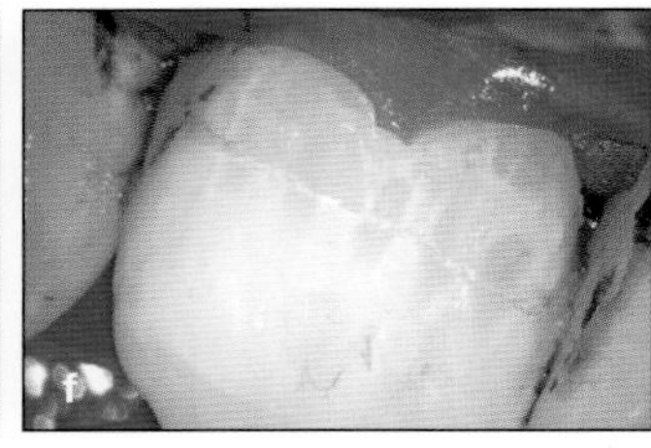
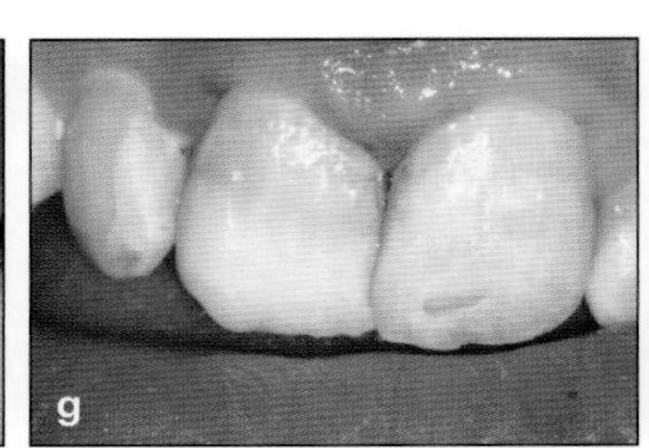
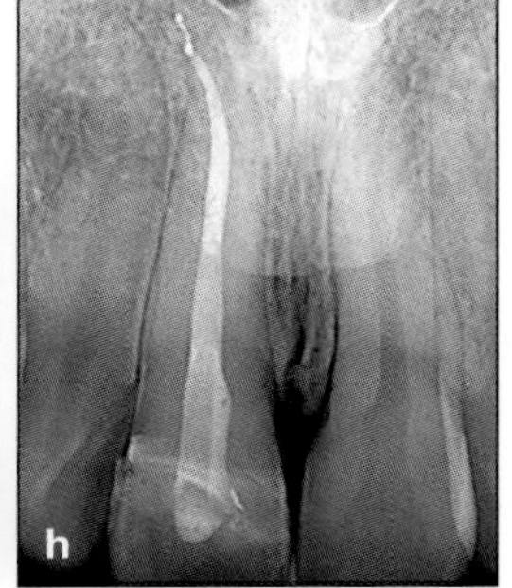

图35-7 （a）右上颌中切牙折断后正面观。（b）腭侧观见牙髓暴露。（c）术前根尖片。（d）修整纤维桩末端，用特氟龙胶带包绕邻牙。（e）定位装置和牙齿断片。（f）粘接后对折裂线进行树脂贴面覆盖。（g）树脂粘接后打磨抛光。注意重粘接后的断片外观脱水。（h）根尖片显示断片粘接良好。

进行遮盖。用冠桥车针在折裂线部位预备出深度不一的斜面（图35-6s）。酸蚀粘接，堆塑复合树脂（Point 4，Kerr），固化后修形抛光（图35-6t、u）。除了增强固位，这层树脂还可改善美观效果。

病例35-2

22岁男性患者，打篮球时发生牙外伤，折断并累及牙髓，带断片一同就医（图35-7a、b）。根尖片显示上颌切牙根尖已发育完成（图35-7c）。治疗计划为非手术性根管治疗加纤维桩，断片重新粘接修复。麻醉后上橡皮障，对多颗牙齿进行隔离。根管预备，热牙胶充填。为防止龈缘处折断导致治疗失败，笔者采用纤维桩加强固位。用2#P钻清除部分牙胶，预备桩道。桩道大小与0.5DT的纤维桩（Bisco）相匹配。酒精清理根充糊剂，酸蚀根管，涂布Clearfil粘接剂（Kuraray）。使用Centrix枪将堆核树脂注射入根管内，插入纤维桩。溢出的多余树脂使用小毛刷清除。固化后，对纤维桩修形以匹配牙齿。因为牙齿折断处位于邻接点以下，可用特氟龙胶带隔离邻牙（图35-7d）。将楔子放入邻间隙，创造间隙以确保断片完全就位。按照前述方法制作定位装置（图35-7e），酸蚀断片和牙齿，涂布粘接剂，用双固化复合树脂将断片粘接复位（图35-7f）。然后放入定位装置固定5分钟，等待固化完成。折裂线处制备复合树脂贴面，可以遮盖折裂线并提高牙齿强度。刚刚粘接完成的断片看起来呈白垩色和脱水状，需要几个小时的脱水后才能恢复正常的外观（图35-7g）。术后根尖片显示断片和牙齿粘接良好（图35-7h）。

病例35-3

16岁男孩打篮球撞伤，冠折露髓（图35-8a、b）。带断片一并就医。根尖片显示牙根已发育完成并且根尖孔已经形成，因此建议非手术性根管

病例 35-3

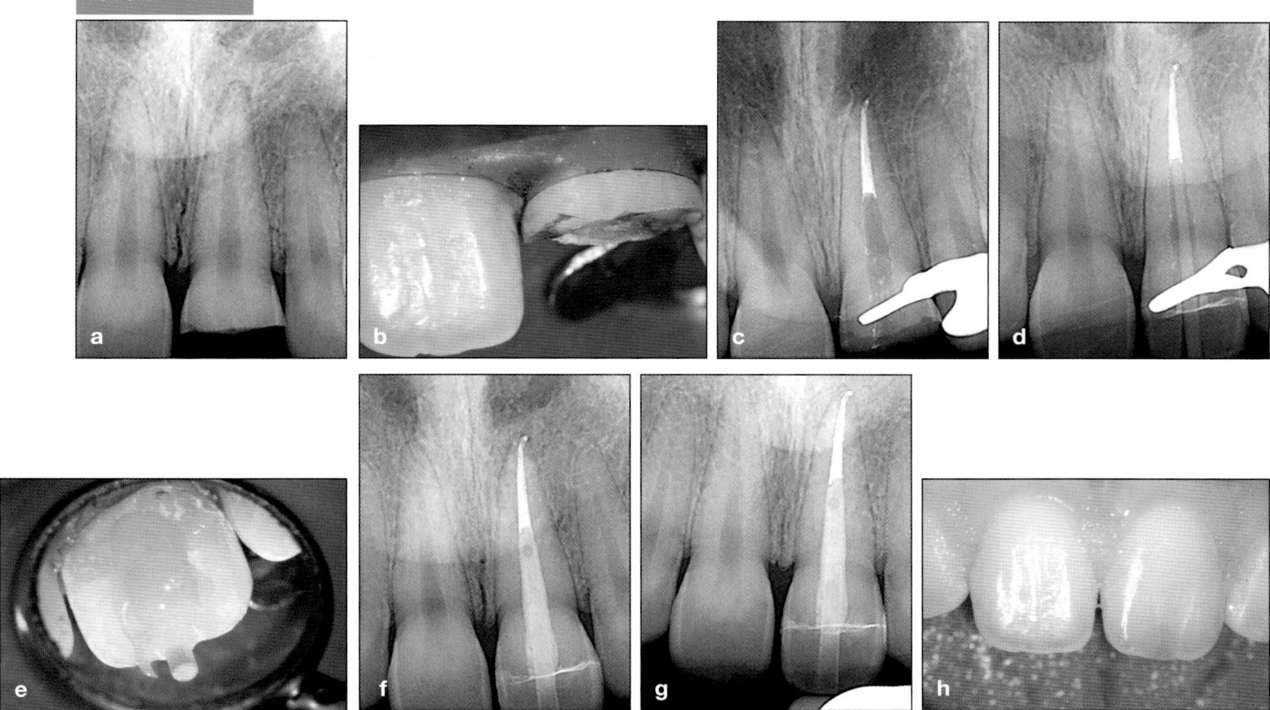

图35-8 （a）右上颌中切牙折断后根尖片。（b）折裂后多颗牙隔离。（c）根充后根尖片。（d）断片粘接后的根尖片，纤维桩连接牙齿和断片。（e）用Luxacore复合树脂粘接纤维桩。（f）术后根尖片显示根管治疗和牙体修复完成。（g）1年后根尖片。（h）1年后口内像。

治疗，使用纤维桩将牙齿和断片连接起来。纤维桩可以防止牙齿再次折断，但增加了断片本身折断的风险。对多颗牙齿用橡皮障隔离后，进行非手术性根管治疗（图35-8c）。邻牙用特氟龙胶带进行包绕，用透明印模材料制作定位装置。用少量的Cavit暂封物防止复合树脂挤压到根管内。使用Luxacore桩核树脂对折裂片进行粘接。此病例由于断端复位后横折线不明显，因此折裂线处无须使用复合树脂贴面修复。舌面的预备延伸至切缘，放置纤维桩（图35-8d）。对根管进行酸蚀和粘接。Centrix枪注射Luxacore双固化型桩核树脂，粘接纤维桩（图35-8e）。固化后切断纤维桩暴露的部分，并在此处制备斜面洞型，充填一薄层树脂并覆盖纤维桩的末端。定位装置可以精确复位并粘接断片（图35-8f）。图35-8g和h为术后1年复查根尖片和口内像。

临床技巧

- MTA可以使牙髓表面形成一层牙本质桥。Biodentine（Septodent）或者其他生物材料也有同样效果，而无牙体着色现象。
- 在未固化的MTA表面进行即刻粘接时，需要覆盖一薄层复合树脂或者玻璃离子来保护MTA，防止在粘接过程中MTA被冲刷掉。

总结

在很多临床病例中，都可以利用定位装置进行牙齿断片的精确复位，达到良好的美学效果。

其他问题

Other Topics

第八部分

CHAPTER

36

恒牙根尖孔开放的临床治疗——根尖屏障术

Marga Ree, DDS, MSC

Clinical Management of Teeth with Open Apices with the Apical Barrier Technique

伴牙髓感染的年轻恒牙的治疗是牙髓病学和修复学的一项挑战。当牙髓活力丧失，牙本质发育停滞，会导致根部牙本质壁过薄而发生根折。采用氢氧化钙行根尖诱导成形术是传统的治疗方法。该方法疗程长，需5~20个月，且需多次就诊[1]。在此期间，患牙为暂时性修复，易折断。同时一些体外研究报道了根管内封氢氧化钙5周或者更长时间后，牙本质的机械性能将降低[2]。

三氧矿物聚合物（MTA）自1993年问世以来，得到了广泛的研究。作为氢氧化钙的替代物，被广泛用作年轻恒牙、死髓牙的根尖屏障[3]。MTA是一种具有良好生物相容性、封闭性和抗菌性能的生物活性材料[4]。但也有如下缺点：凝固时间长，成本高，操作性能较差和牙本质变色[3-4]。

可用作根尖屏障的其他生物活性材料也在不断发展，包括EndoSequence根管修复材料（ERRM）膏 （Brasseler）和Biodentine （Septanest N，Septodont），这些都被统称为生物陶瓷材料。

新一代生物陶瓷材料具有与MTA类似的性质，但它们拥有各自的优势。总的来说，生物陶瓷的临床操作性能较佳，且未见致牙体着色的报道。一些生物陶瓷的固化时间较MTA短。大部分文献报告了这类产品有类似于MTA的优越性能，包括生物相容性、生物活性、减少微渗漏和抗菌性[5-10]。虽然体外研究看起来前景不错，但尚不清楚这些结论对临床成功率是否有影响。

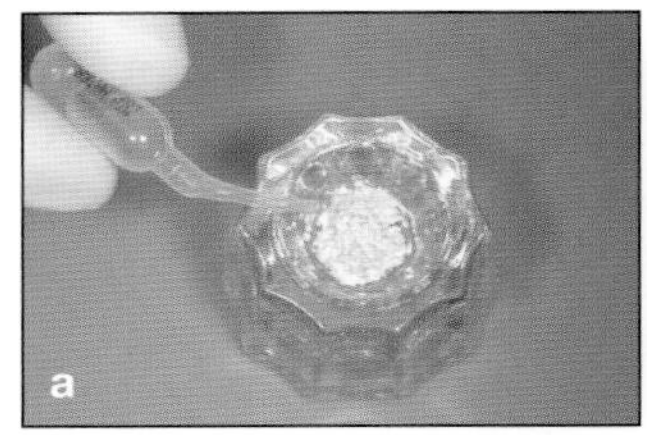
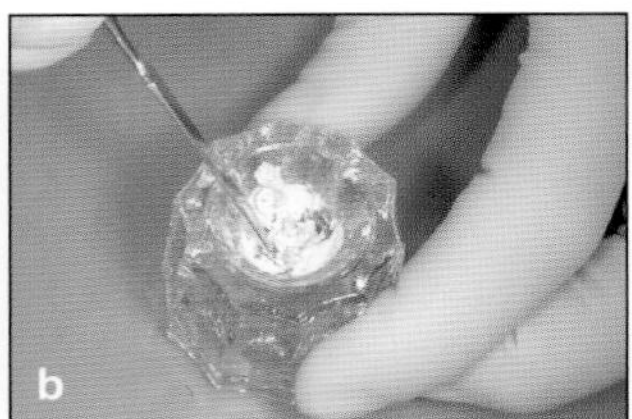
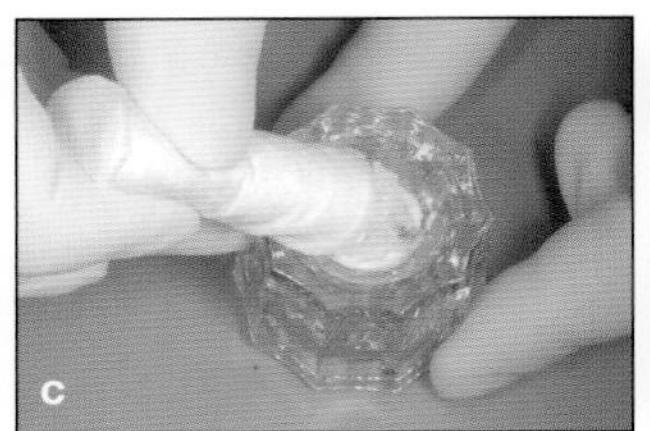
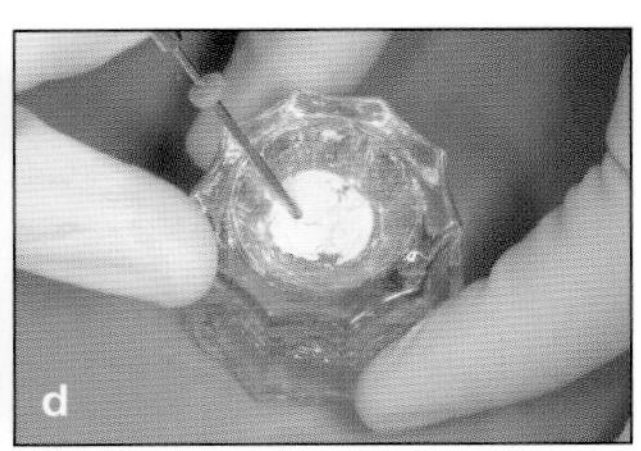
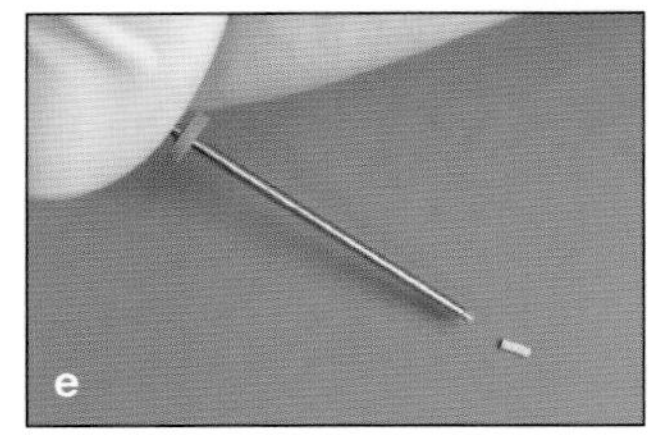

图36-1 （a，b）混合MTA粉液至潮湿黏稠的湿沙状。（c）多余的水分均可用棉卷吸收。（d，e）MTA输送器，可将材料少量多次送到根管深部。

根尖外基质

关于是否需要基质以防止根尖屏障材料溢出，至今仍然存在争议。据报道，使用生物相容性基质可使根尖填塞的过程可控[11]。推荐使用以下几种基质材料：脱钙冻干骨，吸收性明胶海绵以及硫酸钙。笔者更喜欢使用硫酸钙，因为该生物相容性材料几周内即可吸收，且作为合成骨移植材料，其临床应用史最长[12-14]。

增强薄弱的根管壁

根管治疗后，未完全发育的前牙有根折的风险。在完成根尖屏障后，可用修复性材料强化发育未完全的患牙。现阶段的实验室研究表明，复合树脂材料[15]和纤维桩增强了死髓牙的抗折性[16-18]。

根尖屏障术的临床技术

根尖屏障术临床操作步骤如下：

1. 使用机械预备和化学预备控制根管内感染。
2. 使用氢氧化钙作为诊间封药。
3. 若患者在3~4周后无症状，无临床感染指征，则继续下一步治疗。
4. 若症状仍存在或者存在炎性吸收，则重复行根管预备和冲洗，并再行氢氧化钙封药1个月。
5. 彻底干燥根管，放置根尖外基质。
6. 对于根尖孔开放的根管，把硫酸钙基质推于根尖孔外，以防止根尖屏障材料外溢。
7. 将硫酸钙混合成湿沙样稠度。
8. 将载有硫酸钙的MTA输送器深入根管，以超出根尖孔为佳，将材料深入根尖周组织，填充骨缺损。拍摄根尖片确定其放置的位置。材料几分钟后即可固化。
9. 根据产品说明书混合根尖屏障材料。
10. MTA调配至湿沙状（图36-1）。
11. 使用Biodentine时，按说明书混合材料。混合后应为膏状（图 36-2）。
12. ERRM膏预混备用（图36-3），使用无菌器械取出所需适量材料置于干净的玻璃板或者平底碟上。材料取出后立即盖好盖子，避免材料变干。
13. 少量多次、逐渐行根尖封闭。
14. 使用大号纸尖作为MTA的初始充填器，以吸收多余的水分（图36-4a）。插入金属充填器，并用超声波间接振动，使MTA根尖封闭物致密（图36-4b）。

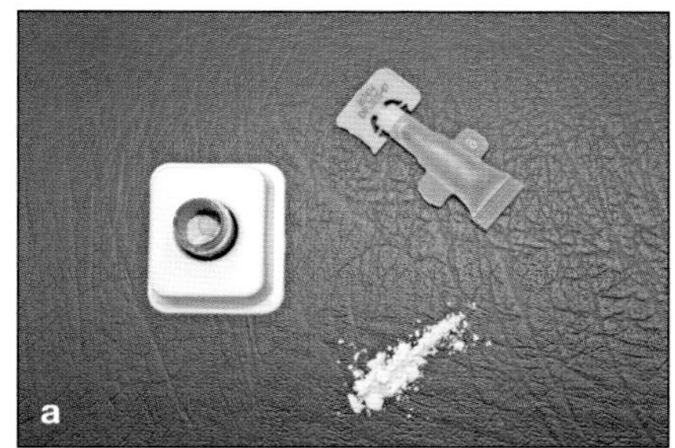
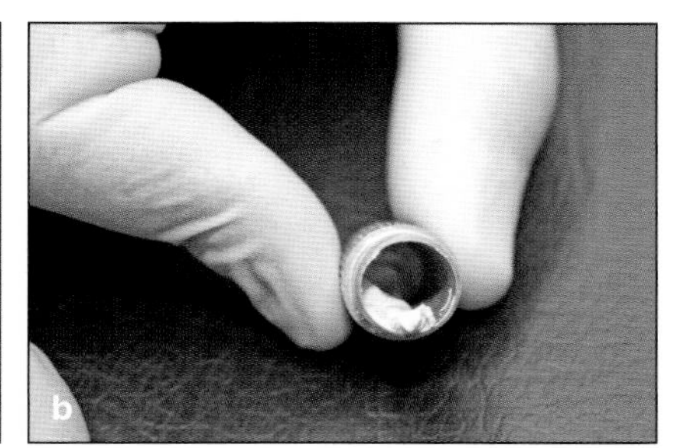

图36-2 （a，b）Biodentine粉末以胶囊包装，滴液调拌30秒至膏状。

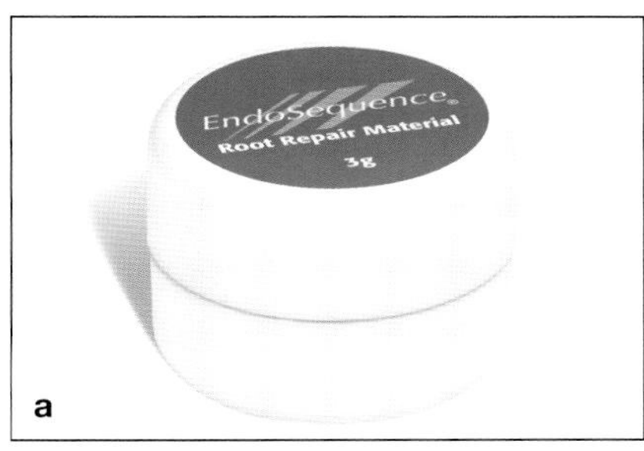

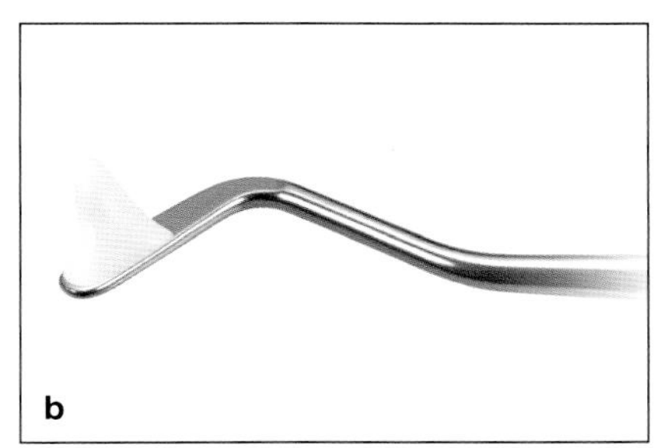

图36-3 （a，b）ERRM膏预混合，遇湿固化。

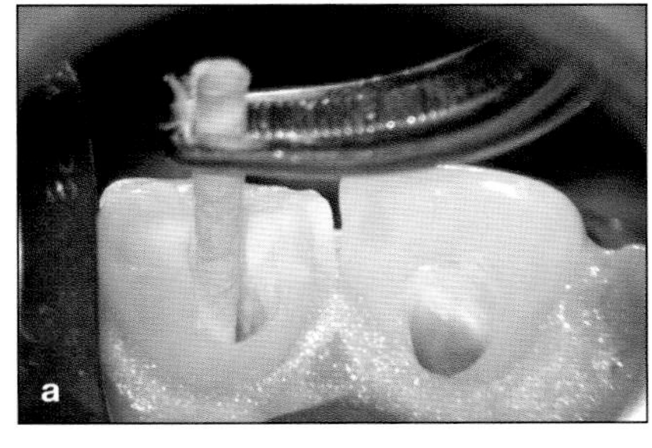
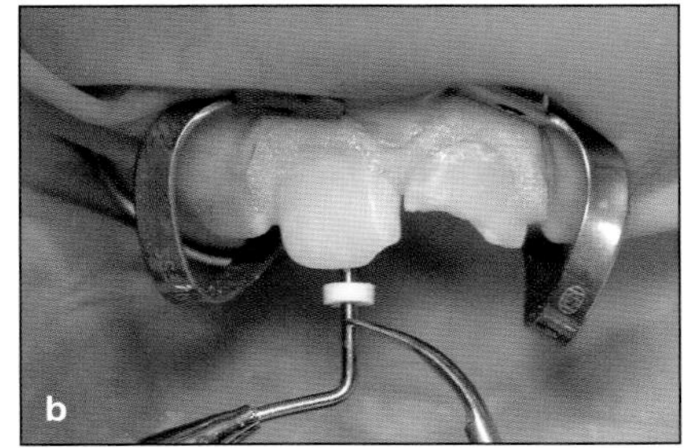

图36-4 （a）大号纸尖可作为MTA的充填器以吸收多余的水分。（b）间接超声振动可使MTA充填致密。

15. 使用Biodentine时，插入金属充填器并将材料向根尖方向轻压。
16. 使用ERRM膏时，可以使用临床特制的圆锥状牙胶尖作为充填加压器，向根尖方向轻压材料。或者使用尖端携带少量BC封闭剂（Brasseler）的金属加压充填器，轻轻压实，将材料充填到位。
17. 拍摄根尖片检查根尖封闭情况。
18. 用蘸有酒精或者水的微刷，去除根管壁上残留根尖封闭物。
19. 在根尖封闭物的冠方放置一小湿棉球，将氢氧化钙置于根管其余部位，患牙暂封。

打桩的临床技术

打桩的临床操作步骤如下：

1. 确定根尖封闭物固化完全。
2. 选择匹配根管大小的桩，若仍有剩余空间，可增加副桩。
3. 将纤维桩浸入24%过氧化氢中1分钟，蚀刻表面，提高粘接性能。该方法可以溶解包裹纤维的表层树脂基质，使更多纤维充分硅烷化。使用磷酸清洗纤维桩，冲洗，干燥，硅烷化，涂布粘接剂，轻吹干燥，纤维桩预处理完成，准备置入根管。

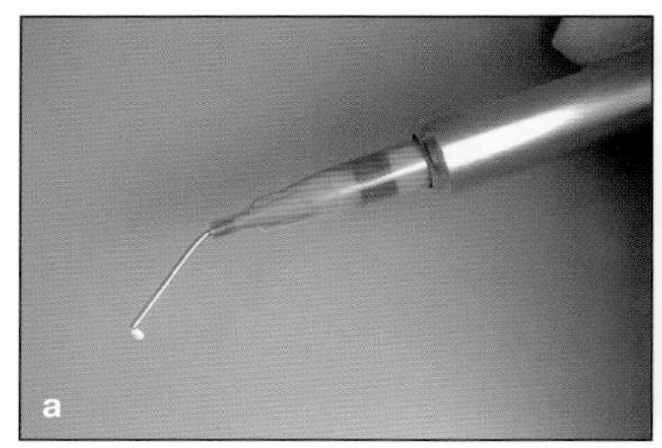

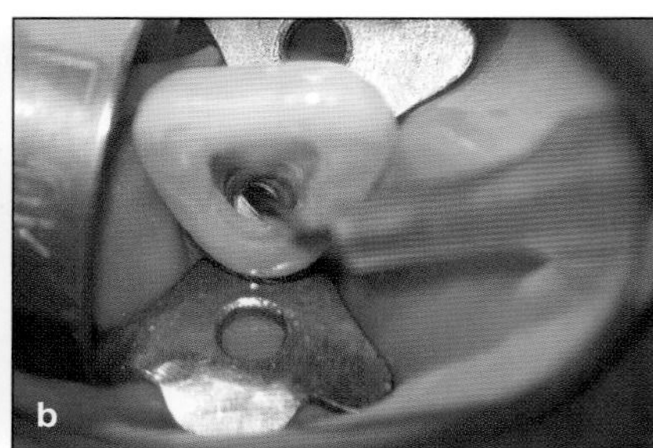

图36-5 （a，b）复合树脂覆盖在MTA表面。

4. 根据厂商说明书，使用牙科粘接3步法处理釉质和牙本质：①酸蚀；②涂底漆；③涂粘接剂。
5. 可使用注射针头进行化学型或者双固化型材料的注射（图36-5）。
6. 使用上述材料填充桩道。置入桩并等待复合材料聚合。若使用双重固化材料，在材料硬化后再次使用光固化。
7. 桩切断至开髓口下2mm处，将硅烷和牙科粘接剂涂在桩的顶部，光固化，并用光固化复合材料填充剩余空间。

临床病例

病例36-1

7岁男孩，因牙外伤2个月就诊。右上颌中切牙严重移位，手术复位并用夹板固定，但未行牙髓治疗。2个月后颊侧出现窦道（图36-6a）。查体示触痛、叩痛阳性，冷测阴性。放射学检查见根尖孔开放，根尖周透射影（图36-6b）。诊断为牙髓坏死伴慢性根尖周炎。

经讨论，治疗方案选定为根管治疗。局麻下使用橡皮障隔离患牙。经机械和化学预备后（图36-6c），应用氢氧化钙作为诊间封药（图36-6d）。治疗后1个月窦道仍存在。再次清理根管并冲洗，更换氢氧化钙封药3个月。三诊时，窦道愈合（图36-6e），根管干燥。用MTA输送器（图36-6f）将硫酸钙基质置于根尖周组织，待其固化，用Dovgan MTA输送器将ProRoot MTA（Dentsply）充填于基质上5mm厚度（图36-6g、h）。湿棉球置于MTA上，暂封。3周后复诊，行永久树脂充填（图36-6i）。1年后的随访中患牙无临床症状，根尖透射影像缩小，且无牙根吸收影像（图36-6j、k）。3年和7年的影像学和临床检查见患牙根尖暗影消失，且具备健康牙齿的所有功能（图36-6l～o）。

病例36-2

7岁女孩，因右上颌中切牙外伤后9个月出现窦道就诊。牙齿脱位后复位，夹板固定。窦道出现时已开始根管治疗，使用氢氧化钙作为根管内封药。窦道持续存在，故患儿家长寻求进一步治疗。临床查体见窦道（图36-7a），术前影像片见根尖周透射影像（图36-7b）。诊断为牙髓摘除术后伴慢性根尖周炎。在患儿及家属知情同意治疗后，施以局麻，橡皮障隔离。电子根尖定位仪和#6 GG钻确定工作长度（图36-7c）。冲洗根管，以氢氧化钙作为诊间封药（36-7d）。

1个月后患者复诊见窦道愈合（图36-7e）。冲洗并干燥根管，使用MTA输送器放置5mm ProRoot MTA于根尖区作为根尖封闭。该病例没

病例 36-1

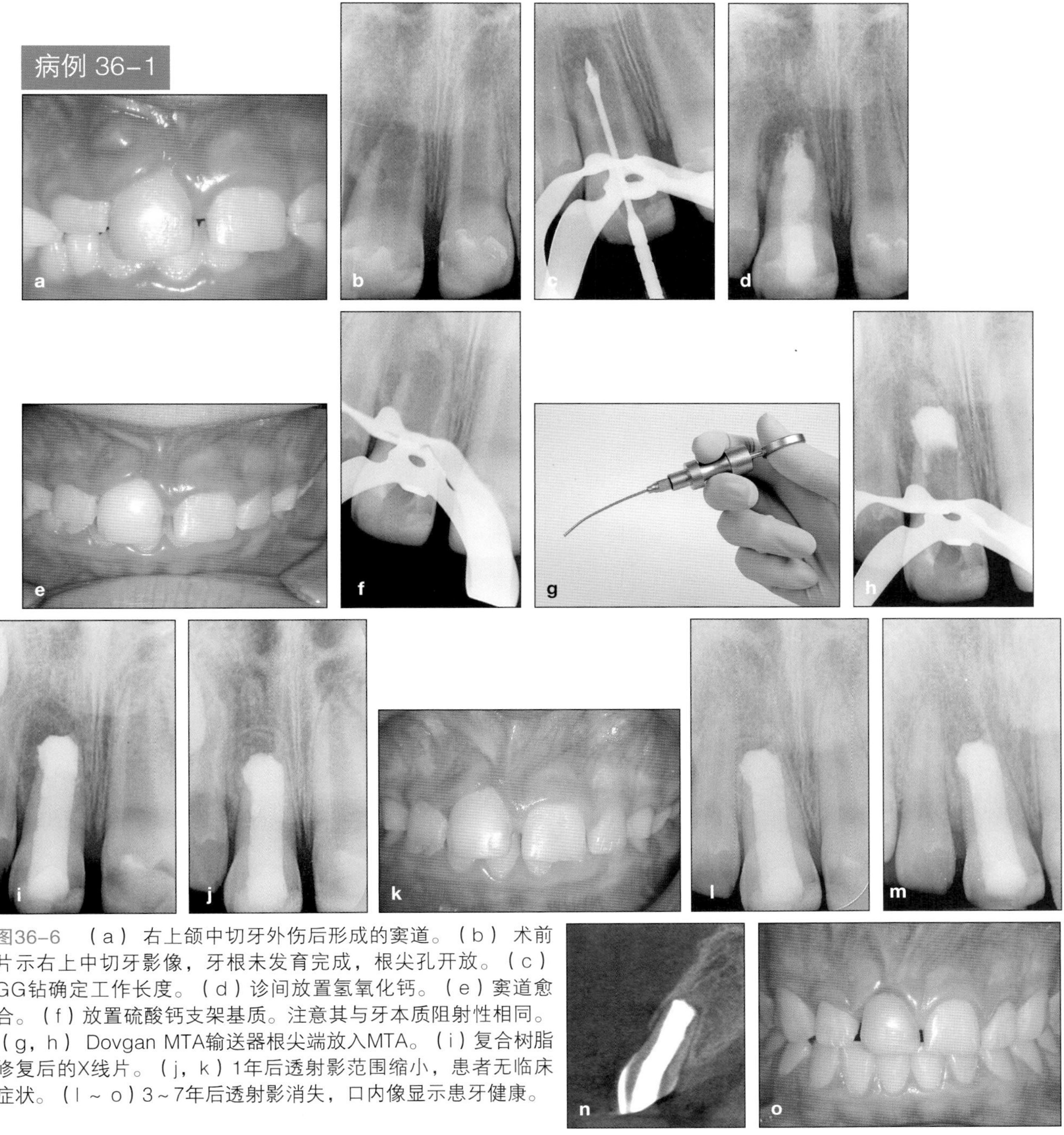

图36-6 （a）右上颌中切牙外伤后形成的窦道。（b）术前片示右上中切牙影像，牙根未发育完成，根尖孔开放。（c）GG钻确定工作长度。（d）诊间放置氢氧化钙。（e）窦道愈合。（f）放置硫酸钙支架基质。注意其与牙本质阻射性相同。（g，h）Dovgan MTA输送器根尖端放入MTA。（i）复合树脂修复后的X线片。（j，k）1年后透射影范围缩小，患者无临床症状。（l～o）3～7年后透射影消失，口内像显示患牙健康。

有放置根尖外基质，术后影像片见MTA被挤压入根尖组织中（图36-7f），将湿棉球置于MTA上，暂封。治疗后1个月患儿无临床症状，窦道未复发。用桩核树脂做核，冠方使用复合树脂修复缺损（图36-7g）。此时笔者还没有将纤维桩常规置入发育未完全的患牙。1年后复查，患牙预后良好，根尖片示根尖周无异常（图36-7h）。2年和6年后复查，牙齿组织结构正常，超出的MTA部分吸收（图36-7i、j）。临床检查牙齿呈灰色（图36-7k、l），但成功对其进行内漂白

病例 36-2

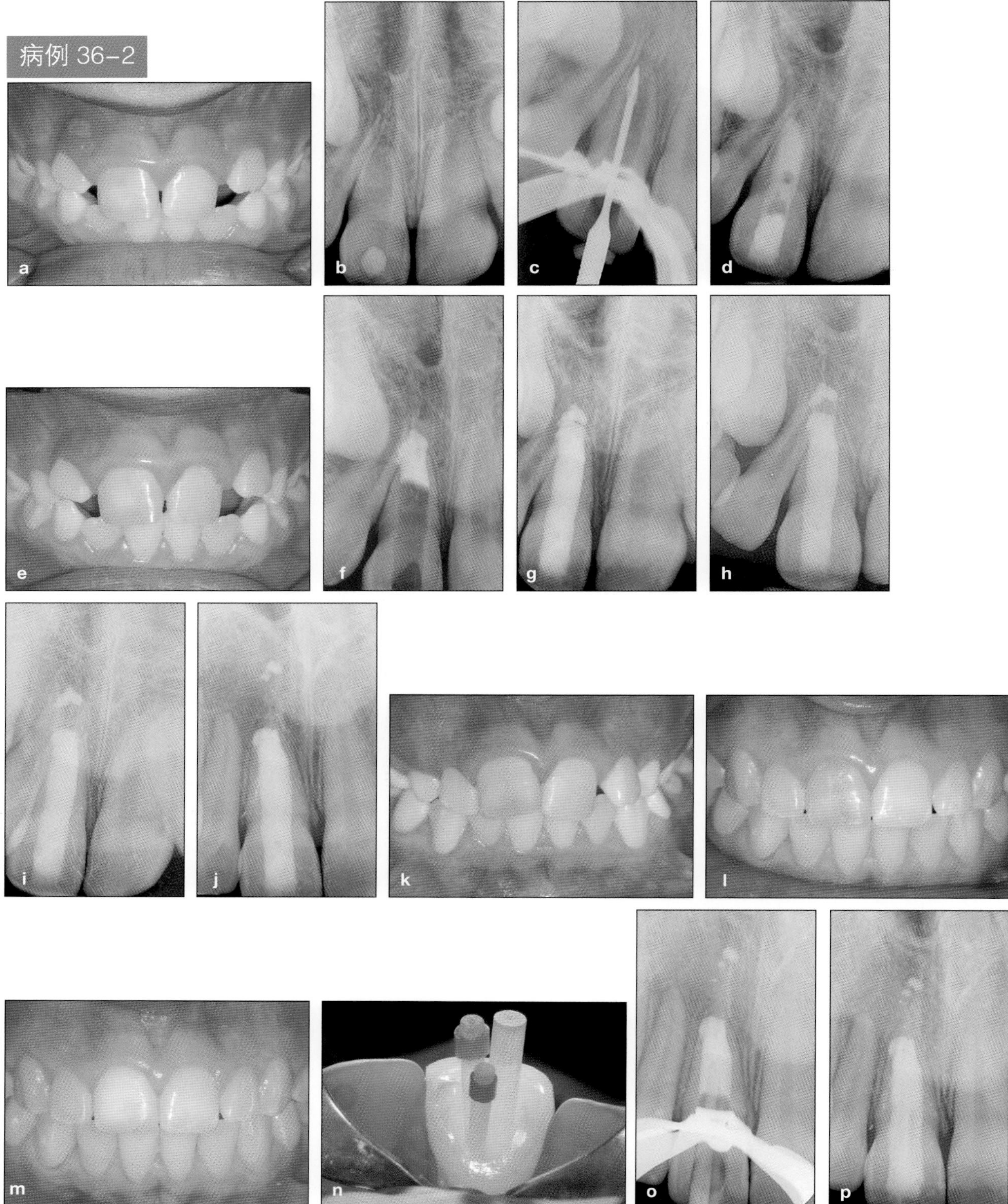

图36-7　（a）窦道与右上颌侧切牙相邻，但实际上源于中切牙。（b）术前片显示牙根未发育完成，根尖孔开放，根尖周透射影。（c）GG钻确定工作长度。（d）放置氢氧化钙。（e）窦道愈合。（f）未使用基质，MTA被挤压到根尖周组织中。（g）剩余的根管和开髓口用复合树脂修复。（h）1年后复查牙片未见病灶。（i，j）2年和6年复查见正常组织结构，超出的MTA吸收。（k，l）2年和6年照片见牙齿变灰色。（m）内漂白后颜色改善。（n～p）放置3根纤维桩和复合树脂进行修复。

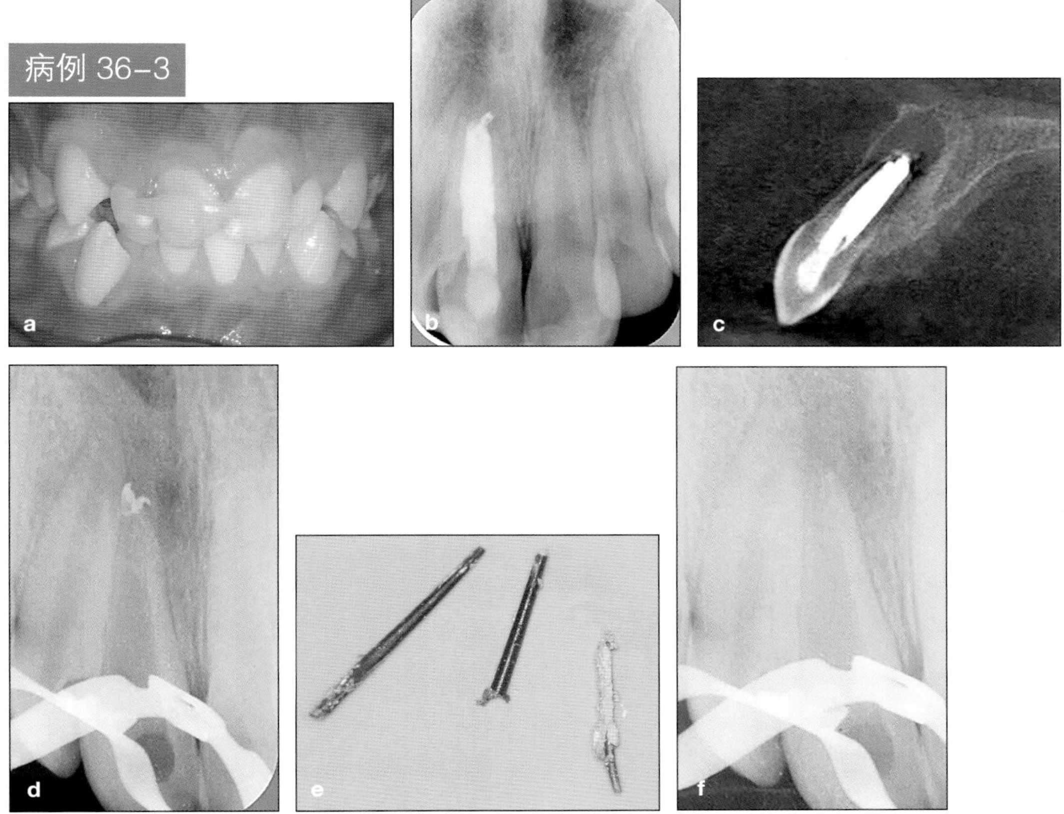

图36-8 （a）右上颌中切牙唇侧见窦道。（b）术前片示患牙根尖周透射影，需牙髓治疗。（c）CBCT示根尖周大面积透射影及根充材料超充。（d，e）取出3根热塑载体牙胶尖（Dentsply），操作过程中一些根充物被挤压到根尖周组织中。（f）使用Terauchi牙胶去除器从根尖周组织中取出填充物。

（图36-7m），并放置3根纤维桩进行修复（图36-7n～p）。

病例36-3

13岁男孩，右上颌中切牙窦道。3年前因牙外伤接受根管治疗，1年前出现窦道，患牙行再治疗。窦道持续存在，患者拟重新评估及治疗。会诊前2个月，患者从自行车上摔下，致使该患牙二次受伤。患牙松动，用复合材料将其固定在邻牙上。病史无特殊。临床检查发现患牙唇侧窦道（图36-8a），夹板2个月后仍未拆。影像学检查发现，根尖孔敞开，有部分材料超出，并且有少许透射影像（图36-8b）。CBCT显示患牙根尖周大面积透射影像（图36-8c）。诊断为根管治疗后慢性根尖牙周炎。

与患儿及其父母讨论治疗方案，选择根管再治疗。一诊时去除根管填充物（图36-8d～f），根管内封氢氧化钙（图36-8g），同时拆除夹板。1个月后二诊时窦道愈合（图36-8h），冲洗并干燥根管，用MTA输送器和垂直加压器放置ERRM膏（图36-8i、j）。将湿棉球置于膏体上，暂封。三诊时确认ERRM封闭剂固化。为了增强发育未完成的牙根，用复合树脂材料粘接2根纤维桩（图36-8k）。2年后复查影像显示患牙健康、

病例 36-3 (续)

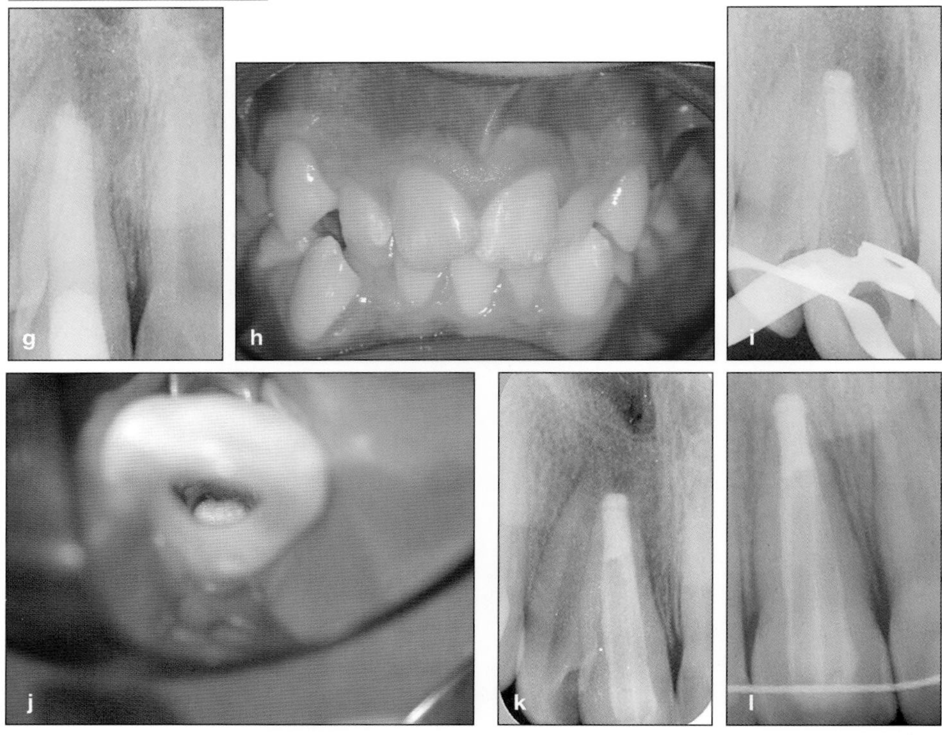

图36-8（续） （g）放置氢氧化钙。（h）窦道愈合。（i，j）放置ERRM膏根尖塞。（k）2根纤维柱和复合树脂修复。（l）2年后复查影像。

功能齐全、无临床症状（图36-8l）。

临床技巧

- 交替使用17%EDTA和5%次氯酸钠以去除根管中的氢氧化钙，用声波或者超声波进行活化。
- 为保证调拌的Biodentine前后一致，溶液需精确配比。
- 器械尖端取蘸适量EndoSequence封闭剂，用以压实ERRM膏，以防ERRM膏粘在器械上。
- ERRM膏放置一段时间后会变得比较干，可加入少量生物陶瓷封闭剂以保持原有性能。
- 出售的硫酸钙有两种形式，临床上应使用半水硫酸钙，而非无水硫酸钙。
- 硼酸钠内漂白可以解决MTA变色牙问题。

参考文献

[1] Sheehy EC, Roberts GJ. Use of calcium hydroxide for apical barrier formation and healing in non-vital immature permanent teeth: A review. Br Dent J 1997;183:241–246.

[2] Yassen GH, Platt JA. The effect of nonsetting calcium hydroxide on root fracture and mechanical properties of radicular dentine: A systematic review. Int Endod J 2013;46: 112–118.

[3] Parirokh M, Torabinejad M. Mineral trioxide aggregate: A comprehensive literature review—Part III: Clinical applications, drawbacks, and mechanism of action. J Endod 2010; 36:400–413.

[4] Parirokh M, Torabinejad M. Mineral trioxide aggregate: A comprehensive literature review—Part I: Chemical, physical, and antibacterial properties. J Endod 2010;36:16–27.

[5] Ma J, Shen Y, Stojicic S, Haapasalo M. Biocompatibility of two novel root repair materials. J Endod 2011;37:793–798.

[6] Attik GN, Villat C, Hallay F, et al. In vitro biocompatibility of a dentine substitute cement on human MG63 osteoblasts cells: Biodentine™ versus MTA® [epub ahead of print 12 February 2014]. Int Endod J doi:10.1111/iej.12261.

[7] Shokouhinejad N, Nekoofar MH, Razmi H, et al. Bioactivity of EndoSequence root repair material and bioaggregate. Int Endod J 2012;45:1127–1134.

[8] Rajasekharan S, Martens LC, Cauwels RG, Verbeeck RM. Biodentine™ material characteristics and clinical applications: A review of the literature. Eur Arch Paediatr Dent 2014;15: 147–158.

[9] Lovato KF, Sedgley CM. Antibacterial activity of EndoSequence Root Repair Material and ProRoot MTA against clinical isolates of *Enterococcus faecalis*. J Endod 2011;37:1542–1546.

[10] Leal F, De-Deus G, Brandão C, Luna A, Souza E, Fidel S. Similar sealability between bioceramic putty ready-to-use repair cement and white MTA. Braz Dent J 2013;24:362–366.

[11] Alhadainy HA, Abdalla AI. Artificial floor technique used for the repair of furcation perforations: A microleakage study. J Endod 1998;24:33–35.

[12] Pecora G, Andreana S, Margarone JE 3rd, Covani U, Sottosanti JS. Bone regeneration with a calcium sulfate barrier. Oral Surg Oral Med Oral Pathol Oral Radiol Endod 1997;84:424–429.

[13] Yoshikawa G, Murashima Y, Wadachi R, Sawada N, Suda H. Guided bone regeneration (GBR) using membranes and calcium sulphate after apicectomy: A comparative histomorphometrical study. Int Endod J 2002;35:255–263.

[14] Pietrzak WS, Ronk R. Calcium sulfate bone void filler: A review and a look ahead. J Craniofac Surg 2000;11:327–333.

[15] Desai S, Chandler N. The restoration of permanent immature anterior teeth, root filled using MTA: A review. J Dent 2009;37:652–657.

[16] Cauwels RG, Lassila LV, Martens LC, Vallittu PK, Verbeeck RM. Fracture resistance of endodontically restored, weakened incisors. Dent Traumatol 2014;30:348–355.

[17] Brito-Júnior M, Pereira RD, Veríssimo C, et al. Fracture resistance and stress distribution of simulated immature teeth after apexification with mineral trioxide aggregate. Int Endod J 2014;47:958–966.

[18] Dikbas I, Tanalp J, Koksal T, Yalnız A, Güngör T. Investigation of the effect of different prefabricated intracanal posts on fracture resistance of simulated immature teeth. Dent Traumatol 2014;30:49–54.

CHAPTER

37

Marga Ree, DDS, MSC

年轻恒牙活髓保存术
Vital Pulp Therapy in Immature Teeth

当年轻恒牙的牙髓活力丧失时，尚较薄的牙本质壁容易折裂，且患牙的冠根比常不佳。因此，应尽可能地保存牙髓活性以维持牙根的发育和强度。

成功的保髓治疗要求患牙尽可能没有炎症或者炎症可逆，出血可控，盖髓材料具有生物相容性/生物活性，外部封闭良好。近年来，用于直接盖髓的主要材料是氢氧化钙和MTA，前者在早期使用较多，而近年来后者使用较多。MTA属于生物陶瓷类材料。生物陶瓷是一种无机、非金属、生物相容性的材料，与替代或者修复的硬组织具有相似的机械性能。化学性质稳定且无腐蚀性，与有机组织相容性好。近年已研发了多种新型生物陶瓷材料。

MTA被认为是牙髓病学第一代生物活性材料。具有许多理想的特性，包括优异的生物相容性、良好的封闭性和抗菌能力。但同样有一些缺点：初始固化时间至少3个小时，操作性能较差，固化后难以去除等[1-2]。临床上灰色和白色MTA均会使牙本质变色，这可能是由于材料所含有的重金属成分或者操作时沾染了血液所致[3-4]。尽管多年来MTA已成为保髓治疗中的第一选择[5-7]，但其对牙本质尤其是前牙的着色一直是个比较突出的问题。

牙髓治疗中使用的生物陶瓷材料可根据其组分、固化机制和稳定性分类。生物陶瓷材料包括可与牙胶配合使用的封闭剂和糊剂，以及可单独使用的类似MTA的膏剂。Biodentine（Septodont）是硅酸钙水泥，可作为牙本质替代物用于深龋洞。与MTA

相类似，Biodentine的生物相容性良好，与活体组织接触时具有生物活性，且适合用作盖髓材料[8-10]。它比MTA有更高的抗压强度[10]，可在任意环境下进行牙本质的大块充填[11-12]。该材料12分钟内即可固化，性能稳定，可作为6个月内的临时充填材料[13]。另一种保髓治疗常用的生物陶瓷材料是EndoSequence牙根修补材料（Brasseler）[14]，可作为封闭剂和糊剂使用。特别是其快干型在使用时与盖髓材料一样方便。新型生物陶瓷材料在许多方面优于MTA，它们具有更好的临床操作性，且不像白色和灰色MTA那样使牙本质变色[3-4,15-20]。

部分活髓切断术与完全活髓切断术

活髓切断术的目的是去除炎症牙髓组织直至（暴露）正常组织。随后放置盖髓剂促进断面的愈合并促使根部继续发育（根尖发育）。部分或者Cvek切断术最常用于处理年轻恒前牙的复杂冠折。完全活髓切断术（至根管口水平）多用于去龋露髓的年轻多根恒牙。

临床技术

保髓治疗用于无自发痛史、无叩痛、无肿胀、无牙髓坏死影像学指征的患牙。无菌操作是最重要的环节。操作步骤如下：

1. 用温和消毒剂，如氯己定消毒暴露的牙髓组织。
2. 用快速手机金刚砂车针喷水去除表层牙髓组织，尽量减少对深层牙髓组织的损伤。
3. 用无菌盐水冲洗窝洞，去除所有碎屑。
4. 吸除多余液体并用湿棉球拭干。勿用气枪吹干，因其可能导致牙髓失水及组织损伤。
5. 用次氯酸钠或者氯己定棉球止血。将干棉球放在湿棉球上轻压，可在几分钟内止血。
6. 避免形成血块，影响愈合。
7. 止血后将MTA、Biodentine或者牙根修补材料置于牙髓断面上。
8. 放置湿棉球，暂封。
9. 复诊时确认MTA、Biodentine或者牙根修复材料已固化。用复合树脂修复牙体缺损。

临床病例

病例37–1

8岁患儿，因牙外伤2个月就诊。根尖片示左上颌中切牙根尖见透射影，并可扪及波动（图37–1a）。查体：触诊和叩诊（+），冷诊无反应。诊断为牙髓坏死及急性根尖周炎。

患儿及父母知情同意后，施以局麻，橡皮障隔离患牙。开髓后，在根管的冠方可见活髓（图37–1b），因此牙髓坏死的诊断明显错误。诊断改为可复性牙髓炎，拟施部分牙髓切断术（图37–1c）。将5%次氯酸钠棉球以中等压力压迫牙髓断面（图37–1d），5分钟后止血（图37–1e）。用MTA输送器将白色MTA覆盖于牙髓上，厚度约3mm （图37–1f、g）。MTA顶部放置湿棉球，暂封（图37–1h）。1周后患者复诊行最终的复合树脂修复（图37–1i～k）。6个月后复查，冷诊阳性，根部持续发育（图37–1l）。1年、2年和4年后的影像学检查见根尖发育完成及根管壁增厚（图37–1m～o）。冷诊依然阳性，临床检查见患牙颈部轻微变灰色（图37–1p）。与患儿及其父母讨论漂白方案，但被拒绝。

病例 37-1

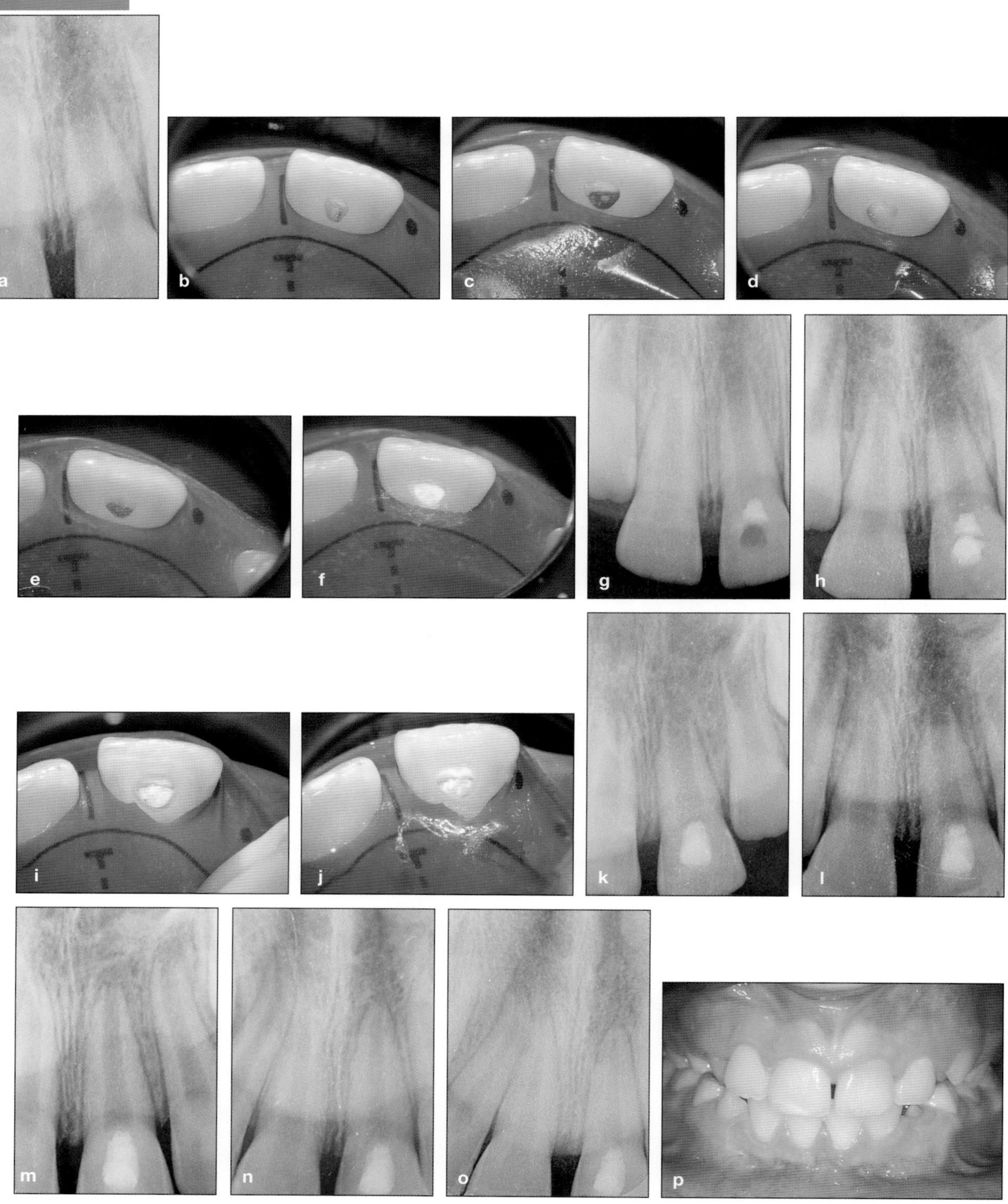

图37-1 （a）左上颌中切牙术前片见根尖孔开放，牙根未发育完全及透射影。（b）开髓后，见为活髓。（c）用快速手机金刚砂车针行部分活髓切断术。（d）5%次氯酸钠棉球置于断面止血。（e）几分钟后止血，表明牙髓组织健康。（f，g）白色MTA盖髓。（h）覆盖湿棉球，暂封。（i）MTA固化。（j）釉质和牙本质经酸蚀、涂布底漆和粘接剂处理。（k）复合树脂修复后。（l~o）6个月、1年、2年和4年后复诊，患者无临床症状，牙根继续发育。（p）左上颌中切牙变灰色。

病例 37-2

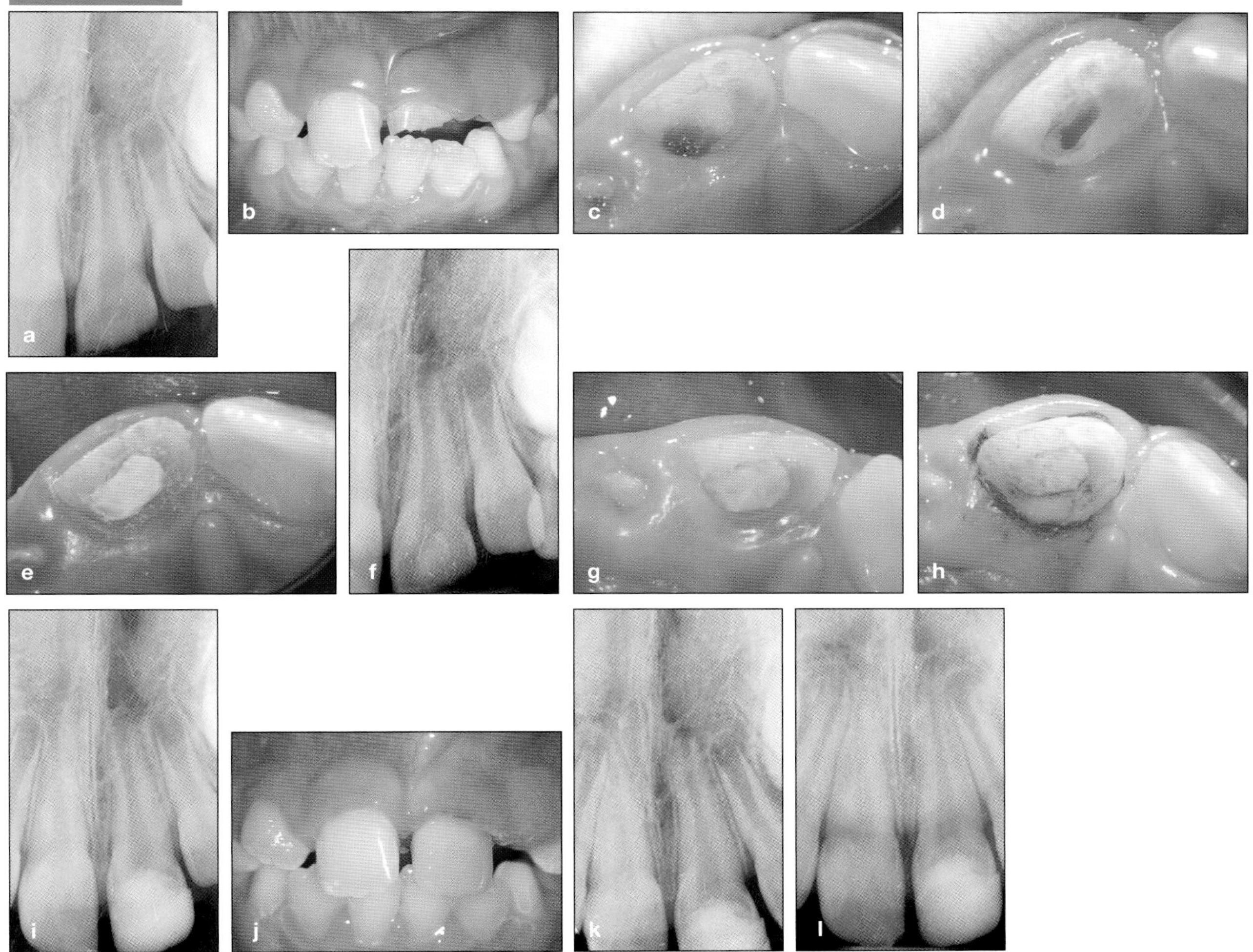

图37-2 （a）术前片示左上颌中切牙牙根未发育完全，根尖孔开放，伴复杂冠折。（b）临床见左上中切牙复杂冠折。（c）活髓切断术后用5%次氯酸钠棉球止血。（d）出血已控制。（e）用Biodentine做盖髓材料。（f）术后片见Biodentine盖髓材料中度显影。（g）1周后Biodentine未脱落。（h）将排龈线放置在龈沟内以保持术区干燥，暴露腭侧冠折处的龈缘。（i）复合树脂修复后X线片。（j）在复合树脂核基础上，唇面用微填料树脂分层修复。（k，l）6个月、12个月复查见根尖继续发育。

病例 37-2

7岁患儿，左上颌中切牙外伤后冷热敏感3天就诊。查体见冠折伴部分牙髓暴露（图37-2b）。影像学见根尖孔开放，但无根尖周异常（图37-2a）。诊断为复杂性冠折伴可复性牙髓炎。

与患儿及其父母沟通治疗方案，决定局麻下行部分活髓切断术。该患牙无法使用橡皮障，但操作过程中均保持术区清洁、干燥。5%次氯酸钠棉球适度压迫牙髓断面（图37-2c），5分钟后出血停止（图37-2d）。将Biodentine覆盖于牙髓上，厚度约3mm （图37-2e、f）。15分钟后材料固化，即行临时充填修复。这是Biodentine相较于MTA的优点，因此笔者也更推荐Biodentine。

1周后复查，无明显症状。Biodentine完全固化，形状完整（图37-2g）。行牙龈切除术，排龈线压入龈沟（图37-2h）。患牙经复合树脂塑形、修整，唇面使用美容效果更好的微填料树

病例 37-3

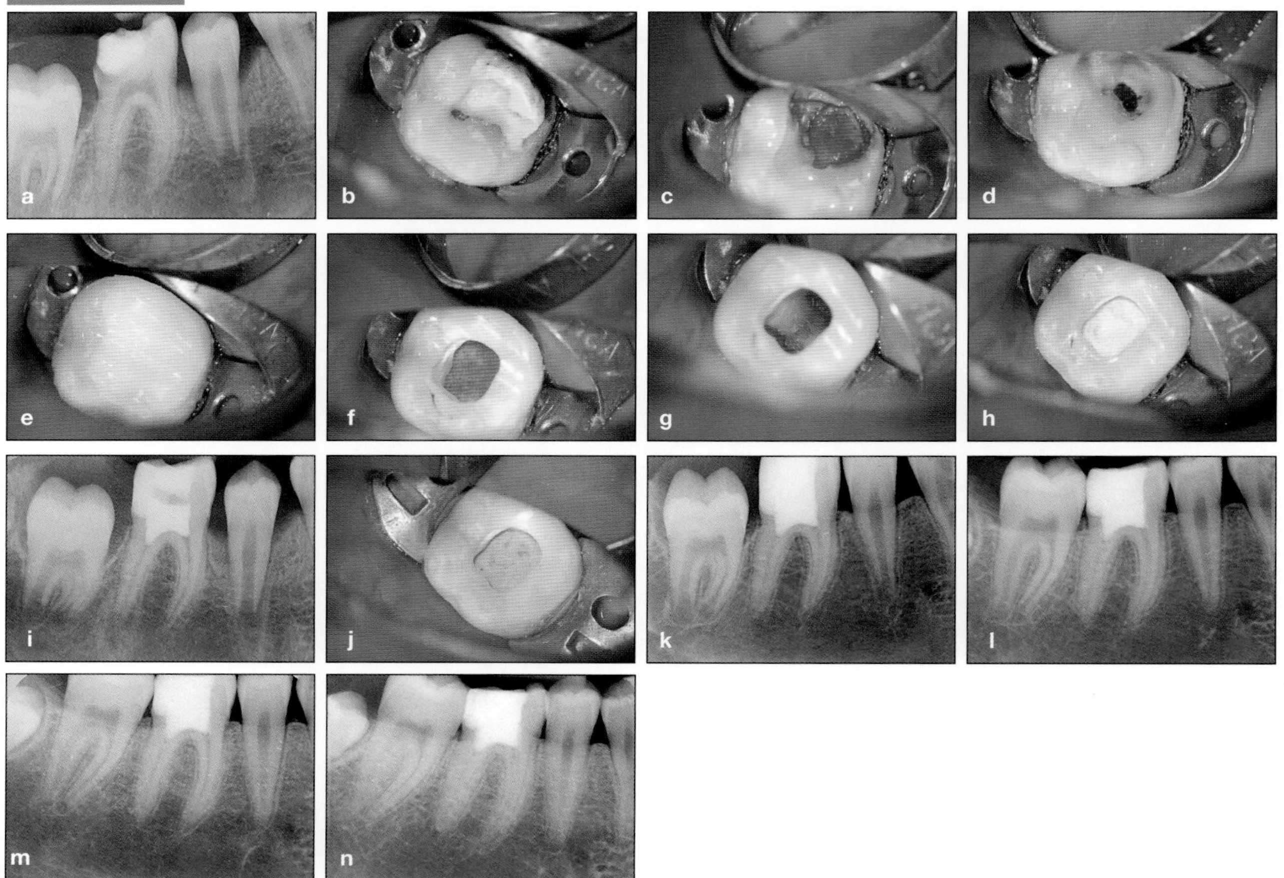

图37-3 （a）右下颌第一磨牙术前片见复合树脂充填体缺损，根尖未发育完全，根尖孔开放。（b）临床照片见右下颌第一磨牙复合树脂下方露髓。（c）牙髓息肉。（d）去除牙髓息肉后止血。（e）在完全冠髓切断术前用复合树脂制作假壁。（f）牙髓断面放置湿棉球。（g）控制出血。（h，i）白色MTA盖髓。（j）MTA固化。（k）活髓切断术后用MTA和复合树脂修复后的影像学表现。（l～n）1.5年、2.5年和6年后X线片显示正常的组织结构、根尖发育完全和根管壁增厚。

脂（图37-2i、j）。6个月（图37-2k）和12个月（图37-2l）复查见患牙健康、功能完好，牙根继续发育。

病例37-3

11岁患儿，因右下颌第一磨牙深龋治疗时露髓转诊。就诊时患儿无临床症状。查体见树脂修复体缺损。影像学见患牙根尖孔开放，无根尖周病变（图37-3a）。诊断为牙髓暴露伴可复性牙髓炎。

与患儿及家长沟通治疗方案，拟行完全冠髓切断术。一诊时置橡皮障，去除旧充填物，见牙髓息肉（图37-3b、c）。用快速手机金刚砂车针去除。

止血后（图37-3d），为了更好地隔离和临时修复，在活髓切断术前用复合树脂材料制作假壁。开髓后去除冠髓，以5%次氯酸钠棉球适度在根管口压迫根髓（图37-3e、f）。几分钟后止血（图37-3g），用MTA输送器将白色MTA覆于牙髓上，厚度约3mm（图37-3h）。MTA上放湿棉球，暂封（图37-3i）。1个月后复诊，确认MTA已固化（图37-3j），复合树脂材料修复患牙（图37-3k）。1.5年、2.5年和6年后复查X线片见根尖发育完成及根管壁增厚（图37-3l～n）。患者无症状，牙髓活力测试阳性。

临床技巧

- 部分活髓切断术中，若湿棉球轻压残髓5分钟仍无法止血，重复上述过程。若仍持续出血，应继续向下去髓。
- 不建议使用硫酸铁等止血剂（如Astringedent、Ultradent），因其会形成血凝块，可能影响牙髓健康。
- 复查时如对牙根发育情况有疑问，应拍摄对侧同名牙作为对照。

总结

牙根发育未完成的患牙均应尽可能保髓。成功的要诀是止血、使用生物活性盖髓材料及无菌封闭。上述3个病例展示了MTA和Biodentine在年轻恒牙保髓治疗中的应用。所有病例治疗后临床症状均消失，牙根继续发育。

参考文献

[1] Parirokh M, Torabinejad M. Mineral trioxide aggregate: A comprehensive literature review—Part I: Chemical, physical, and antibacterial properties. J Endod 2010;36:16–27.

[2] Parirokh M, Torabinejad M. Mineral trioxide aggregate: A comprehensive literature review—Part II: Leakage and biocompatibility investigations. J Endod 2010;36:190–202.

[3] Belobrov I, Parashos P. Treatment of tooth discoloration after the use of white mineral trioxide aggregate. J Endod 2011; 37:1017–1020.

[4] Akbari M, Rouhani A, Samiee S, Jafarzadeh H. Effect of dentin bonding agent on the prevention of tooth discoloration produced by mineral trioxide aggregate. Int J Dent 2012; 2012:563203.

[5] Hilton TJ, Ferracane JL, Mancl L; Northwest Practice-based Research Collaborative in Evidence-based Dentistry (NWP). Comparison of CaOH with MTA for direct pulp capping: A PBRN randomized clinical trial. J Dent Res 2013;92(7 suppl):16S–22S.

[6] Eskandarizadeh A, Shahpasandzadeh MH, Shahpasandzadeh M, Torabi M, Parirokh M. A comparative study on dental pulp response to calcium hydroxide, white and grey mineral trioxide aggregate as pulp capping agents. J Conserv Dent 2011;14:351–355.

[7] Caprioglio A, Conti V, Caprioglio C, Caprioglio D. A long-term retrospective clinical study on MTA pulpotomies in immature permanent incisors with complicated crown fractures. Eur J Paediatr Dent 2014;15:29–34.

[8] Shayegan A, Jurysta C, Atash R, Petein M, Abbeele AV. Biodentine used as a pulp-capping agent in primary pig teeth. Pediatr Dent 2012;34:e202–e208.

[9] Nowicka A, Lipski M, Parafiniuk M, et al. Response of human dental pulp capped with biodentine and mineral trioxide aggregate. J Endod 2013;39:743–747.

[10] Natale LC, Rodrigues MC, Xavier TA, Simões A, de Souza DN, Braga RR. Ion release and mechanical properties of calcium silicate and calcium hydroxide materials used for pulp capping [epub ahead of print 20 March 2014]. Int Endod J doi:10.1111/iej/12281.

[11] Laurent P, Camps J, De Méo M, Déjou J, About I. Induction of specific cell responses to a Ca_3SiO_5-based posterior restorative material. Dent Mater 2008;24:1486–1494.

[12] Raskin A, Eschrich G, Dejou J, About I. In vitro microleakage of Biodentine as a dentin substitute compared to Fuji II LC in cervical lining restorations. J Adhes Dent 2012;14:535–542.

[13] Koubi G, Colon P, Franquin JC, et al. Clinical evaluation of the performance and safety of a new dentine substitute, Biodentine, in the restoration of posterior teeth: A prospective study. Clin Oral Investig 2013;17:243–249.

[14] Azimi S, Fazlyab M, Sadri D, Saghiri MA, Khosravanifard B, Asgary S. Comparison of pulp response to mineral trioxide aggregate and a bioceramic paste in partial pulpotomy of sound human premolars: A randomized controlled trial. Int Endod J 2014;47:873–881.

[15] Parirokh M, Torabinejad M. Mineral trioxide aggregate: A comprehensive literature review—Part III: Clinical applications, drawbacks, and mechanism of action. J Endod 2010;36:400–413.

[16] Boutsioukis C, Noula G, Lambrianidis T. Ex vivo study of the efficiency of two techniques for the removal of mineral trioxide aggregate used as a root canal filling material. J Endod 2008;34:1239–1242.

[17] Jang JH, Kang M, Ahn S, et al. Tooth discoloration after the use of new pozzolan cement (Endocem) and mineral trioxide aggregate and the effects of internal bleaching. J Endod 2013;39:1598–1602.

[18] Maroto M, Barbería E, Vera V, García-Godoy F. Dentin bridge formation after white mineral trioxide aggregate (white MTA) pulpotomies in primary molars. Am J Dent 2006;19:75–79.

[19] Percinoto C, de Castro AM, Pinto LM. Clinical and radiographic evaluation of pulpotomies employing calcium hydroxide and trioxide mineral aggregate. Gen Dent 2006;54:258–261.

[20] Jacobovitz M, de Lima RK. Treatment of inflammatory internal root resorption with mineral trioxide aggregate: A case report. Int Endod J 2008;41:905–912.

CHAPTER

38

Scott A. Martin, DDS

开窗减压
Decompression

本章用于纪念已故的Ben Schein医生，感谢他的无私分享，不求回报。

开窗减压是一种治疗大范围根尖周病变的外科方法，比传统的牙周翻瓣术和囊肿摘除术更加保守。大多根尖有透射影的患牙都有牙髓坏死或者既往根管治疗史，因此可以采用传统的根管治疗术来治疗。偶尔需要进行手术才能完全愈合。当存在大范围的透射影时，手术治疗可能导致邻牙活力丧失并损伤其他结构。开窗减压并发症最少，并能有效地促进愈合，可以使病灶完全愈合或者使其缩小，这样即使进行手术治疗也不会影响邻近牙齿或者结构。

以整个病灶连续切片，得出根尖周囊肿的发病率为15%[1]。其中9%为真性囊肿（具有完整上皮结构）。6%为“袋状”囊肿，囊腔与根管相通。

囊肿的发病机制尚不十分明确。囊肿发生的第一步是牙髓感染和坏死，随后发生根尖周炎症和肉芽肿形成。一部分肉芽肿分阶段发展为囊肿。第一阶段，Malassez上皮细胞增殖；第二阶段，增殖的上皮细胞形成囊腔。随着时间的推移，囊腔扩大[2]，可能的原因是渗透压和炎症细胞因子与宿主细胞的相互作用。该过程复杂且知之甚少，但通过冲洗以释放囊内压力、稀释炎症介质可解释开窗减压有效的原因。

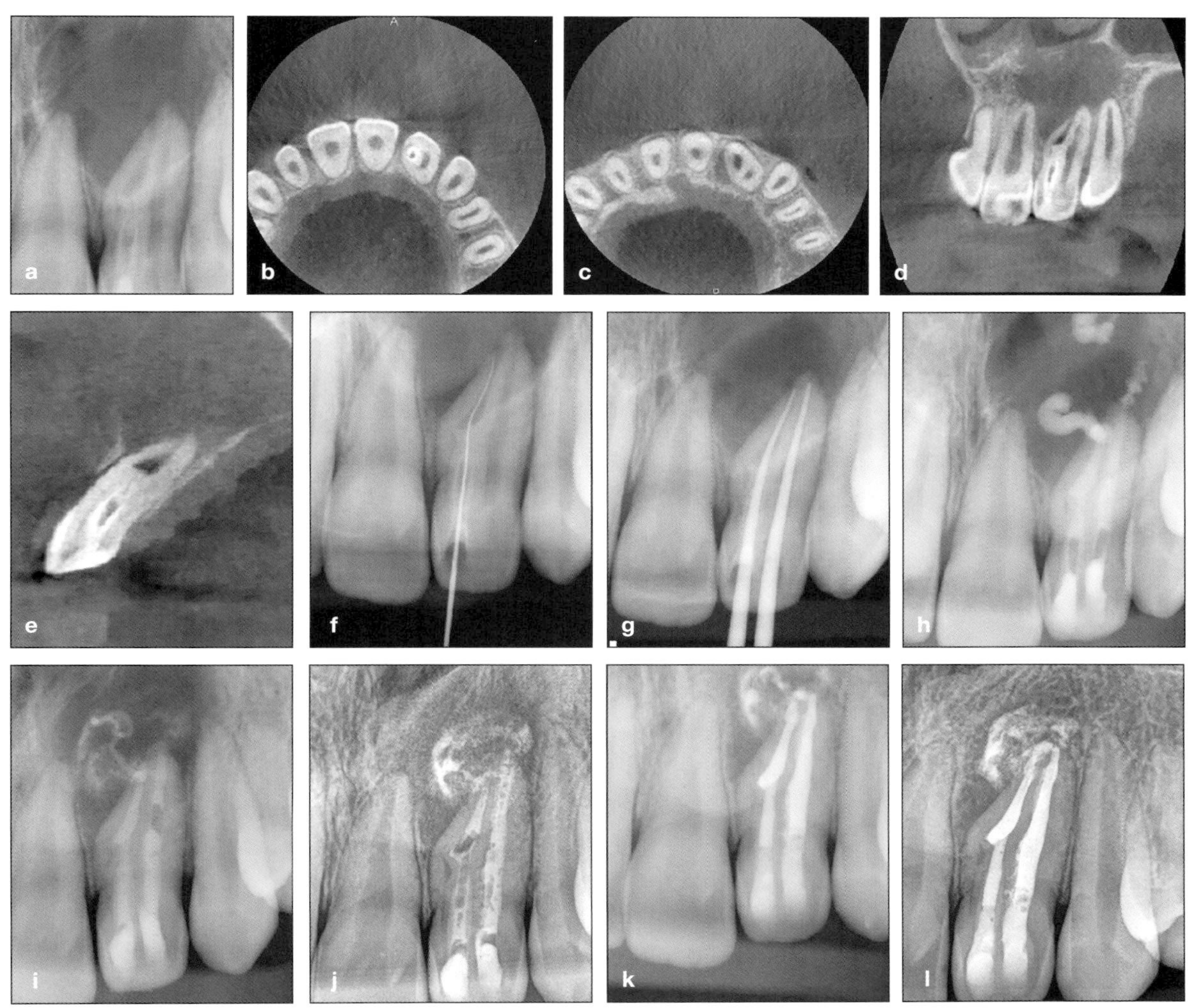

图38-1 （a）13岁患儿，可见尖牙区肿胀，X线片示根尖周有透射影，内含1颗牙中牙。（b~e）CBCT显示唇、腭侧骨板菲薄，疑似穿透鼻底。如需手术将十分复杂。（f~h）非手术根管治疗，两处开髓后根管预备，氢氧化钙置于根管中。（i）1个月后。（j）3个月后，注意骨再生十分明显，根管充填，术后5个月修复。（k）6个月后。（l）18个月后。

大部分根尖周病变，甚至是较大的病灶均可通过非手术治疗处理，故常规根管治疗是第一步，开窗减压只在病灶仍无法消除时使用。对于有大范围透射影的病例，只有有了明确的证据证明有骨愈合时，笔者才会完成根管充填。该方法需持续3~6个月，定期更换氢氧化钙（图38-1）。

囊肿开窗减压术可以追溯到20世纪，Partsch首先在德国牙科杂志上描述了该术式[3]。将引流管穿过黏膜和骨置入囊腔，保留数周，引流减压。患者可以通过引流管每日冲洗囊腔。开窗减压术是一种并发症较少的小手术，笔者尚未查到相关重大并发症的文献。

材料

一系列材料都可用于引流。例如管口边缘突起的导管可被制成引流管并固定。突起部分靠在黏膜上，防止患者在日常冲洗期间意外将其推入

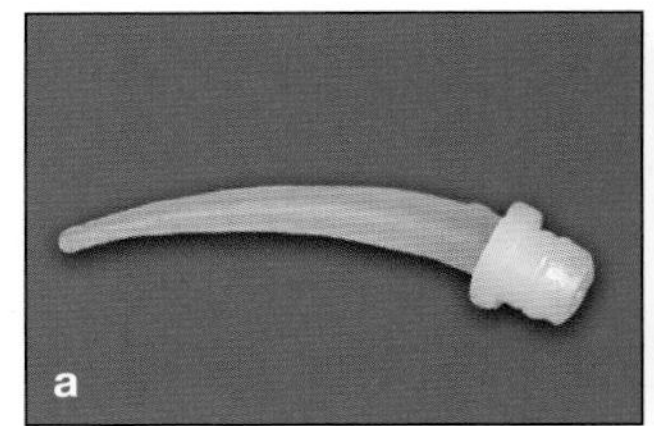
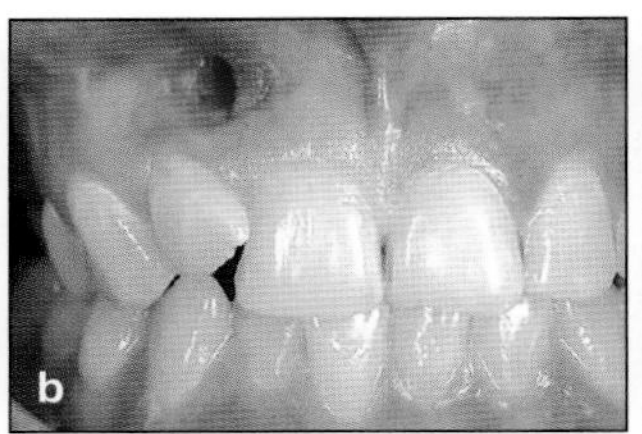
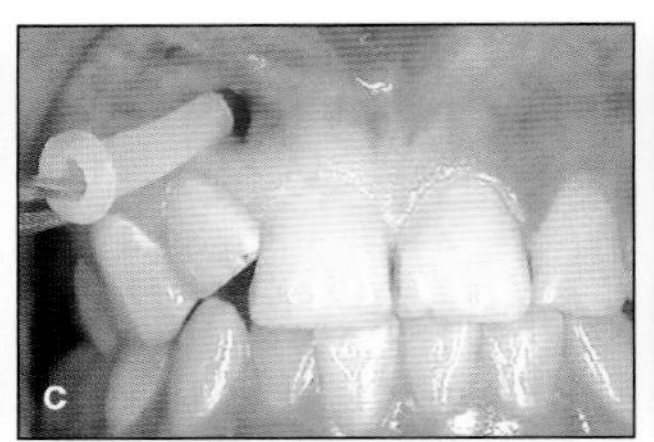
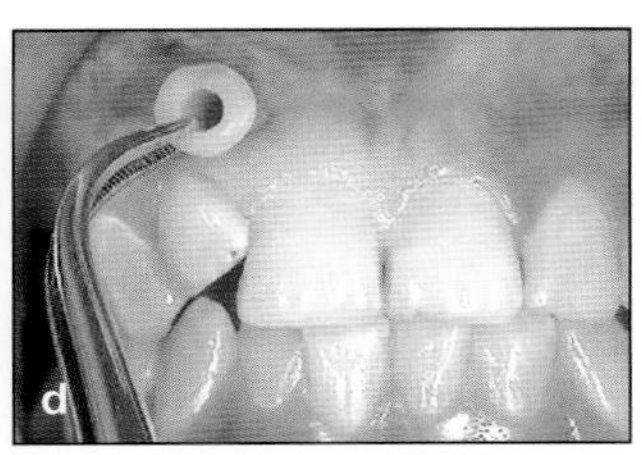

图38-2 （a）边缘突起的导管可制成引流管，开窗引流。（b）黏膜表面做一直达囊腔的开口。（c）调整长度后将引流管插入囊腔。（d）剪短引流管直至突起紧靠黏膜。

囊腔（图38-2）。若材料具阻射性能则更好。也可以使用乳胶导管或者聚乙烯静脉管进行引流。这些材料价格便宜并有多种型号可选。8号、10号和12号管都比较适合。将管的一端加热，并将尖端压在玻璃板上以形成突起边缘。

临床技术

以下为开窗减压的临床操作流程：

1. 做一长1～1.5cm的垂直切口穿透黏膜，切口应位于牙根之间。
2. 如需活检，可在此时取病理标本。但在大多数情况下，需要翻瓣摘除整个病变才能做出准确的诊断。
3. 进入囊腔。可以使用手术刀尖或者钝器穿通软组织，但有时还需用车针钻出骨窗。常可见脓液或者黄绿色液体流出。
4. 无菌生理盐水冲洗囊腔，以减少细菌和炎症介质。
5. 引流管插入囊腔，并剪至合适的长度，以使突起的边缘可以靠在黏膜上。
6. 在治疗期间用1～2根缝线将引流管固定在黏膜上。
7. 2周内移除并更换引流管。软组织会沿着引流管生长，使其易于更换。当移除引流管时，与引流管邻接处的软组织会塌陷，故更换引流管时应在几分钟内完成。使用乳胶导管时，若原引流装置无法重置，可使用小一号的导管。对有锥形突起边缘的引流装置，轻压几分钟以使引流完全重新建立。
8. 术后1周、2周、4周、6周时复查，能尽早移除引流管最好。
9. 随着骨愈合，引流装置会被推出，故须剪短引流管并重置。

由于尚未有可靠的临床研究作为指导，开窗减压的时间主要依赖经验。文献记载一例上颌磨牙囊肿（活检确认）的开窗引流最短时间为2天[4]。对于较大的病灶，引流装置常留置数月。

病例报告

13岁男性患者，左上颌侧切牙唇侧黏膜出现窦道。根尖片示以侧切牙根尖为中心的广泛透射影。但窦道定位来源于邻近中切牙（图38-3a），冷测和电刺激无反应。其他上颌前牙对牙髓刺激反应正常。左上颌中切牙开髓，牙髓已坏死，根管预备并冲洗，放置Vitapex（图38-3b）。1个月后窦道治愈，完成根管充填（图38-3c）。

3个月后窦道复发，决定行开窗减压术。在中切牙和侧切牙牙根之间黏膜做一长1cm切口，感染灶用无菌生理盐水冲洗。将2cm长的10号阻射乳胶导管放置到相应深度，用两针缝线固定。

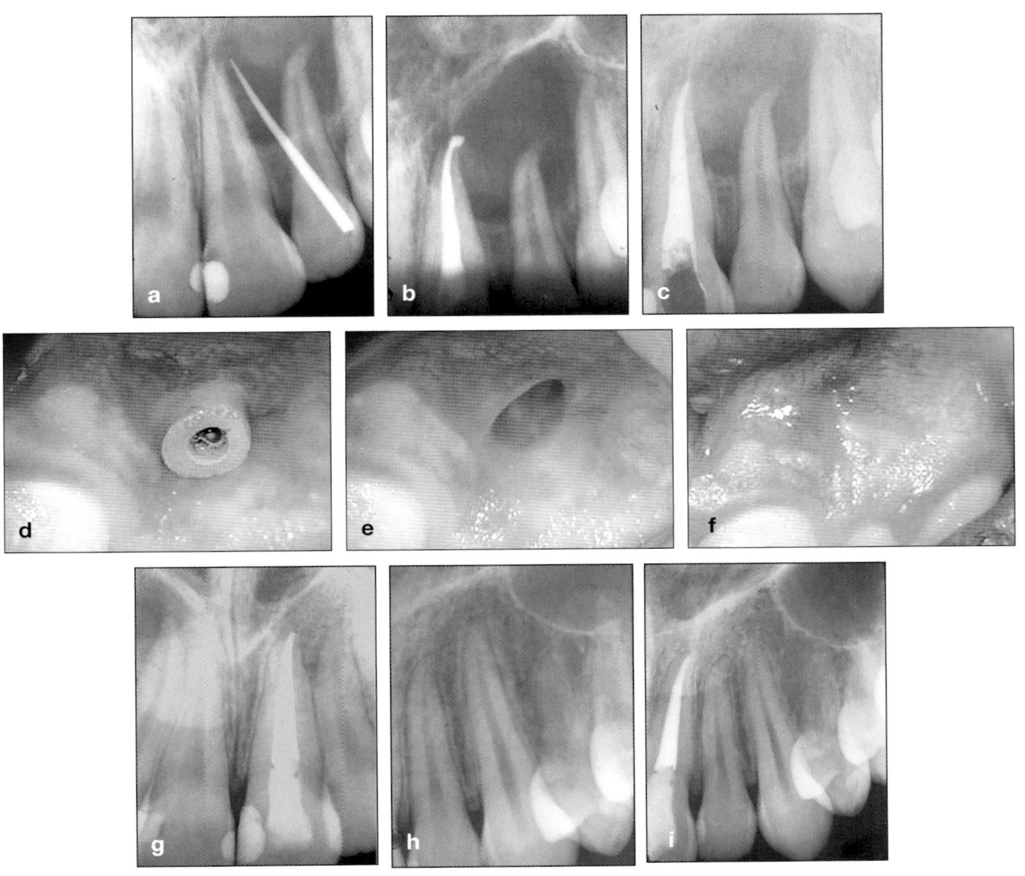

图38-3 （a）尽管透射影集中于侧切牙，窦道来源于中切牙。中切牙对牙髓测试无反应。（b）根管成形和冲洗后，放置Vitapex。（c）1个月后完成根管治疗。（d）10号乳胶导尿管放置2周后。（e）6周后拔除引流管。（f）8周后黏膜基本愈合。（g，h）18个月后骨基本愈合。（i）10年后。

要求患者每日用0.12%氯己定冲洗。2周后软组织愈合良好（图38-3d）。引流管6周后拔除（图38-3e），之后2周黏膜愈合（图38-3f）。18个月后患牙基本愈合（图38-3g、h）。10年后复查，根尖片示骨结构正常（图38-3i），邻牙牙髓活力测试正常。

结论

开窗减压术偶尔运用于非手术治疗大范围病变失败时。该手术操作简单，风险低，使用材料廉价且易于获得，且并发症发生率低。某些情况下，它可以避免大范围的外科手术，或者使手术更容易操作，同时减少损伤邻近牙齿或者结构。若开窗减压无效，则应考虑行翻瓣、摘除，并进行活检。

参考文献

[1] 1. Nair PN. New perspectives on radicular cysts: Do they heal? Int Endod J 1998;31:155–160.

[2] 2. Nair PN. Apical periodontitis: A dynamic encounter between root canal infection and host response. Periodontol 2000 1997;13:121–148.

[3] 3. Partsch C. Über Kiefercysten. Dtsch Monatsschr Zahnheilkd 1892;10:271.

[4] 4. Loushine RJ, Weller RN, Bellizzi R, Kulild JC. A 2-day decompression: A case report of a maxillary first molar. J Endod 1991;17:85–87.

CHAPTER

39

Ivan N. Vyuchnov, DDS, MSC

显微缝合

Suturing Under the Microscope

根管治疗失败后的再治疗有的比较容易，有的却因为根管内存在分离器械、堵塞、台阶、穿孔及其他阻塞物而比较困难。这种情况下还可以选择外科手术治疗。根尖外科手术步骤包括：切开、翻瓣、根尖切除、倒预备和倒充填，这一系列操作最好在显微镜下进行。和其他技术一样，这些技术也需要不断地练习才能掌握。例如显微缝合的手感不太好，能够掌握这些技术的医生并不多。

缝合本身是手术中的一环，刺入组织的过程会造成创伤。缝针的数量、大小、特性和制作材料都会影响愈合。精细缝合有利于创口愈合，通常需要在显微镜下进行，例如用7-0、8-0或者9-0的缝线进行缝合。缝合在伤口愈合过程中可以复位和固定皮瓣，同时有初期止血的作用。缝合时要确保皮瓣不会受到不必要的牵拉。显微镜可以提供清晰的视野，有助于精细操作和创口的无张力关闭。

本章主要介绍显微缝合及一些特定技巧，讨论了显微缝合技术如何精细地处理软组织，从而降低手术并发症及发生率。本章注重运用人体工程学，与助手一起顺利、高效地完成这项临床工作。

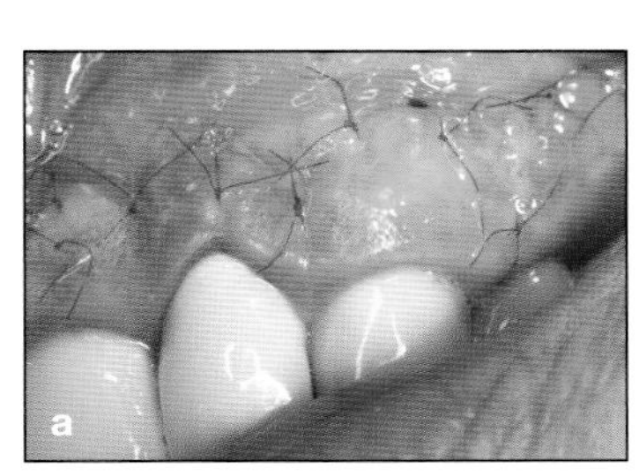
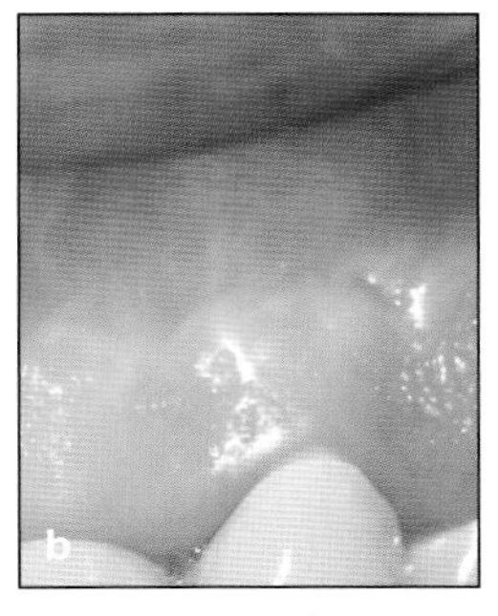

图39-1　（a）由7-0聚丙烯缝线缝合创口的术后图。（b）1.5年后复查可见伤口的收缩和瘢痕达到最小。

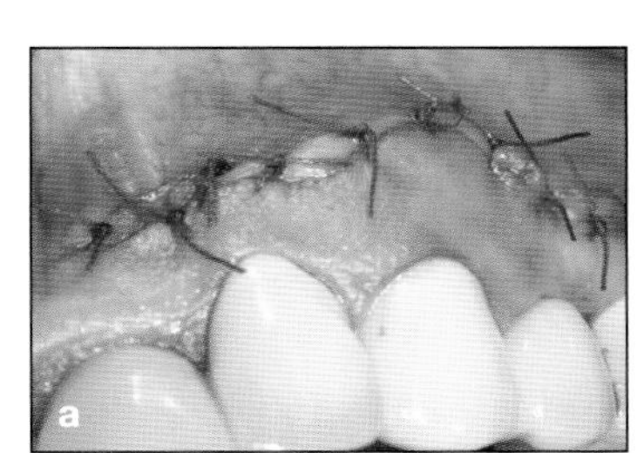
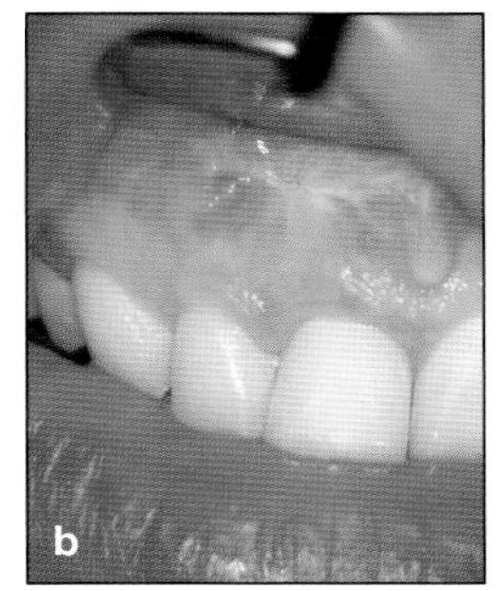

图39-2　（a）组织复位差，张力过大，缝合粗糙。（b）软组织处理不佳导致瘢痕形成。

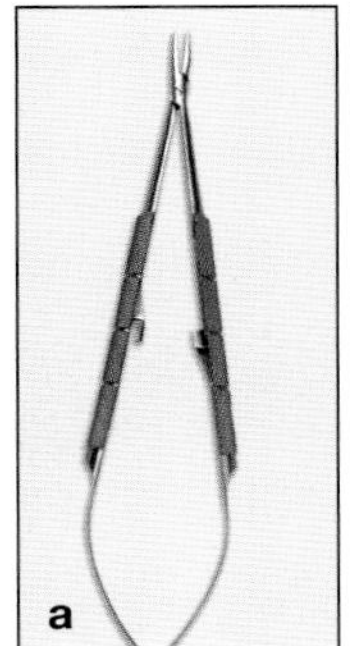
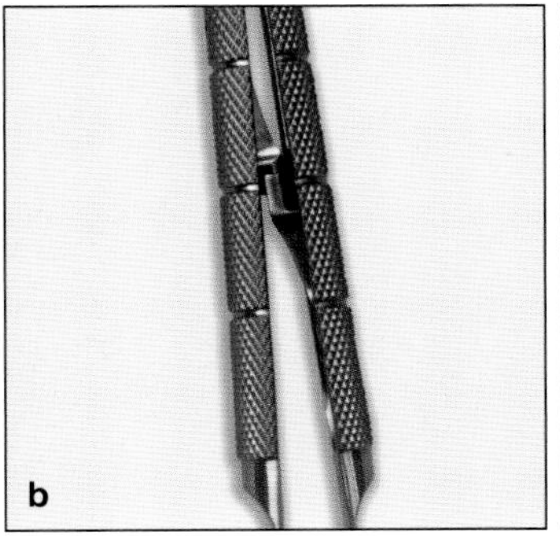
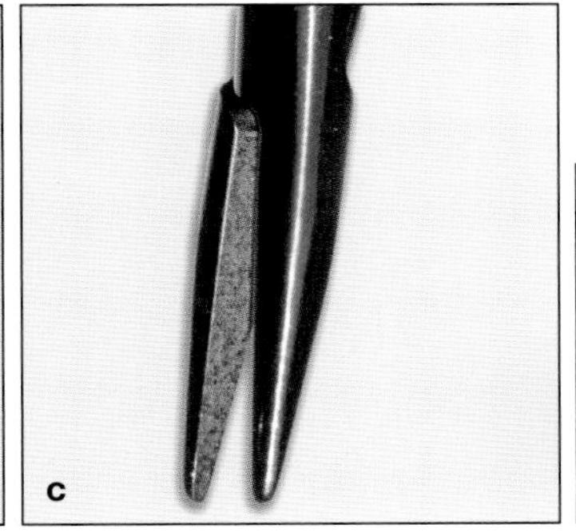
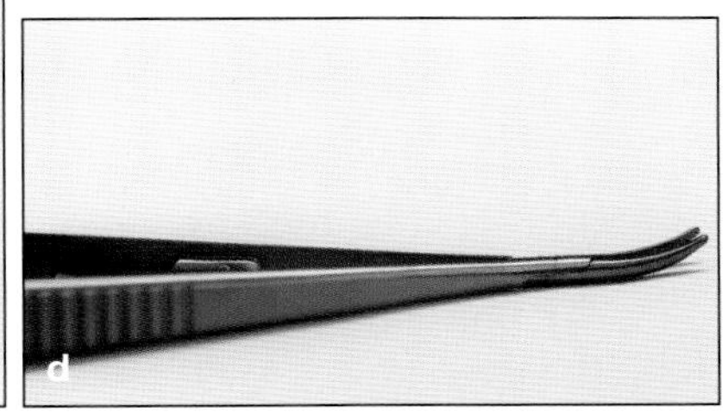

图39-3　（a）Castroviejo持针器有一锁扣装置。（b）锁定状态的放大图。（c）持针器的金刚砂涂层可以稳固夹持缝针。（d）尖端弯曲可达任何部位。

显微缝合的优点

两位患者根尖外科手术术后对比图，如图39-1和图39-2所示。图39-1中显微缝合时组织瓣被准确复位固定，缝合精细。图39-2中传统手术的组织瓣复位差，缝合张力过大，缝线粗糙。同时观察两图中伤口愈合的差别。哪位患者预后更好呢?

显微操作时视野的放大倍率常为2×或者6×。放大倍率更高可使缝合时更加精细。显微镜下观察传统手术的操作过程，发现技术粗糙、一期缝合差，并伴有组织破坏和撕裂。

肉眼直视下的分辨率可达到0.2mm。在这个分辨率下，手部动作的精确度在1mm左右。生理性的颤抖还进一步降低精确度。而在显微镜下，视野的分辨率和精密器械操控的准确性都会大大提高，有利于精准切开组织，减少组织瓣损伤，避免缝合时过度牵拉组织。

医疗设备

持针器

显微手术的持针器具有特殊的设计要求。持针器主体的横截面为圆形，便于翻转。显微手术器械的长度大约需15cm，便于精确操作。对于普通大小的手掌来说，这种持针器长度足够，还可以在休息时将器械套在拇指和食指间。持针器应轻便、易于单手操作，使用轻力即可锁扣和解锁。

笔者喜欢的持针器是Castroviejo持针器（图39-3a）。临床医生使用时只需食指和拇指便可锁扣和解锁，并快速夹持缝针。锁扣装置位于手柄区（图39-3b），医生操作时仅需使用轻力，而无须再移动手指。关节内面为金刚砂涂层（图39-3c），便于夹持缝针，防止滑落和打转。工作尖端可分为直型和弯型，弯型持针器可用于口

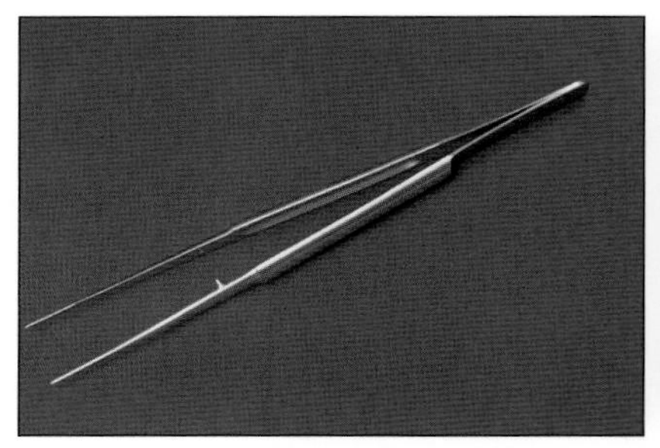
图39-4　夹持组织和缝针的组织镊。

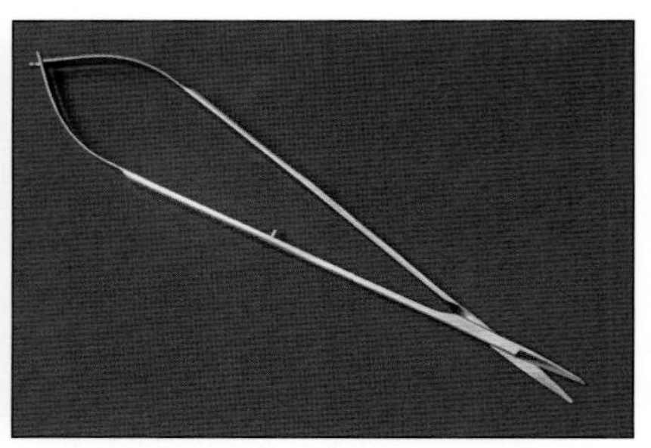
图39-5　线剪尾端有弹簧，刀片略弯，尖端略圆。剪刀应锋利而精细。

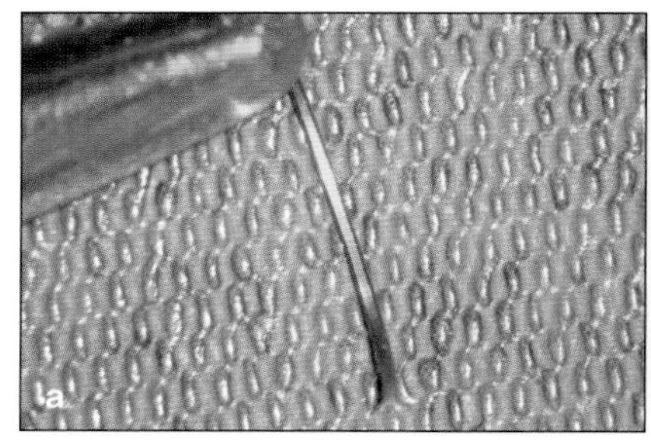
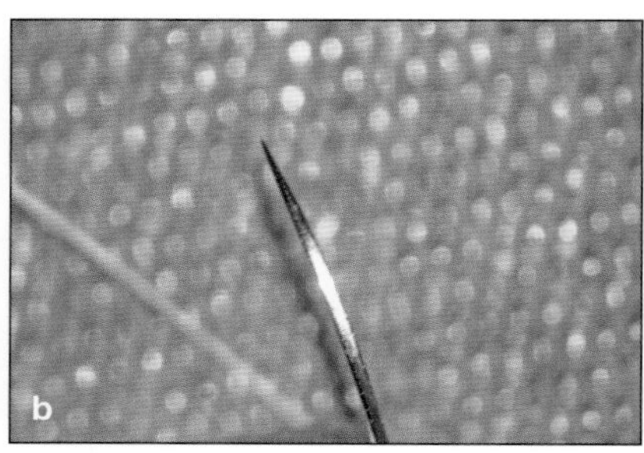
图39-6　（a，b）圆针适用于较薄的易碎组织。

内任何区域（图39-3d）。

组织镊

组织镊常用于提夹组织（非穿刺或者破坏）、传递缝针或者打结（图39-4）。若临床医生为右利者，则由左手拿组织镊。在术中及缝合过程中，优秀的医生双手均可使用组织镊。

线剪

线剪应有弹簧锁扣装置，刀口略弯，尖端略圆（图39-5），医生打完结后应能单手剪线。

缝针

显微手术的目的是减少组织瓣的创伤，精确缝合且无张力复位。与传统手术相比，缝针数更多、缝针更细。缝针需具备以下特征：

- 可被持针器稳定夹持。
- 穿透组织时损伤最小。
- 足够尖锐，穿透时阻力最小。
- 足够坚硬、不变形。

半径在3/8 ~ 1/2mm 的弯针在口腔手术中最常用，无须太多操作空间，尤其适用于不易到达的部位。

缝针的形态和粗细依组织类型而定。传统角针或者反转角针边缘锋利，而圆针或者圆钝针则不易撕裂组织，适合用于薄组织（图39-6）。但圆针在持针器中不稳固，容易打滑，缝合效率低，所以不适合厚组织。

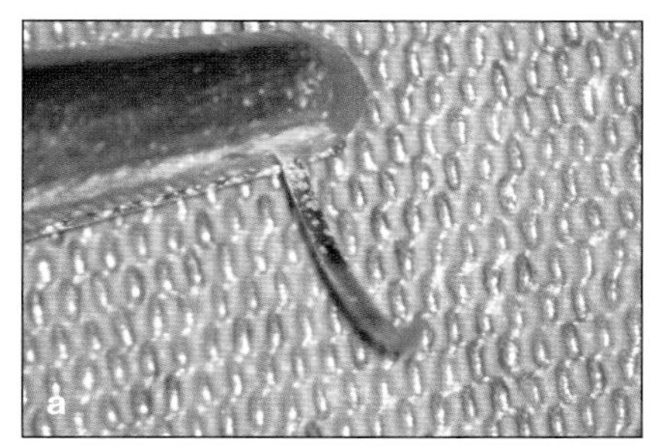

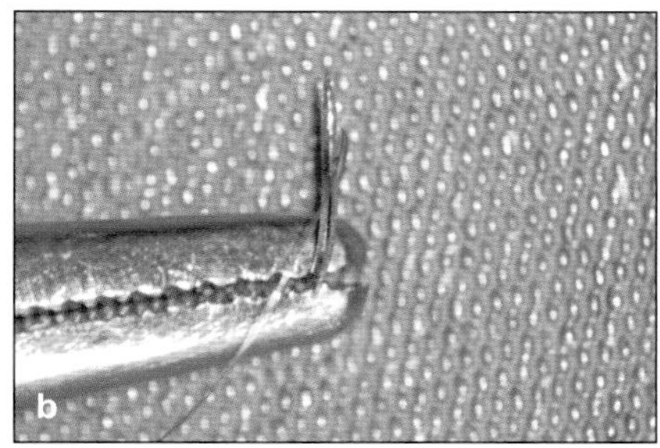

图39-7 （a，b）口腔手术的缝针多为反三角针。

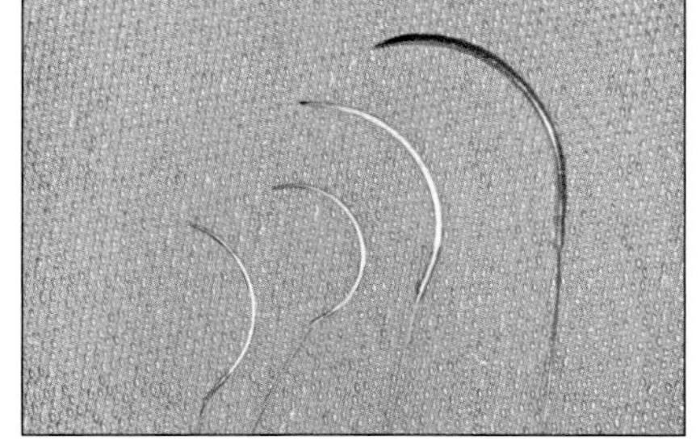

图39-8 口腔手术缝针，由细到粗。从左到右：7-0，6-0，5-0，4-0。

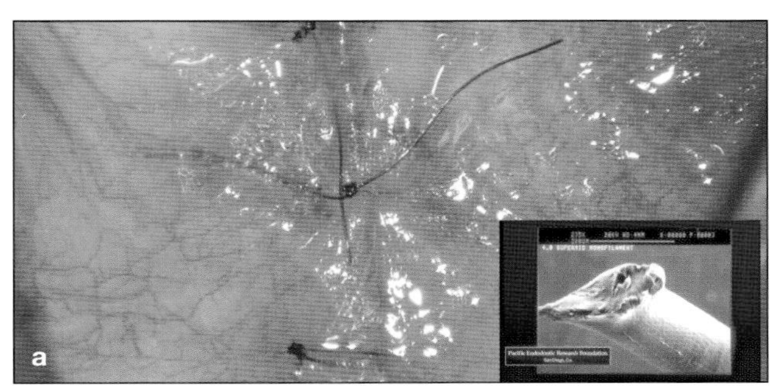

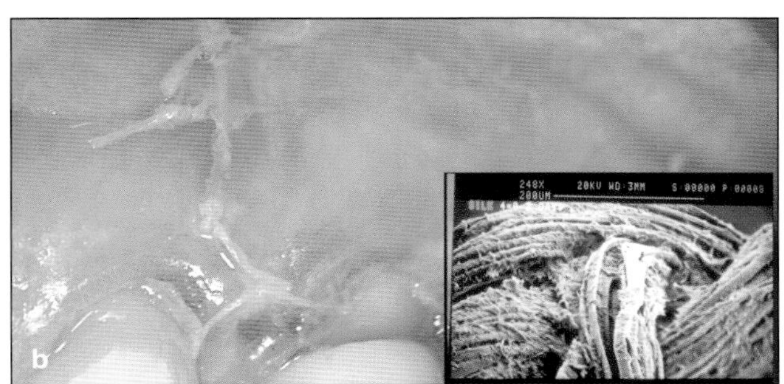

图39-9 （a）镜下观察聚丙烯单股缝线。（b）传统手术中使用的5-0的聚乙烯多股缝线。可见缝线粗糙。

对于厚组织，反三角针是最佳选择。反三角针边缘锐利（图39-7），穿透组织时锋利的边缘可以减少撕裂。此外，其几何形状有利于持针器的稳定夹持，避免打滑，一步就可使缝针穿透组织。但在缝合薄组织时必须小心：如果在最初进针时造成组织撕裂，打结时缝线可能造成组织瓣进一步撕裂。

缝线

理想的缝线要求无菌、易操作、组织反应小、抗组织收缩且打结牢靠。缝线必须保持一定的张力直至伤口完全愈合。外科医生通常根据不同的临床情况选择缝线。

缝线可从不同的方面进行分类，包括材质、单股纤维丝或者多股纤维丝、可吸收性或者不可吸收性。缝线的横截面大小用0表达。缝线越细0越多。3-0的缝线比2-0的缝线更细。在显微手术中常使用6-0、7-0和8-0的缝线（图39-8）。

单股纤维缝线由单股丝组成，而多股纤维缝线则由多股丝编织而成。单股纤维缝线穿过组织时摩擦力较小，不易造成损伤。因没有间隙，不利于微生物的定植，没有毛细现象。但单股纤维缝线容易松脱，因此在打结时须打多重结，确保牢靠；单股线也更容易损坏。

笔者主要选择使用7-0的单股纤维缝线，材质为不可吸收的聚丙烯（图39-9a），该缝线满足缝合组织瓣的牵拉缝合、适应性、安全性和打结等所有要求（图39-8中蓝色缝线）。多股纤维缝线见图39-9b。

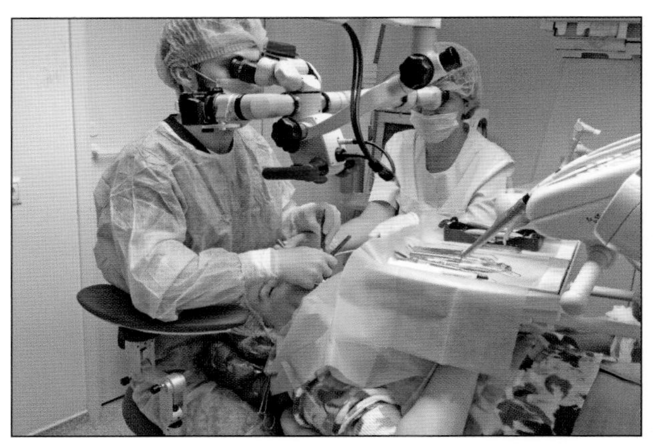

图39-10　笔者进行显微手术。座椅支撑手臂让医生和助手达到最轻松、舒适的姿势。医生和助手通过显微镜观察同一视野。

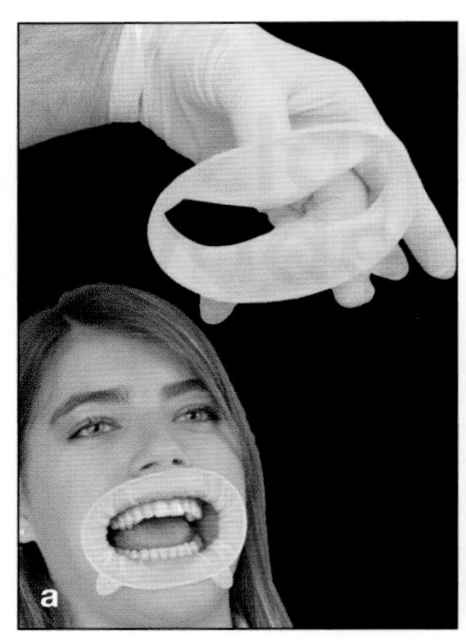

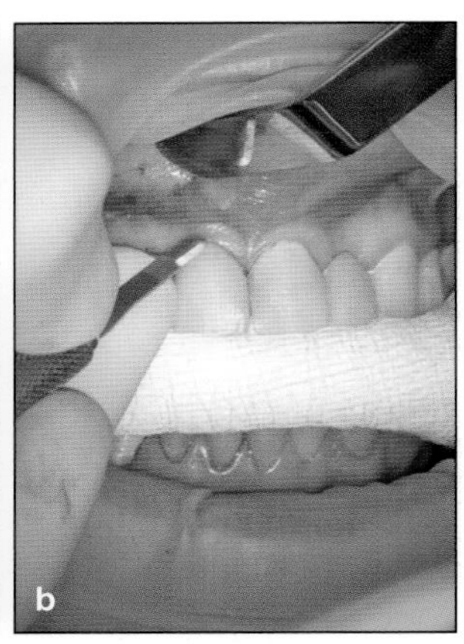

图39-11　（a，b）开口器的使用。前牙区操作必不可少。

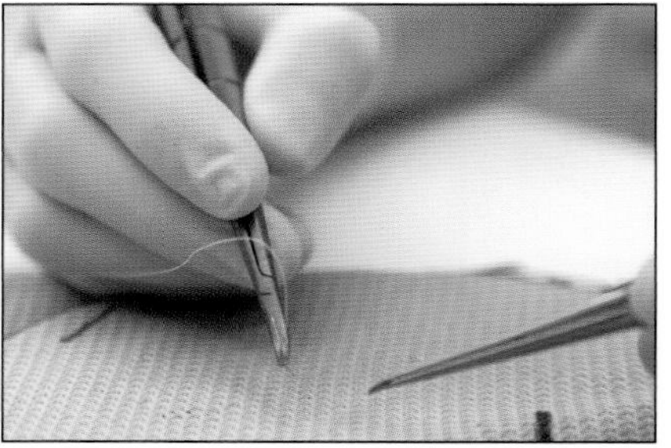

图39-12　笔者使用最多的执笔式操作。

辅助工具

显微医生椅

医生的手臂可放于手术椅的扶手上，一手拿持针器，一手拿组织镊。椅子的特别设计让医生操作时以Ⅰ类和Ⅱ类移动方式为主（见第1章），使手术更高效、更精细，同时缓解医生的肩膀、手臂及手的紧张疲劳（图39-10）。

助手镜

助手经培训可用助手镜配合医生操作（图39-10），这对医生非常有帮助。由于助手可看到与医生相同放大倍数的视野，可以更有效、更精准地隔离血液或者唾液污染、牵拉组织和传递器械，同时预估医生的下一步操作。

辅助开口器（图39-11）如OptraGate（Ivoclar Vivadent），或者OptiView（Kerr）可用于口内前牙区的操作。无须用手就可牵开组织，让医生和助手集中精力进行手术。

器械的握持

与传统的手术相比，显微手术器械的握持方式有所不同。器械的握持方式会影响操作的精确性，特别是在器械难以到达的区域。

执笔式

执笔式（也叫铅笔式握持或者精确握持法）广泛使用于显微手术中（图39-12）。这种方式可用于手术区域的精细操作。要完成显微手术必须掌握执笔式握持。

执笔式就是像执笔写字，拇指、食指和中指的位置类似三脚架，开骀器械只需要轻微移动。器械的关节远离医生端，这样手掌边缘、腕关节、肘关节都可扶在手术椅的扶手上。中指须稳

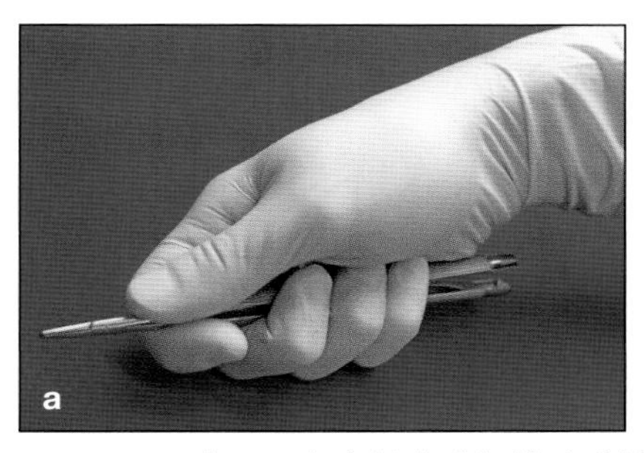

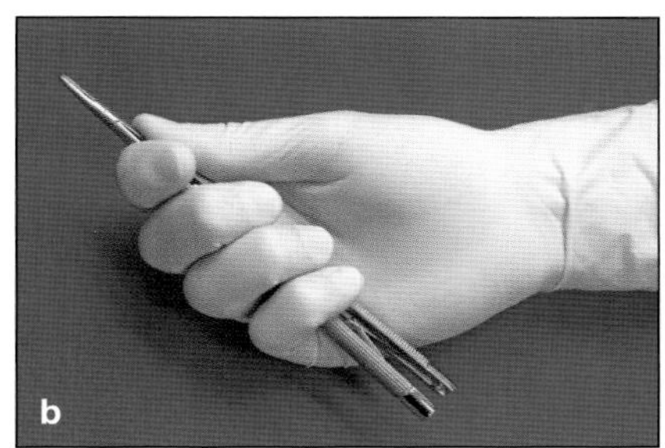

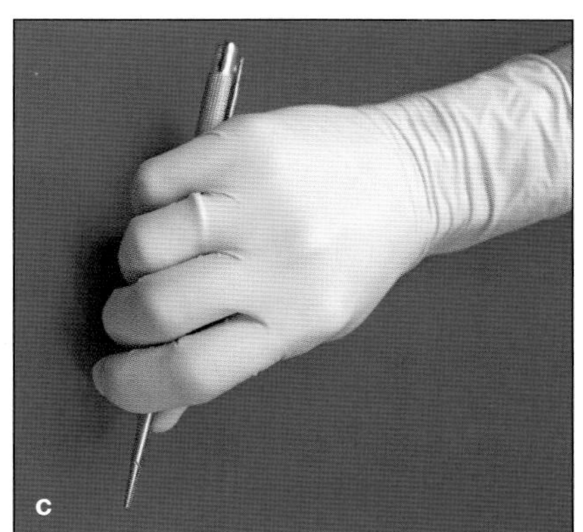

图39-13 （a~c）摩托车式握持法进针时非常轻松。

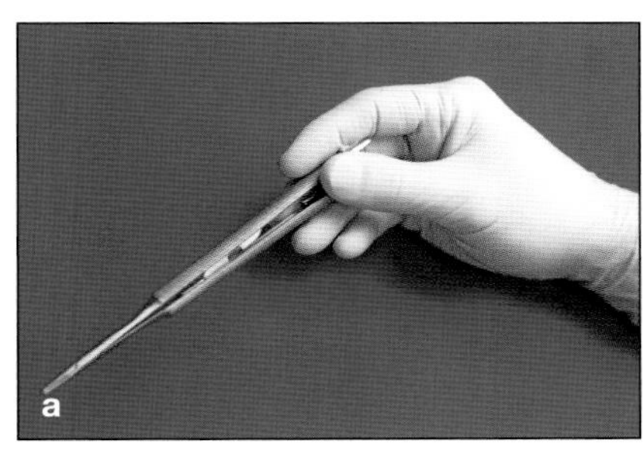

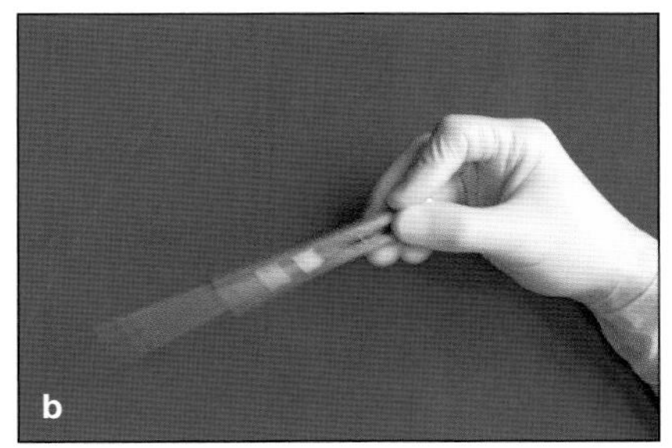

图39-14 （a，b）搅蛋式握持法用于打结。

固地顶住器械，形成支点，或者以无名指作为支点。执笔式握持的手指形成三脚架结构，中指的内侧面顶住器械，拇指和食指放在器械上方，并与中指接触。拇指和食指造成的任何抖动都可以通过中指的支撑来缓冲减少。

其他握持方式

“摩托车式握持”和“搅蛋式握持”方式由Gary Garr医生发明。这些握持方式均使用Castroviejo Gomel 持针器，其关节处的凹陷设计有利于摩托车式握持，柄部有较长的粗糙表面，也利于搅蛋式握持。

摩托车式握持

摩托车式握持与发动摩托车的姿势一致（图39-13），持针器带针穿透组织时靠腕关节来回运动。

搅蛋式握持

搅蛋式握持用于打结，动作类似于在碗里搅蛋（图39-14）。持针器的末端由拇指、食指和中指握持。持针器与缝线平行，像旋转搅蛋一样完成打结动作。

考虑因素

打结

笔者一般使用器械打结。这叫作褥式缝合。学会了这种缝合，就会觉得其准确高效。和其他新技术一样，这种技术也需要练习。可以在操作台上用生鸡腿练习显微缝合。除了缝合皮肤和肌肉，我们还可以分离出血管并剪断，再使用7-0、8-0甚至10-0缝线缝合。

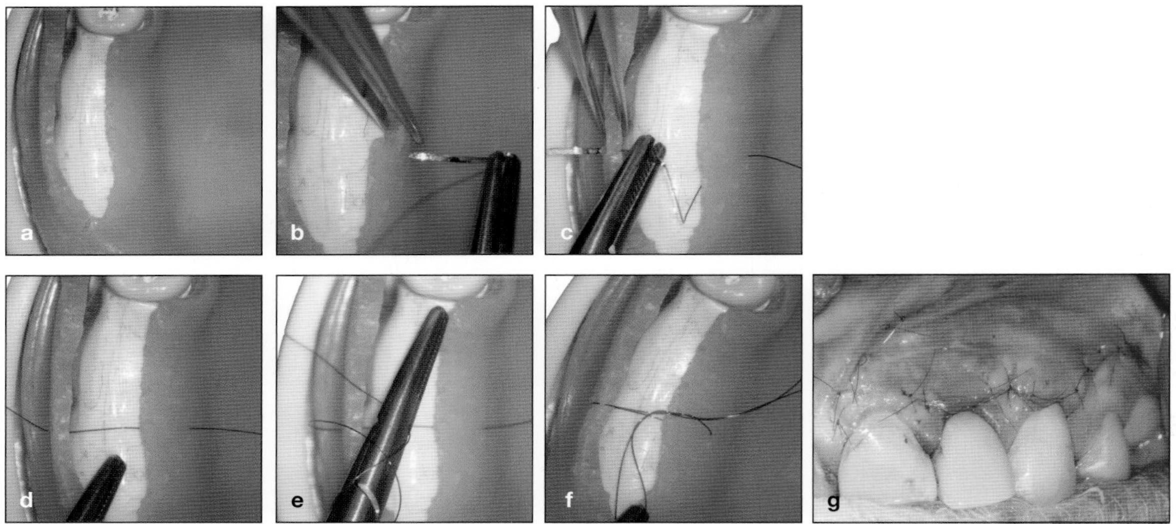

图39-15　（a~f）简单间断缝合过程。（g）使用7-0聚丙烯缝线缝合的临床病例。

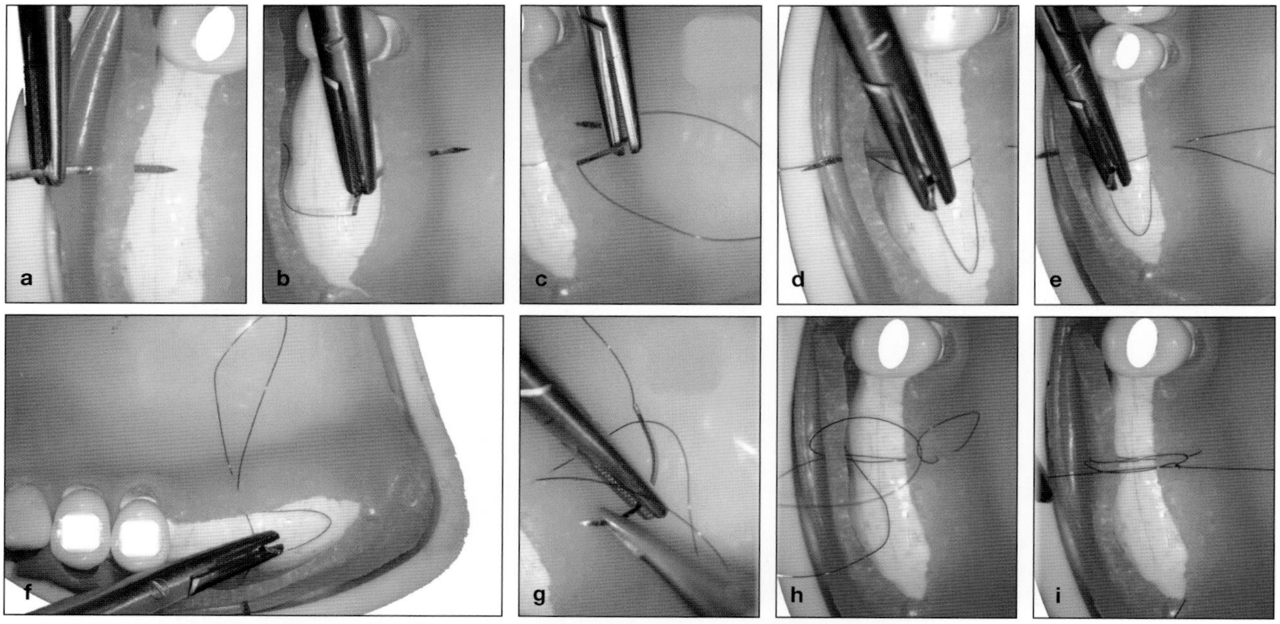

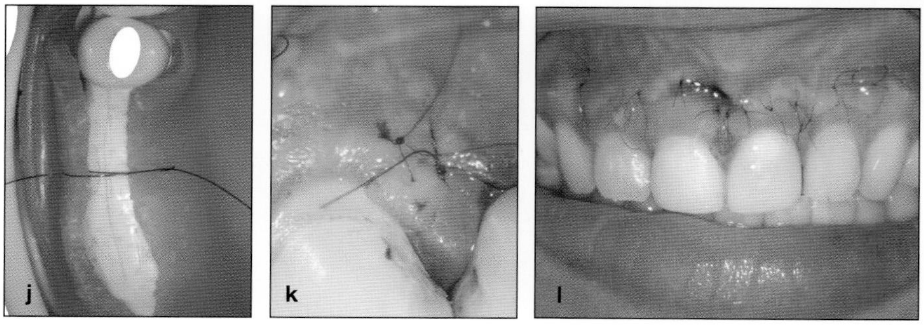

图39-16　（a~j）褥式缝合法。（k）改良褥式缝合适用于系带的原位缝合，这个部位的肌张力较大。（l）术后第5天出血，由于系带仅是间断缝合。更牢固的褥式缝合可防止裂开。

姿势和位置

医生必须以放松、舒服的姿势和位置工作。为了达到这个姿势，医生需坐在患者12点钟位置，调节显微镜于合适的高度，手部置于扶手上。闭上眼睛，放松肩膀、颈部和背部。身体坐直，将手置于操作位置，调整扶手位置至最舒服、最放松的位置。这就是理想的工作体位。牙髓手术中的绝大多数操作都是位于患者12点钟方向。将患者的头部转到操作区的相反方向。例如左上颌区域的手术时，患者的头部偏向右侧。

缝合的一般原则

- 切口越准确，组织瓣的复位越好。
- 为了防止组织撕裂，可遵循2mm的缝合规则。进针点和出针点距切口线均为2mm，且缝针间距也为2mm。
- 打结必须在组织之上，不能在切口上。
- 缝合不能过度紧张。缝合须拉紧使切口边缘相接触，但不影响血液供给。记住“贴近但不过紧”的原则。

缝合方式

间断缝合

间断垂直褥式缝合在显微手术中最常用。它适用于任何组织瓣的设计并且相互独立，即使一个结松解，其他结仍不受影响。

缝合的第一步由一侧游离瓣的边缘外侧穿过。当游离瓣复位固定后，针从另一侧附着组织端的外侧面穿出，同时保持切口两边等距。使用持针器将缝线顺时针缠绕两圈，形成环状。然后用持针器夹住线尾并向外牵出完成第一个结。为了确保结的牢靠，可以顺时针和逆时针交替缠绕打结。间断缝合的步骤如图39-15a～f，临床病例如图39-15g。

改良垂直褥式缝合

垂直褥式缝合可以很好地将组织瓣精确复位固定。然而很多位于美学区域的系带附着较低或者肌肉张力较大，组织瓣撕裂的风险较高。

改良垂直褥式缝合可同时缝合两个平面。从第一个组织瓣的外侧黏膜进入，进针点距切口线4～6mm。针从第二个组织瓣的下方、距切口线同等距离处穿出。再将针与切口垂直、从外向内、距第二个组织瓣针孔1.5~2.0mm、距切口线至少1.5mm处垂直穿入组织。再将针从第一个组织瓣下方、靠近切口线穿出，这时将在第二个组织瓣的一侧形成环，将针穿过此环后开始打结。这样缝合有利于保护切口，使切口线的边缘能更紧密贴合。这种缝合方法可用于肌张力较大处的缝合。缝合步骤如图39-16a～j，临床病例如图39-16k、l。

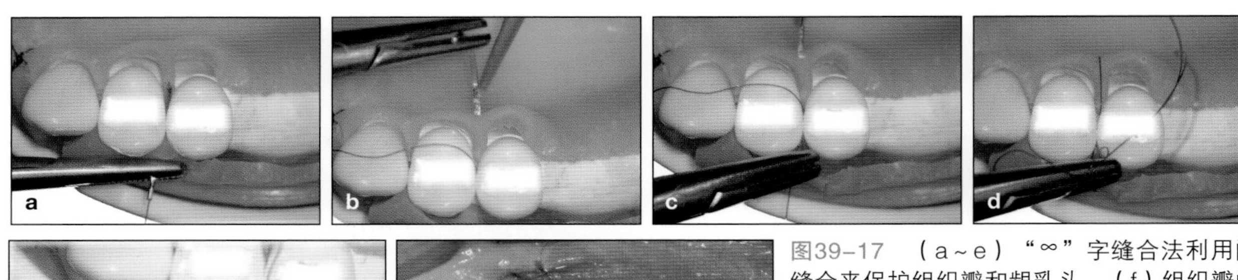

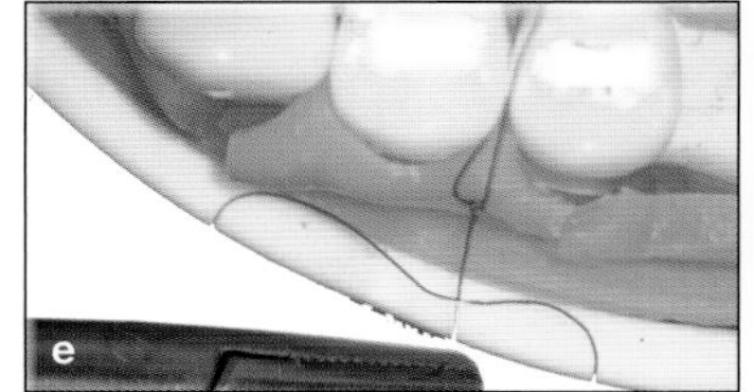

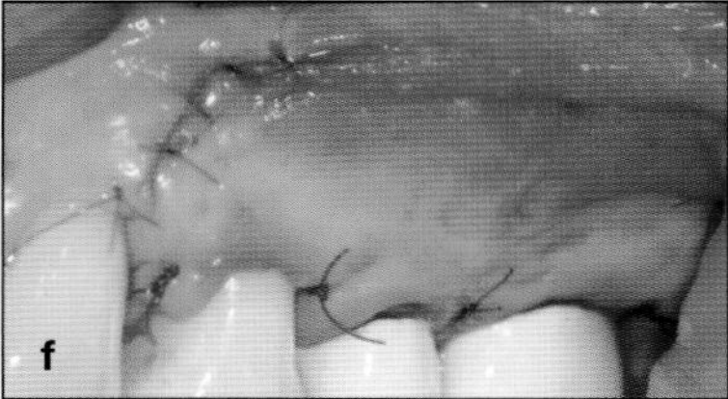

图39-17 （a~e）“∞”字缝合法利用间断缝合来保护组织瓣和龈乳头。（f）组织瓣的水平方向缝合采用“∞”字缝合法很可靠。

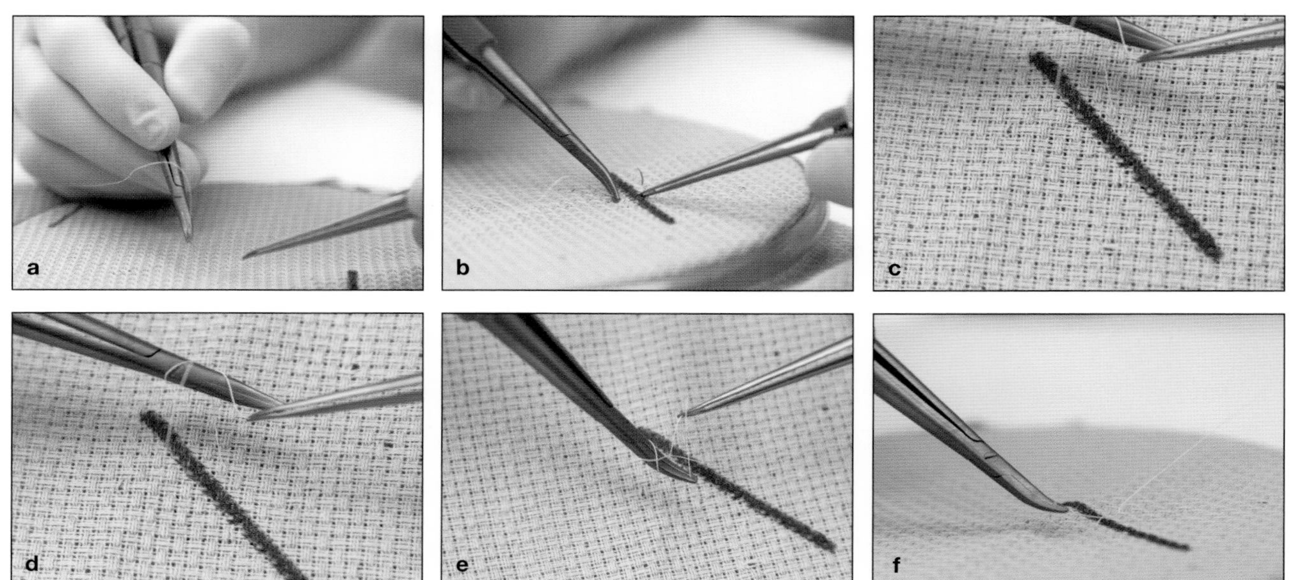

图39-18 （a）持针器和组织镊的执笔式握持。（b）针距切口2mm处穿过组织瓣，经过切口到达对侧，从对侧2mm处穿出。组织镊在针穿过时用于固定组织瓣。（c）组织镊夹持针，将缝线拉出。（d）利用持针器和组织镊将缝线绕于持针器上，持针器夹住线尾（e）。完成第一个结（f）。

“∞”字缝合法

这种缝合方法用于缝合邻接区的龈乳头和组织瓣（图39-17）。“∞”字缝合用于两牙之间。从颊侧龈乳头进针，穿过两牙之间到达舌侧。这时将针反转，从舌侧由外向内穿刺入龈乳头并穿过两牙之间，同留在最初进针处的线尾打结缝合。

临床技术

组织瓣缝合时应先轻柔复位，与固定侧组织适度贴近。需谨记的是组织瓣有一定的收缩性，这与组织瓣的翻开时间和血流减低相关。如果一定要加力才可使组织瓣边缘复位于正确位置，则必须先在组织瓣基底部进行松解。有时候可轻轻提起邻近组

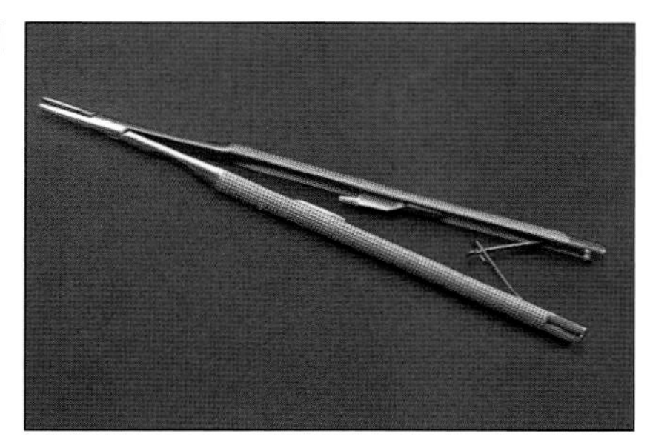

图39–19　持针器的握持处由粗糙金属制成，常用于Carr式缝合。

织靠近组织瓣，便于缝针穿过，防止组织撕裂。

临床缝合技巧如下：

1. 持针器和组织镊均以执笔式握持（图39–18a）。
2. 助手在助手镜下操作，防止缝线回缩并控制线尾，避免缝线接触到不洁区域，辅助医生打结。
3. 医生用组织镊轻柔夹起组织瓣，将缝针穿过组织瓣，再穿过固定侧组织（图39–18b）。
4. 医生使用组织镊夹紧缝针，牵拉缝线穿过两侧组织，留2cm的线尾于游离瓣（图39–18c）。
5. 将缝针递给助手，用组织镊夹住线尾，持针器顺时针绕2周（图39–18d），松开持针器关节，夹住游离端线尾（图39–18e），完成打结（图39–18f）。
6. 改变旋转方向，再打1～2个结。
7. 助手剪去两端多余缝线，并将缝针递给医生，进行下一个缝合。

Carr式缝合技巧

这个缝合技巧仅需单手操作及特定持针器，最好是Castroviejo Gomel持针器。与上述缝合相比，这种缝合的优点是医生可在显微镜视野内看到缝针和缝线并掌控整个缝合过程。但也限制了助手对组织的牵拉和复位。Castroviejo Gomel持针器的特殊之处在握持处为粗糙防滑设计（图39–19）。

Carr式缝合技巧如下：

1. 医生以摩托车式握持持针器，穿入组织（图39–20a）。
2. 缝针穿出组织，执笔式握持持针器，并夹取缝针的尖端（图39–20b）。
3. 医生将手掌置于显微视野中，将缝针置于小手指根部的掌心中，尖端朝向掌心（图39–20c）。
4. 医生用小手指夹紧缝针，翻转手掌，将持针器置于缝线之下，与缝线垂直（图39–20d）。
5. 医生用拇指和食指抓紧，并慢慢来回拉扯，直至于视野范围内看见线尾2cm（图39–20e～g）。
6. 医生以搅蛋式握持持针器，顺时针绕缝线两周（图39–20h），夹住线尾（图39–20i），打结（图39–20j）。
7. 医生将持针器递给助手，助手接过持针器并将剪刀递给医生。
8. 剪断缝线。

总结

缝合是优秀的外科医生所要掌握的最基础的操作。本章讨论了牙科手术显微镜下缝合所需的器械和原则。与传统缝合相比，显微缝合所涉及

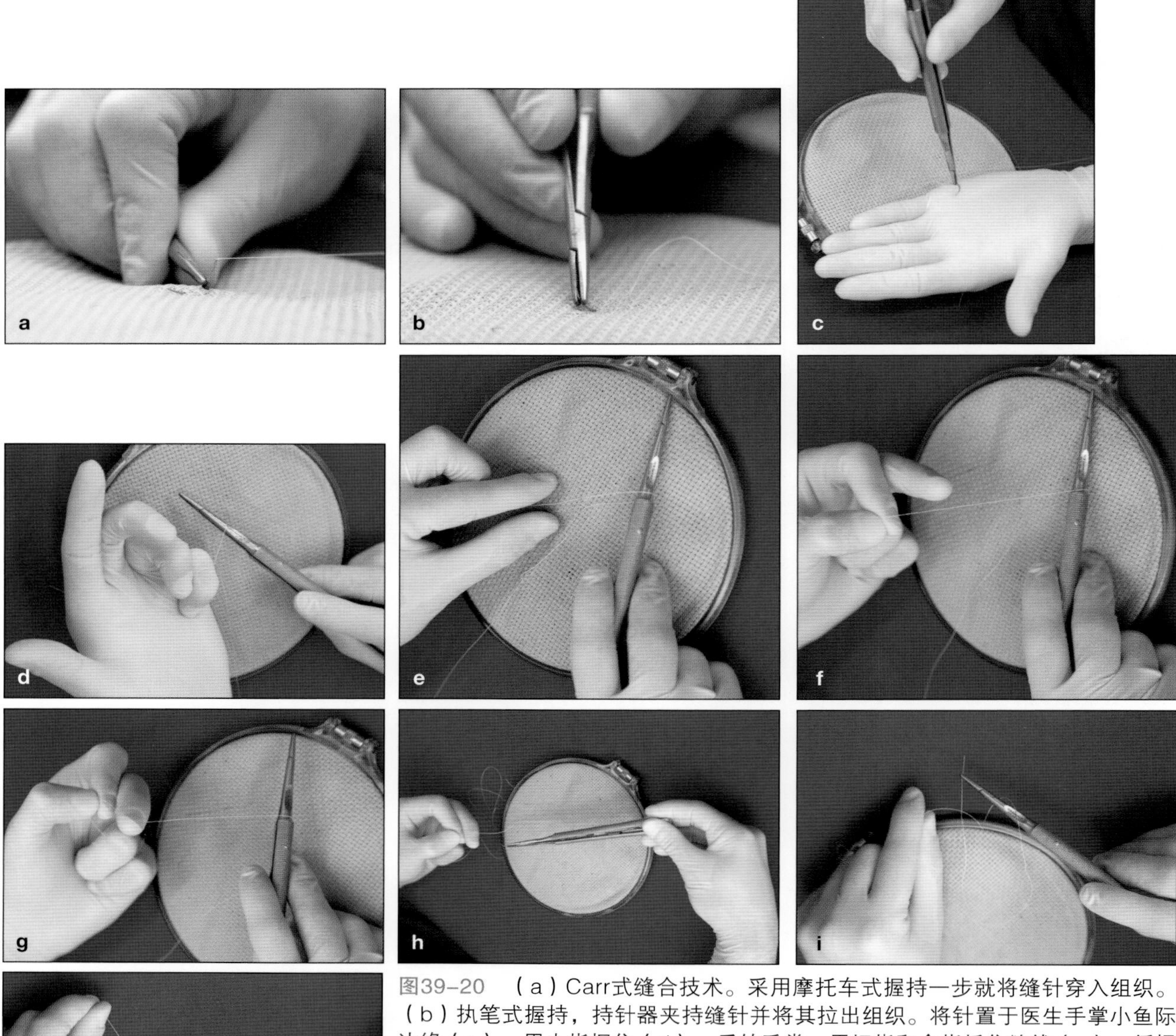

图39-20 （a）Carr式缝合技术。采用摩托车式握持一步就将缝针穿入组织。（b）执笔式握持，持针器夹持缝针并将其拉出组织。将针置于医生手掌小鱼际边缘（c），用小指握住（d）。反转手掌，用拇指和食指抓住缝线（e），缓慢拉出（f，g）。搅蛋式握持持针器并旋转（h），夹住线尾（i），第一个结完成（j）。

的人体工程学和技巧均有所不同。和牙科学的其他技能一样，缝合需要细心、技巧和匠心。

推荐阅读

[1]Dibart S, Karima M. Practical Periodontal Plastic Surgery. Ames, Iowa: Blackwell Munksgaard, 2006.
[2]Merino EM. Endodontic Microsurgery. London: Quintessence, 2009.
[3]Shanelec D. Periodontal microsurgery. J Esthet Restor Dent 2003;15:402–407.
[4]Siervo S. Suturing Techniques in Oral Surgery. Milan: Quintessenza, 2008.
[5]Zoltán J. Cicatrix Optima. Budapest: Akadémiai Kiadó, 1974.

CHAPTER

40

Mitchell H. Davich, DMD
Marc Balson, DDS

有效沟通的要点

Keys to Effective Communication

牙医这个职业能看到形形色色的人，诊室有时候就像是剧院的后台，在这里演员都脱下演出服，卸了妆，不再演戏。 ——A. A. Alswany[1]

牙髓病诊所内的高效交谈

牙髓病诊所为医生与医生之间、医生与患者之间的互动提供了独有的挑战和机遇。成功的牙髓医生知道如何用语言来向患者表达他们的想法、感受和思考，牙科咨询师同样也要与患者交流诊断和治疗的过程。交流可以说是一门艺术或者科学，正如每次讲述同一个故事都会有所不同一样，患者也通过多种途径从各类医生那里得到信息，包括牙髓病医生、全科医生和牙科助手。牙髓病医生与患者之间清楚而高效的交流是患者尽可能得到最好治疗和愉快的就诊经历所必需的环节。

本章的交流经验来自于开业65年的私人诊所。它探讨了牙髓病医生、转介医生和患者之间交流的各个方面，从总体介绍到术后护理，涵盖所有相关内容包括转诊。

如何给患者留下良好的第一印象

患者对专科医生的第一印象是转介医生的介绍，患者信任他们的全科医生，而专科医生塑造同样的信任感也非常重要。由于患者与诊所的第一次接触通常是通过电话联系，因而口头交流至关重要。接待员必须高效、专业、热情、富有同情心。接待员必须能强化患者所了解到信息的语句，如“我们会很好地为您服务”或者“约翰医生是个非常温柔的医生”，或者“我们与您的牙科医生合作多年，他/她非常出色，我们很愿意为他/她推荐的患者服务”，这些语句很有帮助，可令患者感受到舒适。

在电话交流和首次接诊时，以患者为中心的交流模式很重要。可围绕以下3个问题开展：

1. 谁给您介绍到我们诊所的?
2. 您认为这是什么问题?
3. 您认为如何解决这个问题呢?

首次就诊

当前诊所主要通过网络进行预约，这说明你的诊所技术领先、运转高效。同时还可以在首诊前留下患者的背景资料和必要的文件信息，因此所有的患者都需要预约登记并提供一些电子签名。登记流程顺利会给大多数患者留下深刻印象，并对患者产生信心，让他们觉得自己来对了地方。

在进入诊室接诊患者之前，牙髓医生应浏览患者的相关病史，包括患者信息、用药史、转诊病历、放射片等。留给患者的第一印象应该是：医生了解我的病情，准备工作已经做好。

几乎每一位患者都喜欢谈论自己的病史，在简单介绍之后，可以从这里切入话题。获取病史的人员在积极倾听和交流方面必须很擅长。积极倾听的必要因素是：理解、专注、重新整理和复述。解释（或者用类似的词句）或者描述（用自己的语言）的过程中加入分析和理由，可以更清楚地表达意思。依据讲解人和听者理解及认知上的偏差，每次所讲的内容都有变化。不去评判患者个人的理解，多关注和分析患者的诉求，自然会产生正面的、以患者为中心的结果。

临床检查

非言语交流与言语交流一样重要。例如在做肿瘤筛查的临床检查时，软组织的触诊需要轻柔。这个检查过程应该是愉悦的，使患者一开始就有一个良好的体验。这可以给患者传达两个重要信息：“这个医生检查的时候很仔细”和“这个医生很温柔，不会弄痛我”。

诊断过程中交谈的作用

牙髓医生需要将疾病发生的可能性和决策体系融入有效的交流内容中，才能做出正确的诊断。术前问题错误或者不提任何问题对诊断结果有重大影响。下面将讲述正确提问的重要性。

患者A的转介信如下：“该患者转诊至贵诊所治疗#31牙”（通用编号系统）。X线片（图40-1）降低了临床诊断的复杂性，医生首先关注第二磨牙上（#31牙），因为#31牙X线片显示根尖周透射影。然而通过细致的交流，发现患者A的主诉是冷诊敏感，且疼痛持续数秒，最终得出第一磨牙为疼痛来源。

患者B无原发症状，进行左下颌第二磨牙的常规冠预备。3周后患者B出现了热敏感，左侧无法咀嚼。这种情况下，可能会认为左下颌第二磨需要行牙髓治疗，因为近期有牙体预备史。但经

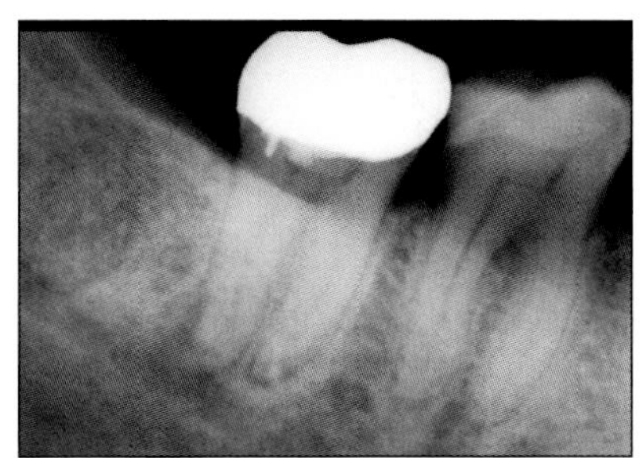

图40-1　虽然X线片显示第二磨牙存在问题，但是患者A的疼痛来源于第一磨牙。

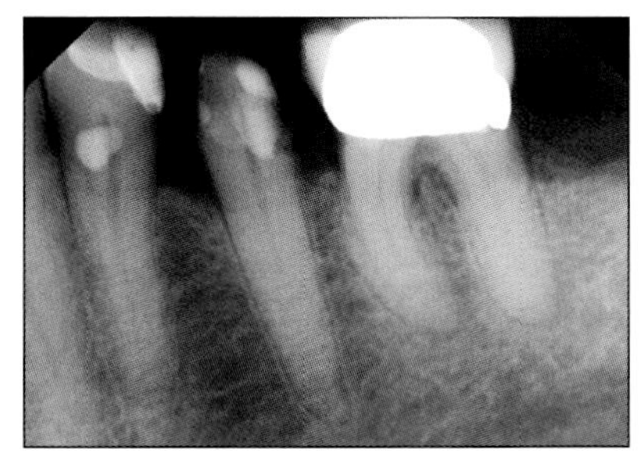

图40-2　虽然左下颌第二磨牙做了冠预备，但第一磨牙才是患者B的疼痛来源。

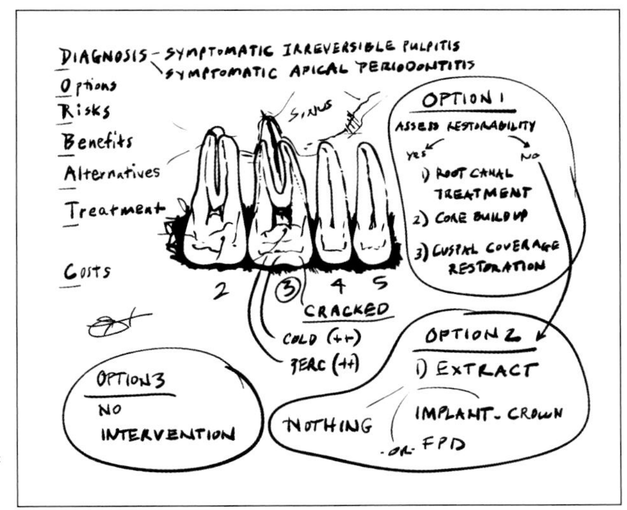

图40-3　病例演示时的个性化可视工具（Courtesy of Dr Anthony L. Horalek， Raleigh，North Carolina）。

细致交流和检查，发现第一磨牙才是病灶牙（图40-2）。

病例演示

病例演示的7项基本元素可概括为DORBAT-C（Diagnosis，Options，Risks，Benefits，Alternatives，Treatments，and Costs），分别代表诊断、选择、风险、利益、可选方案、治疗方案和费用。许多诊所管理软件都可以提供可视教具（图40-3）、视频、PPT展示及网站链接等，从多方面来演示病例。

演示时话语要简短，并用3种不同的方式来重复和补充，必要时配合图像。采用这种方式应考虑到患者在性格特点、学习能力和沟通方式方面的差异。最好是医生给出合理诊断和治疗方案供患者选择，然后交由患者做出决定。相互反馈促进了理解和沟通，使每位患者都参与到思考的过程中来。

由于患者的认知水平会干扰理性决定，笔者建议牙髓病医生可使用4步法来避免偏差：①引导正确的观点；②多种方式展示工作的同时“自言自语”；③避免指出患者是外行而给人一种冒犯和敌意的感觉；④保持自尊的同时，给患者留出空间去改变先前观点。虽然很难克服偏差，但实践证明这种方法很奏效。

记录文档可以通过书面或者电子邮件及时反馈给转介医生（图40-4），建议也抄送一份给患

NORTH RALEIGH
ENDODONTICS™

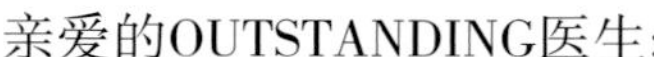

ANTHONY L. HORALEK, DDS, MS, PA
NORTH RALEIGH ENDODONTICS
8330 BANDFORD WAY
RALEIGH, NC 27615
(919) 256-3996
WWW.NORTHRALEIGHENDO.COM

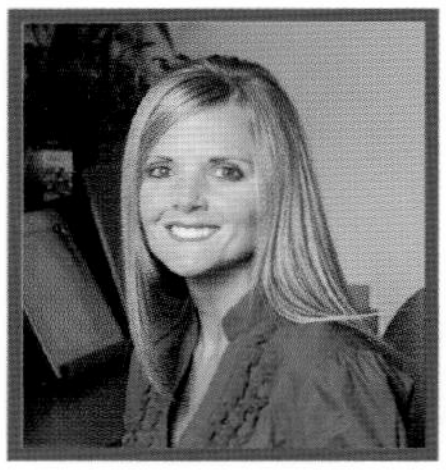

May 15th， 2014

Dr. I.B. Outstanding
1234 South Main Street
Raleigh， NC 27614

亲爱的OUTSTANDING医生:

您好！**HAPPY 女士**#3牙的牙体牙髓治疗已于今天（2013年3月27日，星期三）完成。

最后一次治疗： #3牙非手术根管治疗在2次复诊后于今天完成。4个根管（包括MB2）被定位、治疗，牙胶和Roth’s封闭剂充填，复合树脂修复。#3牙的特殊之处在于腭管和远颊根管的融合，同时见一裂纹止于釉牙本质界上方1mm。

预后： 由于存在裂纹，远期疗效不确定。HAPPY就诊时被告知过这个问题，她愿意尽可能地保留#3牙。

堆核材料：复合树脂
修复建议：尽快高嵌体修复

术前 #3

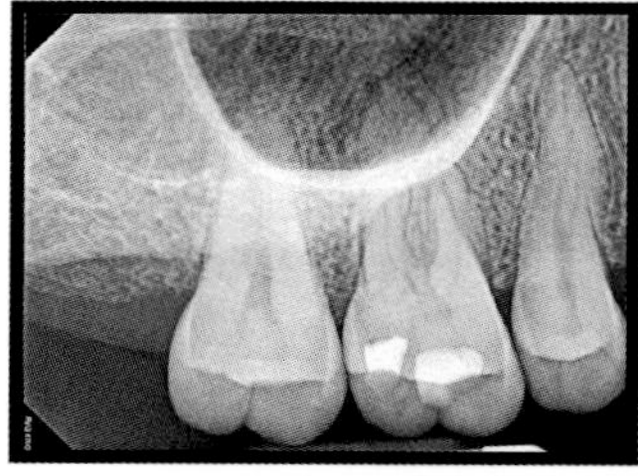

术后 #3

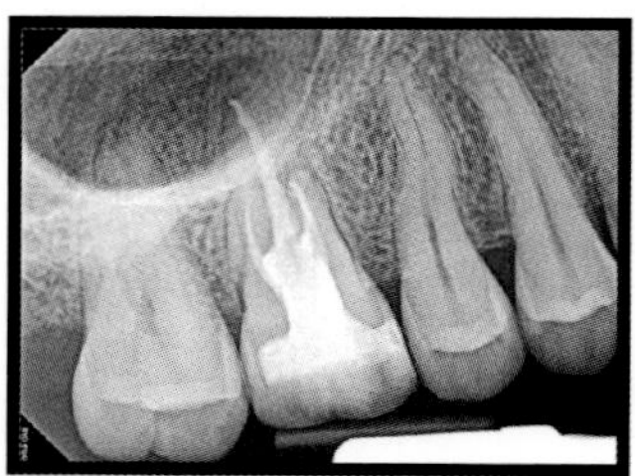

同往常一样，I.B.，我们期待为您的患者提供出色的牙髓治疗，您的支持和信任是最好的礼物。感谢您让我们成为您治疗团队的一员并转介HAPPY患者。

诚恳的，
Anthony L. Horalek，DDS，MS
专科医生，美国牙髓病学协会

图40-4 术后报告。

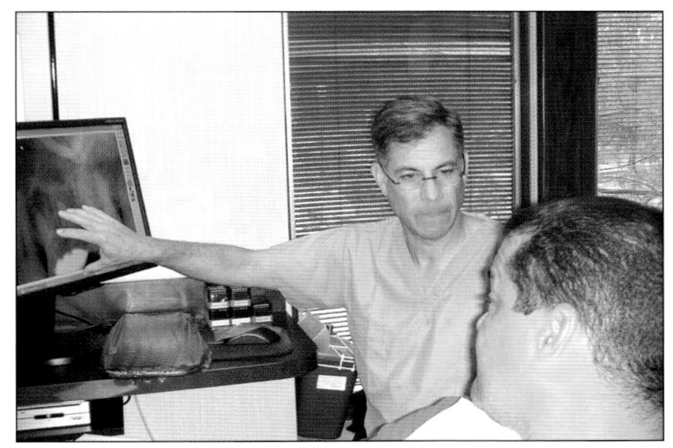

图40-5　术后面对面的讨论可以强化并建立积极的医患关系。

者，因为信件可作为有力的证明，并加强相互之间的信任。在叙述方面，转诊病历中未得到解决的问题和方案应以简明直白的语言来突出强调。患者可以在充分知晓可选方案，并在推荐的方案中做出选择。知情同意是治疗的基础，可以同时保护医生和患者。

费用讨论

费用问题是交流中非常重要的一环。应该在治疗开始之前告知费用明细和缴费方式。可以由医生或者助手来做这项工作，最好在安静、独立的环境下使用尽可能简单的语言。此外，患者必须提供手写支票或者其他支付方式。一旦患者同意费用和明细，这部分将不再重复讨论。后面的交流都专注于患者的治疗和健康。

治疗期间的交流

患者治疗期间的交流是最重要的一个组成部分。由于患者在治疗开始后易出现情绪波动，医生应通过多种方式不时地关心患者，使其安心。例如采用“告知，展示和治疗”的简单模式，给出治疗时间表及治疗进展，都有助于加强与患者的交流。假如没有当地文化禁忌，医生和助手轻微的肢体接触也可使患者感觉舒适放心。

术后交谈

当治疗结束时，大多数患者希望知道医生对此次治疗的评估，以及可能发生的术后不适。

对于患者和医生来说这是一个关键的时刻，不赞成医生此刻急速离开诊室，留下患者与助手进行讨论。在计算机屏幕上简短地向患者展示X线片和治疗期间患牙的显微镜下图片是一种非常好的视觉辅助措施。积极的倾听和放心的举动有助于向患者证明你很重视他，并且很专业。

在患者离开诊所前，复核术后医嘱至少3次，分别由医生、助手和前台完成。一些患者与前台的关系更好，反复的术后交流可以确保患者最大限度地理解这些医嘱。同时可提供手写的术后注意事项给患者，特别是老人或者焦虑症患者，此外，还可通过电子邮件进行提醒。陪伴患者到前台候诊区，握手并祝他们早日康复，这是最好的道别方式。

当患者被送至候诊区，前台的交谈不应该以“总共多少钱”为开始。在结账和安排额外的复诊时间之前，应询问以下以患者为中心的问题：

- 您此次就诊情况如何?
- 您感觉如何?
- 术后医嘱有什么不懂的地方吗?
- 您还有其他问题吗?

当治疗完成，建议发送最终报告给转介医生，同样也抄送给患者。这个额外的交流将加强你的专业性和严谨性。

术后电话回访

医生或者助手在治疗后应对患者进行电话回访，可在治疗结束后的当晚或者第二个工作日进行。建议如果患者是在周五结束治疗的，术后回访电话应在周五下午或者晚上。如果3天后再打电话给患者，将给患者和转介医生留下的不佳印象。无论谁打电话，都应保持微笑、热情和同情心对医生会大有帮助。

总结

网络、智能手机、社交网络和短信已经改变了我们以往的交流方式， Nanowires、Signaling molecules、Barks、Winks或者是Tweets（均为社交工具），正在逐步进一步改变人类的交流方式。诊所是一个独特的环境，在这里需要多种交流技巧来对患者进行正确评估及专业治疗。虽然社会的发展趋势让我们远离了面对面的互动，但习惯于这种交流方式并有新的沟通技巧的牙髓病医生，将会继续在这个领域被认可为优秀的专家。

参考文献

[1] Alswany AA. “Egypt in the Dentist’s Chair.” nytimes.com. December 30, 2013. http://www.nytimes.com/2013/12/31/opinion/alswany-egypt-in-the-dentists-chair.html. Accessed 2 July 2014.

CHAPTER

41

如何拍摄高质量的牙髓病口内X线片

Quality Intraoral Radiography for Endodontics

Andrew L. Shur, DMD

X线片是牙髓治疗的基础。清晰、具有诊断价值的X线片可以为后续的治疗做好准备，指导治疗的过程并提供医学存档。术前X线片为诊断提供信息，显示牙的解剖结构，并为治疗和预后提供有价值的线索。术后X线片可反映治疗的质量，并作为监测牙齿健康状态的基线记录。如果高质量的牙髓治疗是我们的目标，那么必须对X线片提高要求。

质量差的X线片难以反映临床的诊疗情况，让诊断更加困难，并限制了治疗过程的每一个步骤，同时也给其他医生造成一些负面影响。

本章特别为医生和拍片辅助人员编写，不适用于初学者。本章旨在提高X线片的拍摄质量，涵盖了胶片、磷光板及数字传感器的使用。

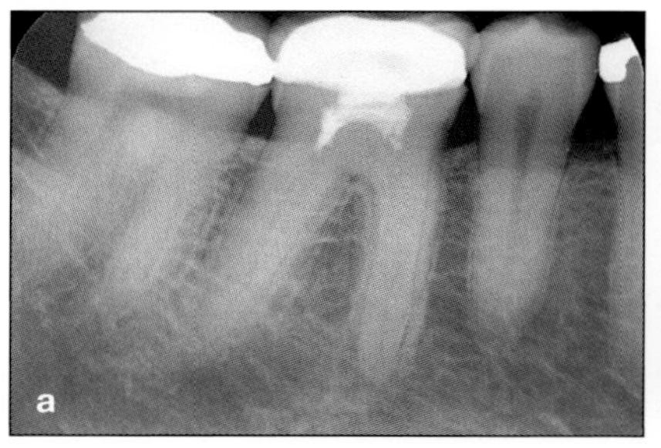

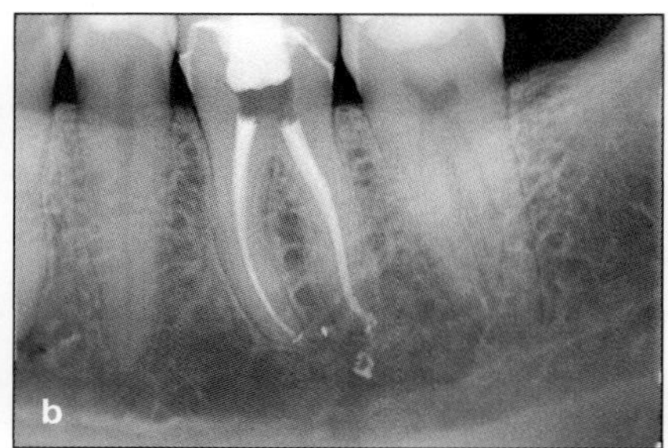

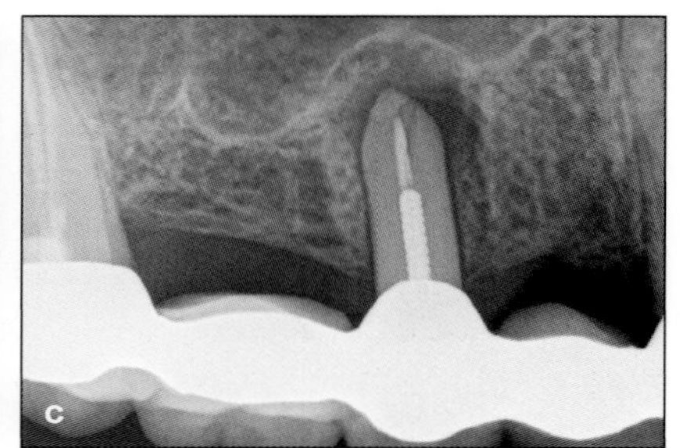

图41-1 （a~c）高质量的术前X线片示例。

完美的X线片

X线片应显示完整的牙齿结构，范围从牙冠至根尖下几毫米，并包含完整的根尖周影像。患牙需位于中间，上边缘影像与咬合平面平行。图像不能失真，要有正确合适的水平角度和垂直角度，不能拉长或者压缩。拍片时需选择适宜的电压、电流和曝光时间，这样影像不会太黑或者太白。影像不能扭曲、模糊或者有“缺角”，也不能有划痕或者线条，这些类似伪影。理想的放射片例子如图41-1。一些常见的错误拍片如图41-2。这些图片让我们能够识别错误，寻找原因，并加以改正。

感光胶片的放置也是质量的关键。即使其他步骤都正确，胶片放置位置不正确也将导致影像效果不理想。胶片的放置应靠近被拍摄的牙齿，尽可能使胶片上缘平行于𬌗面，片身平行于牙长轴。这样可使X线束垂直于胶片和牙齿，失真最小。当无法放置在理想位置时，可使用分角投射技术。虽然与平行投照技术相比，影像有部分失真，但足以满足临床需要。

当胶片直立放置而非水平放置时，可获得最好的影像（图41-3）。特别是当患者的牙根较长或者使用1号大小的胶片拍摄时。在绝大多数病例中，直立胶片便于平行投照完整拍摄根尖。大部分下颌牙可用这种方法拍摄，由于口底组织具有可让性，胶片放置的位置会比较理想（图41-4）。由于患者的舌头可使胶片轻微移动而远离下颌，因此患者要用牙齿来固定胶片位置（图41-5）。用此办法拍片，绝大多数的患者没有明显不适感。由于解剖结构的局限性，上颌牙的拍摄更加困难，如浅上腭、长牙根、窄牙弓和上颌隆突都限制了胶片的放置。在某些病例中，胶片可接近中线，利用腭穹隆的空间，获得正确的位置（图41-6）。将一个棉卷置于片夹和对颌牙之间，有利于胶片的稳定。如果患者牙根长且腭穹隆较高，可将胶片直立放置于上颌（图41-7）。

胶片放置到位后，稳定至关重要。胶片的任何移动都将导致影像模糊（图41-2h）。患者用牙齿固定持片夹可获得最好的稳定性（图41-5）。即使拍摄带有锉或者牙胶尖的患牙，这种方法仍很适用（图41-8）。有时将一个棉卷置于底部也同样有助于胶片稳定。一些临床医生让患者用手对胶片位置进行固定，总体来说此法欠佳，可使影像模糊且位置不当。

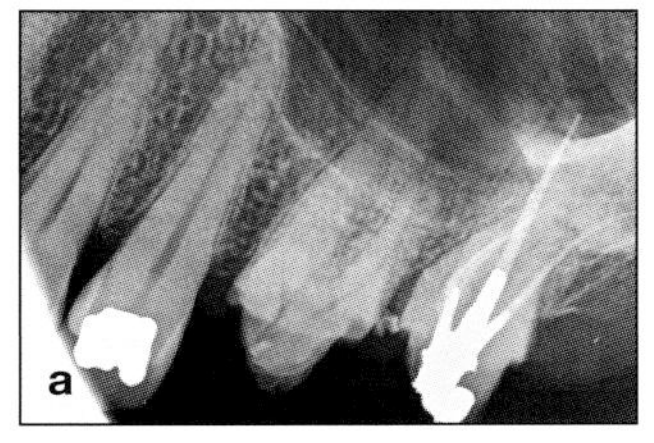
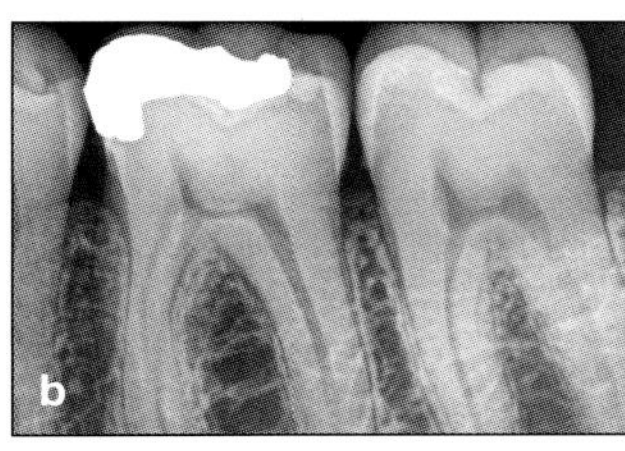
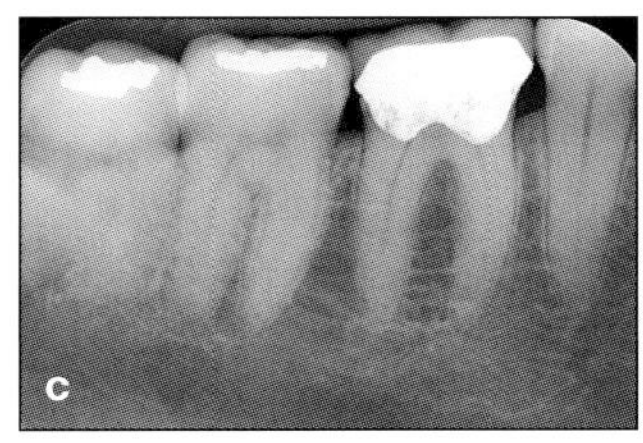
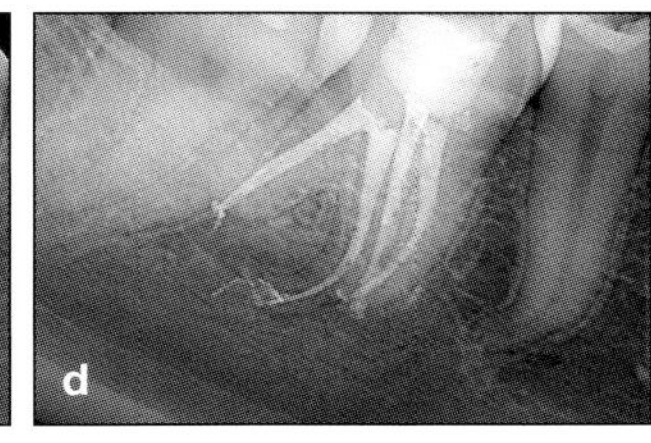

图41-2　常见的拍片错误。（a）放射片有圆形缺角。此外牙冠的殆平面没有和胶片的边缘平行，X线球管在水平方向太靠近中，导致颊侧根管向远中偏移，根管拉长变形。正确地放置胶片，调节X线球管偏向远中，可解决这个问题。（b）根尖区未拍摄，其他部分都完全正确。解决方法为将胶片旋转90°，在同样的垂直和水平角度下拍摄。也可将X线球管调整成俯角，但这样造成影像缩短。（c）大多数的病例中，根尖应位于胶片根尖1/3段。可调整X线球管至略仰角。（d）放射影像角度倾斜向下，可重新放置胶片。

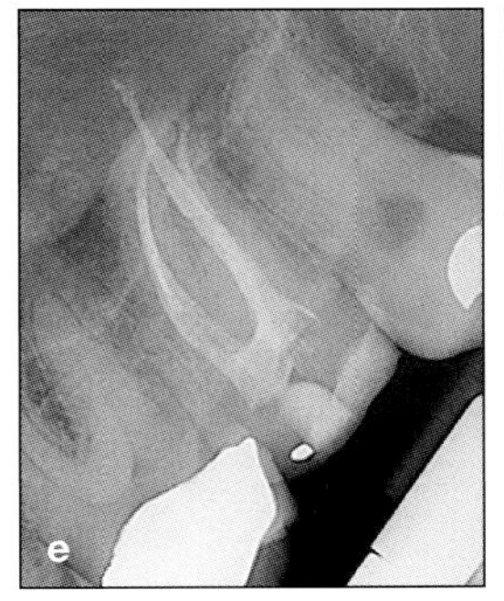
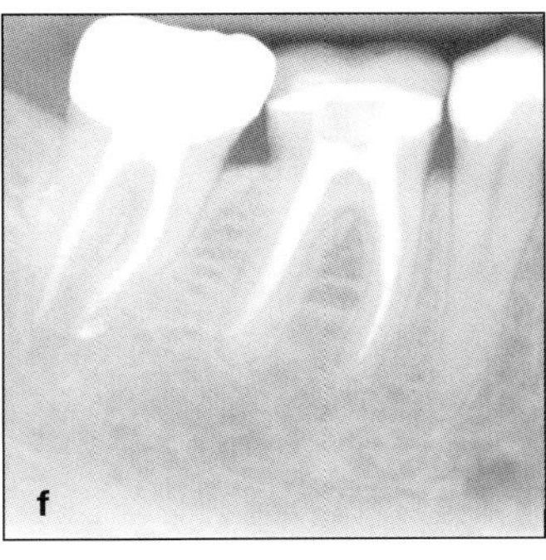
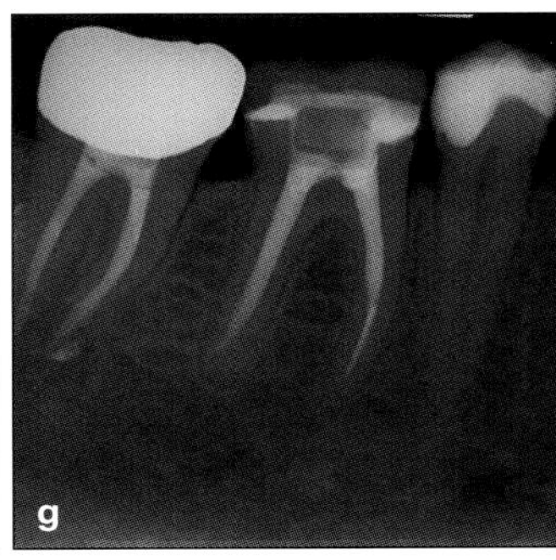
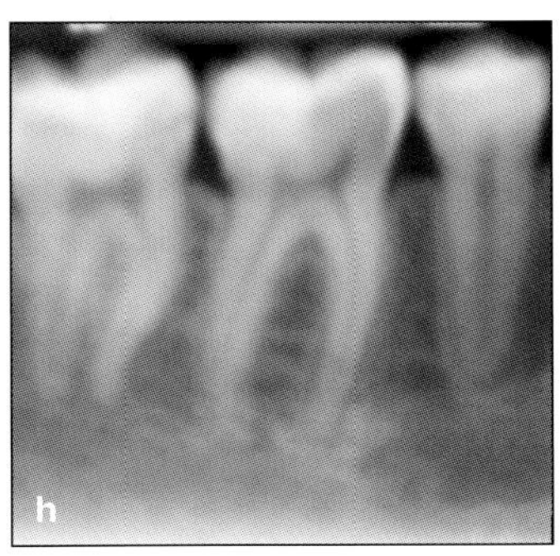

图41-2（续）　（e）放射影像角度向上。（f）曝光不足。影像太黑或者太白，由电流、电压和曝光时间，以及胶片和X线球管的距离决定。太黑时可将曝光时间延长或者将X线球管靠近患者。（g）曝光过度。可降低曝光时间，或者将X线球管远离胶片。（h）拍片过程中移动造成影像模糊。可让患者用牙齿固定放射片持片夹来避免。（i）影像拉长。可增大X线球管的仰角来纠正。（j）影像缩短。可增大X线球管的俯角来纠正。

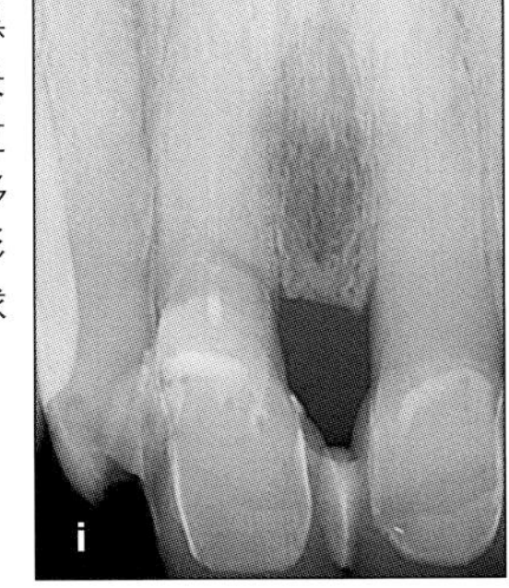
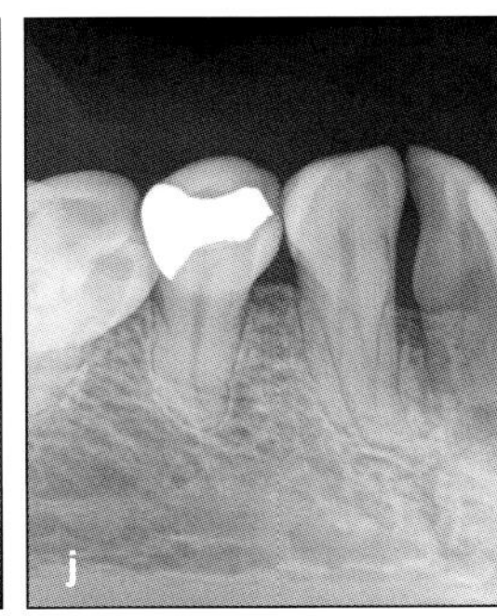

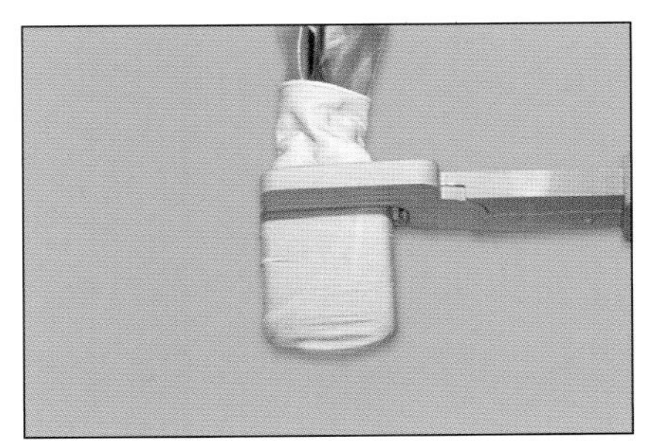

图41-3　感光胶片垂直置于持片夹，可使X线球管置于理想的垂直位置，便于拍摄整颗牙且影像失真最小。

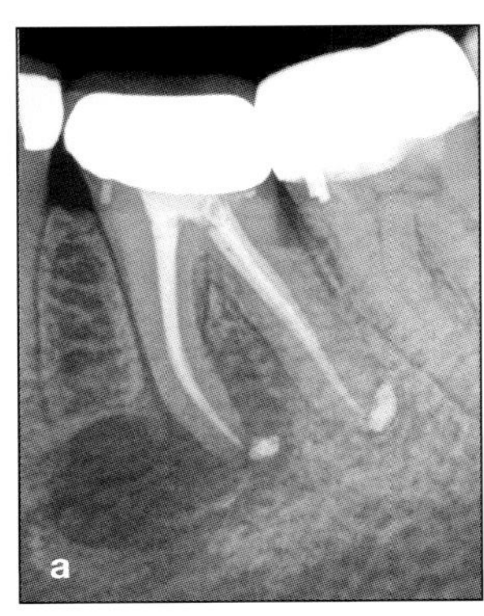
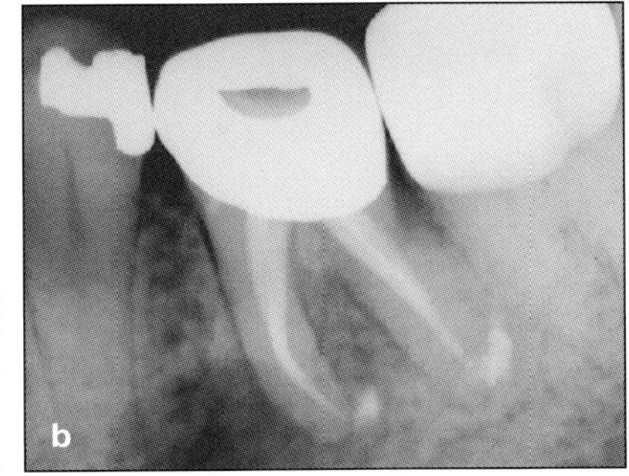

图41-4　（a）垂直放置拍摄的影像。（b）水平放置拍摄的影像。（a）比（b）失真更少，包含了整个透射影。

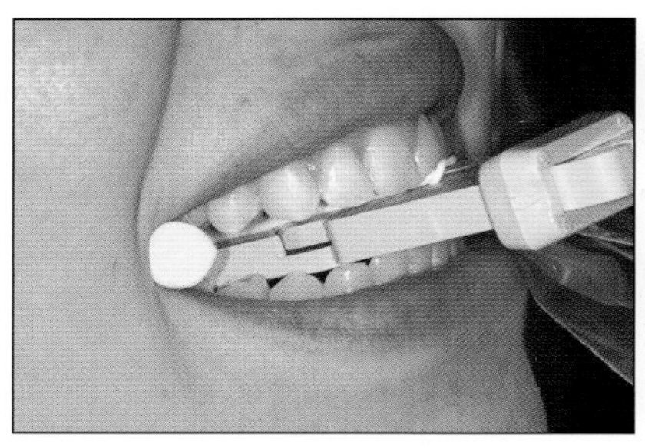

图41-5　如无例外，胶片可垂直放置于下颌，患者无明显不适。

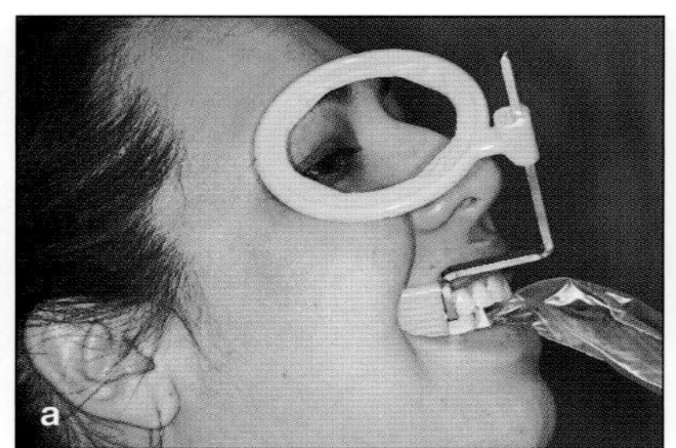

图41-6　为了使胶片与上颌牙体长轴平行，有时需要将其置于患者中线。（a）胶片贴在磨牙舌面。注意拍摄根尖时需高角度。（b）胶片放在中线时位置更加理想。

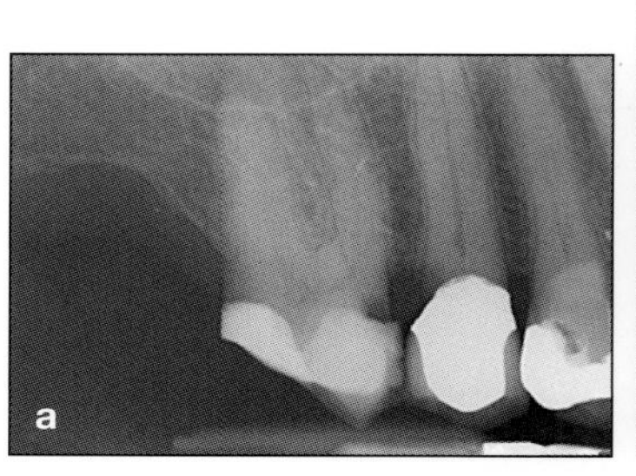

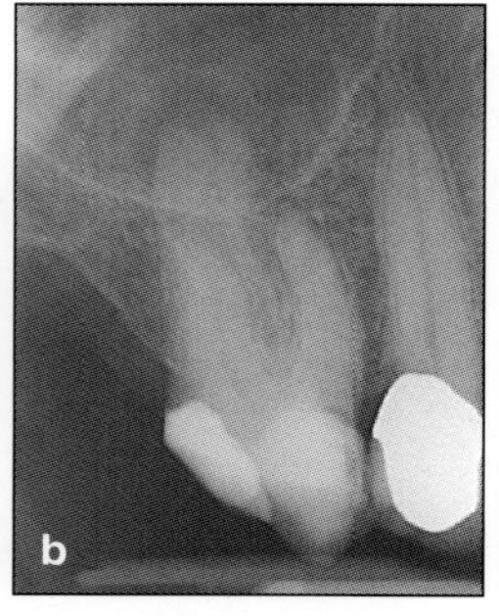

图41-7　（a，b）部分患者腭穹隆较高，有足够高空间可以容纳胶片，使其垂直于上颌放置。

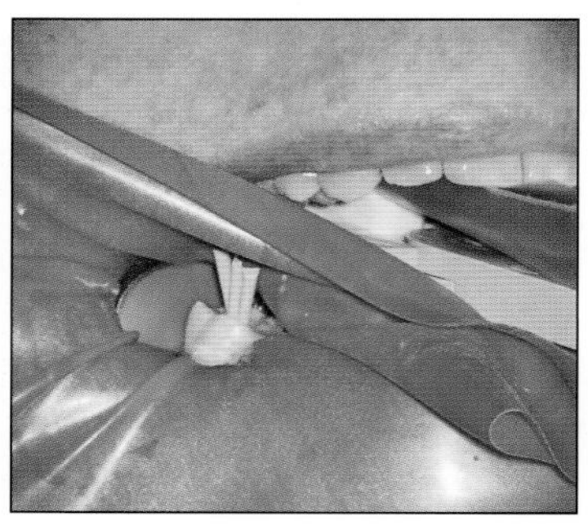

图41-8　无论何时患者都可用持片夹，即使根管内有锉或者牙胶尖。

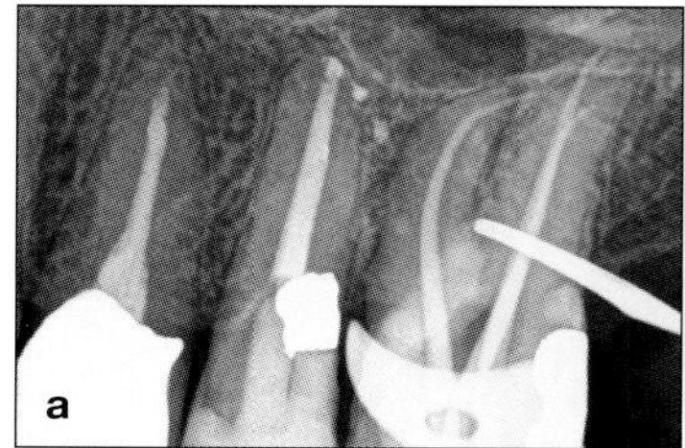

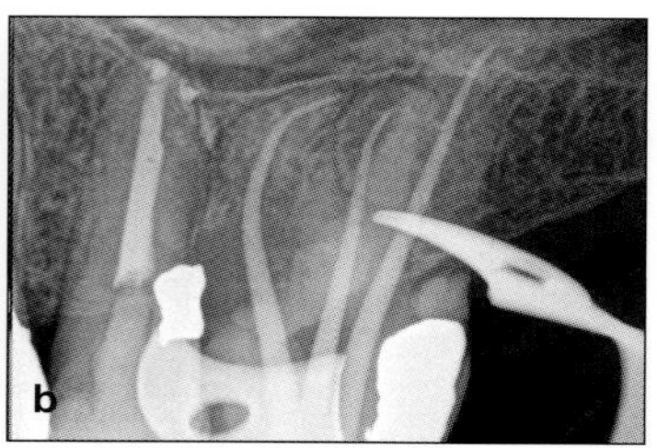

图41-9　（a，b）数字胶片的显著优点是无须移动胶片就可修正角度。调整X线球管方向后，b图根尖影像更清晰。

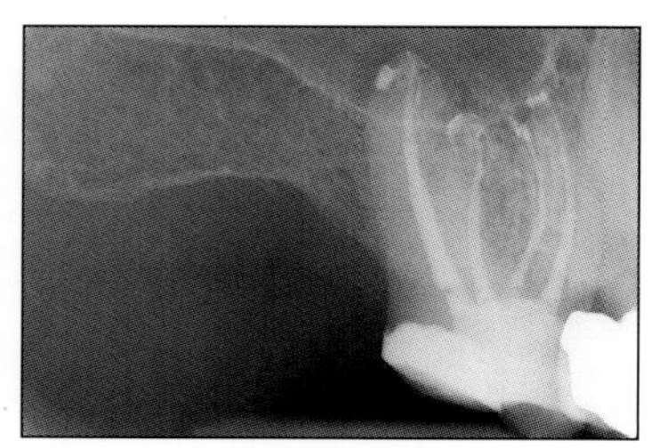

图41-10　将X线球管放置在完全水平的角度有时可提供有用的信息。在一些病例中，从大角度的远中投射是拍摄到远颊根的唯一方法。

校正

数字胶片的显著优点是易于角度的调整。当初始的投射角度不合适时，X线球管可立即调整，拍摄第二张影像。如何进行X线球管角度调整如图41-9，调整后可拍摄出更清晰准确的影像。在某些病例中，只有严格的水平角度投射才能获得一个或者多个牙根根尖影像，如图41-10。有时只有放置在非常严格的水平角度且从远中投射，才可获得上颌远颊根的清晰影像。

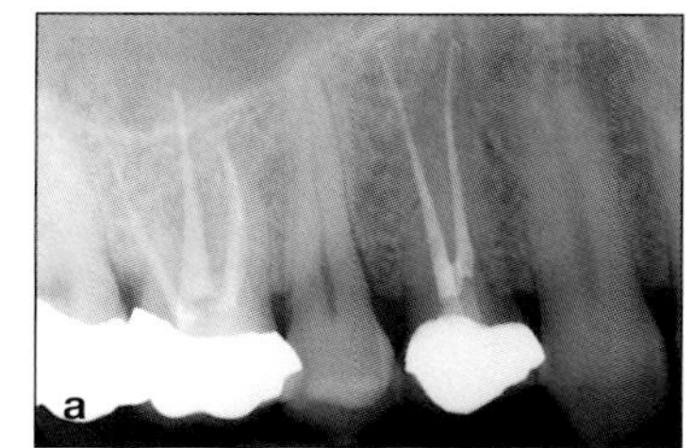
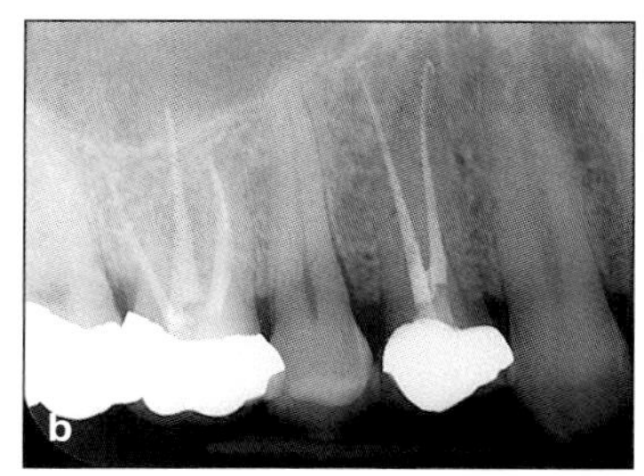

图41-11 （a，b）经计算机锐化的前后对比影像。图（b）为锐化后的影像。

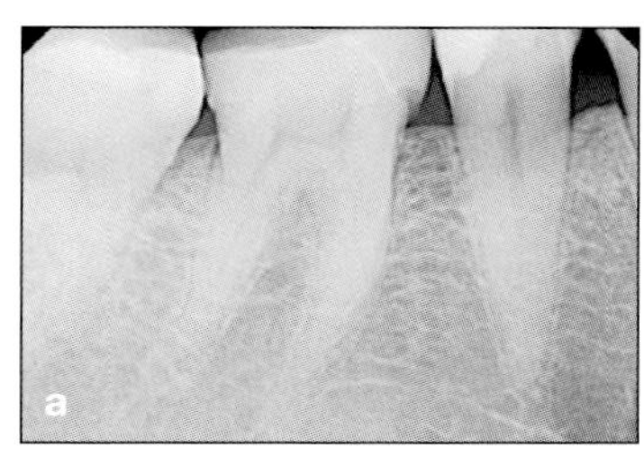
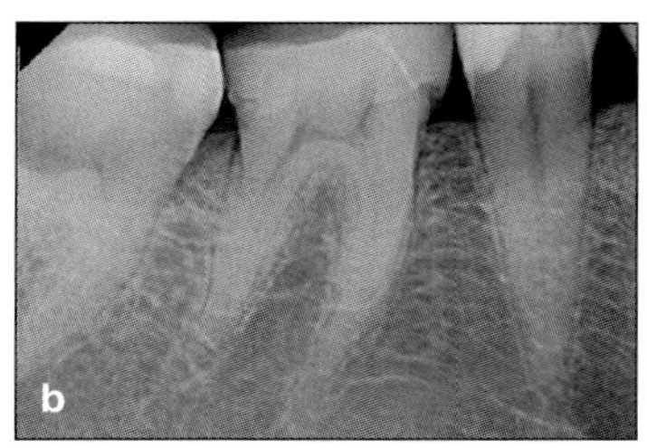

图41-12 （a，b）调整对比度有时可让影像更清晰。

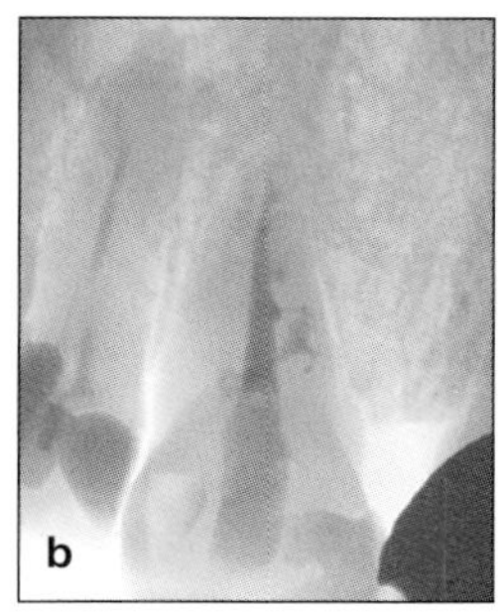

图41-13 （a，b）负片。负片多用于根充后的观察。

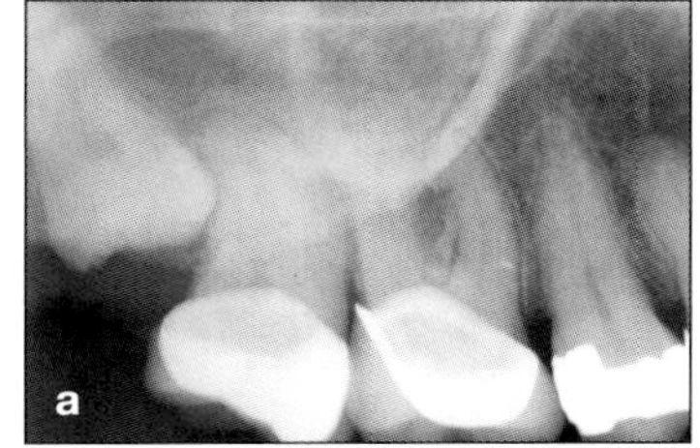
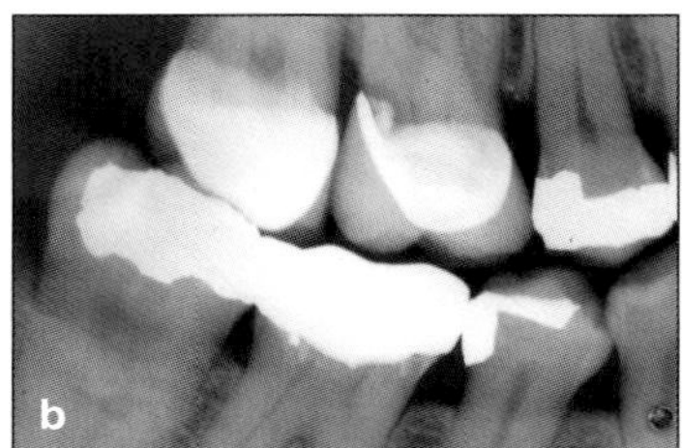

图41-14 （a，b）术前咬合翼片在牙髓病中有一定作用，特别是难以诊断时。在本病例中，根尖片中右下颌第一磨牙大面积的牙本质龋坏被牙冠隐藏。

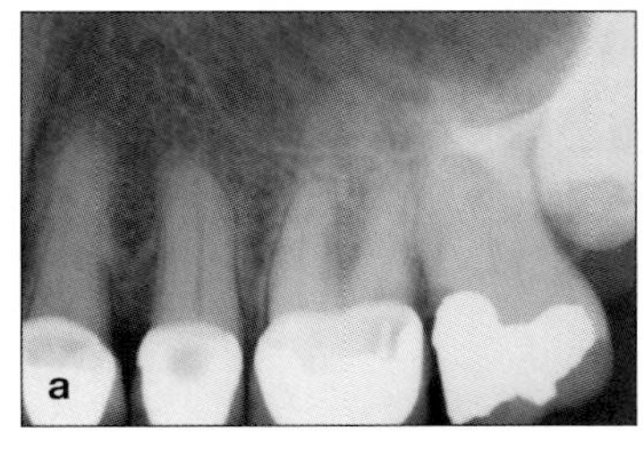
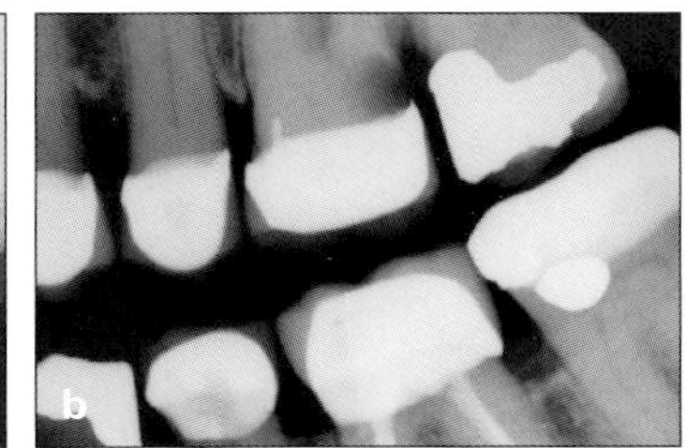

图41-15 （a，b）术前咬合翼片对修复同样重要，可反映牙槽骨和牙颈部之间的真实情况。

数字增强

大多数的数字系统可以增强放射影像或者改变影像的浏览参数。包括影像的锐化（图41-11）、调节对比度（图41-12）、负片（图41-13）、渲染、剪切和放大。这些都有助于临床医生进行诊断，更好地展示病例并对患者进行宣教。

咬合翼片的重要性

咬合翼片常用于口腔修复学和牙周病学。然而在牙髓病学中也非常有用，它可于术前拍摄，作为根尖片的补充。咬合翼片可呈现出根尖片无法观察到的龋齿和不良修复体的边缘（图41-14）。当诊断不明确时可以提供帮助。咬合翼片优于根尖片的地方在于评估冠部剩余牙体组织的量，特别是牙颈部区域，以及评估近牙槽骨区域的龋坏程度（图41-15）。它也有助于评估

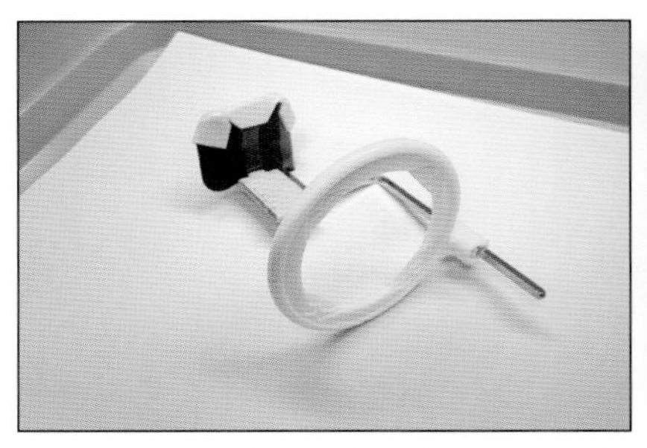

图41-16　在胶片上放置软垫，可让患者更舒适。

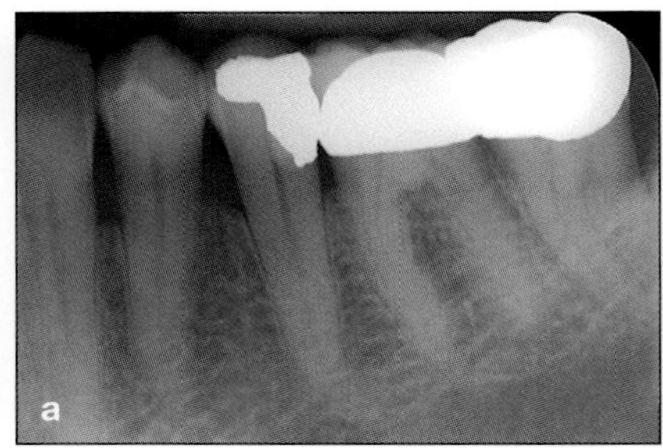

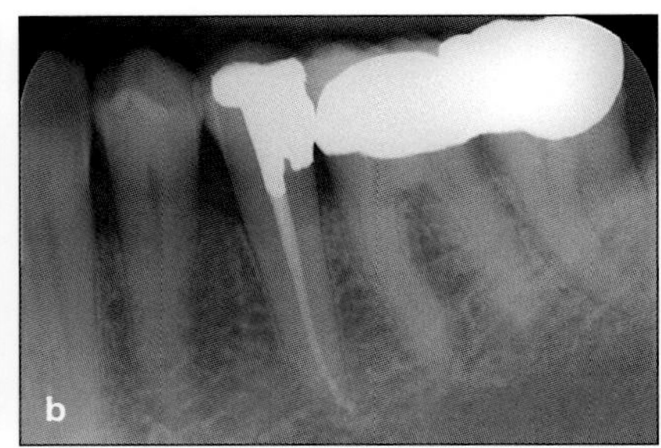

图41-17　如果胶片放置位置正确，持片夹可让不同时间点拍摄的影像完全一致。在本病例中，使用Rinn的器械拍摄的术前片（a）和术后片（b），影像的角度和位置完全一致。

牙周状况，包括牙槽嵴的水平高度和骨吸收的范围。

临床贴士

- 如果患者的口底浅，并感觉胶片压入组织时，可尝试用软垫包裹胶片（图41-16），让拍片过程更舒适。
- 对于有上颌中线隆突的患者，最好将胶片放置于上腭远端、隆突的后方。
- 咽反射对于拍片来说是个问题。将盐置于患者的舌头上，有时可缓解患者作呕。另外，让患者抬起一只脚有时也可分散患者注意力，提供足够的拍片时间。部分患者可采取麻醉该区域的方式缓解咽反射。
- 多角度投射可提供有效的信息。
- 持片夹可以使胶片稳定，如Rinn器械，它使术前、术后及复查的影像具有相同的投射角度，影像具有可比性（图41-17）。

总结

当进行高水平高质量的牙髓治疗时，拍摄完美的影像应被视为治疗的基础。一张好的X线片是后续治疗的良好开端。众所周知，完美的X线片与远期疗效无关，但作为临床医生，在努力提高治疗水平的同时，高质量的X线片也会让我们有始有终。